➡ 2016年12月，国家卫生计生委主任李斌到协和医院调研党建工作

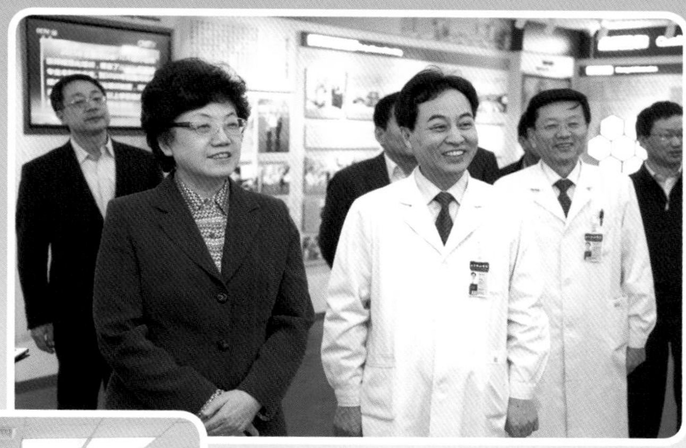

⬅ 2016年2月2日，北京市副市长林克庆在北京市卫生计生委主任方来英的陪同下，到北京儿童医院就非急诊挂号全面预约工作进行调研

➡ 2016年9月7日，北京市中医药健康养老“身边工程”试点工作启动发布会在东城区召开，市中医管理局局长屠志涛代表中医管理局与市老龄办签约

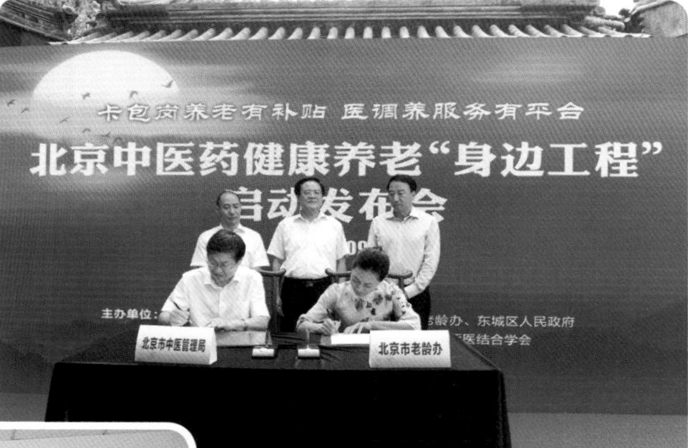

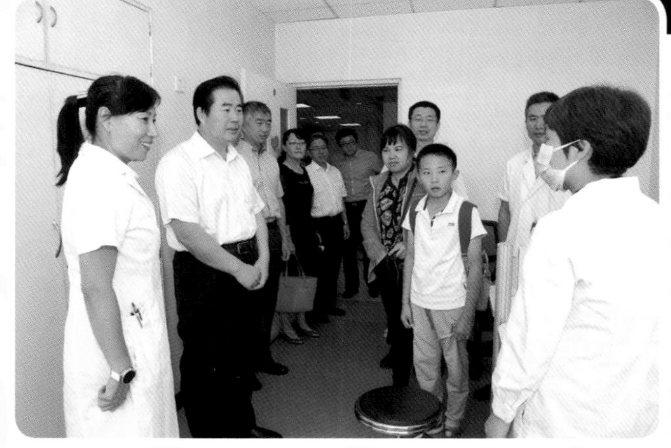

⬅ 2016年9月8日，市医管局局长于鲁明到北京儿童医院检查便民服务工作

➡ 2016年6月12日，北京大学第一医院刘玉村教授被加拿大皇家内科及外科医师学院（RCPSC）授予荣誉院士称号

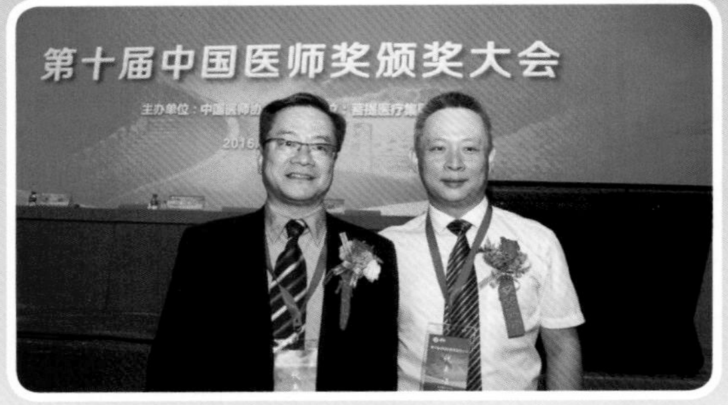

⬅ 2016年6月26日，北京朝阳医院童朝晖、唐子人获医师行业最高奖——中国医师奖

➡ 2016年10月21日，北京积水潭医院院长、脊柱外科教授田伟获2016年度何梁何利基金科学与技术进步奖

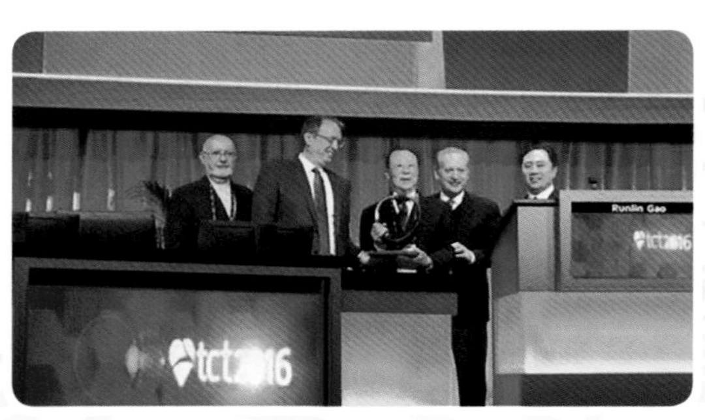

⬅ 2016年10月30日，2016美国经导管心血管治疗学术会议（TCT）在华盛顿召开，中国工程院院士、中国医学科学院阜外医院高润霖获TCT最高荣誉奖——终身成就奖

➡ 2016年12月3日，由国家卫生计生委指导、中国医药卫生事业发展基金会与中国医师协会共同主办的《2016人民好医生跟诊记》新书发布会及好医生颁奖典礼在京举行。华信医院心脏中心李小梅、泌尿外科李胜文获德技双馨"人民好医生"荣誉称号

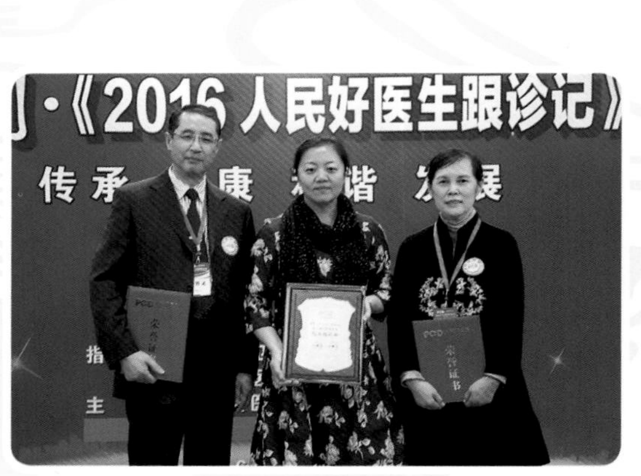

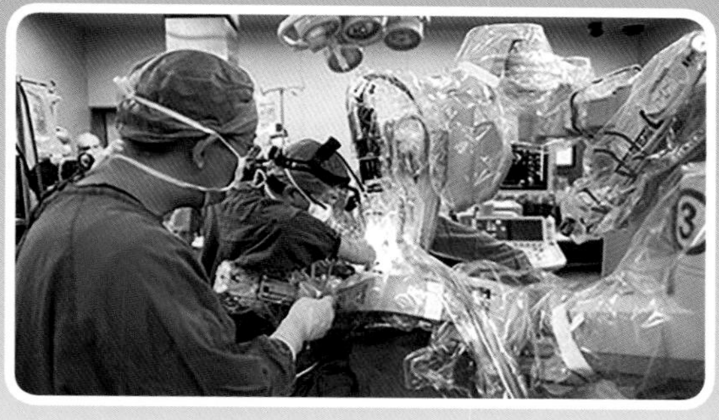

➡ 2016年1月22日，北京安贞医院手术室启用“达芬奇”手术机器人——国际上用于微创手术最先进的内镜手术器械控制系统

➡ 2016年3月21日，中国引进的第一台Lokomat儿童型全自动机器人步态评估训练系统在北京儿童医院康复科物理治疗室正式投入使用

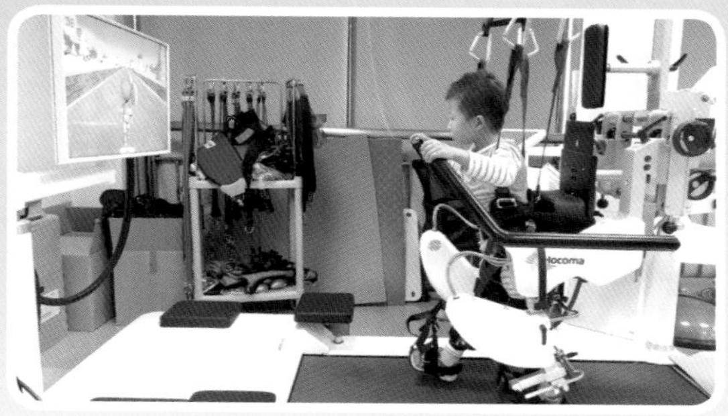

➡ 2016年6月12日，北京大学第三医院完成世界首例3D打印定制19厘米脊椎植入物手术

➡ 2016年7月21日，北京华信医院为一名4岁男孩进行中国首例儿科Reveal LINQ植入手术

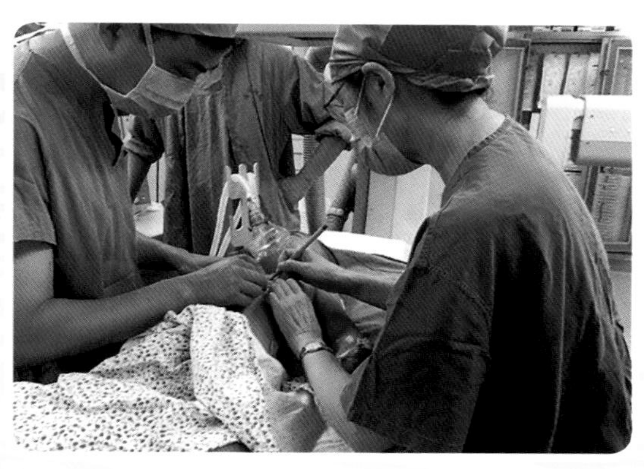

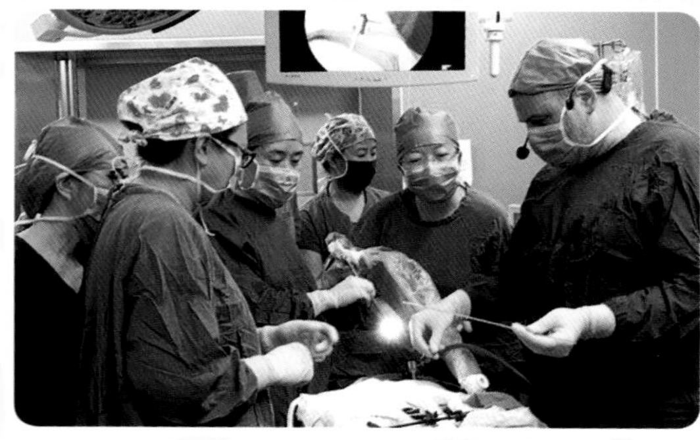

➡ 2016年9月9日，北京妇产医院完成中国首例冻存卵巢组织移植手术

2016年1月19日，中国首架专业航空医疗救援固定翼飞机首次执行空中急救转运任务

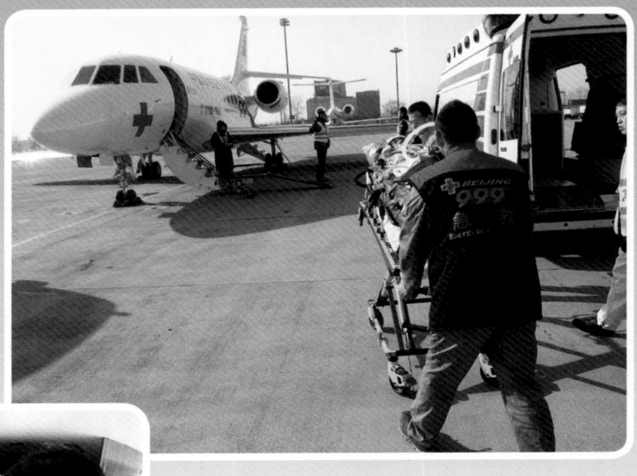

2016年7月2日，北京儿童医院新生儿中心成功空中转运一名28天的危重患儿

2016年7月17日，经中央军委批准，999专业航空医疗固定翼飞机成功转运两名驻南苏丹负伤维和战士回京治疗

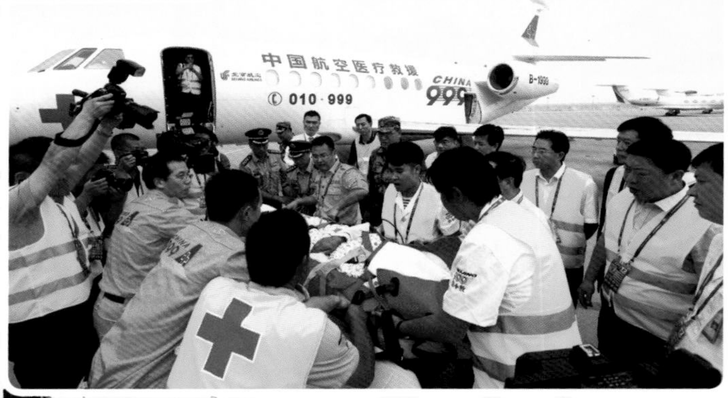

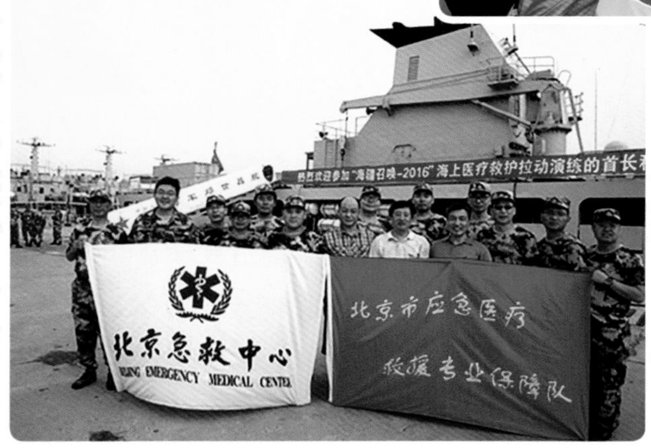

2016年7月9~15日，北京急救中心参加“海疆召唤2016”海上医疗救护应急演练

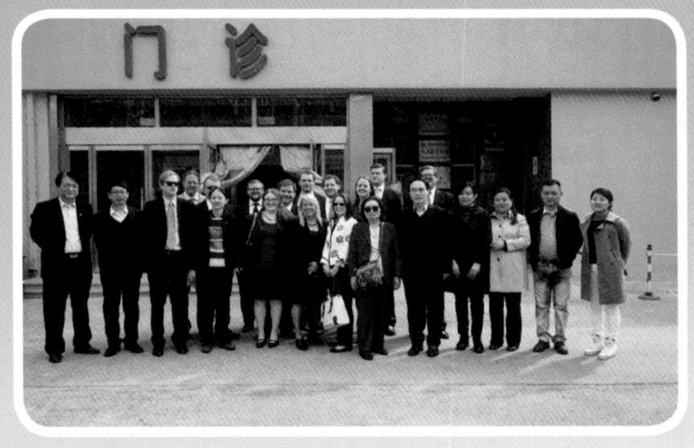

2016年3月28日，美国众议员助手代表团到垂杨柳医院考察

2016年7月8日，联合国秘书长潘基文一行到999考察访问

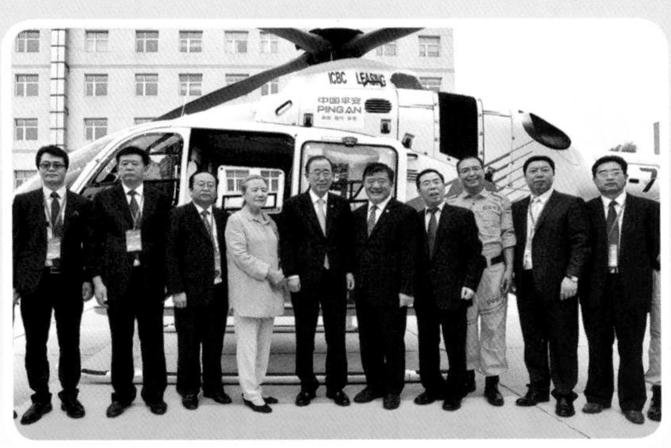

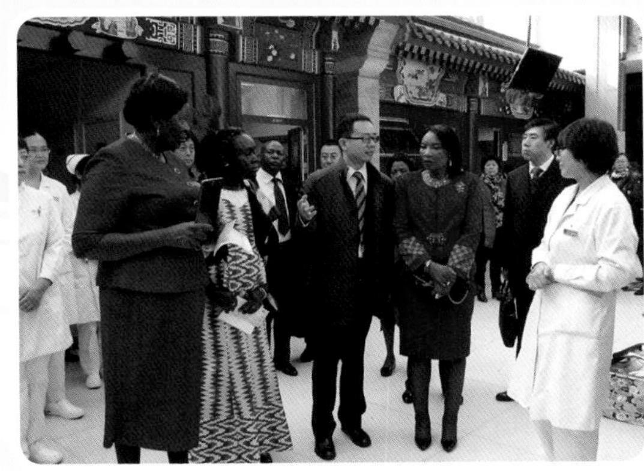

2016年11月1日，马拉维共和国总统夫人格特鲁德·穆塔里卡考察东城区第一妇幼保健院

2016年11月24日，几内亚卫生部政策顾问穆罕穆德·拉明·杨萨内一行到北京朝阳医院参观交流

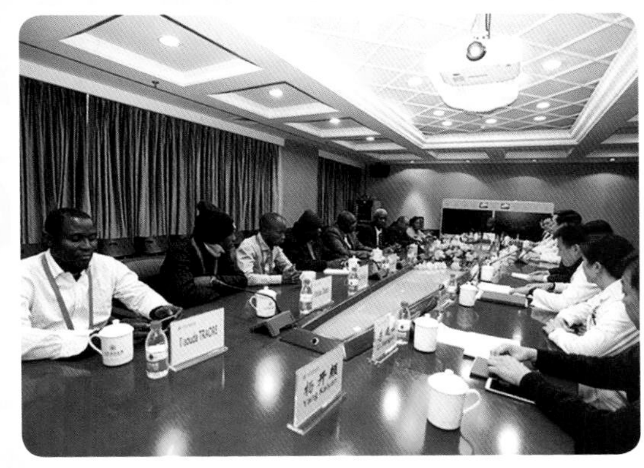

2016年9月7日，2008年诺贝尔化学奖得主——美国哥伦比亚大学生物学教授Martin L. Chalfie访问北京大学医学部并发表演讲

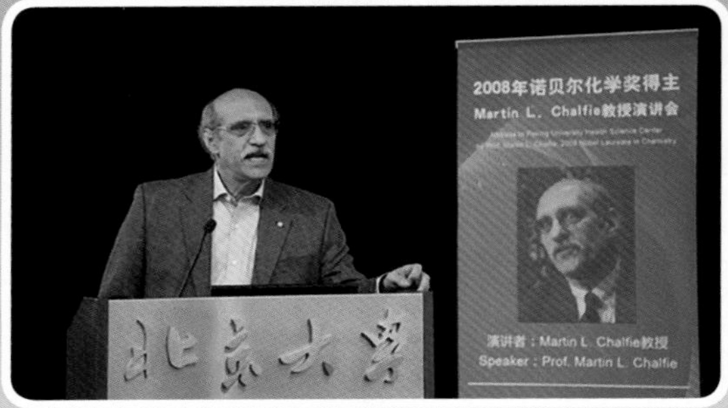

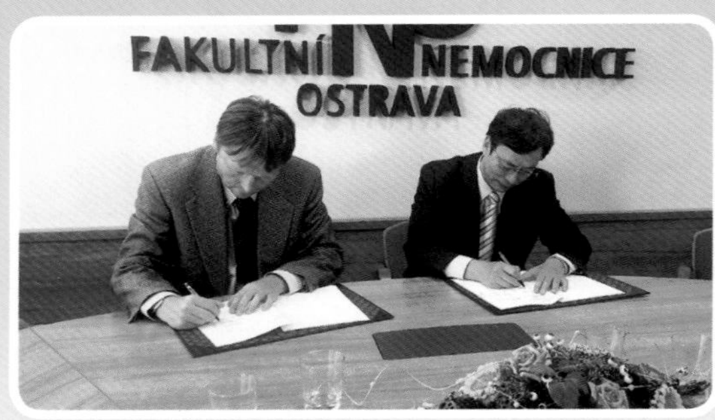

2016年9月15日，市血液中心代表团出访捷克，与布拉格血液中心签署输血医学合作备忘录

2016年10月，北京大学医学部与美国南加州大学签署康复医学研究生教育项目合作协议

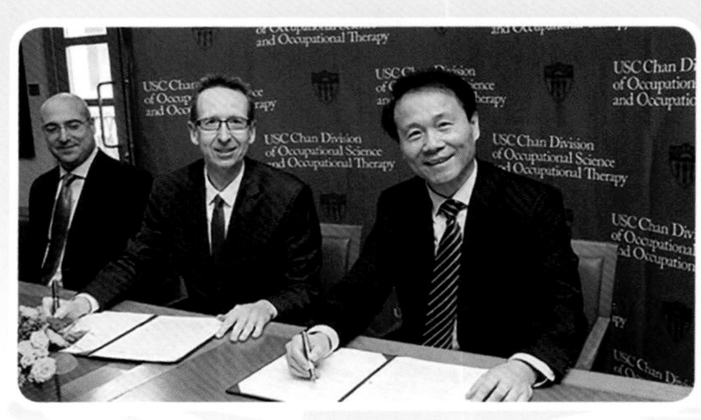

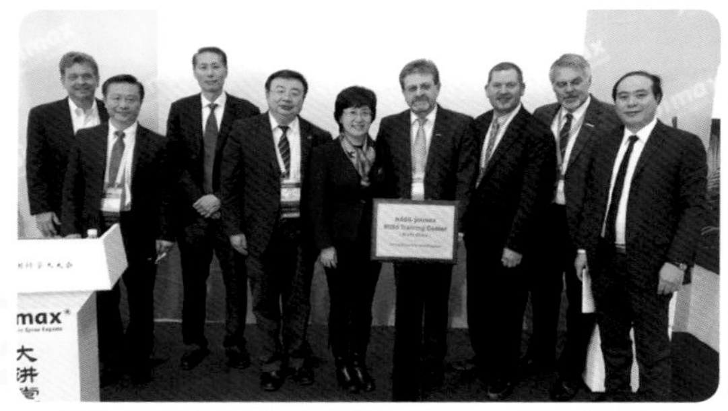

2016年11月18日，北美脊柱外科学会中国首家脊柱微创培训中心在北京大学第三医院挂牌

2016年11月28日，北京安贞医院胸痛中心通过美国心血管患者管理协会（SCPC）认证，成为国内第一批通过美国胸痛中心V5标准认证的医院，也是北京市首家通过该标准认证的医院

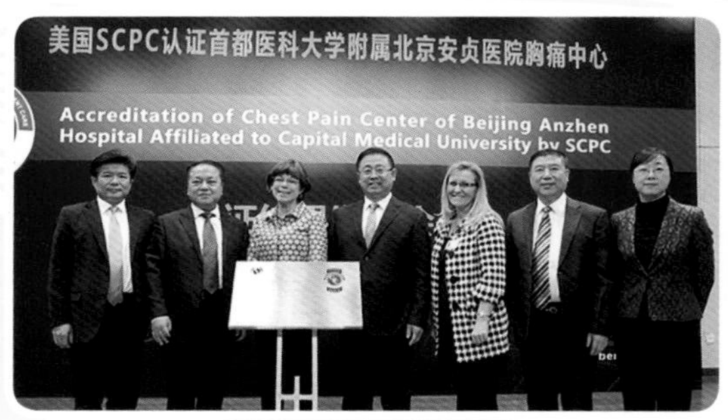

➲ 2016年1月22日，凤凰牛津肿瘤中心成立暨签约仪式在北京燕化医院举行

庆祝凤凰牛津肿瘤中心
签约成功

热烈欢迎蒙古国第三医院来访
A Warm Welcome for The Third State Central Hospital of Mongolia Guest

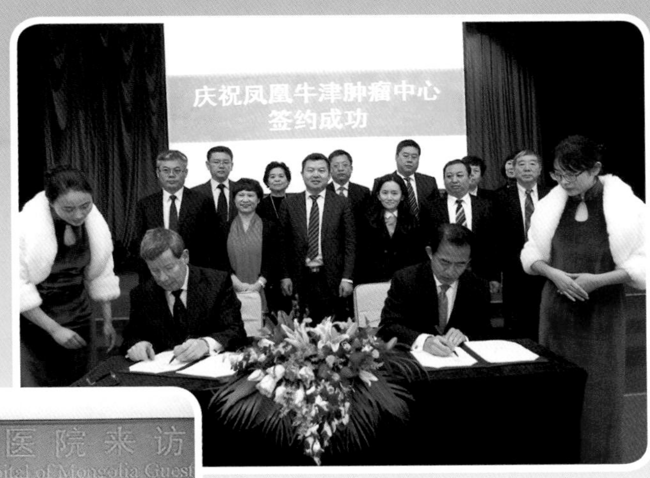

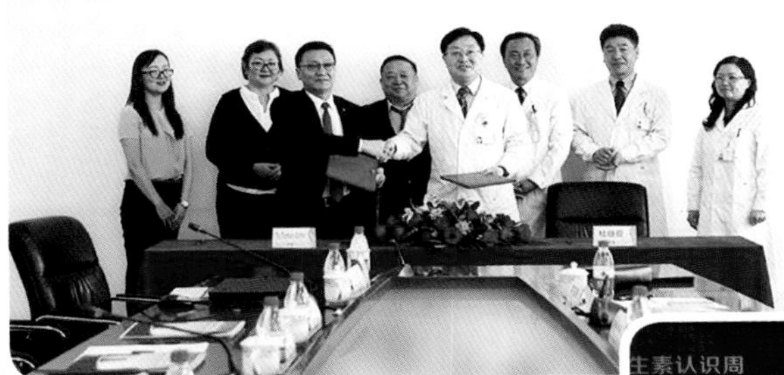

➲ 2016年7月13日，航天中心医院响应国家“一带一路”发展倡议，与蒙古国第三医院签署合作前置协议，在医疗服务、人员培养、健康管理等方面开展医疗合作

➲ 2016年11月15日，WHO、国家卫生计生委与北京大学第一医院共同举办了“世界提高抗生素认识周”中国宣传活动启动仪式

国际应急管理学会医学委员会（TEMC）战略合作协议签约仪式

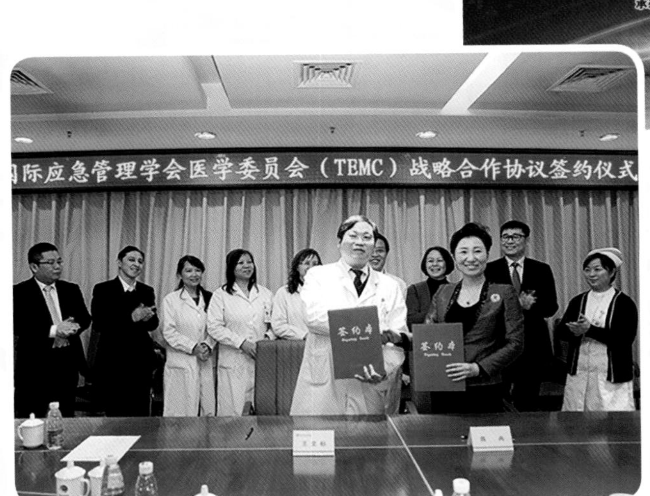

➲ 2016年12月16日，航空总医院与国际应急管理学会医学委员会签署战略合作框架协议

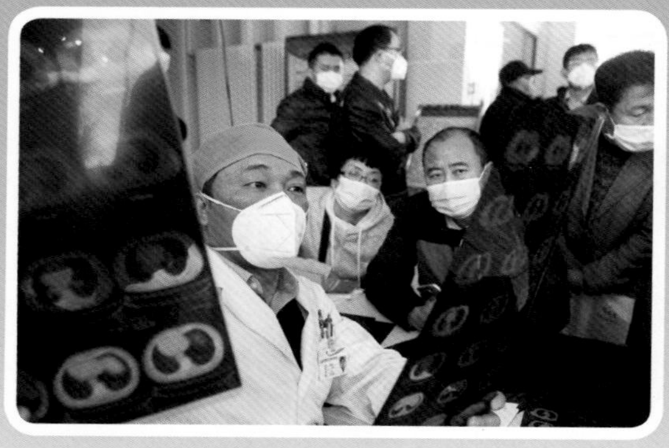

2016年3月24日，北京胸科医院开展世界防治结核病日大型专家义诊宣传活动

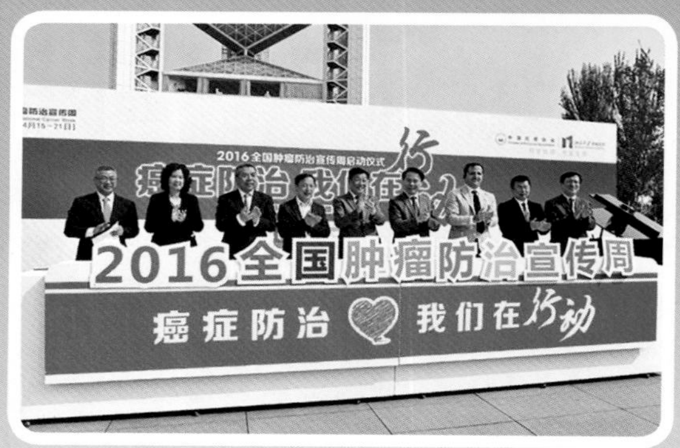

2016年4月15日，由北京肿瘤医院承办的第二十二届全国肿瘤防治宣传周启动仪式在北京奥森公园举行

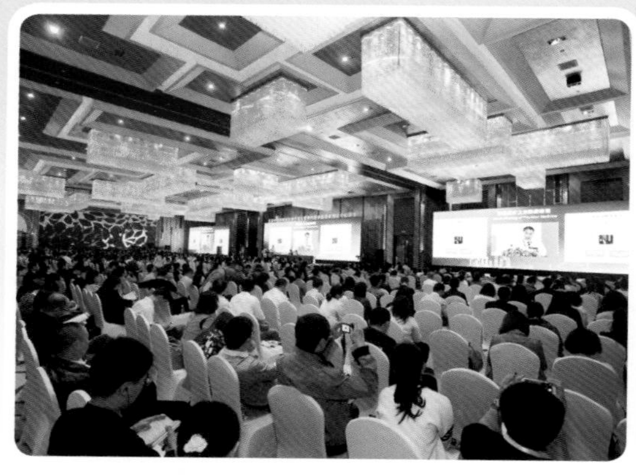

2016年5月6~7日，首届中国精准诊疗论坛暨第四届中国国家癌症中心年会在京举行

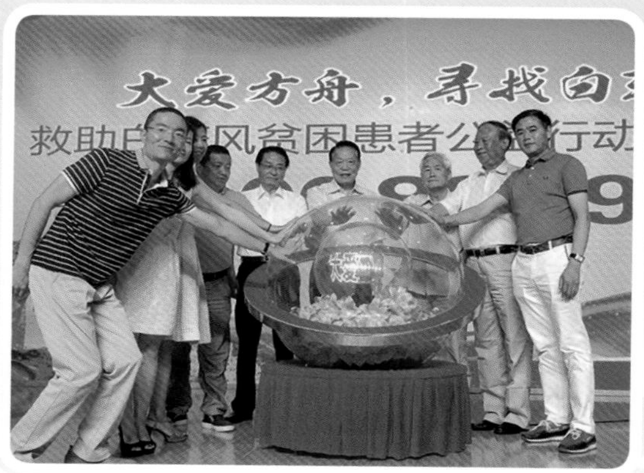

2016年7月6日，“大爱方舟·寻找白天使”救助白癜风贫困患者公益行动在北京方舟皮肤病医院启动

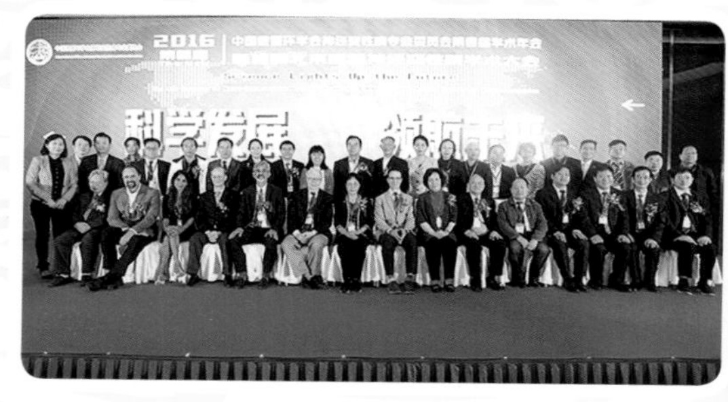

2016年10月14～16日，航空总医院承办中国微循环学会神经变性病专业委员会第四届学术年会暨首届北京国际神经变性病学术大会

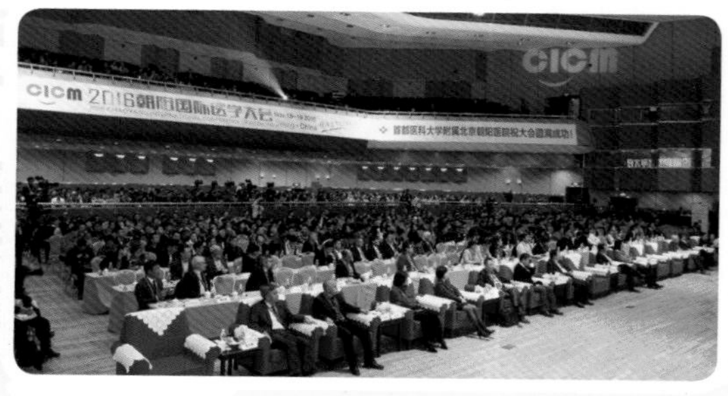

2016年11月，2016年北京朝阳国际医学大会在京召开

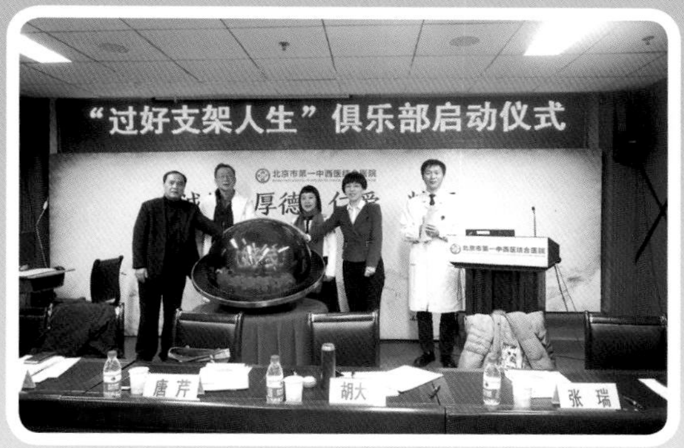

2016年1月，北京市中西医结合心脏康复中心“过好支架人生”俱乐部成立

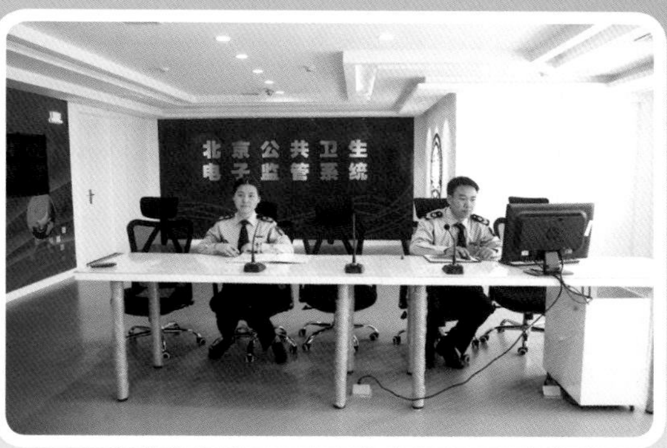

2016年6月，北京公共场所电子监管指挥中心建成

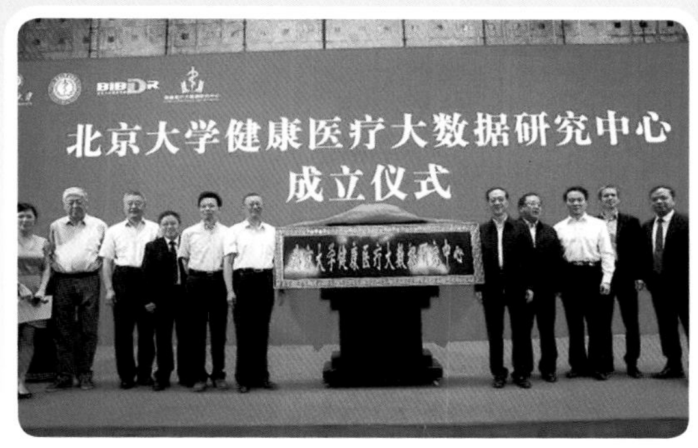

2016年8月28日，北京大学健康医疗大数据研究中心成立仪式在北京大学英杰交流中心举行

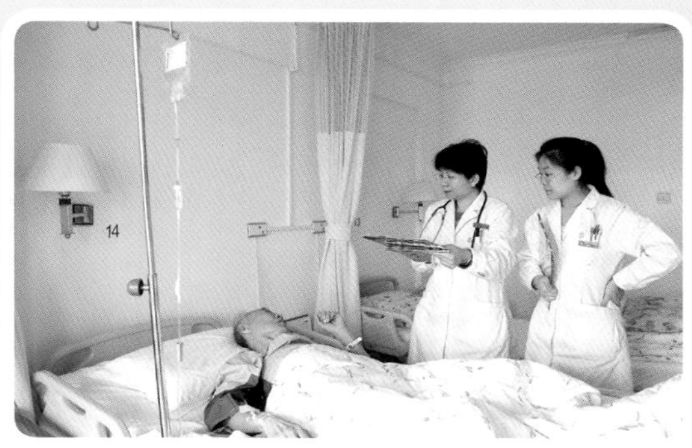

2016年10月18日，北京首家护理中心在北京小汤山医院正式投入使用

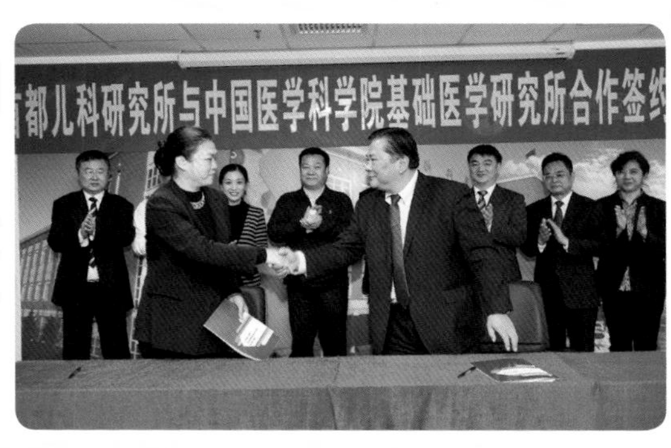

2016年10月24日，首都儿科研究所与中国医学科学院基础医学研究所正式签订战略合作协议，成立中国医学科学院儿童发育与疾病研究中心

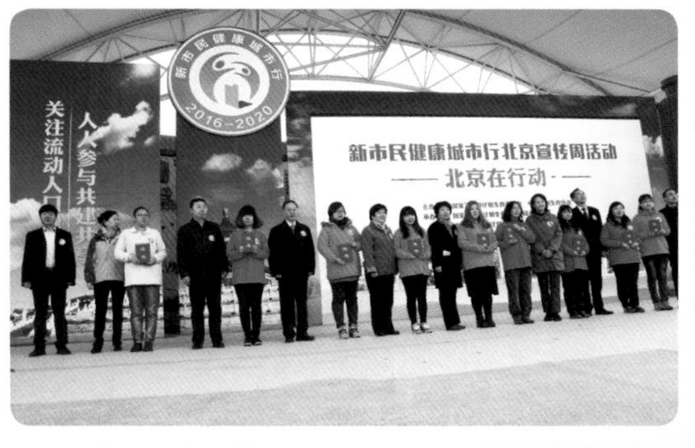

2016年10月28日，以“关注流动人口健康，人人参与共建共享”为主题的“新市民健康城市行”全国流动人口健康促进宣传活动启动仪式暨“北京在行动”宣传活动在丰台区红星美凯龙广场举行

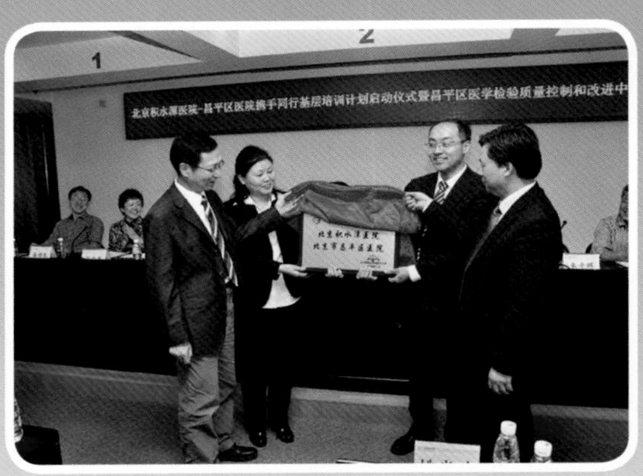

➲ 2016年4月15日，昌平区医院携手积水潭医院开展“携手同行·检验基层培训计划”

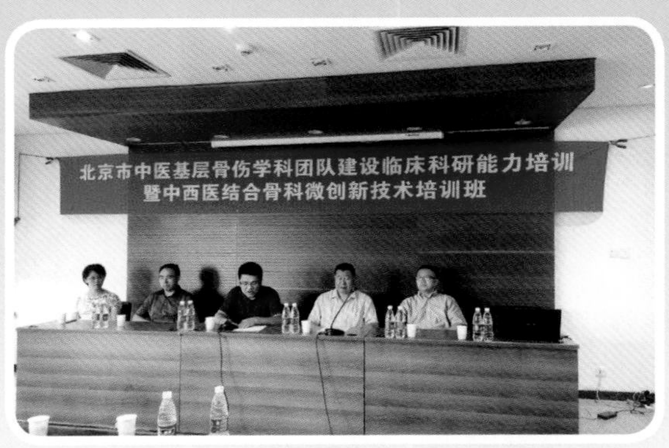

➲ 2016年7月22~24日，由北京市昌平区中西医结合医院、中国中医科学院望京医院和北七家社区卫生服务中心共同主办的“北京市中医基层骨伤学科团队建设临床科研能力培训暨中西医结合骨科微创新技术培训班”举行开班仪式

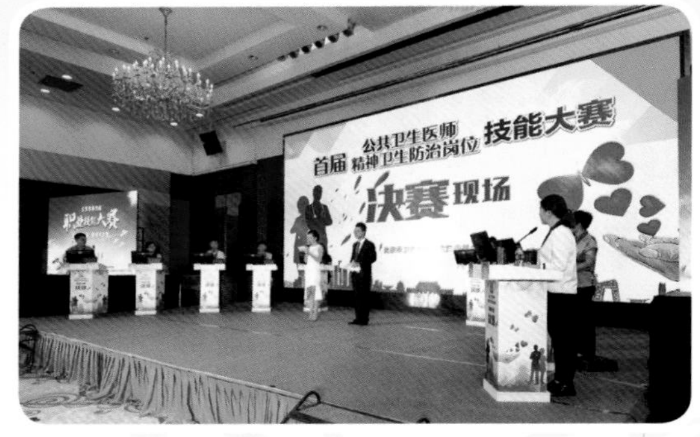

2016年9月21日，市卫生计生委举办首届以“展技能风采，圆成才之梦”为主题的精神卫生防治岗位技能大赛决赛

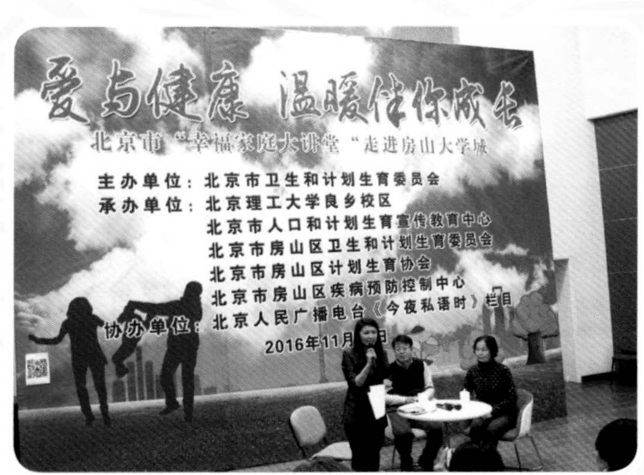

2016年11月13日，“幸福家庭大讲堂”走进房山区良乡大学城，与大学生畅谈青春健康话题

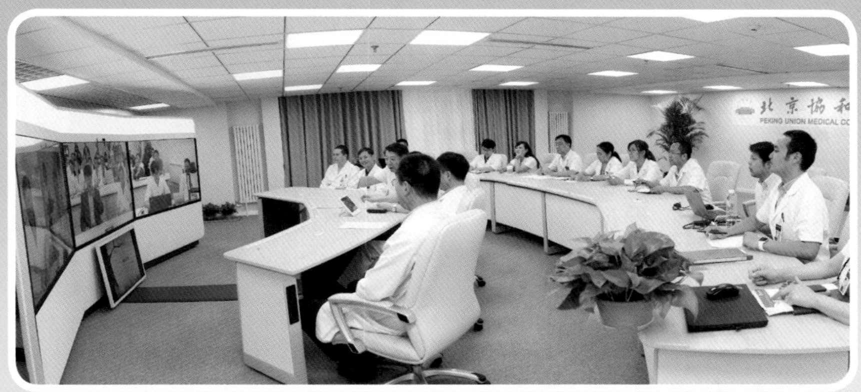

2016年7月，北京协和医院建成远程会诊中心，实现与西藏、福建、内蒙古等地的远程会诊

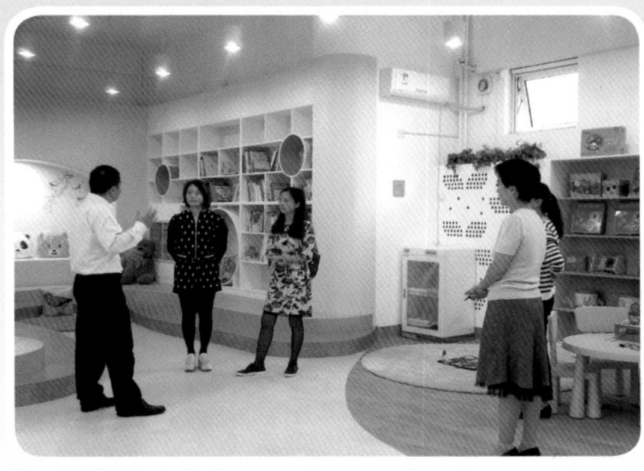

2016年9月18日，深圳市卫生计生委到“宝贝计划”工程北京市社区儿童中心市级示范点进行参观学习

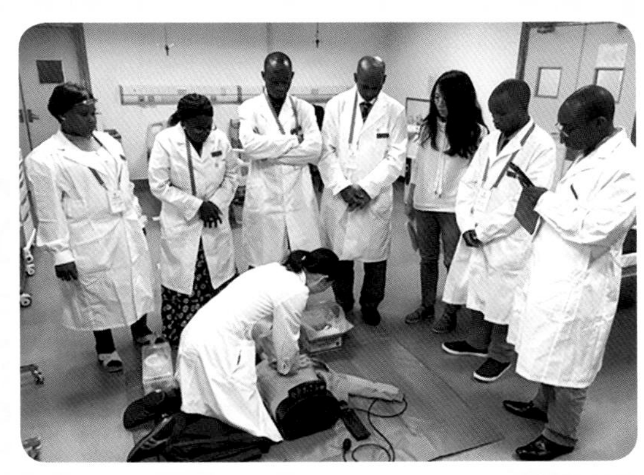

2016年11月14～28日，中几友好医院人员在北京同仁医院接受培训

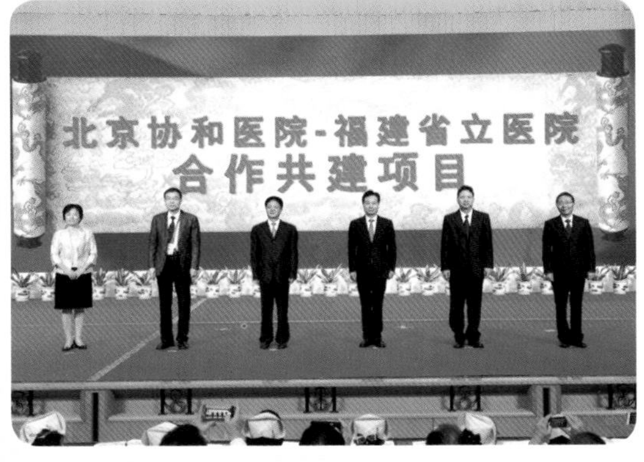

2016年11月，北京协和医院与福建省立医院开展合作共建

➲ 2016年6月30日~7月5日，北京大学肿瘤医院医疗队开展新疆行、西藏行帮扶活动

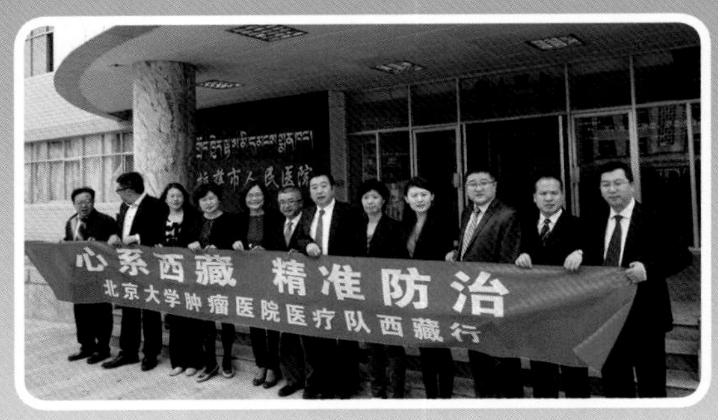

➲ 2016年7月8~18日，首钢医院5位专家参加2016“同心·共铸中国心甘孜行”大型公益活动

➲ 2016年7月11日，通州区选派6人参加北京医疗专家团赴青海省玉树藏族自治州开展“送温暖”帮扶巡诊义诊活动

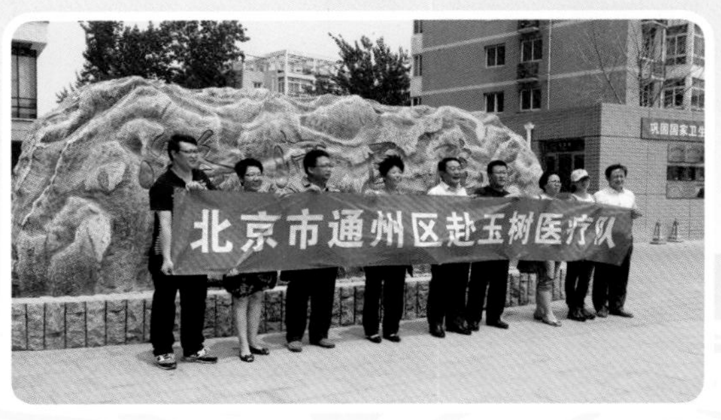

➲ 2016年8月29日，昌平区医院对宁夏回族自治区固原市隆德县人民医院开展精准医疗帮扶

➲ 2016年9月26日，垂杨柳医院专家组赴西藏自治区拉萨市堆龙德庆区人民医院指导工作

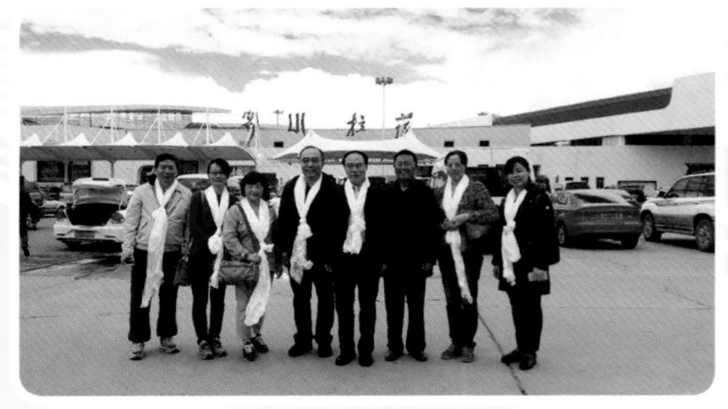

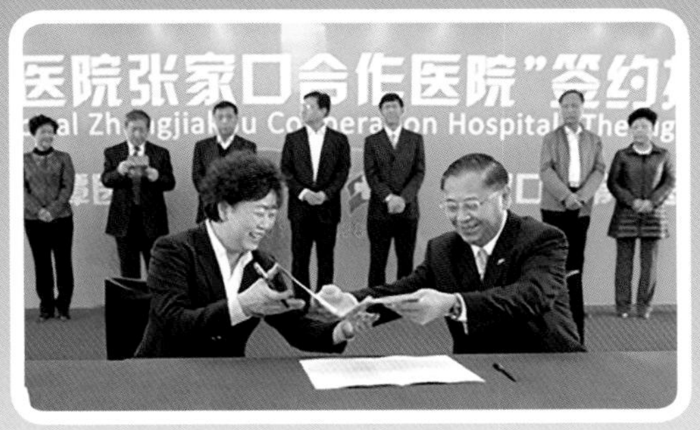

2016年2月28日，“北京积水潭医院张家口合作医院”揭牌仪式暨合作签约仪式在河北省张家口市第二医院举行

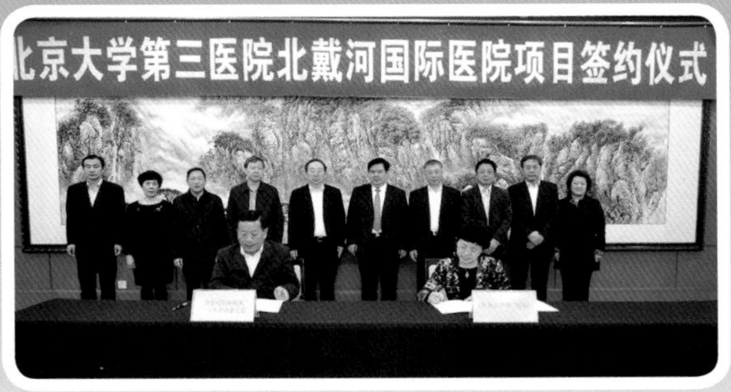

2016年3月28日，北京大学第三医院与河北省秦皇岛经济开发区签约建设北京大学第三医院北戴河国际医院

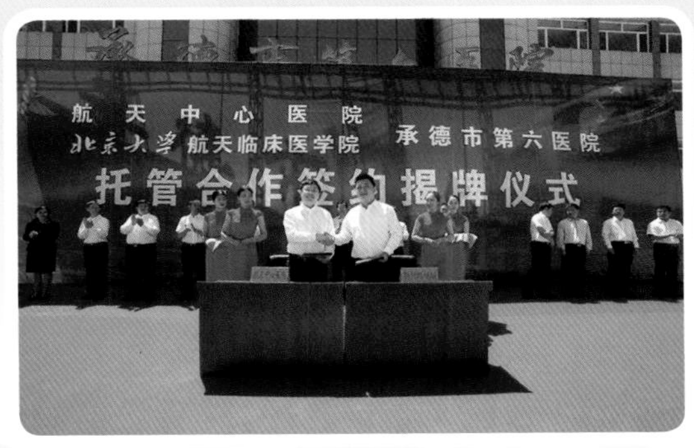

2016年5月26日，航天中心医院托管河北省承德市第六医院签约揭牌仪式在承德市营子区举行

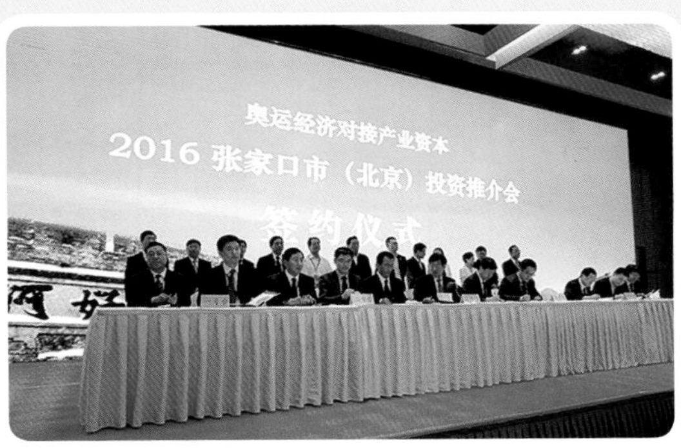

2016年6月21日，航空总医院与河北省张家口市宣化区医院建立跨区域医联体

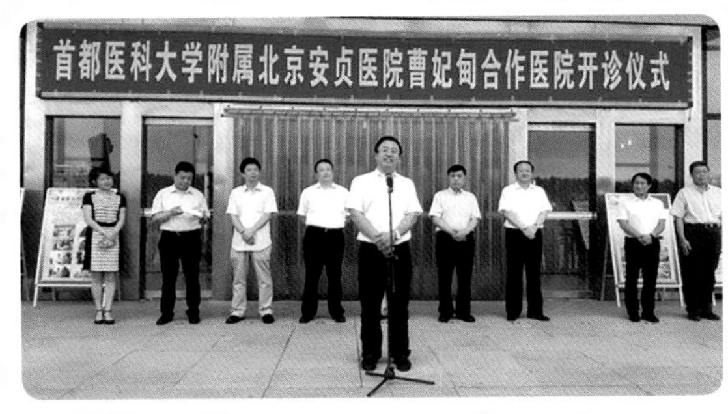

2016年7月26日，北京安贞医院曹妃甸合作医院揭牌仪式在河北省唐山市曹妃甸区医院举行

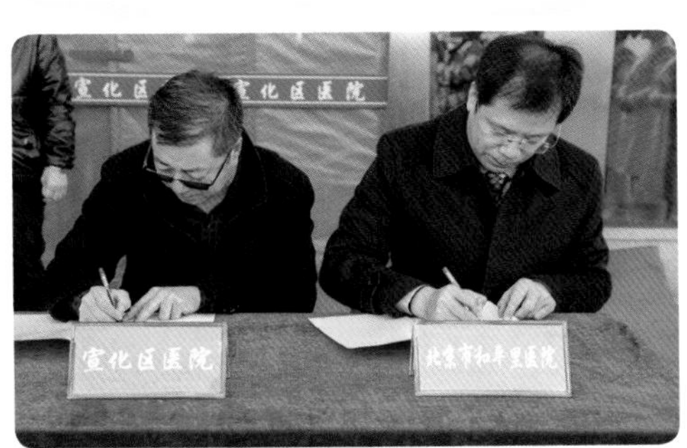

2016年12月3日，和平里医院与河北省张家口市宣化区医院对口支援签约揭牌仪式在宣化区医院举行

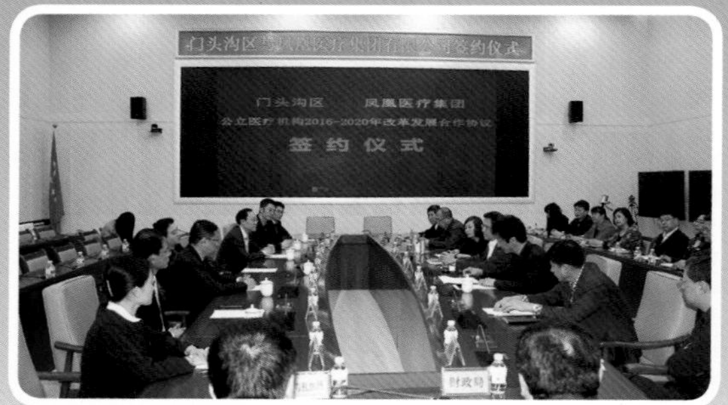

2016年4月28日，门头沟区政府与北京凤凰联合医院管理咨询有限公司在门头沟区政府办举行签约仪式

2016年5月6日，以北京老年医院和小汤山医院为龙头，12家市属综合医院为成员组成的医管局系统内康复医联体举行签约仪式

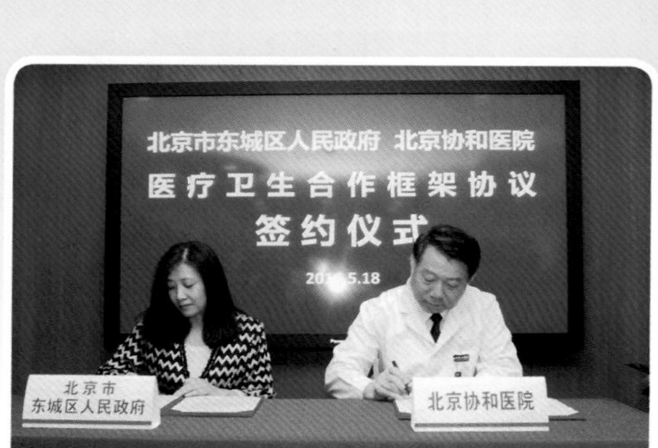

2016年5月18日，北京协和医院与东城区医联体举行签约仪式

2016年5月31日，大兴区卫生计生委召开全面推进医联体建设工作启动会，正式在全区范围内推广医联体建设模式

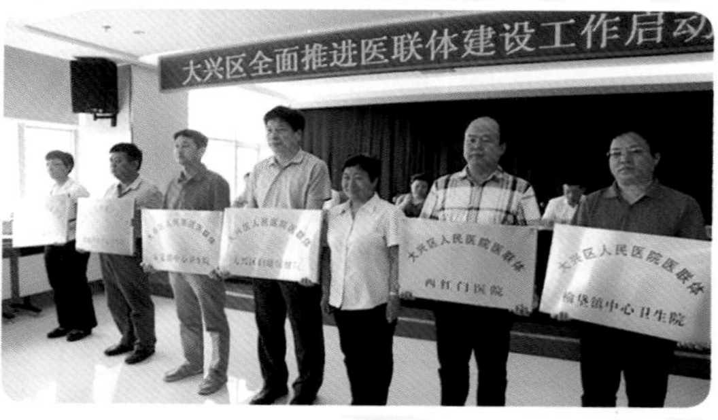

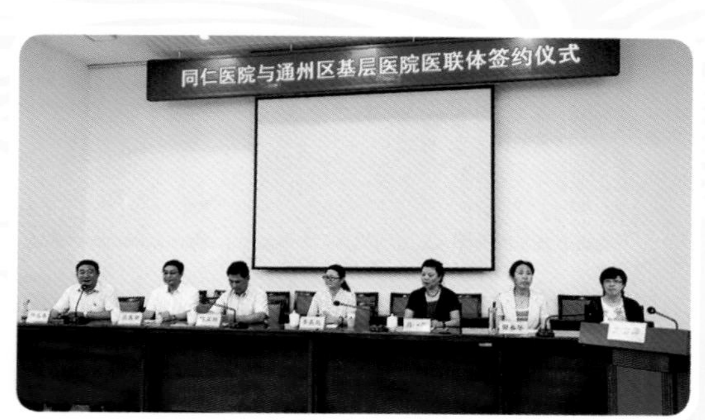

2016年6月21日，北京同仁医院与通州区7家基层医院签署医联体合作协议

➲ 2016年1月28日，广安门医院建院60周年学术总结会在全国政协礼堂举行

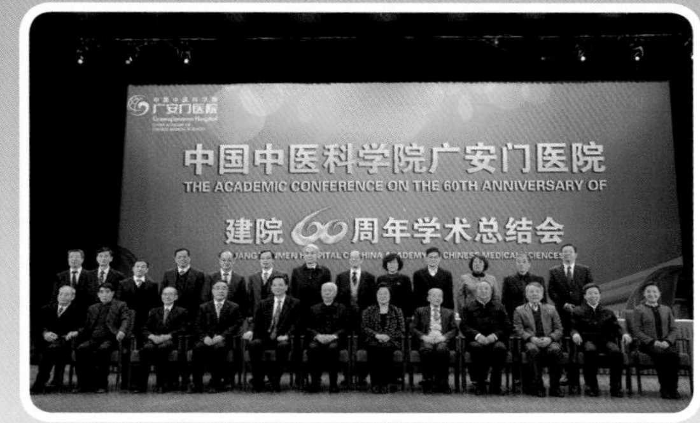

➲ 2016年4月23日，庆祝北京积水潭医院建院60周年暨2016积水潭论坛开幕式在北京国家会议中心举行

➲ 2016年5月6~7日，北京中医医院建院60周年之际，以“回顾、传承、创新、发展”为主题的北京中医医院甲子论坛在北京会议中心举行

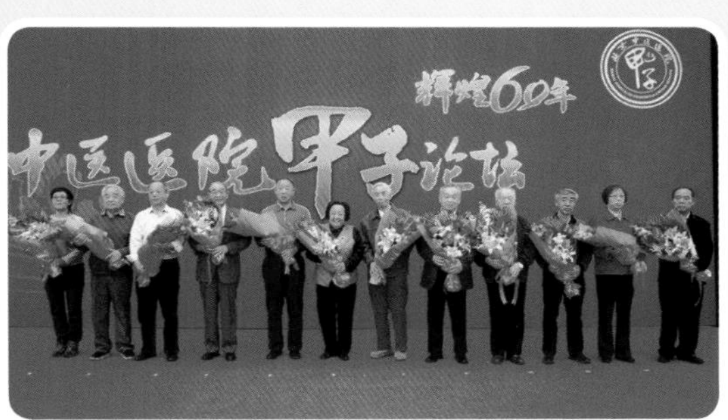

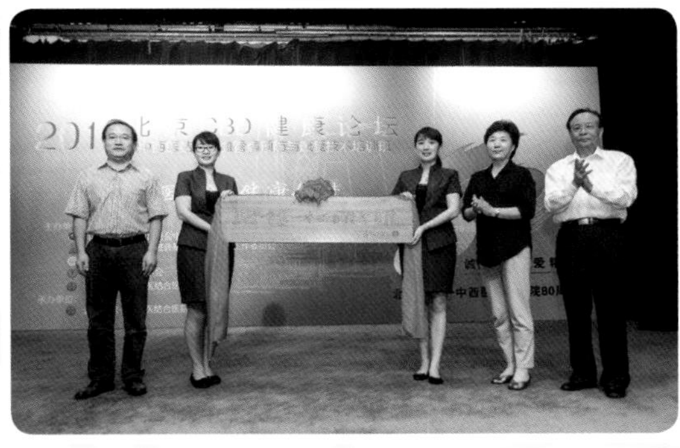

➲ 2016年9月，北京市第一中西医结合医院举办80周年院庆活动

➲ 2016年12月29日，北京大学肿瘤医院建院40周年学术巡礼暨北京大学恶性肿瘤发病机制及转化研究学术论坛召开

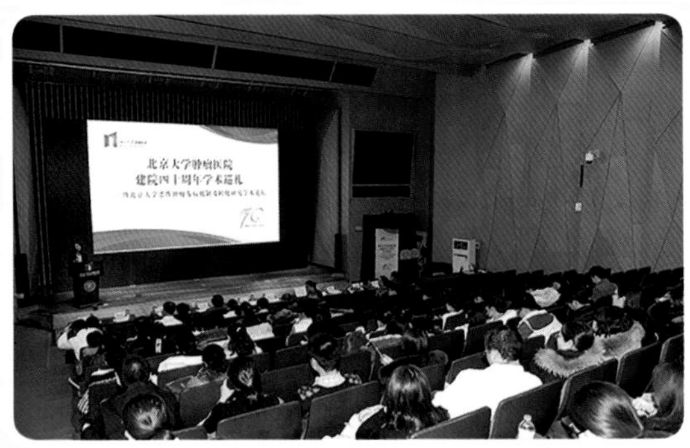

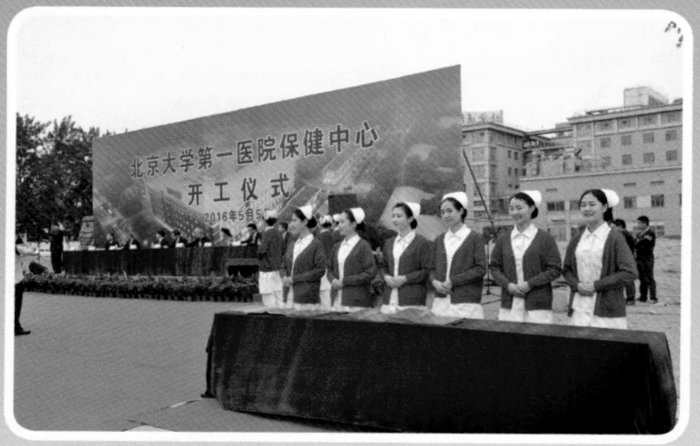

2016年5月5日，北京大学第一医院保健中心开工

2016年9月，垂杨柳医院新院建设工程主体建筑正式挖槽动工

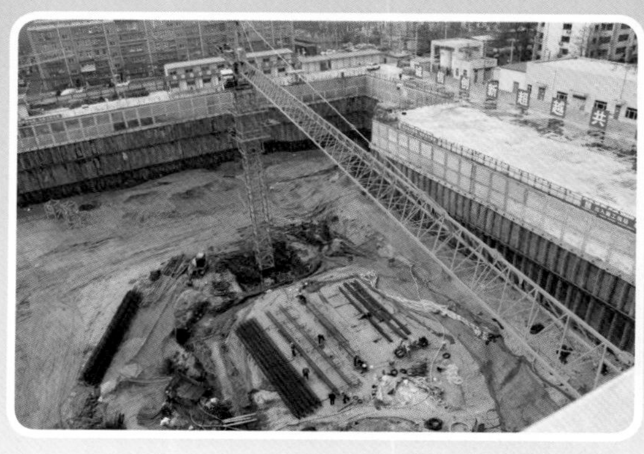

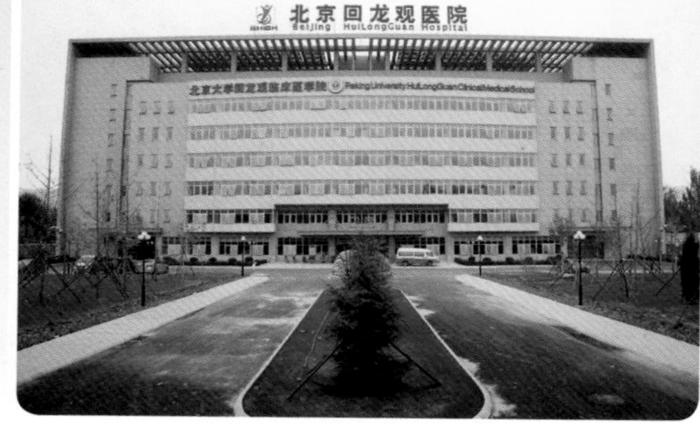

2016年10月20日，北京回龙观医院门急诊综合楼正式启用

2016年12月8日，顺义区中医医院整体迁建项目在顺义新城举行开工奠基仪式

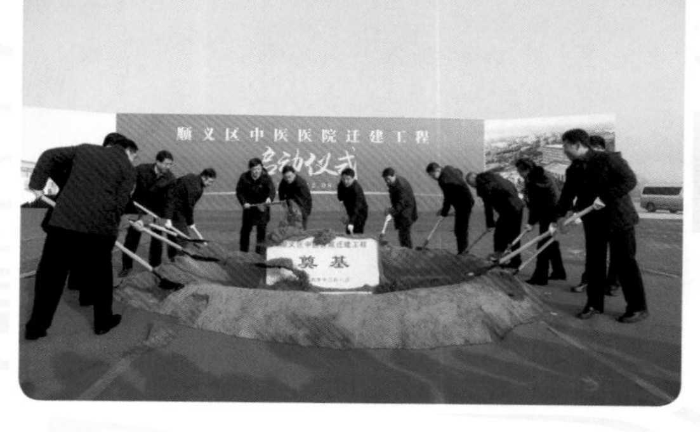

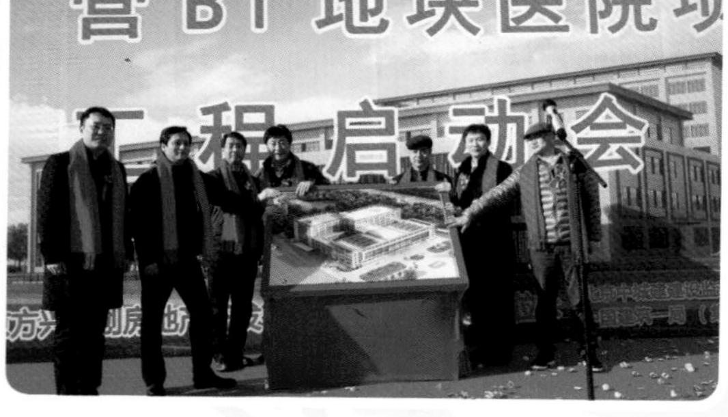

2016年12月，北京市第一中西医结合医院来广营院区项目工程启动

2017

北京卫生和计划生育年鉴

BEIJING HEALTH AND FAMILY PLANNLNG YEARBOOK

北京市卫生和计划生育委员会
《北京卫生和计划生育年鉴》编辑委员会 编

北京科学技术出版社

图书在版编目（CIP）数据

2017 北京卫生和计划生育年鉴 / 北京市卫生和计划生育委员会，《北京卫生和计划生育年鉴》编辑委员会编． — 北京 ：北京科学技术出版社，2018.7

ISBN 978-7-5304-9686-2

Ⅰ．① 2… Ⅱ．①北… ②北… Ⅲ．①卫生工作－北京－ 2017 －年鉴 ②计划生育－北京－ 2017 －年鉴 Ⅳ．① R199.2-54 ② C924.21-54

中国版本图书馆 CIP 数据核字（2018）第 097062 号

2017 北京卫生和计划生育年鉴

作　　者：北京市卫生和计划生育委员会·《北京卫生和计划生育年鉴》编辑委员会
责任编辑：朱　琳
责任校对：余　胜
责任印制：吕　越
封面设计：申　彪
出 版 人：曾庆宇
出版发行：北京科学技术出版社
社　　址：北京西直门南大街 16 号
邮政编码：100035
电话传真：0086-10-66161951（总编室）
0086-10-66113227（发行部）0086-10-66161952（发行部传真）
电子信箱：bjkj@bjkjpress.com
网　　址：www.bkydw.cn
经　　销：新华书店
印　　刷：河北鑫兆源印刷有限公司
开　　本：787mm×1092mm　1/16
字　　数：1300 千
印　　张：41.5
插　　页：16
版　　次：2018 年 7 月第 1 版
印　　次：2018 年 7 月第 1 次印刷
ISBN 978-7-5304-9686-2/R·2488

定　　价：240.00 元（配光盘）

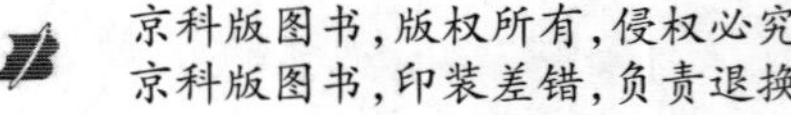

《北京卫生和计划生育年鉴》（2017）

编辑委员会

《北京卫生和计划生育年鉴》（2017）

编辑部

地址　北京市西城区赵登禹路277号

邮编　100034

电话　010-83366954

编辑说明

一、《北京卫生和计划生育年鉴》由北京市卫生计生委主管、北京市卫生计生委信息中心承编，是一部逐年记载北京地区卫生和计划生育工作的资料性工具书和史料文献，其内容主要综合反映北京卫生和计划生育工作各方面的基本情况、进展和成就。

二、本卷年鉴按分类编辑法，按类目、分目、条目结构设计。全书共分14个类目：概况，大事记，特载，重要会议报告，文件和法规，工作进展，军队卫生工作，区卫生计生工作，三级医院工作，医学科研与教育机构工作，公共卫生及其他卫生计生机构工作，学术团体和群众团体工作，卫生统计，附录。

三、为方便读者阅读，在附录中设有“专有名词对照表”。另外，除卷首目录外，对刊载内容编制了“索引”附于书末，按汉语拼音字母依次排列。

四、本卷年鉴统计数字均以卫生计生统计年报的数字为准。文中涉及各项年度数据以2016年12月31日为统计口径，其他非年度数据以统计部门或业务主管部门的统计口径为准。

五、本卷年鉴反映2016年1月1日至12月31日期间情况（部分内容依据实际情况或为更好地说明相关内容，时限略有前后延伸），凡2016年事项，一般只直书月、日，不再写年份。

六、本年鉴收录的文章和条目内容，均由各相关单位专人（部门）提供，并经主要负责人审核。

七、为方便读者阅读、检索，配随书光盘。

八、《北京卫生和计划生育年鉴》的编纂工作在编辑委员会的指导下，依靠广大撰稿人共同完成，力求做到资料翔实、语言规范、文字精练。本年鉴疏漏和不足之处，敬请广大读者批评指正。

《北京卫生和计划生育年鉴》编辑部

2017年12月

目 录

法制建设

综合监督与安保工作

市属医院改革与管理

信息化与统计管理

卫生应急

疾病预防控制

健康城市与健康促进

基层卫生

中医工作

老年、妇幼卫生与康复护理

医政管理

药械管理

食品安全管理

计划生育管理

公众权益保障

医学科研与教育

国际和港澳台交流

财务、审计与价格管理

组织与人事管理

◆ 军队卫生工作

◆ 各区卫生和计划生育工作

◆ 三级医院工作

◆ 医学科研与教育机构工作

◆ 公共卫生及其他卫生计生机构工作

◆ 卫生统计

◆ 附 录

◆ 索 引

概　况

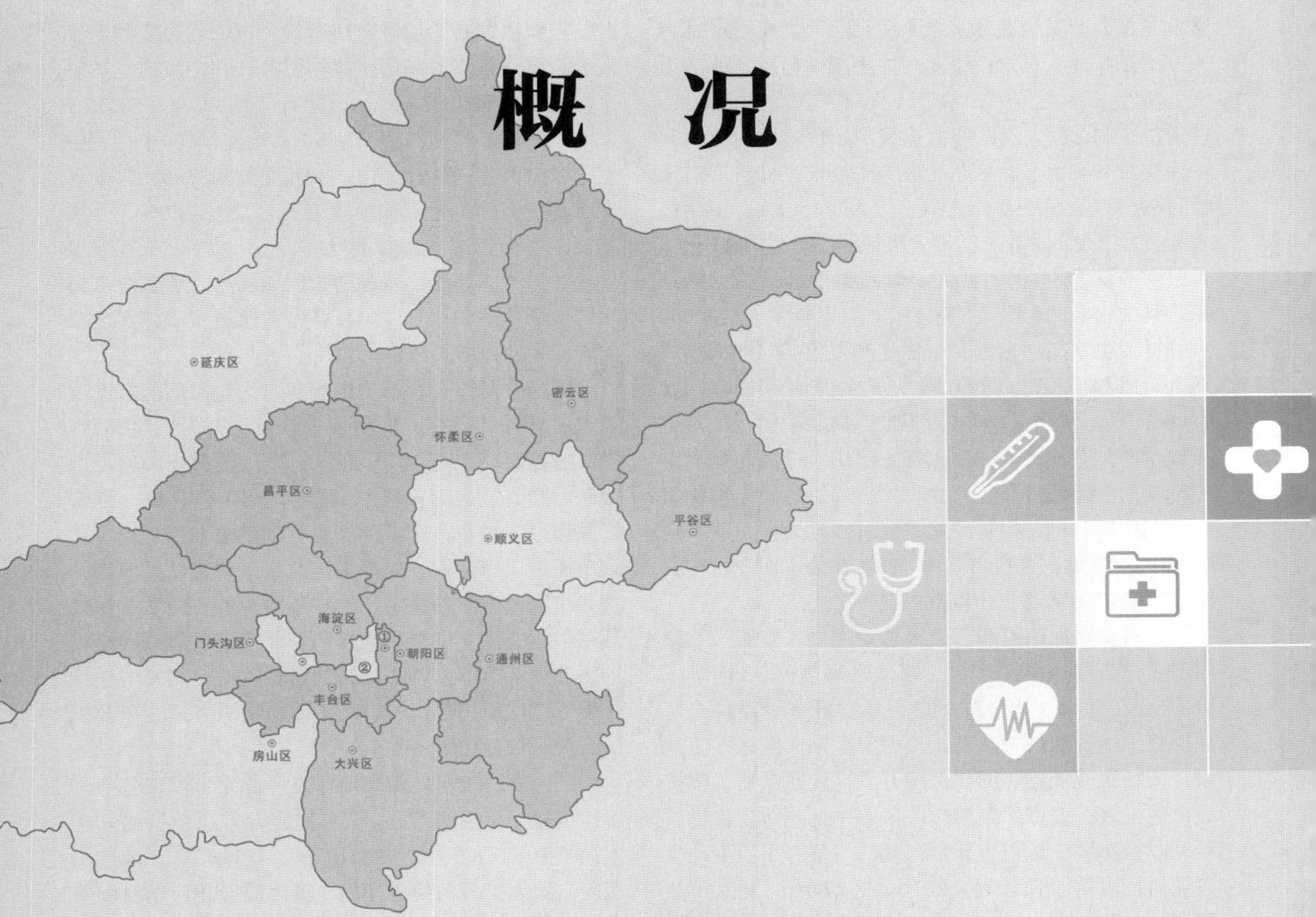

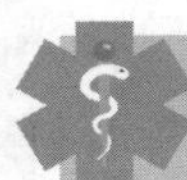

2016年北京市卫生计生工作概况

截至2016年末，全市有医疗卫生机构10637家，其中医疗机构10491家（含三级医疗机构113家、二级医疗机构155家、一级医疗机构649家），其他卫生机构146家。全市卫生人员33.1万人，其中卫生技术人员26.5万人、其他技术人员1.6万人、管理人员1.8万人、工勤技能人员2.8万人、乡村医生和卫生员0.34万人。卫生技术人员中，执业（助理）医师10.1万人、注册护士11.8万人。医疗机构编制床位125041张，其中医院114943张、社区卫生服务中心6677张；实有床位116963张。每千常住人口卫生人员15.2人、卫生技术人员12.2人、执业（助理）医师4.6人、注册护士5.4人、实有床位5.4张。社区卫生服务中心（站）1997家，其中中心329家、站1668家；卫生技术人员24932人。村卫生室2789家，乡村医生和卫生员3409人。户籍人口平均期望寿命82.03岁，其中男性79.83岁、女性84.31岁。常住人口孕产妇死亡率8.34/10万，户籍人口孕产妇死亡率10.83/10万；常住人口婴儿死亡率1.99‰，户籍人口婴儿死亡率2.21‰。各类传染病报告病例121949例，报告发病率561.85/10万。户籍人口出生率10.91‰，人口自然增长率4.29‰。医疗机构共诊疗24877.7万人次，出院369.8万人次。

非首都功能疏解和京津冀协同发展 发布《北京市“十三五”时期卫生计生事业发展规划》，明确了今后5年卫生计生事业发展的目标、任务和路径。市属医疗卫生资源加快疏解，友谊医院顺义院区开工建设，天坛医院迁建、同仁医院开发区院区二期工程扩建有序推进，安贞医院通州院区等一批疏解项目进展顺利。京津冀三地卫生计生行政部门签署了卫生计生事业协同发展工作计划（2016—2017年）；北京市与张家口、曹妃甸、承德签订了地区间医疗卫生协同发展协议，市属11家医院和1家企业医院支持3个地区13家医院；京津冀132家医疗机构的27项检验结果实现互认，102家医疗机构的17项检查资料共享。2016年，全市二级以上医疗机构出院患者中，河北患者占比从2013年的9.05%下降到7.47%，京冀医疗协同发展成效初显。

医药卫生体制改革 分级诊疗制度建设。制定实施《北京市分级诊疗制度建设2016—2017年度重点任务》，统一大医院与社区药品目录，符合条件的患者在社区可享受2个月的长处方便利；制定基层医疗机构4类慢病诊疗及转诊指南（试行），以高血压、糖尿病、冠心病、脑卒中4类慢病为突破口，促进基层与二、三级医院转诊服务有序衔接；以慢病患者和老年人等为重点推广家庭医生签约服务，在全市建立3753个社区家庭医生服务团队，累计签约385.4万户775.5万人，常住人口签约率35.7%。启动建设104个村卫生室，乡村医生岗位补助由1600元提高到3500元，推动全市基层医疗卫生机构绩效工资总量上浮20%，开展基层卫生岗位练兵和技能竞赛、“十、百、千社区卫生人才”培养，基层服务能力明显提升。覆盖全市16区的医联体达53个，26.4万名患者通过医联体实现双向转诊，同比增长137.4%。

医药分开综合改革。组织各方力量根据国家医改要求进行深入研究，广泛征求意见，开展风险评估。《北京医药分开综合改革实施方案》经8月市政府专题会和9月市委全面深化改革领导小组工作会议分别审议并通过。12月，国务院副总理刘延东专门听取了北京市医改工作汇报，充分肯定北京医改成绩，原则同意北京医改方案并决定于2017年两会后实施。按照刘延东指示，成立中央有关部门和北京市政府共同组成的医药分开改革协调小组，代市长蔡奇、国家卫生计生委主任李斌担任组长，统一协调中央、地方以及军队武警医院参加属地改革。

公立医院改革。市政府印发《北京市城市公立医院综合改革实施方案》。调整完善院前急救价格。建立公立医院分类补偿办法，对传染病医院、精神病医院、康复护理医院等薄弱专科医院及相应学科倾斜支持。推进药品阳光采购，完成第二批中成药阳光采购结果公示，完整建成北京市医疗机构阳光采购药品、价格、配送企业数据库，形成产品配送关系46万多对。

医疗卫生服务供给侧改革。发布公立医院特许经营管理指南，推动安贞医院特许经营项目和友谊医院PPP项目实施。印发《关于加强北京市康复医疗服务体系建设的指导意见》，推动首批6家公立医疗机构向康复机构转型。会同政府有关部门印发推进医疗卫生与养老服务相结合的实施意见，探索连续医疗服务模式，为150万名老年人提供免费健康管理服务。优化社会办医发展环境，简化营利性医疗机构审批材料，全市7781名医生注册多点执业，到社会办医疗机构执业的占73.41%。截至年底，全市社会办医疗机构4445家，其中社会办医院453家，占医院总数的65.27%，诊疗量比“十一五”期末增长93.7%。

医疗卫生服务满意度进一步提高。制定实施知名专家团队服务、非急诊全面预约挂号等改善医疗服务秩序的8项措施，在9家市属医院建立36个知名专家团队，全市148家医院全年累计通过预约挂号统一平台成功预约挂号3306万余人次，市属医院全部实行非急诊全面预约挂号，总体预约挂号率达79%；联合首都综治办、网信办、公安局等部门开展集中整治号贩子和网络医托专项行动，抓获号贩子1385人，治安或刑事拘留910人，患者就医体验进一步改善，市属医院医疗服务患者满意率达89.87%。

公共卫生保障 疾病防控策略不断完善。修订13个传染病监测与疫情处置方案，有效应对寨卡病毒病、黄热病等新发传染病疫情。根据国家新修订的《疫苗流通和预防接种管理条例》，建立一、二类疫苗市级统一招采管理模式。配合WHO消灭脊灰行动，在全国率先完成了首针剂灭活脊灰疫苗和“二价”替代“三价”脊灰减毒活疫苗免疫策略调整。探索艾滋病快速诊治模式，将患者从发现到治疗的时间由100天缩短到7天。加强精神卫生管理，联合11部门印发《北京市精神卫生工作规划（2016—2020年）》，联合5部门印发《严重精神障碍患者监护人申领看护管理补贴的暂行办法》实施细则，3.8万名在册精神障碍患者监护人申领补贴。联合市体育局开展“阳光长城计划”城市减重行动；联合市教委开展“营”在校园平衡膳食行动，启动“我做营养小达人”主题宣传活动，分别为23万名和31万名适龄儿童提供免费窝沟封闭和免费氟化泡沫预防龋齿服务。

健康促进效果显著提升。编制发布《北京市“十三五”时期健康北京发展建设规划》。连续第七年发布《北京市卫生与人群健康状况报告》，在全国率先发布恶性肿瘤、心血管疾病、糖尿病、慢性呼吸系统疾病4类主要慢性病早死概率（11.11%）。有效实施《北京市控制吸烟条例》，深化无烟环境建设，监测显示2016年室内公共场所成人二手烟暴露率比2014年减少15.7%，吸烟人数减少20万人。健康宣传教育力度加大，利用电视、广播、报纸、杂志、“健康北京”APP等各类媒体立体宣传；举办各类健康大课堂1.5万场，75万人直接受益。

卫生应急能力稳步提高。建立了境外输入性传染病信息部门间定期交换机制、疾控机构与医疗机构间传染病监测信息共享机制，截获并有效救治境外输入性传染病9例。全年监测突发公共卫生事件26起，承担突发事件紧急医学救援162起。

科技创新、人才培养与信息化建设 医疗卫生科技创新政策取得突破。市委支持医疗卫生科技创新，市政府明确将医疗卫生机构纳入完善财政科研项目和经费管理政策的适用范围。鼓励国际学术交流，出台新的因公临时出国（境）管理实施意见，市属单位教学科研人员的学术外访不列入批次限量管理，科研经费中列支的国际合作与交流费不纳入“三公”，不受零增长限制。组织224个项目进行首都卫生发展科研专项科技攻关，组织开展23项适宜技术推广普及，近百家基层医疗卫生机构获益。

人才教育培养力度持续加大。完善市属单位非京生源自主培训住院医师引进措施，规范化培训住院医师3386人。在京7家医学高校并轨培养专硕研究生1210人。以基层卫生人才培养为重点，开展“5+3”和“3+2”全科医师规范化培训、全科医师转岗培训、乡村医生进修等培训，培训在岗社区卫生人员3万人、乡村医生4198人。

信息化建设应用提质增速。建立了北京通健康卡主索引平台，实现患者授权就医、医生执照行医及医院授权诊疗的安全互通。完成北京通健康卡全市1300万户籍人口的信息采集和照片准备。建成1个市级和16个区级人口健康信息平台。初步建成北京地区分级诊疗库，为患者在市内跨院间就诊奠定了信息互联互通基础。16区建立了区级临床会诊中心和部分医技会诊中心，53个医联体核心医院开通下级医院的远程医疗服务，90%的社区卫生服务中心与上级医院建立了远程医疗服务业务。

实施全面两孩政策 实行两孩以内生育登记及再生育行政确认，取消计划生育证明作为户口登记的前置条件，将128天法定生育假全部纳入生育津贴发放范围，明确生育登记服务单作为生育保险待遇领取凭证，实现全面两孩政策和生育保险政策的平稳衔接。将计划生育特殊家庭纳入北京市困境家庭服务对象入住社会福利机构补贴范围，给予每人每月1000元市级定额补助。

应对生育高峰。应对全面两孩政策实施后分娩需求显著增加、高龄孕产妇比例明显增高的新形势，设立孕妇建档服务中心，协调解决孕妇建档问题，多措并举将产床从4700余张调增到6100余张，增加助产人员800余人，有效扩增助产资源，提高助产服务能力。

全年全市活产分娩279396人，比上年增加106991人。

中医药工作 研究制定支持中医药振兴发展的实施意见和北京中医药发展“十三五”规划。启动北京市中医药健康养老“身边”工程，建立54个中医养老联合体。从39个中医健康养老示范社区中遴选105个单位设立中医药健康养老服务专区，遴选10个中医健康养老适宜技术进行骨干培训。启动妇幼保健机构中医药服务全覆盖三年行动计划。开通北京中医药健康养老咨询服务热线“96189”。开展北京中医药科技创新驱动联盟建设，建立汇龙森中医药创新驱动示范园，创建中医药成果转化公共平台。确定16家单位31个服务包为首批北京中医药国际医疗服务包建设项目，打造北京中医药服务国际品牌。

依法行政 加强卫生计生法治、标准工作。继2015年市人大出台《北京市控制吸烟条例》之后，2016年又出台了《北京市院前医疗急救服务条例》，市政府修订了《北京市人口与计划生育条例》，市卫生计生委重新制定食品安全企业标准备案办法，制定、修订6项地方卫生标准，办理食品企业标准备案事项600项，食源性疾病监测覆盖139家二级以上医疗机构。

推进“放管服”改革。制定“放管服”改革实施意见，全面实施医师电子化注册，全面调整或取消17项卫生计生非行政许可审批事项，清理取消29项要求基层开具的证明。

加强监督执法。大力推进“双随机一公开”监管机制改革，全年组织开展日常监督36.4万户次，行政处罚8113起，对北京黎明医院、北京丰台康泰医院（二七北社区卫生服务中心）、北京中联医门诊部等3家机构实施吊销医疗机构执业许可证处理，对北京当代医院给予吊销母婴保健服务许可证处理。

政风行风建设 扎实开展“两学一做”学习教育，突出卫生计生行业特点，组织专题学习讨论，将党建工作与深化医改等中心工作紧密结合，注重学做联动。接受市委第二巡视组巡视，并以此为契机加强和改进工作，明确31项整改任务，其中14项已立行立改，17项长期整改任务取得阶段性成果。

推进“九不准”行风建设，开展对医务人员通过商业公司预约挂号加号谋取不正当利益专项清理工作，督促28家医院656人停止与60个商业公司或网站的合作。加强对医务人员违规问题的查处，对同仁医院眼科、积水潭医院矫形骨科、友谊医院妇产科等3家医院科室医务人员的违规违纪问题进行严肃处理。开展党风廉政建设主体责任落实情况全面检查考核，夯实过程管理。

（黄高平）

大事记

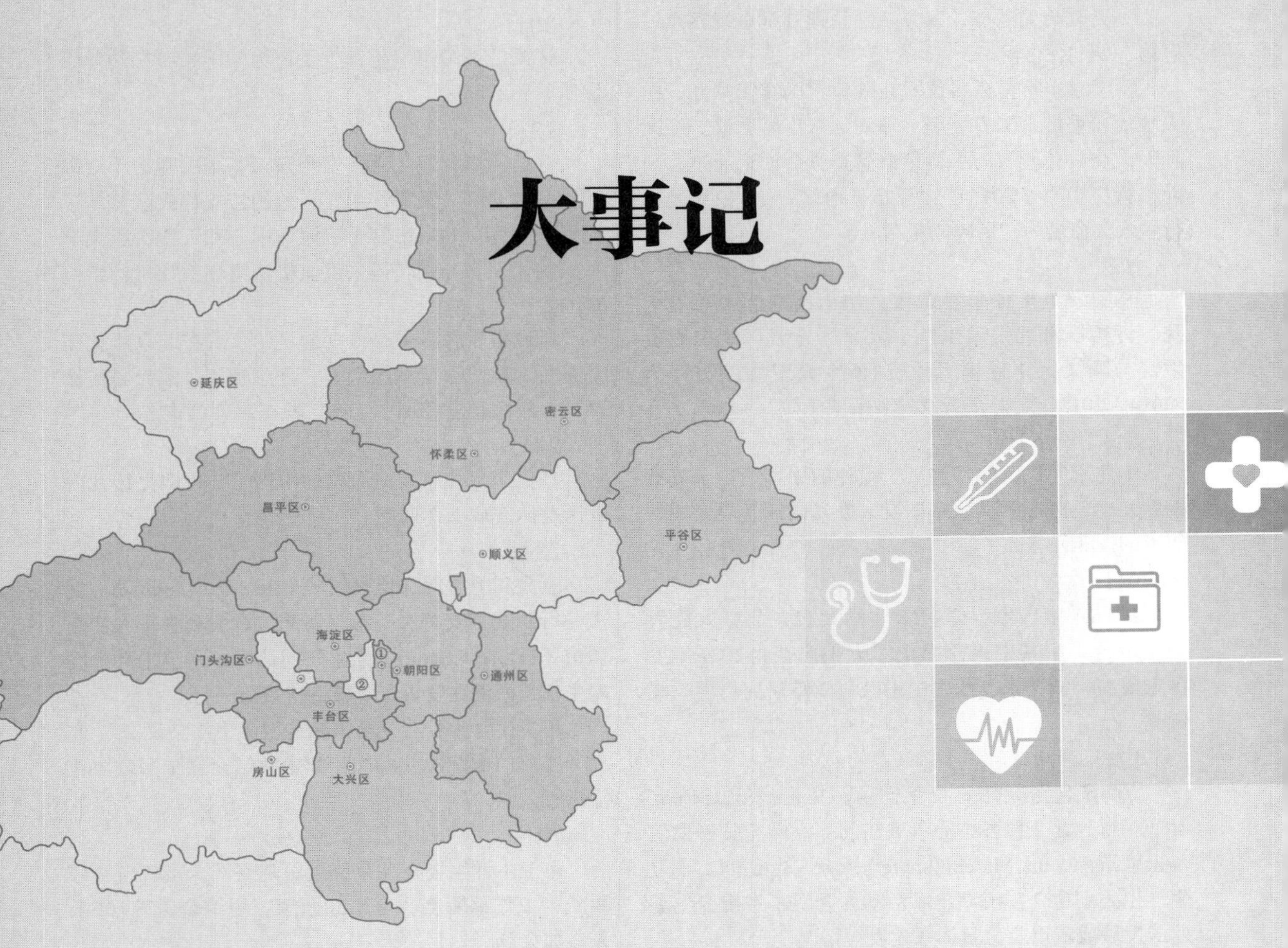

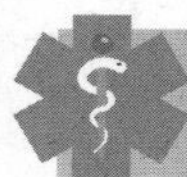

2016年北京卫生计生大事记

1月

4日

中央政治局委员、国务院副总理刘延东视察东城区第一妇幼保健院。

科学家小行星命名仪式在钓鱼台国宾馆举办，中央政治局委员、国务院副总理刘延东出席会议。经国际天文委员会所属的小行星命名委员会讨论通过，国际小行星中心于2015年12月25日通知：第31230号小行星永久命名为“屠呦呦星”。

7日

经国家卫生计生委审核，房山区河北中心卫生院、怀柔区怀北镇卫生院、大兴区青云店镇中心卫生院与顺义区李遂镇卫生院4所乡镇卫生院被评为“2014～2015年度群众满意的乡镇卫生院”。

8日

由北京同仁医院19名员工组建的中国第二十五批援助几内亚医疗队从北京出发，赴几内亚开展为期一年半的援非任务。

9日

2016年度国家科学技术奖励大会在北京人民大会堂举行，中共中央总书记习近平向获得2016年度国家最高科学技术奖的中国中医科学院研究员屠呦呦颁奖。

12日

立陶宛卫生部部长莎拉舍维丘特（Rimantė Šalaševičiūtė）女士一行到北京急救中心参观访问，立陶宛驻华大使玛丘里昂特（Ina Marciulionyte）女士一起访问。市卫生计生委副主任雷海潮出席活动并介绍了本市卫生事业的发展成就以及急救体系建设等情况。

门头沟区医院与首都医科大学《建设门头沟教学医院合作协议》签约仪式在门头沟区政府举行。门头沟区医院正式成为首都医科大学教学医院，成为第一临床医学系（宣武医院）的一个教研室，成为首都医科大学全科医师教育临床基地。

13日

几内亚总统阿尔法·孔戴在总统府向中国第二十四批援几内亚医疗队队长、北京友谊医院副院长王振常及所有队员颁发总统府奖状。这是中国援助几内亚医疗队48年以来首次获得总统嘉奖。

20日

怀柔区被国家卫生计生委评为“国家级妇幼健康优质服务示范区”。

22日

首届京津冀地区血液安全知识竞赛决赛在北京举行，来自北京、天津、河北三地的12支代表队参加了比赛。最终，北京市红十字血液中心和天津医科大学总医院代表队分别获得采供血机构组和医疗机构组决赛的第一名。

凤凰牛津肿瘤中心成立暨签约仪式在北京燕化医院举行。凤凰医疗集团董事、副总经理、医疗总监徐泽昌，集团副总经理单宝杰、罗杰出席仪式。

24日

19位来自北京友谊医院的中国第二十四批援几内亚医疗队完成工作回国。

28日

意大利卫生部部长罗仁琴（Beatrice Lorenzin）女士一行到北京安贞医院参观访问，意大利驻华大使谢国谊（Ettore F.Sequi）先生陪同访问，市卫生计生委副主任雷海潮在安贞医院接待代表团一行。

市卫生计生委召开全市精神卫生工作会议。

广安门医院建院60周年学术总结会在全国政协礼堂举行。

29日

市卫生计生委在北京友谊医院召开全市打击“号贩子”工作部署会，全市30余家三甲综合医院100余人参加会议。

北京国丹白癜风医院与美国互联网医疗咨询公司MORE Health爱一传递在北京达成战略合作协议，共同搭建中美国际白癜风会诊中心，通过开展远程医疗会诊的形式，为白癜风患者提供中美两国白癜风专家的联合会诊，同时开展相关领域的医学交流与合作，加快推动中医药走向世界。

2月

1日

延庆区政府与北京大学第三医院召开合作共建北京大学第三医院延庆医院座谈会。座谈会前举行了北京大学第三医院延庆医院揭牌仪式。

5日

国家卫生计生委副主任王国强、王培安，妇幼健康服务司司长秦耕，到北京妇幼保健院（北京妇产医院）慰问医护人员，并对全面实施两孩政策后北京妇产医院应对猴年分娩高峰的情况进行调研。

18～19日

市医管局召开2016年度工作会议，副市长林克庆出席会议并讲话。市医管局党委书记方来英做党建工作报告；局长于鲁明做全局工作报告，系统回顾总结了2015年的各项工作，并部署了2016年重点工作。

19日

英国诺丁汉大学医学院医学和健康科学系主任伊恩·霍尔（Ian Hall）一行7人到市卫生计生委访问交流。代表团介绍了诺丁汉大学在医疗卫生领域所做的工作，建议双方在医改政策制定调整、孕产妇健康护理、呼吸系统疾病诊疗管理等方面进一步开展合作交流。双方还就共同开展项目合作、人员培训、召开专业研讨会的可能性进行了探讨。

23～26日

市卫生计生委举办2016年北京市生物危害处置暨突发公共卫生事件技能培训与应急演练活动。北京市、区疾控中心卫生应急队、生物反恐队、卫生应急青年预备队，以及北京市国家卫生应急队队员、中国疾控中心与重庆市国家突发中毒事件处置队、北京国检局、天津市和河北省疾控中心卫生应急队代表等430余人参加活动。

25日

北京市卫生计生工作会议在京召开。副市长林克庆出席。提出了“十三五”期间卫生计生工作五大发展理念及推进2016年卫生计生改革发展工作思路，发布医联体建设、京津冀转诊预约、医疗服务价格调整、全面两孩政策等多项工作要点。

26日

国务院法制办教科文卫司司长王振江、国家卫生计生委宣传司司长毛群安调研《北京市控制吸烟条例》，为国家制定控烟条例提供参考。

丹麦大使馆商务参赞马伟拓就北京—哥本哈根戒烟服务项目与市卫生计生委进行了研究，市食品药品监管局专家就项目的可行性、合规性提出了意见和建议，为双方进一步合作奠定了基础。

市卫生计生委召开全市卫生应急工作会议。

门头沟区卫生计生委召开工作会。

28日

北京积水潭医院张家口合作医院揭牌仪式暨合作签约仪式在河北省张家口市第二医院举行。

3月

1日

天坛医院、宣武医院、同仁医院3家市属医院试点选取部分重点专科知名专家组建15个知名专家团队，建立医院内部层级诊疗工作模式。

2日

市中医管理局组织相关领域专家召开国家中医药重点研究室建设项目2015年度考核评审会。会上，由各研究室负责人对研究室年度进展情况、工作亮点和存在问题进行汇报，专家一致认为各重点研究室实施情况良好，阶段成果明确，并分别从专业角度和管理角度对研究室工作提出了意见，对做好研究规划、突出研究重点、提炼科学内涵、加强队伍建设等方面提出了建议。

4日

市卫生计生系统从17家市属医院和16个区卫生计生委选派的第八批第三期56名援疆干部出发前往新疆和田。56名援疆干部分别在和田地区人民医院、和田县人民医院、墨玉县人民医院、洛浦县人民医院、兵团十四师执行为期1年的卫生援疆任务，开展智力援助、实施惠民工程、提升当地卫生管理水平。

市医管局组织全体机关干部分赴各市属医院开展“守护天使”志愿服务活动，走进门诊挂号大厅，为就诊患者提供导医服务，协助老年人和不熟悉电话、网络预约的患者，利用现场自助设备预约挂号。

9日

WHO驻华代表处泰勒·马丁（Taylor Martin）一行访问北京市卫生计生委，副主任雷海潮会见了各位代表，双方就深化医改和本市与WHO的合作等内容进行了研讨和交流。双方就健全基层卫生人员薪酬和激励机制，开展公立医院绩效评价和信息公示研究，加强政府对私立医疗服务质量和安全监管，研究PPP模式在卫生领域的适宜实践方式，推广本市卫生发展绩效综合评价经验，开展控烟立法效果评价研究等方面初步达成合作交流意向。

法国公共卫生监测研究所从事抗生素耐药性流行病学研究的专家Bruno Coignard先生和法国卫生部

负责“抗生素效率的国家计划”的专家Anne-Claude Cremieux女士到北京市进行交流。法国专家先后参观访问了北京大学第一医院门诊药房和北京大学临床药理研究所，双方专家就医院药品流通和管理流程、抗生素应用管理等内容进行了交流。

北京中医药薪火传承“3+3”工程郭维琴名医传承工作站宁夏中卫市中医医院分站建设筹备工作会在北京市中医管理局召开。该分站将按照北京中医药薪火传承“3+3”工程实施方案和建设标准实施建设，由郭维琴教授传承工作站负责人王亚红教授指导，分站负责人梁泰红主任医师负责具体实施。

市中医管理局召开《中医住院医师规范化培训科室培训标准》编写启动会，来自人民卫生出版社、全市各规培临床基地主管部门领导、科室教学骨干代表共计30余人参加会议。《中医住院医师规范化培训科室培训标准》编写启动标志着2016本市中医规培内涵建设年正式拉开了帷幕。

11日

国家卫生计生委家庭司副司长何炤华、基层司基保处处长鄂啟顺、家庭司家庭处处长蔡菲等到北京市西城区月坛街道汽南社区卫生服务站和月坛社区卫生服务中心开展医养结合服务模式专题调研。

举行许心如名老中医工作室——房山区中医医院分站揭牌仪式。

15日

市医管局举行市属医院药事管理工作会暨总药师委员会成立仪式。

经市卫生计生委组织专家组评估，确定北京大学第一医院、北京大学第三医院、北京儿童医院、首都儿科研究所附属儿童医院、陆军总医院附属八一儿童医院、解放军第三〇二医院、海军总医院等7家具备危重新生儿接诊和抢救能力的三级医院作为北京市危重新生儿抢救指定医院，承担对口各区危重新生儿转诊和救治工作，确保危重新生儿转会诊遵循定向转诊、分级救治的原则有序开展，并负责对口各区业务指导及培训，提高其危重新生儿救治能力与管理水平。

16日

市医管局与北京建筑大学举行合作洽商会，双方就进一步加强人才培养、实习就业、专家咨询、课题研究以及技术合作等事宜进行了协商。市医管局将与北京建筑大学签署战略合作协议，为市属医院提升运行保障管理水平、优化运行保障管理人才队伍提供技术支撑。

17日

清华大学精准医学研究院正式成立。该研究院是由清华大学医学院与北京清华长庚医院联合建立的跨领域交叉融合研究机构，将以临床需求为导向，针对肝胆胰疾病、消化系统疾病、神经系统疾病、肿瘤和免疫性疾病等5类重大疾病，构建理学、工学、生命科学基础医学与临床医学紧密结合，产学研一体化的创新联盟，形成应用现代科技、提升健康医疗服务效能的医学发展新格局。

18日

北京回龙观医院、美国马里兰大学和西门子（中国）有限公司三方合作成立“精神医学人类脑计划合作中心”。中心将针对国内外脑影像学研究的现状和发展趋势，发挥多方优势，以临床需求为导向，探索疾病发生、发展的神经机制，为精神疾病的客观诊断、疗效评价指标及疗效和预后预测工具的研发提供保障，对于促进精神医学研究以及精神疾病临床诊断和治疗水平的提高，推进有关科研成果的临床转化具有重要作用。

19日

人口与发展南南合作部长级战略对话代表团一行20余人到海淀区甘家口社区卫生服务中心、海淀区妇幼保健院参观考察。

20日

市中医管理局组织相关专家对2016年到期的北京市中医药科技项目进行结题验收，本次验收共涉及27个学科领域116个项目，主要为2012年外治法项目、2013年度局基金项目以及其他执行到期项目。最终，115个课题通过验收、1个课题未通过验收，并从验收合格课题中推荐出6个学术创新示范项目、5个科研方法示范项目、5个推广应用示范项目。同时产出了芒硝外敷及刺络拔罐疗法治疗乳腺癌后上肢功能障碍等新技术、经会阴超声联合中药外用治疗慢性前列腺炎等新方法、感染后咳嗽的中医证治推荐方案等新方案、回阳生肌膏等新方药、干眼中药熏蒸按摩治疗仪等新设备等一批研究成果。

21日

市卫生计生委、北京妇幼保健院和北京妇幼保健与优生优育协会联合举办“世界睡眠日——关注婴儿睡眠健康宣传活动”。北京市各医疗机构保健部负责人、妇产科医护人员代表60余人参加活动。

Lokomat儿童型全自动机器人步态评估训练系统在北京儿童医院康复科物理治疗室正式投入使用，该套系统配备了儿童型减重装置和儿童型步态矫正驱动装置，可为脑性瘫痪、脑外伤、脊髓损伤等儿童患者提供步态训练。这是中国第一台引进的儿童型机器人步态评估训练系统。

22日

由国家卫生计生委和北京市政府共同主办，中国健康教育中心和市卫生计生委联合承办的第二十一个世界防治结核病日主题宣传活动在京举行。WHO结核病/艾滋病防治亲善大使彭丽媛应邀参加了活动。

23日

广州市卫生计生委、海珠区卫生计生局、荔湾区卫生计生局、广州市妇女儿童医疗中心相关负责人来京考察妇幼健康服务相关工作。考察团听取北京妇幼保健院负责人介绍北京市高危孕产妇分级、转诊管理，孕产期保健管理，建立母子健康档案社区与助产机构间网络化对接关系等相关工作；参观北京市丰台区妇幼保健院，了解丰台区妇幼保健院整体工作情况及儿童保健等工作情况，并听取解放军三〇二医院关于丰台区危重新生儿网络建设工作介绍。双方就区级妇幼保健院与计划生育服务机构整合及出生缺陷一级预防等工作进行交流。

市卫生计生委召开“启动本市847个空白村医疗机构建设人员配置及服务全覆盖工作部署会”，启动了本市847个空白村医疗机构建设、人员配置及医疗卫生服务全覆盖工作。

25日

北京市基层卫生暨新农合工作会议召开。会议强调，新农合工作，保障水平与支付方式改革是重点，要落实好各项保障政策，切实减轻参合人员就医负担；配合城乡居民医保制度整合，做好相关工作梳理和调查研究等工作。

26日

北京中医药传承“双百工程”指导老师2016年第一次公开课在首都医科大学举行。广安门医院张亚强教授、首都医科大学高彦彬教授、鼓楼中医院王文友教授为150多名“双百工程”继承人做了学术报告。在传承形式上，“双百工程”首次引入公开课形式，100名指导老师将在3年时间内分别给全体继承人讲授一堂公开课。

28日

法国卫生部卫生总局卫生应急司预警与响应办公室主任Catherine Guichard女士、法国公共卫生监督所应急管理项目主管Jérémie Carre先生、法国巴黎公立医院集团国际关系代表处医疗顾问Claude Lapandry先生一行到北京安贞医院参观访问。Claude Lapandry先生了解了中国医院等级划分以及医疗急救系统运转的情况，并参观了安贞医院中法急救医学培训中心。

全国政协副主席、农工党中央常务副主席刘晓峰一行到北京儿童医院和朝阳医院调研市属公立医院改革情况。

北京大学第三医院与秦皇岛经济开发区签约建设北京大学第三医院北戴河国际医院。

3月

市卫生计生委通报，北京市确诊2例输入性黄热病病例。

昌平区卫计委成立了首批8个医疗质量控制和改进中心，负责对全区医疗机构相关专业医疗质量进行督导检查和培训考核。

4月

5日

市卫生计生委印发了《北京市住院医师规范化培训指导医师管理办法》。管理办法共18条，分别从适用对象、部门职责、指导医师应具备的基本条件、指导医师的聘任程序、指导医师的职责、指导医师的培训管理、考核考评、绩效管理、解聘等方面做出了相应规定。

5～8日

市医管局副局长潘苏彦带队到江苏、上海两地考察学科建设的成功经验、成果转化的最新政策与先进做法。

6日

北京地区卫生计生科教工作会议在国二招召开。

7日

德国宫腔镜专家托马斯·罗默（Thomas Roemer）为北京妇产医院进行微型宫腔镜培训，这是其团队首次为中方合作单位培训相关技术人员，北京妇产医院也是与其团队成功开展该方面国际合作的首家中国医院。

8日

市卫生计生委召开2016年卫生计生综合监督工作会议。

市卫生计生委召开2016年北京市疾病预防控制工作会议。

市医管局与平谷区政府就北京友谊医院托管平谷区医院签订合作协议，市医管局局长于鲁明、副局长刘建民出席了签约仪式。

12日

市卫生计生委通报，北京市确诊1例输入性黄热病病例。

15日

市卫生计生委在首都医科大学召开协调会，就首都医科大学为北京急救中心培训定向生的有关问题进行协商，初步商定了招生的方式、规模及专业设置，并列入了2016年首都医科大学招生计划。

北京肿瘤医院承办的第二十二届全国肿瘤防治宣传周启动仪式在北京奥森公园举行，活动主题是“癌症防治，我们在行动”。

18日

市卫生计生委主任方来英会见捷克卫生部副部长拉德克·波利察尔（Radek Policar）一行，双方就推进中捷医疗卫生合作项目、加强中国传统医学领域合作等议题进行交流。

澳大利亚新南威尔士州卫生部代表团吉利安·斯金纳（Jillian Skinner）部长一行访问市卫生计生委，副主任雷海潮会见了代表团成员，双方就深化相互了解和开展合作进行了交流。

北京京都儿童医院正式获授“爱婴医院”牌匾，成为全国首家通过评审的民营医疗机构。

19日

市卫生计生委启动北京市首届公共卫生人员精神卫生防治技能竞赛活动。本次大赛以“展技能风采，圆成才之梦”为主题，以服务首都精神卫生事业发展和满足市民精神健康服务需求为宗旨，以适应首都经济社会发展新常态、维护社会和谐稳定为目标。竞赛活动历时5个月，参加竞赛的对象主要是北京市卫生系统内从事社区精神卫生防治工作的在职人员，千余人参赛。

20日

2016年度中法急救与灾害医学合作中心管理委员会会议举行。法国驻华大使顾山，市卫生计委副主任耿玉田、雷海潮，道达尔集团驻华总代表努北堂，以及来自中心管委会成员、中法急救和灾难医学领域专家出席会议。

市卫生计生委召开2016年北京市医政医管工作会议。

21日

市卫生计生委召开2016年学校卫生监督工作会议。朝阳、海淀区卫生计生委交流了2015年学校卫生监督工作经验；市卫生监督所总结了2015年全市学校卫生监督工作，部署了2016年重点工作任务，并重点通报了2015年度部分民办高校卫生管理方面存在的问题。

22日

北京市爱卫会、市卫生计生委在西城区玉桃园社区共同启动“2016健康北京灭蚊行动”。

23日

庆祝北京积水潭医院建院60周年暨2016积水潭论坛开幕式在北京国家会议中心举行。

25日

日本民间外交推进协会代表团松泽建理事长一行访问市卫生计生委，副主任雷海潮会见代表团，双方就医药卫生制度、护理专业人才培养等进行了交流。

4月25日～5月1日

第十四个《职业病防治法》宣传周。由市卫生计生委、市安全监管局、市人力社保局和市总工会共同主办，市疾控中心和北京朝阳医院协办的2016年《职业病防治法》宣传周主题宣传活动于4月27日在朝阳医院门诊大厅举办，本次宣传周的主题是“健康中国，职业健康先行”。

28日

市卫生计生委、市财政局召开新闻发布会，正式发布《北京市公立医院特许经营管理指南（试行）》。

门头沟区政府与北京凤凰联合医院管理咨询有限公司在门头沟区政府签订《关于北京市门头沟区公立医疗机构2016—2020年委托管理合作协议》。

29日

为推行市属医院非急诊全面预约挂号工作，市医管局通过北京通·京医通卡搭建的市属医院统一的自助机、微信挂号平台正式上线试运行。首批在同仁医院（南区）、天坛医院、佑安医院、友谊医院、世纪坛医院等5家市属医院同步实现微信移动挂号与现场自助机挂号。

4月

市卫生计生委开展北京地区医疗机构生物样本储存情况调查工作。调查结果显示：北京地区医疗机构生物样本存储总量为870万～1350万，独立构建的生物样本库总面积3579平方米；超过97%的生物样本存在三级和三甲医疗机构；储有生物样本的医疗机构中超过一半保存有感染性样本。

5月

2日

市卫生计生委综合监督处参加国家网信办牵头的联合调查组，入驻百度公司，就该公司在“魏则西事件”中是否应当承担有关责任等进行专题调查。根据调查结果，联合调查组对百度公司提出全面清理整顿医疗类等事关群众生命健康安全的商业推广服务、改变竞价排名机制、建立完善先行赔付等网民权益保障机制等要求。同时，查明北京地区有684家医疗机构参与了百度公司的付费商业推广活动，市卫生计生委明确要求参与推广活动的医疗机构先行退出。

4日

第三十届北京青年五四奖章评选结果揭晓。北京天坛医院神经外科主任医师田永吉、妇产医院助产士宋征、回龙观医院副院长庞宇荣获“北京青年五四奖章”。

市卫生计生委召开全市结核病防治工作会。

5日

解放军第三〇六医院院长顾建文带领手术团队完成中国首例音乐人边演奏边手术清醒开颅肿瘤切除术。

市卫生计生委发布《阳光长城计划——健康北京人心理健康促进行动方案（2016—2018年）》。

国家卫生计生委主任、党组书记李斌一行到西城区月坛社区卫生服务中心实地考察调研医联体工作，国家卫生计生委副主任刘谦、市政协副主席闫仲秋、市政府副秘书长王晓明、市卫计委主任方来英、西城区副区长杜黎彬陪同。

6日

市医管局在市属综合医院、中医院、肿瘤医院、传染病医院（非传染病患者）等12家三级医院与市属康复医学特色医院（小汤山医院、老年医院）之间建立顺畅的双向转诊关系，形成市属医院康复医联体，并签署了《北京市属医院康复患者双向转诊协议书》。

6～7日

首届中国精准诊疗论坛暨第四届中国国家癌症中心年会在京举行，会议主要探讨肺癌精准医疗的最新进展、研究热点和发展趋势，以促进中国肺癌多学科诊疗、跨学科交流以及多中心的实质性合作，医科院肿瘤医院赫捷院士担任大会主席，1000余名国内胸部肿瘤专家参加会议。

5月6日、7月12日

北京大学第三医院骨科牵头研制的世界首个3D打印人体植入物——人工椎体和椎间融合器分别获得国家食品药品监督管理总局（CFDA）注册批准。

9日

市卫生计生委与首都综治办、市发展改革委、市教委、市科委、市公安局、市民政局、市司法局、市财政局、市人力社保局、市社会建设办、市残联等12个部门正式下发《北京市精神卫生工作规划（2016—2020年）》。

11日

市卫生计生委副主任李彦梅会见联合国艾滋病规划署规划协调理事会代表访问团一行，双方就北京市艾滋病防控工作进行交流沟通。之后，代表团到佑安医院实地考察和了解医疗机构与社区艾滋病防治工作，参观了感染中心、爱心家园等机构。

12日

国家卫生计生委妇幼司司长秦耕到东城区第一妇幼保健院调研妇幼健康文化教育基地建设，实地查看保健院区域环境、基础设施，了解保健院及北京中西医结合妇幼保健研究所工作开展情况。

13日

由中国抗癌协会胃癌专业委员会和北京大学肿瘤医院主办的第十一届全国胃癌学术会议暨第四届阳光长城肿瘤学术会议在北京国家会议中心举行。

13～15日

由市中医管理局、东城区政府主办的第九届北京中医药文化宣传周暨第八届地坛中医药健康文化节在地坛公园举办。本次活动以弘扬传统文化，促进健康服务——服务、协同、创新为主题，践行“健康北京人”“健康北京”理念。活动现场分为北京市中医药“十二五”发展纪实系列展览区、中医精品图书阅览区、中医国际交流体验区、中药传统技艺鉴赏区、中药名店名厂文化区、东城发展改革试验区、中医健康乡村（社区）服务区、中医药主题长廊展示区等展览板块。

14日

中医药发展论坛在北京国子监彝伦堂举行。

16日

北京市第一批中医护理骨干人才培养项目启动会在东方医院报告厅召开。第一批中医护理骨干人才培养项目为期2年，将开展“深化中医理论、拓展专业视野、提升护理科研、研习护理心理”四方面理论学习，并将在临床实践基地内进行中医护理特色技术、中医护理方案临床应用、护理心理等专科实践。

17日

市卫生计生委要求将全市医疗卫生机构接入政务外网。市政务网络管理中心负责提供外网接入服务（包括物理链路、带宽租用、接入路由器），防火墙及交换机等设备由各单位自行采购并管理。各三级医院（不含区属）及市卫生计生委各直属单位需按照《北京市政务外网管理办法（2014年修订版）》的要求，做好本单位局域网安全工作，并提供有资质的信息安全测评机构出具的安全检测合格报告。

国家行政学院“香港医疗界专业人士国情研修班”32名学员访问北京安贞医院。双方就社区慢病防治、远程医疗、心脏介入手术标准、医保体系等内容进行了交流。之后，学员们还参观了医院远程会诊中心、健康管理中心、房颤特需病房和中法急救与灾难医学合作中心。

18日

东城区政府与北京协和医院医疗合作框架协议签约仪式在协和学术会堂举行，签署了《北京协和医院医疗联合体建设框架协议》。协和医院与东城区6家成员单位形成“1+5+1”医联体，探索分级诊疗新格局。

20日

北京清华长庚医院骨科主任肖嵩华团队成功为骶1-2骨巨细胞瘤患者实施根治术，该手术精准化整块（en-bloc）切除高位骶骨肿瘤，并植入3D打印个体化适型假体，重建脊柱骨盆稳定性，为患者保住下肢及二便功能，为世界首例。

25日

新加坡卫生政策与治理代表团一行30余人到东城区东花市社区卫生服务中心参观访问，双方还就基层医疗卫生服务和儿童基础保健等工作进行了交流。

26日

市民政局、财政局、卫生计生委、残联联合出台《北京市困境家庭服务对象入住社会福利机构补贴实施办法》。规定入住属地（区级、街道乡镇级）养老机构的计划生育特殊困难家庭中的失能老人或年满70周岁的老年人，市级给予每人每月1000元市级定额补助；同时各区将出台相关政策，给予配套资金补助。

中日友好医院举办WHO戒烟与呼吸疾病预防合作中心启动暨新闻发布会。国家卫生计生委副主任崔丽、WHO驻华代表施贺德博士等出席会议。该中心是我国唯一一家致力于戒烟与呼吸系统疾病预防的WHO合作中心，由中日友好医院烟草病学及戒烟中心负责合作中心的具体工作。

东直门医院东区王珂全国基层名老中医药专家传承工作室正式启动并举行拜师仪式。

航天中心医院托管河北省承德市第六医院签约揭牌仪式在承德市第六医院举行。

27日

通州区与河北省廊坊市卫生计生委探讨建立协作联通机制，探索建立通州区与廊坊市在妇幼保健、医疗资源共享、医政工作和信息化管理等方面开展协作联通的机制，促进京津冀一体化建设。

29日

由市中医管理局和市政府侨务办公室合作举办的首届海外华侨华人中医药大会在北京国际会议中心举行。会上，市中医管理局、市政府侨务办公室与海外华人中医论坛三方举行了《发挥侨务资源优势——推动中医药发展与国际合作框架协议》签约仪式，共同为推动北京中医药文化、教育、医疗和产品“走出去”、将海外优质中医药资源“引进来”、培育具有影响力的中医药活动等献计献策。

31日

市医管局举办“相约守护暖基金”签约仪式，市总工会副巡视员、市温暖基金会副理事长司建，与市医管局党委副书记、工会主席韦江共同签署了《北京市温暖基金会捐赠协议书》。“相约守护暖基金”是市温暖基金会下设专项基金，由市医管局工会出资设立，用于医管局系统工会会员本人发生重大疾病，以及突发事件和意外灾害对会员本人、配偶、未成年子女造成人身伤害或财产损失等情况的帮扶、救助和慰问。

5月

北京市报告3例输入性寨卡病毒病病例。

6月

3日

台湾周大观文教基金会创始人周进华、董事长郭盈兰等11人组成的代表团访问北京儿童医院并看望癌患儿童。此次活动是周大观文教基金会“让两岸的爱感动世界——台湾生命斗士送爱祖国系列公益活动”的首站，旨在通过慰问活动，激励病童勇敢生活，在两岸间传递爱。

12日

北京大学第三医院完成世界首例3D打印定制19厘米脊椎植入物手术。

由北京大学第一医院主办的第三届“中国住院医师教育大会（CCRE）”在北京国家会议中心召开。北京大学第一医院的刘玉村教授被授予加拿大皇家内科及外科医师学院（RCPSC）荣誉院士称号，以表彰他对中加在住院医师规范化培训领域合作所做出的贡献。

14日

市卫生计生委联合市发展改革委、教委、经济信息化委、民政局、财政局、人力社保局、金融局、残联等9部门联合印发《关于加强北京市康复医疗服务体系建设的指导意见》，把康复医疗服务体系建设工作放在优化医疗资源配置、构建科学的医疗服务体系的战略高度，纳入深化医药卫生体制改革和落实国务院加快发展养老服务业、促进健康服务业发展的重要内容，作为推进分级诊疗制度建设，满足群众健康服务需求的重要工作。

市卫生计生委应急办召开国家突发中毒事件卫生应急网络服务模式试点项目启动会。

本市发现1例河北来京就诊的人感染H7N9禽流感病例。

15日

市卫生计生委启动分级诊疗社区四大慢病防治适宜技术练兵活动。此次活动针对社区全科医生开展高血压、冠心病、2型糖尿病、脑卒中等四大慢病防治适宜技术岗位大练兵，巩固全科医生队伍的基本理论、基本知识和基本技能，规范基本医疗和基本公共卫生服务诊疗行为，提高基层社区承接分级诊疗、基层首诊的岗位胜任力。

16日

市卫生计生委在平谷区召开全市国家居民健康卡与北京通基本卡融合推进会。

21日

市卫生计生委、北京保监局联合召开社会办医与商业健康保险对接工作座谈会，部分非公医疗机构代表和商业健康保险公司代表参加对接座谈。与会代表针对非公医疗机构和商业健康保险对接经验、问题与思路进行了交流。

北京同仁医院与通州区7家基层医院签署医联体合作协议。

22～24日

北京市青年联合会、市卫生计生委联合组织17名青年医务工作者赴青海玉树开展对口支援志愿服务活动。

24日

市人大常委会副主任刘伟率市人大常委会内务司法办公室主任刘维林、副主任袁芳等一行7人到市卫生计生委，就北京市居家养老服务医养结合问题进行专题调研。

25日

朝鲜眼科医院代表团一行10人到北京同仁医院参观考察眼科建设情况。

28日

北京世纪坛医院10人组建的北京市第四批援助特立尼达和多巴哥医疗队完成援助任务，回国。半年里，第四批援特多医疗队共完成门诊3747例、手术499例、各种检查595例，签发病理报告800份，指导当地医务人员开展较高难度手术，进行临床示教。

29日

市政协教文卫体委员会主任一行先后到北京世纪坛医院、北京儿童医院考察儿科建设情况。

中文版癌症综合信息库网站正式上线。此项目是国家癌症中心与美国国家癌症中心战略合作之一，为中国医生和公众获取癌症诊疗信息提供了新途径。

7月

1日

中共中央授予北京儿童医院贾立群“全国优秀共产党员”称号。

2日

999远程航空医疗救援固定翼飞机将一名出生仅28天的重症患儿从沈阳转运至北京儿童医院，这是中国航空医疗转运史上救治的最小患者，也是北京儿童医院新生儿空中转运平台的第二名患儿。

6日

由北京市政府外事办公室和市卫生计生委共同主办，北京大学公共卫生学院全球卫生学系、北京对外医学交流协会承办的“第二届北京全球卫生外交人才培训班”在北京大学举行。培训班邀请了北京大学公卫学院全球卫生系、WHO中国代表处等国内外卫生外交专家，围绕全球卫生面临的挑战、全球卫生2035等问题开展探讨。

市医管局召开市属医院医疗器械管理专业组成立大会。首届专业组共吸纳了20家市属医院共计47人参加。专业组分为综合管理、医疗设备、医用耗材3个类别，并细分为学科、信息化、标准化、设备质控、设备采购、设备维修、使用评价、耗材采购、耗材质量管理等9个专业小组。

7日

市卫生计生委紧急抽调6名专家分3组随国家卫生计生委领导分别赴湖北、江西、安徽等省督导洪涝灾害卫生应急工作。6名专家分别来自友谊医院、宣武医院、朝阳医院、回龙观医院，包括消化内科、精神卫生及心理危机干预专业。

11日

根据市卫生监督所前期摸底排查线索，市卫生计生委成立以副主任毛羽任总指挥的专项行动小组，联合市公安局、工商局、食品药品监管局、城管局，对昌平区燕丹村、朝阳区奶西村等28个无证行医重点地区的非法行医窝点进行集中查处。共查处了45家“黑诊所”，其中取缔无证行医43户，另外2户关门停业。

13日

航天中心医院响应国家“一带一路”发展战略，与蒙古国第三医院签署合作前置协议，在医疗服务、人员培养、健康管理等多方面与蒙古国开展医疗合作。

北京中医医院顺义医院召开柴瑞霭、黄丽娟教授名老中医传承工作室顺义医院分工作室启动会暨拜师仪式，实现了北京市首个跨省合作模式下和托管合作模式下的分工作室建设项目。

14日

国家中医药管理局副局长马建中一行就公立医院改革的举措和存在的问题到中国中医科学院眼科医院视察指导。

北京京都儿童医院通过市卫生计生委关于增设精神科诊疗科目（精神卫生、康复、临床心理专业）申请的实地考核，成为全国首家开设精神卫生专业的儿童医院。

市卫生计生委举办了以“不忘初心为百姓　天使情怀护健康”为主题的职工宣讲决赛。最终，北京天坛医院万伟庆等3人获一等奖、北京朝阳医院王晓娟等5人获二等奖、北京大学第三医院孟娜等8人获三等奖。

15日

由市卫生计生委推荐的第五届“首都十大健康卫士”、北京地坛医院科教处副处长李鑫，被北京市“2016北京榜样”大型主题活动组委会评为7月第三周周榜样和7月月榜样。

16日

北京协和医院建成远程会诊中心，实现与西藏、福建、内蒙古等地的远程会诊。

21日

荷兰健康监督局局长罗妮·凡·迪门（Ronnie Van Diemen）一行访问北京市卫生计生委，雷海潮副主任会见了荷兰代表团，双方就卫生服务监管及医疗质量和安全等议题进行了交流。

为加强京冀卫生事业协同发展，北京市与河北省互派卫生挂职干部。市卫生计生委确定选派5名干部到河北挂职，其中2名行政干部分别到张家口市和唐山市曹妃甸挂职、3名技术人员到河北省直属医院挂职；同时，北京安贞医院等3家市属医院接收河北省3名技术人员来京挂职。

22日

颁布《北京市院前医疗急救服务条例》，将于2017年3月1日起实施。

举行《百年中医史》新书发布会。该书由中国中医科学院中国医史文献研究所编写，由上海科学技术出版社出版。《百年中医史》是中国中医科学院重点项目“百年中医史研究”的核心成果，首次全面、系统地论述了1912年到2015年国内外中医药各个领域的事业发展和学术进步。

市卫生计生委选派第八批援藏干部和第三批援青干部。26名援藏干部赴拉萨市执行援藏任务。

23日

国家卫生计生委通报，北京市确诊1例输入性裂谷热病例。

26日

北京安贞医院曹妃甸合作医院暨心血管疾病介入诊疗中心开诊仪式在河北省唐山市曹妃甸区医院举行。

市卫生计生委派出工作组，赴拉萨市人民医院，就帮助创建三级甲等医院进行工作对接。市医管局确定北京友谊医院为帮扶拉萨市人民医院创三甲的主责单位。

清华长庚国际肝胆云医院联盟在京成立。该联盟以北京清华长庚医院肝胆胰中心为首，首批汇集26家省级医院，覆盖北京、广州、海南、新疆、湖南、山东、宁夏、四川，以及兰州、南京等省市，目标整合各级医院肝胆疾病医疗资源，构建肝胆疾病分级诊疗和健康管理体系，是国内首个肝胆病互联网医院。

27日

市卫生计生委和西城区选派的7名援青干部赴青海玉树执行援青任务。

28日

市卫生计生委联合首都综治办和市网信办、通信管理局、公安局、工商局、中医局、医管局，制定下发《关于印发〈北京市集中整治“号贩子”和“网络医托”专项行动方案〉的通知》，成立由市卫生计生委副主任毛羽任主任的集中整治“号贩子”和“网络医托”办公室。

30日

南非总统夫人托贝卡女士一行到北京佑安医院参观访问，了解佑安医院艾滋病防治工作的开展情况，与社会志愿者、艾滋病自助社会关爱组织互动交流，并到病房看望艾滋病患者，慰问医护人员。

7月

由市卫生计生委推荐的第五届“首都十大健康卫士”、北京地坛医院科教处副处长李鑫，被北京市“2016北京榜样”大型主题活动组委会评为7月第三周周榜样和7月月榜样。

市卫生计生委协调市医管局接收8名“西部之光”访问学者到市属医院进行培养。

8月

1日

市属医院19名优秀年轻干部赴江苏、浙江、湖南、四川4省12家三甲医院开展为期2个月的挂职锻炼。

9日

在河北省高碑店市中医医院举办北京市房山区中

医医院与高碑店市中医医院协作单位揭牌仪式。

10～12日

北京市卫生计生委、天津市卫生计生委联合举办“圆梦女孩”北京行活动。

11日

京廊中医药协同发展“8·10”工程启动会在河北省廊坊市召开。这是北京市中医管理局和河北省廊坊市政府贯彻落实京津冀协同发展战略的一项重要民生工程，也是京津冀协同发展的第一个中医药协同项目。会上，北京市中医管理局和廊坊市政府签署了中医药协同发展框架协议。

国家卫生计生委卫生发展研究中心主任郝晓宁一行5人到东城区调研医养结合试点监测数据收集工作，听取东城区卫生计生委、民政局关于医养结合试点工作进展情况及问题的汇报。

17日

由市中医管理局主办，北京中医药学会师承工作委员会、北京杏园金方国医医院承办，北京中医在线教育中心（中医在线APP）协办的“北京中医药薪火传承‘3+3’工程北京名医传承教育研讨会”在顺义区召开。在京各大中医院校，各中医、中西医结合医院，百家名老中医工作室（站）负责人等近500人参加研讨会。此次大会采取线上直播模式，在中医在线APP上全程播放。

19日

市卫生计生委印发《关于办理〈独生子女父母光荣证〉有关问题的通知》，规定2015年12月31日前生育的父母及再婚的夫妻，符合独生子女办证条件的，可继续办理《独生子女父母光荣证》。

20日

法国社会事务与卫生部社会团结总局局长让-菲利普·凡冈先生（副部级）一行到北京安贞医院参观访问，法国驻华使馆卫生与社会事务参赞谢思珂陪同访问。安贞医院副院长周玉杰介绍了中法急救与灾难医学中心的工作情况，凡冈先生支持双方在心脏康复、慢病防治等领域开展合作。双方还就老年和儿童的医疗照护、心脏移植、医护人才培养等话题进行了交流。会谈结束后，代表团一行参观了北京中法急救与灾难医学合作中心。

22日

市卫生计生委副主任耿玉田到北京急救中心为支援杭州G20峰会医疗保障工作人员作行前动员。2016年G20峰会将在杭州召开。应浙江省的请求，市卫生计生委前期指派北京急救中心组建一支由30辆救护车和104名急救人员、管理人员组成的医疗保障队伍，支援杭州G20峰会医疗保障工作。

北京回龙观医院与巴黎狄德罗大学精神分析博士学院签约，联合培养精神分析取向心理治疗硕士研究生。

25日

“第四届北京中医药专家宁夏行”活动在宁夏回族自治区中卫市启动。启动会上，国家卫生计生委副主任、国家中医药管理局局长王国强与北京市中医管理局局长屠志涛向望京医院、东直门医院等授予“北京中医药专家宁夏行巡回医疗队”队旗，向薪火传承“3+3”工程郭维琴等名医传承工作站宁夏分站授牌。望京医院等6家医院被授予“宁夏优秀中医临床人才研修培养基地”，将长期为宁夏培养优秀中医临床人才。屠志涛和宁夏卫生计生委副主任黄涌签订《2016—2020年宁夏优秀中医临床人才研修项目人员委托培养协议书》，宁夏医科大学副校长牛阳与北京回民医院院长张立新签署《京宁回医药合作发展协议》，宁夏中卫市中医医院和东直门医院合作的“北京支援宁夏中医医疗机构远程会诊系统”上线。

26日

北京市眼科学与视觉科学重点实验室与美国加州大学夏米尔顿青光眼中心合作，成立“同仁—夏米尔顿青光眼合作研究中心”。

30日

北京市首期精神卫生专业社会工作师培训班结业式在北京安定医院举行，标志着2015年10月启动并列入北京市卫生计生委折子工程之一的精神卫生专业社会工作者培训项目圆满完成。首期培训班报名参训学员22名，通过为期8个月的理论学习、临床实践和社区实习3个阶段培养，最终有13名学员完成全部课程并通过考核，成为北京市首批精神卫生专业社工。

在西苑医院学术报告厅举行北京市中医肿瘤防治办公室、北京市中医药大数据创新实验室、中国老年学和老年医学学会肿瘤康复西苑医院基地授牌仪式。北京市中医药大数据创新实验室是全国第一个中医药大数据创新实验室，旨在打造集学术研究、决策支持、管理研究为一体的中医药大数据研究及创新平台；肿瘤康复西苑医院基地是由中国老年学和老年医学学会在全国设立的首家肿瘤康复基地。

31日

举办首批乡村医生岗位人员公开招募会。由市卫生计生委主办，市卫生人才中心及昌平区、大兴区、通州区和顺义区卫生计生委承办，为上述4区招募158名乡村医生岗位人员，为村民提供公共卫生和基本医疗服务。应招人员需具有医学大专以上学历的执业助理医师和执业医师；全科、中医、内科等专业优先；具备与乡村医生岗位相适应的专业水平和工作能力，无不良执业记录；有运营村卫生室能力和所需资金。

地坛医院赵学森，首都儿科研究所曹春梅，友谊医院唐毅、杨吉刚，佑安医院李威，北京中医医院周冬梅，安贞医院白融，天坛医院王伊龙，积水潭医院王军强，同仁医院王成硕等10人入选2016年北京市百千万人才工程。

8月

福棠儿童医学发展研究中心由民政部批准成立，成为全国首家从事儿童医学发展研究的非营利性社会服务活动组织。

由市卫生计生委推荐的第五届“首都十大健康卫士”提名奖获得者、东直门医院副院长田金洲，被北京市“2016北京榜样”大型主题活动组委会评为8月第五周周榜样和8月月榜样。

为加强市卫生计生委团委新媒体平台建设，市卫生计生委团委申请开通微信公众号“小白大褂”。

京城皮肤医院通过了国际JCI认证，成为国内首家通过国际JCI认证的皮肤病专科医院。

9月

1日

市卫生计生委召开首发专项工作推进会。各区卫生计生委、2016年立项项目负责人及团队成员、项目承担单位科研管理人员等400余人参加了推进会。会上对首发专项项目结题绩效评价指标、国家卫生科技发展形势及策略、临床科学研究中的主要问题与质量控制、临床科学研究中的伦理问题及相关规定、专利的申请与管理等方面进行了讲解，印发了《卫生计生及相关领域科技政策文件汇编》。

由北京市人口和计划生育宣传教育中心主办的北京市计划生育网络宣教馆——“家庭健康e站”正式上线，集合了政策宣传、主题活动、健康知识、科普展览等板块，为社会公众提供计划生育服务。

2日

举办2016年CBD健康论坛暨北京市第一中西医结合医院建院80周年活动。本次论坛围绕“整合医学 健康促进”主题，开辟多个分会场，内容涵盖中西医结合医院管理、健康管理、心脏康复等诸多领域。

7日

第二届中国—东盟公共卫生高级行政管理人员培训班学员一行16人，到海淀区妇幼保健院参观访问。第二届中国—东盟公共卫生高级行政管理人员培训班由来自柬埔寨、老挝、马来西亚、缅甸、泰国和越南等东盟成员国共16名卫生高级行政管理人员组成，此次应国家卫生计生委邀请来华参加为期5天的培训交流活动。

北京市中医药健康养老“身边工程”试点工作启动会在东城区召开。市政府副秘书长王晓明，市民政局局长李万钧、副局长李红兵，市中医局局长屠志涛、副局长禹震，市老龄办副主任王小娥、蔡双等领导参加。屠志涛部署北京市中医药健康养老“身边工程”试点工作，并与市老龄办进行签约。与会领导为中医药养老适宜技术专家、养老机构团队、适宜技术团队颁发聘书，为7个联合体颁发“北京中医药健康养老联合体”铜牌，为7个试点单位颁发“北京中医药健康养老试点建设单位”铜牌，并视察北京市鼓楼中医医院中医药养老专区和钟楼湾社区养老驿站。

东城区卫生计生委主办，北京市隆福医院承办了海峡两岸老年医疗及医养结合学术交流会，台湾中山医学大学附设医院副院长钟国屏、荣民总医院家医部部长刘夷生到东城区进行学术交流。隆福医院与台湾中山医学大学附设医院签订了合作交流意向。

9日

在外国专家的支持下，北京妇产医院成功完成中国首例冻存卵巢组织移植手术。

10日

“第十八届北京希望马拉松—为癌症患者及癌症防治研究募捐义跑活动”在北京朝阳公园万人广场举行，组织了义跑、爱心捐款、科普园区等活动，社会各界5000余人参加。北京希望马拉松首次跑出北京，在长沙、重庆、石家庄同时举办。

11～13日

京津冀三省市卫生计生行政部门联合在河北省张家口市张北县中都草原停车区开展京津冀三省市重大自然灾害卫生应急综合演练。北京急救中心及市红十字会紧急救援中心2支院前急救力量、北京市疾控中心卫生防疫力量、中日友好医院医疗紧急救援力量、市卫生监督所、北京安定医院和北京回龙观医院2支心理救援力量共5类队伍7家医疗卫生单位200多人、47台专业车辆，并携带相关应急装备参加了此次演练。

12日

以护理师为主包括营养师、药剂师和呼吸治疗师等31人组成的台湾屏东县医疗参访团到宣武医院访问交流。双方围绕特色护理专业发展、不良事件管理、医护配合、病历保存、医疗纠纷处理、手术器械管理等问题进行了交流与讨论。

13日

延庆区卫生监督所与河北省张家口市卫生监督所签署《2022年冬奥会卫生监督保障工作协同发展合作协议》，两地将围绕冬奥会卫生监督保障工作全面加强合作与交流。

14日

秘鲁总统夫人库琴斯基（Sra. Nancy Lange Kuczynski）女士一行到北京儿童医院参观访问。

19日

第十九届国际麻风大会开幕式在北京国际会议中心举行。大会以“未竟事业——终止传播，预防残疾，促进融合”为主题。北京热带医学研究所国际著名麻风病防治专家李桓英教授出席开幕式，获得中国麻风防治协会颁发的“麻风防治终身成就奖”。

20日

北京、天津、河北三省市联合在京举办卫生计生综合监督机构负责人培训班。三地综合监督机构党政领导和部分地区级监督机构负责人共60多人参加培训。培训班邀请了国家卫生计生委、北京市高级人民法院、清华大学、中国社会科学院的专家教授授课，重点传授如何从全球卫生和中国发展战略高度看待公共卫生、如何应对互联网时代的舆情等。

21日

历时4个多月的北京市第四届职业技能大赛公共卫生医师比赛暨首届精神卫生防治岗位技能竞赛落幕。经过决赛，昌平区小汤山社区卫生服务中心王鹏获一等奖，房山区周口店镇社区卫生服务中心邱美红获二等奖，平谷区兴谷街道社区卫生服务中心郭子超获三等奖。

21～23日

市卫生计生委、市总工会和共青团北京市委员会联合举办北京市基层卫生岗位练兵和技能竞赛决赛。最终，朝阳区望京社区卫生服务中心郝丽娜、朝阳区管庄第二社区卫生服务中心许艳荣、朝阳区望京社区卫生服务中心王巍巍，分获城市全科医疗组、农村全科医疗组、社区护理组个人竞赛一等奖，同时获得“2016年北京市基层卫生技能标兵”；顺义区南彩社区卫生服务中心代表队获团体竞赛一等奖。

22日

东方医院与河北省霸州市中医医院签订医联体及京廊中医协同特色重点专科合作协议并举行揭牌仪式，该项目成为市中医管理局和廊坊市政府合作的京津冀协同发展工程第一个启动项目。

25日

北京清华长庚医院发起“永庆杯”路跑活动，推进健康社区、健康中国建设，台湾台北、高雄、嘉义，福建厦门与北京，“两岸五地”的数万同胞一同开跑。

26日

中国国民党政策会副执行长苏清泉和夫人苏主荣率领的台湾屏东县医疗参访团一行34人到北京友谊医院进行护理领域的访问交流。

27日

市医管局在世纪坛医院举行突发群体伤救治应急演练。

28日

北京市流动人口健康教育和促进行动计划启动仪式在昌平区举行。

29日

市卫生计生委主办，房山区卫生计生委承办了突发中毒事件卫生应急演练。

9月

北京市房山区中医医院与湖北省巴东县中医医院签署对口支援协议。

北京燕化医院通过JCI认证复审。

10月

17日

北京妇产医院院长严松彪与德国图宾根大学妇产医院院长Diethelm Wallwiener代表双方医院签订友好合作协议书。这是该院历史上第一次走出国门与发达国家正式签订合作协议。

18日

美国卫生与公众服务部代理副部长玛丽·韦克菲尔德（Mary Wakefield）率领的代表团到海淀区甘家口社区卫生服务中心参观访问。双方就分级诊疗推进、医疗和医保、健康促进和慢病防控、社区精神卫生管理、传统医学应用、抗生素控制等内容进行了交流。

19～22日

按照北京市政府与宁夏回族自治区政府对口医疗帮扶工作精神和《北京医师协会全科医师分会与宁夏吴忠市红寺堡区卫生和计划生育局帮扶协议》要求，由北京医师协会全科医师分会率领北京三甲医院的慢病管理专家、全科医学专家、社区卫生管理专家等一行27人赴吴忠市红寺堡区开展基层医疗扶贫与帮扶活动。

20日

回龙观医院门急诊综合楼正式启用，总建筑面积22052平方米。

21日

友谊医院血液科王昭教授在爱尔兰都柏林召开的第三十二届国际组织细胞学年会上当选为噬血细胞综合征执行委员会委员，成为该协会唯一进入委员会任职的来自亚洲地区的学者。

24日

由市卫生计生委主办，北京护理学会承办的中法医疗护理康复培训班在京举行。市卫生计生委相关处室、各区卫生计生委相关科室负责人，以及来自全市相关医疗卫生机构和15所老年护理专科护士临床培训基地的医护人员，共计300余人参加了培训。本次培训获得了法国社会福利卫生部和法国驻华使馆的大力支持。通过邀请法国专家来京授课为本市医护人员深入学习法国在老年健康服务领域的先进理念和实践经验搭建了交流平台。

世界中医药学会联合会为中国中医科学院眼科医院授牌“中医药研究伦理审查体系认证”。

首都儿科研究所与中国医学科学院基础医学研究所签订战略合作协议，成立“中国医学科学院儿童发育与疾病研究中心”，举行挂牌仪式。中心将聚焦儿科疾病的发生机制、示范干预和国家儿童发育保障服务核心技术发展需求，开展系列的合作研究。

25日

斯里兰卡卫生部卫生服务司司长Dr. Palitha Gunarathna Mahipala一行5人在中国科学院生态环境研究中心刘超博士的陪同下到市疾控中心参观访问，就进一步开展斯里兰卡不明原因肾病（CKDu）病因学研究的项目合作进行座谈。

28日

中国医学科学院建院六十周年纪念大会在北京举行。中共中央政治局委员、国务院副总理刘延东在会上宣读习近平的贺信和李克强的批示并讲话。

中国社区卫生协会授予北京市丰台区方庄社区卫生服务中心“全国百强社区卫生中心”称号。

北京市普仁医院与皖南医学院签署教学医院合作协议。

28～30日

由中国人民对外友好协会、法国地方合作委员会、法国外交部和四川省政府共同主办的第五届中法地方政府合作高层论坛在成都市举行，北京市卫生计生委、法国驻华使馆和法国道达尔集团等中法五方合作的“中法急救与灾害医学合作项目”荣获“中法地方合作奖”。

31日

非洲第一夫人抗击艾滋病联合会（OAFLA）副主席、马拉维总统夫人格特鲁德·穆塔里卡（Gertrude Mutharika）女士一行到北京地坛医院参观访问。

10月

市卫生计生委组织第二批相关涉农区面向社会公开招募乡村医生岗位人员。本次招募涉及昌平（25人）、怀柔（29人）、门头沟（13人）、密云（53人）、延庆（95人）5个区，合计招募215名乡村医生岗位人员。报名人员要求有运营村卫生室能力和所需资金，具有医学大专以上学历的执业助理医师和执业医师，全科、中医、内科专业人员优先。

11月

1日

马拉维共和国总统夫人格特鲁德·穆塔里卡女士参观东城区第一妇幼保健院。

由北京清华长庚医院主办的第二届“清华—长庚—梅奥医学论坛”在京举行，以“医疗质量与患者安全管理”为主题，来自清华大学、台湾长庚纪念医院、美国梅奥诊所、北京清华长庚医院等多方代表分享实践经验与思考。

首都卫生计生系统精神文明建设协调委员会、市卫生计生委在市卫生局党校组织第六届“首都十大健康卫士”集中展示推选会，共有参评者51名。经过评委会评选，选出北京儿童医院重症监护室主任钱素云等30名第六届“首都健康卫士”作为第六届“首都十大健康卫士”候选人。

3日

由北京市卫生计生委和香港卫生署主办，市医管局、市中医管理局和香港医管局协办的京港卫生合作高层研讨会举办。本次会议以“多元参与、协同合作，PPP模式助推京港卫生事业发展”为主题。

由市卫生计生委推荐的中日友好医院皮肤科主任医师张晓艳，被北京市“2016北京榜样”大型主题活动组委会评为10月月榜样。

4日

WHO总部第三次任命北京同仁医院和北京市耳鼻咽喉科研究所为WHO防聋合作中心。中心主任为韩德民，任期4年。

7日

“一带一路‘友谊’消化内镜直通车万里行”暨“一带一路高级消化内镜国际大讲堂活动”在友谊医

院启动。首批来自“一带一路”沿线国家的13位消化内镜医师将在医院接受系统性的消化内镜培训和学习。科技部国际合作司司长靳晓明，国家卫生计生委国际合作司国际组织处处长刘岳，巴基斯坦驻华使馆中巴经济走廊特使扎法尔、政治一等秘书拉赫塔里克和美国波士顿科学公司全球董事长兼执行副总裁Michael Phalen，以及国内消化内镜专家出席项目启动仪式。

14日

北京小汤山医院、北京老年医院共接收市属康复医联体成员医院转诊康复患者400人次，提前完成市政府为民办实事政府绩效任务。

14～15日

由北京朝阳医院和中华医学会北京分会、首都医科大学、北京大学医学部联合主办的“2016朝阳国际医学大会”在北京国际会议中心召开，大会主题是“精准医疗与大数据的新时代”。会议邀请了国外40余位各专业领域专家、国内数位院士及国内近200名专家，并组织了10个专题分论坛，来自全国各地的参会者共3000余人。

17日

由来自孟加拉、印度、斯里兰卡、马尔代夫、朝鲜等国家的17名妇幼卫生专家组成的联合国儿童基金会母婴健康南南合作交流代表团一行在联合国儿童基金会驻华办事处工作人员的陪同下到丰台区妇幼保健院参观访问。

由北京对外医学交流协会和台湾财团法人王民宁先生纪念基金会主办，北京市院感质控中心和人民医院承办的“2016年京台感染防控专家交流论坛”在京举办。论坛以“凝聚、交流、共进”为主题，来自京台两地的院感和抗生素管理领域的近200名专家学者参加了活动。

18日

北美脊柱外科学会中国第一家脊柱微创培训中心在北京大学第三医院挂牌。

北京积水潭医院院长田伟主持发布了最新一代“天玑”骨科手术机器人成果发布仪式，标志着骨科手术正式进入智能化、精准化、微创化时代。

北京协和医院与福建省立医院开展合作共建，召开启动仪式暨学术周活动。

22日

国家卫生计生委儿童卫生处处长曹彬带领评审专家一行5人对通州区创建国家级儿童早期发展示范基地工作进行现场验收。通州区妇幼保健院儿童早期发展中心顺利通过国家验收。

中国复杂先心病救助中心在北京华信医院挂牌成立。

23日

京津冀三地在河北省廊坊三河市签署《京津冀妇幼健康服务协同发展框架协议》。三地领导、专家分别就妇幼健康服务母婴安全、危重症转诊、产前和新生儿疾病筛查、技术交流、人员培训、信息化建设共享等方面合作交流存在的问题、建立平台、完善机制等问题进行讨论，提出解决的意见建议。

中国中医科学院眼科医院通过了国家中医临床研究基地重点病种研究验收。

24日

市科委召开北京市技术合同登记机构授牌仪式，授予市医管局为北京市技术合同登记点。市医管局技术合同登记点为北京市乃至全国首个主要面向医学科技领域的合同登记点。该登记点将以市属医院成果转化合同为主要登记服务对象，并面向北京地区各医疗卫生机构提供咨询和登记服务。

28日

北京安贞医院胸痛中心通过美国心血管患者管理协会的认证，成为国内第一批通过美国胸痛中心最新V5标准认证的医院，也是北京市首家通过该标准认证的医院。

29日

匈牙利国家供血中心主任兼中东欧中医医疗培训研究中心非盈利有限公司首席顾问多纳特·德雷克斯乐博士一行到北京市红十字血液中心访问交流。双方围绕全血收集、血小板和血浆置换术、血液成分处理、献血组织工作、血液运输的物流工作等进行了交流。

12月

1日

北京妇产医院南院区举行揭幕剪彩仪式，正式开始试运行，开设妇科病房。

国家中医药管理局批复同意北京市丰台区为国家中医药综合改革试验区。

5日

丹麦哥本哈根市卫生局首席财务官桑德甘（Hanne Baastrup Sondergaard）一行访问市卫生计生委，副主任雷海潮会见了丹麦代表团。双方就北京市卫生计生委和哥本哈根市卫生局签署谅解备忘录的内容进行了探讨。之后，代表团参观访问了丰台区方庄社区卫生服务中心。

市医管局召开市属医院生物安全学科建设专家委

员会成立暨启动大会。首届生物安全学科建设专家委员会设主任委员1名、副主任委员14名、委员25名，由系统内、外病原微生物实验室生物安全领域的专家学者组成，任期2年。

市卫生计生委优秀宣讲员、煤炭总医院心内科护士王威入选“感动中国”2016年度人物候选人，成为本年度全国范围20人之一。

6日

市卫生计生委主任方来英出席由全国友协和丹麦驻华使馆共同主办的中丹地方合作论坛，并在公共卫生与政策分论坛上做主旨演讲。

7日

由中华两岸医事交流与健康促进发展协会荣誉理事长杨志良、理事长符振中率领的2016年两岸医院管理与健康发展交流团访问市卫生计生委，市卫生计生委副主任雷海潮、市医管局副局长吕一平接待了交流团。

12日

由以色列卫生部副总司长阿尔农·阿菲克先生率领的代表团一行访问北京朝阳医院。双方就在急诊和危重症学科等领域开展合作进行了沟通与交流。

市医管局启动医联体慢病专家团队服务试点工作，在天坛医院、友谊医院、朝阳医院、世纪坛医院、同仁医院等5家市属医院所在的区域医联体，选取高血压、糖尿病、脑卒中、冠心病等慢性病专业，试点组建29个医联体慢病专家团队，建立医联体内慢病社区层级诊疗工作模式。本次试点工作共有29位三级医院领衔医生与33个社区医疗卫生机构的122名社区医生组建医联体慢病专家团队。同时，启用市医管局社区转诊预约挂号平台，用于医联体慢病专家团队内转诊。

16日

航空总医院与国际应急管理学会医学委员会签署战略合作框架协议。

22日

通州区顺利通过北京市慢病综合防控示范区考评专家组验收。

26日

由北京市委宣传部、首都文明办、北京广播电台组织主办的“北京榜样”推荐评选活动中，中日友好医院皮肤科主任医师张晓艳被评为2016年度十大“北京榜样”；第五届“首都十大健康卫士”、地坛医院科教处副处长李鑫，第五届“首都十大健康卫士”提名奖得主、东直门医院副院长田金洲等荣获2016年度“北京榜样”提名奖。

北京市卫生计生委授予石景山区为“国家健康促进试点区”称号。

27日

麻风病防治专家、北京热带医学研究所研究员、95岁高龄的李桓英教授正式加入中国共产党，实现了自己的夙愿。

28日

友谊医院顺义院区在后沙峪地区正式奠基开工。项目规划建设用地面积11万平方米，总建筑面积24万平方米；总投资估算24亿元；总规模1500张床位，一期建设1000张床位。

28～29日

北京大学肿瘤医院建院40周年学术巡礼暨北京大学恶性肿瘤发病机制及转化研究学术论坛在北京召开。

29日

国家卫生计生委授予石景山区、海淀区“2014—2016年全国计划生育优质服务先进单位”荣誉称号。

中国中医科学院眼科医院顺利完成“国家中医临床研究基地建设综合验收”工作。

特　载

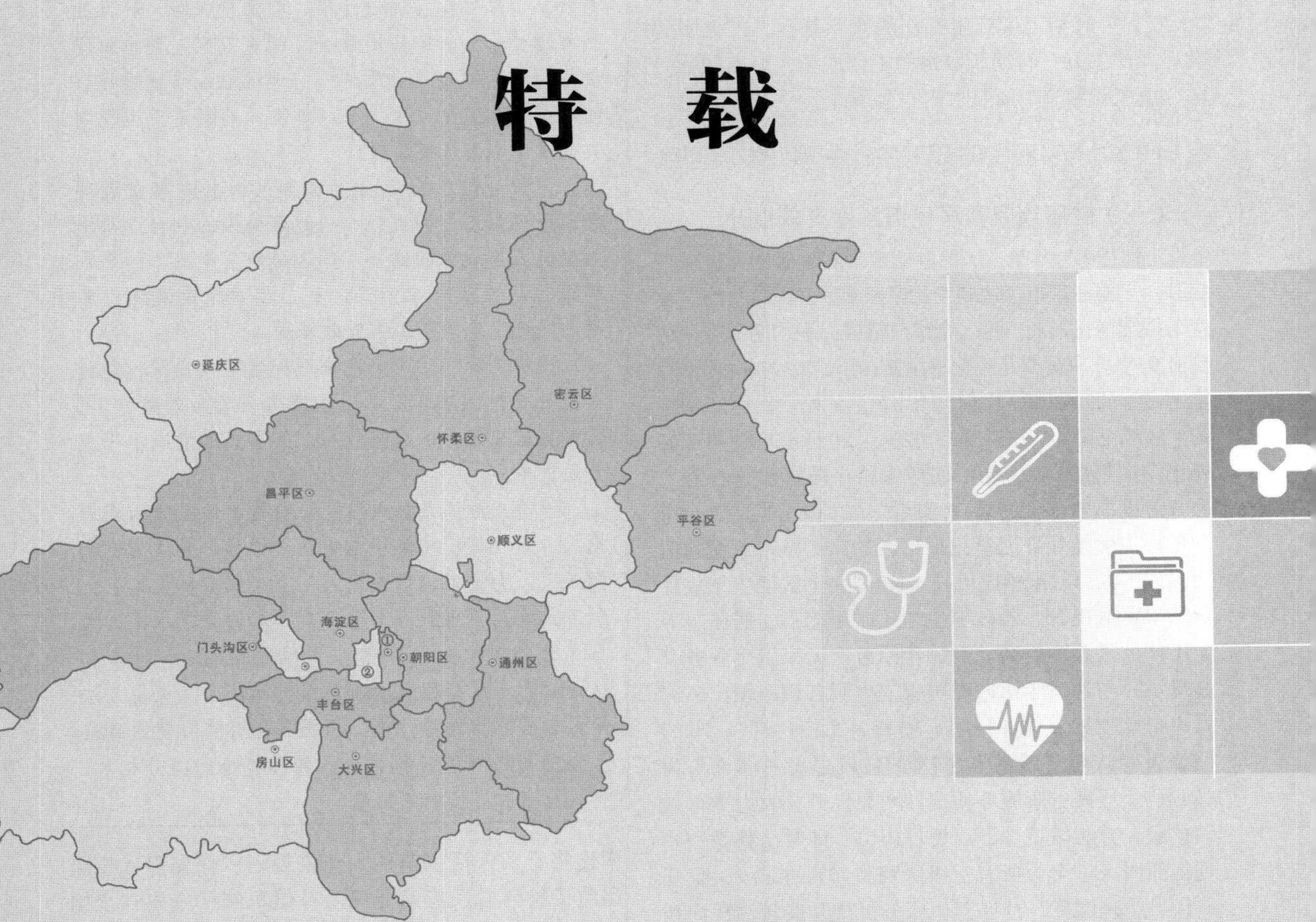

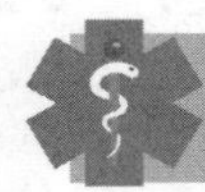

北京市“十三五”时期卫生计生事业发展规划

第一章 准确分析卫生计生事业发展形势

准确分析判断卫生计生事业发展形势是做好“十三五”时期卫生计生工作的重要基石，是巩固和发展“十二五”时期所取得的工作成绩，突出问题导向，适应新形势、新要求的必要条件。

一、“十二五”时期卫生计生事业发展回顾

（一）健康绩效和居民满意度有效提升

“十二五”时期，居民健康水平和健康素养进一步提升，主要健康指标达到发达国家水平。人口平均期望寿命持续增长，2015年，全市户籍居民平均期望寿命达到81.95岁。户籍婴儿死亡率由2010年的3.29‰逐年下降至2015年的2.42‰。户籍5岁以下儿童死亡率由2010年的4.16‰下降至2015年的3.02‰。2015年户籍孕产妇死亡率控制在8.69/10万，继续维持在较好水平。

卫生绩效评价结果持续向好。2012年起，对全市和各区卫生绩效开展量化评价，2014年全市总绩效值为83.6，与2012年相比增长了4.8。16个区卫生绩效评价结果普遍提升，各区卫生绩效差距缩小。居民对卫生工作的满意度提高。2013年第五次国家卫生服务调查显示，与2008年第四次国家卫生服务调查相比，北京市群众就诊总体评价明显提高。2013年有76.8%的门诊患者认为“满意”，67%的住院患者总体评价为“满意”。居民健康服务便捷性明显提升，大力推行预约挂号、分时段就诊、双休日门诊、即时结算等一系列创新服务。全市所有三级医院和90%的二级医院开展优质护理服务。社区卫生服务机构开展转诊预约和延长门诊时间。市属医院建立统一规范的门诊服务中心，设立用药咨询中心，建立住院服务中心，全面实施主诊医师负责制，开发手机移动服务功能，为群众提供方便快捷的各类服务。

> **专栏1　卫生发展绩效评价**
>
> 卫生发展绩效是指在给定的卫生资源下，卫生系统三个总目标（促进健康、增强责任性、确保卫生筹资公平性）的完成情况。制定卫生发展绩效评价指标的目的是综合反映一个地区卫生系统的资金使用成效和卫生发展结果，辅助政府制定卫生规划和政策，增进人群健康。
>
> 评价导向：引导全市和各区树立健康发展理念。以卫生工作的目标——健康结果的综合改善作为卫生工作成效的结果，体现政府卫生工作的要求和目标，为政府管理工作和卫生政策制定提供参考，促进卫生系统工作成效提高。
>
> 评价内容：①政府在合理配置卫生资源，促进卫生公平性的表现。②卫生服务质量与效率并重。③减轻居民就医的经济负担。④居民的健康水平及其促进措施。
>
> 评价指标体系和方法：评价指标体系分为资源投入、过程评价和健康结果三大维度，具体由资金投入、人力投入、设施投入、卫生服务质量、卫生服务效率、卫生服务公平可及、居民健康水平、经济风险分担和满意度9个二级维度构成。包括市和区两级，市级指标20个，区级指标16个。评价方法是设立各指标的最优值，根据各指标实际值距离最优值的离散程度计算得分，将各指标的得分相加，得到全市和各区的绩效值。

（二）公共卫生服务能力稳步增强

有效应对人感染H7N9禽流感、埃博拉出血热、中东呼吸综合征等新发传染病。成为全国首个取消大骨节病和燃煤污染型地方性氟中毒病区的省级单位；率先将脊灰灭活疫苗纳入免疫规划；率先引入疫苗预防接种异常反应商业保险补偿机制；率先在全国实现了艾滋病血液100%核酸检测，艾滋病实验室检测网络不断完善，城乡“艾滋病实验室一体化建设”全面实现。甲乙丙类传染病报告发病率从2010年的828.5/10万下降到2015年的498.95/10万，下降了39.8%。接受治疗的艾滋病患者病死率降至0.25%，超过发达国家1%的治疗水平，接受治疗6～12个月的患者中，有96%的患者病毒得到完全抑制，超过联合国艾滋病规划署提出的到2020年实现90%的最新目标；全人群乙肝表面抗原流行率降至2.7%，为全国最低

水平；12岁学生恒牙龋齿均持续维持在0.50的低度流行水平。本市持续31年无脊灰病例，20年无白喉病例。流脑、甲肝等发病率也降到了历史最低点。面向城乡常住居民免费提供12大类46项基本公共卫生服务项目，实施11项重大公共卫生服务项目，分别比国家项目内容多2项和6项。加强高血压、糖尿病等慢病防控。2014年，全市人均基本公共卫生服务补助经费标准达到117元，比2010年增长了74.6%；重大公共卫生专项经费投入3.39亿元，是2010年的1.7倍。

加强卫生行业监管。创新电子监管手段，建设20个饮用水水质、80个游泳池水质和192个大型公共场所室内空气质量监测点，实现实时监测预警。组织开展专项执法行动。开展抗菌药物专项整治，2015年住院患者抗菌药物使用率从2011年的61.39%下降到44.56%，门诊患者抗菌药物处方比例从2011年的14.79%下降到8.35%。

加强妇幼保健服务。2015年全市孕产妇系统服务率、7岁以下儿童健康管理率均达到98%以上；住院分娩率接近100%；户籍剖宫产率明显下降，由2010年的59.19%降至2015年的41.75%，降幅达29.5%。在全国率先实施户籍适龄妇女宫颈癌、乳腺癌免费筛查政策，并建立每两年一个周期的筛查长效机制，宫颈癌、乳腺癌早诊率分别提高至92%、70%，治疗率接近100%。率先推进爱婴服务管理，实现儿童早期发展服务全市覆盖，建立16家儿童早期综合发展服务中心。推进基于个案信息采集的妇幼卫生信息系统建立和使用。

（三）医疗卫生服务体系建设和资源配置取得新成绩

卫生资源总量持续增长。截至2015年底，全市医疗卫生机构数量10406家，比“十一五”期末增长9.4%；编制床位118384张，实有床位111555张，分别增长25.2%和20.1%；执业（助理）医师8.5万人，增长28.8%；注册护士9.5万人，增长41.8%。医疗服务供给量快速增加，2015年全市医疗机构诊疗人次21736.7万人次，比“十一五”期末增长48.8%（不含驻京部队医院和武警医院）。

推动分级诊疗体系建设，截至2015年底，已形成43个区域医联体，包括43家核心医院和440家合作医疗机构。加强基层医疗卫生服务能力建设，截至2015年底，全市社区卫生服务中心（站）1979家，比“十一五”期末增长24.7%；社区全科医生5896人，比“十一五”期末增长12.2%；建立社区卫生服务团队3587个，为727万市民提供家庭医生式签约服务；全市社区卫生服务机构总诊疗人次4890.2万人次，比“十一五”期末增长60.6%；社区基本药物品种增加到699种。

引导中心城区优质医疗卫生资源向郊区和其他薄弱地区扩散。城市核心区严禁新增带床位的医疗机构，严格控制医疗机构床位总量和建设规模。严禁五环路以内新建政府办综合性医疗机构，严控政府办综合医疗机构床位总量。加强薄弱环节建设。截至2015年底，全市共有康复医院、护理院、疗养院21家，157家医疗机构开设康复医学科；开放床位2452张，开放床位数较“十一五”期末增长41%。全市180家医院开设儿科，较“十一五”期末增长20%。

非公医疗机构加快发展。促进健康服务业发展，提出允许公立医院以特许经营的方式和社会资本合作、鼓励医师多点执业等鼓励社会力量的创新措施。作为全国第一例大型公立医院与社会资本以特许经营模式合作办医的改革尝试，北京安贞医院于2015年7月和社会资本签订了以特许经营模式合作办医的协议。推进医师多地点执业，截至2015年底，全市医师多点执业注册数累计达8173人，第一执业地点以公立二、三级医院为主，第二执业地点以民营医院和社区卫生服务中心等医疗机构为主。截至2015年底，全市共有民营医疗机构4139家，比“十一五”期末增加1387家，增长50.40%；床位数21929张，比“十一五”期末增长93.86%；执业（助理）医师20381名，比“十一五”期末增长58.61%；诊疗人次2477.7万人次，比“十一五”期末增长70.28%，占全市医疗机构总诊疗人次的比例从10.27%增长到11.40%；出院人数30.2万人次，比“十一五”期末增长120.25%，占全市医疗机构出院人次的比例从7.51%增加到10.97%（不含驻京部队医院和武警医院）。

（四）医疗保障水平逐步提高

截至2015年底，城镇职工医疗保险参保人员1475.7万人，城镇居民基本医疗保险参保人员180.1万人。新农合人均政府补助标准超过1040元，参合率达到99.3%。2013年建立了城乡居民大病医疗保险制度。2015年新农合大病保险筹资总额1.64亿元，为1.38万人补偿9181.6万元，大病患者实际补偿比达到55.93%，较实行大病保险制度之前提高了7.05个百分点。全面实施医保资金总额预付制，在北京大学第三医院等6家医院开展了按病种分组付费改革试点。创新新农合管理制度，7个区通过“共保联办”等模式，引入商业保险机构参与新农合经办。开展平谷区新农合综合支付方式改革试点，对区医院所有符合条件的新农合短期住院患者，实施按DRGs付费管理；对所有乡镇卫生院以及精神病院新农合患者，实施按床日付费；在两家社区卫生服务中心开展了门诊按人头限额付费改革。2014年卫生总费用来源结构中，社会卫生支出占比为55.85%，比2013年提高了2.67个百分点，个人现金卫生支出占比为19.42%，比2013年下降了0.99个百分点。

（五）公立医院改革渐次推进

公立医院改革进一步深化。成立北京市医院管理局，探索实践公立医院精细化管理体制。实施医药分开改革，自2012年5月开始，北京友谊医院、朝阳医院、积水潭医院、天坛医院、同仁医院分三批进行了市级公立医院医药分开试点；2014年和2015年，延庆、密云相继开展医药分开改革试点，取消药品加成和挂号费、诊疗费，设立医事服务费。改革后医院运行平稳，医保患者经济负担减轻，医院用药合理性提高，患者流向趋向合理。改革补偿机制，落实政府对公立医院投入政策，对符合国家政策规定的退休人员费用实行财政全额保障，改变按人头补助基本经费的财政补助方式，建立与服务量和绩效考核挂钩的新型财政补偿机制。探索法人治理结构，在市属友谊医院、朝阳医院探索建立以理事会为核心的医院法人治理结构。初步建立了以公益性为核心的公立医院考核评价体系，引入第三方测评，将考核结果与选拔任用、薪酬激励等挂钩。开发完成北京版DRGs，提炼出医院工作质量与效率指标，对全市二级医院和三级医院的住院服务内容、技术难度、服务效率及医疗质量进行评价和发布。

（六）计划生育工作与时俱进

卫生计生新的管理框架已经形成。2014年，原北京市卫生局和北京市人口和计划生育委员会合并，成立北京市卫生计生委。目前，市、区两级机构改革基本完成。稳妥实施“单独两孩”政策，自2014年2月21日实施之日起至2015年底，北京市“单独两孩”申请数达61810例，已审批56346例，生育水平未出现较大波动。流动人口卫生计生基本公共服务均等化稳步推进，免费孕前优生健康检查等项目惠及流动人口。探索建立流动人口计划生育服务管理新机制，推进流动人口婚育证明电子化改革，解决流动人口异地服务和管理的实际问题。加强利益导向机制、家庭发展工作扎实推进。大力抓好农村部分计划生育家庭奖励扶助工作和计划生育特殊家庭扶助工作，法律法规规定的各项奖励优惠及扶助政策落实率达100%，扶助标准得到提高。截至2015年底，农村部分计划生育家庭奖励扶助制度和计划生育特殊家庭扶助制度在全市共帮扶计划生育家庭78441人。

（七）中医药作用得到彰显

中医药服务快速发展。截至2015年底，全市（不含驻京部队医院和武警医院）中医类别医师注册人数为2.2万人，占医师总人数的18.94%；中医类医院实有床位数共计19810张，占医院实有床位数的18.9%；每千人口中医师数和每千人口床位数均排在全国首位。三级中医、中西医结合医院达到22家，16个区中有11个区设立了区属三级中医医院；大兴、通州、东城、顺义、延庆、朝阳等区试点开展中医医联体建设；6家综合医院成功转型为中西医结合医院；二级以上公立综合医院均设置了中医临床科室和中药房，46家综合医院（其中含部队医院12家）成为“市级综合医院中医药工作示范单位”，24家成为国家级示范单位；2家社会办中医医院跻身三级甲等中医医院行列；建立起了区中医药工作绩效考核奖励机制。实施基层中医药服务能力提升工程，建设了267个基层中医服务综合诊区，推广了100个基层中医药专病适宜技术，完成了1000名基层社区医生和乡村医生轮训任务，培养了32347名中医家庭保健员；建设了7个山区中医流动医院，覆盖了149个乡镇、727个村。完成58万名65岁及以上老人和23万名0～36个月儿童中医健康管理服务，目标人群覆盖率分别达到31.6%和42.5%，超过国家规定30%的目标。100%的社区卫生服务中心设置了中医科，100%的社区卫生服务站能提供中医药适宜技术服务。中医药传承创新体系初步形成，建立了国家、市、区、医院4级师承制度。中医药科研能力得到加强，开展首个政府中药研发专项——首都十大危险疾病科技攻关与管理中医药“十病十药”研发项目，建立22个中西医结合研究所。建立了35家北京中医药文化旅游示范基地、60个中医药文化科普基层团队，东城区成为全国中医药综合改革试点区。对外交流不断扩大，连续3年成功举办京交会中医药板块，成为国家级中医药服务贸易试点市。

（八）卫生人才队伍和科技创新取得新进展

加强卫生人才队伍建设。住院医师规范化培训体系和运行模式不断完善，截至2015年底，承担培训任务的培训基地29家（协同医院23家），每年新进入培训的住院医师从2010年的1300人增加到2015年的2000余人；每年通过考核取得培训合格证书的住院医师由2010年的不足700人增加到现在的1800余人，“十二五”时期累计培训9360人，财政累计投入4.66亿元以保障此项制度的实施。启动专科医师规范化培训试点。基层卫生人员培训继续推广，截至2015年底，全市113426名社区卫生人员和43937名乡村技术人员、5875名全科医师及565名区医院骨干医师接受了培训。通过构建以顶尖专家为中心的领先人才梯队培养模式，加快重点学科建设和发展。坚持创新驱动，与中关村管委会签署了《加快推进转化医学发展战略合作协议》。实施首都卫生发展科研专项，开展544项应用关键技术研究，推广68项科技成果和适宜技术，“十二五”时期全市医疗卫生机构（含驻京部队医院和武警医院）共获得国家科学技术奖44项、北京市科学技术奖287项。

（九）京津冀协同发展和非首都功能疏解工作有序启动

全市卫生计生系统积极贯彻落实国家关于京津冀协同发展和非首都功能疏解的战略部署，构建与天津、河北的合作机制，签署合作框架协议。以北京朝阳医院与河北燕达医院的合作为突破点，探索医疗合作的有效形式，着力帮助河北张家口、曹妃甸等地区提升医疗服务质量和水平。共建京津冀“疾病防控一体化”合作平台，完善重大疫情和突发公共卫生事件联防联控工作机制，实现信息、技术、人员、物资等资源共享，提升区域疾病预防控制能力。建立突发事件信息通报、协调联动、资源共享、联合培训演练和互相学习交流等制度。制定并执行卫生计生行业禁止和限制发展目录，统筹考虑京津冀协同发展和北京城市副中心建设，推动一批中心城区医院向郊区和资源薄弱地区建设分院，同时压缩原址医疗服务规模。

二、当前存在的主要困难和问题

（一）卫生计生事业滞后于经济社会发展和居民需要

卫生计生工作是民生工作的题中之义和重要内容。经济社会快速发展对卫生计生事业提出新的要求，人民群众对健康的期望不断提升，卫生计生服务能力等还不能完全适应这些新变化，发展方式尚未实现由规模数量向质量效益、从疾病管理向健康管理的根本转变，人民群众对卫生计生工作的满意度和获得感有待进一步提高。

（二）卫生服务体系建设有待加强

本市卫生服务体系建设还存在不足。一是医疗服务体系与公共卫生服务体系发展不平衡，公共卫生服务体系的基层网络建设较为薄弱，重医轻防的现象仍然存在。在街道、乡镇层级，卫生计生监督等基层公共卫生服务网络尚不完善，部分村卫生室缺失。医疗机构和公共卫生机构之间资源共享和协作不足。二是三级医院与基层卫生机构之间发展不平衡。三级医院一号难求，基层卫生机构对人才吸引力不足、服务能力有待提高、部分资源闲置等现象仍然突出。三是分级诊疗制度不完善，良好的就医秩序尚未形成，卫生资源利用总体效率不高。

（三）卫生服务供给压力较大

卫生服务供给机构与社会需求不匹配，基层服务能力有待提升，儿科、康复护理、精神卫生等领域的服务供给能力不足。外地患者的大量进入，导致本市医疗服务供需矛盾更加突出。2015年，外地患者已经占到北京市三级医院（含解放军总医院及火箭军总医院两家部队医院）及远郊区11家区域医疗中心门急诊诊疗总人次的28.8%，其中河北患者占全部外地进京患者的25.6%；全市二级及以上医疗机构（不含驻京部队医院和武警医院）出院患者中，外地患者比例为31.6%，其中河北患者占外地患者的27.3%。

（四）卫生资源结构性失衡

卫生资源配置结构性失衡。一是卫生机构功能定位不清。不同层级卫生机构功能定位不清，履行功能定位的支撑与约束不力，很多常见病、多发病不是在基层卫生机构解决，而是直接涌向大医院，卫生资源利用总体效率不高。二是卫生资源空间布局不合理。截至2015年底，城市核心区、拓展区分别占北京市常住人口的10.1%、49.0%。但全市90家三级医院（不含驻京部队医院和武警医院）中有25.8%位于核心区，44.9%位于城市拓展区，两个区域的三级医院占全市三级医院资源的70.7%；全市医疗机构有225440名卫生技术人员，其中26.7%在核心区，44.0%在城市拓展区，两个区域占全市总量的70.7%。空间分布不合理，不利于实现卫生服务的公平性和可及性，加剧了中心城区人口密集、交通拥堵、环境压力大等社会问题。此外，城乡卫生资源在配置水平和能力方面仍存在明显差距。三是中医药事业发展仍滞后于卫生事业发展，尚未建立起与临床需求相契合，融预防、养生、保健、康复为一体的中医药服务机构和网络，中医药发展的宏观政策环境亟待改善，各具特色的区域中医药发展规划体系尚未形成，中医药服务的重视和利用度亟待提升。

（五）卫生计生治理能力存在短板

卫生计生治理能力有待加强。一是法制手段不够健全。随着经济社会发展，卫生计生领域的部分法律法规已不适应当前实际，存在不完善、不系统、不衔接，操作性不强，执行力度不够等问题。二是经济手段使用欠娴熟。在医药分开、人事薪酬、医疗服务价格、非公医疗机构发展、社会力量与公立医院合作方式等方面，市场作用发挥不到位，经济手段较为薄弱。三是行政手段效力不彰。行政审批制度改革需要进一步深化，事中、事后监管以及综合监督行政执法力度有待强化。四是道德手段引导约束乏力。亟待在全社会倡导形成关爱医护人员的风尚，构建和谐医患关系，建立更加科学合理的卫生计生人员激励机制。五是社会共治局面尚未形成。社会力量参与卫生计生事业发展程度不高，各方尚未形成强大工作合力。

三、科学研判未来五年卫生计生事业发展面临的形势和挑战

（一）卫生计生事业发展面临重要战略机遇期

“十三五”时期是全面建成小康社会、全面深化改革的重要时期，经济社会发展为卫生计生事业打下了坚实基础，体制机制改革为创新卫生计生管理体制提供了持续动力。创新、协调、绿色、开放、共享的“五大发展理念”为指导卫生计生事业科学发展提供了新的方向和引领。北京经济总量和财政实力不断增强，为发展卫生计生事业提供有力支撑。在把北京建设成为全国政治中心、文化中心、国际交往中心和科技创新中心“四个中心”，迈向国际一流和谐宜居之都的进程中，高水平的卫生计生服务是保障城市运行、实现首都功能、创建和谐宜居环境的必要条件，特别是WHO提出“将健康入万策”的新理念，意味着卫生计生事业在经济社会发展中的战略地位得到进一步提升，面临着重大战略机遇期，发展的基础更牢固，发展的动力更强劲，发展的要求也更高、更新，要求卫生计生系统紧紧围绕首都功能定位，树立健康管理理念，创新体制机制，锐意进取，更好地满足居民日益增长的健康服务需求，提高全民健康水平。

（二）前所未有的挑战考验卫生计生工作应对能力

“十三五”时期，卫生计生工作面临一系列前所未有的挑战。一是经济新常态要求卫生计生工作优化发展模式、提升绩效水平。“十三五”期间，北京市经济增速放缓，地区生产总值年均增速预期为6.5%，财政收入增幅下降。政府公共财政支出压力加大，要求卫生计生系统提高资金和资源使用效率，探索可持续发展路径。二是人口结构变化对卫生计生工作带来更大压力。北京人口老龄化趋势和全面两孩政策实施，对卫生服务需求总量和结构将发生明显影响，也对医保体系的筹资和可持续性构成挑战。三是疾病谱变化和疾病传播途径发生改变。慢性病成为威胁人群健康的突出公共卫生问题，复杂多变的传染病时刻威胁着居民健康安全和社会经济发展。精神卫生工作亟待进一步加强。新发突发传染病和传统传染病的双重威胁以及境外传染病输入风险不断增加，对疾病防控能力和卫生应急能力都提出了更高要求，卫生计生工作必须进一步提升能力，改革创新，以适应不断发展变化的形势需要。

（三）首都发展的新战略推动卫生计生工作理念革新

为贯彻落实中央和市委、市政府关于京津冀协同发展，疏解非首都功能，建设北京城市副中心的战略部署，卫生计生系统必须革新工作理念。一是建立与天津、河北协同发展的理念，从三地协作和差别化定位的视角谋划卫生计生工作，坚持协同发展，提升辐射能力，带动周边地区提高服务水平，缩小地区差距。二是牢固树立改革创新的工作理念。京津冀协同发展和非首都功能疏解都是崭新的课题，在很多政策领域需要实现改革创新，以极大的勇气和智慧进行破题。三是切实强化卫生计生工作的服务理念。优化北京城市副中心和全市卫生计生资源配置，确保北京城市副中心卫生计生资源与其功能定位相匹配，有力支撑北京城市副中心功能。

（四）人口形势变迁驱动计生工作及时调整完善

“十三五”时期，计划生育工作处于一段特殊历史时期，卫生计生系统整合后的融合适应期、计划生育政策的延续调整期以及计划生育工作的认识波动期相互叠加。一是全市非首都功能疏解等新政策可能带来人口总量变化和人口结构调整，全市常住人口规模将控制在2300万以下，卫生计生服务如何适应人口变化的需求成为一个新课题。二是全面两孩政策实施，对卫生工作特别是妇幼卫生服务带来严峻挑战。三是失独家庭等问题逐渐显现，要求家庭发展政策予以应对，确实保障居民权益，促进家庭发展和社会和谐。四是计划生育工作须从“管控型”向“服务型”转变。在计划生育基本国策地位不变的条件下，计划生育工作的思路、方式、手段都将伴随全面两孩政策的实施发生根本性变化，必须解放思想，更新观念，与时俱进，开拓创新，从强化服务和引导入手，全面适应新形势下对计划生育工作的新要求。

第二章　科学谋划卫生计生发展战略

认真谋划卫生计生发展战略，指明未来五年发展

方向，明确发展任务和目标，是突出重点、有的放矢地推进“十三五”时期卫生计生工作的重要保证，有助于提升卫生计生事业发展的科学性和有序性，提高卫生工作成效的可测性和可控性。

一、明确卫生计生事业发展方向

（一）指导思想

以党的十八大和十八届三中、四中、五中全会及习近平总书记系列重要讲话精神为指导，深刻领会和准确把握党中央全面建成小康社会、全面深化改革、全面依法治国、全面从严治党“四个全面”的要求，深入贯彻创新、协调、绿色、开放、共享的“五大发展理念”，认真落实京津冀协同发展和非首都功能疏解战略，坚持首都“四个中心”的战略定位和建设“国际一流和谐宜居之都”的目标，强化对首都功能和经济社会发展的支撑与服务，遵循卫生计生事业发展规律，完善卫生计生服务体系建设，优化资源配置，提升卫生计生服务的公平性和可及性，着力推进改革创新，充分发挥政府与市场的作用，满足居民日益增长的多层次卫生服务需求，强化卫生计生事业在全国的带动和示范地位，保持居民主要健康指标处于发达国家水平。坚持计划生育基本国策，推进治理体系和治理能力现代化。

（二）基本原则

坚持以人为本和健康导向。积极适应全面小康居民不断增长的健康服务需求，建立健全覆盖全民的健康服务体系，以人为本，将保障全民健康权益、提升全民健康水平作为卫生计生工作的根本出发点和落脚点。

坚持卫生计生服务的公平可及和提升效率。强化基本卫生计生服务的公益性，优化卫生计生资源布局和使用效率，加强基层卫生计生服务体系能力建设，确保居民能够公平、可靠、便利地享有卫生计生服务。

坚持更好发挥政府和市场的作用。坚持政府在制度、规划、筹资、服务、监管等方面的责任，落实政府在基本医疗卫生服务提供方面的主导地位，维护基本医疗卫生的公益性。进一步破除壁垒，大力发挥市场机制在资源配置方面的作用，鼓励社会多方力量参与卫生事业发展，满足居民多层次、多元化医疗卫生服务需求。

坚持以改革创新为发展驱动力。解放思想，更新理念，提升卫生计生治理能力，攻坚克难，实现关键领域改革突破，探索发展新路经。坚持开放创新，把创新作为引领首都医疗卫生事业发展的第一动力。注重体制、机制、科技创新，用创新激发卫生计生发展活力。

坚持强基层。加强基层医疗卫生服务能力建设。以全面提升基层诊疗服务水平作为建设合理医疗卫生服务体系，完善分级诊疗体系，构建合理就诊格局，提升医疗卫生服务均衡性和可及性的重要抓手。

坚持预防为主和中西医并重。加强疾病预防控制，不断强化公共卫生保障能力。坚持强治理、重预防、促健康，建立以促进健康和以人为本的高效卫生体系。发展好、传承好、利用好首都丰富中医药资源，充分发挥中医药在医疗、保健、科研、教育、产业、文化等方面的独特作用，促进健康服务业发展。

坚持首都功能定位和京津冀协同发展。坚持首都功能定位，服务首都战略功能定位，积极推进非首都功能疏解和北京城市副中心建设，为首都发展提供健康保障。加强卫生计生政策与天津、河北的协同性，充分发挥对周边地区的带动辐射作用。坚持规划对接，资源共享，协同发展，缩小地区差距。

二、确定卫生计生发展目标

（一）总体目标

“十三五”时期，以完善体系、深化改革、提升水平、保障权益、协调发展为着力点，构建比较完善的卫生计生服务体系，进一步提升基层卫生计生服务能力，改善就诊秩序；实现关键领域改革突破，提高公立医院公益性，促进社会办医规范有序发展，更好地满足居民多样化健康服务需求；提高卫生计生服务能力和质量，提升卫生计生绩效水平，确保居民主要健康指标在“十二五”基础上继续稳定发展，形成比较有效的居民健康管理体系，提高居民健康素养，引导居民健康服务需求合理化，保持适度生育水平，计划生育服务制度和家庭发展支持体系较为完善，计划生育治理能力全面提高；居民健康权益得到更好保障，基本医疗卫生制度基本建成，人人享有基本医疗卫生服务的目标得以实现；提高卫生计生政策的系统性和协调性，落实非首都功能疏解，与天津、河北形成比较成熟的协同发展工作机制。

（二）战略重点

加强健康促进工作，强化健康风险因素管理，引导健康生活方式，进一步提升城乡居民健康水平。完善卫生计生服务供给，明确各层级卫生计生机构功能定位，加强基层能力建设，提升疾病预防控制水平。推动重点领域改革，在医药分开、医保支付方式、基层运行机制、医疗服务价格调整、建立符合行业特点的人事薪酬制度等关键领域取得突破。稳妥、有序调整完善计划生育政策，改革完善计划生育服务管理。加快学科建设和卫生计生人才培养，鼓励科技创新和卫生技术转化。推动人口健康信息化建设，建成资源共享、互联互通的信息化平台，提升卫生计生服务效率和管理水平。制定与天津、河北相互衔接的医疗卫生服务体系规划，促进协同发展。统筹考虑非首都功能疏解和北京城市副中心建设，制定卫生领域疏解方案，分批有序启动重点项目建设。促进中西医协调发展，加大中医药资源配置和整合力度，充分发挥中医药在健康北京中的作用。

（三）主要指标

类别	序号	指标名称	单位	计算口径或公式	数值	指标性质
健康水平	1	人均期望寿命	岁	户籍人口	增长0.5岁以上（＞82.4岁）	指导性
	2	婴儿死亡率	‰	1岁以下儿童死亡数/活产数×1000‰	≤4.0‰	指导性
	3	孕产妇死亡率	1/10万	户籍人口孕产妇死亡人数/户籍人口出生活产数×10万/10万	≤11/10万	指导性
资源配置	4	基层诊疗人次占总诊疗人次比例	%	二级以下（不含二级）医疗机构的诊疗人次/医疗机构总诊疗人次×100%（不含外地来京就诊患者数）	≥65%	指导性
	5	公立医院业务收入年均增幅与地区生产总值年均增幅的比值	—	公立医院业务收入年均增幅/地区生产总值年均增幅	1.3左右	指导性
	6	每千人口床位数	张	医疗卫生机构实有床位数/常住人口数×1000	6.1张	指导性
	7	每万常住人口全科医生（含中医类别全科医师）数	人	全科医生数/常住人口数×10000	全市≥3人	约束性
	8	行政村医疗卫生机构覆盖率	%	达到医疗服务可及标准的行政村数/行政村总数×100%	100%	约束性
	9	中医门诊量占门诊总诊疗人次的比例	%	医疗机构中医门急诊量/门急诊总量×100%	≥30%	指导性
	10	社区卫生服务中心中医师覆盖率	%	设有中医师的社区卫生服务中心数/社区卫生服务中心总数×100%	100%	约束性
健康服务	11	四类慢性病过早死亡比例	%	户籍人口中死于恶性肿瘤、心脏病、脑血管、糖尿病的70岁以下人数之和/户籍人口中四类疾病死亡总人数×100%	30%左右	指导性
	12	甲乙类传染病报告发病率	1/10万	年内报告甲乙类新发传染病发病数/当年常住人口数×10万/10万	≤170/10万	指导性
	13	高血压患者规范服务率	%	按照规范要求进行高血压患者健康服务的人数/年内服务的常住人口高血压患者人数×100%	≥80%	指导性
	14	糖尿病患者规范服务率	%	按照规范要求进行糖尿病患者健康服务的人数/年内服务的常住人口糖尿病患者人数×100%	≥80%	指导性
	15	孕产妇系统服务率	%	户籍人口孕产妇系统管理人数/该年户籍人口孕产妇数×100%	≥97%	指导性
	16	儿童保健系统服务率	%	常住人口7岁以下儿童系统服务人数/该年常住人口7岁以下儿童数×100%	≥95%	指导性
	17	老年人健康服务率	%	常住人口65岁以上老年人得到健康服务人数/65岁以上常住居民人口数×100%	≥70%	指导性
	18	市、区卫生计生综合信息平台建成率	%	市、区卫生计生综合信息平台建成并投入运行数/市、区总数×100%	100%	约束性
	19	市、区卫生计生综合信息平台与卫生计生机构互联互通率	%	市、区卫生计生综合信息平台联通的机构数/应接入市、区综合信息平台的机构总数×100%	≥90%	约束性
	20	居民电子健康档案规范化建档率	%	建立电子健康档案人数/辖区内常住人口数×100%	≥80%	指导性

续表

类别	序号	指标名称	单位	计算口径或公式	数值	指标性质
健康服务	21	基层医生团队签约覆盖率	%	开展团队签约服务的人口数/辖区内常住人口总数×100%	≥50%	指导性
	22	总和生育率	—	户籍人口中每个育龄妇女在育龄期间平均的生育子女数	1.6	指导性
	23	户籍人口出生政策符合率	%	户籍人口中符合生育政策出生的人口数/总出生人口×100%	≥99%	约束性
	24	卫生计生监督检查覆盖率	%	卫生计生监督检查户数/服务相对人户数×100%	100%	约束性
卫生筹资	25	卫生总费用占GDP的比重	%	卫生总费用/GDP×100%	8%~9%	指导性
	26	个人现金卫生支出占卫生总费用的比例	%	个人现金卫生支出/卫生总费用×100%	≤20%	指导性

第三章 全面把握卫生计生发展改革主要任务

做好“十三五”时期卫生计生工作，必须紧紧围绕规划目标，既要把握好全面工作，又要科学谋划重点任务；既要着眼卫生服务体系建设，又要强调功能完善和能力提升，切实推动卫生计生事业发展迈上新台阶。

一、完善卫生服务体系建设

（一）构建完整有序的诊疗体系

以医联体建设为抓手，通过纵向和横向整合资源，完善分级诊疗服务体系。一是逐步降低大医院普通门诊比例，根据各区居民分布和医疗机构布局，拓宽区域医联体覆盖面，医联体数量发展到50个以上。探索紧密型医联体建设，以转诊体系建设为重点，深化医联体内部分工协作机制，引导医联体核心医院与合作医院、基层医疗机构签订集体多点执业协议，核心医院必须满足下级和基层医疗机构转诊需求，推动预约挂号向全面非急诊预约转诊转变。推进门诊挂号专家团队服务制，促进医院内部分级诊疗。二是在医联体纵向联合的基础上，充分发挥各级各类医院专科优势，形成具有儿科、妇产科、精神科、中医科等专科特色的横向医疗联合体。

进一步提升基层卫生服务质量和水平，切实发挥基层卫生机构在分级转诊体系中的作用。加大公共财政卫生投入向基层倾斜力度，结合人口分布变化，调整配置社区卫生服务站、村卫生室等基层医疗卫生服务机构，基层诊疗人次占全市总诊疗人次比例不低于65%。完善基层用药制度，保证社区卫生服务机构与之服务功能相匹配的药品配备。以人才队伍建设为抓手，夯实基层卫生服务能力建设基础。加大全科医生和社区卫生人员培训力度，为全部社区卫生服务中心（站）、乡镇卫生院配备全科医生，每万名常住人口全科医生（含中医类别全科医师）数不低于3人。鼓励二、三级医院专科医生多点执业，多点执业医生不少于1万名，参与社区卫生服务供给。完善家庭医生服务制度。“十三五”期间，通过订单式定向免费培养不少于300名医学毕业生，多渠道补充乡村医生岗位人员，加强乡村医生岗位管理，不断提高乡村医生待遇。推动村级卫生服务网络建设，实现全覆盖，提高农村医疗卫生服务的可及性。

专栏2 医联体

北京市的医联体是指在辖区规划区域内，以体现公立医院性质、职能为基础，以医疗服务业务的密切合作为导向，以利益共同分享、责任共同分担、事业共同发展、技术共同提高、居民共同参与为目标，按照医疗机构分布情况和群众就医需求，有规划地建立跨行政隶属关系、跨资产所属关系，层级清晰，布局合理，各级各类医疗机构密切协作的新型医疗服务保障体系。主要有五个特点：一是将医联体作为一项重要制度安排来定位，二是突出了区域概念，三是以分工协作机制为核心，四是突出政府主导原则。五是采取医者先行、持续改进的发展路径。

2020年，全市成立不少于50个医联体，实现辖区居民医联体服务全覆盖。医联体内三级大医院预留30%号源用于社区预约转诊。对预约上转的非急诊患者，在24小时内安排就诊，特殊情况不超过48小时。医联体内向基层医疗机构、慢病医疗机构转诊人数年增长率在10%以上。实现医联体内医院及社区卫生服务中心影像及检验结果互认。医联体核心医院全部开展远程医疗服务。社区高血压、糖尿病、冠心病、脑血管病等慢病常用药品种与核心医院对接。

专栏3　分级诊疗服务体系

研究制定全市分级诊疗的“1+N”政策体系，以医疗联合体为载体，以加强基层卫生工作为重点，以价格和报销政策为引导，以常见病、多发病、慢性病分级诊疗为突破口，理顺医联体的工作关系和流程，通过创新组织构架、明确市区事权、强化信息化支撑，引导优质医疗资源下沉，形成科学合理就医秩序，逐步建立基层首诊、双向转诊、急慢分治、上下联动的分级诊疗模式和符合北京市情况的分级诊疗制度。一是重点强化基层医疗卫生机构服务供给侧改革，2016年启动847个医疗机构空白村建设。积极吸引大医院医生以多种形式参加基层医疗工作，增加服务供给。二是鼓励基层提升服务能力，落实基层首诊要求，体现按劳分配原则，从2016年起对基层医疗卫生机构绩效工资总量上浮20%。三是促进大医院与社区药品衔接，以试点方式，在基本医疗服务的基础上，对高血压、糖尿病、冠心病、脑血管病等四类疾病稳定期常用药品，通过“一个平台、上下联动”统一大医院与社区的药品目录。符合条件的患者在社区可享受2个月的长处方便利，并按有关规定予以报销。四是依据国家有关管理规范，制定北京市医联体内高血压、糖尿病、冠心病、脑血管病四类慢性疾病的双向转诊基本标准。各区医联体根据各自实际情况，制定具体的转诊流程。

专栏4　基层卫生“两吸引”“两下沉”

关键词：“两吸引”“两下沉”

内涵：①以多种举措吸引优秀卫生人才下沉到基层服务。②以优质的服务吸引患者下沉到基层就诊。2020年，基层诊疗人次占全市总诊疗人次比例不低于65%。

举措：①改善基层医务人员待遇，完善激励机制和职称晋升考评体系，提升基层医务人员职业发展空间，建立大医院医生下基层补助机制等。②以老年人、慢性病患者等为重点开展签约服务，建立契约式服务关系，为签约人群提供用药及健康管理上的优质服务。2020年，基层医生团队签约覆盖率大于等于50%。

（二）完善公共卫生服务体系

强化公共卫生服务体系建设，形成比较完善的疾病预防控制体系、综合监督执法体系、妇幼保健和计划生育服务体系以及急救和血液体系。提高基本公共卫生服务质量，建立和完善医疗机构提供公共卫生服务的补偿机制和服务购买机制。开展社会资本提供公共卫生服务的试点，加强技术指导和监督管理。建立发展基层卫生监督派驻机构，发挥其在加大基层农村卫生监督执法力度、方便群众办事、提高对投诉举报的查处效率等方面的积极作用。建立健全完整的卫生应急体系、应急管理机制、监测预警和风险评估体系，形成统一指挥、布局合理、反应灵敏、运转高效、保障有力的突发公共事件卫生应急体系，提高卫生应急管理的综合能力。建立覆盖城乡居民的院前急救体系、科学合理的院前急救网络和统一的院前医疗急救指挥信息系统，建立院前医疗急救机构和院内医疗急救机构的有效衔接机制，建立与110、119、122等城市公共服务平台之间的联动机制。提升采供血服务保障能力，提高血液安全水平。发挥中医药在提供公共卫生服务中的作用。落实各级政府在公共卫生服务体系建设中的职责，根据辖区常住人口、服务需求、工作量、公共卫生风险评价等因素，合理规划并统筹安排公共卫生机构建设，明确不同层级、不同类型公共卫生服务机构的功能定位。着力加强基层公共卫生服务网络，将公共卫生风险管理下沉到乡镇和街道一级，实现上下联动。

（三）引导社会力量办医

在坚持政府主导的前提下，积极发展提供基本医疗服务的公立医院和社会办非营利医院。充分发挥社会力量在卫生计生事业发展中的作用，健全多元化的参与主体。落实《全国医疗卫生服务体系规划纲要（2015—2020年）》要求，按照每千常住人口不低于1.5张床位的资源配置标准为社会办医预留发展空间，特别鼓励社会资本举办非营利性医疗机构。引导社会办医向高水平、规模化方向发展，鼓励发展康复护理、产科、儿科、口腔、老年医学等需求潜力大的专科医疗服务。引导社会办医积极参与非首都功能疏解。探索社会力量与公立医院的合作途径，落实北京市公立医院特许经营管理指南，开展特许经营试点。通过政府和社会资本合作模式（PPP模式），探索建立和完善社会力量与公立医院长期合作、利益共享、有益公众、资产明晰、权责对等的合作机制，引导社会力量参与卫生领域基本建设。加强行业监管，保障医疗质量和安全。

（四）优化卫生资源配置

优化卫生资源配置，提升医疗卫生服务公平与效率。在明确医疗机构和公共卫生机构功能定位的基础上，打破条块分割的制约，加强资源整合、协作互动和信息共享，更好地为居民健康服务。卫生资源配置向公共卫生服务体系和社区卫生服务倾斜，增加社区卫生服务机构等基本医疗卫生服务设施，促进医疗服务体系和公共卫生服务体系均衡发展。切实落实国家关于医疗卫生资源配置的指标要求，科学合理设置全市卫生资源配置标准，通过资源布局调整促进各区医疗资源均衡发展。严格控制大医院规模扩张的冲动，严禁新增单体规模超过1500张床位的公立医院，合理控制部分公立专科医院的床位规模。着力遏制医疗卫生资源向中心城区和大医院过度集中的趋势，结合非首都功能疏解引导优质医疗卫生资源向北京城市副中心、新城和资源薄弱地区扩散，城市核心区实现疏解三级医疗机构床位2000张以上。重点加强产科、儿科、康复护理、精神卫生等薄弱环节建设。

二、提高全民健康水平

（一）提升疾病预防控制和管理能力

配合首都功能定位，强化北京疾病预防控制体系建设。选择合适地址迁建北京市疾病预防控制中心，改善其基础设施，提升其保障服务能力。合理扩大公共卫生服务项目覆盖范围和内容。优化传染病监测布局，进一步提升传染病综合防控和监测预警能力。甲乙类传染病报告发病率控制在170/10万及以下。强化传染病防治人员安全防护，加快北京市生物安全防护三级实验室选址和建设，提高高致病性病原微生物实验室检测能力和防护水平。全面实施在预防接种异常反应补偿中全程引入商业保险补偿机制工作，观察政策释放效果，适时推动第二类疫苗预防接种异常反应补偿保险引入。针对艾滋病感染群体的新特点，探索建立隐蔽高危人群动员检测模式，强化患者发现与管理，通过扩大检测范围，及早发现感染者，降低疾病传播风险。建立和完善新型结核病防治服务体系和工作模式，提高肺结核患者发现及治疗管理质量。以慢性病综合防治为重点，提高全民健康水平，重点加强对肥胖和青少年近视的防控干预。完善以社区为基础的慢性病防控网络，加强对慢性病发病趋势及重点人群的信息管理、早期干预和监测评价，全市恶性肿瘤、心脏病、脑血管、糖尿病四类慢性病过早死亡率控制在30%左右，社区高血压和糖尿病患者规范化诊疗服务率达到80%。加强环境与人体健康影响因素研究，增加对疾控数据的分析利用。开展社区慢性病管理水平监测，推广高危人群风险评估工具，提高居民自我健康管理意识。会同综治、公安、民政、残联等部门，全面落实严重精神障碍患者监护管理补贴工作。加强精神卫生机构服务能力建设，实施全民心理健康“四心”（明心、知心、舒心、安心）工程，试点严重精神障碍患者主动式社区治疗管理模式，免费为重性精神障碍患者服务。建立市、区、街道（乡镇）三级精神卫生工作综合管理机制，以街道（乡镇）为单位的覆盖率达100%。登记在册的严重精神障碍患者管理率达到85%以上，60%以上的在册患者接受了社区精神康复服务。普通人群心理健康知识和精神障碍防治核心信息知晓率达到70%。

（二）增强卫生计生综合监督能力

积极构建行政管理、行政监督、行政执法、行政问责为一体的卫生计生综合监督新机制，进一步完善卫生计生综合监督新体系，加大事中、事后监管力度，建立公共卫生、医疗卫生违法风险台账和监督销账制度，优化整合卫生计生监督人员培训基地，努力提高监督执法水平。卫生监督检查覆盖率达到100%。充分发挥人大、政协、新闻媒体和公众的监督作用。建立医疗监督诚信惩戒机制，完善医疗机构及医务人员不良执业行为信息档案，建立多部门联合执法机制，保持高压态势，严厉打击非法行医。扩大电子监管应用范围，建立完善的监督信息平台，开始建设生活饮用水水质、公共场所室内空气质量、游泳池水卫生等电子监管二期工程，扩大覆盖面，提高公共安全保障水平和现代化监管水平。

强化食品安全技术支撑。健全市、区两级食品安全标准与监测评估工作机构，建立专业齐全、技术优良的食品安全人才队伍。构建科学、高效的食品安全风险监测体系和标准实施体系，发现食品安全风险能力和标准指导服务能力得到明显提升。依法完善食品安全企业标准备案制度。开展总膳食研究和食物消费量调查，为食品安全风险评估提供基础条件。按照开放、共享、科学、高效、实用的原则，完成北京市食品安全标准与监测评估信息平台建设。

（三）完善重点人群健康管理与服务

整合妇幼保健与计划生育服务体系资源，加强妇幼健康服务体系建设，推进妇幼保健院标准化建设和功能转型，将妇幼保健院建设成为辖区妇幼保健管理、妇幼疾病救治、计划生育技术服务支持和科学研究以及人才培养中心。适当增加妇产、儿童医疗资源，强化产科、儿科队伍建设。新增建设儿童、妇产医院院区。加强基层卫生服务机构妇女、儿童保健规范化门诊建设，提供标准化妇幼保健服务，孕产妇系统服务率达到97%以上，儿童保健系统服务率达到95%以上。加强妇幼保健信息化建设，开展妇幼保健重点专科建设，提升服务能力，保证生育政策调整落实。加强妇幼保健计划生育技术依法准入与监督管理。规范孕产期医疗保健服务，促进自然分娩；加强高危孕产妇管理，建立健全危重孕产妇及新生儿转诊网络。提高婚前保健及孕前优生健康检查覆盖面，婚前医学检查率达到50%以上；不断提高增补叶酸等公共卫生项目覆盖范围和服务水平，孕妇增补叶酸的比例达到80%；推广产前筛查和产前诊断一体化服务管理模式；将预防艾滋病、梅毒和乙肝母婴传播综合服务纳入妇幼保健常规工作，实现建档孕妇免费筛查全覆盖，预防艾滋病、梅毒、乙肝母婴传播，孕产妇、婚前保健人群艾滋病病毒抗体检测率分别达到80%以上；艾滋病病毒感染孕产妇及所生婴儿抗艾滋病病毒药物应用率分别达到90%以上；加强新生儿疾病筛查、监测、防治网络建设，扩大新生儿疾病筛查病种，预防和减少出生缺陷发生，新生儿遗传代谢性疾病筛查率达到98%以上；新生儿听力筛查率达到95%。加强爱婴医院及爱婴社区建设，扩大爱婴服务覆盖面。打造国家及本市儿童早期综合发展示范基地。推广儿童疾病综合服务等适宜技术，健全儿童听力、视力、肢体、智力和孤独症筛查、诊断、康复及随报网络，1～6岁儿童听力筛查率达到90%。加强托幼机构卫生保健服务。规范青春期、更年期等保健服务。优化宫颈癌、乳腺癌免费筛查项目及流程。探索计划生育技术综合服务模式，加强免费药具综合服务平台管理，推进安全避孕综合示范项目。

加强老年健康管理网络、服务网络、机构网络、人才网络及信息网络建设。建立以基层医疗卫生机构为基础，老年病医院、康复医院、护理院为支撑，综合医院为保障的老年健康服务网络。老年人健康服务率达到70%以上。加快康复护理体系建设。大力加强康复医疗机构及综合医院康复医学科建设，到2020年，实现三级综合医院康复医学科设置达100%的目标。推动部分医疗机构转型为康复护理机构，推动建设临终关怀服务医院，鼓励社会力量举办康复护理医疗机构，到2020年，实现每千常住人口0.5张康复护理床位，每张康复床位至少配备医师0.15名、康复治疗师0.3名和护士0.3名的建设目标。确定康复医疗人才培养基地，建立康复治疗师培养考核机制，实施专业技术人才转岗培训。开展社区居家康复工作，研究探索护士向社会提供服务工作模式。开展老年病综合诊疗连续服务试点，探索形成集健康促进、预防保健、慢性病防控、急危重症救治、中期照护、长期照护和临终关怀为一体的覆盖老年全生命周期的连续医疗服务模式。加强老年人健康指导服务和健康状况综合评估，建立社区卫生服务机构与老年人家庭的健康管理契约服务关系，提供家庭医生式服务。加强“医养”结合，研究建立医养结合体制机制和政策法规体系。

（四）完善健康促进公共政策

把提升居民健康水平作为卫生计生工作的重心，构建多方协作的健康促进工作机制，形成政府职能部门、专业机构、社会团体和广大居民共同参与的健康促进体系。加强新时期爱国卫生工作，多措并举推进健康促进行动，力争2020年16个区全部达到国家卫生区标准。定期开展不同主题的健康中国行活动，全面开展健康城市、健康社区、健康单位、健康促进学校、健康促进医院建设，推广先进典型，优化健康管理模式。至2020年，健康社区占社区比例达到30%，着力提升居民健康素养，加强健康素养监测体系建设，为深化健康素养促进行动提供数据支撑。提高健康教育覆盖面，推动健康教育向社区延伸，通过百姓健康之星评选、科普传播活动等活动，推广合理膳食、科学健身、控烟等健康生活方式。加强健康教育专业队伍和志愿者队伍建设。每年向社会发布北京市卫生与人群健康状况报告。到2020年，力争全市有4～5个区成为全国健康促进区，全市居民健康素养水平由2013年的24.7%提高到40%。加大控烟工作力度，积极开展各类无烟场所建设，重点加强医疗机构、学校、机关单位的控烟工作。加强控烟教育宣传工作，开展社会监督，落实对公共场所吸烟的处罚规定。到2020年，全市成人吸烟率由2015年的23.4%下降至20%以下，二手烟暴露率控制在30%以内。开展蚊蝇鼠蟑等季节性病媒生物防治活动，加强公共区域的防治工作，降低病媒生物对百姓生活的侵扰。加大推进城乡环境整洁行动力度，以农村环境卫生、饮用水卫生为重点，加强农村爱国卫生工作。

三、深化体制机制改革

（一）着力推动筹资制度改革

保持卫生计生总费用平稳增长，与经济和居民收入增长相同步，优化卫生计生总费用结构，个人负担控制在20%以内。完善政府卫生计生投入的长效机制，进一步提高政府卫生计生投入水平，对卫生支出，根据推进改革的需要和确需保障的内容，统筹安排，优先保障。在保证卫生计生全面工作得到财政支撑的基础上，科学规划投入方向，新增投入向公共卫生和基层卫生倾斜，加强基层卫生和公共卫生的机构和能力建设，提升基础设施、技术装备和信息化水平，加大对基层卫生和公共卫生人才队伍培养的投入力度，为实现医疗卫生服务体系的均衡化发展提供财力保障。提高对学科发展、康复护理体系建设以及健康促进等重点领域的投入水平。以保证政府投入的可持续性为目标，增强卫生筹资管理效率。形成合理的疾病费用分担机制，降低个人支出水平。

（二）加快推进公立医院改革

建立高效的政府办医体制，合理界定政府作为出资人的职责，切实履行政府对公立医院的领导、保障、管理和监督责任，加强对公立医院改革的组织领导，加大财政投入和保障力度，引导公立医院探索现代医院管理模式，加强对公立医院公益性和服务质量的监督。强化各级卫生计生行政部门对医疗卫生行业统一规划、统一准入、统一监管的职能，加强属地协调、区域联动，完善全行业管理机制。明确医院管理部门作为政府出资人代表的办医职责，理清医院管理部门与所办医院间的权责关系。积极推进公立医院法人治理结构改革，建立重大事项决策、执行、监督的权力运行机制。完善多方监管机制，在市属医院全面落实总会计师制度，财务信息社会公开制度、财务报告制度和注册会计师审计制度，强化社会监督，实行第三方专业机构评价落实。

改革公立医院运行机制。全面推进医药分开、价格调整、财政补偿、医保支付方式相互衔接综合配套的改革。按照属地原则全面推开公立医院医药分开。进一步理顺医疗服务比价关系，适当调高护理、手术、床位、诊疗和中医服务等项目价格，平稳降低药品、高值医用耗材、大型医用设备检查、治疗等项费用在患者医疗费用支出所占的比例。逐步建立以公益性和效益型为导向，涵盖公立医院服务质量、成本控制、学科建设、技术创新、患者满意度等方面的考核指标体系，建立与绩效考核挂钩的财政补贴奖励机制。引导和规范公立医院通过特许经营等方式与社会资本合作，发展和健全PPP操作方式，做好北京安贞医院、北京友谊医院等改革试点，积累经验，稳步推广。

（三）完善基层医疗卫生机构运行新机制

构建基层医疗卫生机构运行经费保障机制，通过服务收费和政府补助补偿政府办基层卫生机构运行成本。加大财政投入，对基本公共卫生服务予以保障，确保财政预算管理模式改革后，基层卫生机构经费保障水平不下降。其他基层医疗卫生机构按照承担政府委托服务项目的数量和质量实行购买服务机制。加强二级以上医院与基层医疗卫生机构用药衔接。提高基层医务人员高级职称评审比例，构建全科医生职称单独评审体系，完善基层医疗卫生机构绩效考核，研究探索全科医生按签约人数收取服务费、将家庭医生式服务与按人头付费措施结合等政策，形成工作量与薪酬挂钩的激励制度。贯彻落实《北京市关于加强村级医疗卫生机构和乡村医生队伍建设的实施方案》，加强村级医疗卫生机构建设与运行保障，建立乡村医生岗位管理制度。

（四）探索建立适合行业特点的人事薪酬制度

推动卫生计生事业单位人事管理制度改革，严控在京新设事业单位、新增事业单位编制。按照机构编制既要“瘦身”又要“健身”，原则上不再在京新增事业机构和编制，确需增加的，按照控制总量、盘活存量、优化结构、有减有增要求，通过部门内部挖潜或跨部门调剂等方式解决。创新公立医院机构编制管理方式，探索实行编制备案制。完善医师多点执业管理，多点执业医师达到1万人以上，研究探索护士向社会提供服务的方式。落实公立医院用人自主权，推行以聘用制度和岗位管理制度为主的事业单位用人机制，灵活用人，动态调整。完善公立医院院长选拔任用管理制度，探索建立职业化管理队伍，切实提升医院科学管理水平。对于公共卫生机构，建立健全编制标准，严格控制编制总量，合理调整编制结构，优化编制配置，保证事业发展需要。推动基层机构用人机制改革。按照国家关于公立医院薪酬制度改革的工作部署，结合北京市实际，及时研究实施方案，贯彻落实国家政策，完善公立医院绩效管理体系，推进医院内部分配改革，建立薪酬动态调整机制，建立符合医疗行业特点、体现激励约束机制的公立医院内部分配制度。探索建立基层医疗卫生机构绩效工资总额动态调整增长机制。

四、促进优生优育

（一）调整完善生育政策

坚持计划生育的基本国策，全面实施一对夫妇可生育两个孩子和延长生育假政策，确保户籍人口出生政策符合率达到99%以上，做好妇幼保健、生殖健康等公共服务配套。改善出生人口性别比，推动计划生育工作从“少生”逐步向“优生”、促进人口结构优化和素质提升方向转变。依法依规查处政策外多孩生育，坚持计划生育一票否决制。

（二）做好生育保障服务

实现卫生计生政策联动，根据生育政策调整实施后生育意愿变化和新增生育服务需求，扩大孕产妇和新生儿保健服务供给。取消计划生育证明作为入户前置的规定，充分利用信息化手段开展管理和服务，加大与公安、民政等部门的信息共享，依托全员人口信息系统和流动人口婚育证明电子化，推进生育登记服务制度，简化再生育办理，切实解决办证难问题。宣传科学生育观，引导转变生育行为。加强面向社会和重点人群的优生优育知识宣传教育，正确认识生育的社会价值，鼓励公民按政策生育。

专栏5 计划生育政策调整

①坚持计划生育基本国策，有序调整完善北京市计划生育政策，启动实施“全面两孩”政策，做好政策实施效果跟踪评估，合理配置卫生计生公共服务资源，提高出生人口素质，依法依规查处政策外多孩生育。2020年，户籍人口出生政策符合率大于等于99%。②改革完善计划生育服务管理，充分利用信息化手段开展管理和服务，宣传科学生育观，引导转变生育行为，鼓励居民按政策生育。2020年，户籍人口总和生育率达到1.6。推动流动人口基本公共卫生计生服务均等化。③完善计划生育家庭奖励扶助制度和计划生育特殊家庭扶助制度，加大政府对家庭发展奖励扶持投入，着力增进计划生育家庭发展能力。

（三）完善家庭发展服务

完善计划生育家庭奖励扶助制度和计划生育特殊家庭扶助制度，加强多层次计划生育利益导向政策体系建设，以奖扶政策城乡一体化为重点，加大政府对家庭发展奖励扶持投入，着力增进计划生育家庭发展能力，体现人文关怀和社会进步。

五、提升卫生计生人才和学科发展水平

（一）健全卫生计生人才培养机制

实施人才强卫发展战略，创新培养、吸引和使用人才的机制，打造一支具有核心竞争力和自主创新能力的高水平、多层次的医疗卫生人才队伍。加强政策协调，改善卫生计生人才的政策环境。完善人才培养体系，加大招才引智力度，拓宽人才引进培养渠道，努力建设人才高地，建立医学人才培养规模和结构与医药卫生事业发展需求有效衔接的调控机制，提高人才培养质量。完善毕业后医学教育制度，全面落实住院医师规范化培训，建立专科医师培训制度，全面推进社会化培训；进一步加强继续医学教育，探索以健康需求和专业需求为导向的继续医学教育模式，实现继续医学教育的全程规范化、系统化、人性化。健全基层卫生人才培养体系，整合教学资源，形成功能齐全的基层卫生人才培训网络。加大对高层次人才的支持力度，以人才培养项目、科研项目、师承教育为抓手，提升卫生技术人员科研和临床能力，促进高层次人才和现有人才队伍的融合，更好地发挥高层次人才的示范、引领作用。加强分类指导，统筹推进高素质现代管理；临床医师、护士、药师，基层人才，公共卫生，康复护理，中医药等各类人才队伍的协调发展；逐步建立合理的人才分布格局。加大儿科、产科、精神卫生、老年、康复、管理等紧缺学科人才培养。

（二）提升科技创新能力和水平

依靠科技兴卫，推进医学科技创新体系建设。利用北京科研、人才资源丰富的优势，建立多层次公共研发平台，促进产学研合作。把握科技前沿领域的发展趋势，以生物、信息、材料、工程、纳米等前沿技术发展为先导，加强多学科交叉融合，大力推进前沿技术向医学应用的转化，大力发展精准医疗和转化医学，进一步提升危急重症和疑难杂症的诊疗水平，大力发展科技成果转化中介，搭建医疗机构、科研单位、生产企业之间的多渠道桥梁，促进产业化发展。推进科技创新体制机制改革。在科技经费管理、提高人员费比例、科技成果使用处置收益权改革、科研活动管理制度等方面加强研究，形成充满活力的科技管理和运行机制。全力打造区域优势学科、特色学科集群。按照“区有优势、院有重点、科有特色、人有专长”的学科建设发展思路，做好学科发展规划。形成在国内居于领先地位的优势学科和特色学科集群。发挥品牌学科、特色学科建设的带动作用，整体提升区域内学科发展实力和建设水平。重点开展个体化诊疗、干细胞与组织工程、结构生物学、认知神经生物学、数字化医疗、分子医学影像、基因治疗、新型生物医用材料、纳米医学、生物芯片等新型诊疗技术研究，推动医疗技术向个体化、微创化等惠民方向发展。继续深入实施“十大疾病科技攻关与管理”，围绕病毒性肝炎、艾滋病、结核病、新发突发传染病、呼吸系统疾病、心脑血管病、糖尿病、恶性肿瘤、精神分裂症和情感障碍、慢性肾脏病、脊柱和关节病等十大类疾病，开展提升重大疾病综合防控能力的关键技术研究，加强重大创新成果惠民应用。统筹临床研究资源，促进融合发展，加大联合攻关和协同创新力度，实施学科追踪发展战略，紧密跟踪国内外医学领域最新发展的前沿，在常见、多发病和疑难危重疾病的临床研究上取得突破性进展，形成一批诊疗新技术、新方案和新成果，显著提升诊疗技术研发水平和科技创新能力。创建区域内疾病诊疗技术推广应用平台，形成临床诊疗规范和技术标准并推广应用，整体

带动医疗技术水平的提升。重视发展卫生计生软科学和管理政策研究，建设高水平的智库，围绕医药卫生体制改革和计划生育政策以及公共健康等开展学术研究交流和传播，为促进科学管理与决策以及卫生计生事业科学发展发挥更大作用。积极创造条件，建设转化医学中心。整合必要的研究资源，论证成立北京医学科学院的必要性与可行性，发挥首都医学科研资源丰富的优势。

深化国际合作，加强与“一带一路”沿线和周边国家卫生交流与合作，提高我国和沿线国家国民健康水平，分享北京市医疗卫生领域成功经验；开展系统设计，出台相应配套措施，统筹京津冀医疗卫生协作资源，与国际一流专业资源对接，开展务实合作；着眼于国家战略，打造一支能够快速有效应对和参与国际卫生事务的高水平公共卫生防控和医疗救治队伍；提高国际和港澳台合作水平，统筹安排重大国际和港澳台合作项目，实施项目全流程管理；全面建立健全外事管理和资源共享机制，加强在京WHO合作中心管理和组织协调工作。

（三）传承创新发展中医药

进一步完善中医药服务体系，建设中医医学中心、中医药专科专病诊疗中心、中医药传统技术示范中心、中西医结合会诊中心、中药临方调配中心。打造中医区域医疗中心。开展社区中医馆全覆盖项目，推进基层中医药服务能力持续提升。制定并实施区域中医药发展规划，推进京津冀中医药专科病房和名老中医药专家学术传承工作室分站建设，促进中医药区域协同发展。建立北京中医药科研评价中心，成立首都中医药科技创新驱动联盟，构建中医药技术交易平台，健全技术流转交易机制。优化中医和中西医结合重点学科布局，强化薄弱学科建设。打造中医药人才培养高地，构建中医药立体人才体系和中医药人才职业生涯教育体系，加强中医药传承人制度建设。建立北京地区中医药综合信息数据库，收录整理历代医家医案、技术方法和诊疗经验，总结中医药学重大学术创新规律，加强中医药传承内涵建设。加强中医药科技创新人才的培养与引进，建立领军人才—团队—基地一体化管理体制和机制，建立定向培养、按需培养、持续培养的基层人才培养机制，实现社区卫生服务中心中医师覆盖率100%，力争中医门诊量占全市门诊总诊疗人次的比率不低于30%。完善中医药文化推广体系，做好中医药非物质文化遗产保护传承工作，建设中医药博物馆、展览馆等一批中医药文化机构，促进中医药文化资源的保护性开发。促进中医药文化的创意转化、科技提升和市场化运作，稳步提升中医药文化产业规模。加强中医药产业品牌建设与推广。打造中医药国际交流中心，做好国际服务贸易试点工作，建设欧洲中医药促进中心，打造首个欧洲中医病房和首个欧洲公办大学中医研究生学位教育。打造符合中医药行业特点的中医药数据中心。建立健全中医药健康服务业的监管体系。

专栏6　建设中医药五大中心

落实国务院《中医药健康服务发展规划（2015—2020年）》和《中医药发展战略规划纲要（2016—2030年）》，突出中医特色，着力实施“五大中心、区域发展、行业治理”三大战略，着力建设好首都中医药“政策机制、综合服务、行业监管、开放发展”四大体系，把首都建成全国中医药“技术发展、科技创新、人才、文化和国际交往”五大中心。建立跨领域、跨产业、跨学科的中医药技术交易与发展平台，不断提升首都中医技术配置能力和输出能力。整合中医药文化资源，完善中医文化推广体系，巩固首都中医药文化中心的地位。加快中医药科技创新供给侧改革，优化中医药科技创新市场环境，完善中医药科技创新需求管理，不断提升北京作为中医药科技创新源的辐射力。系统性完善中医人才基层培训、高层次培养、国际化培训和名医代传体系，将首都建成全国中医人才培养和输出中心。创新中医药对外交流与合作机制，提升中医药国际贸易水平，塑造北京中医药国际交流品牌，形成国际化的中医药医疗、保健、科研、教育、产业、文化“六位一体”发展新格局。

（四）提升卫生信息化水平

加强互联互通的信息化体系建设。建立“行业统筹、属地管理、单位负责、社会参与、多方监督、标准安全、互联互通”的人口健康信息化建设管理模式。深化公共卫生、计划生育、医疗服务、医疗保障、药品管理、综合管理系统建设和应用。加强医院及基层医疗卫生信息化建设。实现健康卡（北京通基本卡）对北京地区全人群的融合应用。加强北京市人口健康信息平台建设，市、区两级平台建成率达100%（不考虑行政区划变动）。依托质控管理，整合相关业务信息系统及信息库，建成北京地区人口健康基础信息库。依托覆盖全市的卫生信息网络和各级信息平台，促进医疗机构之间，市、区之间，市与国家、京津冀及相关部门之间人口健康信息协同。建立互联网+健康医疗应用的安全防御体系，建立和完善各项网络和信息安全制度。提升信息应用水平。推进互联网+新技术人口健康大数据惠民应用，支撑基于医联体的分级诊疗。建设北京地区人口健康信息专业云，探索医疗健康大数据应用成果转化。支撑医学检验、检查和影像结果互认，支撑跨院诊疗业务协同。支撑医疗卫生信息化创新应用。

专栏7　互联网+新技术首都人口健康大数据惠民应用

在国家京津冀大数据应用产业化框架下，依托转化医学中心和三地省级人口健康信息平台，发挥顶尖医学学科、高新技术研发和相关产业、三地庞大诊疗个案信息量优势，推进互联网+新技术人口健康大数据惠民应用。①2018年底前建成北京市、区两级人口健康信息平台和覆盖全市的信息网络。2020年实现市、区之间，医疗机构之间，北京与国家、与天津河北之间医疗卫生信息互联互通。②2018年底前实现健康卡（北京通基本卡）全人群融合应用的全覆盖。2020年建成北京地区人口健康信息基础数据库。③加强市级关键信息化基础设施的网络和信息安全防护。④建立京津冀医疗专科信息云，开展研究试验。

六、推动京津冀卫生计生事业协同发展

（一）加快非首都功能疏解

落实非首都功能疏解战略部署，合理规划医疗卫生资源，形成与人口分布和居民医疗卫生服务需求变化相适应的资源布局。实施规划、发展改革、卫生计生部门联动，严格落实产业禁止和限制规定，扭转优质医疗卫生资源过于向中心城区集中的状况。首都功能核心区不再批准建立设置床位的医疗机构，不再批准增加医疗机构床位和建设规模。五环路以内禁止新建综合性医疗机构，不再批准增加政府办综合性医疗机构床位总量。规划一批重大建设项目，引导中心城区医疗卫生机构以整体迁建、建设分院等方式向郊区、新城和医疗资源匮乏的大型居住区转移，同时压缩原址医疗规模。建成天坛医院、朝阳医院、同仁医院等新院区，推进友谊医院、市中医医院、市口腔医院等新院区建设，启动北京儿童医院、北京妇产医院、北京市疾控中心、北京卫生职业学院等新址勘选工作。严格控制公立医院规模扩张，市级以上新建公立医院单体最大床位规模不超过1500张，区办公立综合医院最大床位规模不超过900张。进一步明确不同等级类别公立医院功能定位。充分调动医疗机构和医务人员参与非首都功能疏解积极性，适当提高疏解单位专业技术职称结构比例标准，在工作和住房条件等方面给予倾斜。

专栏8　优化医疗机构空间布局

“十三五”期间，严格落实《北京市卫生和计划生育委员会北京市发展和改革委员会北京市规划委员会北京市中医管理局关于优化卫生机构空间布局的通知》（京卫规划〔2015〕32号），对驻地全部医疗卫生机构严格落实禁止和限制要求。①严格控制首都功能核心区医疗机构建设，不再批准建立设置床位的医疗机构，不再批准增加医疗机构床位总量和建设规模。②严格控制五环以内综合医院建设。③从严把握二级以上（含二级）政府办中医和专科医院建设。④引导社会办医疗机构向医疗资源薄弱地区发展。⑤推进公共卫生机构优化布局。

“十三五”时期，通过整体迁建、建设分院等方式引导中心城区医疗卫生机构向郊区、新城和医疗资源匮乏的大型居住区转移，并压缩原址医疗规模。同时，严格控制公立大医院扩张规模，市级以上公立医院单体最大床位规模不超过1500张，区办公立综合医院最大床位规模不超过900张。

（二）推进北京城市副中心建设

统筹规划京津冀协同发展、非首都功能疏解和北京城市副中心建设，在承接中心城区优质医疗卫生资源疏解项目的同时，着力提升北京城市副中心医疗卫生服务体系建设和能力建设，形成与北京城市副中心功能定位相匹配的卫生计生服务网络。推动北京安贞医院通州院区、北京友谊医院托管通州新华医院、东直门医院通州院区、首都儿科研究所通州院区等项目建设。通过市、区两级共管等机制创新，加强市级医院对通州区部分二级医院的技术和管理支撑，构建由不同层级医院和基层卫生机构共同组成的比较完备的服务体系。鼓励社会力量参与北京城市副中心卫生计生事业发展。将北京城市副中心打造成卫生计生改革发展示范区。优化北京东部地区卫生计生资源配置，加强与河北、天津接壤地区机构的分工协作，逐步实现优势互补、错位发展，努力缓解京外患者对核心区医疗服务供给的压力。

（三）推动京津冀协同发展

打破行政区划制约，构建京津冀卫生计生事业协

同发展工作机制。加强三地医疗合作，探索跨区域医联体建设，推进异地报销政策并与分级诊疗制度相衔接，探索医保协同机制，实现三地社会医疗保险关系转移接续。推进京津冀流动人口卫生计生基本公共服务均等化。加强基层卫生合作，建立基层医务人员交流机制，逐步缩小服务差距。建立区域内医保患者跨省市就医费用核查及结报机制。加强医疗服务区域合作。建立健全区域内双向转诊和检查结果互认制度。研究制定医师电子化（区域化）注册方式，推进执业医师多点执业和医疗人才流动，推进区域检验检查结果互认。加强三地药品耗材集中采购政策协调，建立三地资质审核互认，招标价格信息共享通报机制。建立区域内分级诊疗、双向转诊机制。创建区域化采供血保障体系，建立采供血协调联动机制。加强妇幼保健合作，搭建区域内妇幼健康服务机构交流合作平台，建立妇幼保健信息互通、人员交流、技术协作机制。加快区域卫生健康信息一体化建设。深化区域间远程医疗、预约诊疗、采供血、疾病控制、卫生应急、卫生计生监督、执业医师（护士）注册信息共享、食品安全注册备案以及生育服务等业务信息化应用，提高信息协同水平。做好冬奥会保障工作，改造升级延庆赛区定点医院，支持市属医院在张家口设立分院，加大对延庆赛区、张家口赛区医疗机构和人员的支援培训力度，提升山区医疗服务能力。加强与唐山（曹妃甸）医院、廊坊燕达医院等重点地区和重点医院的合作。统筹三地资源，促进医养结合。加强卫生计生管理干部和专业技术人才交流。建立区域内卫生计生人才培养和协同创新协调机制。三地互认继续教育证书、学时。加强京津冀卫生计生发展智库建设，促进优势学科和高层次人才的科研合作与交流。促进区域内健康服务业发展，适应居民多样化多层次需求，助力经济结构调整。

七、着力提升居民满意度

（一）完善医疗保障制度

稳步提高医疗保障的覆盖范围，确保医疗保障制度的全人群覆盖率稳定在98%以上。逐步缩小不同医疗保险制度间的筹资差距，不断提高政府对医保的投入水平，研究建立政府补助标准科学调整机制，逐步建立稳定长效的筹资机制，增强资金抵御风险能力。推进医保支付方式改革，在医保基金总额预算管理模式下，建立以按病种付费为主，按人头付费、按服务单元付费为辅的复合型付费方式，逐步减少按项目付费。不断优化完善医保总额控制相关政策，在全市公立医院推行按DRGs付费方式改革。落实国务院《关于整合城乡居民基本医疗保险制度的意见》，实现城镇居民基本医疗保险和新型农村合作医疗制度融合，努力推进市级统筹。按照分级诊疗工作要求，及时调整完善医保政策。完善不同级别医疗机构的医保差异化支付政策，适当提高基层医疗卫生机构医保支付比例，对符合规定的转诊住院患者可以连续计算起付线，促进患者有序流动。发挥医疗保险对医疗服务供需双方的引导作用和对医疗费用的控制作用，建立和完善医保方对医疗服务提供方的激励约束机制。支持发展商业健康保险，满足多层次的健康保障需求。加强改革工作的技术指导和人员培训。完善医疗救助制度，保障弱势人群，重点解决低收入、经济困难、大病人群的因病致贫问题，健全重特大疾病医疗保险和救助制度，筑牢医疗保障底线。

（二）提升卫生计生服务便利性

优化卫生计生服务流程，进一步方便群众获取卫生计生服务的便利性。充分利用互联网+医疗技术手段，大力推行实施预约挂号、网上信息查询及咨询、网上办理计划生育业务、远程医疗等服务。2016年，市属医院在全行业率先开展非急诊全面预约挂号工作，除电话、网络、现场自助机等方式外，增加微信、APP等移动方式预约挂号服务，通过社区转诊预约、院内诊间转诊预约和复诊预约等多种方式，构建公平有序就医环境。2020年，二级以上医疗机构全部开展预约挂号工作；整合远程医疗服务资源，建立全市分级诊疗平台和会诊中心，支撑远程诊疗、双向转诊，2020年，医联体核心医院全部开展远程医疗服务；加强院内院外诊疗智能化服务，提高服务的便利性和可及性，方便患者就医诊疗，提高享受生命全周期健康服务的获得感。

（三）保障居民药械使用合理安全

加强药品供应保障体系建设。进一步完善医疗机构用药政策，推行药品阳光采购。按照有利于破除以药补医机制、降低药品虚高价格、预防和遏制腐败行为、推动药品生产流通企业整合重组的原则，提高医疗机构在药品采购中的参与度。公开公立医疗机构采购品种、采购价格、采购数量和药品调整变化情况，确保药品采购各环节在阳光下运行。提升药物安全合理使用水平，严格控制抗生素的使用。严格控制北京市公立医疗机构大型医用设备配置数量，并按照医疗机构的属性、级别、地域不同，对大型医用设备总体规划数进行分配；整体提升医疗器械使用管理水平，加强大型医用设备使用情况监管，合理配备医技人员数量，提高设备安全与合理使用水平。

专栏9　药品阳光采购

药品阳光采购通过“一个平台、价格联动，两个转变、公开透明，三医联动、量价挂钩，四个目录、分类采购”等措施，进一步保障临床需求，构建公开公平的药品购销体系。

一个平台、价格联动。阳光采购坚持全市一个采购平台，所有公立医疗机构的在用药品全部在政府搭建的平台上实行网上采购。以全国省级药品集中采购最低价和全市医疗机构实际采购价为重要参考价格，实现药品价格的动态联动、实时预警。

两个转变、公开透明。政府职能将加强在药品采购中的监督管理，采购平台也将逐步增加服务功能、方便购销双方。阳光采购还将通过“四公开”，即公开公立医疗机构采购品种、公开采购价格、公开采购数量、公开药品调整变化情况，确保药品采购各环节在阳光下运行。

三医联动、量价挂钩。在推进医保支付制度改革、医疗服务价格调整、医药分开等综合配套措施框架下，进一步提高医疗机构在药品采购中的参与度，鼓励医联体、医院集团联合采购。通过医疗机构组成的各种联合体带量采购、协商回款时间等措施，确认成交结果，实现量价挂钩。

四个目录、分类采购。根据临床用量和市场供应情况，将药品分为《北京市医疗机构竞价谈判药品目录》《国家谈判药品目录》《短缺药品目录》《低价药品目录》，并实行分类采购。

八、促进治理能力和治理体系现代化

（一）完善卫生计生法规制度

完善卫生计生法律法规体系，积极抓好《北京市控制吸烟条例》《北京市集中空调通风系统卫生管理办法》等地方性法规规章的落实。积极推动《北京市院前医疗急救服务条例》立法工作，保障公众急救权益。落实《北京市人口与计划生育条例》并开展配套地方政府规章修订工作，为全面两孩政策平稳落地提供法制保障。根据国家立法进程，适时启动《北京市发展中医条例》等地方性法规修订工作。健全以需求为导向的标准立项机制，加强在公共卫生、医疗卫生、卫生信息等重点领域的标准研究和制定，建立健全地方卫生标准数据库，推进卫生标准管理制度化。

（二）深化行政审批制度改革

落实“先照后证”制度改革。明确“先照后证”制度改革后续审批事项的监管职责，健全配套监管制度，加强部门协作，防止出现监管缺位，切实维护首都公共卫生、医疗卫生市场秩序。推进决策、执行、结果及管理服务全过程公开。健全行政许可、行政处罚、行政征收、行政检查等行政管理事项清单动态管理机制。建立和完善行业负面清单制度。推进监管情况公开，加大监管结果公开力度，探索推行行业管理“黑白名单”制度，发挥市场机制作用。推进“互联网+政务服务”。推行网上审批，规范审批行为。推进政务公开内容标准化。继续取消、调整、下放卫生计生行政审批事项，做好市、区两级卫生计生行政审批事项取消、下放和保留情况的公开。推进卫生计生政府数据的开放利用。

（三）强化卫生计生行业宣传

健全新闻宣传体系。着眼构建宣传口径统一、媒体协调顺畅、行业共同参与的卫生计生大宣传格局，积极推进全方位、多层次、高效率的新闻宣传体系建设。积极拓宽新兴媒体领域，完善新闻宣传基本制度建设，充分发挥行业媒体作用，加强与行业报刊、网站等合作，掌握舆论主动权，弘扬正能量。打造高素质的宣传队伍，掌握卫生计生新闻宣传的话语权、主导权和主动权，发挥北京人才聚集优势，切实加强“专家咨询、网络大V、媒体记者、行业宣传、基层卫生计生宣传骨干”五支队伍建设。做到政策宣传、健康教育、咨询服务、重大工作部署相结合，提高卫生计生政策社会知晓率；继续开展“十个优秀卫生计生先进单位典型”“百名优秀卫生计生先进个人典型”“首都十大健康卫士评选”等表彰和宣传活动，积极培育卫生计生行业核心价值观。针对医师多点执业、医疗质量、医患纠纷、计生政策调整等卫生计生领域群众关心的热点问题开展宣传教育活动，及时传达政策信息，合理引导舆论导向，为卫生计生工作创造有利的舆论支撑环境。

（四）发挥行业社会组织作用

充分发挥行业社会组织作用。激发社会组织活力，理顺政府和社会组织的关系，推进社会组织明确权责、依法自治、发挥作用。加强行业社会组织建设，加强行业自律，强化行业组织成员之间横向联系，提高自我管理、自我服务水平。强化行业社会组织监管职能，尤其是在医疗机构对医疗技术的应用方面，建立健全医疗质量管理体系。鼓励行业社会组织开展学术研究与交流，通过多种形式提高组织成员的管理水平和业务能力。适合由社会组织提供的卫生服务事项交由社会组织承担，充分发挥行业协会组织的纽带作用，建立政府、医院、患者之间的沟通协调机制。支持和发展志愿服务组织，重点培育和优先发展城乡社区卫生服务类组织。

（五）推进政风行风廉政建设

建立健全工作制度，形成常态化治理机制。坚持全面从严治党、依规治党，严明政治纪律和政治规矩。落实中央八项规定精神和市委实施意见，坚决查纠违反“九不准”规定行为，坚决遏制腐败蔓延势头，加强和改进信访案件工作。进一步加强和完善卫生计生行风建设责任制。坚定不移地推进卫生计生系统反腐倡廉建设，进一步治理医药购销领域商业贿赂，严肃查处违法违纪行为，推进构建和谐医患关系，营造风清气正的行业环境。

（六）加强卫生安全管理（监管）能力建设

按照党政同责、一岗双责、失职追责要求，严格落实中央和北京市关于“管行业必须管安全”等原则规定，大力加强卫生计生系统的安全生产和治安保卫工作，牢固树立预防为主方针，加强对医疗卫生、计划生育机构安全生产和保卫工作的指导，配合公安、消防、安监、质监部门，督导医疗卫生和计划生育技术服务保障机构依法履行安全生产、治安保卫的主体责任，努力实现卫生计生系统安全稳定。

第四章　切实保障规划有效实施

做好“十三五”时期卫生计生工作，贵在科学谋划，重在严格落实。为确保规划目标的全面实现，必须多措并举、坚决有力地推动规划实施。

一、强化规划实施的组织领导

成立由市卫生计生委主要领导担任组长的规划实施领导小组，对规划所涉及的重点任务和重大项目进行分解，确保责任落实到部门、单位。强化全行业属地化管理，充分利用首都医药卫生协调委员会的平台，开展与国家相关部门、军队和武警，以及与市政府各职能部门和各区之间的沟通合作，为规划落实创造有利条件。加强市级层面规划对区和卫生计生单位规划的指导作用，确保形成共识、工作一致，同向合力。各区、各单位应在本规划指导下，编制“十三五”时期发展规划，并在区政府审议通过之前，提交市卫生计生委进行预评价，确保与市级规划在内容和指标方面做好对接。同时，各区、各单位要成立得力领导工作体系，保障规划落实。加强规划宣贯力度，在全行业、全社会组织开展一系列宣贯活动，提高规划内容知晓率和全社会参与度。鼓励社会团体、企业和其他社会组织共同参与卫生计生事业发展。

健全基层卫生计生管理体系，加强卫生计生管理队伍建设，强化街道、乡镇卫生计生管理职能，有条件的可设置卫生计生管理科，在村委会和居委会建立公共卫生委员会，加强组织动员和协调，广泛听取民意，促进公共参与和社会治理。

二、拓宽卫生计生事业投入渠道

完善以政府为主导的多元卫生投入机制。根据经济发展和居民健康需要需求，不断加大公共投入。加强卫生计生资金使用监管，确保卫生计生资金得到有效统筹使用。“十三五”时期，为落实京津冀协同发展和非首都功能疏解，一批重大建设项目将相继启动，要大力鼓励社会力量参与卫生计生事业发展特别是非首都功能疏解重大项目建设。鼓励社会力量按《慈善法》规定，对卫生计生事业进行慈善公益捐赠，壮大卫生计生事业。探索特许经营、PPP模式、政府基金平台等创新性途径，激励社会力量在卫生计生事业发展中发挥更大作用。

三、加强区域协同发展

加强京津冀协同规划与发展。在国家卫生计生委指导下，与天津、河北共同参与编制和落实京津冀医疗卫生协同发展规划。在京津冀三地卫生计生合作框架协议的基础上，构建常规合作机制，形成三地在资源配置、改革举措、政策执行等多个领域的经常性有效互动。设立京津冀卫生计生事业发展联席会议制度，三地卫生行政部门定期就重点工作进行沟通研讨，达成共识，有序推进。加强与唐山（曹妃甸）、张家口等签署对口合作协议的重点地区的交流互动，跟踪评估合作举措的效果，并根据工作需要适时进行调整充实和完善。

四、加强监测评价

加强对规划实施过程和效果的监测评价。根据规划执行进度开展中期和末期评估，形成评估报告并上报市政府。将规划中涉及的重点任务和政策措施与市政府折子工程相结合，以规划为指导开展重大项目建设，确保责任落实到位。将市、区两级规划监测评估密切结合，实现信息共享。加强指标监测，提高信息透明度。对核心指标要进行年度监测，及时发布核心指标年度监测结果和“十三五”规划实施效果评价信息，加强公众和媒体监督，提高居民对规划实施评价的参与度。调整规划监测评估视角，增加居民切身感受和社会第三方评价。继续实施事业发展绩效综合评价，调动各方面积极性，尤其是落实各区政府责任，保证卫生计生事业按照科学规律和正确方向实施科学发展，持续提高居民健康水平，促进健康公平。

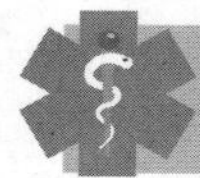

北京市“十三五”时期健康北京发展建设规划

一、工作回顾

《健康北京“十二五”发展建设规划》是第一个北京健康城市发展建设规划，该规划从健康社会、健康环境和健康人群三个方面为核心，全面开展了促进居民健康、强化公共卫生、提升医疗服务、优化生活环境和加强行政监管五个方面建设工作，取得了积极成效，为北京建设成为具有国际水准的健康城市打下基础。

（一）健康北京发展环境不断优化

“十二五”期间，政府主导、部门协作、社会组织推动、全民共同参与的健康北京工作格局得到初步确立。习近平总书记在视察北京时明确了北京作为全国政治中心、文化中心、国际交往中心和科技创新中心的“四个中心”战略定位，强调要将北京建设成为国际一流和谐宜居之都。和谐、宜居是健康城市的重要内涵，国际一流和谐宜居之都与健康北京的发展理念契合、发展方向一致。在此背景下，健康北京工作得到全社会的高度重视，支持健康北京发展的环境条件不断优化。

（二）健康北京政策体系日趋完善

“十二五”期间，全市先后颁布了《北京市食品安全条例》《北京市大气污染防治条例》《北京市控制吸烟条例》《北京市居家养老服务条例》等法规，实施了《北京市全民健身实施计划（2011—2015年）》《北京市2013—2017年清洁空气行动计划》《北京市关于促进健康服务业发展的实施意见》《北京市关于进一步加强新时期爱国卫生工作的实施意见》《关于进一步加强首都环境建设的工作措施》等政策，与健康城市建设相关的法规、政策体系日趋完善，有力地推动了健康北京工作。

（三）健康北京环境建设成效显著

“十二五”期间，全市林木绿化率达到59.0%，人均公共绿地面积达到15.9平方米；空气细颗粒物（$PM_{2.5}$）年均浓度较2012年累计降低15.8%；全市垃圾资源化水平不断提高，生活垃圾无害化处理率达到99.8%以上；污水处理能力由398万立方米/日提高到672万立方米/日，比“十一五”末增加68.8%。

覆盖城乡居民的社会保障体系日趋完善，基本养老、医疗、失业、工伤、生育保险参保人数比“十一五”期末分别增长了41.7%、34.6%、36.5%、16.7%和146%。全市市容市貌、交通出行进一步改观，城市应急管理及灾害预警预报能力进一步提高，全民受教育水平、健康休闲、养老服务产业得到较大发展。

（四）全市居民健康水平稳步提高

“十二五”期间，全市100%的街道（乡镇）、有条件的社区和100%的行政村建有体育设施，健身活动广泛开展；全民健康知识传播网络不断完善，居民健康知识知晓率达到73.7%；公共场所吸烟人数比例已从11.3%下降到3.8%；经常参加体育锻炼人数比例达到49.8%；居民具备健康素养比例达到28.0%，远高于全国9.79%水平。全市户籍人口期望寿命达到81.95岁，婴儿死亡率2.42‰，孕产妇死亡率8.69/10万，基本实现了人人享有基本医疗卫生服务。

二、形势分析

（一）面临挑战

1. 健康服务的供求压力依然存在 2015年末，全市常住人口2170.5万人，比上年末增加18.9万人，人口数量进一步增大。在当前经济新常态的背景下，医疗健康公共服务的提供相对于居民广泛而迫切的需求来说明显不足，与此相关的社会卫生费用支出、个人医疗负担的压力仍然较大。截至2014年底，北京常住老年人口已接近常住总人口的15%，老龄化程度仍在加深，养老和为老服务需求快速上升。健康期望寿命与期望寿命差距达到20岁上下，慢性病尤其是恶性肿瘤和心脑血管疾病已成为制约全市居民生活质量的重要影响因素。另外，外省市患者进京看病就医的人数持续增长，卫生资源结构性失衡，医疗资源布局结构不合理等问题仍然制约着健康服务水平的提升。

2. 影响健康的环境问题依然严峻 “十三五”时期是全面建成小康社会的决胜阶段，也是北京市落实首都城市战略定位、加快建设国际一流和谐宜居之都的关键阶段，面对2020年全市常住人口总量2300万、城六区常住人口比2014年下降15%、地区生产总值和城乡居民人均收入比2010年翻一番的目标，北京市在大气污染治理、垃圾处理、水资源、食品安全、交通、市政市容、园林绿化等健康支持性环境的建设方面仍存在很多问题，严重影响着市民的健康水平，并已成为困扰北京城市发展的重要因素。

3. 居民健康素养水平依然偏低 北京市面临着居民消费结构转型升级、人口老龄化加快、多重疾病威胁并存、多种健康影响因素交织等深刻变化，正处在“以疾病治疗为中心”向“以健康促进为中心”转变之中，迫切需要提升居民健康素养以应对这种变化。目前北京市居民健康素养水平为28.0%，与发达国家相比明显偏低，许多人缺乏自我保健意识和能力，吸烟、酗酒、营养过剩等不健康生活方式普遍存在。

（二）发展机遇

1. “健康中国战略”为健康北京增添发展动力 党的十八届五中全会将健康中国建设上升为国家战略。国务院印发了《关于进一步加强新时期爱国卫生工作的意见》，明确各地要“探索开展健康城市建设”。这表明，健康城市建设进入全面启动阶段，对已经开始的健康北京建设带来了重大发展机遇。把北京建设成为国际一流的和谐宜居之都，既是中央对北京的要求，也是作为首善之都的责任和义务。

2. 京津冀协同发展为健康北京带来战略空间 随着非首都功能的分散和疏解，社会公共服务在京津冀范围内进一步优化布局，有助于满足京津冀群众就近享受公共服务的需求，进而促进京津冀三地健康城市的协同发展。这为改善首都城市健康环境，调整产业结构，有效治理大气污染、交通拥堵、水污染与水资源缺乏等影响人们健康的“城市病”提供了保障。

3. 新技术手段拓展健康北京发展领域 在互联网+时代，基于互联网的，以“大数据”“云计算”“移动互联”等为代表的新概念和新应用层出不穷，传统行业通过互联网实现了在线化、数据化，医疗健康领域也不例外。网上医院、健康管理移动终端等为医疗健康资源分配、远程医疗、健康生活指导提供了新的技术手段。互联网+为“十三五”时期的健康北京工作提供了新的视角与领域，北京应顺应新趋势，积极推动移动互联技术在健康城市领域的应用与发展，打造富有首都特色的“互联网+健康管理”体系，促进健康北京的发展。

三、指导思想与发展目标

（一）指导思想

以党的十八大和十八届三中、四中、五中全会及习近平总书记系列重要讲话精神为指导，牢固树立并切实贯彻“创新、协调、绿色、开放、共享”的发展理念，深入实施健康中国战略，坚持“将健康融入所有政策”的原则，以保障和促进人民群众健康为出发点，通过全社会的共同努力，营造健康环境，优化健康服务，构建健康社会，提高全市人群健康水平，促进城市建设与人的健康协调发展，为北京建设国际一流的和谐宜居之都、率先全面建成小康社会提供有力保障。

（二）基本原则

坚持以人为本，将健康融入所有政策。将人的健康作为社会经济发展的决定性因素，改善健康环境，完善健康设施，促进健康服务的公平和可及，将健康理念融入城市规划、建设及管理的所有政策。

坚持政府主导、社会共治的建设方式。完善多部门统筹协调机制，鼓励动员全社会尤其是社区、单位、家庭和个人参与健康城市建设活动，促成广泛参与的良好氛围。

坚持首都城市功能定位和京津冀协同发展。促进区域健康协调发展，有序疏解非首都功能。进一步改善卫生设施、环境面貌、居住条件和生活保障，全面推动健康管理和健康服务均等化。

坚持科学规划理念，持续推进健康北京工作创新。结合各区发展实际和经济社会发展目标，从地方实际出发，科学编制各区健康城市规划。确定各区健康城市培育重点，创造区域特色，循序渐进持续推进健康北京工作。

（三）发展目标

通过广泛开展健康北京建设，城市基础设施水平全面提升，城乡环境条件明显改善，影响健康的主要因素得到有效治理，居民健康生活方式广泛普及，人均期望寿命稳步增长，全民健康水平明显提高，健康城市建设水平位居全国前列。

序号	指标	单位	目标	属性
1	人均期望寿命	岁	≥82.4	预期性
2	5岁以下儿童死亡率	‰	≤5	预期性
3	孕产妇死亡率	1/10万	≤11	预期性
4	居民健康素养水平	%	≥40	预期性
5	成人吸烟率	%	≤20	预期性
6	四类慢性病过早死亡比例	%	30左右	预期性
7	中医馆社区建设覆盖率	%	100	约束性
8	平均院前急救呼叫反应时间	分钟	城区≤15 郊区≤20	约束性
9	居民电子健康档案规范化建档率	%	≥80	预期性
10	药品抽验合格率	%	>99	约束性
11	重点食品安全监测抽检合格率	%	>98	约束性
12	人均体育场地面积	平方米	≥2.25	约束性
13	国民体质监测合格率	%	≥93	约束性
14	经常参加体育锻炼的人数	万	≥1000	预期性
15	每千名老年人拥有养老床位数	张	40	预期性
16	城市市政供水合格率	%	100	约束性
17	农村饮水卫生合格率	%	≥90	约束性
18	全市污水处理率	%	>95	约束性
19	细颗粒物（$PM_{2.5}$）浓度下降	%	达到国家要求	约束性
20	环境卫生指数		8.9	预期性
21	生活垃圾无害化处理率	%	>99.8	约束性
22	二类以上公厕比例	%	≥46	约束性
23	森林覆盖率	%	44	约束性
24	人均公园绿地面积	平方米	16	约束性
25	中心城绿色出行比例	%	75	预期性
26	中心城路网拥堵指数		≤6.3	预期性
27	年万车交通事故死亡率	%	1.62	约束性
28	新增劳动力平均受教育年限		>15	预期性
29	城镇登记失业率	%	<4	预期性
30	单位地区生产总值生产安全事故死亡率降低	%	20	约束性

四、主要任务

（一）培育健康人群

1. 实施健康素养提升行动 落实国家卫生计生委《全民健康素养促进行动规划（2014—2020年）》工作要求，继续完善“健康北京”主流媒体和新媒体的宣传机制，营造健康文化氛围；加强市级健康科普团队建设，提高科普能力，形成以科普专家为核心的政府主渠道健康知识传播网络；全面推广全国健康促进区建设，以“将健康融入所有政策”为重点，倡导健康促进理念，建立健康促进管理协调机制，结合区域实际开展健康促进区的建设。到2020年，力争全市有4～5个区成为全国健康促进区，全市居民健康素养水平由目前的28.0%提高到40%。

2. 实施全民健身普及行动 完善城乡公共体育健身设施建设，打造以15分钟健身服务圈为基础的全民健身设施格局；以“一区一品”群众体育品牌活动为主导，推动以“三大球”和健身步道为主体的全民健身专项活动场地及社区体育健身俱乐部建设，打造具有一定影响力的国际化、城市化、区域化全民健身品牌活动；加强京津冀三地体育交流，促进群众体育与文化传承、休闲旅游的融合；加强科学健身指导，开展经常性体质测定工作，推广实施《国家体育锻炼标准》和体质促进项目；发挥社会体育指导员的作用，加大志愿服务宣传力度。到2020年，人均体育场地面积达到2.25平方米，经常参加体育锻炼人数达到1000万。具备开放条件的学校体育场地设施向社会开放率不低于70%。

3．实施健康场所建设行动 以制定实施健康策略、提供健康服务、营造健康环境为主要工作内容，继续做好健康社区、健康促进示范村、健康示范单位、健康促进医院、健康促进学校等健康促进项目建设，及时总结推广典型经验，提高社会参与程度；广泛开展无烟机关、健康食堂（餐厅）、职工健身、健康体检、职业防护、安全管理、工间操等全民健康促进活动，优化美化环境，完善卫生和文体设施。到2020年，全面达到《全民健康素养促进行动规划（2014—2020年）》各项要求，各区健康社区（村）比例均达到30%以上，健康促进学校比例均达到87%以上。

4．实施慢病防控促进行动 以创建慢病综合防控示范区为重点，完善慢性病综合防控工作机制；深入推进阳光长城计划，按照突出重点、分类指导、三级预防的原则，开展烟草控制、健康膳食、全民健身等专项行动；针对高血压、心脑血管疾病、恶性肿瘤、糖尿病等慢病高危人群，采取综合防治措施，进行有效干预和服务，遏制发病率快速上升趋势，降低死亡率；开展“城市减重行动”，倡导控盐、控油的理念，鼓励食品生产单位开发生产低盐、低脂食品，促进市民健康合理饮食；继续推广健康食堂、健康餐厅单位创建，在中小学开展“营在校园”健康膳食倡导行动，培养吃动平衡的健康生活方式；完善全市主要慢性病及其危险因素监测体系，建立基础信息数据库。到2020年，人均每日食盐、食用油摄入量控制在8.5克和33克以内。全市恶性肿瘤、心脏病、脑血管、糖尿病四类慢性病过早死亡比例控制在30%左右，社区高血压和糖尿病患者规范化诊疗管理率达到80%。

5．实施心理健康关爱行动 开展全市居民心理健康状况和服务需求调查，发布首都居民心理健康状况和健康风险提示；利用广播、电视、热线电话、网站、新媒体等搭建心理健康服务平台，组建百名心理健康专家讲师团和千名志愿者队伍，开展心理健康知识宣传活动进社区、进学校、进企业和进特殊人群的“四进”行动和健康科普大讲堂讲座；建立不少于300个心理健康服务单元，推广社区康复适宜技术和社区主动式治疗，对有心理卫生问题的个体开展干预服务，对高风险患者开展个案管理服务；开发制作心理健康知识科普读物和精品视频，广泛普及心理健康。到2020年，培养1000名精神卫生专业社会工作者，普通人群心理健康知识和精神障碍核心信息知晓率达到70%，在校学生心理健康核心知识知晓率达到80%。

6．实施无烟环境深化行动 全面落实《北京市控制吸烟条例》，将控制吸烟工作纳入国民经济和社会发展规划，保障控烟工作的财政投入，推进控烟工作体系建设；深入开展控烟宣传教育、培训、监测、评估，完善“政府管理、单位负责、个人守法、社会监督”的工作机制；充分发挥社会组织、志愿者的作用，广泛动员社会力量参与控烟，形成政府与社会共同治理、管理与自律相互结合的工作局面；发挥政府、部门控烟带头作用和新闻媒体社会引导、监督作用，树立典型，推动全社会的控烟工作；依法组织开展控烟工作的监督管理，重点加强对党政机关、学校、医疗机构、宾馆、餐厅、娱乐场所等控烟工作的监督检查，定期向社会公示查处情况；积极开展专业戒烟咨询服务，畅通戒烟绿色通道。到2020年，全市成人吸烟率由目前的23.4%下降至20%以下，二手烟暴露率控制在30%以内。

7．实施中医健康特色行动 加强中医健康的推广力度，开展青少年中医药文化传承与创新“杏林春苗计划”，提高青少年健康意识；进一步完善中医康复、中医护理服务体系，大力发展中医公共卫生服务，提高中医药健康服务的比重；开展中医药健康适老化工程和中医家庭保健员培养工作，实施家庭中医药适宜技术推广行动；开展中医健康乡村、社区试点建设，引导优质中医药资源下沉基层；推广太极拳、八段锦、健身气功等中医传统运动。到2020年，全市社区卫生服务中心和乡镇卫生院中医馆建设实现全覆盖；社区中医药服务示范站建设覆盖率达到10%。

（二）优化健康服务

提高健康服务范围和水平，建立从孕育到出生、成长、死亡全生命周期的健康服务体系。

1．优化孕产妇健康服务 优化服务流程，提供便民服务，提高婚前保健及孕前优生健康检查覆盖面；不断提高增补叶酸等公共卫生项目覆盖范围和服务水平，促进公共卫生服务均等化；推广产前筛查和产前诊断一体化服务管理模式，提高产前筛查服务覆盖率和产前诊断水平；将预防艾滋病、梅毒和乙肝母婴传播综合服务纳入妇幼保健常规工作，实现建档孕妇免费筛查全覆盖；规范孕产期医疗保健服务，规范孕妇学校，促进自然分娩，完善孕情监测，加强高危孕产妇管理，提高基层产科服务能力，健全危重孕产妇转诊网络，保障母婴安全。到2020年，孕产妇死亡率控制在11/10万以内，孕产妇系统服务率达到97%以上，社区卫生服务中心妇女保健规范化门诊全覆盖。

2. 优化婴幼儿健康服务 加强新生儿疾病筛查、监测、防治网络建设，扩大新生儿疾病筛查病种，多措并举预防和减少出生缺陷发生；建立市、区危重新生儿抢救网络，方便就近转运，全面增强重症新生儿救治的能力和水平；加强爱婴医院及爱婴社区建设，扩大爱婴服务覆盖面；持续推进儿童早期发展工作，打造国家及本市儿童早期综合发展示范基地；积极实施免疫规划策略，普及免费疫苗接种，免费为适龄儿童提供计划免疫服务；推广儿童疾病综合管理等适宜技术，健全儿童听力、视力、肢体、智力和孤独症筛查、诊断、康复及随报网络；加强托幼机构卫生保健管理，建立保健医培训基地。到2020年，全市婴儿死亡率控制在4.0‰以内，5岁以下儿童死亡率控制在5.0‰以内，儿童系统服务率达到95%以上，社区卫生服务中心儿童保健规范化门诊全覆盖。

3. 优化青少年健康服务 建立教育卫生联合督导制度，每年组织专业人员深入学校开展学校卫生视导工作，保持100%全覆盖；实施免费学生健康体检，全面开展中小学生健康监测；加强无烟校园建设，针对大中小学生的不同特点，采取有效干预措施，降低学生吸烟率和尝试吸烟率水平；继续开展创建学校健康食堂和中小学生营养状况及饮食行为监测，提供合理膳食，控制营养不良、肥胖发生发展；推广《北京市中小学生健康膳食指引》《家庭护眼按摩操》《健康促进学校评定规范（DB11/T 1325—2016）》，深入开展"防近视、控肥胖专项行动"和"专家进校园健康大讲堂活动"，推动健康促进学校星级校的创建工作，逐步建立家庭、学校、卫生联动的疾病控制模式，促进学生健康成长。到2020年，中小学生肥胖检出率年增长幅度控制在0.5%以内。

4. 优化中青年健康服务 加强健康工作场所建设，引导职工主动管理健康，依托工会三级服务体系搭建职工体育活动平台，落实员工定期体检；完善首都职工体质促进中心和体质监测站点的建设，定期开展体质监测工作，指导职工科学饮食和健身；提升对重点人群的健康指导和服务，指导职工对自身的健康危险因素进行评估和管理，降低人群健康危险因素的流行率；开发首都职工"健步121"手机APP，引导各级工会组织、广大职工借助互联网在线进行健步锻炼，形成线上线下互动模式，确保20万职工在线注册使用，全面提升职工身体素质，强化职工健康意识。

5. 优化老年人健康服务 开展老年病综合诊疗连续服务模式试点，探索形成集健康促进、预防保健、慢病防控、急危重症救治、中期照护、长期照护和临终关怀为一体的连续医疗服务模式；增加、调整、优化老年人健康服务资源，加强康复医院、护理院建设，强化综合医院及基层卫生服务机构为老医疗服务功能；规范老年人健康管理服务，加强老年人健康指导服务和健康状况综合评估；推广适宜技术，提高老年人生活质量；建立健全长期护理保障制度，建立经济困难、失能老人护理补贴制度。到2020年，老年人规范健康服务率达到65%以上。

继续推进养老服务设施建设，建立以居家为基础、社区为依托、机构为补充、社会保障为支撑的养老服务体系；优化资源配置，大力促进医养融合、互联网+、休闲养老、文化养老等多领域互动发展；推进"医养康结合"养老服务模式，满足入住老年人医疗卫生服务需求；建立老年中医中药健康产业园和老年文化产业园；加大政府财政投入和社会筹资力度，重点支持供养型、养护型、医护型养老机构发展；落实道路、楼宇等与老年人生活密切相关的公共基础设施的无障碍改造。到2020年，养老服务设施覆盖所有城乡社区；每千名户籍老人养老机构床位数达到40张，为失能老年人等服务的护养型床位达到总床位数的70%。

（三）构建健康环境

1. 构建安全稳固的食药环境 建立京内外重点食品供应基地溯源系统，个别产品试点实现追溯即时查询验证；利用物联网技术，实现农产品全链条追溯；逐步推进餐饮服务单位明厨亮灶、量化分级管理；全市所有药品生产经营企业必须通过药品GMP和GSP认证；完善食品药品追溯体系，实现食品药品全链条追溯。到2020年，重点食品安全监测抽检合格率达到98%以上，药品抽验合格率达到99%以上。

2. 构建生态安全的水体环境 以截污治污为基本手段，解决城市污水直排问题，提高生活污水处理能力，在建成区消除黑臭水体，全市丧失使用功能（劣Ⅴ类）水体断面比例比2014年下降24个百分点，重点河湖水系实现连通，推进河流综合整治，重点河流生态功能逐步恢复；加强雨水收集处理和再生水利用工程建设，加大再生水利用量；充分发挥北京市饮用水卫生电子监管平台作用，实时监测城区和部分远郊区市政水厂管网末梢水水质，对水质进行预测和风险评估。到2020年，供水安全系数城六区达到1.3以上，新城达到1.2～1.3，城乡供水水质符合国家《生活饮用水卫生标准》；全市污水处理率达到95%，重要水功能区水质达标率达到77%。

3. 构建自然优美的园林环境 提升居住区绿化水平，提高公园绿地500米服务半径覆盖率，构建10分钟、半小时、1小时休闲圈；积极推动健康绿道建设工程，推广绿色慢行健身和森林文化基地建设，建设2～4个森林疗养示范区；构建城市绿化隔离地区"公园环"，打造"京城绿色生态圈""近郊多元休闲圈""绿色和谐发展圈"，逐步形成"环带成心、三翼延展"的空间结构，形成1000千米市级绿道。到2020年，公园绿地500米服务半径覆盖率达到85%，新建居住区绿地率达到30%、达标率100%。

4. 构建干净清洁的大气环境 推进远郊能源消费清洁化，压减燃煤特别是农村散煤污染；推进交通运输低排放化，削减机动车污染排放，重点淘汰高排放车；控制生产型污染，推进城乡接合部整治，重点退出"小、散、乱、污"企业；以餐饮业为重点，控制生活源污染；推进城乡环境建设和综合整治，努力控制施工和道路扬尘污染。完善空气重污染应急预案，推动完善基层责任落实，提高环境监测、监管能力；加强大气环境监测，定期公开城市环境空气质量。

5. 构建和谐宜居的市容环境 巩固和推动创建国家卫生区、卫生镇建设，已经获得国家卫生区称号的区，要建立长效管理机制，确保高质量通过每3年一次的国家卫生城市复审，尚未达到国家卫生城市标准的区，要加大环境卫生整治力度，努力提升区域人居环境卫生质量，尽快实现达标；继续巩固环境卫生建设成果，维护市容环境秩序，提高城乡环境卫生质量和精细化管理水平；拓展健康城市绿化空间，增加森林绿地面积，提升健康城市生态景观；加快生活垃圾处理设施建设，实施生活垃圾分类管理，努力促进生活垃圾增长率逐年降低；加强城市市容、环境卫生综合治理和重点地区市容顽症整治力度，有效解决马路市场、露天烧烤等热点问题；加快城市公厕建设，逐步形成布局合理、数量充足、设施完善、管理规范的健康城市公厕服务体系。到2020年，全市生活垃圾无害化处理率达到99.8%以上，生活垃圾资源化率达到60%，实现国家卫生区全覆盖，国家卫生镇比例达到全市乡镇总数20%以上。

6. 构建安全绿色的交通环境 构建安全、便捷、绿色、高效的交通环境。贯彻落实公交优先发展战略，打造公共交通快速通勤系统；推动自行车步行交通系统建设和整治，改善自行车步行出行环境；推进疏堵工程建设，畅通交通微循环；优化交通信号和标识、标线控制，提升综合执法能力；开展交通文明出行、绿色出行、安全出行宣传教育活动，引导市民形成良好的出行习惯；力争到"十三五"末，中心城绿色出行方式（轨道交通、地面公交、自行车、步行）比例达到75%，中心城交通指数控制在6.3以内，年万车交通事故死亡率降低至1.62以下。

7. 构建健康友好的社会环境 推进社会保障制度改革，健全社会保障体系。提高城乡居民养老保险和医疗保险覆盖率，实现城乡基本社会保险覆盖人群应保尽保，农村居民新型农村合作医疗参合率达到98%以上。推进义务教育基本公共服务均等化，逐步实施12年免费基础教育，完善高中教育、现代职业教育和高等教育机制体系建设，构建终身教育体系，推进学习型城市建设。创造平等就业机会，促进城乡劳动者更加充分和更高质量就业，城镇登记失业率控制在4%以内。完善社会治安整治、消防安全排查、安全生产管理机制，有效防范重大安全事故的发生，亿元GDP生产安全事故死亡率累计降低20%。健全以保护人的生命安全为核心的应急管理体制机制，构建全方位、立体化的公共安全网，提高突发事件防范水平和应急处置能力。开展精神文明建设，创造和谐社会关系，形成良好的健康社会风尚。

五、保障措施

（一）加强政府领导，注重统筹协调

1. 完善健康北京建设工作机制 在健康中国战略引领下，坚持全市统一领导、统一部署，建立健全齐抓共管的领导机制。各级政府和有关部门主要负责同志是建设健康北京的第一责任人，要充分认识健康北京建设的重大意义，要完善健康北京建设工作机制，健全组织体系，加强人员培训和队伍建设，保障工作所需经费；要将健康人群、健康服务、健康环境建设任务作为重要民生工程，纳入本级经济社会发展规划，列入重要议事日程，定期研究解决重大问题，切实落实"将健康融入所有政策"的原则。

2. 加强健康北京建设资源整合 要贯彻落实《北京市人民政府关于进一步加强新时期爱国卫生工作的实施意见》（〔2015〕54号），进一步加强市、区两级爱国卫生运动委员会和健康促进工作委员会的枢纽和领导作用，整合爱国卫生和健康促进工作资源，强化能力建设，协同推进健康北京建设。市爱国卫生运动委员会办公室、市健康促进工作委员会办公室要加强组织协调与指导，推进规划有序有效实施。

（二）强化舆论引导，促进全民参与

1. 加大健康北京建设宣传力度 推进健康北京建设要从落实中央“四个全面”布局，促进首都经济社会持续健康发展的全局出发，积极利用传统媒体及新媒体传播手段，强化电视、广播、报纸及新媒体宣传平台，大力宣传健康北京建设的目的、意义和相关措施，提高各级政府、社会和个人对健康北京的认知度和主动参与意识，在全市形成健康北京建设的浓厚氛围。

2. 充分调动群众参与热情 充分发挥专家科普团队和社会组织的积极性，持续不断宣传健康北京建设的最新动态和成果，普及健康理念。要充分发挥公众在促进健康方面的重要作用，加强健康科普工作，引导群众自我参与、自我管理、自我提高。在全市形成政府主导、全民参与的健康北京建设舆论氛围，提高广大群众自觉参与各项健康行动的积极性。

（三）规范考核体系，建立长效机制

1. 加强健康北京建设工作绩效考核 在国家卫生区基础上稳步推进健康促进区建设，进一步规范和完善日常督查机制和评价考核体系，明确具体的考核要求和考核目标，充分发挥各级政府和有关部门的积极性和主动性。各区政府要把创建国家卫生区和全国健康促进示范区作为重要内容，深入推进本地区健康北京建设。

2. 做好健康北京建设阶段评估 市、区两级爱国卫生运动委员会办公室和健康促进工作委员会办公室要会同有关部门加强对本规划贯彻落实情况的检查，掌握工作进展，定期交流信息，督促各项工作落到实处。可引入第三方评价机制，对辖区内健康北京建设工作进行阶段性和终期评估，及时总结经验，提高工作绩效。对工作突出、成效明显的，要给予表扬；对工作不力的，要及时督促整改。

（四）搭建交流平台，促进区域协作

1. 加强健康北京建设理论研究 发挥首都优势，加强健康北京理论研究，围绕健康人群、健康环境、健康社会和健康服务，挖掘和提炼健康北京优秀实践成果，参与世界卫生组织、全国爱卫会等各类组织开展的健康城市论坛和健康城市体系研究，积极搭建国内外健康城市合作与交流的平台，分享和借鉴健康城市建设经验。

2. 建立京津冀健康城市建设联盟 建立京津冀健康城市建设合作发展机制，推动健康促进各领域工作衔接，打造京津冀健康城市建设联盟。按照京津冀协同发展的要求，优化资源配置，重点在爱国卫生、健康教育、慢病防控、全民健身、公共场所控烟等方面加强资源共享，促进区域协作，共同提高人群健康水平。

北京市医院管理局“十三五”时期市属医院发展规划

京医管政〔2016〕97号

（2016年12月19日）

“十三五”时期，是我国全面建成小康社会的决胜阶段，是落实全国卫生与健康大会精神、推动京津冀协同发展、建设国际一流和谐宜居之都的关键时期，也是深化医改和推动北京市属医院改革的重要突破期，更是发展的战略机遇期。深刻认识和准确把握新时期市属医院发展所面临的新形势、新任务和新要求，科学制定“十三五”发展规划，对于加快推进市属医院改革发展，进一步提升整体发展水平，为广大人民群众提供更加优质高效便捷的医疗服务具有十分重要的意义。

依据《“健康中国2030”规划纲要》《中共北京市委北京市人民政府关于贯彻〈京津冀协同发展规划纲要〉的意见》《北京市国民经济和社会发展第十三个五年规划纲要》《北京市“十三五”时期卫生计生事业发展规划》《北京市城市公立医院综合改革试点实施方案》等有关文件，制定本规划。

一、“十二五”时期改革发展情况

“十二五”期间，北京市医院管理局以党的十八大精神为指导，认真落实国家和北京市深化医药卫生

体制改革的各项政策措施，进一步夯实和激发了市属医院的发展基础和发展活力，为构建首都现代医疗卫生服务体系奠定了基础。

（一）市属医院改革稳步推进

2011年4月25日，北京被确定为全国第十七个公立医院改革试点城市，市属医院先后实施了一系列具有重大深远意义的改革措施。

1. 率先实施管办分开改革 2011年7月28日，成立北京市医院管理局，作为北京市卫生行政部门的部门管理机构，将原市卫生局举办市属医院的职责划入市医管局。原市卫生局负责“管行业”，市医管局负责“办医院”，承担“管人、管事、管资产”“管基础、管服务、管运营”的职能。市医管局也是全国首家省级医院管理行政机构。

2. 率先在三级医院进行医药分开改革试点 2012年起，先后在北京友谊医院、北京朝阳医院、北京同仁医院、北京天坛医院、北京积水潭医院实施医药分开改革试点，取消药品加成、挂号费和诊疗费，增设医事服务费。通过药品加成与医事服务费的价格平移，试点医院实现了医院补偿从医疗收入、药品收入、财政补助3个渠道变为医疗收入、财政补助2个渠道，切断了医院与药品的利益关联，破除了以药补医的逐利机制。改革后，试点医院运行平稳，患者费用负担减轻，医院用药合理性提高，医务人员积极性得到调动。

3. 初步建立新型财政补偿机制 政府对公立医院的六项投入政策得到落实，探索建立了公立医院分类补偿制度，将医院基本经费由“按人头”补助逐步转变为“服务量+绩效补偿”。全面实施医保资金总额预付制，推行按疾病诊断相关组（DRGs）付费方式改革，调动医院加强管理和控制费用的积极性，提高医保基金使用效率。

4. 制定并持续优化绩效考核体系 2012年出台《北京市市属医院年度绩效考核办法（试行）》，实施了以公益性为核心的考核制度，将考核结果与领导干部选拔任用、职工薪酬激励等挂钩，绩效考核奖励由2012年的3.89亿元逐步增加至2015年的6.39亿元，强化了市属公立医院的办院方向，促进医院提高精细化管理水平。

5. 不断推进服务创新 相继建立了统一规范的门诊和住院服务中心、用药咨询中心、一站式后勤服务中心，统一导医标识，大力推行预约挂号、分时段就诊、双休日门诊等便民举措，启动“京医通”工程，开展“相约守护”互换体验、“守护天使”志愿服务等活动，进一步优化服务流程，提升医疗资源利用效率，改善群众就医体验。

6. 积极探索人事管理及薪酬制度改革 在北京友谊医院、北京朝阳医院开展法人治理运行机制试点。在北京友谊医院、北京朝阳医院、北京同仁医院、北京天坛医院、北京积水潭医院、北京清华长庚医院试点事业编制控制数额管理和工作人员控制数额管理改革工作，科学核定医院工资总额。完成了总会计师制度设计。在合理用药、学科人才、标准化建设等7个专业领域设立总药师，推动药学均衡发展。在北京友谊医院、北京朝阳医院、北京天坛医院、北京安贞医院、北京儿童医院开展首批护理岗位管理试点。

7. 主动发挥市属医院在促进医疗资源均衡发展中的引领推动作用 推动北京友谊医院、北京中医医院、北京世纪坛医院和北京儿童医院托管区属医院，通过输出医疗技术和管理，推进优质医疗均衡化进程。成立了以北京友谊医院、北京朝阳医院、北京安贞医院、北京世纪坛医院和首都医科大学宣武医院为核心，64家医疗机构参与的5个区域医联体，以及北京积水潭医院、首都儿科研究所为核心的横向专科医联体，大力推动分级诊疗模式。

8. 推动社会力量参与公立医院改革 开展北京安贞医院国际医院（暂定）特许经营、北京友谊医院顺义院区政府和社会资本合作（PPP模式）试点。

（二）医疗服务质量效率不断提高

截至2015年底，市医管局所属医院共计22家（全部为三级医院），占北京市三级医院总量的24.44%（不含驻京部队医院和武警医院，下同），其中综合医院11家、专科医院10家、中医医院1家；总编制床位数20758张，占全市床位总量的17.53%。“十二五”期间，市属医院医疗服务总量快速增长，2015年门急诊量3249.32万人次、出院76.47万人次、住院患者手术38.05万人次，比“十一五”末分别增长48.0%、69.53%和69.10%。医疗效率进一步提升，平均住院日从2010年的11.6天下降到2015年的8.1天，医师人均每日担负诊疗人次数从2010年的9.5人次增加至2015年的11.6人次。医疗服务质量与安全不断提高，全面实施主诊医师负责制，实施优质护理服务示范工程，2015年低风险组患者死亡率为0.02%，低于全市三级医院0.04%的平均水平，DRGs评价中疾病诊疗难度持续提高。

（三）学科及科研创新能力得到有效提升

22家医院已形成学科相对齐全、专业特色明显的医疗格局，神经外科等部分学科不但在全国处于领先地位，而且达到国际先进水平。“十二五”期间，科技影响力逐步提高，获得各类科技成果869项，其中医药科技成果300项、医疗技术成果287项，取得知识产权282项。获得科研经费18.1亿元。2012—2015年发表SCI论文数5936篇，发表统计源期刊论文23313篇。2013年起启动了临床医学发展专项“扬帆计划”，包括重点医学专业发展计划（每年12个）和临床技术创新项目（每年14个）。北京安贞医院、北京天坛医院、北京儿童医院、北京友谊医院、北京安定医院先后成为国家临床医学研究中心依托单位。与美国杜克大学等机构开展合作与交流。

截至2015年底，市属医院有教育部国家重点学科12个，教育部重点实验室5个，教育部工程研究中心3个，国家卫生计生委国家临床重点专科建设项目62个，国家中医药管理局国家重点学科14个、重点专科24个，北京市重点实验室41个，北京市工程技术研究中心11个，博士点180个、硕士点262个，博士生导师444人、硕士生导师962人，国家级住院医师规范化培训基地129个。

（四）人才队伍建设得到加强

坚持党管人才原则，开展了院长竞争性选拔，出台《加强市属医院人才队伍建设的意见》，组织实施了“使命、登峰、青苗”三项计划，形成了对医院管理人才、专业技术人才、高层次人才、后备专业人才的分层分类指导意见。推进人才评价与激励机制，强化对各类人才队伍的统筹协调发展，为医院发展提供了强有力的保障和支撑。截至2015年底，市属医院职工总数为43079人，其中执业（助理）医师11626人、护士17135人、管理人员2181人。现有中国科学院、中国工程院院士5名，“长江学者”5名，“北京学者”9名，“千人计划”2名，“万人计划”5名，百千万人才工程国家级人选22名，国家自然科学基金杰出青年基金获得者10名、优秀青年基金获得者9名，享受国务院政府特殊津贴182名，入选国家有突出贡献专家5名，中华医学会分会主委、副主委73名，“海聚工程”72名，入选“科技北京百名领军人才培养工程”13名、百千万人才工程市级人选62名，入选“215人才工程”高层次卫生技术人才557名，入选北京市科技新星计划297名。上述各类优秀人才总量较“十一五”末增加724人。

（五）发展基础进一步夯实

立足于夯实制度化管医办医基础，出台制度规定80余项，在三重一大、决策审批、国有资产管理、基础运行、药品器械、医疗合作、基本建设等领域建制度、立规矩，各项工作实现规范化运行。成立医疗管理、药事和医疗器械管理、运行保障等专家委员会，加大技术支持指导。

1．经济运营管理能力逐步增强 2015年末，市属22家医院总资产335.66亿元；总收入为394.89亿元，比2012年增长了37%，其中医疗收入2015年比2012年增长了36.1%；管理费用占业务支出比为10.23%，比2012年下降了4.41个百分点；百元固定资产医疗收入（不含药品收入）77.6元，比2012年增加7.07元。

2．药械管理水平不断提高 通过临床用药定期监测、处方集中点评等举措，促进合理用药，处方合格率由2014年的83.93%提升至2015年的95.43%，抗菌药物门诊、住院患者使用率分别由2012年的11.62%、48.19%下降至2015年的7.27%、39.50%，使用强度由2012年的35.63 DDD下降至2015年的31.23 DDD，均低于全市三级医院平均水平。开展医用设备技术审核，开发运行“市属医院医疗设备配路审核系统”，建立医疗设备管理台账。

3．基础运行保障能力快速提升 全面加强安全生产管理工作，构建了日常巡查、重点督查、整改督办和结果反馈的闭环式安全管理模式；编制了30余项基础运行管理规范，组织实施人文医学培训，开展患者满意度调查。

4．信息化建设工作稳步推进 逐步完善院级信息系统，配合市卫生计生委完成了北京市电子病历共享工程，建立试点医院医改数据监测系统，鼓励医院积极探索开展移动第三方支付结算、无线网络建设等新型业务，推进医疗设备等信息化管理。

5．基本建设工作成绩显著 加大了医院整体迁建、新建分院和老院区改扩建的投资建设力度，加强了工程建设项目监督管控。“十二五”期间，累计完成了基本建设投资41.5亿元；北京积水潭医院回龙观院区等7项工程竣工并投入使用，累计竣工面积15.55万平方米；北京天坛医院迁建工程等7项工程开工建设，在建面积62.73万平方米；北京朝阳医院东院等5项工程展开前期工作。

（六）京津冀医疗协同及市属医疗资源疏解加快推进

积极贯彻落实国家、北京市关于京津冀协同发展和非首都功能疏解的要求，严格执行卫生计生行业禁止和限制发展目录，严格控制城市五环路以内的市属医院床位规模和建筑规模，停建城市中心区建设项目3个。研究制定了市属医疗资源疏解方案，探索形成疏解思路，通过整体迁建、办分院等方式，向郊区、新城、北京周边及津冀等医疗资源薄弱地区有序转移疏解；大力提升城市行政副中心医疗服务能力建设，同时压缩原址医疗服务规模。

积极推进与天津、河北医疗事业协同发展，通过托管、技术支持、人才培养、远程会诊等合作方式，着力提升津冀地区医疗机构服务能力，逐步缩小地区间差距。与津冀38家医院建立了52个医疗合作项目，重点推动了北京与河北张家口、唐山曹妃甸、廊坊、保定等地区的医疗合作项目。

（七）对口支援及重大活动保障圆满完成

完成援藏、援疆、援青、援什、南水北调、突发公共卫生事件应急医疗救治及国际医疗援助等政府指令性任务，以及中国人民抗日战争暨世界反法西斯战争胜利70周年纪念、APEC会议等重大活动医疗保障任务，赢得了各级党委政府的高度肯定和人民群众的广泛赞誉。启动2022年冬奥会医疗服务保障准备工作。

（八）党建工作扎实有效

着力加强党的领导和党的自身建设，深入开展群众路线、“三严三实”、培育和践行社会主义核心价值观等教育实践活动，创新搭建了党建绩效考核新平台，完成19家医院党委、纪委换届选举工作，提升党建工作制度化、科学化、规范化水平。做好反腐倡廉建设。高度重视和加强宣传、统战、精神文明、共青团、工会和离退休工作的领导，充分调动一切积极因素推进医院改革发展。

在快速发展的同时，市属医院依然面临不少问题：一是医疗资源总量和布局难以适应首都城市发展的需要，医疗服务供给能力与社会需求不匹配，产科、儿科、精神、老年康复等临床专科资源十分紧张。二是发展方式亟待转变，仍然存在“重规模、轻定位”的现象，发展内涵与首都对市属医院的功能定位不相匹配；学科发展不均衡，部分综合医院还存在“重优势学科、轻综合发展”的问题，优势学科与其他学科发展失衡。三是基础设施总体水平落后，功能布局不尽合理、就医环境较差、建筑节能标准偏低。四是人才队伍整体水平有待提高，信息化管理手段还不能完全适应医院发展，医院间协同创新不足、资源整合利用力度不够，专业化管理水平有待进一步提升，市属医院整体发展优势尚未得到有效发挥。

二、面临的机遇与挑战

（一）“四个全面”战略布局、五大发展理念和供给侧结构性改革为市属医院发展指明了新方向

中央提出的“全面建成小康社会、全面深化改革、全面依法治国、全面从严治党”战略布局和“创新、协调、绿色、开放、共享”五大发展理念以及供给侧结构性改革，为市属医院未来发展提供了科学指引，同时也提出了更高要求，需要以极大的勇气和智慧进行破题。

（二）首都城市战略定位及京津冀协同发展战略对市属医院提出了新要求

2014年2月26日，习近平总书记视察北京工作时发表了重要讲话，对事关首都长远发展的战略性、全局性问题做出了重要指示，明确了北京是全国政治中心、文化中心、国际交往中心和科技创新中心的城市战略定位，提出了建设国际一流和谐宜居之都的奋斗目标。京津冀协同发展战略要求北京市发挥好示范带头作用，发挥好市属优质医疗资源的辐射带动作用。市属医院必须适应北京市新的城市战略定位和发展格局要求，做好顶层设计，调整医院战略规划，推动医疗资源优化布局，加快建设首都现代医疗服务体系，使医疗服务保障能力与城市发展相适应。

（三）深化公立医院改革创新成为新时期市属医院发展的主要任务

在全面深化改革的战略大背景下，要以公立医院综合改革为主线，积极推进医院管理体制和运行机制的改革创新，在破除以药补医机制、建立现代医院管理制度、推进分级诊疗制度建设等方面进一步加大改革攻坚力度，最大限度释放改革红利，为市属医院转型升级发展增添持续动力。

（四）医疗服务需求变化对市属医疗资源布局和调整提出了新期望

疾病谱变化、人口老龄化趋势及“全面两孩”政策实施等对医疗服务结构和需求提出了新要求；城乡居民生活水平和支付能力大幅提高，对医疗卫生服务的需求呈多元化、多层次的发展趋势。市属医院必须适应需求结构变化趋势，加大医疗服务供给侧的结构性改革力度，优化调整医疗资源布局、配置，在学科建设、人才培养、科学研究、基本建设等方面加大投入，强化医疗卫生资源有效供给。

（五）生物医学、互联网+等新技术为市属医院改革发展带来了新机遇

生物技术、精准医疗、医用机器人等新技术的发展和应用，有利于赢得发展新优势。云计算、物联网、移动互联网、大数据等信息化技术的快速发展，为优化服务流程、提高服务效率、创新服务模式和管理模式提供有利条件，将推动市属医院提高服务能力和管理水平。

三、指导思想、发展定位、发展原则和发展目标

（一）指导思想

以党的十八大和十八届三中、四中、五中、六中全会及习近平总书记系列重要讲话精神为指导，紧紧围绕“五位一体”总体布局和“四个全面”战略布局要求，牢固树立“创新、协调、绿色、开放、共享”的发展理念，认真落实全国卫生与健康大会精神，大力推动京津冀医疗协同发展，主动适应首都功能定位，坚持公益性办院方向，以供给侧结构性改革为引领，以改革创新为动力，以统筹协调为抓手，加快推进发展方式转变，着力加强人才队伍和学科建设，积极推动市属医院由临床为主向临床与科研并重发展，全面提升医疗服务能力和管理水平，努力提供优质、高效的医疗服务，为北京建设“四个中心”及推进“健康北京”建设做出更大的贡献。

（二）发展定位

市属医院是首都卫生事业的主力军，是引领区域均衡协同发展的重要力量，在保障基本医疗服务供给的同时，主要承担急危重症、疑难病诊疗和专科医疗服务，提供高水平医疗服务。坚持内涵发展，以创建高水平国家级医学中心、北京市级医学中心及国家医学科技创新中心为目标，实现医教研防协调发展，突出在急危重症及疑难疾病诊疗、新技术研发及临床应用、高水平科研创新和高层次人才培养等方面的引领作用，带动医疗服务的区域发展和整体水平提升，努力全方位、全周期保障人民健康。

（三）发展原则

加快市属医院改革发展，必须牢固树立和贯彻落实创新、协调、绿色、开放、共享的发展理念。

创新发展。坚持以人为本，以满足人民群众医疗卫生服务需求为宗旨，以深化公立医院改革为契机，以理论创新、制度创新、技术创新、服务创新和管理创新为源动力，整体提升医疗技术、医疗服务及精细化管理水平，进一步提高医院核心竞争力。

协调发展。按照京津冀协同发展和首都功能定位的要求，进一步调整优化市属医疗资源布局，明确医院功能定位、发展方向，推动市属医院协同、共同发展。加强与各级各类医疗机构的分工协调合作，积极推进分级诊疗制度的建立，促进首都医疗卫生服务体系不断完善。

绿色发展。将绿色低碳环保等理念融入医院规划、建设和运营的全过程，创建“绿色医院”。强化节约意识，调整优化医院内部医疗工艺流程，加快推进节能减排技术改造，将管理节能手段与技术节能改造有机结合，不断提高资源利用效率，降低能耗、物耗水平。

开放发展。坚持首善意识，向国际一流标准看齐，坚持引进来和走出去并重，引技和引智并举，加强国际国内交流合作，以更积极的姿态主动融入全球医疗服务体系，发展和保持市属医院医疗卫生事业在全国的领先优势，提升重点学科的国际影响力。

共享发展。发挥整体协同发展优势，统筹推进学科建设、人才培养、大型医疗设备、科研成果等领域的开放共享，着力发挥广大医务人员积极性，提供更加优质、高效、安全、便捷的医疗服务，让改革发展成果惠及广大人民群众。

（四）发展目标

到2020年，着力打造医疗服务能力和辐射带动作用更强、学科人才队伍更合理、运营管理水平更好、服务质量更优、创新能力更高、品牌更有影响力的具有核心竞争力的新时期市属医院，基本形成布局合理、规模适当、功能明确、协同发展、符合新时期首都城市战略定位的市级医疗资源新格局。

京津冀医疗卫生协同发展全面深化。提升政府间确定的京津冀医疗协同合作项目水平，在15家医院建立远程医学会诊中心，充分发挥市属医院重点学（专）科的辐射带动作用，有效提高津冀合作医疗机构的诊疗水平。

非首都功能疏解取得明显成效。全力推进疏解项目建设，完成2家医院整体搬迁，加快6家医院新院区建设，计划疏解床位4795张；市属医疗资源辐射带动全市16区，医疗资源布局更加均衡合理。

市属公立医院综合改革深入推进。落实市委、市政府医药分开、医疗服务价格调整和药品阳光采购三项医改任务，继续实施以公益性为导向的绩效考核评价机制，医药费用不合理增长得到有效控制，积极推进分级诊疗制度建设，逐步建立现代医院管理制度。

市属医院综合能力显著增强。深入实施人才强医、创新驱动、优质医疗和协同发展四大战略，打造高水平共建共享平台，全面提升医疗服务能力和管理水平，提高运营管理效率和社会效益，实现共同发展。

医患满意度稳步提升。创造良好执业环境，逐步建立适合医疗行业特点的人事薪酬制度，充分调动医务人员参与改革发展的积极性；改善就医条件，完善便民惠民措施，提升患者就医体验，保障群众药械使用合理安全，患者和医务人员满意度逐步提升。

四、主要任务

（一）优化医疗资源布局，主动适应京津冀协同发展战略和首都城市战略定位

“十三五”期间，市属医院的发展必须着眼于京津冀协同发展战略、北京城市战略定位和首都医疗卫生事业发展大局，以优化医疗资源配臵和调整空间布局为主线，坚持在疏解中发展，在调整中提升，主动推进医疗服务供给侧结构性改革，增强公立医院对医疗服务需求的适应性，以“疏解、均衡、协同和瘦身提升”为目标，进一步优化完善首都医疗服务体系，创新京津冀一体化医疗服务模式，满足人民群众的健康需求。

1．积极推动市属医院疏解，优化调整医疗资源布局 认真落实北京市推进市属医疗卫生资源率先疏解促进协同发展工作方案，积极推进市属医疗资源向城市中心区以外的郊区、新城和医疗资源匮乏的大型居住区转移，重点推进城市副中心医疗服务保障支撑能力建设。

一是统筹安排北京安贞医院在城市副中心、首都儿科研究所和北京妇产医院在东部地区新建院区，规划总建筑面积95万平方米，计划总投资约95亿元；推动北京胸科医院新建结核病院区；推进北京友谊医院托管通州新华医院合作项目。

二是完成中心城区北京天坛医院、北京口腔医院整体迁建，规划总建筑面积48.15万平方米，计划总投资约49.98亿元。

三是在五环路周边地区新建北京友谊医院顺义院区、北京朝阳医院常营院区、北京中医医院垡头院区及改扩建北京同仁医院经济技术开发区院区，规划总建筑面积80.09万平方米，计划总投资约74.65亿元。

四是启动其他医疗功能疏解项目前期工作。加快推进北京儿童医院、北京世纪坛医院、北京积水潭医院、北京安定医院、北京佑安医院疏解项目前期工作，力争实现部分项目开工建设。

2．加大优质医疗资源下沉力度，促进均衡发展 发挥市属医院在人才、技术、服务、信息、管理等方面优势，支持并规范市属医院与基层医疗机构及社会办医疗机构开展合作，促进优质医疗资源下沉，进一步提高合作医疗机构的诊疗水平，带动区域内医疗整体水平的提升。

一是优化市属医疗资源在全市各区的布局，鼓励支持市属医院以委托管理、技术合作等方式与区属医院开展多层次、多角度、更紧密的合作，进一步探索推进“区办市管”管理模式，督促落实好已签订的医疗合作项目，到2020年市属优质医疗资源辐射到全市16个区，让全体市民共享优质医疗资源。

二是积极引导市属医院与社会办医疗机构展开合作，形成公立医院与社会办医疗机构互为补充、多元化合作办医的新格局。重点引导增加儿科、产科、康复等紧缺医疗资源供给的合作项目。落实北京市公立医院特许经营管理指南，做好北京安贞医院、北京友谊医院、北京肿瘤医院等特许经营合作项目。

三是加强医疗合作项目管理。规范不同合作形式下的医院治理、医疗管理、财务管理等事项，推广成熟的医疗合作模式。

3．引导和鼓励市属医院与津冀等医疗机构深入开展合作，加快协同发展 按照《京津冀协同发展规划纲要》及北京市《关于贯彻〈京津冀协同发展规划纲要〉的意见》的要求，加强对接、协商，认真抓好医疗合作项目的落实，鼓励和支持市属医院主动与津冀医疗机构开展深入合作，共同推进京津冀医疗协同发展。

一是率先完成政府间确定的北京与河北张家口、唐山（曹妃甸）、承德、保定、廊坊，以及与天津、内蒙古等医疗协同合作任务，通过建立分院、委托管理、合作办院、技术支持、人才培养等方式，着力提升津冀等地区医疗机构服务能力。

二是继续深化已有医疗合作项目，提升当地医疗技术水平，缓解外埠患者进京诊疗压力。在市属医院部分重点学科（专科）与京外，特别是津冀蒙等地市级以上三级医院，试点建立疑难和危重症患者转诊绿色通道，实现常见病、多发病和一般性急危重症患者真正留在当地救治，疑难重症患者顺畅进京诊疗。落实京津冀地区医疗机构临床检验结果互认。

三是依托市属医院重点专科优势开展远程医疗服务。针对津冀、内蒙古、东北等外地患者比例较高的地区，建立远程会诊转诊工作机制，在3～5家医院建立重点专科远程会诊中心及预约转诊会诊机制，接受外埠医疗机构的转诊患者。

4．加快推进老院区升级改造，改善人民群众就医条件 严格执行市卫生计生委、市发展改革委、市规划委和市中医管理局《关于优化卫生机构空间布局的通知》要求，以抗震加固改造为契机，加快推进疏解后老院区的升级改造进程，努力改善患者的就医条件和医务人员的工作环境，更好保障城市中心区运行和首都“四个中心”核心功能。

一是坚持“以人为本”理念，结合抗震节能综合改造，对疏解后老院区的功能定位和原有布局进行优化调整，通过缩编减床、优化服务流程、完善服务设

施、改造医院环境及实施节能技术改造实现瘦身提升，突出人文关怀、绿色环保、舒适健康的设计理念，满足人民群众对医疗环境的更高要求。实施北京世纪坛医院肿瘤外科楼、北京佑安医院教学综合楼工程建设。全面启动18家医院经鉴定不符合抗震设防标准房屋抗震节能综合改造，总建筑面积约80.56万平方米。

二是配合非首都功能疏解，加强位于五环路以外地区市属医院医疗服务能力的改造提升，实施北京回龙观医院科研教学康复楼、北京老年医院康复护理综合楼、北京胸科医院改扩建项目和北京小汤山医院康复护理用房建设项目，增加医疗卫生服务供给，更好地满足周边群众就近就医需求。

三是根据全面两孩政策实施后群众新增需求，及时调整扩增产科、儿科医疗资源。努力挖掘潜力，调增北京妇产医院等12家市属助产机构的产科床位、人员、设备等，实施北京妇产医院和北京儿童医院租赁用房项目、北京朝阳医院西院妇儿中心购买用房项目及北京清华长庚医院二期妇儿中心项目，有效提升产科、儿科医疗服务能力。

（二）加快推动战略调整，实现发展方式转变

坚持市属公立医院的公益性质，围绕一切为了人民健康这一根本目标，转变发展理念，聚焦内涵建设，努力走出一条更高质量、更高效率、更可持续的发展新路。

1. 明确发展战略引领发展方向 在发展战略上，根据各医院的发展实际和学科特色，整合各类优质资源，建设一批居于全国领先地位、具有全球影响力的国家级医学中心，建设一批引领北京市医学发展的市级医学中心。市属综合医院要向“重点学科突出、学科发展均衡、整体优势明显”方向发展，专科医院要向“专科水平较高、特色学科领先、综合学科齐全”方向发展。对于某些学科发展处于全国领先地位的医院，要努力成为该学科全国的医学中心和临床创新中心，为全国疑难病的诊治和研究提供有力保障，并承担人才培养基地的重要作用；对于一些学科齐全、服务人群主要是北京区域内的综合医院及康复医院、老年医院，要成为北京市医学中心，重点为首都居民做好医疗服务；针对传染病、肿瘤、口腔、妇产、精神病等特色优势明显的专科医院，保持专业领域的全国领先和先进地位；市属中医医院和各医院中医（中西医结合）专业形成合力，成为本市中医药事业发展的中流砥柱，不断提高医疗技术和服务水平，努力满足人民群众的医疗服务需求。

2. 转变发展方式促进可持续发展 在发展方式上，遵循医疗事业发展规律，主动适应新形势新变化，不断深化改革创新，推动市属医院尽快从简单追求规模扩张转向注重质量效益、从粗放式管理转向精细化管理、从经验式管理转向专业化管理，更加注重医疗技术水平和管理水平的提升，更加注重医疗服务结构的调整优化，更加注重服务意识和能力的提高，更加注重诊疗环境的改善，更加注重医务人员积极性的调动，进一步提升医疗服务供给的质量和效率，全面提高发展的质量效益，增强医院的综合能力和竞争力。

3. 推进分级诊疗落实功能定位 在诊疗模式上，准确把握落实好城市三级医院的功能定位，以医联体为突破口，建立统筹协调和分工合作机制，积极推进分级诊疗制度建设，形成合理就医秩序，逐步压缩普通门诊比例。发挥市属综合医院在纵向医联体中的龙头作用，加快推进市属医院与区域内基层医疗机构成立“医联体”；组建医联体专家团队，开发社区医生实名制转诊挂号平台，探索建立医联体内的医保总额付费机制，鼓励市属医院与基层医疗机构签订集体多点执业协议，构建更加紧密的医联体合作和管理模式，向社区和基层延伸健康和基本医疗服务，努力将常见病、多发病、康复期患者“送下去”，通过畅通的转诊通道使基层的疑难重症患者“转上来”，双向转诊量明显增加。发挥市属医院重点专科优势，建立面向二、三级医疗机构的层级转诊机制，逐步推进骨科、儿科等具有专科特色的横向医联体建设。发挥整体优势，在市属医院间建立双向转诊机制，组建康复等市属医院医联体。

（三）加快推进公立医院改革，深化体制机制创新

根据全市统一部署，按照“人民群众得实惠、医务人员受鼓舞、医院发展添活力、资金保障可持续”的总体要求，深入推进市属医院综合改革，进一步增强改革的整体性、系统性和协同性，切实解决制约医院健康发展的体制机制问题，逐步建立起适应市属医院可持续发展的良性运行机制。进一步明确市医管局作为政府出资人代表的办医职责，理清与市属医院间的权责关系。逐步建立现代医院管理制度，推进医院管理的科学化、专业化、精细化。

1. 全面推行医药分开改革 坚持“三医联动”改革，按照“腾空间、调结构、保衔接”的原则，以推进医药分开改革为切入点，取消药品加成设立医事服务费。实施医药产品阳光采购，对临床用量大、使用金额高的医药产品实行分类、分批带量采购，进一步降低虚高价格，保障短缺药品临床供应。同步推进

医疗卫生服务价格改革，完善医药价格调节机制，理顺医疗服务项目比价关系，降低大型医用设备检查项目价格，提高中医、护理、手术等体现医疗技术劳务价值和技术难度高、执业风险大的医疗服务项目价格，逐步建立动态调整、多方参与的价格形成机制。加强对医院的监督管理，规范诊疗行为，推进临床路径，加强医院成本和费用控制，配合做好财政分类补偿机制、医保支付方式等相互衔接综合配套改革的落地，建立符合首都特点的公立医院运行新机制。“十三五”末，市属医院药占比（不含中药饮片）总体降到30%左右（综合医院低于30%，专科医院低于40%）；医药费用不合理增长得到有效控制，总体增幅降到10%以下；临床路径管理的病例数达到医院出院病例数的30%。

2. 继续深化法人治理运行机制改革　借鉴国内外医疗机构法人治理经验，坚持统筹安排、分批推进的原则，完善北京友谊医院、北京朝阳医院、北京清华长庚医院等多种法人治理模式改革试点工作，构建决策、执行、监督相互分工与制衡的运行机制，形成权责清晰、运行高效的法人治理结构。探索完善院长任职资格、选拔任用等方面的管理制度，实行任期目标考核、审计和问责制，实行新任职院长与市医管局签订承诺书制度，推进公立医院管理团队专业化建设。强化行业监管，实现监事在市属医院全覆盖。健全市属医院监管机制，建立医院社会评价和信息披露制度，完善信息公开、社会参与的监督机制，探索第三方专业机构评价机制。

3. 不断完善绩效考核评价体系　完善市属医院绩效考核评价机制，引导医院坚持公益性方向。建立绩效考核信息平台，对医院实施常态化监管。定期组织公立医院绩效考核以及院长年度和任期目标责任考核，考核结果与医院财政补助、医保支付、工资总额以及院长薪酬、任免、奖惩等挂钩。研究并逐步建立适合医疗行业特点的人事薪酬制度，逐步推行负责人年薪制。引导医院进一步完善内部绩效考核分配机制，重点向临床一线、业务骨干、关键岗位以及支援基层和有突出贡献的人员倾斜，合理拉开收入差距，调动医务人员参加改革的积极性。提高精神卫生、传染病防治等特殊行业薪酬水平。

（四）实施人才强医战略，全面推进人才队伍建设

树立人才“第一资源”意识，把人才工作放在优先发展的战略位置，紧紧抓住人才培养、吸引和使用三个环节，以整合资源、搭建平台、团队引领、精细管理为主要措施，全面推进市属医院人才梯队建设，促进人才队伍的整体化、科学化、国际化发展，努力打造一支具有核心竞争力和自主创新能力的高水平、多层次人才队伍。

1. 加强高层次人才队伍建设　着力创新性人才培育，建立优秀人才孵化培育机制，设立人才培养专项基金，打造市属医院创新人才发展平台。组织实施“使命计划（即选拔院士等高层次杰出人才）”“登峰计划（即选拔学科带头人和专业骨干）”“青苗计划（即选拔青年后备人才）”，完善分层分类人才培养支持体系，指导市属医院加强对各层次人才实施个性化成长路径设计与培养。注重发挥旗帜性领军人才的作用，大力开展高层次、创新型、复合型人才培养与优秀创新团队建设，加强和带动一批中青年学科带头人的培养和成长。依托“千人计划”“海聚工程”等人才引进平台，引进高层次海外归国人才。“十三五”期间，“使命、登峰、青苗”计划分别选拔人才30、90、450名。

2. 创新人才培养开发机制　建立和完善与市委组织部、市人力社保局、市财政局、市教委与市科委等部门间沟通协调机制，建立健全人才培养制度，完善各类人才培训体系，统筹推进各类人才队伍的协调发展。建立人才信息平台和数据库。探索建立儿科、产科、精神、老年、康复等急需紧缺专业人才及临床药师、临床工程师、基本建设管理、后勤管理等专业技术人员的培养制度，合理扩大教育规模。实施国际化人才培养工程，鼓励支持医院与国际一流的高等院校、科研院所及医疗机构建立深度交流合作和双向人才培养机制，开展国际人才项目合作交流活动，逐步推进人才的国际化发展。“十三五”末，每百床临床药师数达到1人。

3. 健全人才交流合作机制　建立有利于提升京津冀医疗卫生机构服务能力的人才与技术结对帮扶机制，通过项目合作、培训、委托进修、会诊等形式，积极推动市属医院人才合理有序流动，促进人才培养一体化发展。指导医院建立内部协调机制，加强相关科室、专业、学科间的配合支持，鼓励支持医院内部及医院间组建跨专业跨学科的科技创新或联合攻关团队，做到基础与临床医疗资源的高效结合、外部与内部科技力量的有效结合、社会与专业成长环境的充分结合，促进医院人才与学科发展更为均衡。

4. 完善人才激励保障机制　认真落实党管人才要求，完善党委统一领导、组织部门牵头抓总、有关部门各司其职的人才工作格局。落实中央、市委关于创新编制管理措施，健全以聘用制度和岗位管理制度

为主要内容的事业单位用人机制。抓住深化事业单位改革契机，建立健全与工作业绩紧密联系、充分体现人才价值、有利于激发人才活力和维护人才合法权益的激励保障机制。拓宽医院人才成长空间，建立科学的卫生人才评价指标体系和符合市属医院人才特点的评价机制。注重学科团队建设，探索建立临床应用型、临床教学型和临床科研型医生的职称评审路径。

关心关注医务人员身心健康，根据系统医务人员压力状况调研结果，采取有针对性的干预措施，继续开展“天使健康关爱计划——医务人员身心健康管理项目”。充分发挥“相约守护·暖基金”的作用，及时救助罹患大病及发生意外灾害导致家庭生活困难的职工。充分调动医疗机构和医务人员参与非首都功能疏解积极性，适当提高疏解单位专业技术职称结构比例标准，在工作和住房条件等方面给予倾斜。

（五）实施创新驱动战略，全面加强学科建设

秉承创新驱动发展的理念，以全面加强学科建设为主线，按照“各有侧重、错位发展、资源整合、形成合力”发展思路，全方位加强市属医院之间的医教研协同发展，强化科研与医疗的深度融合，大力开展转化医学研究和科技成果转移转化，进一步增强市属医院的核心竞争能力。

1. 建立市属医院学科管理体系 成立市属医院学科建设专家委员会，启动市属医院医学学科协同发展中心建设，在科研、医疗、人才、转化和大数据等方面开展多元化的协同推进，加大各医院集智攻关和协同创新力度，加快推进市属医院科研联合攻关、人才培养、诊疗能力和质量安全四位一体的协同创新体系建设，建设20～30个医学学科协同发展中心。加强医研企强强联合和科技创新协作，依托各自优势，在学科建设、科技创新、成果转化和资源共享方面进行深度合作，提高科技成果转化效率。加强局院两级协同，提升学科建设和科教管理能力，促进医教研有机结合，建设形成结构清晰、定位明确、整体协同运行的学科管理体系。强化市属医院学科建设绩效考核体系的引导作用，加强学科管理的制度建设，搭建国际合作平台，完善学科创新体系。成立专项资金，对医院职工从事科技研发予以引导和支持。

2. 全力打造优势学科、特色学科集群 按照“院有重点、科有特色、人有专长”的思路，做好市属医院学科建设顶层设计和学科发展规划，建立学科统筹发展机制，保持和发展现有优势学科，弥补学科短板，发挥优势学科、特色学科“领头羊”作用，推动以大带小、以强扶弱，带动市属医院学科全面发展。通过整体统筹、院际合作、专科联合，形成国内领先的优势学科特色专科集群。充分利用整体协同的优势，打造系统内部学科发展“医联体”。拓展与其他非市属医疗机构、民办医疗机构及国际机构合作的深度与广度，促进市属医院学科建设整体水平的全面提升。

3. 继续推进“扬帆计划”和科研培育计划 在“临床医学发展专项（2013—2017年）”的基础上，启动“扬帆计划”（二期）建设，加强重点培育专业和重点扶持专业建设，强化临床技术创新和交叉学科布局，继续打造一批展现市属医院医疗特色、具备国内知名水平的重点医学专业，扶持潜力学科发展、补足短板、提升学术影响力，有效提升常见病、多发病和疑难危重疾病的临床诊治水平和医疗服务能力。继续启动一批临床技术创新项目，形成能够有效推动首都医学发展并提升市属医院医疗服务能力的诊疗新技术、新方案和新成果，显著提升诊疗技术研发水平和科技创新能力。继续实施科研培育计划，每年培养100名左右中青年科研骨干，培育100个左右基础较好的科研项目，提升整体科研水平。

4. 提升学科创新能力 实施科研能力提升工程。以创新驱动强化科研意识，提升联合攻关能力。整合集成教学培训和科研平台，提高整体临床科研能力。打造市属医院科技成果转化的产学研平台，建立临床新技术、新药、新器械等成果发布、转化和临床应用机制。研究设立专项资金，支持医院科技成果与产业对接，实现转化。培育具有转化前景的创新项目和成果，规范管理成果转化，促进成果转化水平的整体提升。建立科研成果转化新机制，探索医院、科研团队、个人与企业广泛深入合作的制度和方式，推动医研企协同发展。重点打造“科技成果展示暨转化项目推介会”平台。

“十三五”期间，市属医院建设成8～10个国内顶尖、国际一流学科，10～15个国内知名学科。国家和北京市层面学科支持力度进一步加大，协同攻关增加，形成在国内居于领先地位的优势学科和特色学科集群；建设一批重点医学专业，完成一批临床技术创新和推广应用，支持一批中青年科研培育项目，科研与临床衔接更加紧密，科技人才储备增加，科技成果转化率达到15%以上，整体学科声誉提升。

（六）实施优质医疗战略，全面提升医疗服务质量

以服务群众健康为着力点，遵循医学科学和规

律，始终坚持把提高医疗质量、保障医疗安全放在首位，不断增强服务意识，持续推动医疗服务提质增效。

1. 完善市属医院医疗服务体系　以人民健康为中心，完善市属医院医疗服务体系建设，坚持中西医并重，为城乡居民提供立体化、连续性的健康管理和基本医疗服务。市属医疗资源向疾病两端延伸，在重大疾病防控、健康管理、健康促进、全程康复、长期护理、医养结合、临终关怀等领域发挥技术资源优势，起到引领带动作用。通过病例讨论、学术交流等方式，切实提高疑难病的诊治水平和危重患者的救治能力；鼓励多学科协作诊疗模式，注重临床医疗新技术研发和引进，加大临床路径实施力度，全面提升医疗服务能力。

2. 不断提升医疗质量精细化管理水平　以质量安全为核心，践行“优质医疗服务”理念，强化医疗核心制度的落实，进一步规范检查、诊断、治疗等医疗服务行为，强化医疗质量过程管理，注重利用医疗质量管理工具，不断完善医疗质量评价体系，构筑医疗质量安全网，全面加强医院质量安全规范化、系统化管理和持续改进，把医疗质量提高到新的水平，切实保障患者的生命健康权益。建立市属医院质控体系，发挥北京市质控和改进中心的督导作用，推进开展同质化的基础质量安全管理。进一步提升优质护理服务。抓好“进一步改善医疗服务行动计划”“患者安全行动计划”等专项活动。

3. 持续改善群众就医体验　以服务创新为动力，立足互联网+医疗创新服务模式，强化便民惠民措施，进一步挖掘医院在医疗服务流程再造、扩大医疗资源供给、提高医疗服务效率等方面的潜力，方便群众看病就医，提升患者满意度。全面实行非急诊全面预约挂号等服务举措，探索知名专家团队层级诊疗服务模式，到“十三五”末，实现总体预约挂号率达到80%的目标。积极推进“北京通·京医通”合作项目工作，使患者持卡在市属医院间实现跨院就诊、费用结算和医疗信息共享。探索开展中药饮片、代煎剂配送到家服务。

4. 努力提高应急救治保障能力　以责任担当为己任，加强医院急诊医学和重症医学学科建设，提高急诊和重症患者救治能力；完善与院前急救体系的信息沟通机制，畅通重点病种急诊绿色通道，缩短响应时间，提高急救效果。健全医院应急组织体系，成立突发事件医学救援队伍，不断完善公共卫生事件应急处理预案，提高应急处理能力，成为首都城市应急体系的中坚力量。积极服务国家“一带一路”倡议，完成对口支援等政府指令性任务，做好冬奥会等重大项目及国事活动保障工作。

（七）实施协同发展战略，全面提高运营效率

整合市属医院资源，统筹协调人、财、物和信息等要素，探索市属医院协同发展运行模式和机制，建立统一、高效的人财物协同发展管理体系。

1. 提升经营管理水平　落实医院财务制度、会计制度、全成本核算制度、总会计师制度，实施全面预算管理，制定成本管控和国有资产监管意见，强化医院成本管控和经营风险管理。引入第三方审计，完善对各医院预算执行、医疗收支、资源效益、资产负债等的监管。全面落实《市属医院经营风险管理办法（试行）》，深化政府资金预算绩效管理，促进医院转变经营理念，提高资金使用效率。强化成本控制意识，挖掘内在潜力，加强信息技术手段的运用，提高医院在临床路径、药品、耗材、费用审核、财务和预算、人员薪酬等方面的精细化管理水平，提高医院运行效率，合理降低医院运行成本。“十三五”末，医院收入结构改善，成本控制能力增强，固定资产净值率、固定资产周转率、净资产增长率优于“十二五”末，可持续发展能力提升。

2. 加强医疗器械精细化管理　试点医用耗材阳光采购，制定《市属医院医用耗材遴选与采购办法》，规范采购行为，降低虚高价格。成立市属医院医疗器械管理专业组，完善设备配臵标准。提高医疗设备信息化管理水平，推进医疗设备全生命周期标准化、信息化管理及植介入、高值耗材的全程信息化追溯。开展急救应急高风险设备的质量控制，保障在用设备安全运行。探索大型设备的共建共享及区域中心建设，推进国产医疗设备的使用。

3. 推进药学服务模式转型　重新定位医院药学发展和药学部门，推动市属医院药学服务模式由传统的以“药品供应”为主向开展临床“药学服务”模式转型，进一步发挥医院总药师委员会的作用，促进各医院药事管理的协同发展，推动医院采取处方点评、用药动态监测、抗菌药物管理、用药路径等多种方式，促进合理规范用药。在用药咨询中心基础上，建立药物治疗管理（MTM）药师制度，开设药师咨询门诊指导患者合理用药。运行“京城药师”微信公众号，向患者传播健康用药知识。推动市属医院共建共享制剂室、煎药中心，探索在市属医院间建立医院制剂的调拨使用机制。依托互联网及现代物流体系，探索门诊药房供应链延伸及药品配送到家服务。

4. 强化基础运行管理　不断创新、拓展和优化

基础运行管理与服务内涵，以技术创新带动管理创新，以管理创新促进服务创新，提升医院运行保障工作效率和效果。运用“协同思维”对市属医院后勤进行专业化、精细化管理，降低基础运行成本。继续强化安全管理机制建设，逐步建立运行管理动态台账、风险预警评估机制和安全应急联动管理机制，完善预案体系建设，打造平安医院；强化安全生产基础能力建设，形成安全生产保障长效机制，稳步推进安防系统升级改造工作。继续推动人文理念在医院管理和服务中的应用，大力弘扬人文服务理念。提高能源管理水平，实现节能减排目标，单位业务量密度能耗指标逐年下降，总体降幅较“十二五”末不低于8%。

5. 推动基本建设管理改革创新 一是积极推行项目管理。出台市属医院基本建设项目管理办法，建立健全项目管理制度体系。在医院整体迁建、新建院区等大型工程建设中推行专业化项目管理组织模式，组织医院重点工程总承包（设计-施工）模式试点。

二是加强规划设计管理。实行刚性的基建规划管理制度，突出规划引领作用。贯彻“适用、经济、绿色、美观”的建筑方针，坚持高起点规划、高水平设计，打造建设精品工程。推开设计方案公开招标或竞赛制度，重点工程面向全国或国际公开招标。大力推行绿色建筑标准，建设绿色医院建筑示范工程。

三是强化工程质量安全监管。完善建设工程质量安全管理制度，落实建设、勘察、设计、施工和工程监理单位等五方主体质量安全责任。实施工程全生命周期风险管理，重点加强危险性较大的分部分项工程施工安全监管，有效防范施工安全事故。

四是推进建筑信息模型（BIM）技术应用。制定BIM应用发展规划和实施方案，实质性走出医院新建工程设计、施工、运营维护集成应用BIM的方法路子。

（八）加快信息化建设，提升信息化应用水平

以业务需求为导向，加快推进局院两级信息化建设，全面提升信息化建设水平，为医院运营和精细化管理提供信息化支撑。积极利用新一代信息技术，开发新型业务应用，带动医院各项业务和管理模式创新。不断推动完善信息化建设的保障制度，全面加强信息安全。

1. 不断夯实信息化基础支撑能力 完成市医管局和市属医院层面信息资源规划、总体规划、重点项目等顶层设计。按照“统筹规划、统一标准、整合资源”的原则，建立和完善医院医疗、管理、服务信息系统标准和规范，指导医院有序开展信息化建设。大力推进各级各类信息系统的改造和集成平台建设，实现信息统一出口建设，满足数据的共享利用。推进电子病历共享、患者就诊信息互联互通。“十三五”末，电子病历等级评审80%达到四级以上水平，其中力争50%以上达到五级以上水平。

2. 加快推进信息化项目建设 继续推进医改数据监测平台建设，对22家医院医药分开数据实施采集监测。搭建北京市属医院综合管理信息平台，在国家和市卫生计生委信息化统筹框架下，用3～5年时间建设医改监测、医护、药械、科研教育、组织人事、财务与资产管理、基础设施等管理子系统。逐步建立能源管理系统、设备综合智能管控系统、安全风险评估预警系统、安全管理工作系统及基于BIM的医院后勤可视化管理系统，搭建临床与科研互通共享和科技成果转化的信息平台，建设市医管局科技成果展示与交易信息平台。

3. 鼓励支持有序发展“互联网+医疗” 积极利用云计算、大数据、物联网等信息技术创新业务应用，促进互联网与传统医疗深度融合，实现信息技术和业务流程的深入融合，优化就医流程，提升就医体验。积极推进各类医疗信息服务面向智能服务终端发展，开展移动医疗模式转型。探索信息化支撑的分级诊疗模式，进一步丰富完善远程医疗应用。积极开展医疗健康大数据的挖掘和应用。

4. 建立健全信息化管理体系 从规章制度、人才队伍、资源投入等多方面入手，加强信息化建设的保障力度。建立健全信息安全工作机制，完善信息化管理体制。逐步推动开展信息化建设效果监测评价。积极开展相关的法律法规和安全隐私保护机制研究。

（九）加强党的领导，促进市属医院改革发展

充分发挥党委领导核心作用，坚持把加强党对医疗卫生事业的领导和加强党的自身建设相结合，全面从严加强党的思想建设、组织建设、作风建设、反腐倡廉建设和制度建设，为市属医院改革发展提供坚强的政治、思想、组织、作风和制度保障。强化党的领导，提高医院党委抓大事、议大事、引领全局、协调各方的领导力、决策力和执行力。强化党管宣传、党管意识形态，加强对医院党员、干部、职工和各界群众的宣传思想教育，激发工会、共青团、妇联等群团组织活力，调动离退休干部和党外人士积极性，弘扬科学办医、温暖行医、文明就医的理念，着力培育和践行社会主义核心价值观和“厚德尊道、救死扶伤、首善创新、大爱无疆”的职业价值观，创建具有市医管局系统特色的先进文化，提高影响力、凝聚力、战

斗力。强化党管干部，全面贯彻落实好干部标准，推动形成严格管理监督干部新常态，形成一支明规矩、守纪律、业务过硬的领导班子和干部队伍。强化学习型、服务型、创新型、廉洁型党组织建设，发挥党员的先锋模范作用，夯实党支部战斗堡垒作用。强化作风建设，严格党内政治生活，严肃党的纪律，着力用优良党风带政风、促行风、转作风，加强医德医风教育和行风建设，抓好从业人员人文精神、职业素质提升。强化党风廉政建设和反腐败工作，促进党委主体责任和纪委监督责任落实，努力为市属医院科学健康持续发展营造风清气正、干净担当、干事创业的良好政治生态。

五、保障措施

（一）加强组织领导

市医管局成立局“十三五”规划工作领导小组，统筹协调、监督、指导规划各项任务的落实工作。各医院也应设立“十三五”规划工作领导机构，负责规划具体任务的实施。

市医管局及市属医院应分别制定规划实施方案，明确年度目标、工作指标和推进措施，科学配备人力、物力和资金资源，促进规划落地。

（二）强化部门联动

加强与卫生计生、发展改革、财政、人力社会保障、规划国土、机构编制等部门沟通交流、规划衔接，协调一致地推进规划落实工作。加大对医院财政支持力度，积极创新资金投入方式，鼓励社会资金投向规划重点领域，为重大项目加快落地和实施提供资金保障。

（三）加大调查研究

坚持问题导向，围绕规划实施进程中出现的新情况、新问题深入调研，提出解决的思路和操作办法。加强战略规划管理智库建设，与高等学校、科研院所、协会学会、咨询机构等开展合作，建立医院管理研究基地，加强重大理论和实践问题研究，强化智力支持，促进规划管理整体工作水平的提升。

（四）营造良好社会氛围

坚持正确的舆论导向，广泛宣传实施“十三五”规划的重要意义、主要任务及重大举措，及时总结宣传典型经验、主要做法和成效，形成有利于规划实施的良好氛围。通过多渠道的传播方式，调动各方参与的积极性、主动性和创造性，营造全社会尊医重卫的良好风气，促进规划目标实现。

（五）建立考核评价机制

建立“十三五”规划监督评价考核机制，成立专门的规划评价工作小组。建立完善规划评价体系和评价办法，注重年度计划安排与发展规划相匹配，与预算管理相衔接，并将规划确定的发展指标纳入考核。规范监测和评估程序，对规划进行年度跟踪监测、中期评估和末期全面评估，视评估情况按一定的审批程序进行动态修订调整。

北京市精神卫生工作规划（2016—2020年）

京卫疾控〔2016〕42号

（2016年5月9日）

精神卫生是重大的公共卫生问题和社会问题。加强精神卫生工作，是深化医药卫生体制改革、维护和增进人民群众身心健康的重要内容，是全面推进依法治国、创新社会治理、促进社会和谐稳定的必然要求，对于建设健康北京、法治北京、平安北京具有重要意义。为深入贯彻落实《中华人民共和国精神卫生法》和《国务院办公厅关于转发卫生计生委等部门全国精神卫生工作规划（2015—2020年）的通知》，进一步加强北京市精神障碍的预防、治疗和康复工作，推动精神卫生事业全面发展，制定本规划。

一、规划背景

“十二五”期间，北京市落实《北京市精神卫生条例》，在市委、市政府领导下，制定出台了《北京市精神卫生服务体系建设和发展工作的指导意见》。形成了政府领导、部门合作、社会参与的工作机制；建立了北京市精神疾病预防控制、医疗救治和护理康复三大服务体系，完善了重大灾害及突发公共事件心理危机干预工作机制，提升救治救助能力。

2013年，北京市在全国率先实施门诊使用免费基本药品治疗严重精神障碍的救治救助政策。通过开展基本和重大公共卫生专项工作有效落实严重精神障碍患者管理服务，防治工作取得显著成效。目前全市精神卫生医疗机构已达70家，编制床位达每万人4.59张，精神科医师达每10万人5.18名。精神卫生专业康复机构18家，温馨家园386个。登记在册严重精神障碍患者5.8万人，在册管理率88.7%，规范管理率82.1%，规律服药率76.4%，工作指标处于全国领先水平。

随着经济社会快速发展，心理应激因素日益增加，焦虑症、抑郁症等常见精神障碍及心理行为问题逐年增多；公众对焦虑、抑郁等常见精神障碍和心理行为问题认知率较低，社会对精神障碍患者存在偏见和歧视；外来人口基数大，人口流动性较强，人户分离现象严重；同时，北京市精神卫生资源不足，精神卫生工作面临的挑战依然严峻、任务依然艰巨。

二、总体要求

（一）指导思想

落实深化医药卫生体制改革和京津冀协同发展战略，以加强严重精神障碍患者救治救助为重点，以满足首都市民精神健康服务需求、维护社会和谐稳定为导向，进一步完善精神卫生服务体系，推动首都精神卫生事业健康发展。

（二）工作目标

到2020年：

1. 建立市、区、街道（乡镇）三级精神卫生工作综合管理机制，以街道（乡镇）为单位达100%。

2. 规范严重精神障碍管理服务，登记在册的患者管理率达到85%以上，精神分裂症治疗率达到80%以上。抑郁症的治疗率在现有的基础上增加50%，执业医师精神卫生专业知识培训率达100%，建立社区心理健康服务单元以街道（乡镇）为单位达100%。

3. 加强精神障碍康复服务，实现全市所有精神专科医疗机构康复服务全覆盖，市、区两级精神卫生福利机构全覆盖，街道乡镇均至少建立一所精神残疾人日间康复照料站，60%以上的居家患者接受社区精神康复服务。在市级福利院创建北京市福利机构精神病患者康复示范中心，新增床位1500张，专门用于接收本市三无精神病患者、复退军人中的精神病患者，在条件允许的情况下，接受本市其他精神病患者。

4. 优化精神卫生资源，合理配置服务机构和人员。医疗机构广泛开展精神（心理）卫生医疗服务。精神卫生防治机构人员配备合理，包括精神科医师、公共卫生医师、心理治疗师和社会工作师。基层卫生服务机构至少配备1名专职精神卫生防治人员。

5. 建立并实施严重精神障碍患者监护人看护补助制度，对落实看护管理责任，且患者未发生肇事肇祸行为的监护人给予适度补贴。

6. 推动社区、社会组织和社会工作者“三社联动”工作机制，培养1000名精神卫生专业社会工作者，鼓励和引导专业社会工作参与精神卫生工作。

7. 全面开展精神卫生宣传及心理健康保健，普通人群心理健康知识和精神障碍防治核心信息知晓率达到70%；高等院校设立心理咨询与心理危机干预中心（室）并配备专职教师，中小学设立心理辅导室并配备专职或兼职教师，在校学生心理健康核心知识知晓率达到80%。

三、策略与措施

（一）全面推进严重精神障碍救治救助

加强患者登记报告。卫生计生、综治、公安、民政、司法行政部门和残联组织，逐级建立定期排查机制，开展严重精神障碍患者日常发现和报告。基层卫生服务机构对辖区内已确诊的严重精神障碍患者及时登记并纳入日常服务管理。

做好患者服务管理。在各区推行“病重治疗在医院，康复管理在社区”的模式，开展分级医疗和双向转诊，完善治疗—康复—长期护理服务链。同时将解除强制医疗的户籍人员纳入本地严重精神障碍管理治疗服务。街道（乡镇）要利用个案管理小组，推进患者家庭监护责任协议签订和履责补助工作，帮助患者及其家属解决治疗及生活中的难题，做到应管尽管。

完善患者康复服务。研究制定加快精神卫生康复服务发展的政策意见，完善精神卫生康复服务标准和管理规范。各区要建立健全医疗康复和社区康复相衔接的服务机制，加强精神卫生专业机构对社区康复机构的技术指导，推广社会化、综合性、开放式的精神障碍康复工作模式。依托职业康复站、残疾人“温馨家园”或各类社区服务资源，鼓励和扶持各类社会组织参与社区康复工作。

落实救治救助政策。人力资源社会保障、卫生计生部门做好基本医疗保险、城乡居民大病保险、医疗救助、残疾康复、疾病应急救助和新农合重大疾病保障政策衔接和服务对接。民政部门研究完善社会救助政策，逐步提高生活困难患者的救助水平。对公安机关送诊的疑似精神障碍患者，卫生计生部门提供医疗救治，民政部门提供临时救助服务。

（二）逐步推进常见精神障碍防治工作

将抑郁症、焦虑症、儿童孤独症、老年痴呆症等常见精神障碍作为工作重点，关注妇女、儿童、老年人、职业人群等重点群体的精神心理问题，开展筛查、干预与康复管理服务。

卫生计生部门在医疗机构中广泛开展精神卫生专业知识培训。中医药管理部门加强中医医疗机构精神类临床科室能力建设，鼓励中医专业人员开展常见精神障碍及心理行为问题防治和研究。

教育部门加强对高等院校心理咨询或辅导工作人员和学生工作者的精神卫生专业知识与技能培训。关注大中小学教师的精神健康，在专业人员指导下开展心理健康知识培训。

（三）积极开展心理健康促进工作

依法将心理援助内容纳入市、区政府突发事件应急预案，鼓励、支持社会组织提供规范的心理援助服务。进一步完善北京市心理援助热线建设，向公众提供心理健康公益服务。

卫生计生部门以居民心理健康意识和提高健康行为的形成为出发点，以社区健康服务平台为基础，稳步推进健康北京人心理健康促进行动。

卫生计生、教育、民政、人力资源社会保障部门探索研究心理卫生服务管理机制，促进行业规范化管理。精神卫生专业机构应当配备心理治疗人员，为精神障碍患者及高危人群提供专业的心理卫生服务。综合性医院及其他专科医院要对就诊者进行心理健康指导，基层医疗卫生机构要向辖区内居民提供心理健康指导。各级各类学校建立学生心理健康教育工作机制，制订校园突发危机事件处理预案。高等院校要与精神卫生专业机构建立稳定的心理危机干预联动协调机制。用人单位应当将心理健康知识纳入岗前和岗位培训，创造有益于职工身心健康的工作环境。监狱、看守所、拘留所、强制隔离戒毒所等要加强对被监管人员的心理咨询和心理辅导。

（四）提升精神卫生服务能力

加强机构能力建设。发展改革、卫生计生、民政、财政部门和残联组织，统筹规划，加强精神卫生医疗机构、康复机构和福利机构建设，鼓励社会资本举办各类精神卫生专业机构。同时通过资源重组、办分院等多种形式和措施，鼓励和引导市级或中心城区的优质精神卫生服务资源向城六区以外的平原地区扩展。卫生计生部门加强对监狱、教育矫治所、强制隔离戒毒所开展精神障碍治疗管理工作的技术支持，对监所医务人员进行精神科转岗培训以取得相应的资质。

加强人才队伍建设。教育部门要抓好精神卫生专业人员学历教育，加强精神医学、临床心理学、咨询心理学、社会工作等专业建设。卫生计生部门要加强精神科住院医师和精神专科护士规范化培训；加强对非精神科医务人员的精神卫生知识和技术培训，进行相关卫生人员转岗精神科培训。与人力资源社会保障等部门共同完善心理治疗人员职称评定办法，制定支持心理学专业人员在精神卫生专业医疗机构从事相关工作的政策。人力资源社会保障、财政、卫生计生等部门依法落实对精神卫生工作人员的工资待遇政策，提高其待遇水平，稳定精神卫生专业队伍。

民政、社会建设、卫生计生等部门明确社会工作者参与精神卫生工作的社会工作服务内容和岗位职责，通过政府购买服务的方式配置专兼职社会工作者，引导和支持志愿者参加精神卫生志愿服务活动，弥补基层工作力量不足。

（五）不断完善精神卫生服务信息化建设

建立健全精神卫生监测网络，掌握精神障碍患者情况和精神卫生工作信息，逐步实现精神卫生信息系统与居民电子健康档案平台、电子病历或全员人口数据库的对接。卫生计生、综治、公安、民政、人力资源社会保障、司法行政、残联等部门或组织，逐级建立严重精神障碍患者信息共享机制，积极探索物联网、卫星定位、视频、网络等高科技信息技术在日常随访服务工作中的应用，创新访视方式，提高随访效率。

（六）大力开展精神卫生宣传教育

将宣传教育工作摆到精神卫生工作的重要位置，充分利用传统媒体和新媒体等平台，广泛宣传“精神疾病可防可治，心理问题及早求助，关心不歧视，身心同健康”等精神卫生核心知识，减少公众对精神障碍和心理行为问题的认识误区。加强患者及其家庭战胜疾病、回归社会的正面宣传，规范对肇事肇祸案（事）件的报道，未经鉴定避免使用“精神病人”称谓进行报道，减少负面影响。

四、保障措施

（一）加强政府领导，强化综合协调

认真贯彻实施《中华人民共和国精神卫生法》，将精神卫生工作纳入国民经济和社会发展总体规划。建立完善精神卫生工作政府领导和部门协调机制，充分发挥基层综合服务管理平台作用，切实加强本地区精神卫生服务体系建设。

（二）落实部门职责，共同推进工作

各有关部门要按照《中华人民共和国精神卫生法》的要求，切实履行责任，形成合力，共同推进精神卫生工作。综治部门要发挥综合协调优势，统筹安排，推动精神卫生工作重点、难点问题的解决。按照“属地管理”和“谁主管谁负责”原则，加大检查考核力度，将救治救助工作纳入社会治安综合治理（平安北京建设）考评。

发展改革、卫生计生、民政、公安、司法行政等部门要按照“应治尽治、应管尽管、应收尽收”的要求，切实加强精神卫生防治体系和服务网络建设。综治、卫生计生、公安、民政、司法行政、残联等部门要强化协作，进一步完善严重精神障碍患者防治管理与康复服务机制。卫生计生、人力资源社会保障等部门要加强精神障碍医疗服务成本研究与指导，促进精神障碍院内外治疗的有效衔接和服务延续。民政部门会同残联、发展改革、卫生计生等部门探索支持精神障碍患者康复服务发展的保障政策，加强康复服务机构管理，不断提高康复服务规范化、专业化水平。各级残联组织要认真贯彻落实《中华人民共和国残疾人保障法》和中国残疾人事业发展纲要提出的精神残疾防治康复任务，推行有利于精神残疾患者参与社会生活的开放式管理模式，依法保障精神残疾人的合法权益。

（三）加大经费投入，保障持续发展

各级政府应当根据精神卫生工作需要加大财政投入力度，保障精神卫生工作所需经费，将精神卫生工作经费列入本级财政预算。扎实推进基本和重大公共卫生服务项目，落实政府对精神专科医院等专业公共卫生机构的投入政策，为辖区内突发事件心理援助工作提供资金保障。同时建立多元化资金筹措机制，积极开拓精神卫生公益性事业投融资渠道。鼓励社会资金投入严重精神障碍患者救治和救助、贫困精神障碍患者救治、患者康复性庇护就业等工作中。

（四）加强科学研究，促进成果转化

科学技术部门及有关研究机构要围绕国家及北京市精神卫生工作的发展要求，开展基础和临床应用性研究。重点研发精神障碍早期诊断技术以及精神科新型药物和心理治疗等非药物治疗适宜技术。加强精神障碍流行病学调查、精神卫生法律与政策等软科学研究，为精神卫生政策制定与法律实施提供科学依据。促进精神障碍和心理行为问题的生物、心理、社会因素综合研究和相关转化医学研究。加强国际交流，吸收、借鉴和推广国际先进科学技术及成功经验，及时将国内外相关研究成果应用于精神卫生工作实践。

（五）加强政策研究，创新发展模式

结合首都功能定位，围绕建设国际一流和谐宜居之都的目标，加强政策研究和创新。充分发挥行业协会优势，规范心理咨询服务和市场，促进行业规范化发展。创新工作模式，通过政府购买服务的方式配置专兼职社会工作者，明确社会工作者参与精神卫生工作的内容和岗位职责，引导和支持志愿者参加精神卫生志愿服务活动。开展个案辅导、家庭支持、职业康复和社会融入等服务，提升严重精神障碍患者及其家属的生活质量，营造关爱、理解和支持的社会环境。

五、督导与评估

市卫生计生委会同有关部门制订本规划实施分工方案，相关部门各负其责，共同组织本规划实施。各区政府要对规划实施进展、质量和成效进行督导与评估，将规划重点任务落实情况作为政府督查督办重要事项，并将结果作为对下一级政府绩效考核的重要内容。2018年，市卫生计生委会同有关部门对规划实施情况进行中期考核，督促规划的顺利实施；2020年，组织规划实施的终期效果评估。

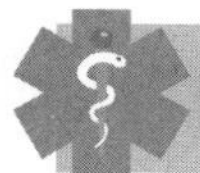

北京市人类辅助生殖技术设置规划（2016—2020年）

京卫医〔2016〕205号
（2016年12月2日）

为促进本市人类辅助生殖技术规范、有序应用，满足人民群众服务需求，根据《人类辅助生殖技术管理办法》《人类精子库管理办法》《人类辅助生殖技术配置规划指导原则（2015版）》等国家有关规定和工作要求，结合本市实际，制定《北京市人类辅助生殖技术设置规划（2016—2020年）》。

一、资源现状

（一）机构数量

截至目前，北京市已批准开展人类辅助生殖技术和设置人类精子库的机构（以下简称辅助生殖机构）共12家（不含部队医疗机构），包括北京协和医院、北京大学第一医院、北京大学人民医院、北京大学第三医院、北京朝阳医院、北京妇产医院、北京市海淀区妇幼保健院、北京中医药大学东方医院、北京家恩德运医院、北京家圆医院、北京宝岛妇产医院和国家卫生计生委科学技术研究所，其中社会力量举办的医疗机构占25%。

（二）技术开展情况

12家辅助生殖机构中，开展夫精人工授精技术（AIH）的12家，供精人工授精技术（AID）的3家，体外受精-胚胎移植技术（IVF-ET）的10家，卵胞浆内单精子显微注射技术（ICSI）的10家，植入前胚胎遗传学诊断技术（PGD）的1家，设置人类精子库的2家。

（三）机构性质和区域分布

12家辅助生殖机构中，医院和妇幼保健院11家，省级以上计划生育技术服务机构1家。辅助生殖机构的分布为：海淀区5家，西城区3家，朝阳区2家，东城区1家，丰台区1家。

（四）技术服务总量

根据国家《人类辅助生殖技术配置规划指导原则（2015版）》的有关数据，2013年，本市辅助生殖机构开展体外受精治疗周期32393个。近5年，本市人类辅助生殖技术服务量保持增长，但近两年增速呈放缓趋势。

二、需求分析

根据北京市常住人口和已婚育龄女性数量、有关流行病学统计资料及技术服务需求分析，本市约3.6万对夫妇有人类辅助生殖技术治疗服务需求。随着我国人口生育政策的调整，“全面放开两孩”等政策将在一定程度上提升人类辅助生殖技术的潜在服务需求。北京市作为首都和国际化城市，医疗资源配置和技术服务在全国处于相对领先水平，承担着部分外地疑难重症患者的诊疗任务，一些辅助生殖机构接诊的外地患者比例达50%～60%。根据目前北京市各辅助生殖机构的诊疗情况，本市现有人类辅助生殖技术服务量与患者需求尚存在一定差距。“十三五”期间，综合考虑到按照非首都功能疏解的有关工作要求进行的北京市人口总量控制因素、区域功能调控要求以及近两年人类辅助生殖技术服务量总体增速放缓的趋势，本市辅助生殖技术将按照国家《人类辅助生殖技术配置规划指导原则（2015版）》确定的原则和测算方法，根据人口及服务量测算，按照合理调控、按需配置、适度增长的指导思想进行规划和配置，保障辅助生殖技术服务量、技术质量、服务水平与城市整体规划定位及患者需求相适宜。

三、规划范围及原则

（一）规划范围

本规划调整的范围为本市行政区域内除部队医疗机构（含军队和武警医疗机构）以外的医疗机构。

（二）规划原则

坚持整体效益、稳妥有序、分类指导、合理布局的原则，建立健全规范的辅助生殖技术服务体系，促进辅助生殖技术服务健康有序发展。本市新筹建开展的辅助生殖技术应当配置在三级综合医院、三级妇幼保健院或三级妇产医院。申请开展辅助生殖技术的医疗机构应具备相应的诊疗科目和人员，具备良好的执业记录。支持符合条件的社会办医疗机构开展辅助生殖技术。辅助生殖技术按夫精人工授精、供精人工授精、体外受精-胚胎移植、卵胞浆内单精子显微注射，植入前胚胎遗传学诊断技术，人类精子库3个类别进行规划。规划筹建的辅助生殖机构分年度、按规划审批。区域布局方面，按照疏解北京非首都功能的总体工作要求，优先考虑在辅助生殖技术服务资源相对不足的地区规划配置辅助生殖技术。根据本市辅助生殖技术运行现状和非首都功能疏解要求，“十三五”期间，在本市东城区、西城区、朝阳区、海淀区、丰台区和石景山区，不再规划配置夫精人工授精、供精人工授精、体外受精-胚胎移植和卵胞浆内单精子显微注射技术。本规划每5年修订一次，实施过程中如确需调整，将向国家卫生计生委备案并向社会公示。本市辅助生殖技术规划筹建和准入程序根据本规划要求另行制定。

四、配置数量及要求

按照国家卫生计生委《人类辅助生殖技术配置规划指导原则（2015版）》的要求和本市辅助生殖技术服务需求，对本市2016～2020年的辅助生殖技术配置进行分类规划。

（一）夫精人工授精、供精人工授精、体外受精-胚胎移植、卵胞浆内单精子显微注射

2016年，本市开展该类辅助生殖技术的机构总数为12家。到2020年，本市准予开展该类技术的机构总数控制在21家以内；每年经规划筹建准予运行的该类辅助生殖机构数量控制在3家以内。其中，申请运行常规体外受精-胚胎移植技术、卵胞浆内单精子显微注射技术的机构应至少实施夫精人工授精技术或供精人工授精技术满1年。

（二）植入前胚胎遗传学诊断技术

2016年，本市开展植入前胚胎遗传学诊断技术的机构为1家。到2020年，本市开展该技术的机构总数控制在5家以内；每年经规划筹建准予运行的该类辅助生殖机构数量控制在2家以内。新筹建开展植入前胚胎遗传学诊断技术的机构应具备产前诊断资质，并至少实施常规体外受精-胚胎移植或卵胞浆内单精子显微注射技术满5年。

（三）人类精子库

2016年，本市设置人类精子库的机构共2家。到2020年，本市人类精子库设置总数控制在2家以内。

五、保障措施

（一）科学合理规划，严格依法审批

人类辅助生殖技术是国务院确定的需经行政许可准入的医疗技术。本市计划开展辅助生殖技术的医疗机构必须符合辅助生殖技术配置规划，避免无序竞争。技术配置以服务需求为依据，以促进技术规范有序应用为目的，严禁商业化和产业化。本市人类辅助生殖技术审批严格按照国务院和国家卫生计生委相关文件要求，依据规划和准入程序进行审批，并报国家卫生计生委备案。

（二）完善管理体系，强化规范服务

卫生计生行政部门建立由辅助生殖技术主管部门牵头，相关部门和单位共同参与的协调工作机制，共同完善和推进辅助生殖技术管理工作。加强北京市人类辅助生殖技术质控中心建设，完善本市辅助生殖技术的日常管理、质量控制和评价制度。严格落实辅助生殖技术定期校验制度，建立动态监管和退出机制。加强监督管理，把辅助生殖技术监督执法作为卫生计生综合监督执法的重要内容，严厉打击违法违规行为。指导辅助生殖机构加强自我监督检查，依法执业、规范服务，促进生殖医学事业健康发展。

（三）加强信息公开，接受社会监督

卫生计生行政部门做好辅助生殖技术规划、审批程序及辅助生殖机构名单的公示工作，引导群众合理就医。探索建立辅助生殖技术信用制度，根据对违法违规开展辅助生殖技术的相关行政处罚信息，设立黑名单并向社会公布，接受社会监督。按照“守信激励、失信惩戒”原则，将有关机构的信用信息作为实施行政管理的重要参考，进一步提升管理和技术水平，保障辅助生殖技术服务质量和安全，促进各项技术规范有序开展，维护人民群众健康权益。

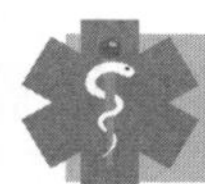

北京市2016年度卫生与人群健康状况报告

一、人口基本情况

（一）常住人口

2016年底北京市常住人口2172.9万人，比2015年增加2.4万人，增长0.1%。其中在京居住半年以上的常住外来人口807.5万人，比2015年减少15.1万人，降低1.8%，占常住人口的比重从2015年的37.9%降到2016年的37.2%。

（二）户籍人口

1. 人口数量 北京市户籍人口1362.9万人，其中男性681.5万人、女性681.4万人；非农业人口1132.0万人，农业人口230.9万人；总人口比2015年增加17.7万。60岁及以上老年人口334.4万人，占户籍人口的24.5%；65岁及以上老年人口224.5万人，占户籍人口的16.5%。

2. 出生和死亡情况

（1）出生情况。户籍人口出生147789人，其中男性76072人、女性71713人、性别不明4人。男女出生性别比106：100。出生人数比2015年增加21141人。户籍人口出生率10.91‰，其中男性出生率11.23‰、女性出生率10.60‰。与2015年相比，出生率上升了15.3%。

（2）死亡情况

1）全人群死亡情况：户籍人口死亡89599人，总死亡率6.62‰，比2015年上升3.1%。其中男性死亡率7.45‰、女性死亡率5.78‰。居民标化死亡率3.44‰，比2015年下降0.29%。其中男性标化死亡率3.91‰、女性标化死亡率2.98‰。户籍人口婴儿死亡率2.21‰，比2015年下降8.7%；户籍人口5岁以下儿童死亡率2.67‰，比2015年下降11.6%。户籍人口孕产妇死亡率10.83/10万，比2015年上升24.6%。孕产妇死亡率一直控制在11.00/10万以下。常住人口孕产妇死亡率8.34/10万，比2015年上升16.2%。

2）死亡性别和年龄分布：户籍人口男性死亡50481人，女性死亡39103人，性别不明15人，死亡性别比129：100。在全部死亡人数中，15岁以下儿童死亡人数占总死亡人数的0.7%，15～64岁组人群占21.4%，65岁及以上老年人口占77.9%。

3）主要死因分析

①总体情况：北京市居民的主要死亡原因仍为慢性非传染性疾病，前三位死因分别为恶性肿瘤、心脏病和脑血管病，共占全部死亡的72.3%。与2015年相比，除消化系统疾病、泌尿生殖系统疾病和传染病死亡率下降外，其他疾病死亡率均有所上升。

恶性肿瘤：北京市居民恶性肿瘤死亡率177.32/10万，占总死亡的26.8%，比2015年上升0.68%。肺癌、结肠直肠和肛门癌、肝癌居于恶性肿瘤死亡的前三位，分别占恶性肿瘤死亡的31.4%、10.3%和9.9%。男性恶性肿瘤死亡率211.74/10万，女性为142.82/10万。男性恶性肿瘤死亡前三位是肺癌、肝癌、结肠直肠和肛门癌，共占男性恶性肿瘤死亡的55.4%；女性前三位是肺癌、结肠直肠和肛门癌、乳腺癌，共占女性恶性肿瘤死亡的47.6%。

心脏病：户籍居民心脏病死亡率170.44/10万，占总死亡的25.8%，比2015年上升3.2%。其中慢性缺血性心脏病和急性心肌梗死占心脏病死亡的88.1%。男性心脏病死亡率179.37/10万，女性为161.45/10万。男性心脏病死亡中慢性缺血性心脏病占心脏病死亡的51.6%，急性心肌梗死占35.6%；女性心脏病死亡中慢性缺血性心脏病占心脏病死亡的56.5%，急性心肌梗死占32.5%。

脑血管病：户籍居民脑血管病死亡率130.60/10万，占总死亡的19.7%，比2015年上升4.0%；其中以脑血管病后遗症、脑梗死、脑出血为主，共占脑血管病死亡的96.1%。男性脑血管病死亡率147.40/10万，女性为113.70/10万。男性脑血管病前三位死因依次为脑血管病后遗症（51.2%）、脑梗死（23.5%）和脑出血（21.5%），女性脑血管病前三位死因依次为脑血管病后遗症（49.6%）、脑梗死（25.3%）和脑出血（21.0%）。

传染病：户籍居民传染病死亡率4.42/10万，比2015年下降6.0%。其中男性死亡率5.80/10万，女性为3.04/10万。传染病死亡占总死亡的0.7%。传染病死亡原因以病毒性肝炎和呼吸道结核为主，共占传染病死亡的64.1%。

②性别分布：男女主要死因及死因顺位均不同。男性前三位死因为恶性肿瘤、心脏病和脑血管病；女性为心脏病、恶性肿瘤和脑血管病。

③年龄分布：北京市0岁组的前三位死因为围生期疾病、先天异常和恶性肿瘤，死亡率依次为152.92/10万、69.02/10万和8.80/10万，共占该年龄组死亡人数的86.3%。

1～14岁组的前三位死因为损伤和中毒、神经系统疾病和恶性肿瘤，死亡率依次为3.60/10万、3.12/10万和2.91/10万，共占该人群死亡人数的67.5%。在损伤和中毒中，由机动车交通事故、意外跌落和溺水造成的意外伤害死亡占57.7%；恶性肿瘤中主要表现为白血病和脑及神经系统恶性肿瘤，分别占38.1%和35.7%。

15～64岁组的前三位死因为恶性肿瘤、心脏病和脑血管病，死亡率依次为76.51/10万、36.91/10万和28.64/10万，共占该人群死亡人数的72.4%。恶性肿瘤仍是以肺癌和肝癌为主，共占39.6%；心脏病以急性心肌梗死为主，占42.3%。

65岁及以上组的前三位死因为心脏病、恶性肿瘤和脑血管病，死亡率依次为888.46/10万、752.60/10万和678.92/10万，共占该人群死亡人数的72.8%。心脏病死亡中，急性心肌梗死占32.7%；恶性肿瘤死亡中肺癌居首位，占恶性肿瘤死亡的33.8%；脑血管病中主要是脑血管后遗症、脑梗死和脑出血，分别占脑血管病的54.0%、24.9%和17.5%。

4）死亡发生地点：户籍居民在医院内死亡占54.4%，院外死亡占45.6%。在家死亡35968人，占院外死亡的88.0%。院外死亡的主要原因为心脏病和脑血管病，分别占院外死亡总数的33.7%和23.8%。

3. 四类主要慢性非传染性疾病早死概率 户籍居民主要慢性非传染性疾病（恶性肿瘤、心血管疾病、糖尿病和慢性呼吸系统疾病）30～70岁（不含70岁）早死概率为10.9%，比2015年下降了1.8%。其中，男性和女性主要慢性非传染性疾病早死概率分别为14.5%和7.3%。

4. 自然增长情况 户籍人口自然增长率4.29‰，比2015年上升了41.6%。其中，男性和女性自然增长率分别为3.78‰和4.82‰。

5. 期望寿命 户籍居民0岁组期望寿命为82.03岁，比2015年上升0.08岁。其中，男性79.83岁、女性84.31岁。

二、慢性非传染性疾病及相关危险因素

（一）恶性肿瘤

1. 总体情况 2015年户籍居民共报告恶性肿瘤新发病例44219例，发病率330.17/10万，比2014年增长0.59%，2006～2015年标化发病率年平均增长1.6%。

（1）发病顺位。2015年男性恶性肿瘤新发病例中肺癌发病居第一位，其次是结直肠癌、胃癌、肝癌和前列腺癌；女性中乳腺癌发病居第一位，其次是肺癌、甲状腺癌、结直肠癌和子宫体癌。

（2）性别分布。2015年恶性肿瘤新发病例中，男性21993例，发病率327.85/10万；女性22226例，发病率332.49/10万。

（3）年龄分布。恶性肿瘤发病率随年龄增长而增高，25岁以前恶性肿瘤的发病率较低，25岁后开始逐渐升高，55岁以前女性的发病率高于男性，55岁以后男性发病率高于女性。

0～14岁组报告病例205例，占恶性肿瘤新发病例总数的0.5%，其中白血病比例最高，男性报告37例，占该年龄组男性恶性肿瘤患者的34.3%；女性报告28例，占该年龄组女性恶性肿瘤患者的28.9%。

15～44岁组报告病例4889例，占恶性肿瘤新发病例总数的11.1%，其中甲状腺癌比例最高，男性报告536例，占该年龄组男性恶性肿瘤患者的34.9%；女性报告1491例，占该年龄组女性恶性肿瘤患者的44.4%。

45～64岁组报告病例17910例，占恶性肿瘤新发病例总数的40.5%，其中男性肺癌比例最高，报告1825例，占该年龄组男性患者的21.9%；女性乳腺癌比例最高，报告2514例，占该年龄组女性患者的26.3%。

65岁及以上年龄组报告病例21215例，占恶性肿瘤新发病例总数的48.0%，男女肺癌的发病率均居该年龄组第一位，男女肺癌占该年龄组所有恶性肿瘤的比例分别为27.6%和23.2%。

（4）地区分布。2015年北京市城区共报告恶性肿瘤病例29397例，占全市新发病例总数的66.5%，发病率350.85/10万；郊区报告14822例，占全市新发病例总数的33.5%，发病率295.60/10万。

2. 常见恶性肿瘤发病情况

（1）肺癌。2015年北京市共报告肺癌新发病例8541例，占恶性肿瘤新发病例的19.3%，其中男性5230例，发病率77.96/10万；女性3311例，发病率49.53/10万。肺癌发病率由2006年的50.03/10万上升至2015年的63.77/10万。

（2）乳腺癌。2015年北京市共报告女性乳腺癌4310例，占女性恶性肿瘤新发病例的19.4%。发病率由2006年的51.46/10万上升至2015年的64.48/10万。女性乳腺癌发病率在2001年、2006年均呈45～49岁组和60～64岁组双峰分布；2015年自40岁以后发病率进入高峰期，呈单峰分布。

（3）结直肠癌。2015年北京市共报告结直肠癌5348例，占恶性肿瘤新发病例的12.1%，其中男性3055例，发病率45.54/10万；女性2293例，发病率34.30/10万。发病率由2006年的27.42/10万上升至2015年的39.93/10万。结直肠癌发病率30岁以后逐渐升高，男性发病率高于女性。

（4）肝癌。2015年北京市共报告肝癌2252例，占恶性肿瘤新发病例的5.1%，其中男性1610例，发病率24.00/10万；女性642例，发病率9.60/10万。肝癌发病率由2006年的19.99/10万降低到2015年的16.82/10万。肝癌发病率在0～1岁组有一个小高峰，1～29岁很少发病，30岁以后逐渐升高，男性发病率高于女性。

（5）胃癌。2015年北京市共报告胃癌2395例，占恶性肿瘤新发病例的5.4%，其中男性1627例，发病率24.25/10万；女性768例，发病率11.49/10万。发病率2006年为17.55/10万，2015年为17.88/10万，10年间变化不显著。胃癌发病率40岁以后开始升高，男性发病率高于女性。

（6）甲状腺癌。2015年北京市共报告甲状腺癌4026例，占恶性肿瘤新发病例的9.1%，其中男性1015例，发病率15.13/10万；女性3011例，发病率45.04/10万。男性发病率由2006年的2.05/10万上升至2015年的15.13/10万；女性发病率由2006年的7.25/10万上升至2015年的45.04/10万，顺位由2006年的第十位上升到2015年的第三位。甲状腺癌发病率自20岁以后快速升高，在35～39岁组达到顶峰，55岁以后发病率逐渐下降。

（7）前列腺癌。2015年北京市共报告前列腺癌1358例，占男性恶性肿瘤新发病例的6.2%。前列腺癌发病率由2006年的11.10/10万上升至2015年的20.24/10万。男性前列腺癌发病顺位由2006年的第八位升至2015年的第五位。前列腺癌主要发生于高年龄组，其发病率在55岁以前很低，55岁以后快速升高。

（8）子宫体癌。2015年北京市共报告女性子宫体癌1248例，占女性恶性肿瘤新发病例的5.6%。发病率由2006年的10.78/10万上升至2015年的18.67/10万。子宫体癌发病率自25岁以后逐渐升高，到55岁组达到高峰，之后逐渐下降。

（9）宫颈癌。2015年北京市共报告宫颈癌639例，占女性恶性肿瘤新发病例的2.9%。发病率由2006年的7.67/10万上升至2015年的9.56/10万。宫颈癌发病率30岁以后逐渐升高，2006年宫颈癌发病率在中年龄组和高年龄组有两个发病高峰，到2015年只有中年龄组一个发病高峰。

（10）淋巴瘤。2015年北京市共报告淋巴瘤1279例，占恶性肿瘤新发病例的2.9%，其中男性723例，发病率10.78/10万；女性556例，发病率8.32/10万。淋巴瘤发病率由2006年的7.84/10万上升至2015年的9.55/10万。45岁以前淋巴瘤的发病率较低，45岁以后明显升高。

3. 恶性肿瘤患者生存状况 北京市恶性肿瘤2011年新发病例的5年生存率居前三位的依次为甲状腺癌（94.92%）、子宫体癌（84.61%）及女性乳腺癌（80.69%）。

（二）急性冠心病事件

2015年户籍人口25岁及以上人群急性冠心病事件年龄标化发病率为215.7/10万，比2014年略有下降。其中男性高于女性，发病率随着年龄增加而显著增高。

2015年户籍人口25岁及以上人群急性心肌梗死住院率为139.10/10万，其中男性200.35/10万、女性79.26/10万。

（三）急性脑卒中事件

2015年户籍居民急性脑卒中患者69234例，发病率514.68/10万；急性脑卒中事件发生77457人次，事件发生率575.81/10万。2007～2015年户籍居民急性脑卒中发病率与事件发生率呈增加趋势。发病率9年间增加了27.8%，平均年增长速度为2.8%；事件发生率9年间增加了32.6%，平均年增长速度为3.2%。标化后9年增加趋势较为平缓。

2015年急性脑卒中男性发病率619.54/10万，女性为409.55/10万；男性急性脑卒中事件发生率695.62/10万，女性为455.70/10万。

2015年急性脑卒中事件住院患者30天病死率为3.4%，住院病死率2.5%。

（四）代谢综合征

2014年北京市18～79岁常住居民代谢综合征患病率为25.5%，其中男性患病率25.7%、女性25.3%。随年龄的增加，代谢综合征患病率呈上升趋势，70～79岁年龄组患病率最高，为46.1%。50岁以前，男性患病率高于女性；50岁及以后，女性明显高于男性。城区居民代谢综合征患病率为26.4%，郊区居民为24.1%。

（五）相关危险因素

1. 血压升高 2014年北京市18～79岁常住居民

血压升高率25.9%。男性血压升高率31.6%，女性为19.8%。随着年龄增加，血压升高率升高。城区居民血压升高率27.1%，郊区居民为24.2%。

2. 饮食行为

（1）奶及奶制品食用情况。2014年北京市18～79岁常住居民每天食用奶及奶制品的比例为32.4%，与2011年相比上升61.2%。男性每天食用奶及奶制品的比例为25.7%，女性为38.5%。随着年龄增加，每天食用奶及奶制品的比例先降后升，70～79岁年龄组达57.2%。城区居民每天食用奶及奶制品的比例为37.3%，郊区居民为25.0%。

（2）蔬菜食用情况。2014年北京市18～79岁居民每天摄入蔬菜的比例为88.5%，与2011年相比下降0.7%。男性每天食用蔬菜的比例为88.3%，女性为88.7%。随着年龄增加，每天食用蔬菜的比例呈波形分布，70～79岁年龄组达92.0%。城区居民每天食用蔬菜的比例为86.1%，郊区居民为92.1%。

（3）水果食用情况。2014年北京市18～79岁居民每天摄入水果的比例为63.5%，与2011年相比上升62.0%。男性每天食用水果的比例为53.9%，女性为72.0%。随着年龄增加，每天食用水果的比例呈上升趋势，70～79岁年龄组最高，达70.8%。城区居民每天食用水果的比例为65.3%，郊区居民为60.9%。

3. 静态行为 2014年北京市18～79岁常住居民平均每日静态行为时间6.2小时，与2011年相比增加0.5小时。男性平均每日静态行为时间为6.3小时，女性为6.2小时。随着年龄增加，平均每日静态行为时间减少。城区居民平均每日静态行为时间6.4小时，郊区居民5.9小时。

4. 跌倒 2014年北京市60岁及以上常住居民跌倒发生率14.3%，男性发生率11.2%、女性17.1%。随着年龄增加，跌倒发生率呈上升趋势。

5. 慢病危险因素聚集情况 2014年北京市18～79岁常住居民含3个及以上慢病危险因素的比例为26.3%，其中男性39.2%、女性14.6%。随着年龄增加，含3个及以上危险因素者所占的比例呈上升趋势。城区居民含3个及以上危险因素的比例26.9%，郊区居民为25.4%。

（六）口腔疾病

1. 乳牙龋齿 2015年北京市5岁儿童乳牙患龋率为61.0%，龋均2.92，充填率为30.1%。

2. 恒牙龋齿 2015年北京市12岁学生恒牙患龋率为28.3%，35～44岁患龋率为91.4%，55～64岁患龋率为96.6%，65～74岁患龋率为96.3%。12岁学生恒牙充填率51.3%，35～44岁充填率23.6%，55～64岁充填率14.2%，65～74岁充填率10.0%。12岁学生恒牙龋均0.57，35～44岁龋均4.66，55～64岁龋均8.46，65～74岁龋均11.71。

3. 牙周疾病 2015年北京市成人牙周健康率随着年龄的增长而降低；12～15岁学生牙石检出率随年龄增长而增高，12岁检出率为44.4%，15岁为53.2%；牙龈出血检出率随年龄增长而增高，12岁检出率为13.3%，65～74岁为61.4%；牙周袋检出率随年龄增长而增高。

三、传染病发病情况

（一）总体情况

2016年北京市共报告甲、乙、丙类传染病27种，报告发病121949例，比2015年增加14594例。报告发病数居前十位的病种依次为：其他感染性腹泻病、手足口病、流行性感冒、痢疾、肺结核、梅毒、病毒性肝炎、猩红热、流行性腮腺炎和淋病，占报告发病数的97.9%。流行性感冒由2015年的第七位升至2016年的第三位，报告发病数增加16840例。

2016年北京市甲、乙、丙类传染病报告发病率561.8/10万，与2015年相比上升12.6%。甲、乙类传染病报告发病率138.0/10万，比2015年下降8.5%。丙类传染病报告发病率423.9/10万，比2015年上升21.8%。

（二）常见传染病

1. 病毒性肝炎 2016年北京市病毒性肝炎新发病例682例，发病率3.14/10万。其中甲肝报告141例，乙肝210例，丙肝62例，戊肝244例，未分型肝炎25例。2016年病毒性肝炎总发病率与2015年相比下降6.3%，其中甲肝上升29.4%，乙肝下降8.3%，丙肝下降27.7%，戊肝下降12.0%，未分型肝炎下降22.5%。全人群乙肝病毒表面抗原（HBsAg）阳性率降至2.7%，25岁以下人群降至1%以下。

2. 艾滋病 2016年共报告现住址为北京市的艾滋病病毒感染者及患者3236例（京籍742例、非京籍2494例），其中新增感染者及患者3048例，比2015年减少65例。新增艾滋病病毒感染者2450例，其中京籍520例、非京籍1930例；新增艾滋病患者598例，其中京籍176例、非京籍422例。既往艾滋病病毒感染者转化为艾滋病患者188例。

截至2016年底，现住北京市且存活的艾滋病病毒感染者及患者15419例，其中艾滋病病毒感染者11251例，艾滋病患者4168例。其中京籍4077例，非京籍11342例。北京市累计报告艾滋病病毒感染者及患者死亡473例，其中2016年死亡51例。

新增现住址为北京市的艾滋病病毒感染者及患者

中，经性传播2991例（同性传播2389例，异性传播602例），其中京籍689例、非京籍2302例；经注射吸毒传播47例，其中京籍5例、非京籍42例；母婴传播2例，均为非京籍；不详6例，其中京籍2例、非京籍4例。感染者及患者以15～54岁青壮年为主，共2918例，占95.7%；18～22岁的感染者及患者传播途径均为性接触传播，其中同性传播315例，异性传播43例。

2016年北京市共检测艾滋病病毒抗体4831920人份，总体阳性检出率0.80‰，低于2015年的0.89‰。

3. 肺结核 2016年北京市新登记管理肺结核（包括单纯性结核性胸膜炎）患者6142例，比2015年增加5.2%，肺结核患者新登记率28.3/10万。

2016年北京市新登记管理肺结核患者中男性占66.6%，女性占33.4%；15～34岁年龄组患者比例最高，为46.1%；京籍患者占55.9%，非京籍占44.1%；涂阳患者比例为29.8%。2015年北京市登记管理的京籍和非京籍肺结核患者的治疗成功率分别为89.7%和90.9%。

4. 流感 2016年9月1日至2017年3月31日（2016～2017年流感流行季），在北京市144家二级及以上医疗机构门急诊就诊的28582625人次中，累计发现流感样病例373487例，流感样病例百分比为1.3%，低于2015～2016年同期水平。

5. 手足口病 2016年北京市共报告手足口病病例30240例，无死亡，发病率139.32/10万，比2015年上升4.5%。其中男性17770例、女性12470例，5岁及以下儿童占发病数的87.3%。报告手足口病病例较多的月份集中在5～11月，发病高峰为6月。

6. 痢疾 2016年北京市报告痢疾病例8914例，占甲、乙类传染病报告总病例数的75.5%，发病率45.07/10万，与2015年基本持平。2016年痢疾发病的季节分布明显，病例从5月开始上升，8月达发病高峰（报告病例1506例，占全年病例数的16.9%），9月开始下降。

7. 麻疹 2016年北京市共报告麻疹确诊病例1259例，报告发病率58.01/100万，比2015年下降6.0%，无死亡病例。0岁和25～29岁是两个高发年龄组。病例中，京籍与非京籍的比例为100:97。

四、残疾人口状况

2016年北京市新增办证的残疾人16962人，累计办证的残疾人493327人。持证残疾人口中，肢体残疾所占比例最高，为56.7%，其次是视力残疾（10.8%）、精神残疾（10.1%）、智力残疾（10.1%）、听力残疾（7.0%）、言语残疾（0.6%）、多重残疾（4.7%）；男性占54.7%，女性占45.3%。

持证残疾人中，所占比例居前三位的年龄组依次为50岁～（29.7%）、60岁～（28.2%）、40岁～（12.9%）；0岁～所占比例最低，为0.7%。所占比例居前三位的地区依次为朝阳区（10.3%）、丰台区（8.2%）、西城区（8.2%）；石景山区所占比例最低，为3.8%。

五、精神疾病

（一）总体情况

2016年北京市社区累计登记在档的主要6种重性精神疾病患者63206例，新登记建档6种重性精神疾病患者7588例。

（二）新确诊病例

2016年北京市开展精神疾病诊疗业务的医疗机构上报新诊断6种重性精神疾病患者中，京籍7342例、非京籍246例。

上报新诊断的患者以精神分裂症为主，共3235例，占全部新诊断患者的42.6%；双相情感障碍1545例，占20.4%。

上报新诊断的重性精神疾病患者中，40～59岁年龄段所占比例最高，占新诊断患者的45.3%；城区4507例、郊区3081例。城区中精神分裂症患者占44.1%，双相情感障碍占21.1%；郊区中精神分裂症患者占40.4%，双相情感障碍占19.3%。

六、儿童青少年健康状况

（一）学龄前儿童

1. 出生缺陷 2016年户籍人口围产儿出生缺陷发生率13.52‰，比2015下降17.4%。非京籍围产儿出生缺陷发生率26.06‰，比2015年下降6.1%。2016年围产期严重出生缺陷发生率继续保持下降趋势。

2. 新生儿先天遗传代谢性疾病 2016年北京市共筛查新生儿235852人，确诊患者234人，其中先天性甲状腺功能低下136人、苯丙酮尿症（PKU）51人、高促甲状腺激素血症47人。

3. 低出生体重儿 2016年户籍人口低出生体重儿发生率4.2%，比2015年增高2.4%。

4. 母乳喂养 2016年户籍人口新生儿母乳喂养率96.5%，比2015年上升0.52%；其中纯母乳喂养率74.2%，比2015年上升1.4%。6个月内婴儿母乳喂养率92.2%，比2015年上升0.99%；其中纯母乳喂养率72.5%，比2015年上升4.9%。

5. 与营养有关的常见疾病 2016年0～6岁户籍儿童贫血患病率2.1%。5岁以下儿童低体重患病率0.17%，生长迟缓患病率0.22%，消瘦患病率0.22%，肥胖率3.4%。

（二）中小学生健康

1. 生长发育水平

（1）身高。2015～2016学年度北京市17岁年龄组男生平均身高175.5 cm、女生平均身高163.1 cm。6～17岁男生和女生身高比2014～2015学年度平均增长0.67 cm和0.58 cm；其中10岁年龄组增幅最大，男生、女生分别增长0.91 cm和0.83 cm。

（2）体重。2015～2016学年度北京市17岁年龄组男生平均体重72.9 kg、女生平均体重58.2 kg。6～17岁男生和女生体重分别比2014～2015学年度平均增长0.42 kg和0.21 kg。其中男生11岁增幅最大，为0.86 kg；女生8岁和11岁增幅最大，均为0.41 kg。

（3）肺活量。2015～2016学年度北京市17岁年龄组男生平均肺活量4344.4 ml、女生平均肺活量2993.3 ml。6～17岁男生和女生肺活量比2014～2015学年度平均下降26.3 ml和31.1 ml。

2. 学生常见病

（1）沙眼。2015～2016学年度北京市中小学生沙眼检出率0.08%，比2014～2015学年度下降33.3%，比2009～2010学年度下降82.6%。沙眼检出率男生0.07%、女生0.09%，城区0.02%、郊区0.18%。

（2）缺铁性贫血。2015～2016学年度北京市中小学生缺铁性贫血检出率2.2%，比2014～2015学年度下降12%，比2009～2010学年度下降4.3%。缺铁性贫血检出率男生1.8%、女生2.6%，城区1.6%、郊区3.2%。

（3）视力不良。2015～2016学年度北京市中小学生视力不良检出率58.6%，比2014～2015学年度下降1.0%，比2009～2010学年度下降2.3%。视力不良检出率男生55.9%、女生61.5%，小学45.5%、初中78.4%、普通高中89.4%、职业高中74.5%，城区61.2%、郊区54.4%。

小学阶段：小学一年级学生视力不良检出率31.3%，视力不良检出率随年级的升高而上升，小学六年级为68.7%。初中阶段：视力不良检出率随年级升高而上升，初一年级学生视力不良检出率73.3%、初三年级为82.9%。高中阶段：高一年级学生视力不良检出率88.2%，高三年级为90.4%；职业高中视力不良检出率低于普通高中，职高一年级学生视力不良检出率73.4%，职高三年级为76.3%。

（4）肥胖。2015～2016学年度北京市中小学生肥胖检出率16.3%，比2014～2015学年度上升4.5%，比2009～2010学年度上升10.1%。肥胖检出率男生20.4%、女生11.8%，小学17.3%、初中15.4%、普通高中13.0%、职业高中17.1%，城区14.9%、郊区18.6%。

小学阶段：肥胖检出率小学一年级18.6%，六年级16.5%。中学阶段：肥胖检出率呈下降趋势，初中一年级最高（16.1%），高三年级最低（12.7%）。

（5）恒牙龋齿。2015～2016学年度，北京市中小学生恒牙龋齿率15.9%，比2014～2015学年度下降1.2%，比2009～2010学年度下降13.6%。恒牙患龋率男生为12.8%，女生为19.3%；城区为16.8%，郊区为14.4%。恒牙患龋率随年龄增长呈上升趋势，小学生恒牙患龋率为9.4%，初中学生为24.8%，高中生为31.0%。

2015～2016学年度，北京市中小学生恒牙龋均0.30，比2014～2015学年度下降3.2%，比2009～2010学年度下降18.9%。恒牙龋均男生为0.23，女生为0.39；城区为0.33，郊区为0.26。恒牙龋均随着年龄的增长而增高，小学生恒牙龋均为0.16，初中学生为0.48，高中学生为0.69。

2015～2016学年度，北京市中小学生恒牙龋齿充填率为47.4%，比2014～2015学年度下降1.0%，比2009～2010学年度上升39.4%。恒牙龋齿充填率男生为43.1%，女生为50.2%；城区为55.9%，郊区为30.2%。小学生恒牙龋齿充填率40.5%，初中学生为46.8%，高中学生为57.7%。

3. 学生膳食与营养

（1）膳食结构。2015年北京市中小学生各类食物平均每天摄入量高于平衡膳食推荐量要求的为畜禽肉和盐，符合推荐量要求的为蛋类和油，低于推荐量要求的包括谷薯类及杂豆、水果类、蔬菜类、水产品、奶及奶制品、大豆及坚果类。

2015年监测学生中平均每天摄入量男生高于女生的食物包括谷薯类及杂豆、水果类、蔬菜类、畜禽肉、蛋类、奶及奶制品、坚果类、油和盐，水产品和大豆类男生低于女生。

2015年不同年级学生平均每天摄入量谷薯类及杂豆、蔬菜类、畜禽肉、水产品、食用油和盐均为初一年级最高，三年级最低；水果三年级最高，初一年级最低；蛋类一年级最高，三年级最低；奶类三年级最高，初一年级最低；大豆类初一年级最高，一年级最低；坚果类初一年级最高，五年级最低。

2015年不同地区学生每天摄入量城区高于郊区的包括蔬菜、水果、畜禽肉、水产品、蛋类、奶类、坚果类，城区低于郊区的包括谷薯类及杂豆、大豆类、油和盐。

（2）维生素A缺乏情况。2015年监测学生维生素A边缘缺乏率6.6%，缺乏率0.4%。维生素A边缘缺乏率男生6.3%、女生6.8%，城区6.1%、郊区6.9%。维生素A边缘缺乏率随着年级的增加而降低。

（3）维生素D缺乏情况。2015年监测学生维生素D缺乏率23.2%，不足率26.6%。维生素D缺乏率男生20.7%、女生25.8%，城区29.3%、郊区19.1%；维生素D不足率男生25.8%、女生27.4%，城区28.7%、郊区25.1%。维生素D缺乏随着年级的增高而增高。

4. 健康相关环境因素

（1）教室人均面积。2016年北京市中小学校教室人均面积合格率88.6%，城区为86.9%、郊区为90.3%。

（2）教室温度。2016年北京市中小学生教室温度合格率95.1%，城区为96.8%、郊区为93.4%。

（3）教室二氧化碳浓度。2016年北京市中小学教室二氧化碳浓度合格率92.6%，城区为93.7%、郊区为91.5%。

（4）教室噪声。2016年北京市中小学教室噪声合格率97.1%，城区为95.9%、郊区为98.1%。

（5）消毒合格率。2016年学校医务室消毒合格率98.5%，其中空气、物表、消毒剂、紫外线灯、一次性医疗用品、污水污物的消毒合格率达100%；压力蒸汽灭菌器和手的合格率分别为96.8%和90.3%。托幼机构消毒合格率96.3%，其中空气消毒合格率98.6%，餐饮具消毒合格率97.5%，手消毒合格率90.2%，物体表面消毒合格率97.9%。

5. 学校食堂营养管理 2016年北京市中小学校食堂员工与就餐人员比例为1∶41，配备有营养师的学校占68.0%。公布带量食谱的学校食堂占79.0%，能为肥胖或营养不良学生提供食谱的学校占22.2%。每学年开设学生营养相关健康教育课时数不少于2学时的学校占88.9%。

七、健康素养

（一）基本医疗素养

2015年北京市居民基本医疗素养水平为34.5%，比2012年提高56.1%。基本医疗素养水平男性33.0%、女性36.2%，城市35.6%、农村27.7%。30～39岁年龄组居民基本医疗素养水平高于其他年龄组；40～49岁男性基本医疗素养水平高于女性，其他年龄组均为女性高于男性。

（二）科学健康观素养

2015年北京市居民科学健康观素养水平为69.2%，比2012年提高16.9%。科学健康观素养水平男性68.7%、女性69.7%，城市71.0%、农村58.3%。20～29岁、30～39岁年龄组居民科学健康观素养水平高于其他年龄组；30～59岁男性科学健康观素养水平略高于女性，其他年龄组均为女性高于男性。

（三）健康信息素养

2015年北京市居民健康信息素养水平为31.8%，比2012年提高19.1%。健康信息素养水平男性30.5%、女性33.3%，城市33.1%、农村24.1%。30～39岁年龄组居民健康信息素养水平高于其他年龄组；除50～59岁男性健康信息素养水平高于女性外，其他各年龄组均为女性高于男性。

八、医疗卫生服务

（一）经费投入

2016年北京市财政为公立医院拨款1407529万元，比2015年增长29.4%。基层医疗卫生机构财政拨款441136万元，比2015年下降2.4%。公共卫生拨款332742万元，比2015年增长5.2%。

（二）机构及人员数量

1. 机构数量 2016年北京市有医疗卫生机构10637家，其中医疗机构10491家、疾病预防控制机构29家、卫生监督机构18家、医学科研机构28家、采供血机构4家、其他卫生机构67家。医疗卫生机构比2015年增加212家。

2. 人员数量 2016年北京市卫生人员330777人，比2015年上升3.0%。其中卫生技术人员264850人，比2015年上升3.2%。执业（助理）医师100878人，每千常住人口执业（助理）医师4.6人；注册护士117760人，每千常住人口注册护士5.4人。

医院人员总数244807人，其中卫生技术人员199719人，占81.6%。

基层医疗卫生机构人员65215人，其中卫生技术人员50944人，占78.1%。社区卫生服务机构人员32795人，其中卫生技术人员27343人，占83.4%。

疾病预防控制机构人员3833人，其中卫生技术人员2954人，占77.1%。

（三）诊疗服务

1. 床位数 2016年北京市医疗机构编制床位125041张，比2015年增加5.6%；实有床位116963张，比2015年增加4.8%。其中医院编制床位114943张，比2015年增加6148张；实有床位110021张，比2015年增加5377张。社区卫生服务中心编制床位6677张，比2015年增加168张；实有床位4417张，比2015年增加5张。每千常住人口医疗机构编制床位5.8张、实有床位5.4张。

2. 床位使用率 2016年北京市医疗机构编制床

位使用率72.0%，实有床位使用率79.9%。其中医院编制床位使用率75.6%，实有床位使用率82.0%；社区卫生服务中心（站）编制床位使用率19.9%，实有床位使用率31.0%。

与2015年相比，地方医疗机构编制床位使用率上升0.2个百分点，实有床位使用率上升1.5个百分点；医院编制床位使用率上升0.1个百分点，实有床位使用率上升1.4个百分点。

3．诊疗人数 2016年北京市医疗机构诊疗24877.7万人次，比2015年增长5.9%；出院369.8万人次，比2015年增长9.4%。

4．平均住院日 2016年北京市医疗机构平均住院日9.6天，比2015年缩短0.5天。

5．人均医疗花费 2016年北京市二级以上公立医院门诊患者次均医药费453.4元，比2015年增加2.3%；其中门诊次均药费266.8元，比2015年增加0.5%。住院患者人均医药费用21026.8元，比2015年增加1.1%；其中住院患者人均药费6619.1元，比2015年减少0.4%。

6．急救 2016年北京市新建及调整急救站4个，累计急救站达303个，全年总出车超过67.2万次，急救呼叫满足率84.3%。120及999急救网络共接诊62.8万人次（其中普通患者53.5万人次、危重患者9.3万人次），与2015年相比，接诊人次增加3.9万人次，增加6.2%。前五位急救疾病依次为：循环系统疾病、损伤和中毒、呼吸系统疾病、消化系统疾病和神经系统疾病。

7．体检

（1）健康体检。2016年北京市具有健康体检服务资质的医疗机构220家，比2015年增加6.8%。

（2）专项体检。2016年北京市机动车驾驶员体检592787人，体检合格率99.2%；残疾人机动轮椅车驾驶员体检773人，体检合格率95.5%；药品从业人员体检11642人，体检合格率97.2%；教师资格认定体检14273人，体检合格率99.7%。

高招体检：2016年高招体检60647人，其中男性29167人、女性31480人。完全合格6098人，基本合格54543人，不合格6人。重大异常指标检出率前五位依次为：视力不良、身高不足、肥胖、超重、体重过轻。

中招体检：2016年中招体检81694人，其中男性43299人、女性38395人。完全合格13583人，基本合格68095人，不合格16人。重大异常指标检出率前五位依次为：视力不良、肥胖、超重、色觉异常、身高不足。

（四）公共卫生服务

1．社区卫生服务

（1）机构设置。2016年北京市已建成社区卫生服务中心337家，其中正常运行335家；已建成社区卫生服务站1924家，其中正常运行1615家。

（2）人员配置。2016年北京市社区卫生服务机构在岗人员35105人，其中医生12365人，全科医生（5873人）占医生总数的47.5%；护士8057人；专职防保人员3200人。

2012～2016年社区卫生服务机构人员数量呈增长趋势，其中2016年社区卫生服务机构编制数比2012年增长1.5%，专职防保人员比2012年增长17.4%。

（3）诊疗服务。2016年北京市社区卫生服务机构诊疗5797.6万人次，比2015年增长7.0%；其中门急诊5761.7万人次，比2015年增长7.0%。门诊5612.7万人次，其中全科门诊3492.5万人次，中医门诊1282.1万人次。

2012～2016年社区卫生服务机构诊疗总人次和门诊人次均呈增长趋势，其中诊疗总人次增长26.6%，门诊增长29.2%。

（4）居民健康档案。2016年北京市社区卫生服务机构共建立居民档案1754.5万份、建档率80.7%，其中电子健康档案1713.9万份建档率78.9%；使用过的健康档案676.7万份，健康档案使用率38.6%。

2016年社区卫生服务健康档案建档份数比2012年增长8.9%，电子健康档案建档率从2012年的71.5%增长至2016年的78.9%。

（5）家庭医生式服务。截至2016年底，北京市社区卫生服务机构家庭医生签约服务累计签约384.2万户771.1万人，重点人群签约390.3万人。

（6）家庭保健员培养。截至2016年底，北京市社区卫生服务机构已累计培养家庭保健员21.8万余名。

2．疫苗接种 2016年北京市纳入常规免疫规划和应急接种的疫苗可预防疾病共17种，包括结核、乙型病毒性肝炎、甲型病毒性肝炎、脊髓灰质炎、百日咳、白喉、新生儿破伤风、麻疹、风疹、流行性腮腺炎、流行性乙型脑炎、流行性脑脊髓膜炎、水痘、流行性出血热、炭疽、钩端螺旋体及季节性流感等疾病。常规免疫共接种5481961人次，比2015年降低3.3%；接种二类疫苗1714440人，比2015年下降8.8%。

3．妇幼保健

（1）分娩人数。2016年全面两孩政策实施，北京市全年活产279396人，比2015年增加62.1%。

（2）婚前医学检查。2016年北京市婚姻登记333672人，接受婚前保健服务34794人，婚前医学检查率10.4%，比2015年提高10.6%。

（3）产前筛查与产前诊断。2016年北京市孕中期血清学筛查覆盖率98.1%，比2015年提高38.4%；超声筛查覆盖率100%，比2015年提高21.8%。严重出生缺陷患儿的产前诊断率65.7%，比2015年提高11.9%。预产期高龄孕妇比例16.6%，高危孕产妇比例63.9%。

（4）剖宫产率。2016年北京市剖宫产率38.8%，比2015年下降4.7%。

（5）婚前及孕产期传染病筛查和治疗。2016年北京市婚前检查共筛查34502人，检出艾滋病病毒男性感染者1名。

孕产期保健共对275852名孕产妇进行了艾滋病病毒、梅毒和乙肝检测，检测率99.999%。确诊艾滋病病毒感染产妇36例，其中35例应用了抗病毒药物，治疗率97.2%；分娩活产数36例，全部应用了抗病毒药物。确诊梅毒感染产妇283例，其中应用抗生素治疗235例，治疗率83.0%；所娩儿童中212例需要预防性治疗，实施预防性治疗162例，治疗率76.4%；乙肝表面抗原阳性孕产妇所娩活产8193人，其中抗病毒药物治疗率99.9%。

（6）围孕期叶酸增补。2016年北京市共为41706名妇女发放了叶酸，服药率和服药依从率分别为97.0%和79.0%。

4. 癌症筛查 2016年北京市共为259926名适龄妇女提供免费宫颈癌筛查，检出宫颈癌前病变555人、宫颈微小浸润癌4例、宫颈浸润癌17例。为277933名适龄妇女提供免费乳腺癌筛查，检出乳腺癌前病变17人、乳腺微小浸润癌21例、乳腺浸润癌135例。

5. 口腔卫生服务 2016年北京市为378133名学龄前儿童进行了口腔检查，提供免费氟化泡沫预防龋齿服务560673人次。为307007名儿童提供免费窝沟封闭服务，封闭恒磨牙375698颗。

6. 住院严重急性呼吸道感染（SARI）病例监测 2016年9月1日～2017年3月31日（2016～2017年流感流行季），北京市累计发现SARI病例2575例，SARI病例百分比为14.4%。流感病毒核酸阳性率12.9%。其中甲型H1N1流感病毒核酸阳性占20.1%，甲型H3N2流感病毒核酸阳性占79.3%，乙型Victoria系流感病毒核酸阳性占0.6%。无禽流感H5、H7阳性病例检出。SARI病例中流感活动高峰早于上一流行季，峰值低于上一流行季，与门急诊病例监测结果一致。

7. 呼吸道传染病病原学监测 2016年北京市呼吸道传染病病原谱构成为：流感病毒32.1%、肺炎支原体16.4%、副流感病毒10.9%、鼻病毒9.8%、肠道病毒8.6%、呼吸道合胞病毒5.8%、冠状病毒5.8%、腺病毒5.0%、人偏肺病毒4.0%、博卡病毒1.2%、肺炎衣原体0.4%。其中儿童呼吸道感染病原谱前五位依次为：流感病毒22.7%、副流感病毒14.6%、肺炎支原体12.7%、肠道病毒11.4%、鼻病毒10.8%。成人呼吸道感染前五位依次为：流感病毒37.3%、肺炎支原体19.7%、鼻病毒9.3%、副流感病毒8.4%、肠道病毒6.7%。

各病原体阳性率与2015年相比，流感病毒和肺炎支原体检出率明显增高，其余病原体阳性率均有不同程度降低。

北京市呼吸道病原体流行季节为冬春季，以流感病毒流行为主，流行高峰期在12月～次年1月；夏季8月也有一个流行高峰，主要以肠道病毒为主。

8. 碘缺乏病监测 2016年北京市碘盐覆盖率96.4%，碘盐合格率96.3%，居民合格碘盐食用率92.8%，食盐碘含量中位数为22.9 mg/kg。育龄妇女尿碘中位数为157.5 μg/L，成年男性尿碘中位数为154.0 μg/L，8～10岁学生尿碘中位数为176.0 μg/L，孕妇尿碘中位数为147.9 μg/L。

9. 公共卫生热线

（1）服务请求类别。2016年北京市公共卫生热线（12320）服务中心共接到各类服务请求483628件，比2015年增加14.9%。其中电话呼入301238件，呼出47579件，语音自助服务、语音留言及传真服务86167件，短信、网站留言、邮件和在线回复16471件，微信32173件。

（2）咨询受理量。2016年12320共受理各类咨询256732件，比2015年增加7.3%。群众咨询最多的是寻医问药问题65433件，其次是计生问题34975件，第三是政策法规问题30513件。

（3）诉求受理量。2016年受理各类诉求27879件，比2015年增加23.1%。其中公共卫生投诉15873件、医疗卫生投诉7034件、建议3969件、表扬966件、不稳定因素37件。公共卫生投诉中，控烟举报投诉13713件、医政专业1209件、公共场所704件、生活饮用水244件、放射卫生2件、职业卫生1件。医疗卫生投诉中，医疗服务管理6432件、预约挂号182件、社区与农村卫生133件、行风行纪80件、卫生政策40件、卫生监督39件、药政管理25件、公共卫生17件、人事管理10件、其他76件。

（4）网络媒体情况。2016年12320网站总点击量2591100次，比2015年增加2.5%。点击量排前三位的栏目是：热点新闻500862次、门诊信息373826次、留言板354476次。

12320官方微博“@北京12320在聆听”共发布微博3250条。新浪粉丝180.83万，腾讯粉丝1.05万。

12320微信用户10400人，共接受服务请求32173件次，为2015年的4倍。其中自助回复29309件次，人工回复2864件次。微信推送健康宣传信息52篇。

向公众发送健康提示和宣传短信1402万条。

联手北京人民广播电台的新闻广播节目，每周向听众宣传卫生政策，普及健康防病知识，共制作48期。

（5）戒烟干预服务量。2016年北京12320与北京市社区卫生服务管理中心合作开展电话和短信综合戒烟服务试点工作，试点社区共向北京12320转介戒烟者474人，其中参与戒烟干预170人，两周戒烟129人，戒烟率75.9%。北京12320接到主动报名戒烟者179人，其中参与戒烟干预113人，两周戒烟69人，戒烟率61.1%。拨打戒烟干预电话2016通，发送戒烟干预短信6117条。

10. 健康传播活动

（1）媒体宣传。报刊：2016年《北京日报》《北京晚报》《法制晚报》《健康咨询报》《北京科技报》《健康》《健康少年画报》等各类报纸、杂志共刊登健康科普文章2000余篇。

出版物：2016年组织策划健康促进类图书300余种。

电台：北京电台播出健康促进发展动态消息90多篇，播发控烟宣传超过100条次，访谈15期，控烟公益广告播出720分钟。“市民对话一把手——院长直播守护健康”系列节目，与北京广播网、腾讯新闻、网易新闻、北京时间多平台融媒体整合传播，总点击量超过320万。

电视台：北京电视台新闻节目中心播发健康促进新闻报道超过80篇。北京电视台设立《养生堂》《我是大医生》《健康北京》和《生活面对面》等健康栏目，共计1042期44290分钟。北京电视台制作播出《婚前保健》《控烟一周年》《灭蚊三部曲》《健康素养》《控烟之二手烟危害版》和《全面健康》6部健康公益宣传片，平均每部宣传片播出300余次，日播出频次达20次。

新媒体：北京健康教育微博发布微博1372条，粉丝131万，阅读量超过1000万次。北京市健康教育官方微博矩阵中的16个区级健康教育官方微博共发表微博22254篇，粉丝13.2万。北京健康教育官方微信发布消息200条，累计阅读量超过11万次，粉丝2.1万。16个区级疾控中心均已开通官方微信，开展健康科普知识宣传。全年在12320发布宣传短信100万条。

（2）健康咨询活动。2016年北京市各级各类医疗卫生机构及健康教育专业机构共举办公众健康咨询活动7464次，直接受众95.9万人。

（3）健康传播材料制作。2016年北京市各级健康教育专业机构制作并播放电视节目880期，在报纸上发表科普文章498期，其中市疾控中心刊发报纸健康专版49期，受众1100万人；制作并播放广播节目334期。基层医疗卫生机构播放音像资料10334种，制作健康教育宣传栏面积22350平方米，更新9018次。各级各类医疗卫生机构及健康教育专业机构开发制作各类宣传品21733种，印制608万份。

（4）健康大课堂。2016年北京市各级健康教育专业机构共举办各级各类健康大课堂21965场，其中疾控系统举办195场，各级医院举办4608场，社区卫生服务中心（站）举办17162场。各级健康大课堂直接受众118万余人次。

11. 老年人健康管理服务 截至2016年底，北京市社区卫生服务机构共为老年人建立健康档案309.23万份，与180.35万老年人签约。共有149.7万人接受老年人健康管理服务。2016年共为60岁以上老年人预防接种534103支。

截至2016年底，北京市社区卫生服务机构共为老年人提供诊疗服务2407.80万人次，对符合老年人优待政策的老年人免收挂号费1607.14万人次，为老年人出诊15.82万人次，为老年人新建家庭病床258张，对符合老年人优待政策的老年人免费查床1568次。

（五）计划生育

2016年北京市常住人口出生279396人（活产）。户籍人口计划生育政策符合率98.8%。全市共办理计划生育登记235692例，其中一孩137187例、二孩98505例。

（六）社会保障

1. 基本医疗保险 2016年北京市参加城镇职工基本医疗保险1517.62万人，比2015年增加2.8%，其中在职职工1239.87万人、退休人员277.76万人。参加城镇居民医疗保险191.19万人，比2015年增加5.7%，其中城镇老年人19.93万人、无业居民3.31万人、学生儿童167.95万人。

2. 新型农村合作医疗 2016年北京市参加新农合2119065人，比2015年降低5.4%。当年筹集新农合基金277554.15万元，其中地方财政拨付补助资金占筹资总额的86.1%。

2016年北京市新农合补偿总金额273709.29万元，其中住院补偿176156.67万元，占基金支出总额的64.4%；门诊补偿76056.77万元，占基金支出总额的27.8%；其他补偿12342.74万元，占基金支出总额的4.5%；大病保险9153.11万元，占基金支出总额的3.3%。

2016年北京市新农合共补偿10182355人次，其中住院补偿243218人次、门诊补偿9911168人次、其他补偿27969人次。

2016年北京市新农合人均基金支出1292元，比2015年增加9.7%。

3．低保服务 2016年北京市民政部门资助参保人数为66909人，直接救助94607人次，其中住院救助23853人次、门诊救助70754人次。

2016年北京市城市低保人数为81882人，低保户数为48802户；农村低保人数为46779人，低保户数为28925户，五保供养人员4474人，其中集中五保供养人员1711人、分散五保人员2763人。救助生活无着人员291911人次。城市和农村低保人员每月标准均为800元。

4．养老服务 2016年北京市共有养老机构470个，养老床位12.62万张，其中运营床位10.84万张，年末在院老人8.1万人（含军休离退休老干部4.4万人）。

北京市出台社会办养老服务机构扶持政策，建设阶段给予每张床位40000～50000元资金支持，运营阶段每收住1名老人给予每月300～500元补贴，每收住1名低保低收入、计划生育困境家庭、失能老人、高龄老人及残疾人，市级财政给予每月400～1200元补贴。

九、健康环境状况

（一）空气质量

1．空气质量监测 2016年空气质量达标（优和良）天数为198天，比2015年增加12天，达标天数比例为54.1%；空气重污染（重度和严重污染）天数为39天，比2015年减少7天，重污染天数比例为10.7%。

空气中细颗粒物（$PM_{2.5}$）年平均浓度值为73 μg/m³，超过国家标准1.09倍；二氧化硫（SO_2）年平均浓度值为10 μg/m³，达到国家标准；二氧化氮（NO_2）年平均浓度值为48 μg/m³，超过国家标准0.20倍；可吸入颗粒物（PM_{10}）年平均浓度值为92 μg/m³，超过国家标准0.31倍。上述指标与2015年相比分别下降9.9%、28.6%、4.0%和9.8%。

一氧化碳（CO）24小时平均第九十五百分位浓度值为3.2 mg/m³，达到国家标准。臭氧（O_3）日最大8小时滑动平均的第九十百分位浓度值为199 μg/m³，超过国家标准0.24倍；臭氧浓度4～9月较高，超标主要发生在春夏的午后至傍晚时段。

各项污染物浓度总体呈现夏季低、秋冬高的态势。2016年前11个月，$PM_{2.5}$平均浓度值为67 μg/m³，受极端不利气象条件影响，12月京津冀及周边大范围区域空气重污染频发，全市累计出现4次共11天重污染，占当月总天数的35%，导致$PM_{2.5}$浓度水平骤增。受春季风沙影响，3月可吸入颗粒物浓度水平较高。

2．煤炭质量检测 2016年北京市监督抽查煤炭生产企业煤炭质量1393批次，抽样合格率98.1%，比2015年增加2.5%；组织“减煤换煤”乡镇（街道）煤炭留样检测1207个，样品合格率95.0%。

（二）饮用水

1．水源地水质 2016年北京市集中式饮用水源地水质符合国家饮用水源水质标准，达标率100%。密云水库和怀柔水库水质均符合地表水饮用水源地水质标准要求。与2015年相比，集中式饮用水源地水质继续保持稳定。

2．饮用水卫生 2016年市政自来水厂出厂水枯水期合格率85.3%，丰水期合格率100%；全年出厂水合格率92.7%，较2015年下降4.4%。

全年末梢水合格率99.5%，与2015年基本持平。不合格项目以消毒剂余量、感官和一般化学指标、微生物指标为主，包括余氯、浑浊度、铁和总大肠菌群。

二次供水水箱出水合格率98.9%，与2015年基本持平。水箱出水的不合格指标以消毒剂余量、感官和一般化学指标为主，超标项次依次为余氯3件、浑浊度2件、总硬度2件、肉眼可见物1件、铁1件、锌1件、铅1件、硝酸盐1件。

（三）食品与药品

1．食品生产许可 截至2016年底，北京市获得食品相关产品生产许可证的生产企业共204家。

2．食品药品安全抽检 2016年北京市食品安全抽验中，大米、小麦粉、食用植物油、蔬菜、猪肉、豆制品等重点食品合格率98.5%；药品（含医疗器械、化妆品）抽验合格率99.9%，基本药物和社区零差率药品抽验合作率连续7年100%；医疗器械抽验合格率95.6%，化妆品抽验合格率99.6%。

3．食品安全风险监测 2016年北京市对24类食品进行了食源性致病菌监测，共监测样品2649件，其中201件样品合计检出225株致病微生物，总检出率为7.6%。对食品相关产品监督抽查检测，共抽检125家企业生产产品217批次，不合格产品5批次，不合格检出率2.3%。

4．食源性疾病暴发监测 2016年北京市食源性疾病暴发监测系统共接到食源性疾病暴发事件报告36起，报告发病299人，无死亡病例。与2015年相比，报告事件数和发病人数分别减少了5.3%和37.1%。第三季度发病人数最多，占全年总发病人数的31.4%；第二季度和第三季度发生起数最多，均占全年总起数的36.1%。集体单位发生的食源性疾病暴发事件数占全年总起数的27.8%；集体单位的发病人数最多，占总报告人数的37.8%。

2016年报告的食源性疾病暴发事件中，细菌性致病因素导致的事件所占比例最高，为38.9%，主要致病因子为副溶血性弧菌和蜡样芽孢杆菌；其次为有毒植物性因素，占30.0%，主要为扁豆和毒蘑菇；不明因素占22.2%；化学性因素占5.6%，分别为盐酸克伦特罗和亚硝酸盐。

5. 食源性疾病病例监测 2016年北京市食源性疾病报告病例集中在5～10月，占全年监测病例数的72.8%，沙门菌、志贺菌、副溶血性弧菌和致泻大肠埃希菌的平均检出率分别为3.9%、0.31%、6.0%、8.1%，诺如病毒的阳性检出率为11.2%，全年共监测到散发中毒性病例70起。

6. 食盐销售 2016年北京市食用包盐销售62214吨，比2015年减少4.5%；其中市区销售35796吨，郊区销售26418吨。销售低钠盐14840吨，比2015年减少7.8%。

（四）公共场所卫生

1. 公共场所健康危害因素主动监测 2016年北京市各类公共场所健康危害因素监测总合格率96.2%。

2. 公共场所卫生状况 室内空气质量：2016年北京市住宿场所PM_{10}、甲醛、空气细菌总数合格率分别为94.0%、94.7%和94.6%，购物场所PM_{10}、甲醛合格率分别为92.8%、91.3%，影剧院PM_{10}合格率为82.8%。

池水水质：游泳场所尿素和游离性余氯合格率分别为66.3%和69.0%。

公共用品用具：住宿、沐浴和美容美发场所公共用品用具细菌总数合格率分别为98.9%、97.2%和93.7%。

集中空调通风系统：集中空调通风系统卫生合格率为96.5%。

公共场所室内$PM_{2.5}$：住宿、购物和影剧院场所室内空气$PM_{2.5}$合格率为69.7%。

（五）消毒产品和妇幼用品抽检

2016年北京市消毒产品生产企业抽检合格率为97.7%，妇幼用品抽检合格率为92.9%。

（六）病媒生物密度

1. 蚊密度 2016年北京市平均蚊密度值为1.27，比2015年上升了14.4%，其中8月上旬达到最高峰，蚊密度为2.63。在不同环境中，旅游景点密度值为1.52，公园绿地为1.56，居民区为1.15，医院为0.98。主要蚊种为淡色库蚊，占蚊总数的91.8%；白纹伊蚊居第二位，占蚊总数的7.8%；三带喙库蚊居第三位，占蚊总数的0.26%；中华按蚊占0.16%。

2. 蝇密度 2016年北京市平均蝇密度值为4.27，比2015年下降35.5%，其中7月中旬蝇密度最高（9.06）。在不同环境中，公园绿地密度值为6.12，农贸市场为4.44，居民区为4.34。主要蝇种为麻蝇，占蝇总数的45.3%；家蝇居第二位，占蝇总数的13.6%；腐蝇居第三位，占蝇总数的12.6%。

3. 蟑螂密度 2016年北京市平均蟑螂密度值为0.045，比2015年下降25.0%，其中10月蟑螂密度最高（0.073）。在不同环境中，中小餐饮密度值为0.101，居民家庭为0.114，农贸市场为0.154，宾馆饭店为0.018。主要蟑螂种类为德国小蠊。居民家庭蟑螂侵害率为11.7%，较2015年升高20.6%；密度较2015年下降7.5%。

4. 鼠密度 2016年北京市鼠密度值为0.19，比2015年下降13.6%，其中2、3月鼠密度最高（均为0.32）。在不同环境与行业中，地下管线密度值为0.42，中小餐饮为0.32，畜牧场为0.25，居民区为0.22。主要鼠种为小家鼠（41.4%）和褐家鼠（58.6%）。

（七）职业危害

1. 职业危害管理 2016年北京市职业病危害项目申报系统共申报职业危害场所13232处，其中粉尘职业危害场所5604处、化学物质职业危害场所7704处、物理因素职业危害场所6795处、其他职业危害场所353处。接触职业病危害因素劳动者193765人，其中接触粉尘59175人、接触化学物质70655人、接触物理因素74351人、接触其他职业危害因素3311人。

职业病危害申报单位5153家，其中进行职业病危害因素检测单位4970家，检测率96.4%；进行职业病危害告知单位5053家，告知率98.0%；设置职业病危害警示标识单位5044家，警示标识设置率97.9%；接触职业病危害作业劳动者职业健康检查单位4938家，体检率95.8%；开展接触职业病危害劳动者职业卫生培训5082家，培训率98.6%。

职业卫生执法检查用人单位累计9112家次，下达执法文书7961份，查出职业危害隐患6956项，处罚金额306.9万元。

职业卫生技术服务机构27家，其中甲级资质13家、乙级资质13家、检测资质1家；职业病诊断机构7家；职业健康检查机构27家。

2. 职业病诊断与农药中毒 2016年北京市确诊职业病986例，其中尘肺病930例，占94.3%；其余依次为职业性耳鼻喉口腔疾病22例，职业性肿瘤11例，慢性职业中毒9例，职业性传染病8例，物理因素所致职业病2例，职业性皮肤病2例，急性职业中毒1例，其他呼吸系统疾病1例。

报告农药中毒366例，死亡53例，病死率14.5%。其中生产性农药中毒26例，无死亡病例；非生产性农药中毒340例，死亡53例，病死率15.6%。

（八）烟草使用与控制

1. 控烟活动

（1）监督执法。2016年，北京市卫生监督机构共出动卫生监督执法人员190510人次，共监督检查95255户次，发现不合格单位5547户次，责令整改5118户次，共计做出行政处罚433件，罚款127.2万元；因个人违法吸烟做出卫生行政处罚1970件，罚款10.405万元。

（2）控烟宣传。2016年策划刊发控烟增刊《健康》2万本，印发控烟海报、禁烟标志和提示卡等22万张，在300个公交车站、200辆公交车、80个地铁站台以及北京站、北京南站、北京西站、北京客运段和首都机场等开展多种形式的控烟宣传，公交车站、公交车和地铁站台有效宣传受众达7579万人次。

（3）控烟暗访。2016年北京市各类公共场所中有禁烟标识的占93.6%，既有禁止吸烟标识又有举报投诉电话的占85.1%；发现有烟蒂的场所占15.9%、有烟灰缸的场所2.3%、有人员吸烟的场所1.5%。出租车中无禁烟标识的占73.3%，23.8%的出租车司机允许乘客在车内吸烟，8.1%的车内有烟味，1%的出租车司机在车内吸烟。

（4）戒烟大赛。2016年健康北京戒烟大赛共有656人申报成功戒烟。戒烟大赛期间，16家指定戒烟门诊完成首诊登记575人次，门诊随访303人次，电话随访878人次，1个月随访戒烟成功率35.7%。

（5）戒烟干预。2016年北京市戒烟门诊70家，其中29家门诊为7722人提供包括药物治疗在内的完整戒烟服务。

（6）志愿者活动。2016年北京市有控烟志愿者12566人，开展各类宣传活动1196次，巡查各类公共场所13210户，张贴控烟标识36569张，累计服务62273个工时。

2. 控烟效果

（1）吸烟情况。2016北京市15岁及以上成人现在吸烟率22.3%，每日吸烟率19.2%，分别比2014年下降4.7%和7.2%。男性现在吸烟率41.4%、女性2.0%，城市19.9%、农村31.6%。50～59岁年龄组现在吸烟率高于其他年龄组，50～59岁男性、60岁及以上女性现在吸烟率高于同性别其他年龄组。

（2）二手烟暴露。2016年北京市室内工作场所二手烟暴露率20.0%，比2014年下降44.0%。室内公共场所二手烟暴露率从高到低排序依次是：酒吧/夜总会（80.3%）、餐馆（32.5%）、中小学校（室内外）（19.1%）、政府大楼（10.8%）、医疗机构（6.2%）。与2014年相比，二手烟暴露率医疗机构降低51.6%，餐馆降低50.5%。公共交通工具二手烟暴露率2.5%，比2014年降低35.9%；排队等候的二手烟暴露率为38.9%。家庭二手烟暴露率37.6%，比2014年下降5.5%，在各类场所二手烟暴露中降幅最小。

（3）戒烟情况。2016年北京市59.2%的现在吸烟者在过去12个月内收到医生的戒烟建议，与2014年持平。男性现在吸烟者在过去12个月内收到医生戒烟建议率61.1%，女性为42.0%。

15.5%的现在吸烟者考虑在未来12个月内戒烟，比2014年上升33.6%。男性现在吸烟者考虑在未来12个月内戒烟比例为15.6%，女性为14.3%。

23.2%的现在吸烟者在过去12个月内至少尝试过一次戒烟，比2014年上升4.0%。男性现在吸烟者在过去12个月内至少尝试过一次戒烟的比例为22.8%，女性为31.1%。16.8%吸过烟的人现在不吸烟，其中男性为15.9%，女性为32.8%。

（4）烟草危害与正确认知情况。2016年北京市15岁及以上成人错误认为“低焦油卷烟危害比普通卷烟危害小”的比例为23.6%，错误认为“中草药卷烟危害比普通卷烟危害小”的比例为17.2%。15岁及以上成人完全正确认识吸烟导致脑卒中、心肌梗死、肺癌和阴茎勃起障碍的比例为30.3%，比2014年上升10.6%。15岁及以上成人完全正确认识二手烟导致成人心脏病、成人肺部和儿童肺部疾病的比例为69.2%，比2014年上升13.8%。

3. 烟草使用 2016年北京市限额以上批发和零售企业卷烟商品销售总量9384965.80万支，比2015年下降8.0%。

（九）体育与健身

1. 全民健身设施 2016年北京市建设完成健身步道30千米。资助专项活动场地建设264片，其中包括笼式足球场9片、篮球场25片、网球场14片、乒乓球长廊7处、老年门球场16片、棋苑193处。截至2016年，本市建有篮球、网球、乒乓球、笼式足球、门球、棋苑等全民健身专项活动场地4717片。

2. 全民健身组织 2016年北京市投资200万元扶持市篮球协会等4个社团，投资800多万元扶持北京市体育大会、公园半程马拉松、大众冰雪北京公开赛等6项赛事活动。新成立了冰壶协会、雪上协会。

3. 全民健身活动 2016年北京市举办北京国际

山地徒步大会、卢沟桥醒狮越野跑比赛、北京世界华人篮球赛等品牌赛事活动20余场，“一区一品”群众体育品牌活动、市民健康走跑等健身活动20余类。

开展第二届北京市民快乐冰雪季系列活动和大众冰雪北京公开赛等市级群众冰雪活动，免费发放冰雪活动体验券17262张；开展京津冀全民健身大舞台系列活动10场。

北京市总工会推进首都职工健步走活动。建立“健步121”手机APP平台，有266768万人下载、注册、使用，其中会员208136人、非会员58632人。每天注册人数稳步提升，环比增长20%，日均活跃度保持在20%左右。每天坚持走步在3千米以上的会员近10万人。

4. 科学健身指导 2016年北京市建立了社会体育指导员培训师资库，并举办市级以上社会体育指导员培训25期，培训2597人（其中国家级3期216人、一级11期1184人，岗位再培训11期1197人）；区级完成社会体育指导员培训11702人（三级6584人、二级5118人）。

推广实施《国家体育锻炼标准》，为各区配送了90套测试器材，对30000余名市民进行《国家体育锻炼标准》测试。

开办全民健身科学指导大讲堂27期，直接受益6500余人。组建群众冰雪运动科学健身指导讲师团，开展群众冰雪运动推广与科学健身指导宣传活动共计1369场。

通过北京体育广播“1025动生活”和“界内界外”等日播专栏、《老年体育》健身专刊、《中国体育报》“北京市全民健身设施‘一区一品’”专栏、《北京晚报》“科学健身”专栏，围绕百姓需求和体育健身时事热点开展媒体宣传。编制印发《北京市群众冰雪运动科学健身指导丛书——冰雪运动普及读本》10000册。

（十）园林绿化情况

截至2016年底，北京市共有公园403个，其中包括363个注册公园、31个森林公园和9个湿地公园。全市精品公园数量达到111个，国家级和市级重点公园46个。北京市公园共接待游客近3亿人次，举办文化活动273项，赏花片区面积1000平方米以上的公园192个。公园免费率87%。

（十一）城市环境噪声

2016年北京市建成区区域环境噪声平均值为54.3分贝，道路交通噪声平均值为69.3分贝。与2015年相比，声环境质量基本保持稳定。

（十二）农村改水改厕

2016年北京市农村自来水普及率累计达到99.6%，农村无害化户厕改造率达到99.8%。

（十三）垃圾无害化处理

2016年北京市1036条道路实现“一扫两保”，1983条二级道路实现“一扫一保”。东城区44条街道试点“垃圾不落地”。新购置环卫作业车辆设备134辆，城市道路机扫率、组合（新）工艺作业率分别达88.0%、87.0%；新购新能源、清洁能源环卫车1003辆，占比达45.0%。城市道路尘土残存量均值为14.6 g/m^2，同比下降14.6%。全市生活垃圾清运量872.61万吨，日均2.38万吨，无害化处理率为99.8%。生活垃圾处理设施35座，总设计处理能力24341吨/日，焚烧、生化等处理能力达1.52万吨/日，生活垃圾资源化率由55.0%提高到60.0%。建成延庆餐厨垃圾处理厂（50吨/日），全市集中处理能力达到1350吨/日。

（摘自人民卫生出版社《北京市2016年度卫生与人群健康状况报告》）

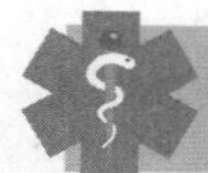

北京市2016年度体检统计报告

一、专项体检

专项体检医疗资源数据统计来源于北京市体检信息平台专项体检业务系统及统计信息系统。

（一）医疗资源

1. 机构情况 全市承担专项体检的医疗机构共141家（不含征兵、公务员体检），其中承担高招体检的23家、中招体检的20家、机动车驾驶员体检的121家、残疾人机动轮椅车驾驶员体检的19家、教师资格认定体检的19家、药品从业人员体检的19家。

2. 人力资源情况 全市高招体检医护人员构成：执业（助理）医师676人，其中高级职称213人、中级职称355人、初级职称108人；注册护士287人。中招体检医护人员构成：执业（助理）医师382人，其中高级职称41人、中级职称206人、初级职称135人；注册护士156人。

（二）工作量

2016年度全市专项体检共计761816人次，比上年减少22.90%。专项体检量排名前五位的区为：朝阳区172863人次、顺义区74985人次、大兴区66582人次、海淀区63310人次、房山区54900人次。

1．高招体检 全市高招体检60647人，比2015年减少6569人。体检量排名前五位的区为：海淀区12662人、西城区7587人、朝阳区5435人、东城区5390人、顺义区3641人。

2．中招体检 全市中招体检81694人，比2015年减少7522人。体检量排名前五位的区为：海淀区16592人、朝阳区9964人、西城区8080人、东城区6775人、丰台区5026人。

3．机动车驾驶员体检 全市机动车驾驶员体检592787人，比上年减少205699人。体检量排名前五位的区为：朝阳区155461人、顺义区64681人、大兴区57019人、房山区46065人、丰台区36445人。

4．残疾人机动轮椅车驾驶员体检 全市残疾人机动轮椅车驾驶员体检773人，比上年减少67人。体检量排名前五位的区为：朝阳区209人、东城区156人、西城区152人、昌平区74人、丰台区46人。

5．教师资格认定体检 全市教师资格认定体检14273人，比上年减少5921人。体检量排名前五位的区为：海淀区4655人、朝阳区1270人、东城区1267人、西城区1244人、昌平区1085人。

6．药品从业人员体检 全市药品从业人员体检11642人，比上年减少461人。体检量排名前五位的区为：东城区2231人、西城区1685人、海淀区1567人、顺义区1037人、昌平区1020人。

（三）异常指标检出率

1．高招体检 全市高招体检中男生29167人、女生31480人。完全合格6098人，基本合格54543人，不合格6人。体检异常指标检出率前五位为：视力不良、身高不足、肥胖、超重、体重过轻。检出视力不良54362人，检出率89.64%，其中男性25336人、女性29026人。

男性平均身高175 cm，女性平均身高162 cm。其中男性平均身高最高的区为朝阳区、东城区、海淀区、石景山区、西城区，平均身高176 cm；最低的区为平谷区，平均身高173 cm。女性平均身高最高的区为东城区，平均身高164 cm；最低的区为大兴区、房山区、门头沟区、密云区、平谷区、通州区，平均身高161 cm。

男性平均体重74 kg，女性平均体重58 kg。其中男性平均体重最高的区为石景山区，平均体重76 kg；最低的区为延庆区，平均体重69 kg。女性平均体重最高的区为朝阳区、东城区、密云区、石景山区、通州区，平均体重59 kg；最低的区为平谷区，平均体重54 kg。

2．中招体检 全市中招体检中男生43299人、女生38395人。完全合格13583人，基本合格68095人，不合格16人。异常指标检出率前五位为：视力不良、肥胖、超重、色觉异常、身高不足。检出视力不良67068人，检出率82.10%，其中男性34009人、女性33059人；色觉异常2299人，检出率2.81%。

男性平均身高173 cm，女性平均身高162 cm。其中男性平均身高最高的区为石景山区和西城区，平均身高174 cm；最低的区为平谷区和延庆区，平均身高171 cm。女性平均身高最高的区为东城区、海淀区、西城区，平均身高163 cm；最低的区为平谷区，平均身高160 cm。

男性平均体重66 kg，女性平均体重55 kg。其中男性平均体重最高的区为丰台区，平均体重70 kg；最低的区为延庆区，平均体重63 kg。女性平均体重最高的区为顺义区，平均体重57 kg；最低的区为延庆区，平均体重54 kg。

3．机动车驾驶员体检 全市机动车驾驶员体检592787人，其中合格587813人、不合格4974人。不合格原因中视力不合格2738人，色觉异常1548人，四肢、听力、躯干和身高不合格共734人。

4．残疾人机动轮椅车驾驶员体检 全市残疾人机动轮椅车驾驶员体检773人，其中合格738人、不合格35人。不合格原因中视力不合格19人，色觉异常9人，心肺功能异常3人，其他原因4人。

5．教师资格认定体检 全市教师资格认定体检14273人，其中合格14230人、不合格43人。在不合格及专业受限的受检者中，肌肉骨骼系统异常2733人，传染病、性病91人，眼、耳、鼻、口腔及附属器异常181人，内分泌疾病8人，其他异常体征40人。

6．药品从业人员体检 全市药品从业人员体检11642人，其中合格11317人、不合格325人。不合格受检者中，传染病253人、皮肤病5人、其他异常体征69人。

二、健康体检

（一）医疗资源

1．机构情况 全市开展健康体检的医疗机构220家，比上年增加14家，其中城六区（东城区、西城区、朝阳区、丰台区、石景山区、海淀区）160家、其他地区60家。机构数量排在前三位的区是：朝阳区、海淀区、西城区。

220家开展健康体检的医疗机构中，医院131家、妇幼保健院7家、社区卫生服务中心10家、门诊部和诊所71家、其他卫生机构1家。医院中三级医院56家、二级医院50家、一级医院25家。

220家开展健康体检的医疗机构中，非营利性医疗机构138家，比上年增加5家；营利性医疗机构82家，比上年增加9家。非营利性医疗机构数量排在前三位的区：海淀区、西城区、朝阳区；营利性医疗机构数量排在前三位的区：朝阳区、海淀区、西城区。

2．人力资源情况 全市从事健康体检业务人员共11935人，比上年增加17.89%。其中卫生技术人员9618人，比上年增加19.81%。

从事健康体检的卫生技术人员包括执业（助理）医师、注册护士、检验技师、影像技师和其他卫生技术人员，其中城六区7151人、其他地区2467人，人数排在前三位的区为：朝阳区、海淀区、西城区。

从事健康体检的卫生技术人员中，三级医院2799人、二级医院2264人、一级医院1155人、妇幼保健院267人、门诊部和诊所2720人、社区卫生服务中心351人、其他卫生机构57人；非营利性医疗机构6315人、营利性医疗机构3303人。

（二）体检人数

本报告中健康体检的受检人群为18岁以上成年人。2016年全市健康体检共3700431人次，其中城六区3098113人次、其他地区602318人次。健康体检人次排名前五位的区为：朝阳区1154729人次、海淀区786909人次、西城区544582人次、东城区248579人次、丰台区232746人次。

三级医院年平均健康体检14230人次，二级医院8017人次，一级医院10163人次，妇幼保健院16723人次，门诊部和诊所29158人次，社区卫生服务中心2818人次，其他卫生机构33161人次。

非营利性医疗机构体检1566652人次，每机构年平均健康体检11353人次；营利性医疗机构体检2133779人次，每机构年平均健康体检26022人次。

（三）异常指标检出率

1．异常指标检出率前十位 男性异常指标检出率前十位为：超重肥胖（48.51%），血脂异常（36.37%），脂肪肝（27.31%），甲状腺结节（22.66%），血尿酸升高（19.17%），骨量减少/骨质疏松（18.75%），幽门螺旋杆菌阳性（18.18%），血压增高（16.85%），颈动脉斑块（13.27%），空腹血糖升高（12.42%）。女性异常指标检出率前十位为：乳腺增生（34.75%），超重肥胖（27.30%），血脂异常（25.44%），甲状腺结节（25.28%），骨量减少/骨质疏松（18.59%），幽门螺旋杆菌阳性（15.94%），脂肪肝（15.10%），子宫肌瘤（11.66%），老年性白内障（10.97%），宫颈炎症（10.17%）。

2．异常指标各年龄段前十位 按健康体检异常指标检出率统计，70岁以下男性主要以超重肥胖、血脂异常和脂肪肝等为主，70岁以上男性主要以前列腺增生、颈动脉斑块和老年性白内障等为主。70岁以下女性主要以乳腺增生、超重肥胖和甲状腺结节等为主，70岁以上女性主要以老年性白内障、骨量减少/骨质疏松和甲状腺结节为主。

三、分析

（一）专项体检数据分析

1．中高招体检参检人数情况 北京市高招体检由各区卫生计生委指定的共23家医院承担，中招体检由19家中小学卫生保健所（站）承担，实行统一标准及执行细则。

2012年至2016年的数据显示，5年来高招体检人数呈现逐年减低的趋势，而中招除2015年人数略有上涨外其余各年度亦呈逐年下降趋势。2016年全市高招体检60647人，比2015年减少9.77%，比2012年减少16.67%；中招体检81694人，比2015年减少8.43%，比2012年减少13.98%。

2．青少年视力不良情况 2012年至2016年的数据显示，北京市青少年视力不良情况仍比较普遍，2016年视力不良的高中毕业生高达89.64%。5年来，无论是中招体检还是高招体检，视力不良检出率均呈整体上升趋势，这可能与眼负荷的加重及电子产品的普及有关。此外，高中毕业生视力不良检出率均明显高于初中毕业生，考虑与青少年学业日益加重、日均用眼时长增加有关。

3．青少年超重与肥胖情况 儿童青少年超重和肥胖的常用筛查指标为体重指数（BMI），BMI=体重（kg）/身高^2（m^2）。根据中国学龄儿童超重、肥胖BMI筛查分类参考标准，15岁超重的BMI界点为男性23.1、女性23.4，肥胖的BMI界点男女均为26.9；18岁超重BMI界点男女均为24，肥胖的BMI界点男女均为28。

2016年高招体检男生超重肥胖11018人，检出率37.78%；女生超重肥胖6421人，检出率20.40%。中招体检男生超重肥胖11334人，检出率26.18%；女生超重肥胖6053人，检出率15.77%。

北京市青少年男生超重肥胖检出率明显高于女生，这可能与女生爱美注意控制饮食有关；而高中毕业生的超重肥胖率明显高于初中毕业生，考虑与高中学习压力增大和运动量相对减少有关。

超重和肥胖问题的形成，除基因、出生体重等遗传因素外，影响更多的是膳食因素和生活习惯。统计结果显示，各区差异不大，说明饮食结构在城乡中区别不大。

4. 机动车驾驶员体检情况 2016年全市机动车驾驶员体检592787人，比上年减少25.76%，但不合格率和视力不合格率均较上年有所提高，这可能与2016年驾驶员体检新规定的执行相关。体检人数减少考虑与身体条件提交证明年龄由原来的60岁调至70岁有关，加测视力水平视野导致不合格率明显升高尤其是视力不合格率升高。

（二）健康体检数据分析

1. 超重、肥胖、腰臀比异常和中心型肥胖 BMI<18.5 kg/m²为偏瘦，24 kg/m²≤BMI<28 kg/m²为超重，BMI≥28 kg/m²为肥胖。男性腰围≥90 cm、女性腰围≥85 cm为中心性肥胖。

2016年体检数据显示，总体超重检出率26.19%，其中男性32.66%、女性18.73%；总体肥胖检出率12.47%，其中男性15.85%、女性8.57%。

统计结果显示，对超重和肥胖来说，总体检2803284人，其中男性1501776人、女性1301508人。超重检出率男性高于女性，肥胖检出率男性高于女性。对腰臀比异常和中心性肥胖来说，总体检1024711人，其中男性533159人、女性491552人。总体人群、男性人群、女性人群腰臀比异常检出率分别为：9.77%、11.31%和8.10%，男性检出率高于女性；总体人群、男性人群、女性人群中心性肥胖检出率分别为：8.21%、11.39%和4.76%，男性检出率高于女性。检出率在18～69岁随年龄增长而呈现升高趋势，在≥70岁人群中检出率呈现下降趋势。

男、女性超重检出率、肥胖检出率、腰臀比异常检出率和中心性肥胖检出率在60岁以前均呈现上升趋势。20～69岁男性肥胖检出率较高，这可能与工作压力、生活和饮食习惯等相关，也提示应注重在青壮年及中年人群开展肥胖的预防控制工作。

2. 血脂异常 2016年，北京市体检人群血脂检测2094999人，其中男性1128625人、女性966374人。总体人群、男性人群、女性人群血脂异常检出率分别为：31.33%、36.37%和25.44%，男性检出率明显高于女性。

男性在60岁之前，血脂异常随年龄增长逐渐升高，可能与此年龄段社会工作压力大，社会应酬较多，经常吸烟、饮酒、饮食过于油腻及生活不规律等情况有关；在60岁后血脂异常检出率有所下降，考虑可能与进入退休阶段，社会应酬明显减少，并开始注意自身保健相关。与男性相比，女性在60岁之前血脂异常检出率较低，60岁之后开始逐渐超过男性，考虑与女性雌激素水平降低相关；而且女性更加注重自身的形体美，会有意控制对高热量食物的摄入，所以60岁之前血脂水平较同年龄段男性普遍偏低，但是依旧会随着年龄增长而逐渐增加；60岁之后，女性绝大部分进入绝经期，失去雌激素对于血脂较低水平的保护作用，导致女性血脂异常率超过男性。

3. 脂肪肝 2016年，脂肪肝的检出占重大异常指标检出率的第三位，为21.90%，其中男性脂肪肝检出率2016年为27.31%、2015年为27.54%。女性脂肪肝检出率15.10%，占女性异常指标的第七位，2015年女性脂肪肝检出率14.70%。

随着生活方式及膳食结构的改变，非酒精性脂肪肝病（NAFLD）已成为常见病。NAFLD青中年居多，超重或肥胖者占80.7%，表明中青年肥胖患者是非酒精性脂肪肝的主要人群。从问卷调查发现，该类患者多嗜高热量、高脂肪饮食且缺乏体育锻炼，提示不良饮食和生活习惯可能是非酒精性脂肪肝的重要的发病因素。

4. 骨量减少/骨质疏松 骨量减少情况。2016年全市骨密度检测790840人，其中男性443569人、女性347271人。骨量减少检出97057人，总体检出率12.27%，男性（13.69%）高于女性（10.46%）。

骨质疏松情况。全市骨质疏松共检出50692人，总体检出率6.41%，女性（8.13%）高于男性（5.06%）。

统计结果显示，人群中男性和女性骨量减少和骨质疏松检出率均随年龄增长呈上升趋势。不同年龄组的男性骨量减少检出率均高于女性，50～59岁年龄段检出率最高。不同年龄组的女性骨质疏松检出率均高于男性。女性50岁前，骨质疏松检出率很低；50岁后，骨质疏松检出率迅速升高，明显高于同年龄组的男性，80岁以上女性骨质疏松检出率高达40.24%。主要是因为女性绝经后会导致机体雌激素水平明显下降，对成骨细胞刺激减弱，破骨细胞活动增加，骨代谢逐渐呈现负平衡状态，从而加快骨量流失速率。

5. 宫颈炎症 2016年北京市共对933151人进行了妇科检查，检出子宫颈炎94873例，检出率10.17%，40～49岁年龄组检出率最高为14.54%，其次为30～39岁年龄组，检出率为10.60%。2016年的检出率比2015年降低了2个百分点，这可能与规范了子宫颈炎的诊断有关，减少了“宫颈糜烂样外观”的诊断。

数据显示，年龄在30～39岁的女性宫颈炎症检出率居第二位，考虑这个年龄段的女性正处在性活跃时期，易感染各种病原体，而且子宫颈局部呈糜烂样外观的例数可能较多，致使子宫颈炎诊断率较高。而40～49岁女性发病率高可能与随年龄增加慢性宫颈炎危险增加有关。北京市的平均绝经年龄在48.4岁，50岁以上年龄组，卵巢功能衰退，因此该年龄段子宫颈炎的发病率也随年龄增加呈下降趋势。

6. 血压增高 根据《中国高血压防治指南（2010年修订版）》，我国采用正常血压（收缩压<120mmHg和舒张压<80mmHg）、正常高值（收缩压120～139mmHg和/或舒张压80～89mmHg）和高血压（收缩压≥140mmHg和/或舒张压≥90mmHg）进行血压水平分类。

2016年体检人群血压检查2582780人，血压增高326487人，其中男性216614人、女性109873人。总体人群、男性人群、女性人群血压增高检出率分别为：12.64%、16.85%和8.47%。检出率随年龄增长呈增高趋势，其中总体人群、男性人群、女性人群的增长幅度基本一致。

7. 子宫肌瘤 本次统计子宫肌瘤的检出均是超声检查的结果，2016年妇科超声共检查1044909人，检出子宫肌瘤121813人，患病率11.66%，其中50～59岁检出率最高23.88%，其次为40～49岁，与子宫肌瘤的激素依赖性有关。2012～2016年，子宫肌瘤的总检出率稳定在12%左右，70岁以上年龄组的检出率略有上升趋势。

8. 子宫颈细胞学异常情况 用TBS描述性诊断方法检查591985例，检出细胞学异常（未明确意义的非典型鳞状上皮细胞及以上）7570例，检出率1.28%。检出鳞状上皮细胞异常7312例，占总异常的96.59%；腺上皮细胞异常258例，占3.41%。未明确意义的非典型鳞状上皮细胞（ASC-US）4005例，检出率67.65/万；非典型鳞状上皮细胞-不除外鳞状上皮内高度病变（ASC-H）1521例，检出率25.69/万；鳞状上皮内低度病变（LSIL）1378例，检出率23.28/万；鳞状上皮内高度病变（HSIL）355例，检出率6.00/万；鳞状细胞癌（SCC）53例，检出率0.90/万；非典型腺上皮细胞不能明确意义（AGC-NOS）212例，检出率3.58/万；非典型腺细胞倾向瘤变（AGC-N）35例，检出率0.59/万；颈管原位腺癌（AIS）2例，检出率0.03/万；腺癌（AC）9例，检出率0.15/万。

40～49岁年龄段细胞学异常的检出率高于其他年龄段，细胞学异常分类中ASC-US、ASC-H、AGC-NOS和AGC-N也在40～49岁年龄段的检出率高于其他年龄段，而LSIL和HSIL则在50～59岁的年龄段检出率较高。宫颈细胞学异常在30岁之前发病率较低，35岁之后发病率快速升高，至45岁年龄组发病率达到顶峰（30.14/10万），之后开始下降，至85+岁年龄组发病率下降到最低。但细胞学异常不代表最后的组织学结果，按照子宫颈癌的筛查步骤，必须做好细胞学异常体检者的健康指导，建议积极进行后续的高危型HPV和/或阴道镜检查，以发现宫颈高级别病变和癌，达到早诊早治的体检目的。

9. 血尿酸升高 2016年血尿酸升高在前十位重大异常总指标中排在第六位，其中男性排在第五位，女性未列入前十位重大异常指标排名。2015年与2016年血尿酸检出情况变化不大。

2016年，血尿酸检测2338526人，其中男性1244527人、女性1093989人。总体人群、男性人群、女性人群血尿酸升高检出率分别为：12.91%、19.17%和5.79%。女性人群检出率随年龄增长呈上升趋势。

10. 空腹血糖升高 空腹血糖检测2608469人，其中男性1417433人、女性1191036人。总体人群、男性人群、女性人群空腹血糖升高检出率分别为：9.95%、12.42%和7.01%。不同性别人群检出率随年龄增长呈上升趋势；不同年龄段，男性检出率均大于女性。

11. 甲状腺结节 甲状腺结节检测1524202人，其中男性872937人、女性696265人。总体人群、男性人群、女性人群甲状腺结节检出率分别为：23.86%、22.66%和25.28%。无论男性还是女性，检出率都随年龄增长呈显著上升趋势。

随着高分辨率超声越来越多的用于甲状腺的检测，甲状腺结节的检出率也明显增高。甲状腺结节评估的要点在于良恶性的鉴别。可以通过高分辨率超声检查、超声引导下细针穿刺活检等，鉴别良恶性甲状腺结节。大多数甲状腺结节均为良性结节，通常没有临床表现，性质较为稳定，往往可以观察随诊，半年到一年复查甲状腺超声。对于恶性甲状腺结节，可采取包括手术在内的综合性的治疗措施。

12. 颈动脉斑块与颈动脉硬化 颈动脉斑块检出102626人，其中男性65956人、女性36670人。总体人群、男性人群、女性人群颈动脉斑块检出率分别为：11.02%、13.27%和8.45%；男性、女性人群检出率均随年龄增长而呈上升趋势。

颈动脉硬化检出55151人，其中男性31941人、女性23210人。总体人群、男性人群及女性人群颈动脉硬化检出率分别为：5.92%、6.42%和5.35%；男性、女性人群检出率均随年龄增长而呈上升趋势。

对各年龄段间的检出率进行比较，发现颈动脉斑块50岁检出率开始明显增高，80岁以上人群检出率最高；颈动脉硬化70～79岁检出率最高，超过80岁检出率有所下降。

13. 幽门螺旋杆菌阳性 2016年全市开展幽门螺杆菌（HP）检测765479人，其中男性387879人、女性377590人。总体人群、男性人群、女性人群HP检出率分别为：17.07%、18.18%和15.94%。男性人群各年龄组HP阳性检出率普遍高于女性，男性18～29岁年龄组人群HP检出率明显高于女性，可能与该年龄段男性初步进入社会，逐步开始吸烟、饮酒等因素有关。60岁之前的人群中，HP阳性检出率随年龄增大逐步升高，男性在50～59岁达高峰，女性在40～49岁达高峰，随后检出率逐步降低。

14. 乳腺增生 检查乳腺822436人，总体乳腺增生检出率34.75%。

统计结果显示，女性从婚育期开始，乳腺增生检出率随着年龄增长呈上升趋势，在40～49岁达到高峰，以后随着年龄的增长逐渐下降。乳腺增生检出率位居第一的是40～49岁年龄段（41.02%），其次是50～59岁年龄段（37.89%），第三位是30～39岁年龄段（36.62%）。

女性乳腺增生在30岁开始出现明显升高，可能因为此年龄段女性处于性腺机能旺盛期，雌孕激素分泌旺盛，受激素水平影响，乳管组织和小叶上皮细胞肥大增生。40～49岁女性乳腺增生发病率达到高峰，可能该阶段女性受生活、职业以及婚姻的影响，压力较大，精神处于紧张状态，思想和情绪变化较大，内分泌功能异常有关。

15. 视网膜动脉硬化 视网膜动脉硬化检查1531757人，检出视网膜动脉硬化86741人，其中男性52289人、女性34452人。总体人群、男性人群、女性人群视网膜动脉硬化检出率分别为：5.66%、6.25%、4.96%。视网膜动脉硬化检出率与年龄呈正相关。

16. γ-谷氨酰转肽酶升高 血γ-谷氨酰转肽酶检测1632796人，其中男性905782人、女性727014人。总体人群、男性人群及女性人群血γ-谷氨酰转肽酶升高检出率分别为：5.48%、8.00%和2.35%。男性人群γ-谷氨酰转肽酶增高的检出率在70岁以前明显高于女性。

不同性别的年龄段分布有不同特征：男性检出率增高从30岁以后呈现明显上升趋势，高峰期集中在30～59岁年龄段，60岁以后明显下降，在69岁以后与女性基本持平；在40～59岁年龄段，此项指标升高的检出率超过两位数。女性检出率总体趋势为随年龄增加逐渐上升，检出率最高的年龄段为70～79岁年龄段，此年龄段及以后与男性持平。

17. 血清丙氨酸氨基转移酶升高 2016年北京市健康体检参加血清丙氨酸氨基转移酶（ALT）检测2595223人，其中男性1418228人、女性1176995人。总体人群、男性人群、女性人群ALT升高检出率分别为：7.05%、9.87%和3.66%。ALT升高在不同年龄段的检出率分布在2.77%～8.09%之间，总体呈现年轻化趋势，18～49岁年龄段总体处于最高水平，在7.27%～8.09%之间，随年龄增加逐渐下降。

男性ALT升高的检出率年龄分布趋势与总体趋势大致相同，呈现明显年轻化趋势；18～49岁年龄段男性ALT升高检出率均超过10%，随年龄增长呈下降趋势，至80岁以上人群，检出率降至最低点，检出率为2.05%。女性ALT升高的检出率年龄分布趋势与男性趋势不同，呈现随年龄增长而增高的趋势，但总体呈现较低水平，50～69岁年龄段女性ALT升高检出略高于其他年龄段女性检出率。

2012～2016年，北京市ALT升高检出率总体呈轻微下降趋势，各年龄段平均下降2.69个百分点，下降最多的年龄段为30～39岁和50～59岁年龄段，下降4.45个百分点；下降最少的是80岁以上年龄段，下降0.79个百分点。2012年ALT升高检出率为10.30%，2016年检出率较2012年下降31.55%。2014～2015年总体下降幅度最大，达到2.16个百分点；2015～2016年下降幅度最小，为0.62个百分点。

2012～2016年，北京市男性ALT升高检出率下降幅度大于总体下降幅度；各年龄段平均下降3.85个百分点；下降最多的年龄段为30～39岁年龄段，下降7.43个百分点；下降最少的是80岁以上年龄段，下降1.32个百分点。女性ALT升高检出率总体下降幅度小于男性下降幅度；各年龄段平均下降1.28个百分点；下降最多的年龄段为50～59岁年龄段，下降2.16个百分点；下降最少的是18～29岁年龄段，下降0.34个百分点。

四、总结

北京市健康服务业朝着有序的方向发展。从医疗资源来看，健康体检医疗机构发展迅速，2010年首批通过现场审核，获得开展健康体检的医疗机构为167家，截至2016年底，医疗机构增加到220家，增长31.74%。从健康体检人力资源来看，从事健康体检业务人员从7541人增加到11935人，与2010年相比增长58.27%。从体检工作量看，健康体检2010年为2377747人次，占北京市常住人口的12.1%；2016年为

3700431人次，占北京市常住人口的17.03%，与2010年相比增长55.63%。

根据近5年来北京市体检统计报告中异常指标检出率结果显示，男性排名前几位的是超重与肥胖、血脂异常、脂肪肝、血尿酸升高、骨质疏松骨量减少。女性排名前几位的是血脂异常、超重与肥胖、骨质疏松骨量减少、宫颈细胞学检查异常、脂肪肝。提示人们既要加强对各类健康危险因素的防控，如吸烟、嗜酒、高盐及高油饮食，引导居民改变不良的行为生活方式，同时也应更深入地开展病因流行病调查研究。从专项体检数据看，超重肥胖和视力不良等仍是北京市学生健康的主要问题。卫生和教育部门应加强指导学生建立健康的生活方式，合理膳食，适当运动。

（摘自北京市体检质量控制和改进中心、北京市体检中心、首都医科大学公共学院、北京市疾病预防控制中心《北京市2016年度体检统计报告》）

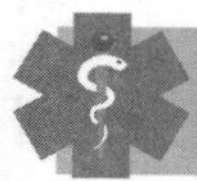

北京市卫生计生委2016年度政府绩效任务完成情况

2016年，市卫生计生委承担市政府绩效任务44项，其中市政府重要民生实事2项、市政府年度工作报告重点任务19项、京津冀协同发展任务9项、水污染防治2项、主要职责任务7项、行政审批工作1项、建议提案办理1项、政务信息报送1项、问题整改1项、其他市委和市政府交办事项1项，各项任务均按计划完成。

一、落实市政府重要民生实事

1. 开展中医健康养老社区示范工作 在6个试点区遴选40个社区卫生服务中心作为示范社区，组织专家对397名中医养老技术骨干开展了10项中医健康养老适宜技术培训；在试点社区开展了中医药健康养老"身边"工程试点，通过设置中医药健康养老服务专区、组建中医药健康养老服务联合体、探索实施中医药健康养老服务新模式，为社区老年人提供中医健康养老服务。

2. 试点建立康复医联体 启动市属医院康复医联体建设，印发《关于在市属医院试点建立康复医联体的通知》，建立了包括12家市属三级综合医院、专科医院和2家康复特色医院的康复医联体，开展脑卒中、脑外伤等8种疾病的双向转诊服务。截至年底，北京小汤山医院、北京老年医院共接收转诊康复患者454人次。

二、完成市政府工作报告重点任务

1. 落实2015版新增产业禁限目录，制定北京市医疗卫生领域非首都功能疏解方案 印发了《关于优化卫生机构空间布局的通知》，在北京周边地区初步实现了33家医院或院区构成的医疗服务带，总床位达29946张，占全市床位总数的26.4%；开展市属医院疏解项目前期选址工作，推动首都儿科研究所通州院区、市疾控中心整体迁建等前期工作，开展北京口腔医院迁建和北京中医医院主体院区搬迁选址等前期工作。

2. 推动部分市属医院疏解 积极推进天坛医院整体迁建、同仁医院亦庄院区、友谊医院顺义院区、北京口腔医院迁建等项目，启动安贞医院通州院区选址工作。

3. 增加多元化养老健康供给，壮大养老健康消费 印发《关于加强老年健康管理的通知》，开展老年人健康管理培训，为全市社区卫生服务机构培训老年健康管理人员522人，老年人健康管理率达到65%以上，健康体检表完整率达到70%以上。

4. 新建改扩建医疗机构，增加优质公共服务资源供给 印发《北京市"十三五"时期卫生计生事业发展规划》，编制《北京市医疗卫生服务体系规划（2016—2020年）》，合理布局全市医疗卫生资源，增加优质资源供给。

5. 深化医保付费制度改革 印发《关于成立北京市新型农村合作医疗综合支付方式改革技术指导专家组的通知》，完善DRGs付费方式的流程和模式，在怀柔区启动了新农合综合支付方式改革试点，在延庆、昌平区开展综合支付方式改革前期调研。

6. 完善"救急难"工作机制，扩大医疗救助范围 积极开展疾病应急救助工作，完成2015年12月～2016年5月期间疾病应急救助患者费用资料审核，为符合条件的331位患者支付应急救助经费451.16万元。启动2016年6～11月期间疾病应急救助患者费用审核工作，2017年4月完成审核及费用支付。

7. 优先发展社区居家养老服务 起草并以市政府办公厅文件转发了《关于推进医疗卫生与养老服务相结合的实施意见》，在东城区、海淀区、朝阳区开展国家级医养结合试点，在东城区、西城区、朝阳区、海淀区、丰台区、石景山区开展社区卫生服务机构为居家老人上门服务试点。

8．深化公立医院综合改革，积极推进医药分开 制定《北京市公立医疗机构医药分开推广实施方案》，经市委深改组第十一次会议审议通过。12月19日，刘延东副总理听取了北京市医改工作汇报，肯定了北京市医改工作。会同有关部门做好宣传培训和政策解读，指导医疗机构做好信息系统调试等准备工作，为2017年全面启动改革提供保障。

9．实施药品阳光采购 完成第二批中成药产品阳光采购结果公示。组织市医管局、朝阳区和延庆区开展集团采购并完成结果公示。建成北京市医疗机构阳光采购药品基础数据库、药品价格数据库、药品配送企业数据库。截至年底，阳光采购数据库共有药品40067个，涉及医疗机构526家、生产企业2991家、配送企业125家，形成产品配送关系46万多对。

10．合理调整医疗服务价格，完善分类补偿机制 院前急救价格政策改革于5月1日起执行，2017年1月1日起放开公立医疗机构开展的特需医疗服务、新增医疗服务和580项全国医疗服务价格项目规范中的医疗服务项目价格实行市场调节价管理；推进北京市第一批医疗服务价格项目规范工作，对《全国医疗服务价格项目规范（2012年版）》中4大类428个项目进行价格规范调整；出台《北京市医院管理局所属公立医院财政分类补偿预算管理办法（试行）》，对传染病、精神病、康复护理、儿童、妇产、中医等医院实施分类补偿。

11．深化全科医生执业方式改革，推广家庭医生式服务，发挥中医药在基层健康服务中的作用，加强农村医疗卫生服务机构建设，增强基层医疗机构服务能力 深化全科医生执业方式改革，探索家庭医生式签约服务多方付费机制，拓展服务项目，建立签约服务激励机制，高血压、糖尿病、冠心病、脑血管病等四类疾病签约患者在社区可享受约150多种药品2个月的长处方；开展中医健康养老社区示范工作，在6个区的40家社区卫生服务中心试点设立中医药健康养老专区，培养397名中医养老技术服务人员，为社区老年人提供中医健康养老服务；加强农村医疗卫生服务机构建设，以市政府办公厅名义印发《关于加强村级医疗卫生机构和乡村医生队伍建设的实施方案》，开展乡村医生岗位招聘，补充乡村医生不足，共与186人达成意向。

12．强化医联体内部分工协作，完善社区首诊、双向转诊的分级诊疗服务体系 积极推进医联体建设，全市共建立包括50家核心医院、558家合作医疗机构的53个区域医联体。制定《北京市分级诊疗制度建设2016—2017年度的重点任务》，明确9项重点任务，推进市分级诊疗制度建设。

13．健全传染病预防控制网络，加强慢性病防控，提高公共卫生服务水平 印发《北京市住院严重急性呼吸道感染（SARI）病例监测工作方案（2016版）》，完善全市住院严重呼吸道感染监测网络，建立疾控机构与医疗机构间传染病监测信息共享机制。完成城区5种高发癌种的高危人群筛查24315人次，评估出高危人群11599人次。开展农村肺癌、大肠癌高危人群筛查3.6万多人次，大肠癌早诊率达到97%以上。开展脑卒中高危人群筛查和干预39774人，对筛查出的高危人群给予生活方式指导及检查治疗建议，定期进行干预随访。

14．优化急救网点布局 开展急救网点布局优化调研，全市计划新增105个急救站。已在急救呼叫满足率较低的海淀区新建花园路急救站、朝阳区新建白家楼急救站。优化朝阳北苑急救站的运行模式，停运华严北里急救站。

15．落实全面两孩政策，优化妇幼保健和计划生育服务 完成《北京市人口与计划生育条例》和《北京市社会抚养费征收管理办法》修订工作，以市委、市政府名义印发《关于实施全面两孩政策改革完善计划生育服务管理的意见》，出台《关于办理两孩以内生育登记服务的通知》《关于办理再生育行政确认的通知》等文件，开通两孩以内生育登记服务网上办理，为落实全面两孩政策提供保障；印发《关于实施全面两孩政策做好孕产期保健工作的通知》《关于落实全面两孩政策增加助产服务资源的通知》，全市共增加1000余张产科床位、800余名助产人员，有效应对生育高峰带来的产科服务压力。

16．实施“健康北京人”行动规划，积极开展全民健身活动 在全市举办各类健康大课堂超过1.5万场，受益人群超过75万人。持续推动控烟工作，全市控烟重点场所开展监督执法，处罚单位663户，罚款183.60万元；处罚个人2719人，罚款14.25万元。发布《北京市2015年度北京卫生与人群健康状况报告》。

17．开展“学党章党规、学系列讲话，做合格党员”学习教育 组建“两学一做”学习教育工作协调机构和巡回督导机构，制定“两学一做”学习教育工作方案、督促指导方案、信息简报工作方案等，推动全系统“两学一做”学习教育深入开展，强化政治意识、大局意识、核心意识、看齐意识。

18．巩固拓展群众路线教育实践活动和“三严三

实”专题教育成果，抓好“两学一做”学习教育，坚持依法行政、为民务实、廉洁高效，努力建设人民满意的服务型政府** 制定《委领导班子民主生活会整改方案》，通过明确分工、建立台账等方式，推动各部门认真整改落实各项整改任务。整改方案确定的5类35项整改任务完成34项，还有1项任务因国家政策调整延后实施。

19. 落实党风廉政建设主体责任，健全廉政风险防控机制，严肃查处以权谋私、失职渎职案件和腐败问题 落实党委主体责任、纪委监督责任，强化“一岗双责”，做到党风廉政建设与业务工作同部署、同考核、同检查。强化执纪监督，对违反中央八项规定案件、医务人员收取好处费案件、违反卫生规章制度和医院工作纪律案件进行通报处理，对市委巡视组移交的9批29件问题线索进行调查核实。全年委纪检监察部门共受理信访举报117件，办结率100%，立案9起10人，党纪政纪处分6人。

三、稳步推进京津冀协同发展任务

1. 促进优势医疗资源均衡布局 加快推进天坛医院内部装修工程，外幕墙工程完成90%，电梯工程安装工作完成过半，消防工程管线安装基本完成；推动同仁医院亦庄院区建设，开展土方和边坡支护施工等建设工作；加快推动北京大学第一医院大兴院区建设，将项目可行性研究报告报国家发改委进行评审；完成友谊医院顺义院区项目立项、设计方案前期等工作，12月28日奠基开工；推进北京口腔医院迁建、首都儿科研究所通州院区等项目前期工作。

2. 推进建立京津冀卫生计生数据共享联用机制 在采供血信息互通方面，完成前期调研和风险评估，北京、河北已完成全部准备工作；在突发应急信息互通方面，加强卫生应急跨区域、跨部门综合指挥、协调联动能力建设，9月在张家口市开展了京津冀三省市重大自然灾害卫生应急综合演练；在疾病防控信息互通方面，召开了2016年京津冀新发突发传染病及免疫规划工作经验交流研讨会，试运行三地共享疾控信息，北京市疾控中心定时在共享模块中上传北京市传染病的周报、月报、季报等疾控信息。

3. 严禁在五环内新设立综合性医疗机构，严禁东城区、西城区增加医疗机构床位数量 编制《医疗机构实用手册》，督促指导各区规范医疗机构设置审批工作，严格按照北京市新增产业的禁止和限制目录，东城区、西城区医疗机构床位总量未出现增长。

4. 支持安贞医院医疗合作项目落地 推动京曹对接项目顺利实施，北京安贞医院曹妃甸合作医院暨心血管疾病介入诊疗中心于7月26日在曹妃甸区医院开诊。

5. 推进北京朝阳医院等4家医院与河北燕达医院的医疗合作 4家医院派出专家对燕达医院有关专科进行持续帮扶建设，开展门诊、人员培训、技术协作，燕达医院服务患者数量（含门诊及住院服务量）保持稳中有增。

6. 持续推进本市医院与河北省张家口市、唐山市的医疗合作 北京积水潭医院张家口合作医院、北京友谊医院曹妃甸合作医院、北京安贞医院曹妃甸合作医院已挂牌。京冀承三地于10月签订京冀承（承德市）医疗卫生协同发展框架协议，确定北京市5家医院与承德市5家医院间建立医疗合作关系。

7. 联合推进医护人员三地电子注册和信息共享、资质互认 北京市全面实施医师电子化注册，9万余名医师完成电子化注册登记，护士电子化注册待市经济信息化委审核同意后启动试点。会同天津、河北卫生计生行政部门制定了京津冀地区实行医师跨区域注册试点方案。

8. 建立健全区域检验、影像结果互认制度，落实区域内医师异地多点执业政策 印发《关于开展京津冀地区医疗机构临床检验结果互认试点工作的通知》，确定了首批纳入互认的27个检验项目和132家医疗机构；成立京津冀区域影像结果互认协作组，制定京津冀三地影像结果互认工作方案；会同天津、河北卫生计生部门起草了跨区域医师多点执业方案。

9. 加强药品耗材集中采购的政策协调 京津冀三地签署《京津冀药品医用耗材集中采购工作协同发展协议》，成立药品、医用耗材联合采购领导小组，制定联合采购规划，建成京津冀药品信息数据库，完成三地药品编码的比对，实现定期交换药品资质信息及药品价格信息的共享机制。

四、水污染防治工作

认真履行水污染防治职责。印发《关于做好城市集中式饮用水安全状况信息公开工作的通知》，明确生活饮用水末梢水水质监测信息公开流程，每季度与市环保局、市水务局在政务网上统一公布市级集中式生活饮用水水质状况，公开饮用水水源、自来水厂出厂水和城市末梢水的监测情况及评价结果；完善农村饮用水水质定期检测制度，在13个涉农区设立饮用水水质监测点752个，监测范围覆盖188个乡镇147.21万人，开展农村集中式供水单位枯水期和丰水期水质常规指标检测。

五、“三定”职责任务

1. 推动卫生计生相关政策法规制（修）订工

作 积极推进急救立法，《北京市院前医疗急救条例》于7月22日经市人大常委会审议通过并向社会公布。完成《北京市人口与计划生育条例》和《北京市社会抚养费征收管理办法》修订工作，《北京市人口与计划生育条例（修正案）》于3月24日起施行。

2. 严厉打击非法行医行为 坚持将严厉打击非法行医行为作为医疗卫生监督执法的重点，做到专项集中整治与全年常态化治理相结合。2016年，全市共查处非法行医531户次，行政处罚案件273件，罚款156.52万元，没收器械2303件、药品687箱、非法所得3261859元；移送公安机关案件15件。全市召开多部门联席会议63次，组织多部门联合执法278次。

3. 加强艾滋病防治工作 探索建立隐蔽高危人群动员检测模式，在东城、西城、海淀、丰台、石景山5个区开展“互联网+艾滋病尿液匿名检测”研究，为男男同性性行为人群（MSM）等提供多元化检测服务，共发放尿液检测服务包3257个，检测1892例，筛查阳性率9.9%。在东城、丰台、朝阳3个区探索建立艾滋病抗病毒治疗转诊绿色通道试点，将患者从发现到治疗的时间从100天缩短到7天。

4. 继续开展新生儿耳聋基因筛查 对全市参加新生儿耳聋基因筛查实验室进行质量控制，开展新生儿耳聋基因筛查项目培训，2015年10月1日～2016年9月30日检测血样235497例，检测出常见耳聋基因阳性者10809例，阳性率4.59%。

5. 做好食品安全企业标准备案工作，加强食品安全国家标准宣贯 制定《北京市食品安全企业标准备案办法》，实现食品安全企业备案工作全程网上在线办理，全年共办理备案498件；累计开展38项食品安全国家标准宣传培训，涵盖20项产品标准、7项基础标准、11项检验方法标准，累计培训人员近800人次。

6. 开展首都卫生发展科研专项课题研究 2016年首都卫生发展科研专项共立项支持189个单位的240个项目。对224个财政资金支持项目开展预算评审，完成240个项目任务书的评审签订，完成经费拨付。开展了临床研究设计与实施培训班，对2016年度首都卫生发展科研专项执行情况进行考核。

7. 积极开展国际及港澳台交流与合作，提高援外医疗工作水平 依托中法急救与灾害医学合作中心，共组织中法专家开展13个专题25期培训，培训医护人员600余人次。与以色列和丹麦开展急救、控烟、慢病防控等领域的合作。在捷克开展了北京-布拉格友好城市缔约系列卫生交流活动，并组织北京市40名儿童赴捷克疗养交流。援几内亚医疗队创新开展对口医院合作项目，援特多医疗队圆满完成任务。举办第二十届京港洽谈会卫生合作专题活动，推进京港示范社区卫生服务中心项目。举办京台科技论坛社区医疗卫生分论坛，签署护理管理等领域的合作协议。

六、深化行政审批制度改革

清理和调整中央设定市级部门实施的非行政许可审批事项，对市卫生计生委2015年版权力清单中17项非行政许可审批事项进行清理和调整，提出2016年版权力清单的调整意见；清理规范行政审批中介服务事项，同意将8项中介服务事项纳入《北京市决定第一批清理规范的政府部门行政审批中介服务事项目录》；清理基层证明，取消调整市卫生计生委29项要求基层开具的证明。

七、市人大代表建议和市政协提案办理工作

2016年，市卫生计生委共承办建议、提案202件，包括建议71件、提案131件。其中办理全国建议提案5件，市党派提案2件，市团体、界别、专委员提案9件，全部按要求办理完毕。

八、政务信息报送

印发《关于加强信息工作的通知》，加强医改等重点工作信息报送工作。共计向市委、市政府、市人大、国家卫生计生委等报送政务信息180余条，调研信息15条，国办采用市卫生计生委报送信息1条，市委、市政府、市人大采用信息60条次。

九、政务服务工作

积极开展服务中央单位、驻京部队和外省区市工作，高标准完成全国两会、杭州G20峰会等重大国务和政务活动医疗卫生保障；依托功能社区做好国家有关部委医疗保障；组织医务人员和专家学者开展进军营活动57次，为官兵开展健康知识宣传和体检；协助全军卫生系统开展培训医师、护士活动2次。做好行政审批服务窗口服务工作，49项行政审批事项全部进驻市政务服务中心，派驻工作人员10人，开设窗口5个。按照“便民、高效”要求，简化医疗机构审批办事流程，缩短审批时限，开展医师电子注册工作。截至年底，窗口接收16938件、许可量13305件、咨询量42345件。

重要会议报告

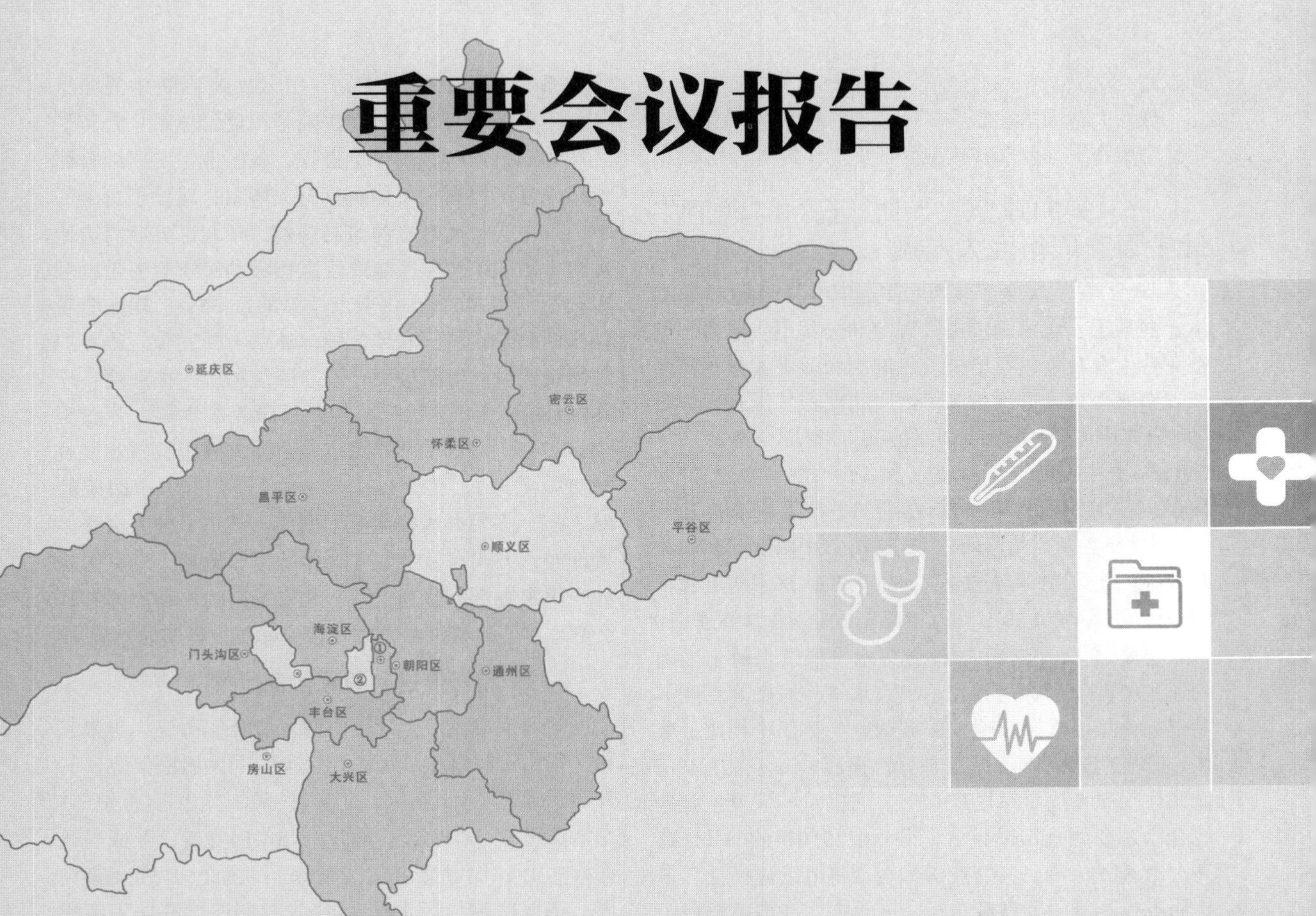

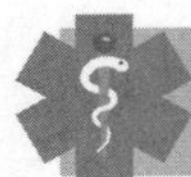

2016年北京市卫生计生工作会议上的报告

——全面贯彻落实十八届五中全会精神统筹推进卫生计生事业改革与发展

北京市卫生计生委主任、党委书记方来英

（2016年2月25日）

同志们：

现在，我向大会报告“十二五”时期暨2015年卫生计生工作，并就2016年卫生计生工作提出意见。

一、矢力攻坚，“十二五”时期卫生计生事业取得巨大发展

“十二五”时期，北京市卫生计生工作坚持保基本、强基层、建机制，提升医疗和公共卫生体系，调整完善生育政策，在增进人民健康和促进人口均衡发展方面取得重大进展。居民健康状况稳步提升，户籍居民平均期望寿命由2010年的80.81岁增长至2015年的81.95岁，提前一年实现“十二五”规划增长1岁的目标；孕产妇死亡率一直控制在12/10万以下；婴儿死亡率和5岁以下儿童死亡率分别由2010年的3.29‰和4.16‰下降至2015年的2.49‰和3.09‰；法定传染病报告率由2010年的828.5/10万下降至2015年的498.95/10万，下降39.8%；本市居民健康水平继续保持全国前列，主要健康指标达到发达国家水平。居民满意度不断提高，第五次国家卫生服务调查与第四次相比，城区、郊区门诊就诊者满意率分别提高32.6%和28.4%，城区住院患者满意率提高9.2%。居民对社区卫生服务综合满意度调查结果显示，得分由2010年的63.1分提高至81.81分，99.5%的被访者表示将继续选择社区卫生服务作为其主要就医途径。五年来，我们主要做了如下工作。

（一）深化医药卫生体制改革成效显著

2011年成立了市医管局。在北京友谊医院、朝阳医院建立了以理事会为核心的医院法人治理结构。在5家医院开展医药分开改革试点，次均门急诊费用和例均住院费用降幅达到30%，药占比显著降低，医药费用增幅低于全市同类型其他医院的平均涨幅，患者个人负担减轻。延庆、密云公立医院综合改革试点顺利实施并取得预期成效。建立了区域卫生发展绩效评价体系和以公益性为核心、引入疾病诊断相关分组（DRGs）评价机制的公立医院考核评价体系，公布了区域和二、三级医院评价报告，各区卫生发展综合评价结果逐年提高。重构医疗服务体系，建设了11个区域医疗中心；通过资源布局调整，在北京五环周边地区初步实现了33家医院或院区构成的医疗服务带，总床位达到29946张，占全市总量的26.35%；建立覆盖16区的43个区域医联体，转诊体系不断完善。康复护理体系建设取得新进展，设立康复医院、护理院、疗养院18家，145家医疗机构开设康复医学科，开放床位2422张。出台了《北京市关于促进健康服务业发展的实施意见》，社会办医院达432家，占全市医院的63.34%，多元办医格局基本形成。制定了公立医院以特许经营方式与社会资本合作的指导意见，安贞医院和中国东方资产管理公司、北京友谊医院和市国有资产管理中心以特许经营方式合作办医取得实质进展。

（二）积极促进京津冀协同发展

签署京津冀卫生计生协同发展合作协议，与张家口、唐山市政府签订《医疗卫生协同发展框架协议》；开展了北京-河北燕达、北京-张家口、北京-曹妃甸3个重点医疗合作项目，通过3～5年的支持，形成当地医疗中心，促进患者就近就医。北京已有50余家央属、市属医院与河北省100余家三级医院开展了医疗合作。医疗机构累计派出合作医师1000余人，接受津冀两地进修医师700余人，会诊8000余人次，协助当地开展科研项目17个。

（三）医疗服务供给能力不断提高

截至2015年底，全市医疗卫生机构为10425家，比“十一五”期末增长9.4%。完成总诊疗人次2.35亿人次，出院人数为338.1万人次，比“十一五”期末分别增长48.8%和50.7%。每千常住人口医疗机构编制床位数、执业（助理）医师、注册护士由2010年的4.8、3.4、3.4

增加至2015年的5.5、4.4和5.3。基层医疗卫生服务能力显著增强。2015年全市基层医疗机构诊疗人次达到6596万，比“十一五”期末增长35%，占总诊疗人次的28.25%。为392万户840万人提供了家庭医生式服务。市区政府投入近9.94亿元，完成5家区级妇幼保健院新改扩建，妇幼健康保障能力得到大幅提升。

（四）公共卫生服务能力持续增强

有效应对了人感染H7N9禽流感、埃博拉出血热、中东呼吸综合征等新发传染病挑战。面向城乡居民免费提供12大类46项基本公共卫生服务项目和11项重大公共卫生服务项目，分别比国家规定多2项和6项。成为全国首个消除大骨节病和燃煤污染型地方性氟中毒病区的省市；率先将脊灰灭活疫苗纳入免疫规划，并在一类疫苗预防接种异常反应病例中引入商业保险补偿机制；实现了临床供血100%艾滋病病毒核酸检测，全市二级以上医疗机构及疾控机构全部具备了艾滋病初筛检测能力和资格；全人群乙肝表面抗原流行率降至2.7%，20岁以下人群不到1%，为全国最低水平。保持31年无脊髓灰质炎野病毒状态，20年无白喉病例。流脑、甲肝等疫苗可预防疾病的发病率降到历史最低点。慢性非传染性疾病增长势头放缓，2008年、2011年、2014年北京市18～79岁常住居民高血压、糖尿病患病率分别为30.3%和8.6%、33.8%和8.9%、34.9%和9.0%。朝阳区被确定为首批国家慢性病综合防控示范区。分别为151万和153万户家庭提供了灭蚊灭蟑服务。积极落实《北京市控制吸烟条例》，形成社会共同治理的良好局面，北京市政府获得世界卫生组织授予的2015年度“世界无烟日奖”。

（五）计划生育服务管理改革稳妥推进

顺利完成了市、区卫生计生委的组建，增强了统筹协调推动全市卫生计生事业的能力；坚持计划生育基本国策，确保单独两孩和全面两孩政策的平稳实施；简化办事流程，推行首接责任制、社区代办制度等多项便民措施；建立了计划生育特殊家庭扶助关怀长效机制，将符合条件的农村部分计划生育家庭奖励扶助金和独生子女伤残、死亡家庭特别扶助金标准，分别由每人每月100元、160元、200元提高到120元、400元、500元；政府出资建立了计划生育特殊困难家庭“暖心计划”综合保险，2.64万人次失独家庭成员受益。计划生育工作为本市人口均衡发展做出了积极贡献。

（六）中医药事业取得丰硕成果

通过基层中医药服务能力提升工程、中医流动医院和中医药健康乡村社区建设，探索公立中医医院“一院二区、统一管理”的改革模式，推进综合医院向中西医结合医院转型等举措，保障了多层次中医药服务供给，实现了优质资源下沉和利用效率提升；建立了以16名国医大师、60名首都国医名师、40名中青年名中医为核心的国家、市、区、医院4级师承制度；中医药科研能力得到加强，开展首个政府中药研发专项“十病十药”研发项目，建立35个“北京中医药文化旅游示范基地”、60个中医药文化科普基层团队，东城区成为全国中医药综合改革试点区。本市连续三年成功举办京交会中医药板块，成为国家级中医药服务贸易试点市。

（七）医疗卫生保障水平显著提高

2014年北京市卫生总费用筹资总额达到1594.64亿元；人均卫生总费用7411.41元；卫生总费用占GDP的比重为7.48%。卫生总费用来源中，个人现金卫生支出占比为19.42%，较上年下降0.98个百分点，提前实现规划要求的低于25%的目标。新农合参合人数达223.79万人，农业人口参合率为99.3%，人均筹资标准不低于1200元，其中财政补助不低于1040元。稳步实施大病保险制度，实现国家要求的2015年底前大病保险覆盖所有参保人群、按规定报销比例达到50%以上的目标。

（八）依法行政取得积极进展

颁布实施了全国第一部关于集中空调通风系统卫生管理的地方政府规章；首次将公共治理模式引入控烟立法，《北京市控制吸烟条例》被誉为与《烟草控制框架公约》最为接轨的地方性控烟法规；发布9项地方卫生标准。深化行政审批制度改革，承接国家下放行政许可事项6项，取消市级行政许可事项6项，下放行政许可事项2项。推进医师多点执业，累计注册8177人次。在朝阳区启动了医师电子注册工作。规范行政执法，确认709项行政处罚职权，并对653项处罚职权制定了自由裁量基准。全市建立了20个饮用水水质、80个泳池水质和192个重点公共场所室内空气质量监测点，实现实时监测预警。2015年全年共监督273017户次，监督覆盖率99.30%，行政处罚5755户次，罚款1138.43万元。2013年开始承担食品安全标准管理工作，备案企业食品安全标准1000余件，清理了地方食品安全标准，做好国家食品安全标准宣贯。卫生计生信访工作呈现“总量下降、结构优化、秩序好转”的局面，办理群众来信来访逾2万件（批）次，化解信访积案25件。

“十二五”期间，首都卫生计生战线的同志们圆满完成了APEC、新中国成立65周年庆祝活动、纪念抗日战争暨世界反法西斯胜利70周年等重大国务政务活动的医疗卫生保障工作；承担了援助几内亚、特立尼达和多巴哥的国家任务，支持了新疆、西藏、四川、青海、内蒙古、宁夏以及南水北调水源区的卫生计生工作。

二、认清形势，以五大发展理念统领“十三五”期间的卫生计生工作

在取得成绩的同时，我们更要认真研判形势，分析问题不足，谋划长远发展。首先，国际化、老龄化、环境因素等带来新的健康挑战。北京是国际交往中心，人员和经贸往来频繁密集，国内外发生的公共卫生事件特别是传染病疫情对首都安全形势经常构成威胁，防范输入性传染病以及控制本地传播是卫生防病工作的艰巨任务。伴随人口老龄化进程加快和环境因素变迁，居民疾病谱和死因谱发生了深刻变化，疾病负担中以慢性非传染性疾病为主，癌症、心脑血管病、糖尿病的防控形势十分严峻。控制和消除影响健康的经济社会环境生态因素的任务将更加具有挑战性。其次，传统的以疾病救治为理念建立起来的卫生服务供给模式难以适应社会发展和居民期望。居民对健康的期盼越来越高。卫生服务系统从“以疾病治疗为中心”到“以健康促进为中心”的转变尚未实现，医疗服务与公共卫生服务并重的均衡服务供给模式尚未形成，医疗服务与康复、养老服务尚未有效衔接。卫生服务供给结构与社会需求不匹配，基层人力资源和服务能力仍有待提升，儿科、康复护理、精神卫生、中医药等领域的服务供给能力不足。分级诊疗制度的缺乏，使卫生服务供给和需求之间的矛盾更显突出。第三，卫生资源空间布局和功能结构亟待调整。现有卫生资源空间布局形成于20世纪中期，与首都城市功能新定位和人口分布不相适应，核心区和城市拓展区的三级医院占全市三级医院的71%，不利于实现服务的公平性和可及性，加剧了中心城区交通拥堵等社会问题。不同层级卫生机构功能定位趋同，良好的看病就医秩序尚未形成，很多常见病、多发病不在基层卫生机构解决，而是直接涌向大医院，导致卫生资源利用总体效率不高，浪费现象严重。第四，卫生总费用增长较快。北京市卫生总费用核算结果显示，2014年北京市卫生总费用比上年增长15.9%，占GDP比重较2013年提高了0.55个百分点。按可比价格计算，2014年北京市卫生消费弹性系数为2.18，即北京市地区生产总值每增长1%卫生总费用就增长2.18%，卫生总费用增速明显高于GDP增速。

“十三五”时期既是全面建成小康社会的决胜阶段，也是建立健全覆盖城乡居民的基本医疗卫生制度的关键时期，对北京来说还是建设国际一流和谐宜居之都的关键阶段。十八届五中全会提出的创新、协调、绿色、开放、共享的五大发展理念，集中体现了“十三五”乃至更长时期的发展思路、发展方向、发展着力点，是管全局、管根本、管长远的导向。今年是“十三五”开局之年，卫生计生系统要积极谋划，以五大发展理念统筹推进卫生计生事业科学发展。一是深入贯彻创新发展的理念。包括体制机制改革创新、科技创新等，这是卫生计生事业发展的不竭动力。要紧紧围绕建立基本医疗卫生制度、实现人人享有基本医疗卫生服务的目标，继续深化医药卫生体制改革。要加大科技创新力度，围绕影响首都居民身心健康的重大问题，整合力量，协同攻关，在基础研究、临床应用研究、转化医学研究和管理政策软科学研究等方面不断出成果，为增进人民健康提供科技支撑和政策支撑。二是深入贯彻协调发展的理念。协调既是促进发展的手段，又是发展要实现的目标，还是评价发展的尺度和标准。在改革发展方面，要协调发挥政府、市场机制和社会力量的作用，发挥市、区、乡镇（街道）、村居等各个层面的积极性，加强各部门的协调配合，形成合力，创造更好的发展氛围和改革条件；要统筹医疗、医保、医药三方面的政策，实现三医联动，更好保障人民群众的健康权益；要促进区域均衡发展、城乡协调发展，提高卫生计生服务的公平性和可及性。在卫生计生资源发展方面，要协调好各方面关系，促进卫生计生事业与经济社会协调发展，促进医疗与预防保健、康复协调发展，促进中西医协调发展，促进基层卫生服务与大医院协调发展。三是深入贯彻绿色发展的理念。绿色理念对于卫生计生事业来说，就是要选择更加高效、更加低耗的途径来实现增进人民健康与促进人口均衡发展的目标。要坚持预防为主的方针，坚持保基本、强基层、建机制的基本原则，建立以促进健康为导向的高效卫生体系；要转变发展方式，更多依靠技术进步和适宜技术，向管理要效益；要破除导致资源浪费的体制机制，推动集约发展，规范诊疗行为，推广临床诊疗路径，强化成本核算，提高卫生资源的利用效率。四是深入贯彻开放发展的理念。只有开放才能开辟发展的广阔空间，提供发展所需要的丰富资源。要坚持首善意识，向国际一流标准看齐，始终保持首都卫生计生事业发展在全国的领先优势，并与我国日益崛起的大国地位相匹配。要具有国际化视野，加强国际国内交流合作，统筹利用国际国内资源，给卫生人员提供国

际交流学习机会，引进和培养一批具有国内乃至国际领先学术地位的领军人才。要充分发挥和利用好社会资源，鼓励和引导社会力量举办以非营利性为主的医疗机构，适应居民多样化多层次服务需求。要在京津冀协同发展的宏阔背景下谋划首都卫生计生工作，疏解非首都功能，优化资源布局和体系结构，推进供给侧改革。五是深入贯彻共享发展的理念。健康是人民群众的基本需求，共享是卫生计生事业发展的内在要求。要不断增加政府公共投入，建立与公益性要求相适应的公共投入机制，保障城乡居民公平享有基本医疗卫生服务。要促进区域、城乡资源公平配置，推动基本公共服务均等化，增强人民群众的获得感。

三、科学谋划，全力推进2016年卫生计生改革发展工作

（一）深入推进医药卫生体制改革

深化公立医院综合改革。在全市范围内实施公立医院医药分开推广工作，实行药品零加成；组织市医管局、朝阳区、延庆区率先启动医疗机构集团采购，实现全市公立医疗机构阳光采购；在西城、朝阳、海淀、通州四区探索基层医疗卫生机构预算管理；继续推进新农合支付方式改革，通过建立参合患者转诊制度、门诊按人头付费、完善不同级别定点医疗机构的差异化补偿政策、适当提高基层医疗卫生机构报销比例等措施，推动实施分级诊疗制度；配合市发改委制定医疗服务价格调整方案；落实完善疾病应急救助制度，健全财政补助政策，加强公立医院提供公益性服务的功能。

以医联体为抓手，推动建立分级诊疗制度。制定全市分级诊疗实施方案，完善分级诊疗的引导政策；2016年医联体将达到50个；积极发挥区级卫生计生部门和医联体核心医院作用，将市属医院绩效考核部分权重交给区级卫生计生部门负责，研究建立医联体治理结构；推行专家团队医疗和层级医疗，选择3家三级医院开展专家团队服务患者试点，建立病种技术难度和团队效率评价机制以及基于岗位职责的人事薪酬制度；保障普通门诊号源供给，三级医院要优先保证社区卫生服务机构转诊患者就医；2016年底前，市属医院实行非急诊挂号全面预约，其他公立医院也要积极推进。

促进健康服务业发展，加强科技创新。加快北京安贞医院、友谊医院等特许经营合作项目建设；鼓励和引导社会办医疗机构发展，并与商业健康保险对接，建立比较稳定的发展筹资渠道；发布推进医疗卫生机构科技成果转化和产业化的意见；启动首都转化医学中心建设；实施首都卫生发展科研专项，培育一批具有典型示范效应和产业化前景的项目；建立科技成果储备库，促进适宜技术示范应用与普及推广。

完善康复护理体系，推动医养结合。发布康复医疗服务体系建设指导意见；严格落实三级综合医院设置康复医学科的要求，完善经济支持政策，加强二级综合医院、专科医院、中医医院康复医学科建设；完成6家公立医疗机构向康复功能转型；建立社区康复服务模式；支持社会资本发展护理服务，建立护理站。研究医疗机构老年中期照护、长期照护和临终关怀服务基本标准；出台本市推进医疗卫生与养老服务结合的实施意见，推进老年人康复、护理、临终关怀等连续医疗服务。

（二）认真实施“十三五”系列规划

科学谋划事业发展目标。发布并实施《北京市“十三五”卫生计生事业发展规划》《健康北京“十三五”发展建设规划》《北京市医疗卫生服务体系规划（2016—2020）》《“十三五”医疗机构设置规划》，科学谋划好“十三五”时期重大政策。各区要抓紧研究编制卫生计生改革发展相关规划，做好与市级规划的衔接，确保年内制定完毕。

落实京津冀卫生计生协同发展合作协议。实现三地之间临床检验结果、继续教育学分、药品采购产品资质审核标准和审核结果互认。建立三地共享的影像诊断中心、会诊中心，完善转诊预约机制。三地之间相互开放电子医师注册、卫生监督、流动人口生育服务协查等数据库。确定医疗卫生领域非首都功能解和均衡发展方案。编制《北京东部地区医疗卫生服务体系规划（2016—2020）》，聚焦行政副中心，通过新建和市区共建等多种方式，着力提升行政副中心资源配置水平和服务能力，形成市、区卫生计生资源共建共管局面。

（三）持续提升医疗服务综合实力

强化基层服务能力建设。近期，市政府已就加强村级医疗卫生机构和乡村医生队伍建设进行了研究并形成了若干措施，将重点完善847个“空白村”的卫生设施，实现服务全覆盖。要建立多渠道补充乡村医生机制，实施乡村医生岗位管理，形成“区级定岗、人员派遣、乡镇管理、村级使用”的用人和管理模式。按照多劳多得、优绩优酬的原则，逐步提高社区卫生服务人员和乡村医生的待遇。探索家庭医生式签约服务激励机制。规范基层医疗服务提供，实现基层与二、三级医院转诊服务的有序衔接。统一公立医院和社区卫生服务机构药品采购目录，实现各级医疗机

构的用药衔接。在部分区开展社区卫生服务药品多渠道配送工作。

开创中医药振兴发展新局面。研究出台《北京市关于完善中医药发展政策与机制的意见》，发展好、传承好、利用好首都丰富中医药资源，建设好首都中医药“政策机制、综合服务、行业监管、开放发展”四大体系，实施好“传承创新、区域发展、协同创新、健康服务、国际聚集、环境再造”六大工程。以“健康乡村”和“中医健康服务适老工程”为抓手，充分发挥好中医药在基层中的作用。

深化人才培养机制。启动专科医师规范化培训试点。实施公共卫生医师和助理全科医师规范化培训工作。切实加强全科、精神、儿科、康复、助产士等急需紧缺人才培养。积极支持以优秀人才资助为抓手，加强青年人才培养。推进“海聚工程”，利用青年项目等灵活政策，吸引海外高层次人才多形式来京工作。落实市委、市政府《关于进一步推进低收入农户增收及农村经济薄弱地区发展的意见》，针对因病致贫、因病返贫的现象开展卫生扶贫工作，精准帮扶，分类施策。继续做好西藏、新疆等地的卫生对口支援工作。

积极推动信息化互联互通。制定发布区域协同共享、数字化医院建设、电子病历电子签名等标准规范。推进健康服务一卡通北京通在全市发行及医院融合应用。建设市、区两级人口健康信息平台，市级平台接入50家以上三级医院，各区平台接入80%以上区属医疗机构和社区卫生服务中心。建立北京市人口健康信息基础数据库，实现电子健康档案与电子病历信息的连续记录。80%以上的社区卫生服务中心实现与上级医院的远程医疗服务。80%的市属医院建成以电子病历为核心的信息集成平台，其他公立医院也要按照国家有关标准尽快开展信息平台建设并陆续接入市或区级信息平台。

提高经济管理能力。开展北京地区卫生总费用功能法核算研究。推进市和区属医院的医疗科室、项目、病种成本核算，开展专业公共卫生机构成本核算研究。实施全面预算管理制度、财务报告制度、注册会计师审计制度和财务信息公开制度。在市属医院设立总会计师。建立公立医疗机构经济管理绩效考评制度，开展公立医疗机构经济管理信息披露工作，控制医药费用过快增长。开展住院医师规范化培训专项经费使用情况审计，维护专项资金使用的合法性与效益性。

（四）不断强化公共卫生保障能力

加强疾病预防控制。修订霍乱等11个传染病监测与疫情处置方案。研究建立隐蔽高危人群动员检测模式，夯实艾滋病、结核病等传染病防控体系。建立境外输入性传染病信息定期交换机制。开展社区慢性病高危危险因素规范化管理水平监测，推广高危人群风险评估工具，提高居民自我健康管理意识。建立大肠癌早期筛查模式。继续深化预防接种异常反应补偿中引入商业保险补偿机制。组建专门队伍，加强环境与人体健康影响因素研究。落实严重精神障碍患者监护管理补贴工作。

全面落实市政府加强新时期爱国卫生工作的实施意见。做好5个国家卫生区、3个国家卫生乡镇年度复审工作，启动大兴、海淀等国家卫生区创建。石景山区和昌平区通过国家级健康促进区评估验收。以提高居民健康素养为重点，加强健康教育和健康促进工作。做好控烟法规实施一周年效果评估，创建一批全市性控烟示范单位。

提升卫生应急处置能力。全面制修订卫生应急预案。健全院前急救分级分类调度机制。加强院前院内急救有效衔接，顺畅批量伤病员救治绿色通道。

做好食品安全管理工作。高效做好食品安全企业标准备案工作，加强国家食品安全标准宣贯。健全多部门参与的食源性疾病监测机制，将食源性疾病监测哨点医院扩大到二级以上综合医院。探索食品安全风险监测信息开发利用制度。

（五）扎实做好计划生育和优生优育服务管理

实施全面两孩政策。积极落实中央和本市实施全面两孩政策的有关意见。实行生育登记服务制度，实现生育登记与母子健康档案等服务对接。简化特殊情况再生育手续办理。落实计划生育特殊家庭扶助关怀政策。

加强妇幼健康服务保障能力。以降低孕产妇死亡率和婴儿死亡率为核心，组织好妇幼卫生工作。面对生育压力，各区要设立孕妇建档中心，完善监测预警机制，制定应急预案，实行月调度制度，保障孕产妇在适宜机构分娩。严格实施孕妇分级建档诊疗，提升一、二级助产机构服务能力，提高三级医院接诊高危孕产妇比例，畅通危重孕产妇转诊通道。加强孕产期保健服务，科学控制剖宫产，减少平均住院日。面向高龄、高危孕产妇等重点人群，开展科普宣传和生育指导。出台北京市加强儿科建设的意见。

整合妇幼保健和计划生育技术服务资源。出台优化整合妇幼保健和计划生育技术服务资源的实施意见，加快形成资源共享、优势互补的妇幼保健计划生育技术服务网络。

（六）大力推进依法行政

完善法规标准体系建设。做好《北京市院前医疗急救服务条例》《北京市人口与计划生育条例》和《北京市社会抚养费征收管理办法》等地方法规规章的实施准备。开展《北京市发展中医条例》等立法前期调研工作。完成《中小学校晨午检规范》等5项地方卫生标准制修订。

深化行政审批制度改革。将外国医师许可权限下放至区卫生计生委。开展涉及行政许可的规范性文件清理工作。在全市实施医师电子化注册，实现与医师定期考核等执业信息的整合。开展医疗机构和护士电子化注册工作。出台医疗技术备案管理和加强事中事后监管方案。

加强综合监督体系建设。重心下移，全面落实医疗卫生机构属地化监管责任。健全执法责任追究制度。建立重点监督风险台账，推广随机抽查，规范事中事后监管。开展严厉打击无证行医和医疗机构违法违规执业行为专项执法行动。扎实落实规范诊疗行为“八项举措”，在部分医院经验总结的基础上，向全市三级医院推广，促进医疗秩序好转。

构建和谐医患关系。制定按法定途径分类处理群众诉求的管理办法。积极推动医疗纠纷人民调解工作，畅通医疗纠纷解决渠道。研究制定医院社工服务管理制度。继续支持各类媒体办好人口健康栏目，加强健康知识传播，提高公众健康素养。借助各种媒介平台，做好舆论引导，增进医患了解，营造良好的社会氛围。

（七）加强党的建设，推进行风建设和反腐倡廉工作

持续深入推进党的建设。全面贯彻党的十八大和十八届三中、四中、五中全会精神，以落实全面从严治党要求为主线，巩固“三严三实”专题教育成果，扎实开展“两学一做”学习教育，抓好建章立制工作，推进基层党组织换届，加强党的民主集中制建设，着力强化领导班子整体功能，加大系统人才培养力度，加强领导干部的日常监督管理，不断提高干部的政治素质和专业化能力。

下大力气抓好行风建设和反腐倡廉工作。要使党风廉政建设主体责任和监督责任落地生根，落实党政同责和一岗双责，全面推进惩防体系建设规划任务实施。加强制度机制建设，加大源头预防力度，严格监督执纪问责。加强行业作风建设，对于违法违规违反职业道德的问题，要发现一起查处一起。打造积极向上、干事创业、风清气正的良好行业形象。

同志们，卫生计生工作关系着首都人民的健康福祉，是保障首都城市战略功能定位的重要支撑。2016年是“十三五”规划的开局之年，卫生计生事业改革发展站在一个新的历史起点上，让我们踏实践行“三严三实”精神，敢于担当，勇于创新，锲而不舍，扎实工作，为全面建成小康社会、建设健康北京做出新的贡献！

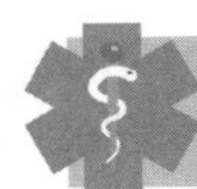

2016年北京中医药工作会议上的报告

——以五大发展理念为统领推动首都中医药事业实现新发展

北京市中医管理局局长　屠志涛

（2016年2月26日）

这次会议的主要任务是：学习贯彻党的十八大、十八届三中、四中、五中全会和中央经济工作会议精神，认真落实市委十一届八次、九次全会和全国中医药工作会议部署，全面落实中央领导同志有关中医药工作的重要指示精神，总结过去五年工作，认真分析首都中医药发展面临的形势和任务，明确“十三五”发展总体思路，部署2016年重点任务，以首善标准推动首都中医药在“十三五”取得新的跨越式进展。

一、2015年工作进展

2015年，北京市中医药工作围绕全面深化改革，进一步完善发展政策与机制，适应新常态、落实新定位、迈向新目标，以实施“三大战略”、建设“五大中心”为着力点，做强基层服务、狠抓学术传承、拓展服务领域、弘扬优秀文化、促进国际交流、加强行业治理，推进首都中医药事业稳步前进。

（一）中医药宏观治理规划体系建设取得新成效

积极推动《北京市完善中医药发展政策与机制的若干意见》制定，联合多部门、各区县创新中医药发展方式、服务模式、投入补偿机制，明确未来发展工作机制。组织完成《北京中医药发展“十三五”规划（草稿）》，形成以五大中心建设为目标，区域发展战略为基础，行业治理战略为保障的发展目标、任务和举措。推进中医医疗服务价格改革，完成改革效果与风险评估，逐步配套建立规范非药物疗法的长效机制。指导16区县围绕区域经济社会发展的功能定位，按照中医药“六位一体”和“五种资源”统筹协调的要求，制定了区域中医药发展规划，厘清了区域内中医药工作的发展思路，明确了目标和任务。

推进公立中医医院改革，引导优质中医资源到郊区，支持东方医院南院区落户大兴区；支持北京中医医院与天通苑中医医院探索开展“特许经营”模式的合作；指导北京联科中医肾病医院等民办医疗机构与西苑医院等公立医院以联合病房和门诊形式进行合作。通州、顺义、丰台、大兴、延庆等区积极推进中医医联体建设，通过开展特色专科建设、专家巡诊、双向转诊、远程会诊、人员轮岗培训等措施，形成“大型三甲中医院—区域中医院—乡镇卫生医疗机构”的三级机制。东城区开展中药集中煎制与配送试点项目，利用信息化平台实行集中煎药、分散配送，降低药品价格，推进医药分开。

推进京津冀中医药协同发展，落实了北京中医药大学东方医院与天津武清区中医医院、北京中医医院与河北滦平县中医医院等中医医院合作项目。推进京津两地中医药学术交流，北京中医药学会与天津中医药学会各所属专业委员会，联合定期举办学术热点、难点专题论坛，交流中医药治疗经验和体会。

（二）中医药基层服务能力获得新提升

实施“北京中医健康乡村（社区）”试点建设项目，进一步发挥中医药在农村百姓和社区居民健康全周期中的作用。组建了由988名中医人才组成的31个专家团队，遴选了101个中医健康乡村和社区试点建设基地，通过长期派驻出诊、开展师承、医联体建设等方式，专家团队为建设基地的百万群众开展中医药服务。胡元会团队积极统筹调配，承担了5个试点基地中医药健康服务的重任；唐旭东团队、张云玲团队、杨宇飞团队率先开展专科疾病筛查，服务群众基数高；刘清泉团队、张宁团队结合乡村特点，创新性开展了师带徒、村域疾病谱研究等工作。截至目前各专家团队共开展咨询义诊7万余人次，中医健康知识宣教近1万人次，培养中医家庭保健员2.4万余人。

完善基层中医药服务网络建设，在147所社区卫生服务中心（乡镇卫生院），建立独立的中医药综合服务诊区（中医馆），提供全面便捷实用的中医服务。各区认真开展中医药“一老一小”基本公共卫生服务项目，全市0～36个月儿童中医药健康管理服务率达到55%。昌平、房山、门头沟、怀柔、密云、平谷、延庆继续推进中医流动医院项目，全年巡诊785次，诊疗2.72万人次，健康检查咨询2.06万人，覆盖73个乡镇，521个村。各区积极提升基层中医药人员的服务能力，组织开展中医适宜技术、经方临床应用等培训，大兴区还举办了全区中医药适宜技术技能竞赛，石景山区成立社区卫生中医之家，定期组织中医技术骨干交流培训。

（三）中医药健康服务构筑新业态

组织完成《北京市人民政府关于促进中医药健康服务发展实施方案（2016—2020）（征求意见稿）》编写，全面部署北京中医药健康服务发展。丰台区制定以北宫地区为撬动点创建“国家（北京）中医药健康服务试点区”的发展思路。朝阳区启动中医药健康服务联合体，统筹全区中医药健康服务。探索“医养结合”中医健康养老模式，发挥社会资本作用，在北京长安中西医结合医院设置养老病区，开展首个中医医养结合的试点工作。支持北京同济东方中西医结合医院、北京金海中医医院投资建设养老院、日间照料中心，探索中医医疗机构和养老机构的衔接机制。推动中医药与旅游业融合发展，新增13家北京中医药文化旅游示范基地，推出13条中医养生文化旅游线路，联合中国国旅、世界中医药联合会等开展针对欧洲、北美等8大市场的宣传。平谷区把中医健康元素融入休闲旅游中，着力开发中药材种植、药膳药浴、中医疗养、美体美容等；延庆区着重打造“艾草堂”和“百草园”等精品中医药旅游基地。

（四）中医药内涵建设实现新突破

启动“中西医结合医院安芯工程”，明确了5个建设核芯、6个具体项目和6项保障措施，开展了北京市丰台区中西医结合医院研究室、协同岗、工作站“三位一体”创新模式的探索，北京市第一中西医结合医院心脏康复中西医多学科协同服务模式的探索。加强中医医疗质量控制工作，在原有10个中医医疗质控中心的基础上，又成立了中西医结合心血管专业质控中心、中西医结合体检质控中心；对全市52家二级及以上中医医疗机构开展了中药房管理检查和病案质量抽检工作；组织开展了国家中医临床重点专科中期评估，建立了对重点专科建设的问责制度，明确了学术分档、服务分级的管理思路。推进中西医学科协同发展，在首钢医院开展“服务模式和学术发展”的创新试点，在世纪坛医院开展中西医结合肿瘤多学科协同诊疗中心试点，在宣武医院开展中西医结合脑病会诊中心试点。推进北京市中西医结合疑难病会诊中心建设，分别在北京华医中西医结合皮肤病医院、北京联科中医肾病医院创建中西医结合皮肤病、肾病疑难病会诊中心。举办“中医护理教学竞赛活动”，培养优秀临床护理教学人才，在西苑医院、广安门医院、北京市中医医院成立中医护理传承工作室，传承护理老专家中医特色护理技术，组织中医护理人员开展专业知识英语强化培训，提高涉外护理水平。

（五）中医药传承创新和人才支撑能力建设迈上新台阶

大力开展中医传承工作。新立项建设国医大师传承工作室1个、全国基层名老中医药专家传承工作室4个、北京中医药薪火传承3+3工程室站7个、名老中医药专家工作站分站10个；启动“首都国医名师大师1+1丛书”工程，开展老中医药专家临床经验教学化体系建设，进一步挖掘大师临证精华；试点开展颜正华国医大师经验转化工作，在12个中医院建立临床中药学服务基地；在全国率先启动首批中医药传统技能传承工作室遴选，挖掘和传承民间医药；区级师承蓬勃开展，朝阳区师承工作完成首批继承人出师考核，昌平区启动区内名老中医评选。

推进中医药人才队伍建设。启动中医药传承双百工程，确认100名老中医药专家为指导老师，200名中青年继承人中基层人员占64.5%；实施第三批“125人才”计划，95名学员中60%来源于基层医疗机构。推进复合型中医药学术带头人培养工作，首批西学中高级研究班有27名学员结业；中药骨干人才15人、护理骨干人才22人新入选国家特色技术传承人才计划；推进住院医规范化培训，612名规培医师获得合格证书，落实医教协同政策，336名符合条件的应届毕业中医临床研究生参加了规培结业考核。

加强中医药科研创新平台建设。联合市知识产权局开展《加强北京中医药知识产权“健体”专项行动计划（2015—2017年）》，中医药项目被纳入市重点产业知识产权运营基金支持范畴。积极筹建北京中医药科学院。对在京6家国家中医临床研究基地建设工作进行督导。支持“青苗计划”项目94个，市科委绿色通道项目1项，首发基金拟立项中医项目22项。开展国家级重点学科督导，继续支持中西医结合研究所和重点学科完善建设。在区县中医医院建立20个“北京基层中医药学科团队基地”，造就一批基层中医药科技创新团队。

（六）中医药文化和对外合作取得新进展

举办第八届“中医药文化宣传周”，吸引国内外近10万人参加；与市旅游委联合举办冬春季旅游养生餐电视厨艺秀和北京高端旅游与会议产业联盟夏季推广活动。推进“社区中医药科普团队”活动，已建设团队60个，形成了良好的中医药知识宣传普及运行机制。发布全国第一本区域中医药文化传播蓝皮书，以最新数据反映北京中医药文化传播状况。整合资源，联合西城区卫计委等筹建市民族医药文化博物馆，传播民族医药文化。东城、海淀、昌平等区积极开展中医药文化进校园活动，在小学校园开设“中医药兴趣班”、在大学校园举办中医药文化知识讲座。

积极推进中医药对外交流合作。与西班牙加泰罗尼亚自治区政府正式签订建设“欧洲中医药发展和促进中心”协议，将在该区建设中医医院、中医药学院以及中医药科学研究中心、文化交流中心等。开展“一带一路”中医药服务建设，在北京回民医院加挂宁夏中医药学院附属医院牌子，同仁堂集团、北京中医药大学等在“一带一路”沿线国家开展中医孔子学院、中医中心等12个建设项目。举办阿盟国家高级卫生官员传统医学交流培训和第三届中医护理国际化推进会。组织首届北京地区中医药涉外服务能力大赛，34家单位参赛，为在京医疗机构与在校留学生搭建互助平台，挖掘了一批高水准外语专业双精通的涉外服务人才。成立以广安门医院为牵头单位的北京中医国际医疗旅游研究中心，开展中医药国际医疗服务标准建设和推广，打造首都中医药服务国际化品牌。

（七）中医药行业监管推出新举措

联合市卫生计生委、工商局、公安局、食药局、城管局等委办局，围绕4类场所、12个重点领域开展北京中医药行业清扫行动，截至12月底，共摸排中医类别医疗机构1198家，非医疗机构1355家，75家中医医疗机构、64家非医疗机构作为重点监督对象被列入工作台账，查处违法机构126家，立案96家，行政处罚109家，移送有关部门16家，有效净化了中医药服务市场环境。

以上成绩的取得，是国家中医药管理局和市委、市政府、市卫生计生委正确领导的结果，是相关部门和社会各界大力支持的结果，是首都广大中医药工作者辛勤努力的结果。在此，我代表市中医管理局，向关心支持中医药事业发展的各位领导、相关部门、社会各界人士，向广大中医药工作者表示衷心的感谢！

二、“十二五”发展回顾

“十二五”时期，首都中医药工作取得了可喜成绩，创新机制、整合资源，中医药医疗服务持续提升，中医药文化普及持续推进，中医药健康促进不断发展，中医药对外交流不断扩大，中医药服务水平保持全国领先水平。

率先实施基层中医药服务能力提升工程，完善服务体系，保障多层次服务供给。实施基层百千万工程，开展“双百工程”，遴选100名市级老中医为基层培养100名中医师；完成83个基层中医服务综合诊区示范单位建设，建立64个基层老中医传承工作室，完成基层100个中医药专病适宜技术推广；完成基层1000名社区医生和乡村医生轮训任务；培养2万余名中医家庭保健员；为房山区等7个郊区统一配置中医流动医院，为边远山区群众送医送药，启动至今累计行程44万千米，巡诊2400余次，总诊疗10.19万人次，健康检查咨询10.4万人次，覆盖86个乡镇、885个村。完善中医药服务体系，截至“十二五”末，全市共有中医类机构1004个，比“十一五”增加282个，占全市医疗机构总数的9.8%。全市三级甲等中医医院22家，其中有12家区县级中医机构和2家社办中医机构，15家二级甲等医院和3家二级乙等医院。二级以上公立综合医院均设置了中医临床科室和中药房，46家综合医院（含12家部队医院）成为“市级综合医院中医药工作示范单位”，24家成为国家级示范单位。100%的社区卫生服务中心和社区卫生服务站能提供中医药适宜技术服务。全市中医类别医师近2.2万人，比“十一五”末增加了8124人，占全市医师总人数的18.9%，中医实有床位19810张，比“十一五”末增加7172张，占全市总量的18.9%。2015年中医门急诊服务总量为5247.5万人次，占全市门急诊服务总量的35.98%，比“十一五”末提高了近13个百分点。

率先推进中医医院探索公立医院改革之路，优化资源配置，在深化医改中充分发挥中医药作用。大兴区、通州区分别依托中国中医科学院广安门医院、北京中医药大学东直门医院开展了区级中医医院的托管，创立“一院二区、统一管理”模式。顺义、延庆区在北京中医医院托管区中医院的基础上，将中医药服务向基层延伸，顺义区更是将区第三医院（乡镇卫生院）并入区中医院，并将其从全额转为差额拨款单位。推进综合医院向中西医结合医院转型，东城区和平里医院、西城区北京市二龙路医院、北京市回民医院、朝阳区第二医院、丰台区长辛店医院、昌平区华一医院成功转型为中西医结合医院。

率先建立分级师承机制，完善传承体系，强化人才队伍建设。建立45个全国名老中医药工作室，推进北京名老中医工作室站建设，共建成市级“两室一站”127个，成立老中医室站分站12个（含1个京外分站）；1990年至今已开展五批全国师承和四批市级师承工作，共遴选出400余位师承指导老师和800余位学术继承人，400余位继承人出师，总结出名老中医特色诊疗项目131项；朝阳等区开展区级师承工作，提高基层中医药水平。金世元教授等6位老专家获得全国第二届国医大师称号。率先开展省级名老中医药专家评选，2014年评选出第二届30名“首都国医名师”，起到典型示范作用。

率先开展中医药科技创新项目，完善创新平台建设，提升科技竞争力。联合市科委等11个委办局开展首个政府中药研发专项——“首都十大危险疾病科技攻关与管理中医药‘十病十药’研发项目”，共征集六批149个项目，交易会推介57个项目。充分发挥在京中央中医药科研机构优势，推进科技创新，中国中医科学院屠呦呦研究员因发现青蒿素治疗疟疾的新疗法获2015年诺贝尔生理学或医学奖，实现中国本土科学家获诺奖零的突破。2012年以来启动中西医结合研究所的建设工作，在北京地区三级综合医院共建立22个研究所，利用综合医院三级学科或专病特色，研究解决北京市中西医结合重大科研问题。“十二五”期间，积极组织或参与北京市中医药科技发展资金、首都卫生发展科研专项中医药类及北京市科委绿色通道项目等的评审、推荐，立项近600个，促进中医药科技成果转化与适宜技术推广应用。

率先打造中医药文化宣传品牌，拓展文化科普渠道，弘扬传统文化精髓。每年组织开展“中医药文化宣传周暨地坛中医药健康文化节”活动，吸引国内外近10万人参加，该活动已举办八届，成为北京中医药文化传播的支撑平台与精品活动。开展“北京中医药文化旅游示范基地”建设，目前共推出北京中医药大学、北京同仁堂等34家单位作为示范基地，推出13条中医药养生旅游路线。依托社区卫生服务中心建成60个中医药文化科普基层团队，就近为社区居民提供中医药科普服务，覆盖60个街道约300万人。推进“中医文化进校园”活动，东城等区县10多个中小学开展了中医药校本课程建设。3个中医药项目入选第四批市级“非物质文化遗产”项目目录中。

率先搭建中医药服务贸易平台，完善对外开放交流合作体系，扩大中医药国际影响力。连续三年成功举办京交会中医药板块，共接待国外来宾约10.5万人次，签订合作协议29项，签约额6.6亿元人民币。商务部、国家中医药管理局授予北京为中医药服务贸易试点市，并以朝阳区为试点开展中医药服务贸易建设。在西班牙巴塞罗那筹建欧洲中医药发展与促进中心，开展海外中医药推广和产业拓展的探索。

回顾“十二五”，我们有以下五点经验体会。一是必须坚持首善标准。北京是首都，又是中医药资源高度集中的地方，因此在中医药工作的各方面，无论是中医药传承体系建设，还是中医药服务模式创新，都要从这个基本市情出发，始终贯彻首善、一流要求，高标准规划，高标准建设，高标准管理，确保首都中医药是全国的排头兵。二是必须坚持服从并服务大局。将中医药工作融入首都经济社会发展大局、卫生计生改革发展全局，找准定位，积极参与，主动作为，积极提升中医药在首都经济社会发展中的贡献度和显示度，有为才有位，有位更有为。三是必须坚持三个导向。坚持以需求为导向，中医药因需求而生，也应以需求为导向谋求发展。坚持以目标为导向，设定目标、做好筹谋和顶层设计是推动首都中医药科学健康发展的关键之一。坚持以问题为导向，问题既是前进的障碍，也是倒逼推动发展的重要动力。四是必须坚持“六位一体”协调发展。中医药医疗、保健、科研、教育、产业、文化是一个有机的整体，具有内在紧密联系，六个方面相互促进，缺一不可，只有全面协调发展，齐头并进，才能发挥首都中医药的最大效能，更好为首都经济社会发展和人民健康服务。五是必须坚持改革创新。首都中医药发展正面临一系列矛盾和挑战，遭遇不少困难和问题。加大改革创新力度，是我们唯一的出路。只有坚持深化改革创新，开阔思路、开阔胸襟，寻找新视野、新思路、新方法，着力破解影响和制约发展的关键问题，才能推动首都中医药快速发展。这五条重要经验，要在“十三五”期间继续坚持，不断完善并发扬光大。

在总结成绩的同时，我们也清醒地认识到，首都中医药发展仍然存在着一些制约发展的困难和问题。一是中医药发展的宏观政策环境亟待改善，二是中医药行业管理体制亟需构建，三是中医药事业亟需实现区域协调发展，四是中医药研究亟需与现代科技融合发展，五是中医药产业亟需激发市场活力，六是中医药行业治理体系和治理能力亟待加强。我们要高度重视这些问题，通过改革创新，切实采取措施逐步加以解决。

三、“十三五”时期首都中医药面临的形势和任务

“十三五”时期是全面建成小康社会的决胜阶段，也是北京市落实首都城市战略定位、加快建设国际一流和谐宜居之都的关键阶段，中医药作为独特的卫生资源、潜力巨大的经济资源、具有原创优势的科技资源、优秀的文化资源和重要的生态资源，在首都的经济社会发展中将发挥着日益重要的作用。习近平总书记在中国中医科学院成立60周年的贺信中指出，“中医药振兴发展迎来天时、地利、人和的大好时机”。这是对中医药发展形势的重要论断，意义深远，我们深刻领会到，首都中医药面临着重大发展机遇的同时，也面临着一系列新考验，需要我们乘势而上，顺势而为，科学研判、统筹谋划、主动应对。

（一）充分认识和把握首都中医药振兴发展的新要求

2015年12月习近平总书记、李克强总理和刘延东副总理对中医药工作做出了重要指示，中医药法已进人人大审议程序；在2016年初的国务院常务会议上又原则通过了国家中医药发展战略，正如习近平总书记指出的，“中医药振兴发展迎来天时、地利、人和的大好时机”。首都中医药同样迎来了振兴发展的大好时机。党的十八届五中全会确定了“创新、协调、绿色、开放、共享”五大发展理念，具有前瞻性、引领性，也具有战略性、系统性，事关全局、影响长远，运用五大发展理念引领新常态进行战略谋篇布局，是首都中医药“十三五”乃至更长时期的发展思路、方向和着力点的集中体现。

一是要明确继承创新是首都中医药振兴发展的第一动力。这就要求我们必须将中医药继承、保护、抢救、整理紧密结合，吸收现代科学技术，结合其他知识，推进中医药科学发展、与时俱进。二是要明确统筹协调发展是中医药持续协调发展的内在要求。这就要求我们要统筹兼顾中医药发展各领域、各环节，正确处理发展过中的重大关系，增强中医药发展的整体

性和系统性。三是要明确生态绿色是首都中医药永续发展的必要条件。这就要求我们在发展过程要注重发挥这一特色，做好资源保护、开发、合理利用，发展中医非药物适宜技术，为推进首都生态文明建设做贡献。四是要明确包容开放是首都中医药繁荣发展的必然选择。这就要求我们要全面推进首都中医药行业内外、境内外交流合作，推动建立跨学科、多领域、资源共享、多方参与的发展新机制，拓展合作领域，提升对外开放水平。五是要明确人民共享是首都中医药发展的本质要求。这就要求我们提升中医药、民族医药的服务能力和水平，丰富内容、拓展渠道，保障中医药服务各层次供给，让中医药发展成果惠及广大人民群众。

（二）充分认识和把握首都中医药振兴发展所面临的新挑战

“十三五”时期随着医药卫生体制改革的不断深入，随着有序疏解非首都功能、治理“大城市病”一系列重大举措的深入推进，首都中医药工作面临许多新变化。首先，首都“瘦身健体”的中心任务，功能疏解和严控人口将对中医药资源空间布局和功能结构调整带来新变化。其次，尊重城市发展规律，统筹政府、社会、市民三大主体，提高各方推动中医药发展的积极性对我们凝聚发展力量的能力提出了新考验。第三，转方式、补短板的结构性改革总体要求对中医药提高供给体系质量和效率，增强持续增长动力提出了新要求。第四，推进京津冀一体化协同发展要求我们在聚合中医药公共服务资源上要有新作为。总之，我们面临着既要深化改革创新，又要确保体系稳健运行；既要推进单项改革，又要与整体改革严谨对接；既要满足增量改革需求，又要促进永续发展的多重挑战，必须坚定信心、不畏艰难，以更大的智慧和韧劲全面深化中医药改革，最大限度释放改革红利。

（三）充分认识和把握实现首都中医药振兴发展带来的新考验

十八届五中全会提出了“推进健康中国建设”的新目标。我们提出要在“十三五”期间把北京建成全国中医药技术发展中心、中医药文化中心、中医药科技创新中心、中医药人才培养中心和中医药国际交流中心。“五大中心”的宏伟任务要求我们：一是要在满足群众多样化的健康需求方面有更大作为。满足群众在生命周期的不同阶段，都能享受到中医药全方位、多环节的服务。二是要在构建中国特色基本医疗卫生制度方面有更大作为。去年，国家层面密集出台了20多个深化医改政策文件，北京要形成“组合拳”式的相关配套文件，着眼于落实这些政策要求和协同推进改革。三是要在经济转型升级、提质增效中有更大作为。中医药产业链条长，贯穿药材种植、药品研发、器械制造、健康服务等第一、二、三产业，吸纳就业能力强，开展创业空间广，拉动消费作用大，在推动经济转型升级方面具有很大潜力。四是要在中华优秀传统文化“走出去”的进程中有更大作为。北京是全国文化中心，传承弘扬优秀传统文化，扩大中国文化的国际影响力，使之成为各国了解中华文明的一扇窗户是首都中医药工作者义不容辞的责任。所有这些都对全系统队伍作风和能力建设带来了新考验，需要我们锲而不舍、久久为功，全面推进中医药事业实现新发展。

四、扎实推进2016年重点工作

2016年是“十三五”规划的开局之年，是推进结构性改革的攻坚之年，也是中央领导同志对中医药工作重要指示的贯彻落实之年。中医药工作总体要求是：全面贯彻落实党的十八大和十八届三中、四中、五中全会精神，认真落实市委十一届八次、九次全会和全国中医工作会议部署，牢固树立五大发展理念，积极适应首都经济发展新常态，紧紧围绕深化医改和京津冀协同发展大局，“以优化发展环境、凝聚发展力量、提升发展质量、共享发展成果”为主线，全面推进中医药政策机制体系建设，全面推进中医药行业治理体系建设，全面推进中医药传承创新，全面推进中医药健康服务业发展，为“十三五”中医药“五大中心”建设开好局、起好步，以首善标准确保北京中医药工作始终走在全国前列，为“健康城市”和“国际一流和谐宜居之都”建设做出新贡献。

工作要点已经印发给大家，下面我强调几项重点工作。

（一）着力营造中医药发展政策机制环境

开展系列学习活动，深刻把握中央领导同志重要指示的内涵和要求，把中央领导同志重要指示落实到今年各项工作当中。对照国家《中医药健康服务发展规划（2015—2020年）》（国办发〔2015〕32号）、《中药材保护和发展规划（2015—2020年）》（国办发〔2015〕27号）及《中医药发展战略规划纲要（2016—2030年）》、《中医药事业发展“十三五”规划》，抓好实施方案的制定，明确职责分工，推进规划任务启动。编制实施《北京中医药发展“十三五”规划》及其他相关专项规划。出台《北京中医药发展“十三五”规划》并组织实施。完成人才、科技、信息化等专项规划编制工作。参与卫生计生等规划的研究编制，推进中医药内容纳入其他相关经济社会发展规划。实施中医药发展环境改造工程，积极论证《北京市完善中医药发展政策与机制的若干意见》，优化中医药发展政策环境。进一步对北京中医药难点、热点问题开展调研，创新制度建设，加快推进《北京市发展中医条例》修订工作。

（二）着力优化中医药资源合理布局

积极落实京津冀协同发展战略，签署《京津冀中医药协同发展框架协议》，启动建设北京中医药重点专科津冀病房和名老中医工作室津冀分站。实施首都中医药区域发展战略。各区县政府结合非首都功能疏解和辖区的功能定位，按照“一区一定位、一区一战略、一区一政策”原则，研究制定并实施区域中医药发展战略规划，全面推动各区县中医药工作多元发展。推进城市公立中医医院改革，落实国家《关于同步推进公立中医医院综合改革的实施意见》，推进中医药改革政策在北京市公立医院改革中落地，发挥好公立中医医院主体作用，推进社会办医与公立中医医院的专科合作。研究制定《中医医疗服务体系规划（2016—2020年）》，协调推进中医药资源疏解，强化中医药资源配置，完善中医医疗机构空间布局。加强妇幼服务体系中医药资源配置，启动开展妇幼保健机构中医药服务全覆盖项目，提升妇幼群体中医药服务能力。探索分级诊疗的具体措施和工作机制，在中医医院为核心医院的医联体内开展分级诊疗试点，制定《高血压、糖尿病社区卫生中医药分级诊疗试点工作方案》，落实《高血压分级诊疗服务中医技术方案》和《糖尿病分级诊疗服务中医技术方案》。推进全市中医医疗服务价格改革工作。合理调整中医医疗服务价格结构，理顺项目比价关系，促进中医医疗服务的有效提供和利用。积极探索按中医优势病种、服务单元打包等新的收费方式，改革目前单一按项目收费的方式。成立医保中医药政策指导中心，制定“中医服务价格动态监测评价标准”，通过建立信息化平台，实时监控北京市公立中医医疗机构中医医疗服务项目使用、收费、医保支付等情况。

（三）着力提升基层中医药服务能力

实施基层中医药事业振兴发展计划。落实国家《基层中医药服务能力提升工程“十三五”行动计划》，研究编制《北京市“十三五”时期基层中医药（社区和农村）事业发展规划》，实施社区卫生服务中心（乡镇卫生院）“首都中医馆”全覆盖工程，试点开展社区中医药服务示范站建设。实施基层中医药服务环境再造工程。开展社区卫生中医药精准化服务管理年活动，制定《北京市社区卫生中医药服务管理和提升中医药服务质量实施方案》等，提升基层中医药服务质量和服务水平。实施优质中医药资源服务基层改革，创新驻村驻社区服务模式，持续推进中医健康乡村、社区试点建设工作。开展中医药新农合政策试点改革，实施“三医（中医、中药、新农合）联动、智慧中医、服务基层示范工程”。

（四）着力推进中医药健康服务创新

实施中医健康养老示范工程。会同市民政局等部门制定《北京中医健康养老社区示范工程实施方案》，抓好东城区、西城区、海淀区、丰台区、石景山区、通州区的中医药健康养老试点工作，推动中医药健康养老服务发展。实施“中医中药CDC”健康促进工程。与市疾病预防控制中心协作，会商论证并及时发布健康促进、亚健康干预、重大疾病防治和应对公共卫生事件的中医药工作方案。完善中医药预防保健服务体系。推动中医医院和社区卫生服务中心（乡镇卫生院）完善“治未病中心、治未病科、治未病指导室”建设，构建三级中医治未病体系。抓好国家基本公共卫生服务中医药健康管理服务项目，实施效果评价，提高服务质量。开展中医药自我保健三联学堂建设，指导百姓利用中医药知识和技能开展自我保健。

（五）着力抓好中医药服务提质增效升级

开展中医药北京服务品牌工程，启动市级中医医学中心建设、市级中医药重点专科建设，打造具有首都品质的中医药服务精品。积极推进中西医结合服务创新发展，制定《关于加强中西医结合工作的意见》《中西医结合医院安芯工程实施方案》《重大疑难疾病中西医协同攻关实施方案》和《中西医结合疑难病会诊中心建设方案》，探索中西医结合服务新机制。鼓励中医药服务模式创新。组织召开中医药服务模式改革经验交流会，印发《中医药服务模式改革试点实施方案》。开展医针药结合病房、医疗机构中医药技能岗位服务试点，形成新型中医药服务模式。优化中医和中西医重点学科布局，强化薄弱学科建设，新建中医全科重点学科。在区级中医医院试点开展培育型重点学科建设。促进多学科参与和重大疾病难治环节中西医协同攻关。按照国家中医药信息化建设的要求，建好中医（中西医结合）医院信息平台和应用系统，提高卫生信息数据中中医药相关信息的及时性和准确性。成立北京市中医药大数据创新实验室和中医药肿瘤防治办公室，搭建北京市中医药诊疗信息汇聚平台。

（六）着力打造中医药人才培养高地

推进中医住院医师规范化培训。遴选基地试点开展住院医师规范化培训轮转方案调整。开展住院医师规范化培训师资队伍建设，对师资进行分级管理。试点开展规范化培训示范科室建设，提升住院医师科室轮转临床实践机会和完善临床实践安排。启动首期京津冀中医、中西医结合“晨曦60”计划，三地统筹师资培养青年中医、中西医结合人才。形成中医药立体人才供给体系，加强健康服务、中医全科等紧缺专业人才培养。与人力社保局联合制定药膳、保健推拿等技能型人才标准。支持院校设立健康服务类专业，支持院校与企业联合开展中药、康复等技能型人才培养。构建中医药人才职业生涯教育体系。形成市区医院三级分工衔接的北京中医药人才职业生涯培养和管理制度。加强继续教育基地建设和继续教育学分管理。

（七）着力构建中医药传承创新“高精尖”支撑结构

实施性中医药薪火传承新“3+3”工程，开展老中医药专家传承门人和代表传承人培养和认定。鼓励各区和二、三级以上医院开展区级和院级传承，完善北京中医药传承公共技术平台建设。加强中医药传承内涵建设。加强燕京医学传承谱系研究，开展燕赵医学研究。继续推进国医大师和首都国医名师经验整理，做好“大师1+1丛书”的编撰。认真抓好北京中医药传承双百工程的实施。深入开展老中医药专家经验整理，转化形成临床服务体系和临床教学体系。构建北京中医药科研评价体系，建立第三方北京中医药科研评价中心，进行中医药科研评价，发布评价结果，并将评价结果与医院绩效考核、等级评审、人才计划资助等相结合。成立首都中医药科技创新驱动联盟，导入政府扶持政策和社会资本，初步形成北京中医药科技服务和成果转化的交易市场。

（八）着力推动中医药服务贸易开放体系建设

制定中医医疗机构涉外服务能力评估指标体系，扩大中医医疗机构对外交流和服务的范围。协助办好第四届京交会中医药板块。推进“欧洲中医药发展和促进中心”工作，按照建设协议，力争首个中医官方硕士课程和公立医院的中医科在巴塞罗那正式开课和开诊。推进中医药文化进校园，建立中医药校本课程资源库，开展中医药校本课程建设和推广。继续与东城区政府联合做好地坛中医药健康文化节，提升影响力和美誉度。编制中医药知识产权、传承和文化等蓝皮书。支持建设一批中医药博物馆、文化馆和陈列馆；研发中医药动漫、游戏、乐园等文化新载体。支持丰台区创建国家（北京）中医药健康服务创新实验区。支持社会资本成立北京中医药产业发展基金和中医药创业园，做好中医药知识产权服务。协同市商委指导朝阳区做好中医药服务贸易示范区建设。做好北京中医药国际医疗服务包建设，提升北京中医药国际医疗服务热线服务能力，与旅游委共同在世界范围内开展中医药旅游宣传，推出京津冀中医药旅游路线。

（九）着力持续开展中医药行业治理整顿

持续开展中医药医疗服务市场“清扫行动”，对损害患者权益的不法行为采取高压态势。落实《国家中医药管理局关于加强中医药监督工作的意见》，推进中医药行业管理标准建设，规范中医药行业行为。完成13所大型中医医院的巡查，开展中医医师“合理检查、合理治疗、合理用药”专项行动。开展中医病案标准化、中药饮片应用规范化、中医护理质量提升计划、中医药质控精细化、中医医疗核心制度落实等5个专项行动。探索建立与卫生计生、工商等多部门协同监管、行业组织自律维权的中医养生保健机构综合监管体系。开展中医药行业强宗旨行动，突出公立中医医疗机构公益定位。加强中医药社团管理和中医药购买服务管理。完善社会组织指导制度，明确工作程序。加大对北京中医药学会、北京养生保健协会等社会组织的购买服务。鼓励各学会和各学科专业委员会围绕北京中医药发展中心工作，开展研究、服务、交流、人才培养和宣传。

同志们，面对首都中医药振兴发展的大好时机，让我们在国家中医药管理局、市委、市政府和北京市卫生计生委的领导下，解放思想，开拓创新，真抓实干，锐意进取，牢牢把握机遇，迎接挑战，更高标准地完成各项目标和任务，全力推进首都中医药事业振兴发展，为建设国际一流的和谐宜居之都、促进首都全民健康做出更大的贡献。

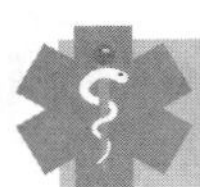

2016年北京市卫生应急工作会议上的报告

——再接再厉　再上台阶　推动全市卫生应急事业健康发展

北京市卫生计生委应急办主任　黄春

（2016年2月26日）

同志们：

2016年全市卫生应急工作会议今天在这里举行，这是“十二五”规划收官、“十三五”规划蓝图即将展开之际召开的一次重要会议。会议的主要任务是，深入贯彻落实2016年全国卫生应急工作会议精神以及市应急委、市卫生计生委2016年重点工作要求，回顾总结2015年全市卫生应急工作，研究部署2016年重点任务。刚才，密云、延庆接受了“北京市卫生应急综合示范区”称号的授牌，4家单位做了经验交流发言，值得大家相互借鉴。会后还将安排3个卫生应急专题培训。下面，我重点讲三部分内容：

一、2015年卫生应急工作成效显著

2015年，本市卫生应急任务十分繁重，在国家卫生计生委和市委、市政府、市应急委的坚强领导以及各相关部门大力配合下，全市卫生应急系统各单位服务大局，坚持预防与应急并重、常态和非常态相结合，以务实、协作、高效的工作作风，在突发事件应对和卫生应急能力提升方面做了大量工作，经受了考验和检验，取得了新成绩，做出了新贡献。

（一）圆满完成各项重点工作任务

1．协办市政府折子工程1项。即推进急救立法工作，提供基础数据，组织开展相关测算，完成部分配套文件，陪同市法制办、市人大开展广泛调研。目前《条例》已通过市人大三审。

2．市卫生计生委折子工程3项。一是加强院前院内急救衔接，更新了2015年版医疗机构急救专线号码，与院前指挥调度中心保持畅通；二是完成全市120市级统一调度，提升了急救效率；三是制订巨灾应急预案，完成了大规模传染病暴发流行应急预案编制工作。

3．市卫生计生委民主生活会群众意见办理工作1项。落实了马航乘客家属部分保障经费，其余部分将尽快落实到位。

4．卫生应急和院前急救相关提案建议7件。通过及时沟通、分析研究，对代表委员的提案建议进行认真调研、沟通及回复，回复满意率为100%。

（二）卫生应急处置及保障工作取得明显成效

1．科学应对突发公共卫生事件。2015年，全市报告突发公共卫生事件21起，同比2014年（20起）增加1起，均为一般级别，未发生重特大传染病疫情、饮用水污染等突发公共卫生事件。突发公共卫生事件网络直报率、报告及时率、规范处置率均达到100%。

面对持续的西非埃博拉出血热严峻疫情形势，按照应急预案和市卫生计生委工作要求卓有成效地开展工作，实现了本市防控“零输入”的目标。一是密切关注西非和全球疫情进展，适时开展风险评估和形势研判；二是继续与口岸检疫部门协作，全力把好国门输入关；三是医疗机构疫情监测、病例排查不放松，确保病例早发现；四是多部门联防联控信息传输系统运行良好，重点人群健康管理到位；五是北京安贞医院、友谊医院2支援非医疗队和相关单位援非医疗专家工作出色，赢得赞誉。自2014年疫情开始至2015年12月30日疫区解除，本市累计登记来自西非疫区入境人员1928人，全部开展了21天的健康监测。北京地坛医院、佑安2医院接收留观病例51人，均排除了埃博拉病毒感染。11月25日，全国应对埃博拉出血热疫情防控工作表彰大会在京召开，安贞医院、市疾控中心作为全国先进集体，北京地坛医院、佑安医院、友谊医院3家医院和北京急救中心推选的5名医务人员作为全国先进个人受到了国家的表彰和刘延东副总理的接见。

2015年5月，广东省确诊1例来自韩国的中东呼吸综合征输入性病例。在国家联防联控工作机制的指导下，市卫生计生委密切跟踪疫情进展，及时开展风险评估；制订了应急预案，明确了工作流程和分级相应措施；会同口岸检疫部门，严控重点人群；开发了中东呼吸综合征多部门联防联控信息传输系统；对4家不

同类别的医疗机构开展了突击督导检查，查找薄弱环节。2015年地坛医院、佑安医院共接收可疑病例18人，均排除了中东呼吸综合征。6月18日，国家联防联控工作机制第一督导组对机场口岸、地坛医院和市疾控中心进行了现场督查，高度评价了北京市的防控工作。

2．有序开展突发事件紧急医疗救援。2015年，市、区院前急救力量共完成突发事件紧急医疗救援任务1307起，出动车辆2128车次、出动人员6384人次、转送伤员5626人次。虽出动人员及转送伤员数较2014年有所增加，但未发生因紧急医疗救援不力、延误抢救治疗的情形。

全年高效、妥善处置了7起涉及72名上访人员群体服农药中毒事件、1起涉及18名伤员的宣武门恶性交通肇事事件、1起涉外2人朝阳区三里屯优衣库店门口刀扎伤事件以及朝阳区金盏乡刀砍伤致2死15伤事件、怀柔区汤河口13伤重大交通事故、顺义区龙尹路与龙塘路交叉口20伤交通事故。在医疗救援过程中，相关单位领导靠前指挥，院前、院内紧密配合，绿色救治通道畅通，专业救治小组恪尽职守。市卫生计生委在第一时间派员赶赴相关医院协调救治工作，紧急调集药品，及时收集报送救治信息。

2015年，受国家卫生计生委指派，全年共抽调本市27家医院的115名专家，指导处置了长江湖北监利段客船沉船事故、天津滨海新区“8·12”特大火灾爆炸事故、广西柳州爆炸事件、甘肃天水“9·18”疏散演练事件等7起全国重特大突发事件，仅天津火灾爆炸事故中北京市就出动61名专家指导当地医疗救治工作。专家们的敬业精神和高超技术得到了国家卫生计生委、当地政府及伤员的充分肯定。今天在座的大多数医院均为上述突发事件伤员救治工作做出了重要贡献。

3．全力完成各项卫生应急保障任务。2015年，市、区院前急救力量共完成各型各类卫生应急保障任务4000余起，出动车辆5053车次，出动人员15018人次，圆满完成了大型活动、重大节日、重点区域和特殊敏感时期的卫生应急保障任务。

按照市应急委、市反恐工作领导小组的要求，市卫生计生委周密部署，精心安排，动员全市卫生应急力量参与抗战胜利70周年纪念大会卫生应急保障，同时兼顾社会面突发事件卫生应急处置工作。一是超前谋划，做好充分应急准备。将纪念大会卫生应急保障纳入2015年重点工作，多次召开专题会进行部署，强化训练演练，提升备战水平。各单位做好队伍、物资、药械、车辆、床位等应对准备，与相关单位保持信息沟通和应急联动。二是制定方案，明确目标。制订了详尽的卫生应急保障及处置方案，确立了工作任务、分级备勤和响应措施，与核心区医疗卫生保障实现无缝对接，并对应急值守、信息报送、应急处置、突发急性传染病防控等提出了工作要求。三是启动应急机制，加强应急管理。在预演和正式活动期间启用卫生应急指挥平台，强化应急力量24小时在岗值守。阅兵当日在长安街沿线南北侧8个备勤点安排了50个车组、150人的院前值守力量和8个车组、25人的传染病防控值守力量。所有院前人员取消休假，120、999调度指挥中心设立调度专席，增加值班车辆20%。全市各级各类卫生应急队伍备战待命，二、三级医疗机构预留应急床位，7家医院指定作为核生化事件伤病员定点救治机构。四是全面加强信息收集、整理、分析和报送，随时向领导报送工作情况。五是对相关重点单位准备情况及力量部署开展督导检查，发现问题及时改进。北京急救中心还对部分区县120急救网络进行了突击飞行检查。

按照市委、市政府的工作要求，1月28日～5月8日，协调调动北京急救中心医务人员300人次、车辆135台次在顺义区空港物流园国家平台完成了马航失事乘客家属医疗卫生应急保障任务。累计救治乘客家属64人次，工作人员35人次，开展心理疏导11人次。

此外，在春节、全国两会、国庆等重大节日、重要会议期间，全市均启动应急机制，圆满完成了春运、清明祭扫、高考、汛期、国际电影节等重要节点和3000日本人访华、蒙京华案14个点的应急保障任务以及马家楼、久敬庄等上访人员集中劝返场所的特殊保障任务，协调解决了拖欠南苑医院、711医院282万元访民医疗费用和患者长期占用床位问题，为维护首都安全做出了贡献。

4．高效开展强降雪极端天气卫生应急工作。11月下旬，本市持续出现雾、霾、降水、强降雪等极端天气，按照市政府统一部署，市卫生计生委召开紧急会议，紧急印发文件，研究部署医疗卫生应急保障工作。具体落实了以下措施：一是成立了应对极端天气领导小组；二是院前值班车增加20%，抽调120、999各18个车组54人提前驻守房山、门头沟、怀柔、平谷、密云、延庆6个暴雪重灾区，协助做好现场急救和患者转运工作；三是针对与强降雪相关疾病可能增多的情形，医院加强门急诊力量，做好呼吸和心脑血管等疾病、冻伤、创伤、骨折、一氧化碳中毒等伤病员接诊救治工作；四是针对全市采血量明显减少，加强血液调度，保持基本库存，减少择期手术，保证了急危重症和群体伤病员的抢救用血；五是加强应急值守和信息报送，建立了针对郊区医疗救治工作的指导和支援机制；六是以此为契机，修订完善了《北京市空气重污染卫生应急分预案》。

5．妥善处置南航乘客急救事件。11月9日，南航乘客张洋因突发急症在本市多家医疗机构就医，因其本人对就诊中的医疗行为不满意于11月25日向市卫生计生委投诉。接到投诉后，市卫生计生委随即成立调查组着手调查。其间多次赴涉事单位调取资料、反复核查、询问当事人，还两次赴沈阳与张洋本人核实情况和通报结果。针对投诉事件反映出的问题，依法对涉事单位进行了行政处罚和通报，并引以为戒，举一反三，进一步强化急救医疗服务管理。

（三）京津冀卫生应急协作迈上实质性“快车道”

3月13日，市卫生计生委在京组织召开了京津冀卫生应急协作第一次联席会议，三地卫生应急部门、疾控及院前机构24人研讨了2016年重点合作项目，形成了会议纪要，达成了重要共识：一是促成毗邻区（市、县）结对开展卫生应急协作；二是联合开展灾难事故卫生应急演练；三是共同派员参加灾难医学和卫生应急相关培训；四是落实季度公共卫生安全形势分析和信息通报制度。

6月3日，三地卫生计生委在河北廊坊联合组织签署了《京津冀毗邻县（市、区）卫生应急合作协议》，涉及北京9区、天津7区县和河北8地级市、25县（市、区），涵盖了京津冀接壤的全部地区，实现了三地卫生应急全面联动。协议坚持“预防为主，常备不懈；优势互补，资源共享；毗邻对接，协调联动”的原则，所辖毗邻县（市、区）发挥各自优势，在相邻区域建立长期、稳定、高效、紧密的卫生应急合作机制。

9月24～25日，在天津宁河县举行了“京津冀特大交通事故并危化品爆炸卫生应急综合演练”。市卫生计生委抽调了120、999院前急救力量、市疾控中心国家突发中毒事件处置卫生应急力量、中日友好医院国家紧急医疗救援应急力量和安定医院、回龙观医院2支心理救援力量共4类队伍、6家医疗卫生单位191人、专业车辆41台并携带相关应急装备参加了演练。本次演练三方队伍混编组队，检验了协同配合能力。本市相关区、单位和部门40余名领导赴天津进行了观摩学习。

11月14～15日，北京举办职业病与中毒医学专题论坛，特邀京津冀渝80名骨干参训，体现了卫生应急和中毒处置管理的密切协作。

11月26～27日，密云、延庆2区开展卫生应急综合示范区复核验收，邀请了津冀4名应急管理专家全程参与考评工作。

（四）加强岗位练兵提升应急能力

1月16日，组织10车、30人院前反恐卫生应急力量参加了市反恐办举办的劫持人质、暴恐袭击等应急演练，理顺了处置流程，磨合了指挥协调机制，提升了处置能力。

5月14日，组织6车、18人院前急救力量参加了市应急办举办的京津冀燃气爆炸事件应急演练，增强了跨区域、多部门协同应对能力。

7月21～22日，国家卫生计生委、中国疾控中心举办全国突发传染病、中毒事件应急技能竞赛，全国31个省（市、自治区）200余名选手参加了角逐。市卫生计生委抽调市疾控中心、朝阳医院以及东城、西城、房山、顺义、大兴5区应急队员7名选手组队参赛。经过两天紧张激烈比拼，北京市突发中毒事件处置队、传染病防控队发挥正常，分获竞赛二、三等奖，中毒事件处置队还获得了全国第四的好成绩。

7月28～30日，组织在京国家突发传染病防控、中毒事件处置队伍30人在平谷开展了3天应急能力训练，从搭建营房开始，完成了现场侦检、洗消、营区电力装备的测试和调试，梳理了后勤及食宿保障流程，为抗战胜利70周年纪念大会卫生应急保障做好了充分的能力准备。

（五）稳步推进院前医疗急救工作

2015年，全市院前医疗急救工作量持续保持高位，120、999指挥调度中心共派出值班车辆62万车次。实现了10个郊区120市级统一垂直调度，院前急救效率得以提升；999医疗专用直升机发挥作用，全年执行救援、演练、巡航和备勤任务69次，飞行时间近200小时，引进的医疗专用固定翼飞机已投入运营。市卫生计生委还以举办京张冬奥会为契机，向市政府提出了本市空中医疗救援的工作思路和意见。配合市法制办、市人大继续推进急救立法工作，目前《条例》草案已进入三审阶段。组织完成了院前医疗急救“十三五”规划编制工作。

（六）成功举办防灾减灾与卫生应急主题日宣传活动

5月12日是我国第七个“防灾减灾日”。为营造全民参与防灾减灾与卫生应急管理的社会氛围，在地坛公园举办了“科学减灾、依法应对”的主题宣传日活动。抽调了北京急救中心、市疾控中心34名专业人员、7辆专业车辆，现场穿插了公众喜爱、乐于参与的互动环节，开展了常见急救、传染病、食品卫生等知识咨询和释疑解惑；展出了医疗急救、突发事件处置知识展板35块、知识要点70个，2000余市民参与了知识问卷和互动体验，累计发放了《突发事件预警信息知识手册》《首都市民防灾减灾与卫生应急知识要点》等宣传材料

2800余份。通过宣传活动，增强了广大市民的卫生应急意识，推广了公众防灾减灾和自救互救技能。

（七）大力推进区县卫生应急体系建设

截至2015年底，各区设立正式编制的卫生应急机构14个，各区疾控中心设立应急机构13个，完成指挥决策系统建设8个，市、区卫生应急队伍197支共3628人。2015年，全市投入卫生应急经费857万，开展突发事件公共卫生风险评估64次，应急物资储备投入450万元，培训卫生应急人员2576人次，开展应急演练129次。延庆、密云2区申报市级卫生应急综合示范区，经专家复核验收，获得市级示范区称号，通过持续创建活动，基层卫生应急管理水平和综合卫生应急能力稳步提升。

1．西城区打造扁平化应急组织体系，实现区卫生应急指挥决策信息化、科学化。以建设和配置公共卫生大厦应急指挥中心软硬件环境为契机，进一步整合资源，使全区卫生应急决策、专业技术及突发事件应急处置部门集中管理，达到有效整合辖区内现有医疗救治体系、疾控体系、医疗救治信息网络等各类卫生应急资源的目的。

2．朝阳区推进公共卫生安全社区建设，提升社区基层卫生应急能力。一是推进“社区卫生应急响应志愿者团队”培训工作，全区506个社区完成志愿者团队培训2024次；二是通过志愿者和医疗人员的辐射作用，开展了辖区居民的应急培训和健教工作；三是完善了公共卫生安全社区建设指标体系，组织公共委成员单位开展了考核评估。

3．海淀区加强卫生应急知识宣教，将应急理念贯穿于医疗卫生机构日常管理全过程。成立了区卫生应急宣传工作领导小组，开展了“5·12防灾减灾日”、饮水宣传周、禁毒防艾、世界卫生日、“健康中国行—科学就医”等主题宣传活动，共发布微博5116篇、微信283篇、手机短信1816条；开展大课堂233场，受益人数22337人次；咨询活动275场，受益人数48637人次；发放宣传品443种共计161360份；更换宣传栏307块；利用LED显示屏滚动播放核心信息228696条；更新网站稿件268篇；悬挂主题横幅79条；开展个体化健康教育，受益人数57661人次。

4．丰台区建立健全突发公共卫生事件应急处置指挥系统，完善医疗急救网络建设。将卫生应急专项经费列入区财政预算，并根据应急处置需要及时追加临时经费。结合院前急救现状，将医疗急救保障体系建设纳入医改重点项目，进一步完善了以区急救分中心为节点、其他18个急救站为网底的院前急救体系，确定了区院前急救体系的运行模式，解决了急救站人员编制，为保证院前急救体系正常运行和可持续发展奠定了基础。

5．大兴区制订工作方案，全力保障新机场建设顺利进行。制订了《大兴区新机场拆迁及建设期间突发公共卫生事件应急保障工作方案》，成立专项工作领导小组，下设流调控制、医疗救治、健康宣传、物资保障、防控督查5个工作组；通过培训演练、落实应急物资储备，确保高效应对突发公共卫生事件；各医疗卫生单位落实值守应急制度，专业应急队伍24小时待命；与河北廊坊市广阳区、固安县、永清县建立了突发公共卫生事件联防联控工作机制，在新机场建设过程中，如发生跨区域突发公共卫生事件，立即启动联动响应机制，开展信息横传通报，共享临床、流行病学及实验室检测等相关资料。

6．怀柔区院前医疗急救工作再上新台阶。为保障120院前急救工作顺利开展，为所有120院前急救车配备了行车记录仪、存储卡、800兆手台等车载设备。

7．密云区强化队伍建设，确保处置及时有力。全区27家医疗卫生单位组建的卫生应急队伍共34支、队员347人，从中挑选了3类作为区级卫生应急队伍。组建了由59人组成的卫生应急专家咨询委员会，涵盖了应急管理、突发急性传染病、中毒处置、紧急医学救援、心理救援5类专家，对专家信息及时更新。

8．延庆区加强社会动员，提高全社会卫生应急能力。一是利用电视、报刊等媒介，制作《卫生新视野》电视专题片22期，通过区卫生计生委网站应急版块发布卫生应急信息36条；二是通过社区（乡镇）宣传栏、健康大课堂大力开展健教宣传，受众8000余人；三是利用手机短信、官方微博扩大宣传范围，全年发送短信100万条；四是邀请区红十字会专家对120名卫生应急志愿者开展急救知识培训，提高了卫生应急能力。

（八）其他工作开展情况

1．积极开展国内外卫生应急交流。1月27日，举办了“中法灾难医学专家研讨会”，确定了交流主题、方向、内容。6月8～12日，赴法观摩团一行5人访问了法国公共卫生监督所、法国卫生总局，观摩了法国空难医学救援演练，参观了94省急救中心应急物流平台及医疗救援直升机站等。

8月11～12日，中国疾控中心、北京市和重庆市卫生计生委及其所属三支国家突发中毒事件处置队伍在重庆就队伍建设、管理和合作等事宜举行了专题研讨。三家单位部门领导、专家共30人参加。会议分析了当前中毒处置队伍所面临的困境，确立了合作方向，向国家卫生计生委提出了相关建议，形成了会议纪要。

此外，市卫生计生委还就卫生应急及院前急救管理组团分赴港澳台进行了深入交流和学习考察。

2．加强北方九省（市、区）鼠疫联防联控工作。1月23日，受国家卫生计生委委托，主持召开了北方九省（市、区）鼠疫联防联控工作会议。国家卫生计生委、国家鼠布基地和来自北京、天津、河北、内蒙古、山西、吉林、辽宁、黑龙江、陕西九省（市、区）卫生计生鼠防主管部门及专家30余人参加了会议。会议认为，自建立北方九省（市、区）鼠疫联防联控工作机制以来，各省在加强鼠疫监测、培训、演练、宣传等方面做了大量艰苦、基础的工作，为保障首都及各地重大活动、经济社会发展、人民群众健康和生命安全做出了贡献。今后将继续借助联防联控平台，深化交流合作，相互借鉴，资源共享，相互支持，整体联动，确保鼠防措施落到实处。

3．制定完成巨灾应急预案。为全面提升本市应对大规模传染病疫情暴发流行的应急准备能力，充分依靠专家，完成了《不明原因大规模传染病疫情暴发流行研究报告》和相关视频资料，制订了《北京市应对大规模传染病疫情暴发流行应急预案》。

4．完成“十三五”卫生应急规划编制工作。依托首都医科大学卫管学院等专家资源，完成了文献分析和多部门、多机构、多层级深入的问卷调查及访谈，综合国内外研究进展，多次召开专题研讨，确立了纳入市级的指标体系和重大项目，完成了本市卫生应急“十三五”规划草案。

5．加强信息报送管理。2015年，向市应急网报送各类信息102篇，北京卫生信息网刊出卫生应急信息24篇，向市政府提交卫生应急相关报告6篇，出台各类文件34份。

同志们，上述成绩的取得，来之不易。这既是市委、市政府高度重视、正确领导的结果，也是各单位、各部门共同努力、真抓实干的结果，更是战斗在卫生应急一线的广大医疗卫生工作者无私奉献、艰苦奋斗的结果。在此，向长期以来关心支持北京市卫生应急工作的国家卫生计生委应急办、市应急办领导表示衷心的感谢！向长期战斗在卫生应急战线、保障首都公共卫生安全的同志们表示由衷的敬意和诚挚的慰问！

二、认清形势，卫生应急工作任重而道远

在充分肯定2015年本市卫生应急工作取得成绩的同时，我们要清醒地认识到当前所面临的挑战，诸多薄弱环节已与首都功能定位和建设国际一流和谐宜居之都不相适应，主要体现在以下几个方面：一是突发事件卫生应急能力和管理水平需要继续提升；二是部分区县卫生应急管理人员变化较大，应急管理基础不牢固；三是现有急救医疗服务法律法规不健全影响院前急救事业健康发展；四是卫生应急工作规范化、制度化、科学化管理水平有待进一步提高。因此，必须高度重视，认真研究，逐步解决。

三、再接再厉，扎实做好2016年卫生应急工作

2016年，是实施“十三五”规划的开局之年，全市卫生应急工作将全面贯彻落实2016年全国卫生应急工作会议、全市应急工作要求和市卫生计生委重点工作安排，围绕“四个中心”战略定位，继续推动京津冀卫生应急协同发展，推进卫生应急准备及处置能力建设，推进卫生应急工作规范化、制度化、专业化和协同化管理。重点做好以下工作。

（一）加强应急准备能力，妥善处置各类突发事件

加强突发、新发、输入性急性传染病等突发公共卫生事件综合监测、风险评估和防范应对准备，重点落实源头控制、早诊早治、重症救治等防控措施；及时有效开展重特大自然灾害、事故灾难、社会安全事件、涉恐涉稳事件紧急医疗卫生救援工作，加强重大活动、重要节日、重点区域及特殊敏感时期卫生应急保障；加强应急值守，适时启动应急机制，遇突发事件依法依规、及时有效处置，规范、理顺突发公共卫生事件信息和突发事件应急救治信息快捷报送渠道；加强医疗机构应急动员能力，畅通批量伤病员绿色救治通道；建立突发事件应急经费保障渠道和及时支付机制。

（二）巩固联防联控机制，提高协同应急处置能力

发挥市突发公共卫生事件应急指挥部办公室的平台作用，加强多部门、军地间信息沟通和协调联动，进一步理清职责，加强衔接；密切与出入境检验检疫、武警卫勤力量、首都机场急救力量等应急协作，做到疫情防控信息、应急资源共享；切实履行京津冀突发事件跨区域卫生应急合作协议，加强毗邻县（市、区）卫生应急协作工作的督导，夯实协作基础，形成工作合力；进一步加强北方九省（市、区）鼠疫联防联控工作。

（三）加强院前急救工作，不断提升服务能力

全面贯彻落实《院前医疗急救管理办法》，继续做好日常医疗急救、突发事件应对和各项卫生应急保障工作，提升应急响应和处置能力；强化全市120网络统一指挥调度，逐渐打破指挥调度行政区划界限，

提升急救效率；加强120网络培训，提高基层专业急救能力；依托财政支持，加快院前急救车辆装备报废更新，科学制订政府购买999急救服务方案；严格落实新的收费标准，为全市院前急救车配置计价器，确保收费价格公开透明；继续配合市人大做好急救立法调研等工作，加快推进《院前医疗急救服务条例》出台，不断完善相关配套文件。

（四）推进应急规范建设，完善制度化工作机制

全面修订、梳理、清理卫生应急市级部门预案、专项预案和工作方案，规范预案管理，提高突发事件应对的针对性、指导性和操作性，做好宣贯培训工作；制定卫生应急工作手册和值守应急管理制度，全面加强和规范本市卫生应急管理；贯彻落实《全国医疗机构卫生应急工作规范》《全国疾控机构卫生应急工作规范》和《国家卫生计生委办公厅关于加强公立医院卫生应急工作的通知》等文件要求，加强卫生应急工作规范化和制度化建设，制定医疗机构、疾控机构卫生应急工作考核评价指标，督导检查医疗机构、疾控机构卫生应急工作开展情况。

（五）加强应急队伍管理，提升应急处置能力

修订完善《北京市卫生应急队伍管理办法》，加强在京国家和市级卫生应急队伍及车辆装备管理；开展现场处置培训，采取"实兵拉动、桌面推演、突击抽查、跨区域联合"等演练演习方式，增强队伍实战处置能力；健全完善巨灾卫生应急预案，开展巨灾桌面推演和实操演练，提升巨灾备战水平；开展京津冀卫生应急综合演练，加强协同融合能力；加强卫生应急国际交流，配合做好中法急救与灾难医学合作中心的培训工作。

（六）继续做好基础工作，提升整体卫生应急能力

出台实施卫生应急和院前医疗急救"十三五"规划，制定有目标、分阶段的实施工作方案，指导并有序推进全市卫生应急工作；加强卫生应急信息化建设，完善重大传染病疫情联防联控信息传输系统，建立重大传染病密切接触者追踪管理系统；加强各区卫生应急工作指导，继续推进市级卫生应急综合示范区创建工作；继续做好"5·12"防灾减灾日主题宣传，提升公众卫生应急意识和自救互救技能；加强《反恐怖主义法》的宣贯实施，提高全员反恐防范意识。

在新的一年里，各区县、各单位要进一步增强政治意识和责任意识，在服务首都大局中找准位置，发挥作用；要进一步加强对卫生应急工作的领导，强化部门间、地区间、军地间以及卫生应急专业技术机构的协调联动，及时研究解决突发事件应急处置中的突出问题；强化日常监督、检查和指导，切实提升执行力，确保各项工作措施落到实处；要注意关心爱护长期战斗在卫生应急一线的同志，为他们解决实际困难和后顾之忧。让我们继续发扬不畏艰辛、团结拼搏、救死扶伤的职业精神，开拓进取，努力为全面推进本市卫生应急事业的发展做出新的贡献。

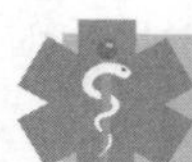

2016年本市基层卫生暨新农合工作会议上的报告

——凝心聚力　迎难而上　积极推动本市基层卫生及新农合工作创新与发展

北京市卫生计生委基层卫生处处长　邹建荣

（2016年3月25日）

为更好地贯彻落实本市卫生计生工作会以及国家卫生计生委2016年工作部署，今天我们召开本市基层卫生暨新农合工作会，旨在围绕国家及本市深化医改总体要求，紧抓发展机遇，正视面临的挑战，凝心聚力，迎难而上，积极推动本市基层卫生及新农合工作创新与发展。下面，我就"十二五"及2015年工作进行总结，部署"十三五"及2016年工作任务。

一、工作回顾

"十二五"是新一轮医改全面实施的五年，也是在"强基层"理念中基层卫生服务功能进一步完善、优势作用较好发挥的五年，是在健全全民医保体系下新农合制度稳步发展、保障水平不断提升的五年。市、区两级卫生计生部门团结带领全市基层卫生及新农合工作者，大胆探索，改革创新，不断夯实服务基础，改善服务品质，促进城乡居民健康。

（一）统筹协调，强化服务，做好全市基层卫生及新农合管理工作

开展政策研究，转化成果应用。在开展农村乡镇卫生机构功能定位研究基础上，明确了农村地区的社区卫生服务机构结合群众需求及机构服务能力，可以增设治疗床位和外科、妇科、儿科等一级临床诊疗科目的发展政策；通过开展社区卫生服务项目成本测算研究，为指导各区加强社区卫生服务经济与人力资源精细化管理提供科学依据；在开展村卫生室及乡村医生队伍状况研究基础上，拟定加强村级医疗卫生机构和乡村医生队伍建设的一系列政策；借助社会资本办基层医疗机构现状与对策研究成果，提出了将加大政府购买服务的力度。通过开展商业保险公司参与新农合经办研究及推广、新农合综合支付方式改革评估、新农合定点医疗机构管理研究等，进一步加强了精细化管理、完善了相关支付政策，使新农合基金更好发挥效率、服务参合农民。

强化理念引领，扩大服务影响。实事求是地开展社区卫生服务功能、特点和创新点的宣传，通过多种渠道弘扬全科医学服务理念，引领社会各界的正确认知并利用社区服务；持续开展“我身边的社区卫生服务”宣传，充分展示社区卫生人员风采，树立服务典范；实施社区卫生高层次人才培养，积极营造有利于社区卫生发展的良好氛围。积极开展新农合发展成效以及支付方式改革宣传，展示卫生计生部门一手托两家的优势，引领“三医”联动机制；以办理人大建议和政协提案为契机，加大与代表和委员的沟通协调，传播基层卫生及新农合服务理念，力求借势而行。

创新管理方式，增强工作成效。明确市级指导监管、区级执行落实的管理责任。根据年度重点工作任务及时修订完善社区卫生服务绩效考核指标，鼓励各区扎实做好服务及体制机制创新，并逐步简化考核结果的获取方式；持续开展第三方服务暗访，群众认知度、使用度和满意度以及医务人员满意度调查，收集基层一手真实信息；建立社区卫生服务质量各区互查机制；结合工作重点或薄弱环节，有针对性地开展基本公共卫生服务、新农合支付方式改革等规范性技术培训，提升服务质量；持续开展新农合基金稽查，确保基金安全运行；以点带面，试点先行，推动服务或运行模式创新，积极引入商业保险公司参与新农合经办，探索推进按诊断相关组（DRGs）付费、按病种付费、按床日付费、门诊限额付费等新农合综合支付方式改革并初见成效。

（二）强化基本医疗和基本公共卫生双重网底功能，基层卫生服务能力进一步提高

首先，面向城乡居民的社区卫生服务体系进一步健全。“十二五”期间，随着本市农村城镇化进程以及城镇地区改造力度的加大，社区卫生服务机构在建设中不断调整布局，全市社区卫生服务中心街道（乡镇）覆盖率达到91.7%，社区卫生服务站服务半径由2.66千米缩小到2.48千米，可及性得到改善，群众对社区卫生服务综合评价由2010年的63.1分提高到81.8分。

2015年印发了《关于进一步完善本市基层卫生服务体系建设的指导意见》，各区结合实际积极推动基层服务设施的改善，如朝阳区推进基层设备配置与三级医院对接，加强中心和独立站的一体化管理，落实2家无实体中心用房。丰台区无实体中心全部单独建设并投入运行。通州区重点完善示范社区卫生服务中心建设；统一中心标识；更新医疗设备；修缮业务用房。顺义区启动城区3个街道社区卫生服务中心建设项目。平谷区明确了未来三年机构新建、改扩建时间表。密云区翻建了5家乡镇社区卫生服务中心。延庆区启动了珍珠泉乡社区卫生服务中心新建工程等。

探索多元化的基层卫生服务供给途径。市级开展了“北京市社会资本办基层医疗机构现状与对策研究”，结果表明：利用社会办门诊部、诊所等提供社区卫生服务具有可行性和较大空间，相关激励和引导性政策有待进一步完善。区级层面积极尝试对社会资本办医购买服务，如昌平区拟选取服务人口众多的回龙观和西部山区流村作为试点，开展“政府购买社区卫生服务”工作；顺义区委托京顺医院等具备条件的民办医疗机构开展两癌筛查服务。

第二，创新服务理念与服务模式，社区卫生服务优势初步显现。2011年以来全面推广实施家庭医生式服务，至今已累计签约355.9万户、726.9万人，常住人口签约率达到33.49%；累计健康评估957万人次。家庭医生式服务新模式在全市264个社区卫生服务机构推行，患者就医体验进一步改善。2015年，全市统一加大对家庭医生式服务的宣传，扩大社会影响力。与市老干部局合作，为1万多名离休干部开展签约服务。各区结合实际促进签约服务不断深化，延庆区进一步巩固“门诊预约复诊+巡诊补充覆盖+乡医协同管理”三种措施互补的服务模式。丰台区推广应用智能

化慢病管理系统，实现了对社区不同人群的精细化与智能化健康管理。门头沟区依据山区地域特点，将家庭医生式服务与下乡巡诊、农民体检、健教讲座、“万名医生下农村”及家庭保健员培养紧密结合，将签约服务落到实处。

全市功能社区卫生服务逐步开展，从最早的8家试点逐步扩大覆盖范围，并拓展服务内容。房山区启动“警务卫生功能社区”项目。昌平区每个中心各选定一个功能社区开展服务。丰台区对示范中心提高要求，至少选定2个功能单位开展健康管理服务。顺义区25个中心面向50家企事业3000余名员工提供健康服务。石景山区加强对功能社区卫生服务的考核，并根据考核结果核拨专项经费。

第三，基本医疗和基本公共卫生服务惠及更多人群，社区健康管理水平不断提高。“十二五”期间，基层承担的基本公共卫生任务逐步增加，惠及人群进一步扩大，服务质量不断提升，服务规范性增强。与“十一五”末相比，全市社区卫生服务机构管理慢性患者总数由171.8万提高到299.2万人；高血压患者规范管理率由49.5%提高到70.1%，管理人群血压控制率由38.8%上升到60.9%；糖尿病患者规范管理率由50.3%提高到71.8%，管理人群血糖控制率由38.3%提高到58.9%。其他多项服务能力都有较大提高，如：0～36个月儿童保健系统管理人数增长68.3%；重性精神疾病管理人数增长83.6%；结核病患者免费服药增长94%；孕产妇保健管理人数及协助开展饮用水卫生安全等巡查服务次数分别增长1.4倍和4.6倍。随着每年2万名家庭保健员的培养，全市家庭保健员队伍累计达到22万名，居民自身保健意识进一步增强。为做好老年人健康管理服务，印发了《北京市社区卫生机构支持居家养老服务的指导意见》。

在做好基本公共卫生服务的同时，努力满足社区居民的基本医疗需求。2015年，全市社区卫生服务机构诊疗总人次5418.8万，较“十一五”末增长49.3%，占全市23.1%。社区卫生服务机构康复能力不断增强，康复服务人次数由59.7万人次增长到105.5万人次，其中精神康复提高19.3%，肢体康复提高73.1%。

作为市政府为群众办实事项目，2015年开展了万名医师下山村巡诊活动，市级安排经费193.8万元，市属22家三级医院共巡诊1.06万人次，覆盖全市1674个山区半山区的山村。其中，开展诊疗服务4.14万人次，健康宣教惠及2.18万人次，专科培训715人次，技术指导1662人次，临床带教1445人次，在服务群众的同时，帮助基层医生提高了诊疗水平。

各区普遍通过区域医联体建设，全方位提升社区卫生服务机构的医疗水平，打通社区医务人员向上进修渠道，同时让大医院的医疗技术下沉，并逐步建立双向转诊绿色通道，促进基层首诊和分级诊疗。按照国家卫生计生委统一部署，开展了“建设群众满意的乡镇卫生院”活动，提升了乡镇卫生院管理与服务水平。为进一步满足群众就医需求，各区积极创新服务模式，如：石景山区在3个社区卫生服务中心启动药品供给改革试点。西城区全面加强社区康复工作，委托展览路医院与辖区15家社区卫生服务中心建立了康复双向转诊对接试点，以及康复人员学习交流机制，实现辖区康复患者全科到专科医院的无缝对接。

第四，社区卫生人才队伍有所壮大，整体素质得到提升。全市社区卫生服务人员总数从2.9万人增加到3.4万人，其中卫生技术人员从2.5万人增加到2.8万人。高级职称人员占比由4.9%提高到6.7%，中级人员占比由26.9%提高到28.6%；本科以上学历人员占比由26.6%提高到37.1%，中专以下人员由31.8%下降到21.2%。社区全科医生由5255人增加到5896人，增长12.2%，每万人口拥有全科医生数为2.7。

2015年，开展了全市社区卫生管理人员管理能力优化与提升培训。面向“十、百、千社区卫生人才”集中开展了慢病管理和适宜技术专题培训及分期培训，提升临床诊疗实践技能和慢病管理水平。实施京港“社区医疗新世界社区卫生服务培训示范中心”项目，借鉴和引进香港社区卫生服务技术与管理理念，促进北京社区卫生在全科医学诊疗、慢病防治、社区护理等方面的有效提升。配合开展了社区医务人员晋升高级职称政策调整调研，推动评审体系的完善。为做好乡村医生培养，开展了乡村医生需求调查；根据国务院办公厅《关于进一步加强乡村医生队伍建设的实施意见》要求，起草了《北京市关于加强村级医疗卫生机构和乡村医生队伍建设的实施方案》。各区采取多种措施提升基层卫生业务人员服务水平，如平谷区通过影音互通平台每月两次为基层人员进行理论和技能培训；开展“拜师工程”，使基层300多名45岁以下临床卫技人员与区级医院主治医师以上职称人员结对，进行传、帮、带。东城区深入开展“中医名家社区师带徒”工程，努力培养一批技术精湛、贴近百姓的“社区名中医”。大兴区依托区级8个名医工作室持续为基层培养业务骨干。延庆区实施“糖尿病管理名师高徒项目”，由区级内分泌科专家对社区优秀业务骨干进行带教。

第五，基层医疗卫生机构运行及激励机制不断完善。“十二五”期间，收支两条线管理和购买服务政策是基层医疗卫生机构运行补偿的两个主要方面。总的来说，收支两条线政策在保障城乡居民公平享有基本医疗卫生服务，保障基层医疗卫生机构的公益性和运行发展方面，发挥了重要作用。全市又推行社区卫生服务项目成本测算加强社区卫生精细化管理，朝阳、丰台、通州等越来越多的区开始尝试通过社区卫生职责任务的精细化界定，核定社区基本公共卫生及运行投入，完善社区卫生补偿机制和绩效考核。以区为单位结合财力调整购买服务政策，如海淀区对非区属社区卫生服务机构购买基本公共卫生服务标准达到每人每年50元。

坚持本市社区卫生服务三级绩效考核工作机制，引导各区从服务数量、服务质量、居民满意度三个方面，加强社区卫生人员绩效考核。鼓励各区建立家庭医生式服务激励机制，将团队签约数量、签约服务履行情况等与医务人员绩效工资挂钩，如昌平区实施同工同酬政策，确保医务人员待遇；对家庭医生式服务工作年终按综合考核结果拨付专项奖励资金。朝阳区组织开展公共卫生服务成本精细化核算，2015年首次将人力、公用、耗材3大主要影响因素纳入成本进行测算，使社区卫生服务机构完成公共卫生服务更加明确、精细，绩效考核更加精准。顺义区对完成签约任务及后续服务的社区卫生服务团队一次性奖励2000元，年底考核位居前列的再次奖励1000元。怀柔区按签约服务项目和质量制定激励政策，如规范管理糖尿病每人60元、规范管理高血压每人45元、新建健康档案每份10元、老年保健每人51.5元等。同时，各区逐步加大对返聘医务人员的补助力度，如丰台区对正高、副高和中级职称人员每月全勤最高补助分别达到6000元、5000元和4000元，东城区对照市级财政经费补助标准进行2：1配套投入，门头沟区在基础补助之外发放200元～800元不等的山区补助，昌平区利用区级配套资金将补助标准提高50%。

第六，承接政府合作协议项目，开展社区卫生对口支援。“十二五”期间，按照北京市政府与山西、内蒙古等地政府签订的合作框架协议，开展了社区卫生对口支援工作。西城、海淀、东城、丰台、朝阳等区承担了市级统一部署的对口支援任务。本着“优势互补、对口帮扶、共同发展”原则，各区普遍在实地考察或对接基础上，根据帮扶对象实际需求制定帮扶计划，确定适宜当地发展的支援项目，做到因地制宜、有的放矢。对来京学习人员采取一对一带教方式，就社区常见病及多发病诊治、康复治疗、中医适宜技术、社区功能建设与学科管理、团队建设等进行培训；组织专家到受援机构开展教学查房、病例讨论、专题讲座、义诊和健教等活动，有的还为当地援助了设备、药品、器材、书籍等，切实提高了当地社区医务人员的医疗水平。2015年，委托市社区卫生协会具体承办了内蒙古社区管理干部集中培训班。西城区承接了内蒙古乌兰察布市兴和县贫困人口的健康体检、健康评估等任务。其他区按照辖区政府的安排，开展相应的对口帮扶工作。

第七，努力办理市人大议案，提高农村医疗卫生服务水平。2015年市卫生计生委牵头承办市人大关于“提高农村医疗卫生服务水平，构建城乡一体化医疗卫生服务体系”的议案。会同市有关部门和13个涉农区政府，一方面，推动议案办理涉及的一些具体工作按计划实施或完成。如城市医务人员下山村巡诊工作；市财政下达基层医疗卫生机构能力建设补助经费2.05亿元；启动中医健康乡村（社区）试点建设；推动儿童医院往郊区布局等。另一方面，针对涉及体制机制的问题进行研究有了初步解决思路。如对于服务量超机构设置标准、编制紧张的社区卫生服务机构，编制部门明确可以在卫生系统内做好编制调剂，同时将不断探索补充社区卫生人员编制的多种形式；各部门达成共识，对于编制无法配足的地区，可以通过购买服务方式利用其他基层医疗卫生机构提供社区卫生服务；与财政部门协调制定大医院医生下基层补助政策；与食品药品监管部门研究确定三级医院部分疗效确切、安全性好的制剂可以在医联体、对口支援等新医疗服务模式下，通过调剂使用的形式补充农村用药不足；与经信委研究确定采取多项措施解决低价药品供应问题等，对促进本市农村卫生服务的改善提供了一定支撑。

（三）新农合制度进一步完善，农民就医费用分担机制进一步健全

本市新农合制度经过十多年的发展，已由政府主导、农民自愿参加、个人与集体和政府多方筹资的医疗互助共济制度转变为覆盖全体参合农民的基本医疗保障制度。特别是“十二五”以来制度建设得到进一步发展，保障力度进一步加大。

一是形成动态的筹资调整机制。筹资水平由“十一五”末的520元提高到1200元，增长了1.3倍；年度筹资总额从15.5亿元提高到29.1亿元，增长87%；政府出资比例保持在85%左右，个人缴费由30～50元提高到160元。2015年本市参合人员223.9万，参合率99.3%；10个远郊区人均筹资标准达到1200元的全市最低标准，朝阳、海淀、丰台三区结合基金实际支出水平提高了筹资水平，均高于1200元。

二是建成多层次的保障结构。“十二五”期间，在

基本保障政策之上，启动实施学生儿童患白血病、先天性心脏病按病种付费试点，减轻患病学生儿童家庭的医药负担；建立了覆盖所有参合人员的17类重大疾病保障政策和大病保险制度。2015年全市新农合大病保险筹资总额1.64亿元，起付线为18337元，为1.38万人补偿9181.6万元，大病患者实际补偿比达到55.93%，较实行大病保险制度之前提高7.05个百分点，17类重大疾病患者实际补偿比达到60%以上。新农合大病保险工作实现了国家要求的2015年底前大病保险覆盖所有参保人群，按规定报销比例应达到50%以上的目标。

三是探索社会化经办管理。继2011年平谷区首创引入商业保险机构采用“共保联办”模式参与新农合经办之后，本市已有10个区分别采用政府委托经办以及“共保联办”的模式引入商业保险参与新农合经办。2015年开展的“商业保险机构参与北京新农合经办追踪监测与评价”表明：商业保险公司参与新农合经办，降低了政府成本，加强了风险控制，也使新农合管理者从琐碎的事务性和技术性工作中解脱出来，将更多的精力投入到政策制定、规划指导和监督管理工作中。

四是持续加强基金和定点医疗机构监管，推进实时结算。按照新农合基金财务会计制度，各区从基金的筹集、拨付、存储、使用等各个环节规范基金监管措施。对定点医疗机构的监管力度日益规范和加强，在实时结算方面，部分区结合实际有了不同方式的探索，如大兴区以驻点核查、定期巡查等方式加强机构监管，2015年中断1家服务协议6个月，约谈24家次，通报26家次；扩大住院直报范围，参合农民在区内34家医疗机构任意一家住院均可实现直报；参合农民在区内住院就医比例达到92%。在村卫生室纳入定点方面，密云、丰台、房山、昌平、顺义等区逐步开展，其中，昌平区、顺义区在村卫生室试点开展了新农合实时结算。房山区加大民营机构纳入定点力度，区域内定点的民营医疗机构和厂矿医院达到16家。通州区全区26家一、二、三级定点医院全部实施出院即报，区内二、三级医院全部实施门诊特殊病在院报销。2015年全市统一进行新农合信息系统升级改造项目建设，推动实现参合患者就医费用的实时结算。

五是推动支付方式改革促进分级诊疗。继2013年8月平谷区开展新农合综合支付方式改革试点之后，本市加大力度推进新农合基层医疗机构首诊制试点。在控制医药费用不合理增长的同时，力求与完善分级诊疗制度、加强基层服务能力建设统筹考虑，通过有效调整补偿比例、调整起付线等政策措施，引导居民到基层就诊。2015年加大改革试点指导力度，成立市级新农合支付方式改革领导小组；对平谷区新农合综合支付方式改革试点进行了总结评估，区内对支付费用标准进行了相应调整；全市就改革相关政策对经办人员和管理干部进行了培训。印发了关于进一步推进新型农村合作医疗综合支付方式改革的文件，推动各区结合公立医院改革以及完善分级诊疗模式的要求，将新农合支付方式改革作为重点工作予以推进。怀柔区已经确定了新农合综合支付方式改革试点工作方案，并以区政府办公室的名义下发，目前已经正式运行。昌平区在精保院实行按床日付费形式的支付方式改革试点。此外，还有一些区主动联系市级新农合部门，要求协调专家进行对接和培训，探索开展支付方式改革。

六是坚持城乡一体化发展方向并开展跨区域合作。在不断完善制度建设和提高参合农民医疗保障水平的同时，推动本市城乡居民的医疗保障水平逐步向趋同化发展：筹资水平实现同步调整、同一标准；药品目录及保障范围一致；统一按照《北京市城乡居民大病保险试行办法》建立大病保险制度；在开展市级统筹政策设计与风险研究基础上，持续协调推动新农合市级统筹。

从服务全国的角度，结合实际推进与国家新农合平台的互联互通，积极开展跨省费用核查，推进跨区域结算平台建设。2015年下发了跨区域就医费用核查工作方案，开展人员培训，完成本市参合患者跨区域就医费用信息数据库建设及北京市综合统计信息平台的相应改造。2015年底，各定点医疗机构按时限要求开展病案首页信息报送，本市参合患者跨区域就医费用信息数据库正式采集各医疗机构上传病案首页信息，试运行跨区域就医费用信息采集、传送、协查工作，经办服务水平进一步提升。

同时，我们也要看到，制约基层卫生服务发展的瓶颈问题还未得到有效解决，基层卫生综合改革在体制、机制方面没有取得实质性的突破，创新思维还不够；将基层卫生服务融入全市医疗卫生服务体系建设方面的整体考虑还有欠缺，统筹思维不够，基层卫生人员服务理念有待进一步改善；就基层卫生及新农合难点问题与相关部门沟通协调力度还需加大，借力思维、借势发展有待加强。

二、“十三五”发展思路及2016年重点工作

“十三五”是我国全面建成小康社会的决胜阶段，是建立健全覆盖城乡的基本医疗卫生制度的关键时期。本市基层卫生及新农合工作的主要思路是：秉承创新、协调、绿色、开放、共享的发展理念，以促进分级诊疗为主线，以加强全科医生为基础的基层卫

生人才队伍建设为核心，以完善基层卫生运行补偿激励机制为保障，深化签约服务模式改革，促进城乡基本医疗卫生服务均等化。深化新农合综合支付方式改革，提高参合人员受益水平，推进城乡医保制度整合。2016年重点工作如下：

（一）围绕分级诊疗制度建设，进一步提升基层卫生服务能力和质量

1．以村级医疗卫生机构建设为重点，进一步完善基层卫生服务网络及改善服务可及性。进一步完善基层卫生服务体系。落实市政府办公厅印发的《北京市关于加强村级医疗卫生机构和乡村医生队伍建设的实施方案》（以下简称《实施方案》）要求，着手实施847个“空白村”医疗服务设施建设，实现服务全覆盖；填平补齐，进一步改善社区卫生服务机构业务用房不达标、“无实体中心”、人口密集地区机构超负荷运转状况。到2017年，基层医疗卫生机构建设达标率应达到95%以上。

加快推动区信息平台建设。2016年要力争实现社区卫生服务中心（站）与区信息平台联通并正式运行，进一步提高数据传输的准确性。积极利用信息化技术提高对居民健康管理实效，提升机构内部绩效考核水平。

扩大基层卫生服务供给。在政府办基层医疗卫生机构人员配置不到位的地区，通过政府购买服务方式，利用社会办医或二、三级医院资源参与提供社区卫生服务。探索将诊所、卫生所、门诊部、村卫生室、医务室等纳入区域医疗联合体建设范围。

2．以深化家庭医生式签约服务为抓手，进一步提升基层卫生服务质量及改善居民就医体验。深化全科医生执业方式改革和家庭医生式签约服务。继续加大宣传力度，提高群众对签约服务的认知度。研究扩大社区卫生服务团队成员范围，引入二、三级医院以及诊所、门诊部等医生资源，推进签约主体多元化，加强签约医生团队技术服务力量，扩大签约医生团队数量。拓展签约服务项目，探索开展基本诊疗和基本公共卫生服务外的个性化服务。探索签约服务收费，促进签约医生与签约居民建立比较稳定的服务关系，提高服务质量。到2017年，各区域内全科医生签约服务覆盖率要达到35%以上。

以高血压、糖尿病、冠心病、脑卒中等慢性疾病为突破点，推进分级诊疗。制定《北京市基层医疗机构四种慢病首诊及转诊指南》，规范社区医疗服务提供，促进基层与二、三级医院转诊服务有序衔接。围绕“基层首诊、双向转诊、急慢分治、上下联动”原则，在区域医联体框架内，推行上转需签约、签约需建电子档案为主要形式的诊疗和转诊模式；加强电子健康档案与电子病历衔接，2016年居民健康电子档案建档率达到80%以上。

推动基层与大医院分工协作。以全面实施药品阳光采购为契机，实现大医院和社区卫生服务机构药品采购目录的联动，推进用药衔接。扩大社区卫生服务机构社会化供药模式试点，更好地满足患者对常见病常用药的需求。通过建立市级临床会诊中心及检验、病例、影像会诊中心，提升基层服务能力。通过区域医联体建设，探索理事会制度，加强基层医疗卫生机构医疗、护理、检验等质量控制，提高服务水平和群众认可度。到2017年，全部社区卫生服务中心（乡镇卫生院）均应与二、三级医院建立稳定的技术帮扶和分工协作关系。

加强基层医疗机构康复、护理能力建设。结合全市康复护理体系建设进程，适当增加基层机构床位设置，病床设置以护理、康复为主，有条件的可设置临终关怀、老年养护病床，为诊断明确、病情稳定的慢性病患者、康复期患者、老年病患者、晚期肿瘤患者等提供治疗、康复、护理服务。

3．以基层卫生人员岗位练兵和乡村医生岗位制度建设为切入点，进一步提高基层卫生人才素质及改善服务水平。创新乡村医生岗位人员管理机制。做好《实施方案》政策宣传、解读和落实。在加强村级医疗卫生机构建设和运行保障基础上，推动实施乡村医生岗位管理制度，逐步形成“区级定岗、乡镇管理、村级使用”的用人和管理模式；探索多渠道补充乡村医生岗位人员，统筹协调建立乡村医生定向培养渠道；提高乡村医生岗位人员补助水平，完善岗位人员社会保障政策。全市统一制定出台村卫生室服务规范。

开展基层卫生人员岗位练兵活动和技能竞赛。按照国家卫生计生委统一部署，实施社区卫生服务提升工程，以全面提升基层卫生专业技术人员临床实践技能水平为目标，以全科医生、社区护士、公共卫生人员和乡村医生为主体，开展基层卫生人员岗位练兵活动和技能竞赛，选拔优秀选手和团队参加国家级竞赛。通过活动开展使基层医务人员依法执业意识得到增强，服务能力和专业素质明显提高，服务质量持续改进。持续开展“建设群众满意的乡镇卫生院”活动。

完善基层人才培养和培训措施。继续推动完善基层卫生人员职称晋升考核评审标准，拓宽职业发展空间。加强本市“十、百、千社区卫生人才”培养实施与管理，做好培养合格人员资格确认和空缺人员增补。落实京港“社区医疗新世界社区卫生服务培训示范中心”项目和与台湾的社区卫生服务交流，有效吸纳和借鉴发达地区全科医学服务理念与先进经验。研究利用村级计划生育专干补充基层人员不足、参与基层卫生服务。

在人员配置方面，2017年要达到每万名城市居民拥有2名以上全科医生，每个乡镇卫生院拥有1名以上全科医生的目标。

4．以预算模式改革为契机，进一步完善基层卫生运行补偿和激励机制及激发服务积极性。实施基层医疗卫生机构预算管理运行模式试点。选定西城、朝阳、海淀、通州和怀柔区为试点区，以强化公益性、调动积极性、保障可持续为目标，通过全面测算、精细管理、规范运作、科学监测、系统评估，量化社区卫生服务机构公共卫生服务标准化工作任务，明确基本医疗服务范围、种类及定价标准，规范收支科目及收支结余分配，核定岗位绩效工资，实施科学有效的绩效考核，探索建立适合基层卫生服务机构的人员薪酬制度及更加科学的激励机制。配合做好医疗服务价格结构性调整工作，确保基层医疗卫生机构可持续发展。

提高本市社区卫生人员绩效工资总量水平。结合推进分级诊疗制度建设，提高本市社区卫生人员绩效工资总量水平。加强市考核区、区考核机构、机构考核个人的三级绩效考核制度，强化以服务数量、服务质量、服务对象评价为核心的社区卫生人员绩效考核，确保新增部分用于奖励性绩效工资分配。

完善基层卫生服务考核评价机制。坚持社区卫生服务第三方居民认知度、使用度和满意度调查及家庭医生式服务暗访机制，坚持区域之间社区卫生服务质量督导与互查，促进服务质量持续改进。结合“十三五”开局之年，进一步加强行风建设，强化大局意识、责任意识、担当意识，严格执行廉政制度，保持基层卫生队伍的清正廉洁。进一步完善社区卫生服务绩效考核体系，力求更科学、合理，更能客观反映各区发展特色，更有效激励各区完善服务、创新机制。

（二）认真做好新农合改革管理与服务，积极推进城乡居民医保制度整合

1．推进支付方式改革，控制医药费用不合理增长。按照市卫生计生委《关于进一步推进新型农村合作医疗综合支付方式改革的通知》等文件精神，推进新农合支付方式改革。各涉农区可选择按床日、按病种（单病种或疾病诊断相关分组）等付费方式，将支付方式改革工作覆盖到统筹区域内50%以上提供住院服务的定点医疗机构，鼓励在门诊实施按人头付费等总额预付为主的支付方式改革。

2．做好重大疾病保障和大病保险工作。继续做好17类重大疾病保障工作，确保参合人员在各级定点医疗机构政策范围内住院费用补偿比例达到75%左右。做好新农合大病保险工作，加强与民政部门的协调配合，按照市民政局、市人力社保局、市卫生计生委、市财政局《关于开展因病致贫家庭医疗救助有关问题的通知（试行）》等文件要求，配合做好重大疾病医疗救助、因病致贫家庭医疗救助工作。

3．加强监管，确保基金安全运行。按照有关规定，管理好基金筹集、支出等运行环节，科学编制基金预决算，建立健全各项管理制度，严格执行审核、报付流程和标准，规范岗位设置和职责分工，防止挪用和违规使用、骗取套取基金等行为。按照信息公开有关要求做好新农合相关信息公开工作，严格执行新农合三级定期公示制度。加强对定点医疗机构的监督管理，开展年度考核，逐步将医疗机构的信息化水平列为纳入定点范围的条件，确保实时结算工作顺利推进。

4．积极推进城乡居民医保制度整合。充分认识整合城乡居民医保制度的现实意义，坚决按照市委、市政府的工作部署做好相关工作。做到人心不散、队伍不乱、工作不断，按照市卫生计生委《关于做好2016年新型农村合作医疗工作的通知》有关要求，推进各项工作有效落实。积极做好整合前的准备工作，对照国务院《关于整合城乡居民基本医疗保险制度的意见》提出的“六统一”要求，梳理本区新农合制度运行现状，现阶段不鼓励各区单独开展新农合信息系统建设，原则上不得调整补偿政策，确保下一步新农合和城镇居民医保政策整合及经办机构整合工作顺利推进。

三、落实市人大议案办理审议意见，进一步提高农村医疗卫生服务水平

针对农村医疗卫生服务的特点和城镇化给农村带来的新变化，以促进基本公共卫生服务均等化为原则，统筹考虑农村的特殊性和差异性，有针对性地加强镇村两级医疗卫生机构和人才队伍建设，让农民就医感受到更多实惠和“获得感”。全面落实好政府在农村基本医疗和公共卫生服务方面的责任，健全城乡一体化医疗卫生服务体系，加大城乡医院对口帮扶农村力度。完善医疗保障制度，提高参合人员保障水平。各项重点工作力求在2016年取得明显成效，“十三五”期间在服务网络和相应的体制改革上取得根本性突破，在补短板的同时为本市全面建成小康社会奠定基础。

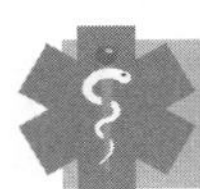

2016年北京市卫生计生科教工作会议上的报告

——凝心聚力　攻坚克难　扎实推进卫生计生科教工作提质增效

北京市卫生计生委委员　郑晋普

（2016年4月6日）

为贯彻落实2016年全国卫生计生科教工作会议和北京市卫生计生工作会议精神，总结“十二五”时期北京市卫生计生科教工作，研究部署2016年重点任务，今天我们召开全市卫生计生科教工作会议，加快落实创新驱动发展战略，推进医教协同发展，为建设北京全国科技创新中心、全面提升卫生计生服务水平提供科技和人才支撑。下面我就“十二五”时期及2015年工作进行总结，就2016年重点工作做部署。

一、服务大局，全市卫生计生科教工作稳中有进

“十二五”时期，北京市按照国家卫生计生委统一部署，紧紧围绕深化医改和卫生计生行业发展大局，坚持政府主导，多方参与；坚持重点突破，整体推进；坚持质量为本，能力为先；用严的标准，以实的作风，圆满完成卫生计生教育培训与科技管理年度工作任务。

（一）住院医师规范化培训谱写新篇章

一是培训制度全面实施。出台“1+4”文件，2012年及以后在北京地区医疗机构从事临床工作的医学专业本科及以上学历的毕业生都到经认定的培训基地接受住院医师规范化培训，培训合格作为本人参加中级资格考试和单位聘用中级职务的必备条件。2015年财政投入标准提高至委托培养人员年人均4.31万元，自主培训人员年人均8.31万元。“十二五”时期全市累计培养住院医师9360人，7148人获得培训合格证书，财政累计投入4.6亿元。

二是培训质量进一步提高。启动住院医师基本急救技能专项培训、住院医师培训与硕士专业学位教育衔接、肿瘤内科和肿瘤外科专科医师一体化培训等3项试点工作，开展培训基地600分动态评估、内外科临床技能大赛和大规模师资轮训，采用客观结构化多站技能考核方式进行全部专业的结业考核等，确保了北京市住院医师规范化培训量质齐升。已有5批4089名研究生进入并轨培养，首批621人获得住培合格证，502名住院医师参加同等学力硕士学位课程学习，2346名住院医师接受基础生命支持技能训练，22场次培训指导医师2497人。

（二）急需紧缺人才培养实施新举措

一是社区卫生人才培养力度不断加大。2012年启动“模块培训包”式社区继续教育必修课培训，社区卫生人员每年完成20学时的必修课学习，“十二五”时期共培训社区卫生人员7.4万人次。2013年启动助理全科医师规范化培训试点，目前分配到通州、昌平、大兴、房山、平谷、怀柔、密云和延庆等8个郊区县的医学专科生都到培训基地接受规范化培训和成人本科学历教育，已有97人取得合格证书，其中92人获得成人本科学历、42人获得学士学位。“十二五”时期，全科转岗培训、研究生课程学习以及社区骨干培训等持续开展，共有228人完成研究生课程学习、9人获得全科硕士学位、205人完成了全科转岗培训。确保全市基本实现了每个城市社区卫生服务机构和乡镇卫生院都有合格的全科医生的任务。

二是乡村医生岗位培训深入开展。全市组建了市、区、乡镇三级乡村医生培训管理机构、网络管理系统和师资队伍，在13个区建立了165个教学点，采取线上自学或教学点下载课件后组织学习的方式进行。实现了在岗乡村医生每年培训不少于80小时的培训目标，乡村医生的医学知识水平和服务能力得到提高。“十二五”时期乡村医生参培率达到100%。

三是区级骨干医师培养得到普遍认可。安排586名区级医院的骨干医师到三甲医院接受为期一年的“一对一”导师制培养，其中大部分已完成培训成为区级医院的技术骨干。

四是农村定向免费医学生培养有效缓解农村基层

人才短缺。2012年启动农村订单定向医学生免费培养工作，并且逐年加大培养力度，招生专业由医学专业扩大到公共卫生、影像、检验、康复治疗等医学相关专业，学历层次由专科扩大到本科。学生在校学习时期免学费、免住宿费，并补助生活费，费用由市财政承担。“十二五”时期共招收各类定向生824名，其中671名医学生（488名专科生、183名本科生）已完成学业回到农村基层医疗机构工作。

五是公共卫生医师规范化培训稳步推进。2011年启动公共卫生医师规范化培训试点，要求疾病预防控制机构新入职的本科公共卫生医师送到临床和公卫基地参加为期三年的规范化培训。“十二五”时期累计培养57人，26人取得培训合格证书。

（三）继续医学教育管理更规范

“十二五”时期，全市继续医学教育工作组织管理体系更加健全，规章制度更加完善，日常监管更加有力，继续教育活动更加因地制宜，继教对象覆盖率、学分达标率逐年提高。至2015年底，全市继续医学教育对象196889人，其中初级119879人、中级及以上72782人、乡村医生4228人；卫生技术人员继续医学教育覆盖率99.70%；中级卫技人员学分达标率97.24%，初级人员学分达标率97.67%，完成“十二五”实施意见提出的中级人员达标率96%、初级人员达标率95%的总体目标。“十二五”时期，全市共举办国家级继教项目4612项，培训219万人次；市级项目3310项，培训215万人次。2014年启动传染病防治知识全员线上培训工作，相继开展了艾滋病和结核病防治知识培训，累计培训40万人次。

（四）卫生计生科技登上新台阶

“十二五”时期，全市医学科技实力进一步增强，医疗卫生机构累计获得新立项项目18641项，获得科研经费总计83.7亿元；获得国家科技奖65项，北京市科技奖139项。12家单位获批国家临床医学研究中心，获批国家临床重点专科176个。2015年度在社会团体中担任主任委员、副主任委员的人员共计897人次，其中在中华医学会、中国医师协会担任主任委员（包括候任主任委员）、副主任委员、会长（包括候任会长）、副会长的共计272人次，占总人数的30%。

（五）科技成果转化和产业化迈出新步伐

一是完成促进科技成果向产业化转化政策调研。先后赴清华大学、生物芯片国家工程中心、中技所、中关村生命园、天坛医院和协和医院等多家单位开展调研，深入了解制约医学科技成果向产业化转化的政策瓶颈，研究起草了加快推进医疗卫生机构科技成果转化和产业化的若干意见，有望2016年全面实施。

二是搭建医企融合创新平台。与中关村管委会联合召开中关村生物健康高端产业发展—基因测序与肿瘤精准医学专题会议，开展转化项目市场路演，为医疗卫生机构和中关村企业搭建交流互动平台，推进医企跨界融合创新。

三是推广普及科技成果和适宜技术。组织市属研究所完成中医药、公共卫生、呼吸、烧伤、儿科、阿尔茨海默病、热带病等特色专科疾病领域国内外新技术新进展追踪报告，并在《2015北京医学科技发展报告》中公布。组织开展胎儿心脏连续横向扫查方法、老年中期照护关键技术等59项科技成果和适宜技术向16区483家基层医疗卫生机构推广。

（六）首都卫生发展科研专项进入新时期

2012年启动首都卫生发展科研专项，成为运行10年的原首发基金的升级版。“十二五”时期，累计投入2.1亿元，重点支持544个项目针对北京地区常见、多发、疑难等重大慢性病、传染病等防治关键技术和卫生行业发展中的瓶颈问题开展研究工作。2015年在新一轮项目组织工作中，首次尝试对“双优”项目进行滚动支持，首次采用专家在线评审方式开展业务评审，首次提出“双聚焦”（既符合市场要求又贴近临床需求）的科研项目组织方式，首次邀请企业代表参加项目评审，不断创新完善专项运行管理模式。

（七）实验室生物安全无重大事件发生

制定《北京市病原微生物实验室生物安全监督检查内容与基本要求（试行）》，严格落实市、区县、单位和实验室的“四方责任”，加强督查和培训，基本建立了全市实验室生物安全监督检查长效机制。及时应对人感染H7N9禽流感疫情，建立了埃博拉样本运输绿色通道。成功完成APEC会议、十八大、“9·2阅兵”等重大活动实验室生物安全保障，全市未发生实验室生物安全重大事件。

在看到成绩的同时，我们也要清醒地看到，科教工作与卫生事业发展和人民群众日益增长的健康需求相比还有一定差距。首都卫生计生系统的创新活力还有待进一步释放，协同创新的合力还有待进一步增强；卫生计生人才队伍还存在结构不合理、质量不同质、数量不相宜的问题，全科、儿科等专业人才还十分紧缺；科教管理水平还参差不齐，有些政策措施还停留在纸面上，没有真正落地。我们必须要正视这些问题，在今后的工作中下大力气推动。

二、主动适应新形势，全力做好2016年重点工作

2016年是“十三五”开局之年，是我国全面建成小康社会决胜阶段的起始之年，党的十八大做出了实施创新驱动发展战略的重大决策，2014年全国两会政府工作报告提出了“健康中国”的战略目标，市委、市政府提出了“四个中心”的首都城市战略定位和核心功能。卫生计生科技工作是实施创新驱动发展战略、建设全国科技创新中心的重要内容，健康服务业是构建“高精尖”经济结构的支柱产业，增强人民群众健康福祉是建设首都国际一流和谐宜居之都的重要民生工程，培养同质、规范、胜任岗位要求的卫生计生人才队伍是建设人民满意的卫生计生事业的重要基础。卫生科教工作要主动适应新形势、新要求，牢牢把握新机遇，迎接新挑战。

2016年，全市卫生计生科教工作思路是，紧紧围绕深化医药卫生体制改革发展大局，牢固树立创新、协调、绿色、开放、共享的发展理念，以首都战略定位和民生重大需求为导向，以质量和效益为根本，以创新和发展为动力，求真务实，不断开拓进取，为加快首都卫生计生事业发展提供人才和科技支撑。重点抓好以下工作。

（一）全面推进毕业后医学教育

一是启动专科医师规范化培训。贯彻落实国家八部委《关于开展专科医师规范化培训制度试点的指导意见》精神，研究制定北京地区试点方案，选择成熟专科，在有条件的医院开展“3+X”专科医师规范化培训试点。

二是深入推进住院医师规范化培训。完善自主培训人员就业分配政策，全力推进自主培训模式实施。深化医教协同，合力推进住培与专硕共建共管。出台指导医师管理办法，开展“三落实”（培训任务落实、过程考核落实、同工同酬政策落实）专项督导和经费审计，狠抓政策落地和师资能力建设。加快信息化建设，力争2016年新招录住院医师全面实行线上管理。

三是稳步推进其他规范化培训工作。在全市10个郊区全面开展“3+2”助理全科医师规范化培训和并轨实施的成人本科学历教育；稳步推进公共卫生医师、住院药师和检验技师规范化培训；启动康复治疗师规范化培训工作。

（二）着力加强急需紧缺人才培养

一是大力开展以全科医生为主的社区卫生人员培训。推进分级诊疗制度试点和全面两孩政策实施，开展高血压、糖尿病、冠心病和脑卒中等四种慢病以及儿科社区适宜技术培训。创新全科转岗培训模式，将培训对象扩大到二级及以上医院到社区多点执业的医生。实施全科百名优师计划，深入开展研究生培养和社区必修课学习，不断提高社区卫生人员岗位胜任力。

二是加大乡村医生培训力度。落实乡村医生队伍建设实施方案要求，深入开展乡村医生岗位培训，为乡村医生岗位人员免费提供累计不少于两周的培训以及1个月的见实习；对取得执业助理医师以上资质的乡村医生分批送到区级医疗卫生机构或有条件的乡镇社区卫生服务机构脱产进修，进修时间不少于1个月。采取政府奖励的方式，鼓励不具备大专以上学历的乡村医生参加本市成人学历教育，提高学历层次。研究制定乡村医生执业助理医师资格助考计划，鼓励并支持持有《乡村医生执业证书》人员考取国家执业助理医师资格。

三是启动精神科医师转岗培训。落实国家卫生计生委精神科医师转岗培训文件精神，研究制订培训计划，细化培训大纲，适时启动精神科医师转岗培训工作。

四是深入开展“一对一”导师制区级骨干医师培训和农村免费定向医学生培养。为区域医疗中心培养专业技术骨干队伍，为农村地区特别是山区、半山区及村级医疗卫生机构输送合格医学生。

（三）加强继续医学教育规范管理和内涵建设

研究起草“十三五”继续医学教育实施意见。修订继续教育管理制度，重点完善学分授予分类管理、学分互认、学分比例、必修项目管理、远程项目管理以及继教项目奖惩办法等内容。加强日常监管和管理干部培训。深入开展传染病防治知识全员线上培训，重点进行寨卡病毒病防治知识应急培训和医院感染防控知识全员培训。采取定向委托方式，建设检验、影像、康复治疗等“小专业”市级继续教育资源库，切实提高继续医学教育的针对性、适宜性和先进性。

（四）谋划“十三五”医学科技发展规划

会同市科委研究制定“十三五”北京医学科技发展规划和首都十大疾病科技攻关与管理三期建设方案，科卫携手推进医学科技创新中心建设。研究制定“十三五”市属医学科研院所发展规划，加大研究所创新平台建设和人才培养支持力度；鼓励有条件的研究所开展管理体制和运行机制改革；促进研究所条件平台对外开放共享，探索合理的有偿服务模式，不断提升研究所的科研实力和研发服务能力。

（五）着力促进科技成果转化和产业化

出台促进医疗卫生机构科技成果转化和产业化政策措施，开展医疗机构科技成果无形资产处置、收益分配等体制机制改革，启动“首都转化医学中心”建设，遴选示范项目开展医疗卫生机构科技成果转化综合试点。加强科技体制改革政策宣贯，开展技术转移转化、知识产权保护专项培训，逐步探索产学研用全链条无缝衔接有效运行模式，助力健康服务业发展。

（六）深入实施首都卫生发展科研专项

完善首都卫生发展科研专项管理办法，按照填平补齐、差异化发展原则做好下一轮项目指南修订。通过委托和竞争相结合的方式，积极争取支持，在原有项目基础上新增卫生计生重大政策研究、公共卫生重大策略研究、重点人群保健、康复与健康管理技术研究、互联网+服务模式以及社区卫生适宜技术推广等方面的研发项目。加强在研项目过程管理，做好年度评估、结题验收和绩效评估，进一步发挥专项支撑行业发展的重要作用。

（七）加大适宜技术推广力度

落实国家卫生计生委关于进一步加强卫生计生适宜技术推广工作文件精神，系统总结北京市卫生计生科技成果和适宜技术推广10年工作成效，建立合理可行的评价体系和激励机制，促进一批优秀适宜技术下沉基层医疗卫生机构。做好科技周、科普专项等工作，及时将科技成果转化成科普资源，面向全社会普及，提升全民科学素养。

（八）加强行业科技规范管理

强化行业管理，开展《北京市人体研究管理暂行办法》落实情况专项督导和医疗机构医学伦理委员会评估工作。加强北京地区干细胞临床研究管理，成立北京地区干细胞临床研究领导小组，加强备案研究机构的日常监管。

（九）全力保障病原微生物实验室生物安全

落实病原微生物实验室生物安全监督检查四方责任，加强日常监管；结合重大活动及节日安排，加强重点涉源单位管理。完善病原微生物实验室备案制度，开展北京地区医疗机构生物样本库现状调查，研究促进生物样本库建设和规范运行的有效机制，确保实验室生物安全。

同志们，卫生计生科教工作肩负改善民生、促进产业发展、加快科技进步的重要使命，是卫生计生事业发展的基础性、战略性工作，任务艰巨、责任重大。让我们齐心协力，狠抓落实，不断开拓进取，向质量要效益，以质量促发展，为培养合格的医学人才、推动医学技术进步，实现全民健康做出新的更大的贡献！

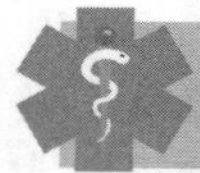

2016年北京市卫生计生综合监督工作会议上的报告

北京市卫生计生委副主任　毛羽

（2016年4月8日）

同志们：

根据会议日程安排，我就2015年全市卫生计生综合监督工作进行总结并就2016年综合监督工作讲几点意见，然后请来英同志作重要讲话。

一、2015年全市卫生计生综合监督工作主要成效

2015年，在国家卫生计生委和市委、市政府领导下，北京卫生计生综合监督工作，紧紧围绕推进编制体制调整改革、实现京津冀协同发展、提高综合监督执法能力素质的总体目标，坚持以体系建设为牵引，以参加国家监督技能竞赛为契机以严格执法为抓手，全面开展综合监督工作。全市有经过行政审批的管理相对人6.29万户，全年实施监督27.30万户次，累计监督覆盖率99.3%；实施行政处罚5755件，罚款1138.43万元，首次突破罚没款超过1000万元。与此同时，多次完成国家和北京市组织的重点监督执法任务，荣获全国卫生计生综合监督技能竞赛团体二等奖和个人专

业一、二、三等奖，开展重点法规监督检查的经验被国家卫生计生委推广。

（一）突出抓好生活饮用水卫生和控烟卫生监督执法两大重点，公共卫生监督取得重大突破

结合南水北调水源全面进入北京市民家庭和《北京市控制吸烟条例》正式施行，坚持把全面贯彻落实《控烟条例》和加强生活饮用水卫生安全保障，作为全市公共卫生监督的两大支柱，作为带动学校卫生、传染病与消毒产品卫生、公共场所卫生等公共卫生监督上台阶的龙头。

一是多措并举，狠抓饮水卫生监督。全年注重加强与市水务局的沟通协调，着眼加强对市政水厂进行监督检查的同时，加强对农村自备井卫生监督工作，对农村供水单位进行了专项监督执法检查。统筹推进电子监管工作，在6个试点区20家二次供水单位设置了远程视频监控点。

二是强力执法，确保控烟法规落地。市、区两级卫生计生行政部门和监督执法机构，紧紧围绕实现政府管理、单位负责、个人守法、社会监督目标，加大监督执法力度。半年间监督检查42388户次，劝阻违法吸烟2611人次，发现不合格单位6032户次，责令整改5899户次，对288家单位实施了罚款72.9万元的行政处罚，对被发现的951名违法吸烟个人进行了罚款4.87万元的处罚。

三是加大督查，促进公共场所安全。重点加强了游泳场所、洗浴场所、大型商场超市等重点公共场所卫生质量的监督检查，共处罚公共场所1347户次，罚款300万元。加强游泳场所专项监督执法，启用了80家游泳场馆水质电子监管系统，重点对全市647户游泳场所进行专项督查，对19户存在违法违规问题的场馆进行了处罚，罚款10.15万元。

四是深化联合，加强学校卫生监管。联合市教委，加大学校卫生监管力度。市区卫生监督机构新增学校卫生监督科室，补充学校卫生监督执法人员，联合市教工委、市教委对38所民办高校进行了现场卫生安全检查评分，对7675户学校及托幼机构开展了卫生监督工作，对529所中小学校开展了学校卫生综合评价。依法实施行政处罚103户次，其中警告85户次、罚款4.48万元。

五是落实规范，截断疾病传染途径。2015年，结合贯彻落实国家下发的消毒产品和传染病监督《规范》，开展了消毒隔离、消毒产品生产企业专项督查行动。全市共监督检查医疗机构消毒隔离管理5348户次，检查消毒产品264种，对不符合卫生法规的企业和法人进行了严肃查处。

（二）突出抓好执法风险管理和打击无证行医行为，医疗卫生监督成效显著

引入风险管理机制，建立监督执法台账。处罚违反医疗法规单位和个人628户次，罚没款394万多元。

一是建立了医疗机构重点风险台账。在医疗卫生重点监督监测工作的基础上，将明察暗访、网上搜索、媒体曝光、群众投诉举报的医疗机构作为重点关注对象，建立医疗卫生重点监督监测工作台账，按月建账、对账、销账。并对32家医疗机构进行了高风险挂账处理，对存在风险的医疗机构负责人进行了约谈，降低了违法执业风险。

二是扎实开展专项集中整治。认真开展人类辅助生殖技术、医疗广告和互联网医疗保健信息专项整治行动，组织监督机构重点对未经批准开展人类辅助生殖技术的违法行为进行查处，对493家医疗机构妇产科、泌尿外科、不孕症等诊疗行为进行监督执法检查。与工商局、网信办等建立信息交换机制，排查涉嫌开展“代孕”和发布相关信息的医疗机构、中介服务机构557户。

三是严厉打击非法行医行为。通过开展“卫监利剑”“美丽盾牌”等打击非法行医专项行动，以及对重点地区进行暗访等形式，持续保持打击非法行医的高压态势，查处无证行医共计616户次、行政处罚案件总数323件、罚款85.365万元、没收器械972件、没收药品470箱、没收非法所得24.69万元；向公安机关和其他部门移送案件19件。

（三）努力探索卫生计生合并后监督执法的深度融合，计划生育监督基础明显牢固

2015年是全市卫生计生监督并轨运行的重要之年，各区卫生局和人口计划生育委员会机构整合，国家和北京市关于一对夫妻单独二孩、全面二孩新政策的实施与发布，对计划生育监督执法工作提出了新的考验和要求。围绕推动计划生育与公共卫生、医疗卫生监督执法融合，我们通过加强内部沟通协调等方式扎实查办“百法进行胎儿性别鉴定、非法开展人工流产”案件，组织全市监督执法人员开展重点地区“两非”暗访摸排，对朝阳等8个区的30个重点地区进行了暗访。海淀区、大兴区卫生计生委和监督执法机构，根据相关线索，对辖区超范围开展计划生育专业、超范围开展超声诊断诊疗活动的一家门诊部，进行立案查处。对藏匿在辖区一居民楼中未取得《医疗机构执业许可证》非法为孕妇检查胎儿性别情况的黑诊所予以取缔。同时，市卫

生计生委牵头与市公安局等12个部门联合开展打击非法“代孕”专项行动，建立了查办“两非”、打击“代孕”的长效机制。

（四）突出抓好法规落实和综合监督技能竞赛，积极推动京津冀协同发展

一是联合天津、河北签署京津冀卫生计生综合监督合作协议。市卫生计生委党委书记、主任方来英和天津市卫生计生委主任王建存、河北省卫生计生委主任张绍廉共同签订了《京津冀综合监督交流合作框架协议》，从人才培养、联防联控、案件协查等6个方面进行全面的交流合作。根据协议，三地已经联合组织开展了监督员培训、高层论坛、卫生监督技能竞赛联赛等交流合作，京津冀卫生计生综合监督工作协同发展的新局面正在形成。

二是积极开展《献血法》等“两法三规”落实情况监督检查。把专家参与指导和决策贯穿“两法三规”监督检查方案制定、实施、督查的全过程。联合市教委、市公安局、市民政局、市人社局、市残联、市红十字会等部门，对东城、西城、延庆等9区贯彻落实《献血法》《精神卫生法》《公共场所管理条例》等“两法三规”的落实情况进行了督查。

三是向全国展示了北京卫生计生综合监督质量水平。市卫生计生委、市总工会联合组织开展2015年北京市卫生计生监督技能竞赛活动，市、区设立了5个“首都劳动奖章”优先评选名额，创新监督技能竞赛组织方式。在全国监督技能竞赛中取得团体二等奖、计划生育监督专业个人竞赛第一名的好成绩。并推荐获得全国卫生计生综合监督技能竞赛计划生育专业个人竞赛第一名的同志，参加全国“五一劳动奖章”评比。

四是积极开展行政处罚自由裁量基准制定工作。组织开展卫生计生综合监督行政处罚自由裁量权基准制定，梳理卫生计生行政处罚项目709项，将行政处罚分成轻、中、重三档，制定下发了《北京市卫生计生行政处罚裁量规则》和《北京市卫生计生行政处罚裁量细则》，初步统一了裁量基准，规范了行政处罚工作。

二、2015年卫生计生综合监督工作的经验与体会

（一）坚持科学谋划，扎实抓好体系建设，有力推动了全市卫生计生综合监督工作

市、区两级卫生计生行政部门，坚持按照编制职责规定，大力加强卫生计生综合监督体系建设，统筹规划年度工作，提出了构建行政管理、行政监督、行政执法、行政问责为一体综合监督新机制、建设综合监督组织指挥、政策法规、技术装备、专业执法、社会协同、人才培养、勤务保障、理论研究八个体系的全新体系建设思路。

结合新增控烟卫生监督执法任务，开展综合监督技术装备体系建设试点。拟定了《北京市卫生计生监督执法装备标准》，追加控烟执法装备经费558.8万元，购买了现场执法记录仪、取证及储存设备、手持执法设备等，确保一线执法人员人手一台执法记录仪，实现了监督执法全过程记录，推动卫生计生综合监督执法技术装备体系建设取得重大进展。联合市控烟协会，建立了控制烟志愿者队伍，建立完善了控烟巡查记录。

（二）坚持严明法纪，加大监督执法力度，促进了全市公共卫生、医疗卫生、计划生育秩序进一步好转

一年来，全市两级卫生计生行政机关和监督机构，始终把贯彻落实医疗卫生、计划生育法律法规摆在最突出的位置，敢于向违法违纪单位和个人“亮剑”。在开展监督处罚过程中，不仅加强对民营医疗机构的监督，而且加强对公立医疗机构的监管，不仅加大对区级机构的执法力度，而且向国家在京机构开出了罚单，不仅监管卫生计生系统，而且辐射其他行政机关。执法人员敢于碰硬，遇到困难和阻力不退缩，联合媒体曝光中国烟草总公司下属金叶园会议中心阻挠控烟执法，在全社会引起了强烈反响。市中医管理局联合市旅游委，加强对中医旅游线路的监管，为游客提供了良好服务。

（三）坚持培训人才，带好队伍，激发了监督执法活力与创造性

2015年，组织完成了学校卫生、传染病防治监督、信息管理、卫生监督稽查、消毒产品、饮用水卫生安全、公共场所等7个专业的市级首席卫生监督员候选人培训；着眼建设具有全国一流水平的卫生监督队伍，依托卫生监督培训基地，培养100多名传染病防治监督、公共场所首席卫生监督员；举办卫生计生综合监督体系建设暨协管员培训班；组织300多家二、三级公立医疗机构负责人进行依法执业培训；联合北京健康管理协会对全市200多家民营医疗机构负责人进行了依法执业培训，并签订了依法执业承诺书。

三、2016年卫生计生综合监督工作的总体考虑

全市卫生计生综合监督工作要紧紧围绕推进首都医药卫生改革和转变医疗服务方式，进一步加大体系

建设的力度，进一步加大属地监管的力度，进一步加大贯彻卫生计生法规的监督执法力度，切实维护全市公共卫生、医疗卫生、计划生育秩序，为保障人民群众的健康权益、生育权益做出更大贡献。

（一）进一步理清行业管理和属地监管责任

全市卫生计生行政机关和监督执法机构，要认真梳理职责，严格按照管理、监督、执法、问责四位一体循环往复的要求，及时将卫生计生行政机关和监督执法机构监督执法结果，通报反馈给工商局、教委、旅游委、商务委相关等部门，形成闭环管理，以保证行政管理、行政监督、行政执法、行政问责工作落到实处。紧密结合落实国家卫生计生委等6部委《关于进一步加强综合监督行政执法工作的意见》，认真落实属地监管原则，整合卫生计生综合监督资源和力量，进一步健全综合监督执法网络，确保监督执法到位。

（二）严格按照《工作要点》开展监督执法工作

为确保全市卫生计生综合监督工作按计划有条不紊地进行，市卫生计生委印发了《2016年卫生计生综合监督工作要点》，涉及5个方面、20多项重点内容。形象地说，今年全市卫生计生综合监督工作，就是要完成国家下达的任务，干出北京自己的特色。国家下达的综合监督任务有7个方面的重点，能够展示我们北京特色的有10多项任务。在完成国家下达任务方面，要以搞好法律法规落实情况监督检查为抓手，确保《人口与计划生育法》《职业病防治法》等法律法规落实情况监督检查工作取得成效，确保各项卫生计生政策法规落到实处。在开展北京市特色监督工作方面，要突出抓好控烟执法、打击非法行医等重点工作，尤其要针对近期推出的严厉打击号贩子改善门诊医疗服务秩序的“八项措施”，加强监督检查，对医务人员利用公职和公共资源谋取私利的行为，要坚决依法查处。确保措施落地。我在这里要特别强调一下，2016年全市卫生计生综合监督工作，要严格按照《工作要点》进行考核。市卫生监督所和各区要依据《工作要点》，制定计划并开展工作。

（三）加强监督执法队伍建设

市卫生计生委在《工作要点》中，对监督执法队伍建设工作进行了安排。人才是完成综合监督执法任务之本。由于编制体制调整、工作任务增加，全市综合监督力量不足的问题客观存在。对此，市卫生监督所和各区卫生计生委、监督执法机构，要统筹协调，搞好卫生计生监督队伍整合，做好人才招聘、保留、培训等工作，联合天津市、河北省，加强综合监督人才培训基地建设。要注重发挥专业监督执法人员、监督协管员、志愿者的作用，提高综合监督质量水平。

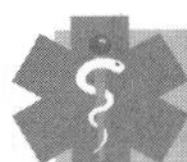

2016年北京市疾病预防控制工作会议上的报告

——攻坚克难　首都疾病预防控制体系不断完善　凝聚共识　统筹推进疾控事业改革与发展

北京市卫生计生委疾控处处长　谢辉

（2016年4月8日）

各位领导、同志们：

下面，我向大会报告“十二五”时期和2015年北京市疾病预防控制工作主要任务完成情况以及2016年重点工作。

一、“十二五”时期疾病控制事业取得重大发展

“十二五”时期，首都疾病预防控制战线的医疗卫生工作者认真履职，在重大疾病防控，十八大、国庆65周年庆祝活动和抗战胜利70周年纪念活动保障及突发公共卫生事件处置中开展了卓有成效的工作，发挥了重要作用，有效防止了疫情输入，在维护人民群众健康和经济社会平稳运行等方面做出了积极贡献并取得了重大进展。

“十二五”期间，全市传染病疫情稳中有降，防控效果明显。2015年，全市法定传染病报告发病率为

498.95/10万，较2014年下降了23.86%，较2010年下降了39.8%；其中，甲乙类传染病报告发病率150.86/10万，较2014年下降了8.84%，较2010年下降了43.92%。居民健康状况稳步提升，健康水平继续保持全国前列，户籍居民平均健康寿命由2010年的80.81岁增长至2015年的81.95岁，提前一年实现“十二五”规划增长1岁的目标。五年来，我们主要做了如下工作。

（一）公共卫生管理机制不断创新和突破

市政府率先出台了传染病防控“四方责任”，在输入性脊灰疫情防控、“7·21”洪涝灾害、H7N9禽流感以及埃博拉疫情防控中发挥了重要的作用；通过慢性病综合防控示范区创建，初步建立了政府主导、多部门合作、专业机构支持、全社会参与的慢性病综合防控工作机制；在免疫规划方面实现“三个全国率先”：率先颁布实施《北京市预防接种异常反应补偿办法（试行）》，率先调整免疫策略，将脊灰灭活疫苗纳入北京市免疫规划，率先将接种一类疫苗引起预防接种异常反应病例引入商业保险补偿机制；利用北京市自主开发的卫生防病信息整合平台，建立了京津冀三地疾病预防控制、重大传染病信息共享和通报机制及重大疫情联防联控、突发公共卫生事件协同处置机制。

（二）疾病预防控制体系不断夯实，服务能力持续增强

在全国率先出台并实行了《北京市二级以上医院疾病预防控制工作考核标准》，医防结合的工作机制进一步夯实。组织全市疾控系统开展技术大练兵及技能竞赛活动，制定并出台了《北京市疾病预防控制机构实验室仪器装备推荐标准》，财政投入近2亿元为市、区两级疾控机构进行仪器设备配备，疾控队伍的服务能力不断增强。

（三）各项传染病防控措施全面落实

在全国率先建立了呼吸道多病原监测系统和住院严重呼吸道感染病例监测系统，传染病监测系统布局进一步完善；建立了涵盖人、禽、猪间新发流感、禽流感监测检测识别体系，2015年，通过对3256份高危人群血清标本，4400份禽、猪相关环境标本实验室检测，未发现H5N6、H7N9等禽流感病毒在北京市存在循环；围绕中东呼吸综合征、埃博拉出血热、人感染H7N9禽流感等新发传染病，及时下发防控和技术方案，加强疫情监测，组织开展技术培训以及疫情处置应急演练，严把国门输入、落实社区健康监测，确保城市安全；成功应对了新疆脊髓灰质炎野病毒疑似输入性疫情，确保了北京市连续31年无脊灰状态。2015年全市法定传染病报告率和报告完整率均达到100%，高于全国94.7%和75.4%的平均水平，传染病病例从诊断到报告的时间中位数为2.2小时，较去年缩短1.5小时，高于全国平均4小时的水平。

（四）重大传染病防控成效显著

全市二级以上医疗机构及疾控机构主动提供艾滋病病毒抗体检测并全部实现艾滋病初筛检测，96%的社区卫生服务中心具备开展快速检测的能力；城乡“艾滋病实验室一体化建设”全面实现；开展艾滋病尿液匿名检测试点，探索建立隐蔽高危人群动员检测模式；通过创新模式动员民间组织积极参与，“十二五”期间艾滋病高危人群动员检测量较2010年提升了150%。2015年，共检测430万人次，较2014年增加了47万人次，阳性发现率为0.89‰，艾滋病晚发现比例一直维持在20%以内的国内较低水平；率先在全国实现了血液100%核酸检测，大大降低了血液传播艾滋病的风险。2015年，北京市所有医疗机构实现艾滋病CD4首次采集，感染者/患者首次CD4检测平均天数由2014年的30天缩短为4天，为早期治疗奠定了基础。北京市接受抗病毒治疗患者的病死率已降至0.31/100人年，较2010年下降了78%；北京市接受治疗6～12个月的患者中，有96%的患者病毒得到完全抑制，超过了联合国艾滋病规划署提出的到2020年实现90%的最新目标，全人群的艾滋病现患率为0.5‰，维持了整体低流行水平。全人群乙肝表面抗原流行率降至2.7%，20岁以下人群不到1%，位全国最低水平。

结核病防治体系进一步夯实。2015年，医疗机构共报告肺结核患者7382例，报告肺结核患者的总体到位率达到90.9%，较去年同期增加10.6%；全市由社区协助督导服药管理的肺结核患者的比例达到87.1%，较去年同期增加9.5%；改进工作流程，修订印发了TB/HIV双重感染工作规范（2015年版），2015年在全市新发现和随访的HIV/AIDS患者中，进行结核病检查的比例达到98.9%，较2014年提高了30%。

（五）免疫规划工作稳步推进

提出在全市范围内实施“疫苗冷链管理全过程（出厂、储存、运输、接种每个环节冷链监控）、全天候（24小时不间断冷链监控）、全覆盖（全市所有预防接种门诊的冰箱全部做到实时监控）”的“三全建设”，确保疫苗冷链安全；将脊灰灭活疫苗纳入北京市免疫规划，2015年全市接种IPV疫苗192109剂，全年无麻痹病例发生，免疫新策略初见成效。连续16年对外来流动人员开展麻疹、流脑疫苗免疫接种工作，连续9年对重点人群开展流感疫苗接种，免疫规划各

类疫苗各剂次接种率均达到99%以上，本市已持续31年保持无脊髓灰质炎野病毒状态，20年无白喉病例，流脑、甲肝等其他疫苗可预防疾病的发病率也降到了历史最低点。

（六）地方病防治成果持续巩固

在成为全国首个取消大骨节病和燃煤污染型地方性氟中毒病区的基础上，2015年再次开展历史病区消除复评工作，结果显示，致病因素已完全消除，达到了巩固病区消除成效的要求。2015年北京市居民合格碘盐食用率94.08%，经评估，各类碘缺乏病防控重点人群碘营养状况处于适宜水平。

（七）慢性非传染性疾病综合防控格局初步形成

2012年发起阳光长城计划—心脑血管疾病、肿瘤防治及口腔防治专项行动，并于2015年将精神卫生纳入阳光长城计划，通过基层能力提升、早期筛查、规范管理、健康教育、科研攻关等一系列综合防控措施，打造政府主导、专业机构指导、全民共同参与的慢性疾病防治的钢铁长城。重点围绕心脑血管疾病危险因素进行了综合干预，在全市范围内开展了脑卒中高危人群和血脂项目的综合管理，社区医生心血管用药水平比项目实施前提高了8%；建立和完善北京市心脑血管疾病和肿瘤信息监测系统，对北京市心脑血管疾病和肿瘤的发病、死亡情况及流行趋势进行评估，为防控措施的制定提供依据。与市体育局联合启动了“阳光长城计划城市减重行动（2015—2020年）”；持续推进生命全周期的口腔卫生保健服务；在全社会广泛营造健康生活方式环境，在全市推广“健康一二一”行动。2015年验收通过各类示范机构242家，新培养健康生活方式指导员3389名，累计培训11665名。遴选并聘任100名慢病防治专家作为第二批微博科普专家开展科普宣传发挥，累计发布微博3.5万余条，阅读量达4232.8万次。

初步评估显示，“十二五”期间，北京市城市男性吸烟率从54.9%下降至52.3%，成年人缺乏体力活动的比例从31.7%下降至26.0%；居民高血压和糖尿病的知晓率逐年提高，患者治疗率和相关指标控制率呈良性好转趋势；12岁学生恒牙龋均持续维持在0.5的低度流行水平，5岁乳牙患龋率在“十二五”期间下降了10%；成年人血脂异常的患病率从50.5%下降到44.1%；男性脑出血的发病率从74.4/10万逐年下降到66.2/10万，下降了11%；女性从41.7/10万下降到34.6/10万，下降了17%。慢性病防控工作取得了一定的成效。

（八）公共卫生服务的能力和水平不断提升

围绕南水入京后输水工程、水源保护、水厂制水及供水等重点环节开展综合风险评估，为确保南水北调进京后水质卫生安全提供了技术支持；在市科委支持下，自2012年始连续三年开展$PM_{2.5}$对人群健康影响的研究，为防控空气污染对人群健康的危害提供了科学依据与数据支撑；积极推进以实验室为基础的食源性疾病主动监测和病因食品溯源技术在食品安全事故流行病学调查中的应用，不断完善北京居民营养监测数据库；开展重点职业病监测与职业健康风险评估；实施“营”在校园平衡膳食校园行动，以大众需求为导向持续优化“营”在校园全媒体传播平台，目前累计阅读量近600万人次，关注人数较2014年增加了一倍；组织全市学生开展了“零食营养标签大擂台”活动，全市中小学校中“食品营养标签知晓情况抽样调查”显示达到了97%；学生健康及相关危险因素监测、中小学校传染病早期预警工作有序开展，“专家进校园，健康大讲堂”活动覆盖100%中小学校，逐步建立了卫生–学校–家庭–社会联动的学校卫生工作机制。截至2015年底，全市共创建健康促进学校1547所，占全部中小学校的87.6%，超额完成2018年《健康北京人—全民健康促进行动规划规划》80%和2015年十二五规划75%的目标。全市中小学生健康监测体系有效运行，为“免票儿童身高从1.2米提至1.3米”的政策出台提供了理论依据。

（九）精神卫生服务体系不断加强

建立了精神卫生工作联席会议制度，构建了北京市精神疾病预防控制体系、医疗救治体系和护理康复体系，完善了突发公共事件心理危机干预服务机制，初步形成了“一个制度、三个体系、一个机制”的精神卫生工作框架。在全国率先实施北京市门诊使用免费基本药品治疗严重精神障碍政策，将严重精神障碍纳入城乡居民大病保险、重大疾病保障及城乡医疗救助制度范围。完成了北京市精神卫生信息管理系统二期建设。启动心理健康“四心工程”（明心、知心、舒心、安心）。探索建立以社区为基础的精神卫生服务团队，试点培养社会工作者参与患者服务管理。全市精神卫生防治体系和服务网络工作覆盖率已达100%，精神科编制床位由2010年的6373张增加到了目前的9888张，平均4.59张/万人；精神科医师由2010年的660人增加到了1115人，平均5.18名/10万人，社区精防工作人员从2010年的632人增加到995人。均处于全国领先水平。北京市登记在册严重精神障碍患者57070人，较2010年增加了31.7%；严重精神障碍患者在册管理率为88.7%，在册规范管理率为82.1%，在管规范管理率为92.6%，病情稳定率为98.6%，规律服药率为76.4%，各项指标均处于全国较高水平。

（十）公共卫生类行政许可工作依法深入开展

深化行政审批制度改革，严格依法依规开展行政许可和服务事项。加强非许可及备案工作的统一管理，开展非京籍放射卫生技术服务机构在京备案和消毒产品安全评价报告备案工作；组织成立涉水产品技术评审专家组，进一步完善工作流程，增设涉水产品专家复评审会。同时放开公共场所检验、检测机构，结合实际情况明确了公共场所许可范围。

二、疾控工作中的问题和挑战

这些年，北京市疾控工作取得了一定的成绩，但同时也要清醒地看到，首都的疾病预防控制工作中还存在一些突出问题和面临着严峻的挑战。它们主要表现在：

复杂多变的传染病格局时刻威胁着人民群众的健康安全和社会经济发展。近5年来，甲型H1N1流感、新型布尼亚病毒病、中东呼吸综合征、人感染H7N9禽流感、埃博拉、寨卡等新发传染性疾病频频出现；艾滋病疫情报告病例不断增加、流动人口所占比例高居不下（达75%以上）；结核杆菌耐药、结核菌和艾滋病毒双重感染等问题进一步增加了重大传染性疾病防治难度；慢性非传染性疾病成为居民主要健康威胁，癌症、心脑血管病仍是北京市居民的主要死因，连续5年占总死亡的73%；同时，医疗机构疾控工作还存在机制不够顺畅、网络有待完善、工作需要进一步规范等情况；加之人口流动性不断增加、生活和行为方式不断改变，都使得北京作为特大型国际化大都市面临的公共卫生风险持续增加，也对北京市疾控体系的服务保障能力提出了更高的要求。

这些问题，是人民群众的新期待、新需求，也是疾病预防控制工作必须面临突破的问题，需要我们围绕首都城市功能战略定位进行顶层设计，统筹推进公共卫生体系建设，减少疾病对居民的健康威胁，为城市运行的公共卫生保障提供有力支撑。

三、2016年疾病预防控制工作重点任务

一是规划引领，有力推进“十三五”期间各项工作平稳开局。二是完善评价体系，进一步深化疾病预防控制体系建设。三是创新管理模式，进一步提升北京市传染病地方病防控能力。结合北京市防病实际和疾病发展变化规律，修订完善霍乱等11个传染病监测与疫情处置方案；扩大检测人群，探索建立隐蔽高危人群动员检测模式；积极推进北京市结核病防治服务体系改革，与出入境检验检疫部门研究建立境外输入性传染病信息定期交换机制等。四是加强政策引导，提高安全水平，夯实首都免疫规划工作成果。全面实施在预防接种异常反应补偿中全程引入商业保险补偿机制工作，推动第二类疫苗预防接种异常反应补偿保险引入；调整白破疫苗接种程序，启动新一轮北京市免疫规划信息化建设项目。五是科学有效评估，全面实施慢病综合防控工作。科学评估防治效果，总结推广全市各慢病管理综合防控示范区成功经验；开展社区慢性病高危危险因素规范化管理水平监测，以朝阳区血脂异常及心脑血管疾病危险因素综合防治管理项目试点为基础，推广高危人群风险评估工具，提高居民自我健康管理意识。建立大肠癌早期筛查模式，实现早期发现、早期治疗。六是全力提升精神卫生工作水平。会同综治、公安等部门，全面实施严重精神障碍患者监护人看护管理补贴政策；在严重精神障碍患者免费服药政策评估的基础上，研究制定免费药物目录调整方案；全面开展“健康北京人阳光长城计划心理健康促进行动”——四心工程（即明心、知心、舒心、安心）；以国家精神卫生综合管理试点区建设为契机，积极推进精神病专科医院机构、队伍和能力建设。七是加大健康相关危险因素分析研究，扎实推进公共卫生工作科学发展。八是启动《北京市生活饮用水卫生监督管理条例》修订报批立项及修订工作；探索卫生行政许可与事后监管信息互通互享的工作机制。九是精准发力，有效提升健康传播效力。

文件和法规

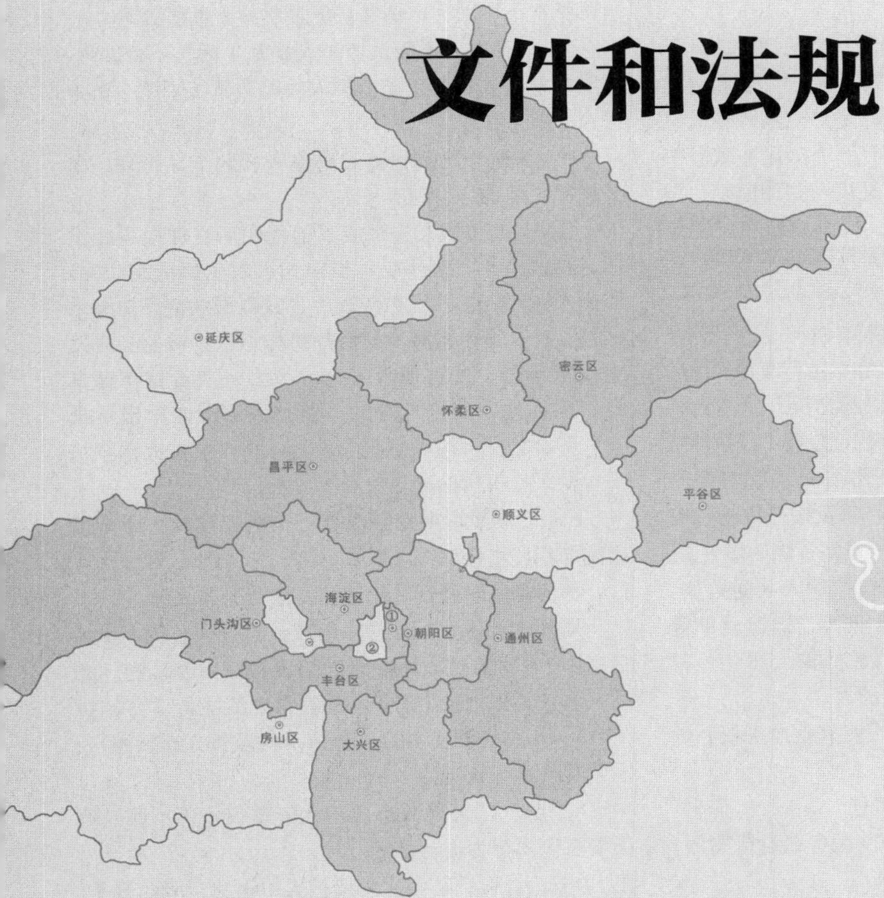

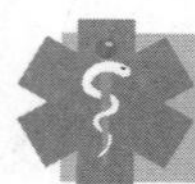

严重精神障碍患者监护人申领看护管理补贴的暂行办法

京卫疾控〔2015〕116号

（2015年12月31日）

第一条 总则

按照十八届三中全会关于创新社会治理体制，健全公共安全体系，加强社会治安综合治理，创新立体化社会治安防控体系的要求，为帮助严重精神障碍患者监护人更好地履行看护管理责任，有效防止肇事肇祸案事件发生，依照自愿申请、适度帮扶的原则，根据《中华人民共和国精神卫生法》《北京市精神卫生条例》制定本暂行办法。

第二条 被监护人、监护人的确定

本办法规定的被监护人为北京市精神卫生信息管理系统在档管理，具有本市户籍且在本市行政辖区内居住的严重精神障碍患者，以下统称被监护人。严重精神障碍患者是指患有精神分裂症、妄想性障碍（偏执性精神病）、分裂情感性障碍、双相情感障碍、癫痫所致精神障碍、精神发育迟滞伴发精神障碍及按严重精神障碍发病报告管理办法报告的其他严重精神障碍患者。

本办法规定的监护人是指与被监护人共同居住，有看护管理能力且实际履行看管照料、送诊救助等看护管理责任的法定监护人，由被监护人居住地村（居）民委员会确定，以下统称监护人。

本办法确定的监护人不作为主张其他监护权利的依据。

第三条 监护人的看护管理责任

（一）为被监护人申请免费服药服务或自行购药，遵医嘱监督被监护人按时按量服药。

（二）发生被监护人居住地迁移、监护人变更等情况及时向社区个案管理小组报告，并按要求履行变更手续［按照《北京市重性精神疾病社区个案管理工作指南》规定，社区个案管理小组由属地街道办事处（乡镇政府）负责组织，由社区精防医生、社区民警、村（居）民委员会干部、残联专干、民政专干等组成］。

（三）每日观察被监护人病情变化情况，填写《看护管理记录手册》。

（四）引导被监护人逐渐恢复社会功能，在有条件的情况下协助其申请并督促定期参加康复活动。

（五）照料、看管被监护人日常生活，不得虐待、遗弃被监护人，防止被监护人失踪或下落不明、流浪乞讨、肇事肇祸。

（六）配合严重精神障碍患者社区个案管理小组开展社区随访、管理等工作。

（七）被监护人失踪或下落不明后立即报告派出所、社区个案管理小组；被监护人发生病情波动时，监护人立即告知社区精防医生，并根据病情评估结果将被监护人送至精神专科医疗机构诊治；被监护人发生伤害自身、危害他人安全的行为，或者有伤害自身、危害他人安全危险的，监护人立即向派出所报告，配合公安部门做好现场处置，将被监护人送至精神专科医疗机构诊治。

（八）根据精神专科医疗机构医学建议，履行接出院等相关责任。

第四条 对履行看护管理责任情况的认定

居住地社区个案管理小组成员自接到监护人申请后每3个月对监护人看护管理情况进行审查认定，并在《看护管理记录手册》相应栏目中签字。

（一）村（居）委会工作人员对监护人履行照料、看管责任进行认定。

（二）社区民警对被监护人失踪或下落不明、有无肇事肇祸行为进行认定。

（三）社区精防医生对监护人申请免费服药服务、配合日常随访、督促被监护人按时按量服药情况进行认定。

（四）残联专干对持证精神残疾人在有条件的情况下，参与残联组织的康复活动进行认定。

（五）民政专干对被监护人接受流浪救助情况进行认定。

第五条 申领流程、领取条件、补贴标准及资金来源

（一）申领流程。被监护人建档后或一个看护管理

年度期满后，监护人可向现居住地的村（居）民委员会提交《领取年度看护管理补贴的申请》，领取《看护管理记录手册》。待提交申请一年期满后，社区个案管理小组将《看护管理记录手册》统一交街道办事处（乡镇政府）民政工作主管部门。民政部门代表街道办事处（乡镇政府）对《看护管理记录手册》认定签字情况进行审核，向审核通过的监护人发放看护管理补贴。

（二）领取条件。在一个看护管理年度内履行本办法第三条规定的看护管理责任，并按照第四条要求被社区个案管理小组全部认定，被监护人未发生肇事肇祸行为的，监护人可以足额领取全年补贴。

（三）补贴标准。一个看护管理年度金额为2400元（平均每月200元）。

（四）资金来源。看护管理补贴所需资金由区县财政全额支付，列入区县年度财政预算。将各区县落实严重精神障碍患者看护管理责任补贴工作纳入年度考核体系，财政、审计等部门按照职责对资金管理使用情况进行监督检查和审计。

第六条 不再给予看护管理补贴的情形

（一）被监护人户籍或居住地迁出本市的。

（二）被监护人死亡。

（三）监护人丧失履责能力。

自发生前三款情形的下月起，街道办事处（乡镇政府）根据监护人前期履责情况结清看护管理补贴。

第七条 停发整个年度看护管理补贴的情形

（一）监护人未履行本办法第三条规定的责任。

（二）被监护人违反《中华人民共和国治安管理处罚法》或《中华人民共和国刑法》，实施以下肇事肇祸行为的：

1．杀人、强奸、伤害等侵害他人人身权利行为；

2．放火、爆炸、投毒、破坏等危害公共安全行为；

3．抢夺、损毁公私财物行为；

4．扰乱国家机关、企事业单位正常工作、生产秩序行为；

5．扰乱社会秩序，造成严重后果的行为；

6．其他肇事肇祸行为。

前两款规定的情形消除后，自下一个看护管理年度起，监护人可重新向现居住地街道办事处（乡镇政府）提交《领取年度看护管理补贴的申请》。

第八条 停发看护管理补贴的情形

（一）被监护人住院治疗期间。

（二）被监护人入住康复、养老等福利机构期间。

（三）被监护人失踪或下落不明，长时间未找到的。

（四）应当按月停发看护补贴的其他情形。

上述情形持续期间，不予发放当月看护管理补贴。

第九条 实际居住地迁移

被监护人实际居住地在本市行政区域内迁移的，监护人持身份证、《领取年度看护管理补贴的申请》和《看护管理记录手册》到村（居）民委员会办理迁出手续，并按实际看护管理月数领取补贴。

监护人应于办理迁出手续后10个工作日内持身份证和《看护管理记录手册》到迁入地村（居）民委员会重新提交申请。

第十条 部门职责

（一）卫生计生部门：在本系统内对社区卫生服务中心和精防医生加强政策宣传和业务指导；组织精防医生在随访过程中宣讲本办法，教育指导监护人履行各项看护管理责任；指导精防医生对监护人申请免费服药政策、配合日常随访、督促被监护人按时按量服药情况进行认定；印制《领取年度看护管理补贴的申请》及《看护管理记录手册》；配合街道办事处（乡镇政府）制定补贴预算和发放补贴工作。

（二）财政部门：明确资金预算程序及拨付流程，对基层在预算编制、资金拨付等环节出现的问题进行指导解释。

（三）公安部门：在系统内对派出所、社区民警加强政策宣传和业务指导；指导社区民警对被监护人有无肇事肇祸行为进行认定，将肇事肇祸情况通报给社区个案管理小组其他成员；对掌握的在档患者失踪或下落不明情况通报给属地派出所，派出所负责对有无失踪或下落不明情况进行认定。

（四）民政部门：对被监护人接受流浪救助情况进行认定；将本办法中村（居）民委员会承担的职责列入村（居）民委员会工作目录，支持、指导村（居）民委员会开展工作；审核各部门意见，对符合发放条件的监护人发放补贴。

（五）残联部门：对持证精神残疾人在有条件情况下，参与残联组织的康复活动进行认定。

（六）街道办事处（乡镇政府）：接受监护人提交的《领取年度看护管理补贴的申请》；按照本辖区在档患者人数制定年度补贴预算；纳入补贴发放年度工作计划，组织相关部门具体实施；按照《北京市重性精神疾病社区个案管理工作指南》规定，组织相关部门落实个案管理小组职责；指导本街道（乡镇）民政工作人员做好补贴发放工作。

（七）村（居）民委员会：在所在村、社区宣讲本办法；与社区民警、精防医生对监护人看护管理能力进行认定；确定一名履行看护管理责任的监护人；受街道办事处（乡镇政府）委托接受监护人提交的补贴申请，向监护人发放《看护管理记录手册》；对监护人履行照料、看管责任进行认定；协助监护人领取补贴。

第十一条 管理与监督

涉及看护管理补贴发放工作的村（居）民委员会、公安派出所、社区卫生服务中心、民政、残联等部门要坚持公开、公平、公正的原则，严格审核把关，按时足额计发，加强资金管理和监控，接受财政、审计部门的监督检查。

发生营私舞弊行为或出现虚报、冒领、截留、挪用、骗取、滥发补贴的，一经查实将依法追究相关人员的行政和法律责任，并追回所涉及资金。

第十二条 本办法由市卫生计生委、市公安局、市财政局、市民政局、市残联根据部门职责负责解释。本办法自印发之日起施行。

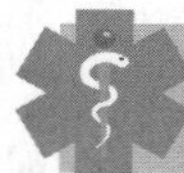

北京市医院管理局市属医院医疗合作项目管理办法（试行）

京医管政〔2016〕15号

（2016年3月18日）

第一章 总则

第一条 为进一步规范和加强市属医院医疗合作项目管理工作，强化风险控制，保障医院合法权益，促进医院健康发展，根据《医疗机构管理条例》（国务院令第149号）、《执业医师法》（主席令第5号）、《合同法》（主席令第15号）、《事业单位国有资产管理暂行办法》（财政部令第36号）、《医院财务制度》（财社〔2010〕306号）、《关于促进社会办医加快发展的若干政策措施》（国办发〔2015〕45号）、《关于推进分级诊疗制度建设的指导意见》（国办发〔2015〕70号）、《京津冀协同发展规划纲要》等有关法律、法规、规章，特制定本管理办法。

第二条 本办法中的医疗合作是指，以更好地满足广大患者就医需求为宗旨，以实现疏解北京非首都功能和京津冀协同发展为导向，以优化医疗资源配置、提高医疗资源利用效率，实现优势互补、互惠共赢、共同发展为目标，以提升合作医疗机构的服务质量和管理水平为核心，由市属医院与合作对象结成相对稳定的合作行为。

市属医院开展医疗合作的形式包括委托管理（以下简称“托管”）、特许经营、技术合作、医疗联合体、医疗集团等。

（一）托管是指市属医院作为受托方，以所有权和经营权分离为原则，管理和经营委托方的全部或部分资产，向委托方或其内部科室有偿提供全面医疗管理服务并签订委托管理目标责任合同的一种合作方式。

（二）技术合作是指市属医院与其他医疗机构以提高医疗技术水平和服务能力为主要目标，就医疗技术的使用、指导、支持与规范等，订立的确立相互之间权利和义务合同的一种合作方式。技术合作可分为有偿合作和无偿合作两种形式。

（三）医疗联合体是指以市属医院为核心，联合辖区规划区域内其他三级、二级医院及基层医疗卫生机构组成以医疗服务业务的密切合作为导向，以构建基层首诊、分级诊疗、上下联动、急慢分治、防治结合的合理就医格局为目标的跨行政隶属关系、跨资产所属关系的医疗机构联合体。其中，专科医疗联合体是指以增强某一专科发展水平、提高疑难重症诊疗能力为目标，专注于专科特色建设，各医疗机构（通常为本市内）打破等级、隶属关系等限制而形成的专科发展优势平台。

（四）特许经营是指经授权的政府办公立医院（以下简称“特许方”）依规将公立医院品牌、商标、专利等无形资产以及技术、服务、管理等以特许经营协议的形式提供给社会资本举办的医疗机构（以下简称“被特许方”）使用，被特许方按照特许经营协议约定，在特定的期限内以统一的经营、管理方式和服务流程向社会提供健康服务，并向特许方支付特许经营费用的活动。

（五）医疗集团是指以市属医院为核心，以学科、技术、管理等为纽带，与本市或外埠其他具有共同目标的医疗机构共同组成的具有一定规模的联合体。

（六）其他合作是指除上述合作外，由市属医院开展的以提升医疗服务能力为核心的其他多种形式的合作。市医院管理局将采取一事一议的方式进行审批。

第三条 合作原则

（一）坚持公益性原则。合作要遵循公立医院改革要求，把社会效益放在首位，以保障人民群众身体健康为中心，切实提高医疗服务质量和服务水平。

（二）坚持统筹规划、合理布局原则。合作应当依据北京市卫生区域规划、医疗卫生服务体系规划、《京津冀协同发展规划纲要》等要求，对市属医疗资源统筹布局，优先在北京行政区域内选择首都功能非核心区开展合作，支持与津冀地区医疗机构开展合作，促进优质卫生资源下沉。同时鼓励市属医院优先与非营利性的基本医疗机构、精神、传染、妇儿、中医类、康复与护理医院开展合作。

（三）坚持量力而行原则。市属医院应在保证正常运转和事业发展的前提下开展合作，要首先完成医院所承担的基本医疗服务及政府交办的其他任务。

（四）坚持责任分担原则。合作双方作为独立医疗机构，应独立承担各自责任，维持原医疗纠纷、债权、债务的法律主体责任不变，做到产权明晰，核算独立，严格执行属地医保、价格、税收、票据等各项相关政策。

（五）坚持风险防范控制原则。合作应做到合法合规，各方共赢。涉及增挂牌匾（名称）、诊疗范围、诊疗技术（审批）、多点执业、院内制剂、国有资产等事宜要符合卫生行政部门和财政部门相关规定。合作后应不断完善各种管理制度和措施，有效防范和化解各类风险。

第四条 北京市医院管理局所属医院开展的医疗合作活动，均应遵守本管理办法。

按照国家有关任务要求开展的对口支援或医疗合作不纳入本办法管理。特许经营按有关规定执行。

第二章 基本要求

第五条 合作协议的期限与数量。托管合作期限原则上不超过5年，技术合作原则上不超过3年，政府主导的区域医联体可采取长期合作方式，医疗集团合作期限由合作各方商定，特许经营合作期限按相关规定执行。

市属医院合作机构数量根据自身条件酌情确定，其中由其整体托管的医疗机构原则上不超过3家。特许经营合作机构数量按有关规定执行。

第六条 市属医院应在开展医疗合作前对合作对象的资质、诚信记录、技术管理水平和综合实力等情况进行考察评估，对合作方提供的相关资料严格审核，客观分析自身承载能力，结合医院功能定位、发展战略、总体规划等合理选择合作对象及合作模式。

第七条 合作对象资质要求

（一）具有独立法人资格，能独立承担民事责任。

（二）托管对象、技术合作和医联体的合作对象必须为经当地卫生行政部门批准成立的医疗机构。

（三）在医疗行业或监管机构无严重不良记录。

（四）获得医疗机构资产所有权方同意。

第三章 审批管理

第八条 各类合作项目均须报市医院管理局审批或备案，由改革发展处统一受理，并会同相关处室共同审理，同时协调相关处室做好医疗合作工作的指导、协调、日常管理和评估工作。

第九条 申报合作意向。市属医院与合作对象达成初步合作意向后，须向市医院管理局提出书面申请，同时提交《医疗合作项目申请书》。各医院对提交资料的真实性、有效性、准确性负责。市医院管理局按照有关要求对意向申报做出批复。

第十条 报批合作项目。市属医院在与合作方签署正式协议前，须提交拟签订的合作协议（合同）文本。经市医院管理局批准同意后，方可签订合作协议。市医院管理局对拟签署的正式合作协议及相关材料的完整性、决策过程的合规性等进行审核。对重大合作项目，可组织专家组现场调研核查。

第十一条 批复合作项目。具体审批工作包括：

（一）由改革发展处负责征求、汇总相关业务处室、局法律顾问意见建议，市属医院应根据意见建议，修订、完善申报材料，经局主管领导同意，提交市医院管理局局长办公会讨论。

（二）凡不涉及市属医院国有资产的合作项目，由市医院管理局批复。凡涉及市属医院国有资产的合作项目，由市医院管理局报市卫生计生委审核批准后报市财政局审批。

（三）京津冀区域间的医疗合作，由市医院管理局审核后报市卫生计生委审批。

（四）局牵头处室根据局长办公会及市卫生计生委、市财政局意见，下发是否同意签署合作协议的批复，或补充完善材料后再下发是否同意的批复；不予批准的，应说明理由。

第十二条 对于无偿技术合作项目实行合作协议（合同）备案制管理。各医院对提交材料的真实性负责。市医院管理局核实备案材料的完整性，符合要求的予以备案。

第四章 申报材料及合作协议

第十三条 申报合作意向应提交以下材料。

（一）《医疗合作项目申请书》。

（二）合作机构相关资质证书复印件。

第十四条 报批合作项目应提交以下材料。

（一）合作请示（须明确合作目的和具体合作内容）。

（二）按照医院“三重一大”事项决策程序讨论通过的会议纪要、会议决议等相关材料；如涉及事业单位国有资产的合作项目须经医院办公会、党委会（理事会）讨论通过的会议纪要等相关材料；如涉及职工切身利益的合作项目须经职代会讨论通过的会议纪要等相关材料。

（三）拟签订合作协议（合同）文本，事先应征求法律机构意见。

（四）其他材料。

上述合作中，凡涉及国有资产管理、评估的，执行市财政局有关要求。

第十五条 合作项目申请备案应提交以下材料。

（一）市属医院与合作对象签订合作协议（合同）15个工作日内，须向市医院管理局备案，提交《医疗合作项目备案申请表》。

（二）正式合作协议（合同）文本，事先应征求法律机构意见。

第十六条 市属医院开展医疗合作必须签订书面合作协议，医疗合作协议应当包括以下内容：

（一）合作方。

（二）合作目的。

（三）合作原则。

（四）合作内容。

（五）双方的权利和义务。

（六）合作费用。

（七）纠纷处理。

（八）协议期限及终止。

（九）协议的解除与违约责任。

（十）协议生效及其他。

（十一）双方认为应该约定的其他事项。

可参照市医院管理局制定的托管、技术合作及医联体协议书模板。

第十七条 签约主体

（一）委托管理甲方为委托方，即被托管医疗机构产权所有者，乙方为受托方，即市属医院。

（二）技术合作甲方为市属医院，乙方为合作医疗机构。

（三）医疗联合体甲方为市属医院，乙方为基层医疗卫生机构或其他医疗机构。

（四）医疗集团甲方为市属医院，乙方为其他医疗机构。

（五）特许经营签约主体按相关规定执行。

第十八条 合作对象加挂牌匾命名应符合医疗机构管理相关规定，遵照以下原则，避免产生歧义或误导患者：

（一）委托管理合作对象可加挂“××医院（市属医院）托管医院”的牌匾。

（二）技术合作对象可加挂“××医院（市属医院）技术合作医院”的牌匾。

（三）医疗联合体合作对象可加挂“××医院（市属医院）医疗联合体成员单位”的牌匾。

（四）医疗集团合作对象可加挂“××医院（市属医院）医疗集团成员单位”的牌匾。

（五）市属医院合作对象为医疗机构整体，可在医疗机构入口处加挂牌匾；市属医院合作对象为医疗机构某科室，仅限于在合作科室入口处加挂牌匾；无机构间合作关系，仅为市属医院医师多点执业机构，不得悬挂带有市属医院名称的牌匾。

（六）使用市属医院名称加挂牌匾和对外宣传时，其字号不得大于合作医院名称。

（七）特许经营加挂牌匾按有关规定执行。

第五章 收益管理

第十九条 合作项目所得收益，应按照《北京市市级行政事业单位国有资产收益及处置资金预算管理办法》（京财预〔2009〕1930号）、《医院财务制度》（财社〔2010〕306号）、《医院会计制度》（财会〔2010〕27号）等相关规定，做好预算管理工作。

（一）市属医院开展的技术合作可收取技术合作费，涉及输出管理的可收取管理费，开展托管合作的可收取委托管理费，以上收益在“其他收入”科目核算，医院按照全面预算管理进行使用。

（二）合作对象加挂牌匾涉及市属医院名称的，市属医院可收取品牌使用费，在市属医院账户“其他收入—投资收益”科目核算。

（三）涉及非经营资产转经营资产的，按有关规定执行。

（四）特许经营的收益管理按照相关文件执行。

第六章　监督管理

第二十条　市属医院应认真履行协议（合同）约定事项，加强合作管理，坚持权、责、利相统一。协议有效期内，需对协议进行修改的，涉及合作内容、收益等问题，经双方协商一致，报市医院管理局审核。

第二十一条　合作期满需延长的，应在合作期满前3个月报市医院管理局重新审核批准。合同提前解约，应向市医院管理局报告，并说明有关情况。

第二十二条　托管、特许经营合作期限内，市属医院每年须对合作项目进行总结，并上报市医院管理局。

第二十三条　市医院管理局作为市属医院出资人的代表，对合作工作进行监督和管理，根据需要，市医院管理局可组织专家对合作情况进行评估，提出建议。

第二十四条　医疗合作开展情况纳入医院和领导班子绩效考核内容。

第二十五条　违反本办法规定，按《北京市医院管理局关于印发加强风险防控完善市医院管理局领导班子“三重一大”决策制度实施办法的通知》（京医管办字〔2012〕6号）及相关法律法规的有关规定处理。

（一）市属医院未经市医院管理局批准不得以合作为由擅自输出市属医院品牌，其他医疗机构未经准许不得以任何形式擅自使用市属医院品牌。

（二）依据《医疗机构管理条例实施细则》第五十一条，“医疗机构的印章、银行账户、牌匾以及医疗文件中使用的名称应当与核准登记的医疗机构名称相同；使用两个以上的名称的，应当与第一名称相同”的规定，合作医疗机构不得在《医疗机构执业许可证》登记内容中使用市属医院名称，不得使用市属医院的医疗文书、印章、票据、账户等。

（三）市属医院不得以技术入股或资金入股等形式与其他机构开展医疗合作。

第七章　附则

第二十六条　本办法未尽事宜，按国家有关法律法规、北京市财政局、市卫生计生委的有关规定执行。

第二十七条　本办法由北京市医院管理局解释。

第二十八条　本办法自发布之日起实施。

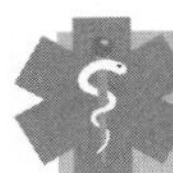

北京市人口与计划生育条例

（2016年3月24日北京市第十四届人民代表大会常务委员会第二十六次会议《关于修改〈北京市人口与计划生育条例〉的决定》修正）

第一章　总则

第一条　为了实施《中华人民共和国人口与计划生育法》，结合本市实际情况，制定本条例。

第二条　本市各级人民政府应当采取综合措施，控制人口数量，提高人口素质，改善人口结构和分布。

第三条　市、区人民政府领导本行政区域内的人口与计划生育工作。

市、区卫生和计划生育行政部门负责本行政区域内的计划生育和与计划生育有关的人口工作。

市、区人民政府其他有关部门在各自的职责范围内，负责有关的人口与计划生育工作。

乡镇人民政府和街道办事处负责本辖区内的人口与计划生育工作。

第四条　工会、共产主义青年团、妇女联合会以及计划生育协会等社会团体、企业事业单位、其他组织和公民，应当协助本市各级人民政府开展人口与计划生育工作。

村民委员会、居民委员会应当依法做好计划生育工作。

第五条　本市各级人民政府应当把人口与计划生育经费纳入财政预算，逐步提高人口与计划生育经费投入，保证人口与计划生育工作的开展。

任何单位和个人不得截留、克扣、挪用人口与计划生育工作费用。

第六条 本市各级人民政府或者卫生和计划生育行政部门对在人口与计划生育工作中做出成绩的机关、企业事业单位、社会团体、其他组织和公民给予表彰和奖励。

第二章 人口规划与管理

第七条 市、区人民政府应当根据上一级人民政府的人口发展规划，结合本地实际，编制本行政区域人口发展的中、长期规划，并将其纳入国民经济和社会发展计划。

第八条 市、区人民政府应当根据人口发展的中、长期规划，制定本行政区域人口与计划生育实施方案并组织实施。

市、区卫生和计划生育行政部门负责本行政区域人口与计划生育实施方案的日常工作。

乡镇人民政府和街道办事处负责人口与计划生育实施方案在本辖区内的贯彻落实工作。

第九条 本市建立和完善有利于合理调控人口数量、人口年龄结构、人口分布的政策及制度，使人口状况与本市经济、社会发展水平和资源、环境的承载能力相适应。

第十条 市、区人民政府应当建立和完善人口与计划生育综合信息系统，负责人口与计划生育综合信息的汇集和管理工作，开展人口总量、人口结构、人口出生和死亡、人口迁移等人口变动和发展趋势的中、长期预测工作。

本市各级卫生和计划生育、发展改革、公安、民政、统计、人力资源和社会保障等行政部门应当建立信息通报制度，促进人口信息资源的综合开发和利用，实现人口信息共享。

第十一条 人口与计划生育工作实行目标管理责任制。上一级人民政府应当每年对下一级人民政府下达人口与计划生育目标管理责任，并对执行情况进行考核、评估和奖惩。

机关、企业事业单位、社会团体和其他组织应当做好本单位的计划生育工作，接受卫生和计划生育行政部门的指导、监督、检查；其法定代表人或者负责人对本单位计划生育工作负主要责任。

第十二条 公安部门应当根据人口与计划生育工作的要求，做好户籍人口和流动人口的管理工作。

民政部门应当配合卫生和计划生育行政部门在婚姻登记工作中做好宣传教育工作，将计划生育服务、管理纳入社区服务工作中。

人力资源和社会保障行政部门应当根据人口与计划生育工作的要求，制定相关的劳动就业和社会保障政策。

农业行政部门应当在农村经济政策方面支持计划生育家庭发展经济。

教育行政部门应当指导学校以符合受教育者特征的适当方式，在学生中有计划地开展人口基础知识教育、青春期教育和性健康教育。

科技、文化、新闻出版广电等行政部门应当组织开展人口与计划生育的宣传教育。

大众传媒应当开展人口与计划生育的社会公益性宣传。

第十三条 村（居）民委员会应当将人口与计划生育工作纳入村（居）规民约，积极开展人口与计划生育宣传教育，实行村（居）民计划生育自我教育、自我管理、自我服务，协助卫生和计划生育行政部门及有关部门做好计划生育管理和服务工作。

第十四条 流动人口的计划生育工作，由其户籍所在地和现居住地的人民政府共同负责管理，以现居住地为主。

流动人口的计划生育工作，按照《流动人口计划生育工作管理办法》和本市有关规定执行。

第三章 生育调节

第十五条 公民有生育的权利，也有依法实行计划生育的义务，夫妻双方在实行计划生育中负有共同的责任。

公民实行计划生育的合法权益受法律保护。

第十六条 依法办理结婚登记的夫妻，除享受国家规定的婚假外，增加假期7天。

第十七条 提倡一对夫妻生育两个子女。生育两个以内子女的，按照国家有关规定实行生育登记服务制度。

符合下列情形之一的，夫妻双方可以要求再生育一个子女：

（一）再婚夫妻婚前仅生育一个子女，婚后已生育一个子女的；

（二）再婚夫妻婚前生育两个以上子女，婚后未共同生育子女的；

（三）夫妻共同生育两个子女，其中一个经指定医疗机构鉴定为非遗传性病残，不能成长为正常劳动力的。

再婚夫妻按照本条第二款第（二）项规定共同生育的子女，经指定医疗机构鉴定为非遗传性病残，不能成长为正常劳动力的，可以要求再生育一个子女。

要求再生育子女的夫妻应当向一方户籍所在地乡镇人民政府、街道办事处提交相关材料：乡镇人民政府、街道办事处核实后，报区卫生和计划生育行政部门确认。需要提交的材料、办理程序及期限，由市卫生和计划生育行政部门制定并公布。

第四章　奖励与社会保障

第十八条　机关、企业事业单位、社会团体和其他组织的女职工，按规定生育的，除享受国家规定的产假外，享受生育奖励假30天，其配偶享受陪产假15天。女职工及其配偶休假期间，机关、企业事业单位、社会团体和其他组织不得降低其工资、予以辞退、与其解除劳动或者聘用合同。

女职工经所在机关、企业事业单位、社会团体和其他组织同意，可以再增加假期1至3个月。

第十九条　已经获得《独生子女父母光荣证》的夫妻，凭证享受以下奖励和优待：

（一）每月发给10元独生子女父母奖励费，奖励费自领取《独生子女父母光荣证》之月起发至其独生子女满18周岁止；

（二）独生子女的托幼管理费和18周岁之前的医药费，由夫妻双方所在单位依照有关规定报销；

（三）独生子女父母，女方年满55周岁，男方年满60周岁的，每人享受不少于1000元的一次性奖励；

（四）农村在推行养老保险制度时，应当为独生子女父母优先办理养老保险。农村安排宅基地，对独生子女父母应当给予优先和照顾；

（五）乡镇人民政府和农村集体经济组织应当扶持独生子女家庭发展生产。

在国家提倡一对夫妻生育一个子女期间，第一胎生育双胞或者多胞的夫妻，不领取《独生子女父母光荣证》，凭女方户籍所在地乡镇人民政府或者街道办事处出具的证明，享受前款第（三）项规定以外的奖励和优待，但只享受一份独生子女奖励待遇。

第二十条　独生子女发生意外伤残致使基本丧失劳动能力或者死亡，其父母不再生育或者收养子女的，女方年满55周岁，男方年满60周岁的，所在区人民政府应当给予每人不少于5000元的一次性经济帮助。

第二十一条　本市各级人民政府和各有关部门应当制定和完善有利于独生子女父母的老年保障制度和措施。

本市有条件的乡镇，可以根据政府引导、农民自愿的原则，实行多种形式的养老保障办法。

第二十二条　本市各级人民政府对农村实行计划生育的家庭发展经济，给予资金、技术、培训等方面的支持和优惠；对实行计划生育的贫困家庭在扶贫贷款、扶贫项目、以工代赈和社会救济等方面给予优先照顾。

第二十三条　区人民政府可以根据本地区的实际情况，制定有利于推行计划生育的奖励、优惠政策。

第二十四条　本条例规定的奖励费发放和经济帮助的具体办法，由市卫生和计划生育行政部门会同有关部门制定。

第五章　计划生育技术服务

第二十五条　本市建立婚前保健、孕产期保健制度，防止或者减少出生缺陷，提高出生婴儿的健康水平。

第二十六条　市、区人民政府应当合理配置、综合利用卫生资源，建立健全由计划生育技术服务机构和从事计划生育技术服务的医疗、保健机构组成的计划生育技术服务网络，改善技术服务设施和条件，提高技术服务水平。

第二十七条　从事计划生育技术服务的机构应当在各自的职责范围内，针对育龄人群开展婚前教育和优生指导，对已婚育龄妇女开展孕情检查、随访服务，承担计划生育及生殖保健的咨询、指导和技术服务。

第二十八条　政府免费向已婚育龄夫妻提供避孕药具，避孕药具由村民委员会、居民委员会、机关、企业事业单位、社会团体、其他组织或者计划生育技术服务机构负责发放，卫生和计划生育行政部门应当加强监督和管理。

第二十九条　本市各级人民政府应当创造条件，保障公民享有计划生育技术服务，保障公民知情选择安全、有效、适宜的避孕节育措施。

第三十条　实行计划生育的育龄夫妻免费享受国家规定的基本项目的计划生育技术服务。

第三十一条　接受节育手术的，机关、企业事业单位、社会团体和其他组织的职工凭医疗单位证明，享受国家规定的休假，休假期间视为劳动时间；农村居民由农村集体经济组织给予照顾。

第三十二条　实施避孕、节育手术应当保证受术者的安全。

个体医疗机构不得从事计划生育手术。

第三十三条　严禁利用超声技术和其他技术手段进行非医学需要的胎儿性别鉴定，严禁非医学需要的选择性别的人工终止妊娠。

第六章　法律责任

第三十四条　违反本条例的行为，法律、法规已有规定的，依照相关规定处理。

第三十五条　违反本条例规定生育子女的夫妻，应当依法缴纳社会抚养费。征收社会抚养费的具体办法，由市人民政府制定。

享受本条例第十九条规定的奖励和优待的夫妻，再生育子女的，停止其奖励和优待，收回《独生子女父母光荣证》。

第三十六条　机关、企业事业单位、社会团体、其他组织的职工违反本条例规定生育的，由其所在单位给予行政处分或者纪律处分；分娩的住院费和医药费自理，产假期间停止其工资福利待遇；3年内不得被评为先进个人、不得提职，并取消一次调级。

农村居民违反本条例规定生育的，在给予农村福利时予以适当限制；聘任为干部的，应予解聘。

第三十七条　对机关、企业事业单位、社会团体、其他组织不落实本条例规定的计划生育奖励和优待政策，有关当事人可以向卫生和计划生育行政部门举报；卫生和计划生育行政部门应当督促落实，并对当事人维护合法权益予以支持。

第七章　附则

第三十八条　本条例自2003年9月1日起施行。1991年1月15日北京市第九届人民代表大会常务委员会第二十五次会议通过、1999年5月14日北京市第十一届人民代表大会常务委员会第十次会议修订的《北京市计划生育条例》，1991年5月16日市人民政府发布、2000年3月8日市人民政府修订的《北京市计划生育奖励实施办法》和《北京市违反〈计划生育条例〉处罚办法》同时废止。

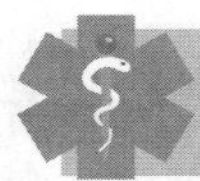

北京市卫生计生委关于两孩以内生育登记服务工作的通知

京卫指导〔2016〕7号

（2016年3月28日）

各区卫生计生委：

为贯彻落实中共中央国务院《关于实施全面两孩政策，改革完善计划生育服务管理的决定》精神，引导群众有计划负责任地安排生育，准确把握出生人口变动态势，更有效地提供计划生育和妇幼健康服务，根据《北京市人口与计划生育条例》（以下简称《条例》）的要求，现就本市办理两孩以内生育登记服务有关工作通知如下。

一、主要内容

夫妻一方或双方为本市户籍，拟生育第一个或第二个子女的，实行生育登记，由家庭自主安排生育，依法享受计划生育和妇幼健康等公共服务。

二、办理方式

（一）网上登记

登录“北京市生育登记服务系统”（以下简称“系统”）填写相关信息，进行生育登记。需要领取《北京市生育登记服务单》的，可在办理生育登记之日起3个工作日后登录系统自行下载打印，也可到一方户籍地社区村（居）、乡镇（街道）服务窗口打印。

（二）现场登记

持双方户口本、身份证、结婚证到一方户籍地社区村（居）或乡镇（街道）填写《北京市生育登记信息采集表》后办理生育登记。子女已出生补办生育登记的需携带《出生医学证明》，委托他人代办的需提交授权委托书。

需要领取《北京市生育登记服务单》的，可在办理生育登记之日起3个工作日后到办理生育登记的社区村（居）或乡镇（街道）领取，也可登录系统自行下载打印。

三、特殊人群办理规定

（一）涉外涉侨涉港澳台和出国留学人员

涉外涉侨涉港澳台和出国留学人员生育政策按照国家有关规定执行。符合条件办理生育登记的程序和要求参照一方或双方为本市户籍人员的规定办理。

（二）在校大学生

在校大学生包括专科、本科、硕士研究生、博士研究生、博士后和档案在学校保留三年的村官，不包括毕业后户口滞留在校超过两年的人员和民办高校的在校学生。

在校大学生在乡镇（街道）办理生育登记。夫妻均为在校大学生，且户口都是高校集体户口的，在女方高校集体户口所在地乡镇（街道）办理；夫妻一方为高校集体户口、另一方为本市常住户口（或非高校集体户），在常住户口所在地乡镇（街道）办理；夫妻一方为高校集体户口、另一方为外省市常住户口（或外省市非高校集体户），在外省市常住户口所在地办理。具体办理程序和要求参照一方或双方为本市户籍夫妻现场办理生育登记的相关规定。

（三）现役女军人（含武装警察部队）

本通知中的现役女军人为驻京现役女军官、女士官。

现役女军人在乡镇（街道）办理生育登记。夫妻双方均为驻京现役军人或男方为外省市常住户口的，在女方所属部队本市驻地乡镇（街道）办理；现役女军人配偶为本市常住户口的（大学生集体户口、驻京办事处工作户口除外），应在男方户口所在地乡镇（街道）办理。具体办理程序和要求参照一方或双方为本市户籍夫妻现场办理生育登记的相关规定。

四、生育服务

各级计划生育工作人员要主动宣传本市育龄群众享有的计划生育和妇幼健康服务内容，引导生育登记对象到相应机构免费享受计划生育基本技术服务和国家规定的公共卫生服务项目，办理生育保险、住院分娩补助等事项。加强生育登记与孕前优生健康检查、孕妇建档、住院分娩、出生医学证明、儿童预防接种等个案信息的共享，增强服务的针对性和实效性。

本通知自印发之日起施行。此前规定与本通知不一致的，以本通知为准。

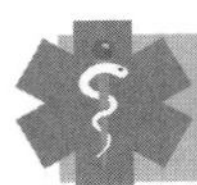

北京市卫生计生委关于再生育行政确认工作的通知

京卫指导〔2016〕8号

（2016年3月28日）

各区卫生计生委：

根据《北京市人口与计划生育条例》（以下简称《条例》）第十七条的规定，现就本市再生育行政确认有关工作通知如下。

一、主要内容

夫妻一方或双方为本市户籍，符合《条例》第十七条规定要求再生育子女的，应由区卫生计生委进行确认，依法享受计划生育和妇幼健康等公共服务。

二、办理程序及期限

符合条件的夫妻到一方户籍所在地乡镇人民政府或街道办事处提交相关材料，经乡镇人民政府或街道办事处核实后，由区卫生计生委确认。

对要求再生育子女有关证明材料完备的，区卫生计生委应当在当事人申请之日起20个工作日内给予答复，符合再生育确认条件的，发放《北京市再生育确认服务单》。对于不符合再生育确认条件的，应书面告知当事人。

三、所需材料

（一）基础材料

1. 由夫妻双方存档单位［无存档单位的由社区村（居）］注明婚育情况并盖章的《北京市再生育申请确认表》原件一式两份。

2. 夫妻双方户口本、身份证原件及复印件一份。

3.《结婚证》原件及复印件一份。

（二）符合《条例》第十七条相关款项申请再生育子女的，在提交以上基础材料同时，还需提供如下证明材料：

1. 根据《条例》第十七条第二款第一项“再婚夫妻婚前仅生育一个子女，婚后已生育一个子女的”、第二项“再婚夫妻婚前生育两个以上子女，婚后未共同生育子女的”申请的，需提交：

历次《离婚证》、《离婚协议书》或法院判决（调解）书原件及复印件一份。（《离婚协议书》复印件应加盖婚姻登记部门查档章，在档案馆存档的复印件应加盖档案馆印章）。一方或双方丧偶的需提供相关部门出具的有效死亡证明原件及复印件一份。

2. 根据《条例》第十七条第二款第三项“夫妻共同生育两个子女，其中一个经指定医疗机构鉴定为非遗传性病残，不能成长为正常劳动力的”申请的，需提交《北京市区病残儿医学鉴定表》原件及相关病史资料。

3. 根据《条例》第十七条第三款“再婚夫妻按照本条第二款第（二）项规定共同生育的子女，经指定医疗机构鉴定为非遗传性病残，不能成长为正常劳动力的”申请的，除参照第一条提交相关离婚证明、丧偶证明外还需提交《北京市区病残儿医学鉴定表》原件及相关病史资料。

（三）其他材料

有下列情形之一的，需分别提交相应证明材料：

1. 一方为外省市户籍的，提交外省市一方户籍地区县卫生计生行政部门出具的婚育情况证明原件。其中，外省市一方当事人纳入本市常住人口管理，且婚后在现居住地依法办理暂住登记或者居住登记1年以上的，或者通过流动人口计划生育信息管理系统能够核查当事人信息的，由现居住地社区、村居委会核实后出具婚育情况证明或签署意见盖章。

2. 已生育子女的提供《出生医学证明》原件及复印件一份。

3. 收养子女的提供《收养登记证》原件及复印件一份。

4. 现役军人的提供军人军官证、所在部队师级以上政治机关出具的婚育情况证明原件。

5. 一方为外国人或港澳台公民的，国外居民提交外国公民护照原件及复印件一份及本人生育情况个人声明；港澳台居民应提交港澳台居民身份证原件及复印件一份、本人生育情况自述文件。

6. 在外国办理结婚登记或离婚的，提交由我国驻该国使领馆进行认证的结婚或离婚证明材料（及翻译件）原件及复印件一份。

7. 子女在国外或境外出生的，提交由国外或境外医疗机构颁发的《出生医学证明》（翻译件）原件及复印件一份；子女的护照或旅行证原件及复印件一份。

8. 外国人一方结婚前已有子女或与内地居民结婚后生育的子女不在内地定居的，提交原有子女护照原件及复印件一份（复印件应包含出入境记录），中国驻该国使馆出具的原有子女取得该国永久居留权等国外定居的有效证明原件。

9. 其他特殊情况需要提交的材料。

四、特殊人群办理规定

（一）涉外涉侨涉港澳台和出国留学人员

涉外涉侨涉港澳台和出国留学人员生育政策按照国家有关规定和本市《条例》执行。符合条件办理再生育行政确认的程序和要求参照一方或双方为本市户籍人员的规定办理。

（二）现役女军人（含武装警察部队）

现役女军人在本市生育的应当符合本市生育政策。本通知中的现役女军人为驻京现役女军官、女士官。

夫妻双方均为驻京现役军人或男方为外省市常住户口的，在女方所属部队本市驻地乡镇（街道）办理；现役女军人配偶为本市常住户口的（大学生集体户口、驻京办事处工作户口除外），应在男方户口所在地乡镇（街道）办理。符合条件办理再生育行政确认的程序和要求参照一方或双方为本市户籍人员的规定办理。

五、生育服务

各级计划生育工作人员要主动宣传本市育龄群众享有的计划生育和妇幼健康服务内容，引导再生育对象到相应机构免费享受计划生育基本技术服务和国家规定的公共卫生服务项目，办理生育保险、住院分娩补助等事项。加强再生育行政确认与孕前优生健康检查、孕妇建档、住院分娩、出生医学证明、儿童预防接种等个案信息的共享，增强服务的针对性和实效性。

本通知自印发之日起施行。此前规定与本通知不一致的，以本通知为准。

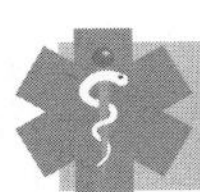

北京市卫生计生委关于流动人口生育服务登记工作的通知

京卫指导〔2016〕9号
（2016年3月28日）

各区卫生计生委：

为贯彻落实《中华人民共和国人口与计划生育法》和中共中央国务院《关于实施全面两孩政策，改革完善计划生育服务管理的决定》，做好流动人口在居住地的计划生育服务管理工作，现就本市居住的流动人口办理生育服务登记事宜通知如下：

一、办理对象

双方均为外省市户籍，一方或双方在本市居住的流动人口可以在本市办理生育服务登记，依法享受本市计划生育和妇幼健康等公共服务。

二、办理程序和要求

（一）两孩以内生育服务登记

本市居住的流动人口生育两个以内子女的，可以在本市现居住地办理生育服务登记。

持双方户口本、身份证、结婚证，向一方现居住地乡镇（街道）提出申请，填写《北京市流动人口生育登记信息采集表》。需要领取《北京市流动人口生育登记服务单》的，可在15个工作日后到办理登记的乡镇（街道）打印并盖章。

（二）再生育服务登记

双方均为外省市户籍的夫妻，不适用《北京市人口与计划生育条例》规定的再生育条件；但可以按照有关规定在本市换取《北京市流动人口再生育服务单》。

持双方户口本、身份证、结婚证、双方户籍所在地区县级卫生计生行政部门出具的符合外省市再生育政策的相关证明原件及复印件一份，向本市一方现居住地乡镇（街道）提出申请，填写《北京市流动人口再生育登记信息采集表》后，现居住地乡镇（街道）为其出具《北京市流动人口再生育服务单》并盖章。

三、生育服务

各级计划生育工作人员要主动宣传居住在本市的流动人口享有的计划生育和妇幼健康服务内容，引导生育登记对象到相应机构免费享受计划生育基本技术服务和国家规定的公共卫生服务项目，办理生育保险、住院分娩补助等事项。加强生育登记与孕前优生健康检查、孕妇建档、住院分娩、出生医学证明、儿童预防接种等个案信息的共享，增强服务的针对性和实效性。

本通知自印发之日起施行。此前规定与本通知不一致的，以本通知为准。

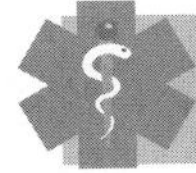

关于加强北京市康复医疗服务体系建设的指导意见

京卫老年妇幼〔2016〕20号
（2016年6月14日）

各区卫生计生委、发展改革委、教委、信息化主管部门、民政局、财政局、人力社保局、金融局、残联：

为贯彻落实《中共中央国务院关于深化医药卫生体制改革的意见》（中发〔2009〕6号）、《国务院关于促进健康服务业发展的若干意见》（国发〔2013〕40号）、《国务院办公厅关于推进医疗卫生与养老服务相结合的指导意见》（国办发〔2015〕84号）等文件精神，进一步加强北京市康复医疗服务体系建设，推进分级诊疗制度建设，促进预防、治疗、康复有机结合，满足群众日益增长的健康服务需求，现就康复医疗服务体系建设工作提出如下意见。

一、充分认识推进康复医疗服务体系建设的重要性

随着北京市人口老龄化加剧和伤残人群的持续增加，康复医疗服务需求激增。康复医疗服务可以预防和减少伤残发生、减轻残疾程度、改善患者生命质量、控制疾病医疗费用、减轻家庭和社会的经济负担，是医疗卫生事业和健康服务业的重要组成部分。目前以综合医院为中心的医疗服务体系亟待改进，北京市康复医疗资源十分短缺，难以满足需要。构建康复医疗服务体系，有利于提高医疗资源整体利用效率，对促改革、调结构、惠民生，进一步深化医药卫生体制改革，促进健康服务业发展，全面建成小康社会具有重要意义。

二、基本原则和发展目标

（一）基本原则

保障基本，统筹发展。着力保障伤、病、残人士的基本康复医疗服务需求。疾病急性期的康复早期介入主要在综合医院康复医学科；疾病稳定期患者系统、综合的康复治疗主要在康复医院；疾病恢复期患者的基本康复服务及家庭康复指导主要由基层卫生服务机构提供。按照“优化布局、分级诊疗、提高质量、持续发展”的要求，形成住院康复、日间（门诊）康复、居家康复紧密结合的康复医疗服务网络，为患者提供科学、适宜、连续性的康复服务。

政府引导，社会参与。发挥政府在制定规划、出台政策、标准准入、监督管理、营造环境等方面的主导作用。加强全市康复医疗服务体系建设总体设计，落实属地化全行业责任，推进康复医疗服务规范化发展。充分调动社会力量的积极性和创造性，鼓励社会力量依法依规以独资、合资、合作等多种形式投入康复医疗服务，不断增加康复医疗服务供给。

创新机制，提升能力。完善康复医疗服务相关政策制度和标准规范体系，盘活存量，用好增量，确定转型和新增各级各类康复医疗机构的功能定位，建立各级各类康复医疗机构分工协作的分级诊疗机制，引导患者有序就诊，提高服务质量、能力和效率。加强学科建设，充分发挥中医在康复医疗服务中的特色优势。

（二）发展目标

到2017年，初步建立符合首都特点的康复医疗服务体系。优化康复医疗资源配置，提高资源整体利用效率和效果，新增或转型一批康复医院或康复床位；推进分级诊疗和双向转诊；强化康复医疗与中医、妇幼保健和残联康复机构，以及老年病、护理等延续性医疗机构分工合作。建立和完善康复医学学科及康复医疗人才培养制度。逐步提升医疗卫生机构康复服务能力，综合医院康复医学科、康复医院、基层医疗卫生机构康复工作率先达到国家标准要求。

到2020年，康复医疗服务体制、机制、模式和政策法规体系基本完善，康复医疗服务网络基本形成，发挥康复医疗质量控制中心作用，服务能力明显提升，逐步形成伤残康复、老年病康复、职业康复和运动康复等服务特色与优势。康复专业人才数量和质量基本满足居民康复医疗服务需求，实现每千常住人口0.5张康复护理床位，每张康复床位至少配备医师0.15名、康复治疗师0.3名和护士0.3名的建设目标。

三、重点任务

（一）加快推进康复医疗服务体系建设

构建以综合医院（含中医、中西医结合医院）康复医学科、康复医院、基层医疗卫生机构共同组成的连续性康复医疗服务体系。各区要将康复医疗服务体系建设纳入本地区卫生计生事业和健康服务业发展规划，根据辖区内居民康复医疗服务需求和供给情况，按照康复医疗资源配置要求，制定区域康复医疗服务规划，确定各级各类康复医疗机构规模和布局，落实康复医疗服务体系建设任务。将各区推进康复医疗服务体系建设工作及提供康复医疗服务情况纳入本市医改重点任务目标考核和区卫生发展评价。

（二）整合优化康复医疗服务资源

各区要按照康复医疗服务体系建设原则，整合辖区内卫生计生、民政、残联等部门在康复医疗服务领域的资源，保证康复医疗服务供给。首都功能核心区以调整存量为主；城市功能拓展区、城市发展新区及生态涵养发展区以适当增加增量为主。积极引导辖区部分公立医疗机构转型为康复医疗机构，或部分治疗床位转换为康复床位，逐步推进，分步实施，确保转型机构所承担的常见病、多发病诊疗功能及公共卫生任务不受影响。鼓励发展运动康复、职业康复、老年康复、儿童康复、专病康复为特色

的康复医疗机构。严格落实三级综合医院（含中医、中西医结合医院）设置康复医学科的要求，到2020年，实现康复医学科设置达100%，康复医学科床位占医院总床位数不低于2%。二级综合医院（含中医、中西医结合医院）应当设置康复医学科，康复医学科床位占医院总床位数不低于2.5%。鼓励专科医院设置康复医学科。支持部分三级中医医院按照功能划分建设北京市中医康复中心。

（三）探索建立康复医疗服务分工合作机制

依托首都医学专家力量，制定综合医院与康复医院和基层卫生服务机构之间转诊标准、规范和程序。建立、完善以康复医疗服务规范化管理和持续改进为核心的质量控制体系。将住院患者功能评定率、康复治疗有效率、转诊率和平均住院日等指标纳入考核标准，加大监督考核力度，同时探索利用医保支付手段促进双向转诊制度的有效实施和长效工作机制建立。

（四）加强社区和家庭康复服务能力建设

各区要加强基层卫生服务机构康复医疗服务能力建设，支持引进相关人才，配备专、兼职技术人员，组建康复专业队伍，加强专业培训，掌握常用的康复评定技术和康复治疗、康复护理技术，为社区病、伤、残者提供最基本的训练与服务，并提供康复咨询和转接服务。鼓励建立康复专业医联体，并通过技术支持、对口支援等多种形式提升基层康复医疗服务能力。提高基层卫生服务机构康复床位占比，有条件的要建立康复病房。探索提供社区、家庭康复的服务模式，开展康复知识普及和家庭康复服务与指导。充分依托社区各类服务与信息网络平台，逐步将居民康复医疗服务信息纳入居民健康档案。将各区工作推进情况纳入社区卫生绩效考核，到2020年，本市社区卫生服务中心全部具备康复服务能力。

（五）鼓励社会力量参与康复医疗服务体系建设

在符合本市医疗机构设置规划的原则下，鼓励慈善机构、基金会、其他社会组织和公民个人举办非营利性康复医疗服务机构；优化投融资政策，支持企业、投资机构、商业保险机构等社会力量举办营利性健康服务机构，以特许经营、出资新建、参与改制、托管、连锁经营等多种形式投资康复医疗服务业。鼓励康复治疗师设置独立的康复医疗机构或独立执业，支持社会办医疗机构组建或参与区域康复专业医联体建设。按照不低于25%的资源配置标准为社会力量举办康复医疗机构预留审批空间。

（六）加强康复医学学科体系建设

支持医学院校和其他高等院校康复医学及相关专业建设。加强市级康复医学中心建设。培养一批康复医学和康复治疗专业的学科带头人和学科骨干。建立市、区两级专家库，指导各级各类医疗机构康复医学科的学科建设，参与康复医疗服务相关的技术支持与指导。发挥康复医学学术团体和专业机构资源优势，加强康复医学领域的横向联系，积极开展国内、国际的学术交流和合作，追踪世界先进康复医疗技术，提升国际影响力和国家竞争力。

（七）加强中医康复服务能力建设

充分利用和发挥中医传统的特色和优势，积极开发和推广中医康复适宜技术，包括针法、灸法、传统手法、传统功法，以及中药浸浴、熏蒸（洗）、低频治疗、电针治疗、微波治疗等有助于提高中医疗效水平的治疗手段。将康复中医特色诊疗技术（非药物疗法）应用纳入考核指标体系。鼓励中医类别医师从事康复服务，临床类别医师学习中医康复的理论和技术方法。

四、保障措施

（一）完善配套支持政策

根据康复医疗体系建设工作的任务目标，保障必要的财政资金投入。加强康复基础设施建设。鼓励床位使用率不高的二级综合医院或具备一定条件的基层卫生服务机构转型为康复医疗机构，财政对康复专业人才培养、新建和转型为康复医院的公立医疗机构在医疗设备购置、修缮改造等给予经费支持。首批推进6家公立医疗机构向康复转型，每家给予1500万元财政经费支持。推进康复医疗服务价格和医保支付方式改革，完善合理的康复医疗价格形成机制和医保调节机制。按照国家相关政策要求，规范康复医疗服务项目，合理制定康复医疗项目价格。逐步完善康复医疗服务医保保障体系，为到康复医院就诊患者个人定点医疗机构变更提供快捷服务，保障转诊渠道畅通。探索新的医保付费方式，促进患者在综合医院、康复医院和基层卫生服务机构之间有序转诊。研究建立康复护理保险制度，探索商业医疗保险进入康复医疗领域。

（二）加强人才队伍培养

加强康复医师、治疗师、护士等康复医学专业人才队伍建设，建立康复医学专业人才培养及管理制度，逐步实现康复治疗人员持证上岗。鼓励其他执业范围的专业技术人员转岗成为康复治疗人员，可延续其原有职称级别，并在晋升上一级康复医学专业技术资格时，合并计算其从事康复工作前后的履职年限。根据康复医疗服务需求，增加在京院校康复医学及相关专业各层次招生计划，培养输送合格康复医学专业毕业生。建立康复医学和康复治疗专业毕业后教育制度，在本市医疗机构从事康复医师工作的本科及以上医学毕业生，以及从事康复治疗师工作的各学历层次相关专业毕业生，应到经认定的培训基地接受康复医学住院医师或康复治疗师规范化培训。医疗机构不能直接聘用没有取得规范化培训合格证书的康复医师或康复治疗师独立从事康复医疗服务工作。加强康复医学专业技术人员继续教育，将继续教育完成情况作为本人年度考核、职称晋升、职务聘任、执业再注册等的必备条件之一。通过转岗一批、培养一批、引进一批，尽快建设一支与北京市康复医疗服务需求相适应的康复医学专业人才队伍。

（三）加强康复医疗信息化建设

建立康复医疗资源信息和服务信息的采集制度，实施标准化采集和数据质控，完善医疗机构信息系统及基层医疗卫生系统的康复信息管理功能。实施北京通基本卡在医疗康复服务中的普及应用，建立卫生计生、民政、残联、保险、金融等部门康复医疗服务信息协同共享机制。以北京通基本卡唯一身份标识为主索引，实现北京康复医学资源发展信息与个人康复医疗信息和居民健康档案信息的动态有效衔接，完善北京人口健康基础信息库。按照康复医疗分级诊疗流程，完善全市分级诊疗系统。建设首都人口健康信息云，开展互联网+健康医疗大数据分析和转化应用，为康复医学政策的制定提供科学依据，催生移动医疗、远程医疗、远程教育、居家康复等方面的康复医疗服务的新产品新业态。

（四）加强康复医疗服务监督管理

充分发挥北京市康复医疗质量控制中心作用，制定对各级各类康复医疗机构实施分类指导、分级管理的康复医疗服务技术评价标准、工作规范。建立第三方参与的康复医疗机构考核评估机制，组织实施康复医疗服务技术、项目、设备评价活动，定期对各类康复医疗机构医疗技术、服务项目和设备运行状况进行综合评价；加强对康复医疗机构依法开展执业活动的监督检查，严肃查处违法违规行为。

五、组织实施

（一）加强组织领导

各级政府和包括卫生计生、发改、财政、民政、人力社保、教育、金融、残联等相关部门要充分认识发展康复医疗事业的重要意义，把康复医疗作为政府的一项重要民生工程和医药卫生体制改革的一项重要工作。建立部门联席会议制度，落实责任，狠抓落实，定期研究解决康复医疗体系建设中的重大问题，完善相关政策措施，推进北京市康复医疗事业快速、健康发展。

（二）明确部门责任

根据职责制定各有关部门工作方案，确保康复医疗体系建设工作顺利推进。卫生计生部门负责统筹北京市医疗卫生资源，拟定康复医疗体系建设发展的总体规划，研究制定康复医疗服务体系建设相关实施方案和措施，建立有效的考核评价指标体系，依法加强对各类康复医疗机构的监督、指导和管理，建立康复体系信息报告制度及加强信息系统建设；发展改革部门负责安排权限内政府投资康复设施项目建设资金，完善医疗服务价格形成机制；财政部门负责完善投入机制，加大资金投入，支持公立医疗机构向康复医疗机构转型和康复人才队伍建设，提升康复医疗服务水平；经济信息化部门负责支持康复医疗服务信息化建设项目立项；民政部门负责支持和指导养老机构中的医疗机构申请建立康复医疗部门，开展康复医疗服务项目；人力社保部门负责对康复人员职称晋升管理以及康复医疗机构及其相应服务纳入医保范围给予支持；教育部门负责调整教育结构和布局，加快康复人才培养的步伐，鼓励具备条件的高等院校和职业院校开办康复医学、康复治疗等专业，支持社会力量兴办康复类职业教育；金融部门负责优化康复医疗服务体系融资政策，引导金融机构加大对健康服务业的资金支持力度；残联负责加快推进各类残疾人康复服务体系建设和医疗政策保障。

（三）加大宣传力度

各相关部门、各级各类医疗机构特别是康复医疗服务机构要充分利用报刊、广播、电视、网络等多种宣传手段，开展多种形式的宣传教育活动，使广大医务人员及公众充分认识康复医疗的重要性，增强康复医疗意识、减少残疾，努力营造社会理解和支持康复医学事业发展的社会环境。

（四）强化督导检查

各级政府和各相关部门要加强对本指导意见实施进度和效果的监督、指导和检查；总结推广典型经验。各成员单位联合对开展的康复医疗服务工作定期进行检查和考核，及时发现存在问题，不断完善相关政策措施，加大持续整改力度，保证康复医疗服务事业可持续健康发展。

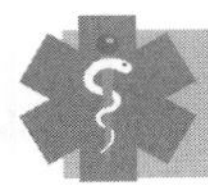

北京市院前医疗急救服务条例

（2016年7月22日北京市第十四届人民代表大会常务委员会第二十八次会议通过）

第一章　总则

第一条　为了保障公众生命健康权益，规范本市院前医疗急救服务，提高院前医疗急救服务能力和水平，及时、有效抢救急、危、重患者，根据有关法律、法规，结合本市实际，制定本条例。

第二条　本市行政区域内的院前医疗急救服务及其监督管理适用本条例。

本条例所称院前医疗急救服务，是指院前医疗急救机构按照调度机构的调度，在将急、危、重患者送达院内医疗急救机构救治前开展的以现场抢救、转运途中紧急救治和监护为主的医疗活动以及与院内医疗急救机构的交接活动。

本条例所称调度机构，是指受理院前医疗急救呼叫、调派院前医疗急救机构提供服务的机构。

本条例所称院前医疗急救机构，是指符合国家和本市规定的条件，从事院前医疗急救服务的医疗机构。

本条例所称院内医疗急救机构，是指具有急诊抢救能力，接收、救治院前医疗急救机构转运患者的医疗机构。

第三条　院前医疗急救服务是政府举办的公益性事业，是基本公共服务和城市安全运行保障的重要内容。

第四条　市人民政府应当加强对院前医疗急救服务工作的领导，对全市院前医疗急救机构实施统一规划布局、统一服务规范、统一监督管理。

市人民政府及其有关部门应当研究建立符合院前医疗急救服务特点的管理体制，明确划分市、区人民政府及其有关部门的责任，并将院前医疗急救服务工作纳入政府绩效考核体系。

区人民政府按照全市统一规划，负责本行政区域内院前医疗急救机构设置规划的组织实施。

第五条　市、区人民政府应当将院前医疗急救服务事业纳入国民经济和社会发展规划，持续保障院前医疗急救服务事业发展投入，保障本行政区域院前医疗急救服务事业与经济社会发展和居民需要相适应。

第六条　市卫生计生行政部门主管本市院前医疗急救服务工作，负责组织、协调、监督管理院前医疗急救服务活动。

区卫生计生行政部门在区人民政府的统一领导和市卫生计生行政部门的业务指导下，依法对本行政区域内的院前医疗急救服务活动进行监督管理。

发展改革、财政、规划、国土、人力社保、民政、公安、交通、教育、通信管理等部门按照各自职责，做好院前医疗急救服务相关工作。

第七条　院前医疗急救机构应当按照国家和本市规定的执业范围、服务规范和收费标准，持续提供院前医疗急救服务。

院内医疗急救机构应当配合院前医疗急救机构做好转运急、危、重患者的交接工作。

第八条　单位和个人应当尊重、配合院前医疗急救机构开展院前医疗急救服务，自觉维护院前医疗急救服务秩序。

第九条　广播、电视、报刊、互联网等媒体应当开展医疗急救公益性宣传，普及医疗急救知识，提高社会医疗急救意识。

各级各类学校应当将医疗急救知识和技能培训作为地方课程专题教育内容，在专业组织的指导下，开展适合学校实际和学生特点的针对性培训，提高学生的安全意识和自救、互救能力。

第十条　鼓励单位和个人通过公益捐赠、志愿服务等方式，参与院前医疗急救服务，支持院前医疗急救服务事业。

第十一条　鼓励医学科研机构、高等院校和医疗机构开展医疗急救和急诊医学相关研究，提高医疗急救和急诊医学科学技术水平；鼓励院前医疗急救服务使用先进医疗科学技术。

本市倡导中医药诊疗技术和方法在院前医疗急救服务中的推广和应用。

第二章 服务机构

第十二条 市卫生计生行政部门和市规划、国土部门应当根据本市医疗机构设置规划，综合考虑城乡布局、区域人口数量、服务半径、交通状况和院内医疗急救机构分布情况、接诊能力等因素，编制本市院前医疗急救机构设置规划，统筹院前医疗急救机构及其急救工作站的布局，并向社会公布。

第十三条 设置院前医疗急救机构及其急救工作站，应当符合本市院前医疗急救机构设置规划。

现有的院前医疗急救机构及其急救工作站设置不符合规划的，由卫生计生行政部门按照规划组织调整。

第十四条 院前医疗急救机构及其急救工作站的建设应当符合统一的标准。具体标准由市卫生计生行政部门根据国家标准和本市实际情况制定。

第十五条 院内医疗急救机构的名录、地址、急诊抢救能力等信息，由市卫生计生行政部门定期统计、更新，并向社会公布。

第十六条 在有突发事件或者其他公共安全应急需要的情况下，全市院前医疗急救机构、院内医疗急救机构及其人员和急救车辆，应当接受政府或者有关行政部门的统一指挥调度。

第十七条 调度机构应当与110、119、122等城市公共服务平台建立联动机制，共同做好突发事件和其他公共安全应急处置工作。

第三章 服务规范

第十八条 市卫生计生行政部门应当组织制定院前医疗急救服务规范和质量控制标准，并向社会公开；市、区卫生计生行政部门应当对院前医疗急救机构执行服务规范和质量控制标准的情况进行日常监督检查和定期考核。

院前医疗急救机构应当按照院前医疗急救服务规范和质量控制标准制定相应的管理制度，定期组织急救业务培训。

第十九条 本市院前医疗急救服务的专用呼叫号码为“120”。

“999”为市红十字会履行“救护、救助、救灾”职责的呼叫号码。市红十字会可以协助政府提供部分院前医疗急救服务。

市红十字会提供院前医疗急救服务，应当按照全市统一的规划设置院前医疗急救机构及其急救工作站，遵守统一的服务规范，并接受卫生计生行政部门的统一监督管理。

任何单位和个人不得恶意拨打、占用急救呼叫号码和线路。

第二十条 调度机构应当根据人口规模、急救呼叫业务量，设置相应数量的专线电话线路，保证急救呼叫电话畅通，并配置专门的调度人员24小时接听急救呼叫电话。

调度人员应当掌握医疗急救知识、院前医疗急救机构设置基本情况和院内医疗急救机构接诊能力，及时接听急救呼叫电话，询问并记录患者信息，根据国家和本市有关标准进行分类登记处理。对急、危、重患者，按照就近原则迅速派出院前救护车；对非急、危、重患者，告知其可以通过其他方式解决。

急、危、重患者的具体标准，由市卫生计生行政部门制定。

患者及其家属或者现场相关人员应当配合调度人员询问，如实提供患者病情、位置、联系方式等信息。

第二十一条 院前医疗急救机构的急救人员应当及时接听派车电话，在规定时间内出车；及时与患者及其家属取得联系，询问病情、指导自救；按照医疗急救操作规范对患者实施救治，并将患者及时转运至院内医疗急救机构；按照规定标准收取院前医疗急救服务费用，不得因收费问题延误救治。

第二十二条 院前医疗急救机构应当根据患者情况，遵循就近、就急、满足专业需要、兼顾患者及其家属意愿的原则，将患者及时转运至具有相应急诊抢救能力的院内医疗急救机构。

患者有下列情形之一的，一律由院前医疗急救机构决定送往相应的院内医疗急救机构进行救治：

（一）病情危急、有生命危险的。

（二）疑似突发传染病、严重精神障碍的。

（三）其他法律、行政法规有特别规定的。

院前医疗急救机构和急救人员不得为谋取本单位利益或者个人利益，违反患者转运原则。

患者转运的具体办法由市卫生计生行政部门制定。

第二十三条 患者被送达院内医疗急救机构前，调度机构和急救人员应当与院内医疗急救机构进行沟通，将患者有关情况提前告知拟转运的院内医疗急救机构，院内医疗急救机构应当做好接诊准备。

患者被送达院内医疗急救机构后，急救人员应当与接诊医生、护士交接患者病情、初步诊疗及用药情况等信息，并按照规定填写、保存病情交接单。

卫生计生行政部门应当组织、协调院前医疗急救机构和院内医疗急救机构建立有效衔接机制。具体办法由市卫生计生行政部门制定。

第二十四条 院内医疗急救机构应当设置专线电话，并保持24小时畅通，保证与卫生计生行政部门、调度机构、院前医疗急救机构及时沟通院前医疗急救相关信息。

院内医疗急救机构应当坚持首诊负责制，不得拒绝接收院前医疗急救机构转运的急、危、重患者。确因特殊情况需要转院治疗的，应当由首诊医生判断转运安全性，并联系接收医院，在保证患者安全的前提下转运至其他院内医疗急救机构。

第二十五条 院前医疗急救机构不得擅自停业、中断提供院前医疗急救服务。

院前医疗急救机构因故停业、中断提供院前医疗急救服务的，应当至少于停业、中断服务前两个月向原核发医疗机构执业许可证的卫生计生行政部门报告；卫生计生行政部门接到报告后，应当采取必要措施确保该区域内的院前医疗急救服务不受影响。

第二十六条 院前医疗急救机构、院内医疗急救机构应当做好医疗急救信息的登记、保存、汇总、统计、分析等工作，并按照规定报送市卫生计生行政部门。具体办法由市卫生计生行政部门制定。

市卫生计生行政部门应当建立院前医疗急救信息平台，实现全市院前医疗急救信息共享互通。

第二十七条 市卫生计生行政部门应当会同市公安交通管理部门，根据区域人口状况、交通状况和院前、院内医疗急救机构分布情况，合理确定院前救护车配备数量，报市人民政府批准。

院前医疗急救机构应当建立院前救护车定期查验和报废制度，保持车况和车载医疗设备、物品符合国家有关标准，确保车辆处于正常待用状态。

第二十八条 院前救护车应当统一喷涂院前医疗急救标识和呼叫号码，安装符合国家标准的标志灯具和警报器，不得用于院前医疗急救服务以外的其他活动。

任何单位和个人不得违反规定擅自配置、使用院前救护车提供院前医疗急救服务，不得设置、使用标志灯具、警报器。

院前救护车应当安装计价器，并在明显位置粘贴价格公示，标明收费项目名称、标准及价格举报电话。

第二十九条 院前医疗急救机构应当为有需要的急、危、重患者提供搬抬服务，患者家属和现场相关人员应当予以配合。

第三十条 每辆院前救护车应当配齐包括驾驶员、医师、护士、担架员等急救人员，具备为有需要的患者提供搬抬服务的能力。

第三十一条 从事院前医疗急救服务工作的医师应当依法取得医师执业资格，并符合下列条件之一：

（一）临床类别急救医学专业。

（二）临床类别非急救医学专业的医师，应当在市卫生计生行政部门指定的机构接受急救医学专业系统培训或者专业进修，并经考核合格。

中医类别医师应当按照其执业范围从事院前医疗急救服务工作。

从事院前医疗急救服务工作的护士，应当依法取得护士执业资格；驾驶员、担架员应当经过院前医疗急救机构组织的急救技能培训并考核合格。

第三十二条 院前医疗急救机构可以聘用医疗救护员按照国家相关规定开展辅助性医疗救护工作。

医疗救护员应当按照国家和本市有关规定，经培训、考核合格后，取得国家职业资格证书。院前医疗急救机构聘用医疗救护员，应当审核其职业资格，并进行岗前培训、考核；未经考核合格的，不得聘用。

本市医疗救护员职业资格管理和聘用、培训、考核的有关规定，由市卫生计生行政部门会同市人力社保行政部门制定。

第三十三条 市发展改革行政部门应当会同市卫生计生行政部门、市人力社保行政部门，根据院前医疗急救服务成本和居民收入水平等因素确定院前医疗急救服务收费项目和标准，根据经济社会发展水平适时调整，并向社会公布。

本市将院前医疗急救服务产生的医疗服务费纳入城镇职工医疗保险、城乡居民医疗保险的报销范围。具体办法由市人力社保、卫生计生行政部门会同市有关部门分别制定。

第三十四条 患者及其家属应当按照院前医疗急救服务收费标准支付费用。

患者及其家属因自身原因拒绝接受调度机构已派出的院前救护车提供院前医疗急救服务的，应当支付已经发生的院前救护车使用费。

第四章　服务保障

第三十五条 院前医疗急救机构、院内医疗急救机构及其急救人员依法开展院前医疗急救活动受法律保护，任何单位和个人不得干扰、阻碍其正常工作。

第三十六条 院前救护车执行院前医疗急救任务受法律保护，并享有下列权利：

（一）依法使用警报器、标志灯具。

（二）使用公交专用车道、消防车通道、应急车道。

（三）在确保安全的前提下，不受行驶路线、行驶方向、行驶速度和信号灯的限制。

（四）在禁停区域或者路段临时停车。

（五）免交收费停车场停车费和收费公路车辆通行费。

市卫生计生、交通、公安交通管理行政部门应当建立院前救护车信息共享机制，为院前救护车管理和通行提供保障。

第三十七条 机动车驾驶人在行驶中遇有执行院前医疗急救任务的院前救护车，应当采取停车、减速等方式主动避让；因避让违反道路交通安全法律、法规的，免予行政处罚。

第三十八条 患者确无能力支付医疗急救费用的，院前医疗急救机构和院内医疗急救机构实施救治后，可以依据国家和本市有关规定向疾病应急救助基金、道路交通事故社会救助基金、城乡医疗救助基金等申请经费补助。

第三十九条 单位和个人向院前医疗急救事业进行公益捐赠的，依法享受相应的企业所得税和个人所得税优惠政策。

第四十条 市、区人民政府应当加强院前医疗急救人员队伍建设。

市卫生计生行政部门应当会同市人力社保等行政部门，制定院前医疗急救人员引进、培养和职业发展规划，建立与院前医疗急救服务特点相适应的医护人员岗位轮转机制和薪酬待遇、职务晋升等激励、保障机制。

第五章 社会急救能力建设

第四十一条 市、区人民政府应当加强社会急救能力建设，组织开展社会急救技能培训和急救知识的宣传普及等工作。

第四十二条 市卫生计生行政部门应当根据医疗急救规范和社会急救能力建设要求，编制统一的社会医疗急救培训大纲和教学、考核标准，并向社会公布。

单位和个人开展社会医疗急救培训活动，应当执行统一的培训大纲和教学、考核标准。

第四十三条 红十字会应当依法履行医疗急救知识普及、初级卫生救护培训、组织群众参加现场救护等职责。

鼓励医学行业协会、医学科研机构、医疗机构等具备专业能力的组织开展社会医疗急救培训活动。

市卫生计生行政部门应当组织专家学者、具备专业能力的组织等对单位和个人开展的社会医疗急救培训情况进行定期评估，并向社会公布评估结果。

第四十四条 单位和个人发现他人有医疗急救需要的，可以拨打急救呼叫电话，并提供必要帮助。

鼓励具备医疗急救专业技能的个人在急救人员到达前，对急、危、重患者实施紧急现场救护，其紧急现场救护行为受法律保护。

鼓励个人学习医疗急救知识，提高自救、互救能力。

第四十五条 依法成立的志愿者组织可以招募、组织志愿者开展医疗急救公益性宣传、普及医疗急救知识等医疗急救志愿服务活动。

单位和个人可以通过志愿者组织参与医疗急救志愿服务活动。志愿者组织应当为志愿者提供医疗急救志愿服务所需的安全、卫生、医疗等条件和保障，开展相关的知识和技能培训。

第四十六条 鼓励企事业单位、社会组织利用互联网技术宣传普及急救知识、统筹利用社会急救资源，提高社会急救能力。

第四十七条 公安消防队、专职消防队等应急救援队伍应当掌握必要的基本医疗急救知识和技能；设置应急救援队伍的单位应当组织有关人员参加医疗急救知识和技能培训，提高应急救援队伍的医疗急救能力。

生产经营单位应当将医疗急救保障等相关内容纳入本单位生产安全事故应急救援预案，并组织实施。生产经营单位组织本单位安全生产教育培训，应当根据需要设置医疗急救知识和技能培训等相关内容，提高工作人员在预防、处置生产安全事故中的医疗急救能力。

鼓励其他机关、企事业单位、社会团体根据本单位工作性质和特点，组织本单位工作人员参加医疗急救知识和技能培训，掌握必要的医疗急救知识和技能。

第四十八条 影剧院、体育场馆、机场、火车站、学校、景区等公共场所的经营管理单位应当根据安全保障需要配置医疗急救设备设施和药品，定期组织员工学习医疗急救知识和技能，提高医疗急救保障能力。

市卫生计生行政部门应当根据社会医疗急救需要，分级分类制定医疗急救设备设施、药品配置指导目录，并向社会公布。

第四十九条 大型群众性活动承办者应当将医疗急救服务保障内容纳入突发事件应急预案，为参加者提供必要的医疗急救服务保障。

第六章 法律责任

第五十条 单位和个人发现院前医疗急救机构、

院内医疗急救机构、调度机构违反本条例规定的，可以向卫生计生行政部门投诉、举报。

市卫生计生行政部门应当设立院前医疗急救服务投诉、举报电话，并向社会公布。

卫生计生行政部门应当对投诉、举报及时做出处理；需要公安、交通、发展改革、人力社保等行政部门配合的，有关行政部门应当配合。

第五十一条 院前医疗急救机构违反本条例第十八条第一款，拒不配合日常监督检查和定期考核的，由市或者区卫生计生行政部门责令改正，处3万元以上5万元以下罚款，并根据情节对直接负责的主管人员和其他直接责任人员依法给予处分。

第五十二条 调度机构及其调度人员违反本条例第二十条，提供服务不符合规定的，由市卫生计生行政部门责令限期改正；造成严重后果的，并对直接负责的主管人员和其他直接责任人员依法给予处分。

第五十三条 急救人员违反本条例第二十一条、第二十三条，提供服务不符合规定的，由市或者区卫生计生行政部门责令改正，并可对院前医疗急救机构处1万元以上3万元以下罚款；造成严重后果的，并对直接负责的主管人员和其他直接责任人员依法给予处分。

第五十四条 院前医疗急救机构违反本条例第二十二条，不按照规定转运患者的，由市或者区卫生计生行政部门责令改正，并处1万元以上3万元以下罚款；造成严重后果的，处3万元以上10万元以下罚款，并对直接负责的主管人员和其他直接责任人员依法给予处分。

第五十五条 院内医疗急救机构违反本条例第二十三条、第二十四条，不按照规定与院前医疗急救机构交接急、危、重患者信息或者拒不接收院前医疗急救机构转运的急、危、重患者的，由市或者区卫生计生行政部门处1万元以上5万元以下罚款。

第五十六条 院前医疗急救机构违反本条例第二十五条第二款，停业、中断服务前未按照规定报告的，由市或者区卫生计生行政部门处1万元以上5万元以下罚款；造成严重后果的，并对直接负责的主管人员和其他直接责任人员依法给予处分。

第五十七条 院前医疗急救机构及其工作人员违反本条例第二十八条第一款规定，使用院前救护车从事院前医疗急救服务以外其他活动的，由市或者区卫生计生行政部门责令改正，并可处5000元以上3万元以下罚款；造成严重后果的，并对直接负责的主管人员和其他直接责任人员依法给予处分。

任何单位或者个人违反本条例第二十八条第二款规定，擅自配置、使用院前救护车或者使用假院前救护车提供院前医疗急救服务的，由区卫生计生行政部门予以取缔，没收违法所得及其药品、器械，并处5万元以上10万元以下罚款；非法安装警报器、标志灯具的，由公安机关交通管理部门依法强制拆除、收缴，并处罚款。

第五十八条 院前医疗急救机构违反本条例第三十条，不按照规定配备急救人员的，由市或者区卫生计生行政部门责令改正，并可处5000元以下罚款；造成严重后果的，并对直接负责的主管人员和其他直接责任人员依法给予处分。

第五十九条 单位和个人有下列情形之一，扰乱院前医疗急救服务工作秩序，构成违反治安管理行为的，由公安机关按照《中华人民共和国治安管理处罚法》的规定给予行政处罚；构成犯罪的，依法追究刑事责任：

（一）恶意拨打、占用急救呼叫号码和线路的。

（二）阻碍执行院前医疗急救任务的院前救护车通行的。

（三）侮辱、殴打急救人员，或者以其他方式阻碍急救人员实施救治的。

（四）其他扰乱院前医疗急救工作秩序的行为。

第六十条 市、区人民政府和有关行政部门及其工作人员在院前医疗急救服务工作中存在不履行、违法履行、不当履行职责行为的，按照国家和本市有关规定对直接负责的主管人员和其他直接责任人员给予行政问责和行政处分。

第六十一条 院前医疗急救机构、院内医疗急救机构及其工作人员在院前医疗急救服务工作中对患者合法权益造成损害的，应当依法承担民事责任。

第七章　附则

第六十二条 中医医疗机构、中医类别执业医师提供院前医疗急救服务的，由中医行政管理部门按照国家和本市有关规定实施监督管理。

第六十三条 本条例自2017年3月1日起施行。

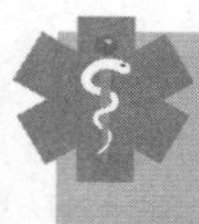

北京市卫生计生委关于《独生子女父母光荣证》有关问题的通知

京卫家庭〔2016〕6号
（2016年8月19日）

各区卫生计生委：

根据北京市第十四届人民代表大会常务委员会第二十六次会议通过的关于修改《北京市人口与计划生育条例》的决定，经研究，对《独生子女父母光荣证》的有关问题通知如下：

独生子女父母于2015年12月31日前生育或夫妻于2015年12月31日前再婚，符合《独生子女父母光荣证》办理条件，且子女年龄在18周岁以内的，可办理《独生子女父母光荣证》。

本通知自发布之日起实施。

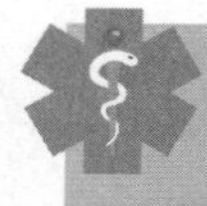

北京市卫生和计划生育委员会　北京市财政局　北京市人力资源和社会保障局关于不再办理“可以生育第二个子女但不生育的一次性奖励”的通知

京卫家庭〔2016〕7号
（2016年10月10日）

各区卫生计生委、财政局、人力社保局：

根据北京市第十四届人民代表大会常务委员会第二十六次会议通过的关于修改《北京市人口与计划生育条例》的决定，经研究，不再办理“可以生育第二个子女但不生育的一次性奖励”的相关事项。

工作进展

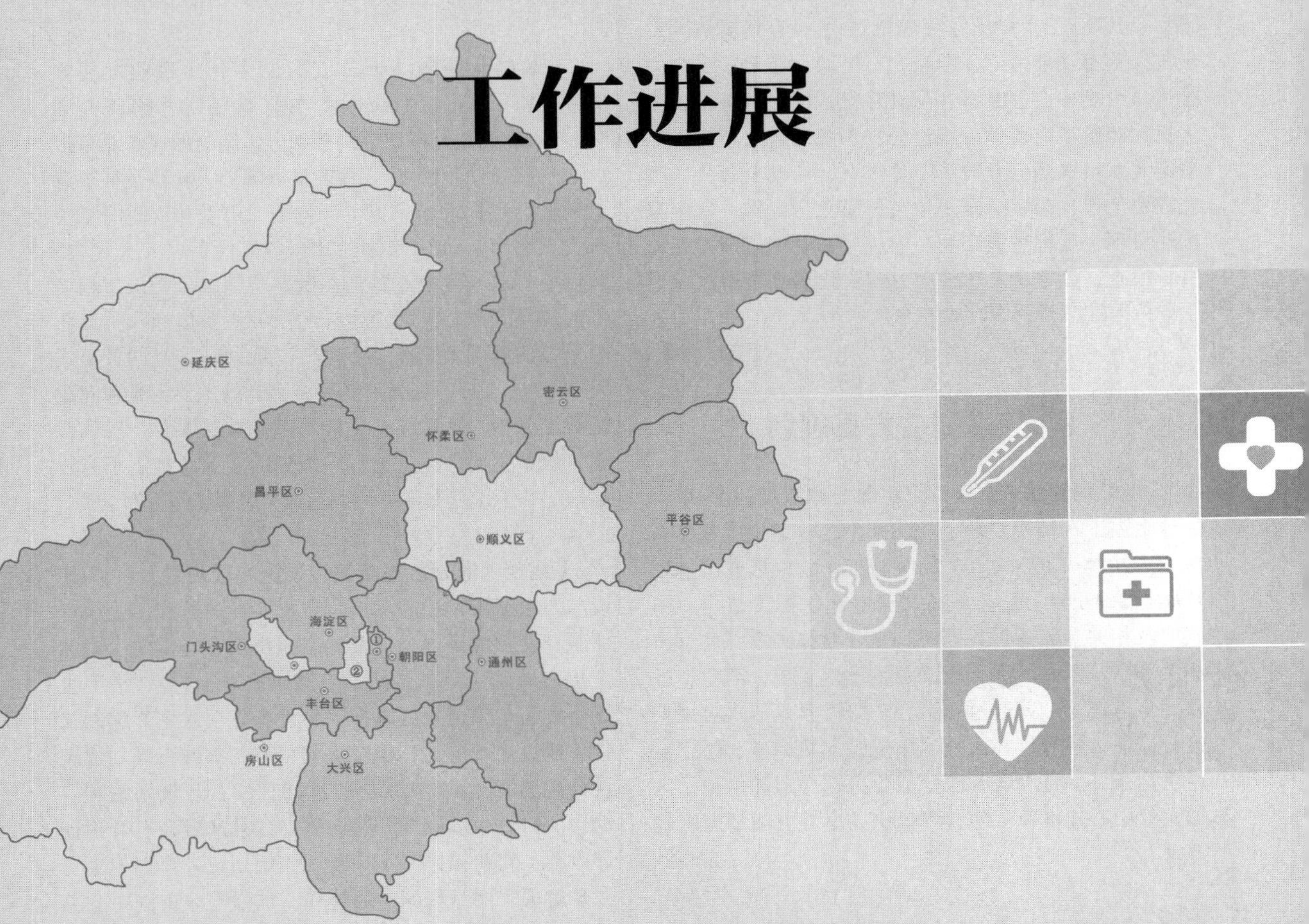

发展规划

【概述】 2016年，市卫生计生委印发实施《北京市“十三五”时期卫生计生事业发展规划》，编制《北京市医疗卫生服务体系规划（2016—2020年）》《北京东部地区医疗卫生服务体系规划（2016—2020年）》《通州区医疗卫生设施专项规划》。推动京津冀协同发展与非首都功能疏解，严格执行产业调控政策，全力推进城市副中心公共服务配套建设，积极推进市属卫生机构疏解项目落地。推进公立医院综合改革，研究制定北京市医药分开改革工作方案，启动全市公立医院控费工作，落实全国卫生与健康大会工作。全年基本建设项目工程进展顺利。通过专业管理培训、专家督导检查、创建示范单位等方式强化提高全市医疗卫生单位节能减排和医疗废物管理水平。

（吴　健）

编制卫生计生发展规划

【继续编制北京市医疗卫生服务体系规划】 市卫生计生委于2015年启动了《北京市医疗卫生服务体系规划（2016—2020年）》的编制工作，并形成了规划草案。2016年，征求了国家卫生计生委、市委、市政府及相关专家意见，同时，充分对接国家、北京市相关部门，以及天津、河北卫生计生系统，汇总整理各方意见建议，并通过座谈会、研讨会等形式对规划进行论证，使规划在医疗卫生资源配置标准、医疗卫生机构布局、各级各类医疗卫生机构功能和定位、区域医疗中心建设及卫生计生信息共享等方面都有明确要求。

（谢　辉）

【编制《北京东部地区医疗卫生服务体系规划》】 1月，市卫生计生委启动《北京东部地区医疗卫生服务体系规划（2016—2020年）》编制工作，通过公开遴选，确定首都医科大学卫生管理与教育学院和北京大学中国卫生发展研究中心为规划编制单位。2月4日，召开规划编制启动会。经过调研及研讨，并汇总天津、河北卫生计生委系统各方意见，6月形成初稿。规划将建立京津冀三地跨区域、一体化的整合优化型医疗卫生服务体系，范围主要包括北京市通州区、朝阳区、顺义区、大兴区、昌平区、平谷区、怀柔区、密云区，以及天津市蓟县和河北省兴隆、三河、固安、香河、大厂、滦平等县市，实现大区域范围内卫生资源共享，满足群众不断增长的多元化健康需求。

（谢　辉）

【编制北京市“十三五”卫生计生事业发展规划】 3月，市卫生计生委在前期规划思路研究和“十二五”规划终期评估的基础上，编制形成《北京市“十三五”时期卫生计生事业发展规划》初稿及征求意见稿。通过征求国家卫生计生委、市委和市政府相关部门、各区、人民团体、社会各界代表、人大代表、政协委员以及专家意见，在做好与国家、北京市相关部门以及天津、河北卫生计生系统主要指标和重点任务衔接的基础上完成“十三五”规划，于9月9日正式发布。“十三五”规划对发展中存在的主要困难和问题进行了分析，明确了卫生计生事业发展方向、发展目标、改革主要任务，为保障规划的实施，制定了有效措施。并于10月召开了“十三五”规划新闻发布会。

（谢　辉）

【编制《通州区医疗卫生设施专项规划》】 为建设与北京城市副中心功能定位相匹配的医疗卫生服务体系，能够满足通州区及北京城市副中心常住人口的全生命周期、全方位的卫生健康需求，7月，市卫生计生委启动《通州区医疗卫生设施专项规划》编制工作，通过公开遴选，确定由北京市弘都城市规划建筑设计院为规划编制单位。7月19日，召开规划编制启动会。11月，形成规划的初稿；12月20日，召开论证评审会，对初稿进一步完善。该规划统筹谋划卫生资源疏解项目向城市副中心转移，加强与城市副中心总体规划的对接，进一步提升城市东部地区医疗卫生资源供给水平，并注重与卫生计生相关规划的有效衔接，为高标准建设城市副中心卫生服务体系提供规划基础。

（谢　辉）

基本建设投资与进展

【全市中央投资卫生计生项目进展情况】 全市中央投资卫生计生在建项目5个，分别是北京回龙观医院、密云区精神卫生保健院、房山区良乡医院、通州区潞河医院、昌平区医院，总建设面积23.06万平方米，总投资154374.00万元。至年底，密云区精神卫生保健院和通州区潞河医院项目竣工，其余在建工程投资和施工进度达到58.83%。

（韩　锋）

【同仁医院亦庄院区扩建工程】 2月3日，同仁医院亦庄院区扩建工程取得《建设工程施工许可证》；6月12日，土方及边坡支护工程动工；10月20日，底板垫层施工；年底前，部分主体结构施工至首层地面。

（韩　锋）

【天坛医院迁建工程】 至年底，天坛医院迁建项目完成外立面装修施工，进入内装修及室外工程施工。5月20日、6月16日，国家安全生产监督管理总局、住房城乡建设部分别对该项目进行了综合检查。9月9日，副市长林克庆进行了实地调研，要求确保2017年底前达到试运行条件。12月15日，市委常委、常务副市长李士祥对项目进行指导检查。

（韩　锋）

【友谊医院顺义院区项目】 9月2日，友谊医院顺义院区项目获得市发展改革委立项核准，批复总建筑面积241740平方米，总投资估算242486万元。10月7日，市长王安顺与副市长陈刚、林克庆到市规划展览馆视察友谊医院顺义院区项目设计方案展览。12月28日，举行奠基开工仪式，顺义院区正式开工建设。

（韩　锋）

【宣武医院改扩建一期工程】 年内，宣武医院改扩建一期工程追加资金7亿元，用于工程建设及拆迁工作。

（韩　锋）

【市属医疗卫生机构竣工投入使用项目】 年内，回龙观医院门急诊综合楼、佑安医院儿科门诊和传染病筛查中心楼2个项目竣工投入使用，总建筑面积27123平方米，总投资16948万元。

（韩　锋）

【其他市属项目进展】 8月19日，市发展改革委批复收治甲型H1N1流感患者备用指定医院——北京市潮白河骨伤科医院改造工程竣工决算，审定竣工决算投资13864.05万元；9月1日，市发展改革委批复安贞医院门诊综合楼工程投资安排45366.5万元。12月，完成市级基建结余资金再安排工作。

（韩　锋）

医药卫生体制改革

【推进公立医院医药分开改革】 年初，市卫生计生委拟定《北京市医药分开综合改革实施方案》；2～4月，对全市300多所公立医疗机构进行模拟测算，开展风险评估；5月，完善院前急救的价格政策，进一步规范院前急救价格，做好医疗服务价格改革数据测算；9月，实施方案经市委全面深化改革领导小组第十一次会议审议通过。按照市卫生计生委《关于北京市公立医疗机构医药产品阳光采购工作实施方案》，所有公立医疗机构药品采购统一使用采购综合信息服务平台，在用药品全部在平台上实行网上采购；动态联动全国省级采购最低价，对短缺、低价药品，鼓励购销双方自行议价。

（经　通）

【健全卫生发展评价制度】 2月，市卫生计生委对外发布2014年卫生发展综合评价研究报告，公布了评价指标和2012—2014年度全市和各区综合评价结果。在完善原有评价体系和指标基础上，形成了2015年度卫生发展综合评价报告。

（经　通）

【鼓励支持社会办医】 规范和简化社会办医审批项目，通过部门间信息共享的方式，简化营利性医疗机构的审批材料，改革医疗技术管理方式，将技术管理由准入制改为备案制。推进医师注册方式改革：4月12日，下发《北京市卫生和计划生育委员会关于开展医师电子化注册工作的通知》，全市16区全部开展医师电子化注册工作，有9万余名医师完成电子化注册系统的登记，并可在网上提交业务申请，多地点执业医师增至1.3万人。探索公立医院与社会办医的合作路径：3月，市卫生计生委与市财政局联合印发《北京市公立医院特许经营管理指南（试行）》，作为北京市医疗领域特许经营的指导性文件；推动安贞医院特许经营项目和友谊医院PPP模式项目实施；召开非公医疗机构和商业保险公司合作座谈会，促进非公医疗机构和商业保险机构加快互动与结合。

（经　通）

【推动医养结合】 6月，市卫生计生委联合市发展改革委、市教委等8部门出台了《关于加强北京市康复医疗服务体系建设的指导意见》。首批确定西城区展览路医院、朝阳区南磨房社区卫生服务中心等6家机构作为向康复机构转型的公立医疗机构。拟利用3年时间，各转型机构在软硬件建设方面能够达到二级康复医院标准，承担辖区康复患者诊疗、转诊等延续性医疗服务功能，促进区域内康复医疗服务体系和分级诊疗制度建立。11月，市卫生计生委以市政府办公厅名义转发了《卫生计生委等部门关于推进医疗卫生与养老服务相结合的实施意见的通知》，明确了医养结合工作的基本原则、发展目标、重点任务、保障措施、组织实施，细化重点任务51项。

（经　通）

【促进分级诊疗】 7月18日，市卫生计生委联合市发展改革委、财政局、人力社保局出台了《北京市分级诊疗制度建设2016—2017年度的重点任务》，以医联体为载体，本着强基层、建机制、搭平台、管长远的总体思路，以提高基层医疗机构服务能力为重点，开展北京市分级诊疗建设工作。年内，启动了847个医疗机构空白村建设；改善基层医疗机构人员待遇，基层医疗机构绩效工资总量上浮20%；支持优质医疗资源下沉，提升基层医疗机构医疗服务水平；推动基层与大医院药品衔接，对4类疾病稳定期105种大医院常用药品下放社区使用；制定《关于高血压、糖尿病、冠心病、脑血管病等四类慢性疾病医联体内双向转诊基本标准》，落实社区就诊长处方工作。

（经　通）

【推进城乡居民医保整合】 按照全市统一部署，市卫生计生委配合市医改办制定了本市城乡居民医保整合工作方案和管理机构移交方案。8月30日，将市、区两级新农合经办人员、信息系统、基金、档案资料正式移交到人力社保部门。

（经　通）

【启动全市公立医院控费工作】 年内，市卫生计生委研究全市控制医疗费用不合理增长工作方案，确定2016年北京市公立医院医疗费用增长幅度和控制费用目标分解措施，组织区卫生计生委和公立医院启动控费工作。为推进北京市公立医院绩效评价，促进公立医院改善管理、控制不合理医疗费用增长、提升医疗服务质量、促进医院绿色发展，11月，市卫生计生委起草了《北京市公立医院控费提质增效关键绩效评价方案》。

（经　通）

【市领导重视医改工作】 年内，由市领导两次带队向国家卫生计生委和国务院医改办汇报北京市医药分开改革思路与措施。同时，市卫生计生委会同有关部门积极研究医药分开综合改革监督保障措施。为推广医药分开改革，市卫生计生委做好政策解读准备工作，制定改革倒排期，并对各区进行了宣传培训。12月19日，市长蔡奇和副市长林克庆向国务院副总理刘延东汇报了北京市医改工作。刘延东对北京市医改取得的成绩给予肯定，认为北京医改有“五个率先”：率先进行城市公立医院综合改革探索，率先建立和完善全民医保体系，率先实施基层医改，率先推进健康服务业发展，率先建立健康影响评价评估制度。

（经　通）

【全科医生改革试点】 按照国务院医改办《关于推进家庭医生签约服务的指导意见》，市卫生计生委重点推进以社区卫生服务团队签约合理性和签约服务项目落实为核心的服务，将签约服务融入分级诊疗制度建设中，加强对各区开展绩效考核的指导，确保签约服务效果。涵盖全市264个社区卫生服务中心，改善患者就医体验。

（经　通）

非首都功能疏解与协同发展

【推进京津冀卫生计生协同发展】 京津冀三地实现临床检验结果互认，建立了信息共享平台、突发事件协调联动和血液应急调剂等机制。开展京津冀医用耗材和联合采购工作，实现了药品资质信息及价格信息共享。12月4日，京津冀三地卫生计生委主任签订了《京津冀卫生计生事业协调发展（2016—2017年）行动计划》。

（经　通）

【推进市属卫生机构疏解项目】 年内，市卫生计生委会同相关部门研究制定北京市推进市属医疗卫生资源率先疏解促进协同发展工作方案，加快推进天坛医院整体迁建、同仁医院亦庄院区扩建、友谊医院顺义院区等疏解项目建设，并会同市规划委等部门启动安贞医院通州院区等项目选址。

（柳　伟）

【严格执行产业调控政策】 市卫生计生委继续严格落实北京市新增产业的禁止和限制目录，市卫生计生委、市发展改革委、市规划委和市中医管理局联合印发《关于优化卫生机构空间布局的通知》，严格控制五环以内综合医院建设，引导社会办医疗机构向医疗资源薄弱地区发展。

（柳　伟）

医疗废物管理

【继续医疗废物处置量统计】 自2015年起，市卫生计生委将所有医疗机构产生的感染性废物、损伤性废物、病理性废物、药物性废物、化学性废物的处置情况列入法定报表，于每季度结束后10日内通过北京卫生综合统计信息平台填报。2016年度执行情况良好。

（韩　锋）

【组织医疗废物管理培训】 5月，市卫生计生委举办了医疗废物管理知识培训班，市卫生计生委、市中医管理局、市医管局，区卫生计生委，二、三级医院，市卫生计生委直属单位的主管领导和部门负责人共计300余人参加培训。会上通报了上半年医疗废物巡查情况，并邀请专家介绍了国际国内医疗废物管理形势、医疗废物管理中存在的问题及解决途径。

（韩　锋）

【医疗废物专项检查】 10月10～30日，市卫生计生委组织31名医疗废物管理专家，对全市90家三级医院（不含部队和武警医院）和5家相关委直属单位进行医疗废物管理专项巡查，对巡查中发现的问题进行梳理，总结经验；12月，形成《北京市卫生和计划生育委员会关于2016年医疗废物管理专项检查情况的通报》，并向市医管局、各区卫生计生委、各三级医院、市卫生计生委相关直属单位通报，督促整改。

（韩　锋）

节能管理

【组织节能课题研究】 5月，市卫生计生委通过公开招标，遴选北京节能环保中心承担2016年节能技术推广咨询研究项目；12月，项目结题并通过专家评审。编制了《2016年北京市医疗卫生机构节能低碳技术（产品）推广目录及案例选编》《2016年北京市医疗卫生机构节能低碳政策汇编手册》，梳理节能工作思路，总结节能经验，汇集节能政策法规，形成节能行动计划，对"十三五"时期医疗卫生机构节能减碳工作奠定理论基础。

（韩　锋）

【开展节能情况调查与改造】 年内，市卫生计生委对市属医疗卫生单位节能减碳工作进行调研，掌握了市属医疗卫生单位能源计量状况、分类计量条件、能源消耗情况、节能技术改造情况。15家市属医疗卫生机构实施绿色数据中心改造，改造信息中心26个，改造面积1667平方米，节约电量约78万度，平均节能率35%；淘汰燃煤锅炉3台，改造燃煤锅炉10蒸吨，改用低氮燃烧燃气锅炉1台；实施太阳能热水项目7个，集热面积3286.7平方米；实施地源、水源、空气源热泵项目1个，供热制冷面积22050平方米。

（韩　锋）

【创建节能示范单位】 年内，安贞医院、友谊医院、世纪坛医院、宣武医院、北京肿瘤医院、回龙观医院成为"节约型公共机构示范单位"，安贞医院获得"北京市节能减排教育示范基地"称号，友谊医院获得"2016年节能环保低碳教育示范基地创建单位"称号；友谊医院、儿童医院拟列为市属医院"能效领跑者"；积水潭医院、世纪坛医院、地坛医院、回龙观医院加入到"全球绿色健康医院组织"（GGHH），成为网络会员，在全球范围分享绿色医院建设的成果。

（韩　锋）

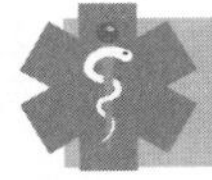

法制建设

【概述】 2016年，市卫生计生系统法制建设围绕全市卫生计生中心工作，以全面提高依法治理能力和水平为重点，正式颁布《北京市院前医疗急救条例》，完善地方卫生标准；开展"北京市卫生法规体系与十年立法规划研究"等课题研究，全面推进依法行政，大力推进"放管服"改革，保障首都卫生计生事业改革发展。

（王　麟）

政策研究

【启动开展政策研究】 年内，市卫生计生委启动"北京市卫生法规体系与十年立法规划研究""公立医院法律制度研究""北京市卫生计生依法行政考核评价体系研究""建立北京市卫生计生行业法律顾问制度研究"等4项课题，分别委托中国政法大学、首都师范大学、北京市律师协会等多家单位牵头开展课题研究。

（黄高平）

立法

【修订《北京市人口与计划生育条例》及配套规

章】 1月8日，按照市政府法制办要求，市卫生计生委完成修订《北京市人口与计划生育条例》草案送审稿的报送工作，《北京市人口与计划生育条例修正案》于3月24日经北京市第十四届人民代表大会常务委员会第二十六次会议审议通过。8月24日，北京市人民政府令第273号公布废止《北京市生育服务证管理办法》。《北京市社会抚养费征收管理办法》草案已经市法制办征求意见及专家论证。

（宿　珊）

【完成市政府文件清理】 按照《北京市人民政府办公厅关于开展市政府文件清理工作的通知》的要求，市卫生计生委对2000年1月1日至2013年12月31日期间，以市卫生计生委及原市卫生局和原市人口计生委为起草单位、以市政府和市政府办公厅名义印发的文件进行全面清理，对《北京市人民政府办公厅关于印发本市结核病防治规划（2011—2015年）的通知》等12个文件提出废止建议，于7月12日报送市政府法制办。

（宿　珊）

【颁布《北京市院前医疗急救条例》】 年内，市卫生计生委通过召开立法工作推进会、法律责任部分专家论证会、草案征求意见等方式，结合条例实施提出需要完善解决的问题，向市人大反馈相关意见。7月22日，《北京市院前医疗急救服务条例》经北京市第十四届人民代表大会常务委员会第二十八次会议审议通过，自2017年3月1日起正式施行。

（宿　珊）

【2017年立法项目建议】 年内，确定制定《北京市医疗纠纷预防与处理办法》、全面修改《北京市发展中医条例》、简易修改《北京市除四害工作管理规定》、制定《北京市社区卫生服务条例》4个项目列为2017年市卫生计生委立法项目建议，并于10月25日报送市政府法制办。

（宿　珊）

行政规范性文件与重大行政决策管理

【重大行政决策合法性审查和送审】 年内，市卫生计生委审查拟以市政府、市政府办公厅名义颁布重大行政决策6件，其中《关于实施全面两孩政策　改革完善计划生育服务管理的实施意见》于4月7日以市委、市政府名义印发，《关于推进医疗卫生与养老服务相结合的实施意见》于11月24日以市政府办公厅名义转发。

（宿　珊）

【行政规范性文件审查备案】 全年共审查市卫生计生委行政规范性文件20件次，制定并备案行政规范性文件4件：《北京市卫生计生委关于两孩以内生育登记服务工作的通知》《北京市卫生计生委关于再生育行政确认工作的通知》《北京市卫生计生委关于流动人口生育服务登记工作的通知》《严重精神障碍患者监护人申领看护管理补贴的暂行办法》。

（宿　珊）

行政复议与应诉

【办理行政复议27件】 年内，市卫生计生委累计办理行政复议27件。其中，作为行政复议机关共收到行政复议申请18件，办结18件；作为被申请人的行政复议案件9件，包括国家卫生计生委审理5件、市政府审理4件。

（郭　林）

【办理应诉37件】 年内，市卫生计生委作为被告的行政诉讼案件共37件，其中一审案件19件、二审18件。主管领导出庭应诉2次。

（郭　林）

“放管服”改革

【清理和调整中央设定市级部门实施的非行政许可审批事项】 年内，市卫生计生委开展中央设定市级部门实施的非行政许可审批事项清理和调整，对市卫生计生委权力清单（2015年版）中的17项非行政许可审批事项进行了全面清理。经清理，取消6项，转为中央指定地方实施的行政许可3项，转为其他权力事项8项。

（钟海荣）

【梳理调整权责清单】 年内，市卫生计生委开展权力清单动态调整工作，经取消、新增和调整职权类别后，公布市卫生计生委权力清单（2016年版），其中行政许可29项、行政确认3项、行政强制2项、行政奖励5项、行政检查1项、其他类事项30项、行政处罚725项。同时做好责任清单公布工作，市卫生计生委行政许可事项、行政处罚事项及行政确认等“7＋X”权力事项，均按照要求细化职权运行各环节对应的责任事项，公布相应的责任清单。

（钟海荣）

【清理规范行政审批中介服务事项】 年内，市卫生计生委开展行政审批中介服务事项清理规范工作，取消“涉及饮用水卫生安全产品材料中文译文公证”和“供水单位卫生许可遗失公告”2项行政审批中介服务事项。

（钟海荣）

【清理基层证明】 年内，市卫生计生委开展市政府部门要求基层开具的涉及群众办事创业的各类证明清理工作，取消“查验、登记进入本市成年流动人口的婚育情况证明”等29项基层证明。

（钟海荣）

【梳理公共服务事项】 年内，市卫生计生委统筹开展市、区两级卫生计生公共服务事项梳理确认、办事指南编制及系统数据录入填报等工作，初步确定市级公共服务事项130项。

（钟海荣）

普法

【启动北京卫生计生系统“七五”普法】 11月10日，市卫生计生委举办北京卫生计生系统“七五”普法启动会，总结“六五”法治宣传教育工作成果，启动“七五”法治宣传工作。会议下发了《北京市卫生计生系统“七五”普法规划》，确定了“深入学习宣传习近平总书记关于全面依法治国的重要论述”等6项主要任务，明确了以领导干部、全市卫生计生系统工作人员、医疗卫生人员、社会公众为重点普法工作对象的学习内容和具体要求，建立了“七五”普法保障机制，把普法经费纳入财政年度预算，确保普法工作落实到位。

（钟海荣）

【举办首都律师以案释法医疗主题宣讲会】 11月10日，市卫生计生委举办首都律师以案释法医疗主题宣讲会，邀请首都律师和医院一线工作人员就医患纠纷中的刑事责任、侵权责任、医患纠纷预防、医患关系处理艺术等几个专题进行宣讲，邀请法官、检察官对相关案例进行点评，对医疗卫生工作中碰到的问题予以释疑。

（钟海荣）

【开展法治动漫微电影作品征集展映活动】 年内，市卫生计生委组织全市卫生计生系统参加2016年北京市法治动漫微电影作品征集展映活动，全系统共有7个作品获奖，市卫生计生委、北京儿童医院获得组织奖。

（钟海荣）

地方卫生标准管理

【制定完善地方标准】 年内，市卫生计生委完成了《放射诊疗建设项目职业病危害放射防护评价规范》《中小学校晨午检规范》《健康促进学校评定规范》《医院感染性疾病科室内空气卫生质量要求》《医院洁净手术部污染控制规范》《公共卫生信息系统指标代码体系与数据结构》等6项标准的制定工作。

（黄高平）

【宣贯实施地方卫生标准】 年内，市卫生计生委首创地方卫生标准三级宣贯制度，保障地方卫生标准的有效实施。一级行政宣贯，由市卫生计生委牵头，对市中医管理局、市医管局、各区卫生计生委、各三级医院、各直属单位的负责人和标准专管员进行宣贯；二级技术宣贯，由业务主管处室组织标准起草单位，借助行业协会等对标准使用单位负责人进行技术宣贯；三级实操宣贯，由标准使用单位对工作人员进行实操宣贯。市卫生计生委实施一级宣贯后，对《医学实验室质量与技术要求》进行了二级宣贯。4月6～8日，市疾控中心召开北京市卫生应急处置技术暨北京市卫生应急地方标准宣贯会，对《卫生应急最小工作单元装备技术要求》《卫生应急一次性防护用品使用规范》《公共卫生应急队伍组建通则》等卫生应急标准，对各区疾控中心主管领导及北京市卫生应急队员、国家传染病防控应急队、国家突发中毒处置队200余人进行了宣贯培训。4月28日，市体检中心召开北京市医疗机构体检工作会，对全市体检机构负责人共计250余人宣贯培训了《健康体检体征数据元规范》。

（黄高平）

【整合精简强制性地方标准】 按照市质监局《关于印发〈北京市强制性地方标准整合精简工作实施细则〉的通知》要求，市卫生计生委组织有关业务部门和标准起草单位进行研讨，对市卫生计生委归口管理的7项强制性地方标准进行整合精简，将《医院洁净手术部污染控制规范》（DB11/408—2007）、《医院感染性疾病科室内空气卫生质量要求》（DB11/409—2007）及其修订项目等4项转化为推荐性标准，《负压隔离病房建设配置基本要求》（DB11/663—2009）、《医院布草洗涤卫生规范》（DB11/662—2009）、《集中空调通风系统卫生管理规范》（DB11/485—2011）等3项标准继续有效。

（黄高平）

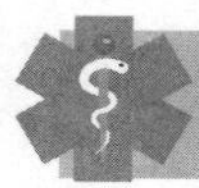

综合监督与安保工作

【概述】 2016年，全市卫生计生系统积极适应“放管服”改革、先照后证制度改革，加强卫生计生综合行政执法工作。全市1153名在编监督员，其中A岗监督员890人，全年共监督363951户次，行政处罚8113件（含控烟对个人处罚1970件），罚没款1888.72万元，行政处罚职权履行率17.45%，对1160家医疗机构进行不良执业积分共2524分。加大公共卫生、医疗卫生、计划生育行政执法力度，处罚金额1800余万元。卫生计生服务保障秩序良好，未发生安全生产事故、案件。创新卫生计生综合监管机制、开展法律法规落实情况督查、加强计生监督队伍建设、强化传染病监督的经验，组织开展安全生产和打击“医托”“号贩子”的做法，被国家卫生计生委和北京市政府推广。

（段　杰　王开斌　王雅祺）

综合监督体系建设

【加大政策法规体系建设力度】 根据2015年12月制定的《北京市卫生计生行政处罚裁量规则》和细则，2016年，市卫生计生委、市卫生监督所开展宣贯《北京市卫生计生行政处罚裁量规则》及其细则的培训。培训解读了规则及其细则的制定背景和目的、工作要求、制定依据、适用范围、体例结构，推动全市行政处罚标准统一，压缩了执法人员自由裁量空间，避免辖区内出现“同案不同判”的情形。

（王雅祺）

【技术装备体系建设】 2月18日，制定下发《北京市卫生和计划生育委员会关于加强卫生计生综合监督执法设备管理和使用的通知》，对综合监督技术装备体系建设提出明确要求。结合推进《北京市控制吸烟条例》卫生监督执法工作，追加经费500余万元，增加配备执法记录仪617台、手持执法终端100台、便携式打印机500台，一线监督执法人员全部配备执法装备。同时，市区监督执法机构建立内部工作制度，依托多种手段记录执法全过程，有效固定保存证据，实现监督执法全过程可追溯，规范卫生计生监督执法行为，推进监督执法全过程记录工作规范化、程序化。

（朱建华　王雅祺）

【依法执业专项培训】 5月24日，市卫生计生委联合市健康管理协会，举办全市健康体检机构依法执业培训班，全市200余名健康体检机构体检主任、负责人参加培训；11月25日，举办北京市医疗机构专项监督检查培训会，通报医疗卫生监督执法结果，部署医疗机构专项监督检查工作，对各级各类医疗机构就行政许可、技术准入、人员资质等提出明确要求。

（王雅祺　王开斌）

【开展游泳场馆、集中空调监督实践培训】 6月7日，北京市卫生监督实践培训基地在国家游泳中心（水立方）建立并举行挂牌仪式。国家游泳中心有限责任公司领导和20多名卫生监督员骨干出席仪式并参加培训。依托国家游泳中心的一流设施设备、管理水平、管理团队、管理经验，开展现场教学，以提高全市监督队伍执法能力水平。

（朱建华）

【安全生产管理业务培训】 6月16日和11月18日，市卫生计生委先后2次举办安全生产消防工作和危险化学品管理培训班。市卫生计生委副主任毛羽做培训动员讲话，市公安消防局原副局长李进、市劳动保护科学研究所博士谢昱姝、北京理工大学教授刘振翼等专家授课，市监察局驻市卫生计生委监察处对安全生产问责工作提出要求。市中医管理局、医管局和各区卫生计生委、各三级医疗机构、市卫生计生委直属单位从事安全生产工作管理人员计200人参加了培训。

（刘忠良　王开斌）

【京津冀卫生计生综合监督人才培训师资共享】 11月30日～12月1日和12月7～9日，在首都医科大学国家卫生监督培训基地举办京津冀三地医疗执法监督培训班，对北京、天津、河北三地200多名卫生监督员进行了医疗技术管理、医政管理、医疗质量与安全、计生技术管理及医疗监督执法培训，实现三地卫生计生监督培训基地、培训师资“双共享”。

（朱建华）

【计生监督执法专业培训】 12月15日，为落实调整后的计划生育法律法规及相关政策的有关要求，市卫生计生委组织全市卫生计生行政部门及监督机构执法人员围绕计划生育服务管理、法规政策、打击两非及人类辅助生殖技术等内容开展了培训。

（高 燕）

【印发《关于进一步加强卫生计生监督行政执法工作的意见》】 12月30日，市卫生计生委联合市编办、市财政局、市人力社保局、市中医管理局印发《关于进一步加强卫生计生监督行政执法工作的意见》，提出要紧密结合北京建设世界城市、开展医药卫生体制改革、推动京津冀协同发展等重大战略，大力加强卫生计生监督执法组织指挥体系、政策法规体系、技术装备体系、专业执法体系、社会协同体系、人才建设体系、勤务保障体系、理论研究体系的建设，积极构建行政管理、行政监督、行政执法、行政问责为一体的卫生计生监督执法新机制。

（朱建华 王开斌）

综合监督行政执法

【重点场所控烟专项监督执法】 2015年底开始，在全市范围内针对吸烟违法行为高发的餐厅、写字楼、酒吧三类场所开展冬季控烟专项卫生监督执法工作。全市共检查控烟重点场所1194户，其中餐厅901户、写字楼268户、酒吧25户，合格848户。对343家未落实控烟条例的单位进行了责令改正；对7家违法单位和73名违法吸烟人员实施处罚，共罚款17650元。

（朱建华）

【打击非法行医、取缔“黑诊所”专项行动】 1月27日，下发《北京市卫生和计划生育委员会关于2015年打击非法行医工作情况的通报》，对2016年打击非法行医工作进行相应部署。全年查处非法行医531户次，向公安机关移送案件25件。组织西城区卫生计生委等，对北京军都医院等5家民营医疗机构涉嫌为黑电台提供资金的情况进行调查。参与国家调查组调查百度公司商业推广行为，引导684家医疗机构退出商业推广。7月11日，市卫生计生委联合市公安局、工商局、食品药品监管局、城管局，对昌平区燕丹村、朝阳区奶西村等28个无证行医重点地区的非法行医窝点进行集中查处。查处了新华益康诊所、惠尔康医院奶西分院、姜氏口腔等45家“黑诊所”，其中取缔无证行医43户，另外2户关门停业。本次集中打击行动共查获非法药品78箱445公斤、医疗器械92件，摘除虚假医疗机构标识、广告牌36块。人民网、新华网、中央电视台、《光明日报》、《中国日报》、《北京日报》、北京电视台等上百家媒体进行了报道。

（王雅祺 王开斌）

【强化学校卫生监督执法】 2月15日，市卫生计生委联合市教委制定下发了《关于开展学校卫生监督信息公开试点工作的通知》。4月21日，召开2016年学校卫生监督工作会议，朝阳区、海淀区卫生计生委交流了2015年学校卫生监督工作经验；市卫生监督所总结了2015年全市学校卫生监督工作，部署了2016年重点工作任务，并重点通报了2015年度部分民办高校卫生管理方面存在的问题；市教委针对民办高校卫生管理方面的问题和不足，表示要进一步加大行政管理力度，采取暂缓通过年检等措施，督促学校整改到位。

（朱建华）

【加强消毒产品监督】 3月10日，市卫生计生委组织全市卫生监督机构消毒产品监督专项培训。4月7日，制定下发《北京市卫生计生委关于印发2016年消毒产品卫生监督重点检查实施方案的通知》。年内，市卫生计生委组织全市开展消毒产品卫生监督执法检查和督导，依法对涉嫌违法消毒产品生产企业进行了处理。

（高 燕）

【加强传染病防治监督】 4月5日，市卫生计生委组织全市卫生监督机构开展传染病防治监督业务培训，国家卫生计生委监督局、医疗机构的院感专家授课辅导。4月8日，制定下发《北京市卫生计生委关于印发2016年传染病防治卫生监督重点检查实施方案的通知》。6月3日，制定下发加强全市肠道门诊、预防接种等传染病防治卫生监督工作及做好寨卡病毒疫情防范、黄热病防控等工作的通知。6月5日，制定下发传染病分类监督试点方案；之后，组织6个区开展分类监督试点，对试点方案及信息化录入、统计、分析进行培训。开展分类监督的经验在国家试点工作总结会上作大会交流发言。8月26日，针对山东“问题疫苗”事件，制定下发《北京市卫生计生委关于开展预防专项检查工作的通知》，组织卫生监督机构对疾控中心和接种单位的预防接种工作进行执法检查，先后开展二类疫苗预防接种监督检查，以及城乡接合部和农村、边远山区疫苗接种监督检查。共监督检查580家，其中接种单位（含狂犬病疫苗接种门诊）562家，疾控中心18家，对未在接种场所公示二类疫苗的品种和接种方法的接种单位下达了监督意见书。对北京地坛医院存在疫苗冷链温度登记不全的问题责令改正，并给予警告；对北京国际医疗中心存在疫苗接种知情告知不规范的问题进行了立案调查处理。

（高 燕）

【“双随机”监管改革】 4月5日，制定下发《北京市卫生和计划生育委员会关于印发开展双随机抽查工作的实施方案（试行）的通知》，对开展公共卫生“双随机、一公开”监管工作进行部署。11月10日，制定下发《北京市卫生和计划生育委员会关于开展医疗卫生和计划生育监督执法随机抽查工作的通知》，对医疗卫生和计划生育“双随机、一公开”监管工作进行部署。在全国率先实现将全部行政执法事项纳入“双随机、一公开”监管范围。12月5日，国家卫生计生委和北京市审改办等单位以《北京市稳步开展“双随机、一公开”监管改革》为题推广北京市卫生计生委的经验。同时，北京市审改办还将市卫生计生委经验上报国务院相关部门。

（朱建华　王开斌）

【开展《职业病防治法》落实情况监督检查】 5月3日，制定下发《北京市卫生和计划生育委员会关于印发开展〈职业病防治法〉等法律法规落实情况监督检查工作方案的通知》，组织全市对《职业病防治法》《放射性同位素与射线装置安全和防护条例》等相关法律法规进行监督检查。通过监督检查，对11家存在问题的单位进行了立案查处，罚款15000元。

（刘忠良　王开斌）

【计划生育行政执法专项督查】 5月13日，制定下发《北京市卫生和计划生育委员会关于开展计划生育行政执法专项督查工作的通知》，要求各区开展计划生育执法工作，并对平谷区和门头沟区开展计划生育行政执法工作进行了督导。参与完成国家卫生计生委对东城、西城、朝阳、海淀等区计划生育监督队伍建设调研，对丰台和昌平区加强计划生育监督执法工作进行了总结梳理。

（高　燕　王开斌）

【控烟卫生协同执法】 6月20日，市卫生计生委在朝阳区召开全市卫生监督机构和控烟志愿者现场工作会议。推广朝阳区监督执法人员与志愿者协同做好控烟卫生监督执法的经验。市卫生监督所、市控烟协会的负责人，各区志愿者分队队长，各区卫生计生委、卫生监督所负责人共60余人参加了会议。北京控烟志愿服务总队自2015年8月21日成立以来，协助卫生监督机构巡查属地禁烟场所落实《北京市控制吸烟条例》情况，督促禁烟场所落实卫生计生部门提出的卫生监督意见，巡查控烟场所5521户次，提升了对吸烟违法行为的监督效率和监督效果。

（朱建华）

【开展重要法律法规落实情况监督检查】 8月16日，制定下发《北京市卫生和计划生育委员会关于印发落实〈人口与计划生育法〉等重要法律法规情况专项监督检查工作方案的通知》，对全市贯彻落实《人口与计划生育法》和《北京市计划生育条例》的监督检查工作进行专题部署。11月20日，国家联合检查组对北京市开展上述重要法规落实情况监督检查工作给予肯定。

（高　燕　王开斌）

【依法吊销3家医疗机构执业许可证】 9～12月，针对外媒报道北京黎明医院涉嫌欺骗哈萨克斯坦等国外患者的问题，市卫生计生委联合市委宣传部、市公安局、工商局、人力社保局和朝阳区政府等，成立专案组，开展查处行动。依据调查结果，依法吊销了北京黎明医院的医疗机构执业许可证。同时，还吊销注销了另外两家医疗机构的医疗机构执业许可证。

（王开斌　王雅祺）

【实现行政处罚信息统一公示】 年内，按照《北京市社会信用体系建设联席会议办公室关于印发〈北京市行政许可和行政处罚等信用信息公示工作方案〉的通知》要求，市、区两级卫生计生行政处罚信息均在行政处罚决定做出7日内依托门户网站进行集中公示，公示的要素包括：行政处罚决定书文号、执法依据、案件名称、行政相对人名称和统一社会信用代码、处罚事由、做出处罚决定的部门、处罚结果和救济渠道等。

（王雅祺）

【供水单位卫生监督抽检】 年内，全市对不同供水量的519家集中式供水单位进行监督检查，合格386家；不合格133家，主要是无卫生许可证，均给予责令限期改正。对159家居民小区二次供水单位进行监督检查，合格155家；不合格4家，主要是未取得卫生许可证供水，均给予警告并罚款，罚款共计7.7万元。

（王雅祺）

【涉水产品卫生监督抽检】 年内，全市共监督抽检涉水产品生产企业35家，不合格产品为管材1件、管件1件、饮水机1件，不合格原因均为金属超标。对于抽检不合格产品的生产企业均立案查处，其中管材生产企业完成处罚，罚款5万元。全市共检查了现制现售饮用水自动售水机经营单位71家，检测产品71件，合格70件；不合格样品为微生物超标，属地卫生监督机构对不合格单位罚款5000元。

（王雅祺）

安全生产管理和治安保卫工作

【强化消防安全管理】 1月21日，制定下发《北京市卫生和计划生育委员会关于贯彻落实中央和北京市要求大力加强近期火灾防控工作的通知》《北京市卫生和计划生育委员会关于印发2016年元旦春节期间烟花爆竹安全管理工作方案的通知》；4月5日，制定下发《北京市卫生和计划生育委员会关于印发2016年北京市卫生计生系统消防工作要点的通知》；5月29日，制定下发《北京市卫生和计划生育委员会关于转发北京市防火安全委员会办公室〈关于今年以来亡人火灾情况的通报〉的通知》；5月31日，制定下发《北京市卫生和计划生育委员会关于加强2016年夏季消防安全检查工作的通知》；11月10日，制定下发《北京市卫生和计划生育委员会关于做好今冬明春火灾防控工作的通知》；12月27日，制定下发《北京市卫生和计划生育委员会关于转发北京市防火安全委员会〈关于进一步加强电动自行车火灾防控工作的通知〉的通知》。市卫生计生委每季度组织开展一次消防安全检查，确保全年不发生消防安全责任事故。

（王开斌）

【集中整治“号贩子”和“网络医托”】 1月29日，市卫生计生委召开卫生计生系统打击“号贩子”工作部署会；3月9日，组织“号贩子”问题突出的地区和相关医疗机构，再次进行专项整治部署。7月28日，联合首都综治办、市公安局等8个部门，制定下发《关于印发北京市集中整治“号贩子”和“网络医托”专项行动工作方案的通知》，组织全市开展集中整治行动，并开展集中整治检查。至12月31日，卫生计生系统协助公安机关开展打击“号贩子”专项行动206次，抓获“号贩子”1045人，刑事和治安拘留900余人。

（王开斌）

【加强医疗机构安全使用危险化学品工作】 5月20日，制定下发《北京市卫生和计划生育委员会关于加强过氧化氢安全管控工作的通知》，要求医疗机构将过氧化氢纳入危险化学品重点管控范围。6月14日，联合市安监局制定下发《关于开展全市医疗卫生机构危险化学品使用安全风险评估调查工作的通知》，组织各级各类医疗卫生机构开展危险化学品调查摸底工作。12月16日，制定下发《北京市卫生和计划生育委员会关于组织医疗卫生机构开展危险化学品使用安全风险评估调查结果的通报》，初步掌握全市医疗卫生机构使用危险化学品247种，其中氧气、酒精、过氧化氢、甲醛、二甲苯和盐酸等使用量较大。在此期间，市卫生计生委副主任毛羽陪同市安监局领导和化工专家，到协和医院开展调研。

（王开斌　刘忠良）

【开展安全生产事故隐患排查】 6月12日，制定下发《北京市卫生和计划生育委员会关于落实〈标本兼治遏制重特大事故工作指南〉的通知》，要求全市卫生计生系统抓好公共卫生、医疗卫生、计划生育重点领域、重点环节的事故隐患排查、整治工作，建立完善遏制重特大事故的制度机制。围绕做好隐患排查，市卫生计生委全年安排委领导带队、有关专家参与的安全生产检查组80余个，按季度和分重点时段，对各区和医疗卫生机构安全生产工作进行了监督检查。先后制定下发《北京市卫生和计划生育委员会关于2015年第四季度安全生产及保卫工作督查情况的通报》《北京市卫生和计划生育委员会关于开展2016年春节期间安全生产“回头看”监督检查情况的通报》等，就做好隐患排查整治、事故和案件预防工作提出要求。

（王开斌　刘忠良）

【建立联合打击“涉医类”有组织犯罪团伙工作机制】 年内，市卫生计生委加强与公安机关的沟通协调，与市公安局刑侦总队等部门建立协作机制，深入北京协和医院、同仁医院、急救中心等单位开展打击“医托”“黑救护”“号贩子”“票贩子”“网络医托”“职业医闹”专题调研。12月16日，制定下发了《北京市卫生和计划生育委员会关于密切配合公安机关打击“涉医类”有组织犯罪团伙的通知》，强化卫生计生系统与公安机关的沟通会商机制、信息采集机制、证据留存机制、结果通报机制。

（王开斌）

【打击“票贩子”专项行动】 12月21日，针对媒体曝光部分外地患者通过制作假票据等骗取新农合资金的报道，制定下发《北京市卫生和计划生育委员会关于印发〈北京市卫生计生系统打击“票贩子”工作方案〉的通知》，要求全市卫生计生系统配合公安机关和人力社保局全力做好打击工作。12月26日，市卫生计生委联合首都综治办、市公安局，制定下发《关于印发〈开展医院票贩子专项整治工作方案〉的通知》。

（王开斌）

【强化安全生产管理】 年内，市卫生计生委严格按照党政同责、一岗双责、齐抓共管、失职追责和管行业必须管安全、管技术必须管安全、管生产经营必须管安全等原则要求，加强安全生产管理。先后制定下发《北京市卫生和计划生育委员会关于转发中共北京市委办公厅、北京市人民政府办公厅〈关于进一步加强安全生产工作的通知〉》《北京市卫生和计划生育委员会关于印发2016年安全生产和保卫工作要点的通知》《北京市卫生和计划生育委员会关于转发〈国家卫生计生委办公厅关于做好近期安全生产各项工作的通知〉的通知》等文件，并采取单位自查、各区普查、全市抽查和专家督查等多种方式，做好安全生产管理，国家卫生计生委和北京市政府分别以“坚持预防为主，强化科学监管，北京市确保卫生计生系统安全稳定”和“坚持把安全生产摆在与医疗卫生改革同等重要的位置”等为题，4次介绍市卫生计生委抓好安全生产行业管理工作的经验。

（王开斌）

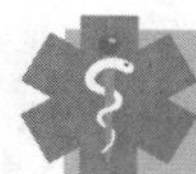

市属医院改革与管理

【概述】 2016年，市医管局全面做好医药分开改革准备。总结前期5家市属医院改革试点运行情况，抓好改革平移测算，对医院平移情况进行测算和分析预判。配合市卫生计生委等相关部门，完善医药分开改革方案。制定改革实施和宣传培训方案，在市属医院集团内部建立试点医院“手拉手”帮扶非试点医院联动机制。组织医院提炼改革风险点，严密防控改革风险。稳步推进药品阳光采购，积极配合市发展改革委推动医疗服务价格调整规范。全年市属医院门急诊3424.54万人次，出院82.78万人次，手术50.66万人次。

（张梦平）

公立医院改革

医药分开改革试点

【城市公立医院综合改革试点效果评价】 4月，国务院医改办等六部门对北京市公立医院综合改革效果进行评价考核，市医管局副局长吕一平报告了市属医院在医药分开、法人治理、绩效考核、服务模式创新等方面的改革进展情况，并组织北京友谊医院、朝阳医院接受了考核组现场复评。

（杨　蕊）

【落实深化医药卫生体制改革2016年重点工作】 为贯彻落实市政府办公厅关于《北京市深化医药卫生体制改革2016年重点工作安排》文件精神，9月27日，制定《北京市医院管理局关于落实本市深化医药卫生体制改革2016年重点工作安排任务分工方案》，明确2016年度市医管局深化医改重点工作任务分工。

（杨　蕊）

【制定城市公立医院综合改革重点任务分工方案】 为贯彻落实《北京市城市公立医院综合改革重点任务分工方案》文件精神，9月27日，制定下发《北京市医院管理局关于印发本市城市公立医院综合改革重点任务分工方案的通知》，明确市医管局落实北京市城市公立医院综合改革重点任务分工。

（杨　蕊）

医院绩效考核

【完成2015年市属医院绩效考核】 1月，市医管局对市属医院2015年度绩效目标完成情况进行考核。从结果来看，市属医院的公益性职能得到充分发挥，医疗服务规模增幅进一步放缓，医疗质量明显提升，学科建设和人才培养进步较快，运营管理较为平稳，基层党建工作水平不断提升。2月，撰写《北京市医院管理局2015年绩效考核分析报告》，就市属医院全年运营管理取得的成绩、存在的问题与改进方向进行分析。经审核，1家三甲医院（宣武医院）评为A级，20家三甲医院评为B级。

（农定国　李　慧）

【修订《市属医院绩效考核办法》】 3月，市医管局修订了《市属医院绩效考核办法》。新的考核办法剔除原有不适应指标，将日常评价的分值由25分降为20分；针对考核中发现医疗管理方面的新问题，调整了部分医疗指标，增设各区卫生计生委评价指标；同时为引导医院降低耗材成本，提高耗材管理水平，增加了耗材管理及耗材成本管控指标。

（农定国　李　慧）

【落实奖励性绩效工资兑现方案】 3月，市医管局绩效考核小组制定了《2015年度绩效考核奖金分配方案》，依据市财政局批复的奖金总额及市属医院2015年度绩效考核结果排名，对奖金进行分配，并向医院下发了《北京市医院管理局关于落实2015年度绩效考核奖励经费的通知》，督促各市属医院完成绩效考核奖励工资的发放。

（农定国　李　慧）

【制定2016年绩效考核目标管理体系】 3月，市医管局制定并下发了《市属医院2016年绩效考核与评价指标体系》，新的指标体系更趋完整和合理，为了加强引导市属医院发挥公益性职能，突出市属医院在所在地区突发公共卫生事件应对与保障、分级诊疗、学科建设及人才培养的职能，同时考虑市属医院之间的差异，将日常评价指标分值由25分降低为20分，新增各区卫生计生委评价指标。

（农定国 李 慧）

【职工满意度、人才满意度调查】 年内，市医管局继续在22家市属医院范围内开展职工、人才满意度调查，共调查18644名职工和1342名高层次人才，形成《市属医院2016年度上半年职工满意度调查报告》《市属医院2016年度上半年人才满意度调查报告》。职工满意度调查平均分83.6分（2015年79.9分），人才满意度调查平均分82分（2015年75分），同比均有较大幅度提升。

（农定国 李 慧）

市属医院规划编制

【制定市属医院医疗合作项目管理办法】 为加强和规范市属医院对外医疗合作项目管理工作，3月18日，市医管局制定了北京市第一个公立医院医疗合作管理办法——《市属医院医疗合作项目管理办法（试行）》，首次对医疗合作的概念和分类、合作原则、基本要求、管理流程及申报材料、协议内容及协议模板、收益管理及监督管理等作了明确规定。

（张梦平）

【编制“十三五”规划】 3月30日，市医管局召开市属医院“十三五”规划工作会议。6月，各市属医院全部完成“十三五”规划编制工作。11月，制定了《市医管局“十三五”规划实施评估体系》，强化对规划实施情况跟踪评估，促进规划目标顺利实现。12月19日，印发《北京市医院管理局“十三五”时期市属医院发展规划》。

（张梦平）

医院基础管理

医疗护理工作

【探索院内层级转诊服务模式】 3月1日起，宣武医院、天坛医院、同仁医院3家医院，由凌锋等15名知名专家带领87名团队成员组建15个临床重点专科知名专家团队，开展知名专家团队院内层级转诊服务模式试点。市医管局制定了包括团队层级就诊工作流程、转诊标准、绩效评价待遇兑现方式改革等一系列措施。实行新就诊方式后，患者不能直接挂知名专家号，由团队出诊医生判断是否需要知名专家诊治，引导患者理性就医。截至12月31日，首批知名专家团队成员共出诊4025人次、接诊患者98751人次，知名专家接收团队医师转诊患者9289人次，转诊率9.4%。12月，扩大知名专家团队，印发《北京市医院管理局关于在市属医院扩大知名专家团队服务模式试点范围的通知》，在安贞医院、世纪坛医院、朝阳医院、儿童医院、妇产医院、安定医院、宣武医院等7家市属医院推行，增加知名专家团队21个。共有9家医院36个知名专家团队开展院内层级诊疗服务。

（程 卓）

【推进非急诊全面预约挂号】 4月27日起，通过北京通·京医通服务平台，试点开展市属医院统一的自助机、手机微信挂号应用，逐步实现市属医院多渠道预约挂号、医院间号源共享、医院间一卡通用综合功能，疏解挂号窗口拥挤、减少挂号排队等候时间。7月，推出帮老助残便民挂号6项措施，缓解老年人等特殊人群的挂号恐慌。截至12月31日，共新建北京通·京医通卡2749748张，通过统一平台完成挂号4427710人次（其中微信1840549人次、自助机2110924人次），预约取号2943676人次。12月，在市属医院全面上线，日均挂号41411人次。年内，市属医院预约就诊率79.1%，同比增长11.6个百分点。

（程 卓）

【市属医院康复医联体双向转诊工作】 为落实国家分级诊疗改革要求，探索患者从大医院治疗到康复医院康复的有效途径和康复患者转诊工作机制，5月6日，市医管局组织市属综合医院、中医医院、肿瘤医院、传染病医院（非传染病患者）等12家三级医院与市属康复医学特色医院（小汤山医院、老年医院）建立了市属医院康复医联体，成员单位之间可双向转诊。该项工作是市政府为民办实事之一，也是市医管局年度重点工作，纳入绩效考核。截至11月14日，小汤山医院、老年医院共接收市属康复医联体成员医院转诊康复患者400人次，提前完成市政府为民办实事政府绩效任务。全年，小汤山医院、老年医院共接收市属康复医联体成员医院转诊康复患者460人次。

（刘立飞）

【护理文化周活动】 “5·12”护士节期间，市医管局举办了第四届北京护理文化周活动。本届文化周以“呵护健康，乐享生活”为主题，开展了现场公益服务行动、推出护理文化宣传片、关爱天使、传递微笑等活动。

（张 杰）

【加强突发群体伤应急救治工作】 为加强市属医院突发群体伤应急救治工作，市医管局组织专家统一设计了种类、样式、颜色、规格一致的突发群体伤检伤分类标识，首批标识于7月配发11家市属医院试用。

9月27日晚，在世纪坛医院进行突发群体伤救治的应急演练，医院接到120伤情事件通报后，迅速启动一级突发公共卫生事件应急预案，按照分级救治标准和流程，使用配发的突发群体伤检伤分类标识，迅速对伤员进行检伤分诊、辅助检查、紧急输血、急诊手术等。经过院内急救，多部门衔接、转运，所有伤员在短时间内均得到妥善处置。演练由市医管局副局长吕一平担任总指挥，国家卫生计生委应急办应急处理处副处长仲崇利、市政府应急办副主任单青生、市卫生计生委委员刘娜现场指导。北京急救中心领导，11家市属医院分管急诊应急工作的院领导及医务处、门诊部、急诊科负责人，共计50余人进行了现场观摩。

（朱晓瑞）

【探索院际间层级转诊服务模式】 12月起，在天坛医院等5家市属医院所在的区域医联体内试点开展三级医院与社区卫生服务机构之间分级诊疗、双向转诊服务模式。三级医院29位具有高级职称的专家，与33个社区卫生服务机构的122名社区医生组建了29个医联体慢病专家团队。首批以高血压、糖尿病、脑卒中、冠心病4种慢性病为主，并根据朝阳医院、同仁医院专业特色，增加慢阻肺、肿瘤、风湿免疫3种疾病，开展分类分级诊疗。患者先在社区就诊，遇疑难问题转诊至三级医院专家。社区医师通过市医管局社区转诊预约挂号平台，可直接转诊至合作三级医院的专家，方便患者就医。截至年底，社区向三级医院专家转诊患者38人次。

（程　卓）

【护士规范化培训】 为了进一步完善护士毕业后教育体系，促进学校教育与临床护理的有效衔接，培养临床实践型护理人才，市医管局自2013年开展新入职护士规范化培训。2016年，市医管局对照国家卫生计生委颁布的《新入职护士培训大纲（试行）》，调整了市属医院护士规范化培训方案，将专科护士的培训年限由3年变成2年，与本科及以上护士的培训年限统一；修订了培训教材、记录手册，完成了856人次理论考试和320人次综合技能考核；召开师资培训会和培训工作经验交流会，为医院间的沟通与学习搭建桥梁。

（张　杰）

财务资产管理

【加强市属医院资产损失责任追究】 为进一步完善国有资产内部控制制度，保障国有资产安全完整，避免国有资产损失，2月，市医管局出台了《市属医院资产损失责任追究办法（试行）》。文件规定了部门追责分工，设置了追责程序，划定了资产损失行为和追究范围，根据资产损失责任提出了处理建议。

（郑　函）

【市属医院及所办企业资产清查与产权登记工作】 3月，市财政开展北京市事业单位及所办企业产权登记，借此，市医管局对市属医院及所办企业进行清理、明晰产权关系，组织市属医院制定清查方案、人员培训，开展自查，并接受市财政局委派第三方会计师事务所进行审核。共核实市医管局及市属22家医院国有资产220.88亿元，解决资产历史问题23项，涉及资金2779.64万元；完成市属医院所办企业50家的产权登记，其中国有独资、控股企业46家，参股企业4家。

（郑　函）

【“审计整改年”活动】 为加强对审计查出问题的整改力度，发挥审计在医院经济运行中的作用，市医管局于4月下发了《北京市医院管理局“审计整改年”活动实施方案》，并于8月下达了《北京市医院管理局关于下达各市属医院“审计整改年”专项活动审计问题整改意见书的通知》。10月，对其中12家医院66项重点问题以及2015年度审计报告披露问题的整改情况进行了督查。通过审计整改年活动，加强医院领导对审计整改工作的重视，对审计报告中提出的问题制定整改方案。66项重点问题中有10个历史遗留问题得到了整改，38个问题在整改过程中。

（邓　盼）

【规范市属医院下属经营机构管理】 为履行市医管局对市属医院下属经营机构国有资产的监管职责，规范其组织和行为，保证合法经营、规范运作，防止国有资产损失，市医管局建立了市属医院下属经营机构现状数据库。9月，出台了《关于加强对市属医院下属经营机构监督管理的意见》，规范医院投资前的论证、审批程序、国有资产处置、收入和收益管理等，细化医院对下属经营机构的管理责任（包括决定或参与人员任免、重大事项、归口管理等）。

（郑　函）

【加强医院成本管理】 12月，出台《北京市医院管理局关于印发〈市属医院成本管控办法〉的通知》，引导医院增强成本管控理念，关注医院运营管理。

（周　颖）

基础运行管理

【构建和谐医患关系】 为加强医务人员人文素质的培养，深入实践人文医学管理和服务理念，市医管局于2015年11月制定并下发《市属医院人文医学培训项目实施方案》，根据各市属医院培训需求，开展院间巡回培训32场。同时，市医管局委托北京大学医学人文研究院开展“北京市属医院人文医学基地建设研究”，成立人文医学专家委员会，并于2016年1月制定《人文医学专家委员会管理办法》和《北京市人文医学基地建设评价标准》，在同仁医院、佑安医院和胸科医院开展人文医学培训基地试点建设及评价，均符合评价标准。

（冯　斌）

【开展警医合作共建】 1月29日，市医管局和市公安局召开警医合作共建联席会，16家市属医院和相关部门负责人参加会议。双方就推动合作共建，加强市属医院周边治安、交通秩序整治等方面进行了研讨。

（张华兴）

【出台危险化学品管理规范】 7月21日，市医管局出台《市属医院危险化学品安全管理规范（试行）》，分别于6月20日和8月10日对市属医院医务处、护理部、总务处、保卫处、药事部门，以及实验室、研究所等部门的170余人开展培训。同仁医院、世纪坛医院、地坛医院相关人员，分别从危险化学品的法律法规、科室管理制度、规范贯彻方案等不同的角度进行了交流发言。

（桑永新）

【加强急诊秩序管理】 为规范市属医院急诊秩序安全管理，创造良好就医环境，市医管局组织专家制定了《市属医院急诊秩序安全管理办法（试行）》，并于9月1日正式执行，从完善急诊医疗服务和清理整顿“床贩子”“黑护工”、维持急诊秩序等方面进行了规范。9月21日，市医管局成立专项检查组对市属19家医院采取逐条逐项拉网式检查，各市属医院落实效果显著。

（张华兴）

【与北京建筑大学联合开展人才培养】 为进一步提升市属医院基础运行管理人员的知识水平及管理能力，市医管局与北京建筑大学签署合作协议，联合培养基础运行保障专业管理人才。11月2日，在建筑大学举行签约仪式，市医管局局长于鲁明为23名专家颁发了聘书。11月2～4日，举办运行保障管理第一期高级研修班，市属22家医院的后勤主管院领导及总务处处长共70余人参加了培训。培训班邀请台湾、浙江及江苏的医院领导作为讲师，内容涵盖水、电、暖等基础建设概述，并涉及信息化、精细化管理发展理念。

（冯　斌）

【拓展后勤一站式服务功能】 为发挥“一站式”后勤服务中心集约式、精细化管理的优势作用，市属医院“一站式”后勤服务中心进一步强化了运行管理、拓展服务功能、深化数据应用，于12月初实现每家医院3项服务功能拓展，以及22家市属医院数据的集中统计分析。

（冯　斌）

【提升膳食服务规范】 12月，市医管局制定《北京市市属医院膳食服务管理规范（试行）》，并于12月8日开展市属医院膳食服务规范管理培训。市临床营养质控中心从膳食营养与安全、膳食服务礼仪及服务意识提升等方面进行培训；膳食专业技术组就本年工作做了总结和沟通并提出下年计划，着力强化市属医院相关部门的联动机制，提升膳食服务质量。

（冯　斌）

【市属医院安防系统升级改造】 按市财政局资金批复情况，市医管局于2016年开展了市属医院安防系统升级改造第一批项目，主要包括市属医院安防管理综合平台建设及第一批项目单位（地坛医院本部、回龙观医院、宣武医院、口腔医院王府井院区）安防系统升级改造工程实施。通过安防系统升级改造推动市属医院安防智能化、网络化、信息化，提高医院安全防范水平。

（张华兴）

【制定市属医院规范标准】 年内，依托市属医院基础运行专家委员会和专业技术工作组，市医管局制定了《市属医院基础运行设备管理规范》《市属医院卫生间管理规范》《市属医院保洁服务管理规范》《市属医院绿化养护服务管理规范》《市属医院电梯运行服务管理规范》《市属医院织物洗涤消毒服务管理规范》《市属医院保安服务管理规范》，为市属医院提升规范化、精细化管理水平提供参考。

（冯　斌　张华兴）

药品和医疗器械管理

【印发医疗设备代码标准】 2月3日，市医管局印发《北京市医院管理局医疗设备代码标准》，探索在市属医院内实行统一的管理代码，要求各医院依据代码标准对单位既有医疗设备进行对照和赋码，形成设备台账，初步使2528类医疗设备拥有唯一的信息化标识，为进一步实施科学化、精细化管理奠定基础。

（赵志强）

【药品阳光采购】 3月1日，市医管局发布市属医院药品阳光采购公告，公布《北京市市属医院药品阳光采购实施细则》《北京市市属医院药品遴选与采购管理办法》。3月3日，市医管局召开阳光采购工作部署会，启动市属医院药品阳光采购试点工作。22家市属医院药品全品种全用量纳入阳光采购范围，市医管局负责市属医院除低价药品外的其余药品阳光采购。4月1日，组织生产企业进行产品报价，公示《市属医院阳光采购药品候选目录》；11月30日，发布《关于市属医院药品阳光采购有关价格问题的通知》，对价格联动和新产品的进入出台规则；12月底，市属各医院召开药事会，完成常用药品遴选。

（孔繁翠）

【医疗设备配置审核系统】 3月9日，市医管局召开医疗设备信息化管理系统操作培训会，市属医院医疗设备配置审核系统开始试运行。各市属医院根据《北京市医院管理局医疗设备代码标准》的统一口径，录入了使用科室、金额、品牌、型号、装机时间等设备基本信息，形成规范化的医疗设备台账。年底，形成设备信息105362条，资产金额合计1481656万元，市属医院医疗设备库初步形成。

（赵志强）

【成立总药师委员会】 3月15日，市医管局召开2016年市属医院药事管理工作会暨总药师委员会成立仪式。市医管局局长于鲁明、副书记韦江、副局长边宝生等领导，以及22家市属医院主管院长和相关负责人参加会议。会上，来自市属医院的7位药学部主任受聘不同方向的总药师：朝阳医院刘丽宏任药品供应与质量管理总药师，积水潭医院甄健存任合理用药与用药安全管理总药师，天坛医院赵志刚任学科建设与人才培养总药师，宣武医院闫素英任科研教学与新技术应用总药师，同仁医院王家伟任信息化与药学咨询总药师，安贞医院林阳任药学服务与标准化建设总药师，友谊医院赵奎君任中药质量管理与合理使用总药师。总药师任期4年，市医管局为总药师提供工作经费、条件保障及业务培训。4月，总药师委员会召开例会，研究确定总药师岗位“十三五”规划及2016年工作要点。

（孔繁翠）

【召开药事管理工作会】 3月15日，市医管局召开2016年度药事管理工作会，22家市属医院主管院长和药学部门负责人参加会议。药事处处长颜冰对2015年药事管理工作情况进行了总结，介绍了2015年市属医院药事绩效指标完成情况，部署2016年工作要点，并主持召开总药师委员会第一次会议。副局长边宝生要求总药师要探索药事管理集团化、建立整合性药事管理体系、培养药学领军人才、促进药学整体发展。

（孔繁翠）

【召开医疗器械管理工作会】 3月30日，市医管局召开2016年度医疗器械管理工作会，22家市属医院主管医疗器械工作的副院长和医学工程部门、器械采购部门负责人参加会议。会议由市医管局药事处处长颜冰主持，副局长边宝生到会并讲话。会上，颜冰对2015年医疗器械管理工作进行了总结，分析了市属医院医疗器械管理工作的现状及存在的问题，对2016年医疗器械管理重点工作做了部署，并就2015年市属医院医疗器械绩效考核评价指标完成情况进行了分析，介绍了2016年的绩效考核变化。参会人员围绕如何做好医院医疗器械管理开展了讨论，就发挥医学工程部门职能、人员能力建设、设备管理信息化等提出了建议。

（赵志强）

【医用设备配置技术审核】 年内，首次依照新修订发布的《北京市医院管理局医用设备配置管理办法》开展设备配置技术审核。4月，就天坛医院、宣武医院、世纪坛医院等在医院迁建和扩建工程一体化设备需求等设备配置特殊需求组织技术评审会，涉及申请项目共计315项，设备6801台，金额总计70433.81万元。7月，集中对21家医院提出的654项申请开展技术审核，对其中14.1%的项目做了调整，同意入库645项，入库设备所需资金110634.87万元，调减8411.72万元。

（赵志强）

【开展处方点评】 6月12日，市医管局召开市属医院处方点评反馈会议，市属医院共60余名药师参加会议。市医管局总药师甄健存、赵奎君、赵志刚分别就西药和中药处方集中点评典型问题与超说明书用药管理进行讲解；药事处处长颜冰从一岗双责角度，对处方监管和用药安全提出要求。12月5日，开展2016年市属医院处方专家点评，采用统计学方法对443万张处方进行点评。点评维度涵盖适应证、用法用量、相互作用、重复用药、禁忌证、禁忌人群、配伍禁忌等方面。点评结果，市属医院处方合格率为94.8%。

（孔繁翠）

【成立市属医院医疗器械管理专业组】 7月6日，市医管局召开市属医院医疗器械管理专业组成立大会。会议解读了《市属医院医疗器械管理专业组管理办法》并布置各组工作。首届专业组共吸纳了20家市属医院47人参加。专业组分为综合管理、医疗设备、医用耗材3个类别，并细分为学科、信息化、标准化、设备质控、设备采购、设备维修、使用评价、耗材采购、耗材质量管理等9个小组。全年召开专业组工作研讨会7次，为工作发展提出思路和建议。

（赵志强）

【开展药师专业培训】 8月9日，市医管局举行重症医学临床药师培养模式学习班暨第十届中美临床药师论坛开班仪式，副局长边宝生到会讲话，美方专家进行了专题演讲。论坛由宣武医院承办，在8月9～12日期间对22名市属医院药师进行重症医学及临床药师服务模式培训。9月21～23日，市医管局主办、积水潭医院承办临床药师第二期培训班，采用理论与实践相结合的模式，对22名市属医院药师进行了临床药师标准工作模式的培训。10月31日，市医管局主办、天坛医院承办临床药学实践与提高培训班，市属医院药师参加培训。12月13日，开展市属医院西医合理使用中成药系列培训的消化疾病专场，对市属医院消化科医生和医院药师进行轮训，市属医院及其他医院100余人参加培训。

（孔繁翠）

【推进中药饮片和代煎剂配送】 为方便患者及时、快捷使用中药饮片代煎剂，市医管局推动市属医院中药饮片及代煎剂统一规范配送服务。8月17日，召开中药饮片及代煎剂送药到家便民服务工作现场会，确定8家综合医院（友谊医院、同仁医院、朝阳医院、积水潭医院、天坛医院、安贞医院、世纪坛医院、宣武医院）和2家专科医院（北京中医医院、佑安医院）为试点单位；11月24日，市医管局对试点单位饮片及代煎剂配送服务进行验收，全部合格。

（孔繁翠）

【举办市属医院药师咨询技能大赛】 8月，开展市属医院药师咨询技能大赛初赛，从1700余名药师中遴选出66名药师晋级决赛。9月28日，举行决赛，包括技能大赛和科普大赛，决胜出10个团队奖项、3个个人奖项、6个科普奖项。其中，地坛医院获团体一等奖，安贞医院、宣武医院获团体二等奖，友谊医院、天坛医院、积水潭医院获团体三等奖；妇产医院获科普大咖秀一等奖，世纪坛医院、同仁医院获科普大咖秀二等奖，朝阳医院等获科普大咖秀三等奖。

（孔繁翠）

【推动医疗器械规范化管理】 9月22日，针对医院医用设备配置论证不充分的现象，市医管局印发《关于进一步加强医疗设备规范化管理的通知》，要求医院在医疗设备台账动态管理、200万元以上设备购置可行性论证方面做好基础工作，对大型设备配置的安装场地提出明确要求。10月12日，召开市属医院医疗器械规范化管理专题培训会，邀请市食品药品监管局医疗器械注册与监管处解读《医疗器械使用质量监督管理办法》，市医管局药事处就加强医疗设备规范化管理提出具体要求。

（赵志强）

【发布“京城药师”微信公众号】 11月3日，市医管局主办的“京城药师”微信公众服务平台首期发布。“京城药师”包含原创药学科普知识、药品信息查询、网络直播专家宣教等栏目。公众号每月推出4期，市属22家医院围绕用药教育主题，开展健康日宣教、网络微课堂、线下用药咨询等，为大众提供权威专业的科普资讯。

（孔繁翠）

【推进医学工程学科建设】 11月22日，市医管局首次召开市属医院临床医学工程学科建设研讨会。宣武医院介绍了医院医学工程部门建设经验，首都医科大学生物医学工程学院刘志成教授从学术角度讲解了医学工程部门在医院的地位，宣武医院严汉民教授讲解了医院临床医学工程学科建设思路，参会人员就临床医学工程学科建设展开了研讨。年内，对工程技术人员知识技能集中培训3次，参训人员190余人次。

（赵志强）

【药师关爱周】 12月19～23日，市医管局在北京城市广播推出“药师关爱周”节目，邀请市属医院药学专家讲解癌痛、儿童退烧、补钙等合理用药知识。并借助直播视频平台加强传播，腾讯视频直播时近万人观看。

（孔繁翠）

【深化用药咨询中心工作】 市属医院用药咨询中心利用各医院学科特长及用药特点，共同编制出版《用药咨询标准化手册丛书》27册，服务患者近13万人次，同时构建了与医护药沟通协作平台，形成医护药互动。分4个季度在朝阳医院、友谊医院、积水潭医院、清华长庚医院举办4期用药咨询沙龙，为咨询药师搭建交流平台。

（孔繁翠）

【强化医疗器械绩效考核】 年内，在市属医院主要绩效考核指标（目标任务）中增加“百元医疗收入（不含药品收入）卫生材料消耗”考核指标，引导医院加强医用耗材使用管控，降低诊疗费用。在维持设备配置管理、应急急救类设备保障、设备维修保养及质控、耗材管理四个方面的现场评价指标基本不变的前提下，梳理既往检查中发现的模糊问题，细化13条指标的具体评价考核方法和路径，现场评价结果数据记录更为完整、客观，更具可比性。组织评价专家队伍对全部22家市属医院开展中期评价和年终评价。安定医院、老年医院、回龙观医院、积水潭医院、儿童医院完成较好，绩效考核排名前5名。

（赵志强）

【研究重点设备配置标准】 年内，按照申请量较大、价值金额较高、缺乏行业标准的原则，选取医用超声诊断仪和医用数字X射线诊断仪两类医疗设备开展医疗设备配置标准研究，形成市属医院《医用超声诊断仪配置标准（初稿）》和《医用数字X射线诊断仪配置标准（初稿）》。

（赵志强）

【推广使用国产医疗设备】 响应国家推广国产医疗设备使用的相关政策，研究遴选与市属医院学科实力和发展需要相适宜的优秀国产设备目录，为市属医院设备配置提供指引。按照确保质量和安全、分步推荐的原则，结合市属医院实际，经过临床和医疗设备管理专家的多次论证，确定心电图机、多参数监护仪、平板数字化X线机、清洗消毒设备4类设备作为首批市属医院重点推荐优秀国产设备种类，鼓励各医院在相同条件下优先采购。

（赵志强）

医院干部与人事管理

人才队伍建设

【援疆工作】 2月，组织第八批第三期援疆干部共17人入疆工作1年。包括：友谊医院肖荆、同仁医院王文莹、朝阳医院张希涛、积水潭医院伊力夏提·穆罕穆德、天坛医院荆利娜、安贞医院张闽、宣武医院谌燕飞、清华长庚医院霍东方、中医医院许佳旺、肿瘤医院陈冀衡、儿童医院秦强、妇产医院陈雁鸣、口腔医院徐颖、胸科医院王庆枫、佑安医院杜晓菲、地坛医院吴亮、老年医院贾炳泉。

（李方亮）

【补充完善人才工作规章制度】 4月，出台《北京市医院管理局领导联系专家制度（试行）》，每名局领导联系2～3名“使命”入选团队负责人及其他在医疗卫生领域有较大影响的优秀专家代表，听取人才工作意见建议，协助解决实际困难；各市属医院也建立相应的院领导联系专家制度，结对联系“登峰”入选团队负责人。出台《北京市医院管理局“使命、登峰、青苗”人才认定评审与管理考核暂行办法》，对“使命、登峰、青苗”人才认定、评审的对象，以及条件、程序、管理与考核做出明确规定。与市财政局联合下发《“三个人才”计划经费管理办法》，明确了专项经费开支范围、经费管理、资金绩效考核与监管等方面内容。出台《北京市医院管理局人才工作联络员制度（试行）》，各市属医院明确1名与人才工作直接相关的职能部门中层副职以上人员作为人才工作联络员，每季度以例会形式展开培训，强化服务保障意识与能力。

（李方亮　孙雯雯）

【援藏工作】 5月，组织第八批第一期援藏干部共16人入藏工作。包括：回龙观医院刘静，妇产医院于亚滨，友谊医院邓明卓、刘冲、田昕，朝阳医院刘航，积水潭医院张丽丽，天坛医院李家谋，安贞医院宁尚秋，世纪坛医院常文静，清华长庚医院吕涛，儿童医院高路，首都儿科研究所梁金鑫，佑安医院张莉莉，宣武医院马淑，地坛医院宋丽红。

（李方亮）

【海外引才工作】 市医管局与市委组织部、市人力社保局、北京海外学人中心共同面向海外发布人才引进岗位127个，协办2016年海外赤子行活动。实际引进海外人才21人。

（李方亮　孙雯雯）

【推进“使命、登峰”人才计划】 年内，市医管局为“使命、登峰”入选团队聘请38名院士及41名知名专家作为学术导师。召开“使命、登峰”入选团队座谈会2次，听取意见建议。制定“使命、登峰、青苗”人才工作宣传策划方案，完成专题宣传片。制作局领导联系专家信息手册，局领导拜访“使命、登峰”入选团队学术导师。

（李方亮　孙雯雯）

【7人入选北京市有突出贡献的科学、技术、管理人才】 经北京市人才工作领导小组审定，友谊医院张澍田、同仁医院王宁利、安贞医院孟旭、肿瘤医院季加孚、妇产医院阴赪宏、地坛医院成军、安定医院王刚等7人，入选第十二批北京市有突出贡献的科学、技术、管理人才。

（李方亮　孙雯雯）

【20人获批政府特殊津贴】 友谊医院刘文虎，同仁医院鲜军舫，朝阳医院张小东，积水潭医院郭晓忠，天坛医院江涛、张力伟，安贞医院孟旭、赵冬，宣武医院吉训明，清华长庚医院廖秦平，中医医院张声生，肿瘤医院张志谦、杨跃、苏向前、沈琳，儿童医院王天有，妇产医院阴赪宏，佑安医院孟庆华，安定医院郑毅，回龙观医院杨甫德等20人获得2016年政府特殊津贴。

（李方亮　孙雯雯）

【16人入选北京“高创计划”】 友谊医院唐毅、杨吉刚，同仁医院王成硕，积水潭王军强，天坛医院

王伊龙，中医医院周冬梅，首儿所曹春梅，佑安医院李威等8人入选“高创计划”百千万工程领军人才；同仁医院李仕明，积水潭医院石锐，安贞医院李松南，宣武医院王雷明，市肿瘤防治研究所代杰，肿瘤医院邢蕊，儿童医院李斯丹、焦伟伟等8人入选“高创计划”青年拔尖人才。

（李方亮　孙雯雯）

【9人入选市百千万人才工程】 友谊医院唐毅、杨吉刚，同仁医院王成硕，积水潭医院王军强，天坛医院王伊龙，安贞医院白融，中医医院周冬梅，首都儿科研究所曹春梅，地坛医院赵学森等9人入选市百千万人才工程。

（李方亮　孙雯雯）

【18人获市百千万人才工程培养经费资助】 友谊医院唐毅、杨吉刚，同仁医院张罗、王成硕，朝阳医院刘兴鹏，积水潭医院周一新、姜春岩、刘亚军、王军强，安贞医院白融、侯晓彤，宣武医院张愚、儿童医院李巍，首都儿科研究所曹春梅，佑安医院李威，地坛医院赵学森，安定医院王刚，小汤山医院武亮等18人获得2016年市百千万人才工程培养经费资助，资助总额为149.5万元。

（李方亮　孙雯雯）

【15人入选“海聚工程”】 年内，有15人入选北京市第十二批“海聚工程”。其中，同仁医院宋红欣、肿瘤医院吴健民、安定医院陈光入选全职工作类；佑安医院粟斌、老年医院于佳入选青年项目类；友谊医院何志洲、周贤忠、张晖，同仁医院王瑞康，积水潭医院赵琼，宣武医院李德彪，儿童医院张隆基，回龙观医院李江山等8人入选短期项目类；中医医院Marc Fisher（美国籍）、妇产医院Alfred Otto Muck（德国籍）入选外专短期项目类。

（李方亮　孙雯雯）

【66人获市优秀人才培养资助】 友谊医院崔贺贺、邓薇、郭维康、李潇瑾、宋建宁、武珊珊、徐安健、杨宇，同仁医院韩霜雪、林金银、徐捷，朝阳医院葛洋、彭明，积水潭医院陈游洲、韩晓光、李奉龙、李娜，天坛医院扈杨、蒋莹、王峰、王科、吴量、张骆、张长青、赵赋、朱飞，安贞医院李林忆、王晓，世纪坛医院何福亮、王晓芳、张瑾，宣武医院但小娟、郭建明、赵琳，北京清华长庚医院公磊、庄卓男，肿瘤医院康晓征、连斌、王宇昭、闫炎、杨雷、袁鹏，儿童医院曹冰燕、韩文文、牟雯君、吴喜蓉、吴逊尧，首都儿科研究所杨洋，妇产医院李莹，口腔医院高振华，地坛医院曹颖、纪世琪，安定医院薄奇静，回龙观医院吕梦涵、石晶等55人获北京市青年骨干个人项目资助；天坛医院王伊龙，宣武医院梁佩鹏，口腔医院郑颖等3人获青年拔尖团队项目资助；同仁医院李仕明，积水潭医院石锐，安贞医院李松南，宣武医院王雷明，市肿瘤防治研究所代杰、邢蕊，儿童医院李斯丹、焦伟伟等8人获青年拔尖个人项目资助。

（李方亮　孙雯雯）

干部管理

【探索推行院长承诺制度】 10月，市医管局研究起草了《北京市属医院院长任职承诺书说明》，与19家直属医院院长签订了《北京市属医院院长任职承诺书》。

（农定国　李　慧）

【组织现代医院管理专题境外培训】 11月，市医管局组织17名市属医院领导干部赴英国学习21天，了解英国医疗卫生管理体制、卫生保障体系、卫生服务体系建设和改革、医务人员管理和分配机制等，为推进公立医院改革提供参考。

（李　慧）

【推进市属医院总会计师制度建设】 年内，市医管局起草了《市属医院总会计师选拔任用工作方案》《市属医院总会计师考核办法（试行）》《总会计师年薪制管理办法（试行）》等，并在对市属医院财务管理人员情况进行摸底和分析的基础上，完成了5家医院总会计师人选的推荐。

（农定国　李方亮）

【2016年干部任免情况】 全年共任免干部46人次，其中提拔5人，平级改任8人次，试用期转正8人，局机关核职12人，军转定职1人，免职19人。

（农定国　李　慧）

人事管理

【部署军队转业干部接收安置工作】 年内，市医管局指导、审核并上报83个待安置岗位，组织市属医院接收24名军转干部。组织局机关接收安置2016年度军队转业干部面试工作，与1名副团职军转干部签订接收协议。

（李方亮　张　蒙）

【机关事业单位养老保险改革】 年内，市医管局在组织市属医院做好养老保险测算、预扣工作统一部署的基础上，对中央所属医院、北京市其他系统事业单位进行调研，拟定《关于市属医院参加机关事业单位养老保险工作有关情况的报告》；完成社保账号登记；部署市属医院调整退休人员养老金；完成市属医院2016年调整基本养老金工作；完成机关工作人员和市属医院退休人员养老保险参保入库工作。

（王存亮　张　蒙　杨恩明）

【接收京外毕业生】 年内，市医管局完成457名京外毕业生的接收审批工作。

（王存亮　张　蒙）

【开展人事课题研究、交流和培训】 市医管局与首都医科大学合作，开展北京市属医院多种聘用形式人员规范管理研究；依托市人社局批准的高研班，分组开展带薪年休假、编制管理、绩效工资内部分配、新职工评价与培养等专项课题研究。

（王存亮　张　蒙　杨恩明）

市医管局处级及以上干部任免情况

李德令　结束试用期，任北京朝阳医院副院长
梁金凤　不再担任北京朝阳医院工会主席职务
吴　静　不再作为北京世纪坛医院工会主席人选
张　建　不再作为北京友谊医院工会主席人选
张为远　免去北京妇产医院副院长职务
任　静　不再担任北京妇产医院工会主席职务
赵元元　不再担任北京市医院管理局监事会工作办公室副调研员职务，调北京世纪坛医院工作
朱江华　不再担任北京小汤山医院工会主席职务
张　斌　不再担任北京市医院管理局办公室副调研员职务，调市卫生计生委工作
赵　红　结束试用期，任北京市医院管理局工会专职副主席
张澍田　结束试用期，任北京友谊医院执行院长
李　昂　结束试用期，任北京地坛医院院长、北京市潮白河骨伤科医院院长
田志国　不再担任北京安定医院工会主席职务
曾　骐　不再担任北京儿童医院副院长职务
王宁利　任北京同仁医院党委副书记、院长，免去其北京同仁医院党委书记职务
伍冀湘　不再担任北京同仁医院党委副书记、院长职务
赵素银　任北京同仁医院副院长（挂职1年）
钱继红　任北京市医院管理局医疗护理处副处长
杨永利　任北京友谊医院副院长（挂职1年）
张　蒙　任北京市医院管理局组织与人力资源管理处（监事会工作办公室）副调研员
张忠涛　结束试用期，任北京友谊医院副院长
谷庆隆　结束试用期，任首都儿科研究所副所长
马　辛　不再担任北京安定医院党委副书记、院长职务
田红明　任北京安贞医院副院长（挂职1年）
王志华　不再担任北京清华长庚医院党委书记职务
张　霆　不再担任首都儿科研究所副所长职务
刘运湖　不再担任北京老年医院副院长职务（退休）
袁学勤　不再担任北京市医院管理局科研学科教育处主任科员职务，调海淀区卫生计生委工作
张　罗　任北京同仁医院党委书记
王　刚　任北京安定医院党委副书记、院长（试用期1年）
李晓北　任北京朝阳医院副院长（试用期1年）
刘婉莹　不再担任北京市医院管理局医疗护理处副处长职务
陈旭岩　任中共北京清华长庚医院纪律检查委员会纪委书记
徐沪济　任北京清华长庚医院副院长
王　仲　不再担任北京清华长庚医院副院长职务

（农定国）

监事会工作

【聘任4名外部监事和录用1名监事】 6月，市医管局通过公务员考试录用专职监事1人；9月，通过公务员遴选录用专职监事1人；12月，增加聘任4名市属医院财务退休人员为专家监事，组建监事会协调组和4个监事会，实现对22家市属医院全覆盖监督。

（农定国　孙雯雯）

【推进法人治理运行机制改革】 12月，市医管局党委常委会议审议通过清华长庚医院理事会成员人选。研究和总结友谊医院、朝阳医院法人治理运行情况。

（农定国　孙雯雯）

科研学科教育工作

【加强市属医院生物安全管理】 为进一步加强医院病原微生物实验室生物安全管理，防止生物安全事件的发生，9月29日，市医管局印发了《北京市属医院病原微生物实验室生物安全工作指导意见（试行）》；并于12月成立市属医院生物安全学科建设专家委员会，为各市属医院提升生物安全管理水平提供技术支撑和管理咨询服务。

（魏合章）

【市属医院成果转化平台建设】 年内，市医管局印发了加快市属医院科技成果转化相关文件；与北大科技-金融合作联盟等单位开展项目路演，举办第二届科技成果转化会；组织参加国际技术转移训练营、京津冀技术转移人才培训等，首次在医疗卫生系统举办北京技术经纪人培训与考试，市属医院59人通过考试获得资格认证；10月，获得北京市医管局技术合同登记点牌子，也是全国首个主要面向医学科技领域的合同登记点，以市属医院成果转化合同为主要服务对象，覆盖全市医疗机构。

（李晓峰）

【举办首届临床研究大赛】 12月14日，市医管局以“提高临床研究能力，驱动医院创新发展”为主旨举办首届临床研究大赛，以提高市属医院的临床研究意识和能力储备。经过“百家争鸣”“一触即发”“临床研究之我见”三个环节评比，最终，朝阳医院获一等奖，宣武医院、首都儿科研究所获二等奖，天坛医院、佑安医院、妇产医院获三等奖。

（李晓峰）

【实施青年人才培养“青苗”计划】 年内，市医管局完成第一批入选者6期培训工作；启动2016年度（第二批）“青苗”计划的申报评审工作，22家医院共有279人申报，总体入选率约32%；在双向沟通基础上，为“青苗”入选者选定专业导师，搭建指导合作平台；与北京广播网的“健康加油站”节目合作，对“青苗”人才进行专题宣传。

（郭妍宏）

【市属医院科研学科教育】 全年市属医院新立项科研经费4.74亿元，新立项科研项目1036项，新立项国家自然科学基金项目230项；发表SCI论文1793篇，发表统计源期刊论文5595篇；授权发明专利34项，实用新型专利100项。市属医院共有国家级住院医师规范化培训基地131个，硕士点279个、博士点179个，硕士生导师1151人、博士生导师512人，继续教育学分完成率均超过96%。

（郭妍宏）

【市属医院学科发展建设】 截至年底，市属医院共有国家临床医学研究中心6个，国家工程技术研究中心1个，国家工程实验室1个，教育部国家重点学科12个，教育部重点实验室5个，教育部工程研究中心3个，卫生部国家临床重点专科建设项目62个，北京市重点实验室46个。

（郭妍宏）

【推动医学学科协同发展】 为发挥优势学科的辐射带动作用，市医管局明确了建设以学科建设和医疗质量提升为主线、以资源整合和横向联合为路径的市属医院医学学科协同发展体系，编制《关于医学学科协同发展中心建设的指导意见（试行）》和配套政策。组织召开妇产科、儿科、神经外科等领域医学学科协同中心建设研讨会，就协同中心顶层设计、运行模式、学科需求等进行了探讨。同时，与解放军总医院管理研究所开展了“创新驱动下医学科技相关主体协同机制和策略研究”，启动了由天坛医院负责的“区域协同的院前院内卒中救治网络示范体系”项目。

（李晓峰）

【“扬帆计划”】 市医管局完成2017年度“扬帆计划”课题的立项申报，遴选出13个重点医学专业和14个临床技术创新项目。强化精细化管理，组织财务专家和方法学专家进行预算培训和任务书审核。委托社会第三方机构对“扬帆计划”一期的实施情况进行评估。研究“扬帆计划”二期方案。截至年底，“扬帆计划”专项产出国家科技进步二等奖3项、省部级科技进步奖6项、临床新技术应用推广10余项，参加或改写了多项国际指南。发表SCI论文330余篇。

（李晓峰）

【“培育计划”】 经过医院内部评审推荐和市医管局形式审查，22家市属医院共申报了中医项目55个和西医项目112个。经专家评审，最终立项100项，带动市属医院投入科研经费1072万元。

（魏合章）

党建、工会和共青团工作

【“守护天使”项目入选全国“四个100”】 2月，市医管局“守护天使”志愿服务项目在中宣部、中组部、中央文明办等九部门联合开展的志愿服务“四个100”先进典型活动中，被推选为最佳志愿服务项目。“守护天使”志愿服务是市医管局携22家市属医院打造的志愿服务品牌项目。截至11月底，已先后有2万多名守护天使志愿者在22家市属医院从事过志愿服务，在“志愿北京”网站注册的志愿者达10722人。

（琚小红）

【市属医院获奖情况】 2月，全国妇联授予胸科医院李宝兰“全国三八红旗手”荣誉称号；5月，北京市总工会授予友谊医院“首都劳动奖状”，授予天坛医院贾旺、儿童医院钱素云、胸科医院张树才和朝阳医院于晓佳“首都劳动奖章”；11月，友谊医院张澍田、朝阳医院王振军、佑安医院吴昊、胸科医院黄海荣申报的4项创新项目，以及胸科医院岳文涛、佑安医院李莉申报的2项发明专利纳入2016年北京市总工会创新助推计划。

（李　岩）

【区域化团建心理试点项目】 5月4日，市医管局启动了以“心理健康，社会和谐”为主题的区域化团建心理试点项目，项目由回龙观医院团委牵头，联合地坛医院、老年医院、小汤山医院、清华长庚医院的团委共同开展。共计进行义诊咨询42次，开展心理健康大讲堂52次，服务百姓1400余人次；同时对系统内青年进行健康需求调研。

（李　茵）

【成立“相约守护·暖基金”】 5月31日，“相约守护·暖基金”成立，北京市总工会副巡视员、北京市温暖基金会副理事长司建，与北京市医管局党委副书记、工会主席韦江签署了《北京市温暖基金会捐赠协议书》。基金成立后，将用于市医管局系统工会会员本人发生重大疾病、突发事件和意外灾害时，对会员本人、配偶、未成年子女造成人身伤害或财产损失等进行帮扶、救助和慰问。

（李　岩）

【区域化团建“CPR急救培训项目”】 5月，市医管局在新华网启动了区域化团建工作“CPR急救培训项目”年度系列工作，安贞医院、积水潭医院、安定医院、中医医院团委联合参与。此后，多次举办“CPR急救培训项目”进社区、进高校活动，引导百姓保护健康的自觉性和主动性，共计开展急救培训2500余人次。

（李　茵）

【“相约守护”互换体验季活动】 7月上旬，市医管局启动2016年“相约守护”互换体验季活动。在往年互换体验的基础上，新增了“送文艺进医院”活动，在医务体验环节，除了继续面向社会招募体验者外，还重点邀请往年部分参加“相约守护”互换体验季活动的非医疗界社会人士代表（含媒体），到市属医院“回头看”，促进医院落实整改、巩固成效、提升水平。活动期间，22家市属医院共接待医务体验群众574人次，医院中层以上干部260人次参与患者体验，医院职工995人次参与到院内互换体验中来，开展义诊咨询、健康宣教进农村、进社区、进机关、进企业、进学校、进军营“六进”活动510场，派出工作人员4104人，其中副高以上职称1434人，服务群众13.8万余人次。

（琚小红）

【党风廉政建设】 11月25日，第十四次市医管局党委常委会审议通过《中共北京市医院管理局委员会关于推进领导干部落实党风廉政建设主体责任全程记实工作的实施意见》，决定在市医管局党委和直属医院党委全面实行党风廉政建设主体责任清单制度，全程实录领导干部履行党风廉政建设主体责任情况，建立党委落实党风廉政建设主体责任工作台账。

（蔺　森）

【建立退休干部数据库】 年内，完成市医管局系统离退休干部2016年度统计工作，特别是退休干部信息库的建库及信息上报工作。截至11月30日，市医管局系统共有离休干部398人、退休干部10273人。

（黄　毅）

【市属医院统战对象统计】 市医管局组织各医院对2016年度本单位的统战对象进行统计，并首次对有海外学习或进修经历的人员进行摸底统计。经统计，市属医院（不含肿瘤医院）共有民主党派成员939人，党外知识分子2482人，少数民族2269人，归侨侨眷、外籍华人亲属、台胞台属等349人，有海外留学或进修经历的752人。

（黄　毅）

信息化与统计管理

【概述】 2016年，根据国家及本市信息化基本要求，以需求应用为导向，以服务改革和惠民为目标，以信息互联互通、医院信息化建设、分级诊疗支撑、北京通（健康卡）推进等四大建设应用为重点，搭建北京人口健康信息服务体系。

依托网络信息安全防御体系实施行业统筹。建立了在京医疗机构（部队、武警除外）网络信息安全属地化的管理模式。研究梳理了国标在京落地差异性，参与了国标体系建设。对全市682家医院（不含14家部队、4家武警医院）、1979家社区卫生服务中心（站），以及78家市、区卫生计生行政部门及直属单位进行了行业关键基础设施网络信息安全摸底，制定了包含964个信息系统在内的省级关键信息基础设施清单，完成了中央网信办的关键基础设施调查。与市公安局联合开展专项调查和行业安全检查。与北京市使用正版软件工作联席会议办公室联合开展了三级医院软件正版化专题调研，推动北京市卫生计生系统正版软件专属采购平台建设。确立了以健康卡为主体卡、健康卡主索引为北京地区互联互通的安全标准，将京医通等他卡功能融入健康卡。

推进医疗机构及区域标准互联互通。按照国家电子病历及区域互联互通标准，在医院和区域大力推进标准化互联互通，完成了100%区属医院和100%社区卫生中心的接入和连通工作，5家三级医院和2个区通过了国家标准化互联互通成熟度4级评测，2个三级医院通过国家智慧医院评估。建成了1个市级和16个区级人口健康信息平台。以健康卡主索引为标准，通过区域平台市级新接入了67家医院，并在7个区试点医院进行了试点。

实施区域分级诊疗的信息服务与协同。依法采集了10425家医疗卫生机构运营数据、2003～2016年的200余家二级以上医疗机构住院病案首页数据以及30家医院诊疗数据。依托市、区两级互通的健康卡主索引，在部分区医联体及管理业务应用中启动了6个纵向业务系统与三大数据库的互通试点，初步建成了北京地区分级诊疗库。16个区均建立了区级临床会诊中心和部分医技会诊中心。53个医联体核心医院与下级医院建立了远程医疗服务业务，90%的社区卫生服务中心与上级医院建立了不同方式的远程医疗服务业务。30个国家优势学科的三级医院与外省市地县的2000多家医院建立了跨省临床专科会诊中心。2000家左右的公立医疗卫生机构实施了支撑医改的信息系统相关改造。

推动健康卡融合和互联网+信息惠民。建成了市区互通健康卡管理平台，并实现了与北京通平台的衔接，10个区完成了与合作银行遴选工作。与市公安局合作，完成了全市1300万人户籍人口制卡信息采集和照片准备，启动了出生证、计免证信息系统与健康卡平台对接。依托新技术支撑市属医院100%实施了医改应用的非急诊全面预约挂号。依托居民健康卡应用，继续为群众提供网上导诊、诊疗信息查询、健康咨询等服务。不断完善114网上预约挂号，所有三级医院、部分二级医院共计148家医院实现了网上挂号。

推进部门信息协同和京津冀协同服务。建立了北京市卫生计生信用信息管理平台，实现与国家平台在打击票贩子的业务协同、与市工商局开展了治理违法医疗广告的信息协同；与公安部门建立了与首都反恐信息协同共享机制；继续完善与民政、公安、人力社保、检察院等相关部门，在死亡、疾控及全员人口等基础信息的协同。与公安、民政、经信委、交通委等单位研究了北京通多卡后台信息协同问题。支持部分区在网格化管理、社会监督、公共服务等方面提供人口健康相关基础信息服务。继续开展天坛医院脑外科、安贞医院心血管科、朝阳医院呼吸科等优势学科大数据应用，以及北京地区健康医疗大数据应用成果转化研究。在京津冀大数据应用示范区建设框架下梳理了健康医疗大数据产业应用试点思路。

（李朝俊）

信息化管理

【全市人口健康信息化项目申报】 6月6日，市卫生计生委向市中医管理局、市医管局、各区卫生计生委、各三级医院、各直属单位、委机关各处室发出通知，根据年度全市人口健康信息化重点工作要求，切实用好政府财政资金或自筹财政资金建设信息化项目，按照标准安全、力补短板、互联互通、一卡通用、惠民发展的要求，在单位统筹规划基础上，申报和实施2016年信息化建设项目。强调各单位申报的信息化项目要与全市深化公立医院改革推进同步，符合与本单位在非首都城市功能疏解中的发展方向定位，要与互联网+健康医疗应用中首都城市运行安全、群众健康安全及事业发展安全紧密结合。在项目申报和建设工作中，转变操作方式，将政策制定或多处室（科室）业务流程的确定，与信息化建设项目需求捆绑梳理，加强对信息化项目统筹及建设工作的组织领导。

（李朝俊）

【举办网络安全专题培训】 9月12～13日，市卫生计生委在市卫生局党校召开了2016年北京地区卫生计生行业网络信息安全工作专题培训会。市中医管理局、市医管局、各区卫生计生委，以及市卫生计生委各直属单位有关业务部门领导和业务骨干约150人参加培训。培训会邀请了市公安局网安部门、国家级科研单位，以及市卫生行业信息化有关专家、技术骨干和业务领导，分别介绍了网络和信息安全的相关法规、北京地区人口健康行业安全防护体系建设总体要求，医院网络信息安全的基本需求及案例分析，健康医疗信息互联互通的安全技术标准要求。培训会还就区域互联互通方面的问题进行了讨论。

（胡传兵）

统计管理

【贯彻落实《北京市统计条例》】 北京市自1月1日起正式实施《北京市统计条例》。1月21日，市卫生计生委出台了《关于贯彻落实〈北京市统计条例〉的通知》，要求各单位依法开展统计管理和服务，夯实统计基础工作，加强统计工作的组织领导，明确各单位的统计工作要纳入全行业属地化管理。

（刘　颖）

【与市统计局联合开展督导检查】 4月26日，市卫生计生委、市统计局联合下发《关于联合开展卫生计生统计工作督导检查的通知》，要求各区卫生计生委、医疗机构开展统计数据质量及统计工作情况的自查，部署市级督导检查工作。9月1～13日，由市卫生计生委信息统计处、市公共卫生信息中心、市统计局数据管理中心等组成联合检查小组，重点抽查了11个单位，包括2个直属单位、2个区卫生计生委、7个医院，现场对其统计管理、统计台账报表、信息化等工作给予指导和建议。

（刘　颖）

【制发2016～2018年统计报表制度】 6月21日，市统计局同意市卫生计生委制发2016～2018年《北京市卫生和计划生育统计报表制度》。将原2014年制发的北京市卫生和计划生育统计报表制度与2015年制发的卫生科研统计报表制度合并，并按照精简效能的原则对报表进行清理和规范。作为国家统计调查制度的补充，该报表制度满足北京市卫生计生行业的管理需求，为反映北京市卫生计生事业发展状况，为各级政府、卫生计生行政管理部门制定政策和规划调控提供数据基础。该套报表制度在各区卫生计生委及二级以上医院等部门和单位执行。

（刘　颖）

【统计资料发布计划实施备案制】 根据市政府印发的《北京市统计资料管理办法》要求，自2016年10月1日起各部门应制定统计资料年度发布计划，并于年底前将下一年度统计资料发布计划报同级人民政府统计机构备案。10月8日，市卫生计生委将2017年统计资料发布计划表及所涉及的统计信息报市统计局备案。2017年1月3日市统计局复函确认，1月16日市卫生计生委在官网上将确认的市卫生计生委2017年统计资料发布计划表予以公开。

（刘　颖）

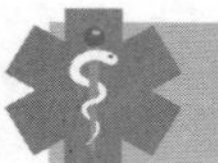

卫生应急

【概述】 2016年，全市卫生应急系统进一步加强卫生应急体系建设，强化联防联控机制建设，卫生应急能力得到大幅度提高。全年全市共报告突发公共卫生事件26起，均为一般级别，得到及时有效处置，并按时直报突发公共卫生事件网络。全年全市共接到生活饮用水污染事件报告3起，得到及时有效处置，未造成人员发病。全年全市未发生公共场所危害健康事故和医疗机构放射事件。突发公共卫生事件网络直报率、报告及时率、规范处置率100%。

全年全市120院前急救力量共完成突发事件紧急医疗救援任务1333起，出动车辆1865车次，出动人员5595人次，转送伤员5284人次。全年大会救护任务571个，出动车辆1048车次，出动人员3148人次，圆满完成大型活动、重大节日、重点区域和特殊敏感时期的卫生应急保障任务。全市院前医疗急救在自然灾害、事故灾难、公共卫生事件和社会安全事件四大类突发事件紧急医疗救援中共处理1060次，包括事故灾难775次、车祸665次、塌方8次、砸伤6次、爆炸伤7次、煤气中毒70次、食物中毒12次、社会安全事件273次。全年参加北京市公安局消防局地铁火灾实战演练、国动委调研评估点验、卫生动员力量海上卫勤演练、首都机场航空器生物恐怖袭击事件演练、北京市处置劫持进京长途客运班车爆恐事件实战演练、京津冀重大自然灾害卫生应急综合演练等共7次应急演练，派出急救车52辆、急救人员197人。

（张志伟）

卫生应急体系建设

联防联控机制建设

【推进京津冀卫生应急一体化进程】 加强京津冀卫生应急协作，在履行《京津冀突发事件卫生应急合作协议》和《京津冀毗邻县（市、区）突发事件卫生应急合作协议》基础上，健全京津冀卫生应急信息通报机制。9月11～13日，京津冀三省市卫生计生行政部门联合在河北省张家口市张北县中都草原停车区开展了京津冀三省市重大自然灾害卫生应急综合演练，抽调北京急救中心及市红十字会紧急救援中心、市疾控中心、中日友好医院、市卫生监督所、北京安定医院和回龙观医院5类队伍7家医疗卫生单位200多人、47台专业车辆携急救装备参加演练。

（张志伟）

【厘清突发公共卫生事件防控各部门责任】 针对突发公共卫生事件应急管理中跨部门、跨层级的有关职责，以突发公共卫生事件应急指挥部各成员单位为单元，进行梳理、界定、细化，结合近年来卫生应急工作实际编制责任清单，将本市处置传染病疫情的四方责任等防控突发公共卫生事件的经验做法和固化做法纳入责任清单，明确在防控突发公共卫生事件中动态和静态不同状态下各部门、各单位责任，突出实用性和可操作性。

（张志伟）

卫生应急能力建设

【修订突发公共事件系列应急预案】 年内，市卫生计生委完成《特别严重烈性传染病的卫生应急预案》初稿，修订了《北京市突发公共卫生事件应急预案》《北京市突发事件紧急医疗救援预案》，以及6个专项预案。

（张志伟）

【推进区级卫生应急体系全面建设】 以区级卫生应急机构全面建设为重点，截至年底，全市共成立区级卫生计生行政部门内设专门应急管理机构14个，各级疾控中心内设专门应急管理机构13个；投入卫生应急经费894万元，完成指挥决策系统8个；开展突发事件公共卫生风险评估68次，建立紧急医学救援基地21个，建成卫生应急队伍6类20支234人；投入应急物资储备450万元；培训2589人次，演练139次。建成全市卫生应急队伍197支3628人。

（张志伟）

【做好卫生应急队伍建设】 按照国家卫生计生委相关要求，市卫生计生委完成国家卫生应急队伍人员更新、卫生应急物资储备与应急预案修订工作，对卫生应急物资、应急演练、应急处置、应急预案等相关指标进行梳理、档案收集。

（张志伟）

【开展突发事件卫生应急演练】 年内，市卫生计生委组织全市性突发中毒事件卫生应急处理技术与突发公共卫生事件应对培训班3次、全市性应急演练2次，组织开展国家卫生应急队伍卫生应急演练1次，参加京津冀卫生综合应急演练1次。

（张志伟）

院前医疗急救

【推进急救立法工作】 7月22日，市人大颁布《北京市院前医疗急救服务条例》，于2017年3月1日开始实施。市卫生计生委开展《北京市院前医疗急救服务条例》的实施准备工作，梳理出准备工作清单，并于7月28日完成配套改革实施意见的初稿。

（张志伟）

【举办急救网络院前急救专项培训】 8月24～25日，在密云区急救分中心举办2016年北京120急救网络院前急救专项培训，来自密云、平谷、怀柔3个区的院前急救人员140余人参加，进一步提高了基层120急救网络日常院前急救水平，增强应对突发事件的综合救援能力。

（张志伟）

【优化急救网点布局】 打破院前急救行政区划界限，实现全市120统一受理、统一指挥调度；健全分级分类调度机制，11月，完成本市急救网点设置梳理及问题分析工作，并进行了分级分类标准的制定。进一步加强院前院内急救有效衔接，顺畅批量伤病员救治绿色通道。

（张志伟）

【加强应急值守保障】 全年完成大型活动保障任务525次，派出急救车954辆，出动急救人员2982人。完成政治任务医疗及应急保障13次，派出急救车249辆，急救人员811人。完成政治任务及应急保障包含赛事、节日天安门保障、高考保障、杭州G20峰会保障等。常年在北京市信访办（正义路）安排一急救车组；在马家楼、久敬庄等上访人员聚集点安排24小时急救车组进行应急保障，全年共救治患者272人，转运至医院66人。在故宫安排急救车组，全年救治患者185人。马航失事客机家属应急保障任务，共安排保障车次11次，保障人员33人，救治患者70人次。

（张志伟）

突发事件处置

【输入性传染病等突发公共卫生事件防控】 年初，黄热病、寨卡病毒病、裂谷热等输入性传染病疫情不断侵袭北京市，其中黄热病首例是亚洲首次报告、裂谷热是中国首次报告。市卫生计生委及时组织开展应急工作，建立健全了输入性传染病防控救治体系，明确了工作流程、岗位职责和分级相应措施；建立输入性传染病病例全过程监控信息平台，实现了病例从入境到最后转归的信息全过程监控和各环节职责部门的信息共享；密切关注疫情进展，适时组织开展形势研判和风险评估，及时向国家卫生计生委和市应急办汇报疫情最新进展及防控措施；组织开展多部门防控输入性传染病疫情应急处置桌面推演和实操演练，明晰了处置程序和指挥体系；加强督查，组织开展了对市疾控中心和地坛医院的督导检查，查找薄弱环节，完善输入性传染病的防控与救治机制；依托市突发公共卫生事件应急指挥部工作机制，强化多部门联防联控和沟通协调。

（张志伟）

卫生应急保障

【日常卫生应急各项保障任务】 元旦、春节、国庆等重要节日和全国两会、清明祭扫、高考等重要活动期间，以及森林防火、防汛、冰雪天气等特殊时期，全市启动卫生应急机制，强化应急值守工作，共完成各类卫生应急保障任务500余起，出动车辆1250车次，出动人员3750人次，圆满完成了各项卫生应急保障任务。同时，常态保障信访、反恐等专项工作及天安门、中南海周边等敏感地区。

（张志伟）

【支援杭州G20峰会医疗保障】 9月4～5日，G20峰会在杭州召开。应浙江省请求，按照市政府相关工作指示，市卫生计生委应急办组织协调北京急救中心组建一支由30辆救护车和104名急救人员、管理人员组成的医疗保障队伍，支援G20峰会医疗保障工作圆满完成医疗保障任务。

（张志伟）

【突发事件紧急医疗救援】 全年共计完成不同类型和级别的突发事件紧急医疗救援任务459起，出动车辆1055车次，出动人员3166人次，转送伤员2232人次。受国家卫生计生委指派，共抽调北京8家医院35名专家，指导帮助兄弟省市突发事件紧急医疗救援任务6起。组织协调友谊医院、宣武医院、朝阳医院、回龙观医院6名消化内科、精神卫生及心理危机干预专业专家，随国家卫生计生委领导赴湖北、江西、安徽等省督导洪涝灾害卫生应急工作。

（张志伟）

疾病预防控制

【概述】 2016年，全市法定传染病报告发病率561.85/10万，较上年上升了12.6%。其中甲乙类传染病报告发病率137.99/10万。全市共建立传染病监测系统42个，覆盖医疗机构667家。通过症状监测发现聚集性疫情404起，为传染病早发现、早控制提供了依据。及时处置黄热病、寨卡病毒、裂谷热输入性传染病疫情9起，人感染H7N9禽流感疫情3起，有效控制了疫情的传播和蔓延。全市各级医疗机构共检测各类人员HIV抗体483万余人份，同比检测量增加12.16%，阳性发现率0.80‰；在治患者13221人，患者病死率0.18%；治疗一年病毒完全抑制率93%，超过了联合国艾滋病规划署提出的到2020年实现90%的目标。开展互联网+艾滋病尿液匿名检测研究，为MSM等提供多元化检测服务；全年共计发放尿液检测服务包5038个，检测2887例，筛查阳性率7.9%；贯彻国家“发现即治疗”的防治政策，试点建立艾滋病抗病毒治疗转诊绿色通道，将患者从发现到治疗的时间从100天缩短到7天。全年医疗机构共报告肺结核患者7182例，报告发病率33.1/10万，较上年降低3.6%；全市登记管理活动性肺结核患者6140例，登记管理率85.5%，社区督导服药管理率98.4%；加强定点医院结核病专报系统管理，报告患者的登记管理率由2011年的55%上升到85%。有序推进免疫规划工作，连续17年对外来流动人员开展麻疹、流脑疫苗免疫接种，连续10年对重点人群开展流感疫苗接种，免疫规划各类疫苗各剂次接种率在99%以上，强化人群免疫屏障的建立。夯实慢性病综合防控工作，创建健康示范机构159家，为38567名适龄人群开展脑卒中筛查服务，评估5种癌症高危人群35246人次；设置65家社区卫生服务机构为监测点，评估基层医疗机构心血管疾病及糖尿病诊疗质量；新组建社区高血压患者自我管理小组839个，糖尿病患者同伴支持小组580个，不断扩大高危人群综合干预力度。强化精神卫生管理工作，27296名患者享受门诊使用免费基本药品治疗，严重精神障碍患者在册管理率90.44%，在册规范管理率86.70%，在管病情稳定率99.56%，规律服药率80.74%，各项指标均处于全国领先水平。依法开展环境、职业与放射等公共卫生工作，在13个涉农区设立饮用水水质监测点752个，对末梢水的42项常规指标进行检测。空气污染与人群健康影响的国家级监测点增至7个，开展空气污染对人群健康影响的监测与研究。巩固与安监、人力社保等部门职业病联防联控工作机制，在全市进行重点职业病（职业卫生和放射卫生）和重金属污染的监测；加强《职业病防治法》的宣传，规范职业病报告管理，加大职业与放射卫生防控工作的督导力度，提升工作质量。全面开展北京市中小学生健康月系列活动，形成以学校为主导，家庭和学生为主体的家校协作、共促健康的学生防病机制；利用“‘营’在校园”公众微信号，开展“我做营养小达人”主题活动，逐步形成共同关注学生营养健康的氛围。

（张明清）

疾病控制综合管理

【举办基本公共卫生服务项目绩效考核专家能力提升培训班】 3月7日，市卫生计生委举办了基本公共卫生服务项目绩效考核专家能力提升培训班，疾控处和基层处领导以及考核专家80余人参加了培训。会议邀请国家卫生计生委项目资金监管服务中心监管一处处长张本、国家基本公共卫生服务项目绩效考核核心组专家董燕敏，对国家基本公共卫生服务项目实施背景和绩效考核进展情况、考核指标体系设计及具体考核方法和注意事项进行了介绍。疾控处处长谢辉和基层处调研员宗保国对专家考核工作提出了“严肃对待考核，统一考核标准，加强现场指导”的工作要求。

（李顺丽）

【召开疾病预防控制工作会】 4月8日，市卫生计生委召开2016年北京市疾病预防控制工作会议。疾控处处长谢辉作2015年北京市疾病预防控制工作报告；会议部署了2016年北京市疾病预防控制重点工作，通报了2016年16区疾病预防控制工作考核结果。会议还邀请总后卫生部、武警后勤部卫生部领导，市教委、商务委、住建委、综治办、食药局、民政局、财政局、农业局、北京出入境检验检疫局、北京铁路局、民航华北管理局、市残联等部门负责人，以及新闻媒体记者参加。

（刘　峰）

【调研通州区传染病防控体系建设】 5月18日，市卫生计生委疾控处处长谢辉带队赴通州区开展传染病防控体系建设情况调研，并就优化副中心传染病监测网络、更好地保障副中心公共卫生安全与通州区卫生计生委进行了座谈。谢辉在听取汇报后指出，面对副中心新的功能定位，通州区应谋长远、补短板，不断优化传染病监测布局、完善防控体系、提升防控能力；市卫生计生委也将按照职能分工，全力为副中心的传染病防控工作提供支持和帮助。

（纪晋文）

免疫规划

【规范免疫规划工作】 抓好免疫预防门诊的管理，截至年底，北京市全部取消了村接种。为全市免疫门诊配备冰箱、冰柜、冷藏包，历时3年完成了冷链的“三全建设”。与市财政局、市政采中心等相关部门根据新修订的《疫苗流通条例》内容，理顺二类疫苗招标采购流通机制，在全国率先完成二类疫苗招采配送；与市食品药品监管局共同确定了狂犬病免疫球蛋白按照一类疫苗进行管理的供应方式，保障狂犬病免疫球蛋白的供应。1月1日起，北京市实行一类疫苗在预防接种异常反应补偿中全程引入商业保险补偿机制。5月1日起，按照国家要求，北京市停用了三价脊灰疫苗，转为二价疫苗；5月中旬完成三价疫苗的核查和销毁工作，确保转换过程中新旧疫苗的无缝衔接与平稳过渡。9月2日，市卫生计生委组织各区卫生计生委，市、区疾控中心和医学会等相关单位参加预防接种管理工作会，全面梳理预防接种管理情况，对下一阶段预防接种管理提出相关要求。

（王艳春）

【应对免疫重大事件】 3月，山东警方破获

"3·18"济南非法经营疫苗案。以"4·25"儿童预防接种宣传日为契机，市卫生计生委协调通州区卫生计生委针对疫苗全程冷链配送接受中央电视台"焦点访谈"栏目采访；协调北京电视台"健康北京"栏目组、市疾控中心、12320服务中心主动宣传免疫规划科普知识及北京市疫苗全程冷链配送工作情况，以消除群众恐慌、降低事件影响。

（王艳春）

【落实免疫接种惠民政策】 北京市遵循流动儿童享有与户籍儿童相同免疫接种权利的原则，对免疫规划疫苗接种程序内的12种疫苗均予免费接种。3～4月，调查学龄前流动儿童550152人，强化查漏补种后的建卡率、建证率均达100%。对集中用工单位外来务工人员进行麻疹、流脑疫苗接种25.39万人次，比上年减少14.48万人次。在疫苗未种原因中不同意接种占77.6%，与"山东疫苗事件"导致公众信心不足有一定关系。10月15日～11月30日，北京市户籍60周岁以上老年人和在校中小学生、中等专业学校学生免费接种流感疫苗118.12万支。

（王艳春）

【举办预防免疫接种专业培训】 10月14日，市卫生计生委举办北京市一类疫苗异常反应补偿纳入商业保险机制市级培训，针对异常反应的报告、调查诊断、鉴定及伤残等级评定、处置及商保理赔流程等有关内容，对各区卫生计生委，市、区疾控中心，医学会、市结核病控制研究所等相关人员进行培训。11月2～3日，结合全市发生的几起一犬咬多人事件，举办狂犬病暴露预防处置及犬伤人突发公共卫生事件处置培训班，全市狂犬病免疫预防门诊医生、区疾控中心相关主管人员参加了培训。

（王艳春）

【重点人群乙肝疫苗接种试点】 11月18日，市卫生计生委印发《关于在国家重大传染病综合防治示范区开展成人重点人群乙肝疫苗接种试点工作有关问题的批复》，同意市疾控中心在朝阳区按照国家免疫程序和预防接种工作规范开展成人重点人群乙肝疫苗接种试点工作。

（王艳春）

传染病防治

艾滋病防治

【接待联合国艾滋病规划署代表团】 5月11日，市卫生计生委副主任李彦梅接见了联合国艾滋病规划署规划协调理事会代表团访问。疾控处处长谢辉介绍了北京市艾滋病疫情及特点、艾滋病防控主要做法及面临的挑战等；双方就艾滋病检测体系、数据指标系统及感染者管理等问题进行了会谈。联合国艾滋病规划署驻华办事处代表苏凯琳博士对北京市艾滋病防控工作给予了高度评价，表示愿意尽可能提供技术支持，共同努力，实现2030年遏制艾滋的目标愿景。

（徐　征）

【组织首都高校大学生防艾宣传辩论赛】 10月10日起，北京市开展首都高校大学生防艾宣传辩论赛。43所高校50个团队报名参赛，历时3个月，最终，北京师范大学、中央美术学院、北京邮电大学获一等奖。决赛当日，国家卫生计生委疾控局副局长、国务院防治艾滋病工作委员会办公室副主任夏刚，中国疾控中心性病艾滋病防治中心党委书记韩孟杰，市卫生计生委委员郑晋普，中国预防性病艾滋病基金会理事长王玉民少将出席了活动，并为获奖团队颁奖。

（徐　征）

【刘延东考察北京市艾滋病防控工作】 12月1日，中共中央政治局委员、国务院副总理、国务院防治艾滋病工作委员会主任刘延东到北京市朝阳区疾控中心考察，与医学专家、基层防治人员、志愿者、社会组织和国际组织代表等座谈，听取意见和建议。

（徐　征）

结核病防治

【开展世界防治结核病日主题宣传活动】 3月21日，市卫生计生委联合北京铁路局、丰台区卫生计生委，在北京西客站举办结核病防治知识表演快闪活动。之后，来自丰台区卫生计生委的结防人员在现场开展义诊咨询服务。3月22日，由国家卫生计生委和北京市政府共同主办，中国健康教育中心和北京市卫生计生委联合承办的第二十一个世界防治结核病日主题宣传活动在北京举行。WHO结核病/艾滋病防治亲善大使彭丽媛应邀参加活动并慰问了现场参加义诊的医务人员和进城务工人员。北京市副市长林克庆致辞。北京市结控所、朝阳医院、天坛医院等10家单位的医务人员为进城务工人员提供了义诊咨询服务。

（徐　征）

【召开结核病防治工作会】 5月4日，市卫生计生委召开全市结核病防治工作会。市卫生计生委委员郑晋普参加会议并讲话。会议通报了全市结核病疫情形势，部署了结核病防控工作重点任务；市结控所围绕医疗机构诊断、报告及疫情处置等内容进行了强化培训。

（徐　征）

【规范卡介苗接种工作】 7月，市卫生计生委印发文件，要求各区卫生计生委要按照“达标规范、方便群众、便于管理”的原则，结合各区实际情况，指定至少1家规范化免疫预防门诊提供卡介苗补种服务。9月1日起，不符合规范化免疫预防门诊条件的单位不得开展卡介苗补种工作。

（徐　征）

【参加全国结核病临床技能决赛】 9月7～9日，由市结控所、胸科医院、老年医院、西城区和石景山区结核病防治所组成的北京市代表队参加了全国结核病临床技能决赛，获得团体三等奖，个人二等奖2名、三等奖3名，个人基层知识第一名。

（徐　征）

其他传染病防治

【重点传染病防控工作】 针对北京市面临中东呼吸综合征、寨卡病毒病等传染病输入风险及不同季节相关传染病高发特点，市卫生计生委于2月19日、9月23日分别召开全市冬春季、秋冬季重点传染病疫情会商视频会，通报主要传染病防控形势，对流感、麻疹、禽流感、手足口病、寨卡病毒病等传染病疫情形势进行风险分析，部署全市传染病防控工作。7月14日，转发《国家卫生和计划生育委员会关于做好夏秋季重点传染病防控工作的通知》，并就做好北京市夏秋季传染病防控工作提出要求。及时向市教委、北京出入境检验检疫局通报相关传染病疫情，于11月初联合市教委等4部门对全市51家学校、托幼机构传染病防控工作开展督导检查。11月8～16日，组织专家对16个区疾控中心和32家医疗机构，重点围绕传染病预检分诊、中东呼吸综合征和霍乱诊断报告、处置流程、肠道门诊管理、院感防护、实验室检测等关键内容开展督导，对现场发现的问题向被督导单位进行反馈，并在全市通报。

（纪晋文）

【对专业技术人员开展传染病防控能力培训】 6月3日，市卫生计生委组织全市各区疾控中心、二级及以上医疗机构疾控处（科）负责人、院内培训师资，对黄热病、鼠疫和炭疽开展防治知识培训。10月12日，对全市疾控机构、社区卫生服务机构相关专业技术人员开展疫苗可预防疾病防控技术培训。11月3日，对全市二级以上医院皮肤科、神经科临床医生进行麻风病诊断技术培训。11月11日，组织全市55家传染病网络实验室开展病毒性出血热防控技术专题培训。

（纪晋文）

【修订传染病监测与疫情处置方案并培训】 年内，市卫生计生委组织专家对霍乱等传染病监测与疫情处置方案进行修订，形成霍乱等13个传染病监测与疫情处置方案（2016版），并于8月15日印发。9月9日，召开培训会，就新修订方案的相关传染病监测内容、监测方法、监测点的选取和工作要求、疫情报告及处置规范等关键环节开展培训。

（纪晋文）

慢病防治

【培训校园平衡膳食专家】 6月27～28日，市卫生计生委举办了“以科学证据为基础开展营养科普宣传”主题培训会，对市卫生计生委和市教委聘任的“营”在校园平衡膳食行动的第二批专家70人进行培训。邀请北京大学医学部、中华医学会科普分会的5位专家分别从“人际传播的切入与构思”“行动设计与评估”“受众分析及健康激励计划”“以科学证据为基础开展营养科普”等方面进行培训，西城区、通州区疾控中心专家介绍了辖区健康促进工作经验。

（张明清）

【肿瘤患者社区随访】 7月22日，召开2015～2016年度户籍肿瘤患者社区随访工作会，16个区卫生计生委随访工作负责人、疾控中心质控负责人及社区卫生服务中心代表70余人参会。会议总结了2015～2016年肿瘤患者社区随访工作总体情况及数据质量控制，并对肿瘤患者社区随访系统新增模块功能进行演示和培训。2015～2016年全市纳入社区随访的肿瘤患者共计55050例，其中，京籍患者53740例，成功随访49653例、失访4012例，随访患者中死亡5685例。

（刘　峰）

【启动社区糖尿病及心血管疾病危险因素管理水平监测调查】 9月7日，市卫生计生委召开社区糖尿病及心血管疾病危险因素管理水平监测调查工作启动会。市社管中心、糖防办、心防办，以及东城、朝阳、通州、密云4个区卫生计生委和社管中心相关负责人参加了会议。会议通报了2015年4个区的75家社区卫生服务中心开展的糖尿病综合管理监测情况，部署了2016年社区糖尿病及心血管疾病危险因素管理水平监测调查工作，并就病历抽取要求及调查评估方法进行了讲解。

（刘　峰）

【开展城市减重行动】 对“阳光长城计划城市减重行动”微信公众号进行改版，通过微信公众号组织居民报名参与减重行动，推送健康减重相关知识113条，关注人群31649人。9月24日，150余人通过公众号报名参加了在北京居庸关长城举行的“长城行”群众健步走活动。

（刘 峰）

【完成2016年口腔公共卫生项目】 全年全市共为307007名儿童提供免费窝沟封闭预防龋齿服务，封闭恒磨牙375698颗；为1488所幼儿园的408052名学龄前儿童进行口腔检查，提供免费氟化泡沫预防龋齿服务594326人次。市政府免费开展的窝沟封闭及氟化泡沫防龋项目分别从2005年和2011年在全国率先开展。项目实施以来，12岁学生恒牙龋均持续维持在0.5的低度流行水平，5岁乳牙患龋率在“十二五”期间下降了10%。

（刘 峰）

【完善心脑血管疾病和肿瘤信息监测系统】 年内，完善北京市心脑血管疾病和肿瘤信息监测系统，对2007～2015年急性心脑血管事件发病数据进行清理，为分析总结慢性病的发病变化趋势提供数据支撑。同时，在市级慢性病指标的基础上形成区域指标，并为各区设置了区级使用账户，方便各区掌握本区域内慢病发病数据。

（刘 峰）

【全民健康生活方式行动】 全市验收合格各类全民健康生活方式行动示范机构152家，建成各类健康支持性环境68处；全年培训健康生活方式指导员3694人，累计培训16708人；开展各类现场活动与健康讲座5022场次，电视、广播等媒体报道255次；健康生活方式业务能力培训97次5363人；开展全市评选优秀健康生活方式指导员活动，4700余名指导员参加评选，最终295名指导员获得市级或区级优秀指导员称号，其中60名指导员为市级优秀指导员；制作健康生活方式宣传动画片8集。组织参加由中国疾控中心慢病中心主办的全国“万步有约”职业人群健走激励赛北京赛区活动，共设7个赛区、22家机关企事业单位1065人参赛，4个区获得全国优秀奖，北京市获得全国三等奖。

（刘 峰）

【完成2015～2016年度慢性病公共卫生服务项目】 2015～2016年度，城六区共完成肺癌、乳腺癌、肝癌、上消化道癌、下消化道癌高危问卷评估24308例，评估出高危人群23048例；完成临床筛查9981例，筛查出阳性患者1147例。农村大肠癌筛查34425例，评估出高危人群10145例，完成临床筛查5912例，早诊106例、早诊率97.25%；肺癌共完成1778例年度复查和235例基线筛查。在东城、西城、朝阳、海淀、丰台、昌平6个区开展脑卒中高危人群筛查和干预39774人，高危率21.7%。

（刘 峰）

精神卫生

【召开精神卫生工作会】 1月28日，市卫生计生委召开全市精神卫生工作会议，市卫生计生委委员郑晋普出席。会上，市卫生计生委疾控处处长谢辉做2015年精神卫生工作报告；市精神卫生保健所副所长李占江对全市工作指标进行了分析，回龙观医院院长杨甫德代表专家委员会就医疗机构加强患者疾病报告和医疗康复工作做专题报告。朝阳区、海淀区和丰台区进行了会议交流。

（杨 扬）

【严重精神障碍患者监护人申领看护管理补贴工作】 2015年底，市卫生计生委和首都综治办联合市公安局、财政局、民政局、残联等部门出台了《严重精神障碍患者监护人申领看护管理补贴的暂行办法》，对落实看护管理且患者未发生肇事肇祸行为的监护人，给予每月200元、全年2400元的补贴。2016年2月29日，市卫生计生委召开全市《严重精神障碍患者监护人申领看护管理补贴的暂行办法》及《实施细则》培训班，对《严重精神障碍患者监护人申领看护管理补贴的暂行办法》及《实施细则》进行了解读，对申请审核、履责情况认定和发放等申领流程中的关键环节进行了说明。截至12月31日，全市64133名在册患者中有41565名患者的监护人开具证明。其中，39262人实际提出申领，38083人通过了民政部门审核，投入经费9000余万元，超额完成预定目标。政策实施的同时，全市新增患者5563人，较上年同期提升20.31%；有4956名原来在册但不愿接受社区管理服务的患者，重新自愿接受社区规范管理服务。

（张 斌）

【首届公共卫生医师精神卫生防治岗位技能竞赛】 4月19日，市卫生计生委启动首届公共卫生医师精神卫生防治岗位技能竞赛活动。9月21日，联合市人力社保局、市总工会举办决赛，国家卫生计生委疾控局副局长王斌、市卫生计生委委员郑晋普，以及市人力社保局、市总工会的领导现场观摩比赛。昌平区王鹏、房山区邱美红、平谷区郭子超分获一、二、三等奖。

（杨 扬）

【发布心理健康促进行动方案】 5月5日，市卫生计生委印发《阳光长城计划——健康北京人心理健康促进行动方案（2016—2018年）》，系统提出制作北京市居民心理健康自评工具包，搭建心理健康服务平台，组建专家讲师团和志愿者队伍，心理健康知识四进宣传活动，建立和完善心理健康服务单元，常见心理问题的个体化干预服务，严重精神障碍患者社区个案管理服务，严重精神障碍患者综合管理专业化社会工作者培训，科研攻关的九大行动及相应的策略、措施和要求。

（张　斌）

【出台精神卫生工作规划】 5月9日，市卫生计生委与首都综治办、市发展改革委、市财政局等12个部门制定了《北京市精神卫生工作规划（2016—2020年）》，提出了下一阶段北京市精神卫生工作的总体思路、任务目标、工作策略和保障措施，突出了首都特点和首善标准，是"十三五"期间本市精神卫生工作的纲领性文件。

（杨　扬）

【精神卫生综合管理试点工作】 6月16日，市卫生计生委制定了《2016年北京市开展国家精神卫生综合管理试点工作督导方案》，联合首都综治办、市公安局等部门共同组成督导组，每季度对2个国家精神卫生综合试点区开展专项督导工作。7月26日，市卫生计生委承办了全国精神卫生综合管理试点工作经验交流会，介绍了北京市精神卫生概况和精神康复工作经验，海淀区、朝阳区介绍了在精神康复工作中取得的成效。

（杨　扬）

【首批精神卫生专业社会工作师结业上岗】 8月30日，北京市首期精神卫生专业社会工作者培训班结业式在安定医院举行，13名学员完成全部课程并通过考核，成为北京市首批精神卫生专业社工。结业式上，市精神卫生保健所启动了2016年购买社工参与社区精神卫生服务的政府购买服务项目。

（杨　扬）

学校卫生

【出台2项学校卫生地方标准】 市卫生计生委与市教委、市红十字会共同制定《健康促进学校评定规范》通过北京市质量技术监督局的审批，成为新的北京市地方标准，并于4月27日正式发布。市教委出台的《中小学校晨午检规范》通过审批，4月27日正式发布。

（王艳春）

【举办学生常见病及健康危险因素监测培训】 11月18日，市卫生计生委与市教委联合召开学生常见病及健康危险因素监测培训与工作部署会，会议讲解了《国家学生常见病及健康危险因素监测试点技术方案》《北京市学生常见病及健康危险因素监测方案》，部署下一步监测工作。

（王艳春）

【召开中小学校卫生防病工作推进会】 12月1日，市卫生计生委与市教委完成《北京市中小学校卫生防病工作规划（2016—2020年）》及配套的10个专病工作方案和技术规范的制定并印发。12月7日，联合市教委、市红十字会召开北京市中小学校卫生防病工作推进会，通报了北京市"十二五"期间学校卫生防病情况，部署了北京市"十三五"期间全市学校卫生防病任务，对《北京市学校卫生防病工作规划（2016—2020年）》及中小学生视力不良防治、肥胖与营养不良防治等10个工作方案进行了培训。

（王艳春）

职业与放射卫生

【举办职业病防治法宣传周活动】 4月27日，市卫生计生委与市安监局、人力社保局和总工会等部门联合在朝阳医院组织主题为"健康中国，职业健康先行"的宣传周活动。朝阳医院职业病与中毒医学科、市疾控中心的有关专家分别以"拒绝尘肺，给肺洗个澡""降低噪音，还耳朵一个清净""防治中毒，守护者也需要被守护""放射，隐形的伤害"为主题进行了健康宣教，并通过演示个人防护用品为职业人群普及预防知识。

（王艳春）

【组织放射病防治专业技术规范化培训】 7月1日，市卫生计生委组织放射病防治专业技术规范化培训，针对从事放射病防治管理、职业性放射病体检、职业性放射危害因素检测工作的医疗卫生人员，以职业健康管理、电离辐射的生物效应及防护、低剂量辐射对人体的影响、辐射热点问题等内容为重点进行了培训。

（王艳春）

【开展职业性放射性疾病监测与职业健康风险评估】 8月11日，市卫生计生委召开医疗机构医用辐射防护监测项目及医疗卫生机构放射卫生相关管理内容的培训会，部署了北京市职业性放射性疾病监测与职业健康风险评估工作，并责成市疾控中心开展项目中期督导。9月8日，召开重点监测项目中期督导总结会，再次明确职业卫生及重点职业病危害因素监测与评估工作的要求，海淀区、怀柔区、大兴区、西城区进行项目管理的经验交流。

（王艳春）

公共卫生类行政许可

【开展公共卫生类行政许可工作】3月30日，市卫生计生委印发《关于加强市级公共卫生行政许可资料与卫生监督处罚信息共享的通知》，加强许可与监督的信息互通共享。根据国务院和北京市推进简政放权、放管结合、优化服务改革（简称“放管服”）的要求，梳理处室“放管服”相关工作开展情况。将承接的“放射防护器材和含放射性产品检测机构、医疗机构放射性危害评价（甲级）机构认定”行政许可事项纳入北京市行政审批事项目录管理系统。组织专家制定北京市公共场所卫生检测技术服务机构技术能力考核标准表，并开展2016年北京市公共场所卫生检测服务机构技术能力考核。根据国务院有关决定，取消“医疗卫生机构承担预防性健康检查审批”事项，并与市食品药品监管局于10月10日联合印发了《关于开展从业人员健康检查工作的通知》，将从业人员健康检查的医疗机构纳入卫生计生行政部门对医疗机构的质量管理和日常监督管理。

（张　瑞）

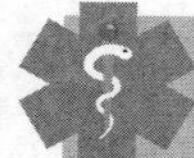

健康城市与健康促进

【概述】2016年，全市贯彻全国卫生与健康大会精神，积极推进健康中国战略，发布了《北京市“十三五”时期健康北京发展建设规划》，并启动了《健康北京2030规划纲要》的编写。以《中国公民健康素养——基本知识与技能（2015年版）》为核心内容，严格落实《北京市控制吸烟条例》，广泛开展健康教育，发挥健康科普专家作用，运用各类媒体广泛宣传，提高百姓健康技能水平，控烟工作、全国健康促进区试点建设、健康细胞工程建设都取得了优异成绩。顺利完成国家卫生区（镇）复审工作，开展了以灭蚊为重点的病媒生物防制和环境清洁活动，农村家庭无害化卫生厕所普及率达到99%以上，多数区实现了全覆盖。

（汤伟民）

健康规划

【编印北京市“十三五”健康规划】经市“十三五”规划编制工作领导小组第一次会议审议，《北京市“十三五”时期健康北京发展建设规划》列为市级一般专项规划。2015年1月，市爱卫会办公室启动了规划编制工作，至12月最终形成健康北京“十三五”发展建设规划。经市政府同意，规划于2016年6月底在全市下发。规划分为工作回顾、形势分析、指导思想与发展目标、主要任务和保障措施5个方面，围绕健康人群、健康服务和健康环境3个维度设定30项主要指标和19项具体工作任务。

（汤伟民）

【编制《“健康北京2030”规划纲要》】9月，北京市成立了《“健康北京2030”规划纲要》编制委员会，由副市长林克庆、市卫生计生委主任方来英任编委会主任，市发展改革委、环保局等相关市属部门为成员单位。为确保规划编写质量，10月中旬，市卫生计生委面向社会公开遴选专家团队，开展规划编制的研究和起草。编委会下设纲要编写组和指标预测组，由市卫生计生委委员郑晋普、北京健康城市建设促进会理事长王鸿春共同任组长，市卫生计生委健康促进处牵头负责，有关处室和技术单位参与纲要编制和指标预测。编制组广泛收集整理全市经济社会发展“十三五”规划及各专项规划，联合国可持续发展议程，欧盟、美国、日本等国家和地区健康城市建设规划，以及上海、杭州、浙江等国内省市相关规划，邀请国家卫生计生委体改司、疾控局领导和专家指导规划纲要编制。指标预测组根据多年数据，建立统计分析模型，对核心指标进行推算和预测。12月1日，编制组召开指标预测研讨会，邀请市环保局、水务局、园林绿化局等多个部门共同讨论核心指标设定。12月8日，邀请天津市和河北省卫生计生委针对京津冀健康协同发展内容进行研讨和对接。最终形成《“健康北京2030”规划纲要》征求意见稿。

（汤伟民）

健康北京建设

【"十二五"时期健康北京建设】《健康北京"十二五"发展建设规划》是第一个北京健康城市发展建设规划，该规划以健康社会、健康环境和健康人群三个方面为核心，全面开展了促进居民健康、强化公共卫生、提升医疗服务、优化生活环境和加强行政监管五个方面建设工作。"十二五"期间，政府主导、部门协作、社会组织推动、全民共同参与的健康北京工作格局得到初步确立。

"十二五"期间，先后颁布了《北京市食品安全条例》《北京市大气污染防治条例》《北京市控制吸烟条例》《北京市居家养老服务条例》等法规，实施了《北京市全民健身实施计划（2011—2015年）》《北京市2013—2017年清洁空气行动计划》《北京市关于促进健康服务业发展的实施意见》《北京市关于进一步加强新时期爱国卫生工作的实施意见》《关于进一步加强首都环境建设的工作措施》等政策，与健康城市建设相关的法规、政策体系日趋完善。

（汤伟民）

【成立健康北京专家委员会】 为落实《北京市政府关于进一步加强新时期爱国卫生工作的意见》，全市围绕建设健康北京、创建国家卫生区（镇）和健康促进工作，采取部门推荐和市级审核的方式，完善健康北京专家库，成立专家委员会。专家委员会涉及爱国卫生组织管理、健康促进、市容环境卫生、环境保护、食品安全、公共场所卫生、公共卫生与医疗服务、病媒生物防制和控烟等9个专业领域，共80名专家组成，为全市深化健康北京建设提供专业保障和技术支持。同时，为进一步理顺全市爱国卫生工作体制机制，市爱卫会制定并印发了《北京市爱国卫生运动委员会工作规则》《北京市爱国卫生运动委员会成员单位职责》《北京市爱国卫生运动委员会成员单位名单》。

（汤伟民）

健康促进

【连续7年对外发布人群健康状况报告】 自2009年以来，北京市卫生计生委坚持每年以市政府名义发布上一年度北京卫生与人群健康状况报告。《2015年度北京卫生与人群健康状况报告》编制工作于2015年11月启动，涉及18个市属委办局，2016年4月资料数据基本收集完毕，于2016年6月29日正式发布。在全国率先发布了北京市四类主要慢性病早死概率，并再次发布户籍居民的健康期望寿命，其中慢性病早死概率作为衡量慢病防治的重要指标被列入《"健康中国2030"规划纲要》《健康北京"十三五"发展建设规划》中。

（汤伟民）

【"健康中国行"——科学就医主题宣传教育活动】"健康中国行"是健康促进的全国性品牌活动，为推进健康中国建设，北京市于4月启动开展了2016年"健康中国行"宣传活动。根据国家卫生计生委统一要求，7月11日，市卫生计生委结合世界人口日主题在海淀区工人文化宫启动了"2016年健康中国行"北京地区宣传周，全市各区、各医疗卫生机构围绕健康中国战略和健康北京建设，分别开展了健康中国行活动，传播健康北京、"健康素养66条"等理念，普及健康知识，引导市民养成健康的生活方式，提高市民健康素养水平。

（汤伟民）

【健康促进区建设】 石景山区和昌平区于2014年12月被国家卫生计生委确定为首批全国健康促进试点区，开展为期两年的健康促进区建设，2016年为最后一年并接受全国性的终期评估；东城区和怀柔区于2015年底确定为第二批全国试点区。试点工作启动以来，4个区将此项工作作为区政府年度折子工程。2016年，北京市分别对第一批和第二批试点区开展工作督导，根据国家卫生计生委工作部署，由各省市终期评估结果替代全国验收。9月中旬，市卫生计生委组织市教委、体育局、民政局等部门组成验收组，对石景山区和昌平区进行了终期评估，各项测评指标显示两区完全达到全国健康促进区建设标准。年底，北京市印发《关于做好第三批全国健康促进区启动工作的通知》，确定西城区和门头沟区为第三批全国健康促进区试点。至此，全市共有6个区围绕"将健康融入所有政策"理念，开展健康促进区建设。

（汤伟民）

【举办健康科普邀请赛】 继2015年全市首届健康科普大赛后，多家医院举办了院内科普比赛。市级社区健康大课堂优秀师资评选于2016年年初举办并决出胜负。9月，市健康促进工作委员会举办了健康科普邀请赛，邀请38名来自各医疗机构的选手在北京电视台进行科普演讲技能展示，最终评出一等奖10人、二等奖12人、三等奖16人。

（汤伟民）

【健康城市试点建设】 7月，全国爱卫会印发《关于开展健康城市健康村镇建设的指导意见》。北京市确定西城区为全国健康城区试点，试点区将围绕健康环境、健康人群、健康服务、健康社会和健康文化5个方面开展建设。12月，北京市已着手健康村镇建设标准制定工作。

（汤伟民）

【健康细胞工程建设】 健康细胞工程包含健康社区、健康促进示范村和健康示范单位建设，通过创建工作，在居民社区、工作场所营造和谐健康的生产生活环境。为落实全国健康促进区建设各项指标，2016年，全市开展了以健康示范单位和在职人群为重点的健康细胞工程建设。市爱卫会下发《关于进一步加强健康促进区建设，做好健康促进场所建设的通知》，明确了创建工作进度安排。各区爱卫办共推荐70家单位申报2016年度北京市健康示范单位。经过市级培训和评估考核，53家单位获得"北京市健康示范单位"称号。截至年底，全市健康示范单位191个、健康社区1379个、健康促进示范村931个。

（汤伟民）

【健康科普专家能力建设】 为提高科普传播能力，全市在医疗卫生系统内开展了科普调查和健康科普调查，掌握了最新的健康科普专业技术信息。针对市级健康科普专家举办了3批科普技能培训，邀请人民大学教授涂光晋、协和出版社社长袁钟和中国科普研究所高宏斌分别围绕健康科普进行讲课，多角度提高医务人员科普能力。为普及"健康素养66条"和开展全市性技能大赛做准备，市健康教育所在全市健康教育工作者中开展了健康素养技能大赛，进一步提高专业技术人员健康素养和技能。

（汤伟民）

【强化科普宣传】 发挥市级科普专家作用，组织各类健康大课堂活动，统筹市级专家资源，北京市分别开展了"健康中国行，护航公安梦""幸福家庭大讲堂""流动人口大讲堂""市疾控中心健康大课堂"等各类健康科普专家巡讲活动。全年全市共开展各级各类健康大课堂21539场，受益人群超过100万人。

2016年在各类医疗卫生机构和健康科普专家的支持下，全市在电视、电台、报刊和网络等多种媒体开展健康科普宣传。全年制作62期北京电视台"健康北京"健康科普访谈节目和5期百姓健康频道科普访谈节目；完成30期北京城市广播健康加油站直播节目，与听众实时互动；在《北京晚报》《法治晚报》和《健康》杂志制作健康专版57期；"健康北京"APP更新健康科普知识183条，为市工会10万工会会员同步更新"健走121"APP健康咨询板块。北京健康教育官方微信共发布微信图文消息390条，内容包含灭蚊防病知识、控烟戒烟知识、健康大课堂信息，以及营养、饮食、运动等方面健康知识，累计阅读量达18.6万人次；"北京健康教育"官方微博累计发布微博1200条。

（汤伟民）

爱国卫生

【爱国卫生月】 4月，北京市爱卫会在全市开展了以"灭蚊防病，健康你我"为主题的第28个爱国卫生月活动。各区爱卫会以城市清洁日和环境卫生大扫除活动为载体，组织辖区内社会单位和社区居民开展清洁室内外环境卫生，以清除单位及居民小区（院落）卫生死角、清除垃圾及积存渣土、清除病媒生物滋生地、清理乱堆乱放杂物和破旧设施等内容为重点，开展城市环境卫生综合整治活动。

（孙轶卓）

【病媒生物防制】 为有效降低北京市蚊密度，预防登革热、寨卡病毒病等蚊媒传染病的发生，北京市爱卫会制定并下发了《关于开展"清洁家园、灭蚊防病"春季爱国卫生运动的通知》，对灭蚊工作进行了整体部署，于4～5月集中开展以灭蚊为主题的环境卫生整治活动，6～9月集中进行灭蚊。同时，为了保证2016年北京市蚊虫防制行动能够环保、科学、安全、合理、有效，市爱卫办组织病媒生物控制领域专家，结合历年蚊虫密度监测结果，制定了《北京市病媒生物控制——灭蚊技术指南》，以标本兼治、治本为主、环境友好为原则，综合采取环境治理、物理防制、生物防制、化学防制等技术，为灭蚊工作提供技术保障。

为进一步降低全市鼠类危害，尤其是全市特殊行业和公共区域地下管线的鼠密度，预防和控制鼠传疾病，市爱卫会于4月和11月在全市范围内开展春、冬季统一灭鼠活动，重点部位为市政地下管线、公共绿地、中小餐饮、宾馆（饭店）、农贸市场、近两年发生过流行性出血热的区域、其他有鼠场所和部位。为保证防制行动的安全性、有效性与可持续性，减缓抗药性的产生，使用了有效成分为溴敌隆、溴鼠灵、氟鼠灵，剂型为蜡块、颗粒剂的灭鼠剂。

为预防肠道传染病的发生，市爱卫会于6月13～17日、7月18～22日、8月15～19日和9月19～23日在全市范围内开展4次统一灭蚊蝇活动。除灭蚊行动外，全市遵循安全、环保、科学、有效的原则，以环境治理为主，辅以物理、生物防制手段，必要时采用化学防制方法。以垃圾楼、公共厕所、农贸市场等各类滋生地为重点，开展蝇类防制活动，使外环境蝇类滋生地得到有效清除。

（孙轶卓）

【国家卫生城镇创建工作】 为贯彻落实《北京市人民政府关于进一步加强新时期爱国卫生工作的实施意见》，朝阳区、海淀区、丰台区、大兴区4个未获得国家卫生区称号的区，均启动了创建国家卫生区相关工作，制定了创卫实施方案和任务分解表，其中朝阳区、海淀区、大兴区还完成了区域内创卫基本情况摸底调查。

2014～2016年周期内，密云区太师屯镇、通州区张家湾镇、房山区韩村河镇、平谷区熊儿寨乡、门头沟区斋堂乡、昌平区十三陵镇和大兴区魏善庄镇7个乡镇开展了创建国家卫生乡镇工作，通过创建各乡镇修建道路，增设环卫设施，实施绿化美化工程，提高生活垃圾和污水处理率，提高居民健康素养，提高居民就医环境等，提升了各乡镇基础设施建设和城镇精细化管理水平。8月，7个乡镇全部通过国家卫生乡镇专家组验收。

（李志军）

【国家卫生城镇复审工作】 年内，东城区、西城区、石景山区、门头沟区、昌平区，以及大兴区榆垡镇、通州区梨园镇、延庆区千家店镇参加了国家卫生城镇复审。通过国家卫生城镇复审相关工作的开展，提高了各区、各乡镇基础设施建设和整体环境卫生水平。为保证国家卫生城镇管理水平逐步提升，各区、各乡镇分别建立了政府主导、群众参与的城镇精细化管理长效机制。5个区和3个乡镇顺利通过国家卫生城镇复审。

（李志军）

【北京市卫生城镇创建工作】 昌平区延寿镇，大兴区庞各庄镇，朝阳区太阳宫乡、南磨房乡和来广营乡5个乡镇开展了北京市卫生乡镇创建工作。通过创建，各乡镇基础设施建设和城乡环境管理水平大幅提升，生活垃圾、污水处理符合要求，居民健康素养水平和健康知识知晓率明显提升。年内，5个乡镇顺利通过了北京市卫生乡镇专家组验收，获北京市卫生乡镇称号。

（李志军）

公共场所控烟

【控烟系列主题宣传活动】 5月30日，举办了北京控烟与立法高峰论坛，市爱卫会副主任、市卫生计生委主任方来英做主题发言，来自美国、巴西、俄罗斯等国家和中国香港地区的控烟专家进行了交流。5月31日，在国家体育场举办了以“无烟北京，健康中国”为主题的《北京市控制吸烟条例》施行一周年宣传活动，国家卫生计生委、北京市政府领导，WHO官员，以及黄轩、周海媚等控烟宣传大使出席活动，全国征集的6000张笑脸展现在鸟巢笑脸墙上。开展宣传教育，制作3部控烟宣传片，在北京电视台等传统媒体和新媒体播放“无烟环境”公益广告，印发控烟海报、禁烟标志和提示卡等22万张，在300个公交车站、200辆公交车、80个地铁站台，以及北京站、北京南站、北京西站、北京客运段和首都机场等进京窗口开展多种形式的控烟宣传。

（梅红光）

【开展公共场所控烟基线调查】 12月初，市爱卫办委托第三方专业公司对政府机关、餐馆、出租车等9类场所进行暗访。在室内场所禁烟方面，1354家场所中，15.9%的场所发现有烟蒂、2.3%的场所发现有烟灰缸、1.5%的场所发现有人员吸烟，问题最多的是网吧和KTV。通过对210辆出租车的暗访发现，有73.3%的出租车内无禁止吸烟标识、23.8%的出租车司机允许乘客在车内吸烟、1%的出租车司机在车内吸烟。

（梅红光）

【落实《北京市控制吸烟条例》】 为落实《北京市控制吸烟条例》，市爱卫办组织召开政府部门、专家学者、各类控烟场所、各相关部门、各区等不同形式的工作研讨会，研究落实《市人大常委会执法检查组关于检查〈北京市控制吸烟条例〉实施情况的报告的审议意见》内容，并形成落实工作方案。

（梅红光）

【评选控烟典型】 在《北京市控制吸烟条例》实施一周年之际，市爱卫会组织开展评选表彰活动，100家单位、300名个人以及20个无烟环境建设特别贡献者受到表彰。以落实控烟条例为契机，开展全市性控烟示范单位终期验收，339家单位通过控烟示范单位验收。

（梅红光）

【控烟监督执法】 全年开展控烟执法检查127754户次，不合格11339户次。处罚单位663户，罚款126.70万元；处罚个人2719人次，罚款104050元。12320受理控烟诉求17330件，进一步理顺部队、机场、铁路等特殊控烟投诉的转办工作机制。

（梅红光）

【戒烟活动】 市爱卫办、中国疾控中心控烟办等多家部门组织“2016健康北京戒烟大赛”活动，8000多人报名参加，716人完全戒烟，并举办了颁奖仪式。12320服务中心与市社区卫生服务管理中心合作开展电话和短信综合戒烟服务试点。至年底，社区共转介474人，其中实际完成干预流程170人，两周戒烟129

人。戒烟门诊规范化建设和医联体试点稳步推进。

（梅红光）

【冬季控烟督导检查】 市爱卫会、市卫生计生委在入冬之初部署全市冬季控烟督导检查工作，对控烟重点、难点场所进行专项集中整治。在卫生监督部门开展控烟执法大检查的基础上，市爱卫会组织力量对全市控烟工作进行督导检查，市卫生计生委、工商局、食药局、烟草专卖局等领导带队，分成8个组对各区的控烟工作进行督导，市人大教科文卫体办公室领导参与部分区的督导检查。北京电视台、《北京晚报》、澎湃网等媒体记者跟踪报道。各区实现了控烟工作齐抓共管、相关部门共同参与的社会共同治理工作模式；卫生计生、工商、食品药品、文化、商务、教育、烟草专卖、旅游等部门将控烟纳入到日常工作，形成常态化管理；对中小餐馆、网吧、娱乐场所、写字楼等控烟重点和难点场所的监督管理力度不断加大。

（梅红光）

【吸烟人群减少20万】 本市成人吸烟率22.3%，与2014年相比下降1.1个百分点。按北京市第六次人口普查数据推算，全市有399万吸烟者，比2014年减少了20万人。全市室内公共场所工作的成人二手烟暴露率为20.0%，比2014年减少15.7个百分点。成人在各类场所二手烟暴露由高到低的顺序依次是：酒吧和夜总会80.3%、家庭37.6%、餐馆32.5%、中小学校19.1%、政府大楼10.8%、医疗机构6.2%、公共交通工具2.5%。吸烟者戒烟比例有所提升：成人戒烟率为16.8%，比2014年提高1.9个百分点。

（梅红光）

【控烟志愿者活动】 全市有控烟志愿者12566人，其中2016年新增志愿者1150人。各区控烟志愿者开展各类宣传活动1196次，参与控烟巡查10924人次，巡查各类公共场所13210户，文明引导员参与控烟宣传活动97.2万个工时。

（梅红光）

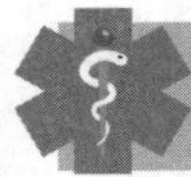

基层卫生

【概述】 2016年，全市基层卫生工作以提能力、重品质，建机制、促发展，补短板、强农村为重点，推进以下工作：按照市政府《北京市关于加强村级医疗卫生机构和乡村医生队伍建设的实施方案》和市人大常委会“关于提高农村医疗卫生服务水平，构建城乡一体医疗卫生服务体系”议案要求，全面加强村级医疗卫生机构和乡村医生队伍建设；以提升基层医疗卫生服务能力为目标，开展基层卫生岗位练兵和技能竞赛活动；以树立基层卫生机构优秀典范为抓手，创建优质社区卫生服务中心和建设群众满意的乡镇卫生院，带动基层卫生机构整体水平提高；以推进预约就诊和家庭医生签约式服务为切入点，推进分级诊疗制度的建立；以培训、考核等为手段，强化基层人才队伍建设和绩效管理；以新农合制度整合为契机，提高参合农民医疗保障水平。

截至12月底，全市运行社区卫生服务机构1950个，其中社区卫生服务中心335个、社区卫生服务站1615个；社区卫生服务机构总诊疗5797.6万人次，同比增长7%，其中门急诊5761.7万人次，同比增长7%；家庭医生签约服务累计签约771.1万人，其中65岁及以上老年人签约180.4万人，四种慢性病患者签约228.2万人；建立居民健康档案1754.5万份，其中电子健康档案1713.9万份，电子建档率78.9%；慢性病患者健康管理327.9万人，四种慢性病患者健康管理283.9万人。

（李志敬）

社区卫生

【社区卫生绩效考核】 3月28日～4月1日，市卫生计生委联合市中医管理局，分4组对全市16个区2015年度社区卫生服务及基本公共卫生服务项目提供情况进行现场考核，市级卫生行政部门工作人员、社区卫生专家等60余人参加。考核组对各区社区卫生年度工作任务完成情况、工作成效、各自的特色和亮点进行了了解，对社区卫生能力建设、服务模式建设、卫生服务体系建设、社会评价、探索创新等5项一级指标、14项二级指标、35项三级指标，以及基本公共卫生组织管理、资金管理、项目执行、项目效果等4项一级指标、22项二级指标、55项三级指标进行绩效考核，考核总分103分。全市16区考核总平均分86.49分，较上两年度有小幅度提高，诊疗效率明显提升，家庭保健员培养工作取得了很好的成绩，中医药服务工作开展良好，但在基本公共卫生服务项目资金管理、健康档案管理、慢性病管理、家庭医生式服务科学推进等方面需要完善。

（宗保国）

【参加全国基层卫生岗位练兵和技能竞赛】 为参加国家卫生计生委、中华全国总工会开展的全国基层卫生岗位练兵和技能竞赛活动，市卫生计生委联合市总工会和团市委于6月23日～12月9日开展了以“竞技练兵，展我风采”为主题的2016年北京市基层卫生岗位练兵和技能竞赛活动。根据竞赛结果，派出代表队参加全国决赛，最终，朝阳区管庄乡卫生院许艳荣以第一名的成绩获“农村全科医疗”项目一等奖，并获吴阶平医学基金会奖金3万元；朝阳区望京社区卫生服务中心郝丽娜获“城市全科医疗”项目一等奖，丰台区大红门社区卫生服务中心刘红兰获“社区护理”项目一等奖，顺义区南彩镇卫生院陆雪梅、王路兰、黄红霞获团体项目二等奖，6人均被授予“2016年全国基层卫生技能标兵”称号。

（荣志清）

【落实分级诊疗与运行机制研究】 8月，市卫生计生委下发《北京市分级诊疗制度建设2016—2017年度重点任务》，并于12月印发了《北京市基层医疗机构四类慢病诊疗及转诊指南（试行）》，以保障北京市基层医疗机构四类慢性病诊疗及转诊有序进行。

为逐步健全激励和吸引人才机制，调动工作积极性，不断提升基层服务能力，依据《北京市分级诊疗制度建设2016—2017年度重点任务》，从2016年起，对基层医疗卫生机构绩效工资总量上浮20%，具体实施过程中，以各区工作数量及质量为主要依据，由市级主管部门对区基层医疗卫生工作进行考核并确定考核等次。各区主管部门在核定的总量内，根据考核结果核定本区所属基层医疗卫生事业单位绩效工资总量。基层医疗卫生事业单位在核定的总量内，根据职工考核结果按照规范程序和要求自主分配。市级对区级的考核分为优秀、合格、基本合格、不合格4个等次。考核为优秀的，按25%核增绩效工资总量；考核为合格的，按20%核增绩效工资总量；考核为基本合格的，不核增绩效工资总量；考核为不合格的，连续两年不核增绩效工资总量。对未定考核等次的区，暂不核增绩效工资总量。考核为优秀的比例不超过考核区的20%。同时，为保障取消社区卫生财政专户、财政管理方式转变后基层医疗卫生机构科学运行，按照本市卫生事业发展规划，11月23日，市卫生计生委、医改办、发展改革委、人力社保局、财政局、中医管理局联合印发了《基层医疗卫生机构运行机制改革试点方案》，在西城、朝阳、海淀、通州、昌平和怀柔6个区的基层医疗卫生机构开展运行机制改革试点，进一步明确基层医疗卫生机构服务内容、完善基层医疗卫生服务网络、完善基层医疗卫生机构运行机制、增加医疗卫生服务供给与提高服务水平、完善绩效考核与发挥政策激励作用、深化家庭医生签约服务、加强以全科医生为重点的基层医疗卫生机构人才队伍建设。

（宗保国）

【“十、百、千社区卫生人才”培养】 为进一步加强“十、百、千社区卫生人才”培养和梯队建设，10月8日，市卫生计生委基层处印发了《北京市“十、百、千社区卫生人才”培养和梯队建设暂行办法》，进一步明确了人才选拔的范围、标准、规模及构成，人才推荐及审核程序，人才定位、任务要求及培养，人才培养的管理考评与激励，人才退出与增补机制，组织管理与保障等，使“十、百、千社区卫生人才”培养及使用工作形成长效机制，并逐步形成规范化的管理机制。

（荣志清）

【开展京港社区卫生合作项目】 根据《社区医疗新世界社区卫生服务培训示范中心合作协议书》的安排，10月19～21日，市卫生计生委与香港医管局在北京市丰台区方庄社区卫生服务中心举办全科/家庭医学专业培训现场指导，全市50名社区全科医生骨干参加。香港医管局6名资深家庭医生及2名护理专家为学员授课，包括全科医学临床施教技巧、全科医学思路及治疗过程、社区健康护理模式等内容，通过理论讲述与角色扮演、病例分析相结合的教学方法，着重培养学员全科医学思维、临床应诊技巧及社区健康护理应用能力。同时，有8名学员作为培训项目的师资力量，全程参与现场培训及教学指导，并于年底前赴港参加为期1个月的师资学员培训。

（李志敬）

【健康档案和慢病管理】 截至12月底，全市共建立健康档案1754.5万份，建档率80.7%，其中电子健康档案1713.9万份，电子健康档案建档率78.9%。全市社区卫生服务机构管理高血压患者162.3万人，规范管理107.6万人，高血压患者规范管理率66.31%；全市社区卫生服务机构管理糖尿病患者57.9万人，规范管理41.03万人，糖尿病患者规范管理率70.85%。为强化慢性病患者自我管理和居家管理，全年全市共培养家庭保健员2万余人，与上年基本持平。

（宗保国）

【开展社区卫生服务提升工程】 年内，按照国家卫生计生委办公厅和国家中医药管理局办公室《关于开展社区卫生服务提升工程的通知》要求，北京市开展社区卫生服务提升工程，市卫生计生委和中医管理局按照《北京市“十三五”时期卫生计生事业发展规划》和北京市分级诊疗制度建设的总体要求，通过全市逐级开展社区卫生服务提升工程，初步实现了推进社区卫生服务机构内涵建设，提高服务能力和服务质量，提升居民满意度的目标。在活动过程中，经过机构自查、区评估推荐、市级复核、国家评选，确定东城区天坛社区卫生服务中心，西城区月坛社区卫生服务中心、德胜社区卫生服务中心，朝阳区高碑店社区卫生服务中心，丰台区方庄社区卫生服务中心，海淀区甘家口社区卫生服务中心，大兴区亦庄社区卫生服务中心，昌平区回龙观社区卫生服务中心，怀柔区桥梓镇社区卫生服务中心9个机构为“全国百强社区卫生服务中心”。此外，东城区体育馆路社区卫生服务中心等71个机构被市卫生计生委评为“北京市优秀社区卫生服务中心”。

（李君念）

【开展创建群众满意的乡镇卫生院活动】 根据国家卫生计生委“建设群众满意的乡镇卫生院”活动要求，按照创建程序，北京市房山区河北中心卫生院、怀柔区怀北镇卫生院、大兴区青云店镇中心卫生院、顺义区李遂镇卫生院、大兴区庞各庄镇中心卫生院、房山区长阳镇卫生院、顺义区南彩镇卫生院、怀柔区九渡河镇卫生院、顺义区天竺镇卫生院、房山区窦店中心卫生院、通州区大杜社卫生院先后被国家卫生计生委评为群众满意的乡镇卫生院。

（朱文伟）

【家庭医生签约服务】 2016年，全市共建立社区卫生服务团队3762个，累计签约384.2万户771.1万人，总签约率35.49%，比上年增长2个百分点。其中65岁以上老年人签约180.4万人，签约率78.3%，比上年增长近3个百分点。家庭医生式服务团队为266.1万人次提供健康评估，发放健康教育材料393.8万份，告知健康信息396.3万人次，为31.6万人次提供上门健康指导服务。

（朱文伟）

【社区卫生服务第三方评价】 继续委托第三方对北京市2016年度居民社区卫生服务认知度、使用度与满意度开展调查。随机抽取90个社区卫生服务中心、144个社区卫生服务站。在选定的社区卫生服务中心完成65个样本、社区卫生服务站完成30个样本的调查，最终全市完成整体样本调查10300份。社区卫生服务机构综合评价指数得分83.09分，较上年增加2.04分。结合北京市2009—2016年的综合评价指数得分数据，显示综合评价指数稳步上升。

（宗保国）

新型农村合作医疗

【新农合支付方式改革】 4月，市卫生计生委同意昌平区、延庆区开展新农合综合支付方式改革，并纳入北京市新农合综合支付方式改革试点区。要求试点区按照原市卫生局《关于北京市区县新型农村合作医疗综合支付方式改革试点工作的指导意见》、市卫生计生委《关于进一步推进新型农村合作医疗综合支付方式改革的通知》要求，制定本区实施方案，明确改革措施、改革试点医疗机构及时间安排。

（朱文伟）

【确定新农合三级定点医疗机构就医费用直报试点单位】 5月，北京市启动了新农合信息系统升级改造建设项目，按照建设方案安排，拟选取3家三级定点医疗机构开展就医费用直报试点。根据参合患者在三级定点医疗机构的就医费用、就医人次的分布及疾病严重程度等情况，经研究，确定朝阳医院、安贞医院、北京肿瘤医院为试点单位。

（朱文伟）

【新农合管理机构划归人力社保部门】 7月，市政府办公厅印发《北京市整合城乡居民基本医疗保险制度工作方案》，明确提出在8月底前，将市、区两级新农合管理机构从卫生计生部门整体划转到同级人力社保部门，完成城乡居民基本医疗保险管理机构整合，于2018年1月，将本市城镇居民基本医疗保险制度和新农合制度整合为城乡居民基本医疗保险制度。市人力社保局、财政局、卫生计生委于7月29日印发《北京新型农村合作医疗移交接收工作方案》，市编办印发《关于调整完善本市城乡居民基本医疗保险管理体制的方案》，对北京市整合建立城乡居民医疗保障制度做出进一步的部署。截至8月30日，北京市完成城乡居民基本医疗保险管理机构的整合，市、区两级经办人员、信息系统、基金、档案资料正式移交到市、区人力社保局。市卫生计生委不再承担新农合管理职责。

（朱文伟）

【确定首批新农合跨省就医费用直报定点医疗机构】 结合各医疗机构近年来外省市住院患者就医总费用以及住院人次等情况，9月，确定北京协和医院、北京医院、中日友好医院、医科院阜外医院和肿瘤医院、北京大学第一医院和第三医院、人民医院、北京肿瘤医院、安贞医院、北京儿童医院、同仁医院、天坛医院、朝阳医院、积水潭医院等共计15家三级医疗机构为北京市参加国家卫生计生委首批新农合跨省就医费用直报定点医疗机构。

（朱文伟）

【调整新生儿参合条件】 自2016年起，对参加新农合人员范围进行政策调整。农业户籍新生儿在出生当年3个月内参加新农合的，可享受当年新农合补偿政策，新生儿父母参加新农合不再作为必须条件。

（朱文伟）

【2016年大病保险工作完成情况】 2016年度大病保险可用资金1.7亿元，共计支出9127万元，共计补偿13527人。享受大病保险的参合患者全年医药总费用（含门诊和住院）实际补偿比为55%左右，较上年（56%）略有降低。

（朱文伟）

乡村医生管理

【出台村级医疗卫生机构和乡村医生队伍建设实施方案】 3月25日，市政府印发《北京市关于加强村级医疗卫生机构和乡村医生队伍建设的实施方案》，提出了“十三五”期间村级医疗卫生机构和乡村医生队伍建设的主要目标、工作任务和工作要求。开展村级医疗卫生机构建设，截至12月底，10个远郊区共启动“空白村”村级医疗卫生机构建设项目104个，其中完成建设项目37个。加快补充乡村医生岗位人员，截至12月底，经过市级搭建平台、区级组织招募方式，共补充乡村医生岗位人员107人。开展2017年首批乡村医生岗位人员订单定向培养的预报名工作，首期招生计划110名左右。

（李志敬）

【制定村卫生机构及乡村医生队伍建设相关配套文件】 为进一步加强村卫生室和乡村医生管理工作，明确村卫生室的功能定位和服务范围，更好地为农村居民提供基本公共卫生服务和基本医疗服务。在前期开展研究的基础上，10月，市卫生计生委制定了《北京市村卫生室管理与服务规范》（征求意见稿）和《北京市村卫生室绩效考核管理办法（试行）》（征求意见稿），并征求了有关专家、各涉农区卫生计生委的意见。

（李志敬）

【办理市人大关于农村医疗卫生服务议案】 按照北京市十四届人大三次会议提出的“关于提高农村医疗卫生服务水平，构建城乡一体化医疗卫生服务体系”议案的办理要求，市卫生计生委会同市政府相关部门和13个涉农区政府，结合《北京市关于加强村级医疗卫生机构和乡村医生队伍建设的实施方案》要求，制定了2016年重点任务及分工方案；11月初，经市政府向市人大常委会提交了书面办理报告。

（荣志清）

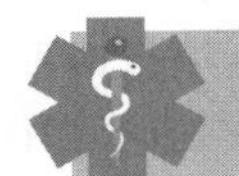

中医工作

【概况】 2016年，全市共有中医类机构1067个，占全市医疗机构总数的10.17%。全市二级以上公立综合医院均设置了中医临床科室和中药房，46家综合医院（其中含部队医院12家）成为“市级综合医院中医药工作示范单位”，24家成为国家级示范单位。全市100%的社区卫生服务中心设置了中医科，100%的社区卫生服务站能提供中医药适宜技术服务。全市中医类别医师共计1.61万人，占全市医师总人数的18.74%，全市各级各类中医医院实有床位22748张，占全市实有床位的20.54%。中医门急诊服务总量6094.3万人次，占全市门急诊服务总量的36.81%。

制定了《北京市人民政府关于支持中医药振兴发展的实施意见》。完成《北京市人民政府关于促进中医药健康服务发展实施方案（2016—2020）》（讨论稿）起草工作。推动市级财政对区县中医药发展的投入机制改革，制定《北京市促进区中医药事业发展考核奖励办法》草案，探索对区中医药工作的考核奖励机制。完成价改方案，包括中医医疗服务项目价格和方案测算。

全市16个区落实区域发展战略，围绕中医药发展提出的目标任务和战略定位开展工作。东城、西城、朝阳、丰台、海淀、通州、房山等区制定了中医药发展“十三五”规划，石景山、门头沟、大兴、怀柔、顺义、延庆、昌平等区启动制定中医药发展规划，首都区域中医药多元发展格局正在形成。

启动北京市中医药健康养老“身边”工程试点工

作，推进中医药健康养老服务保障体系建设。在东城、西城、丰台、石景山、大兴、通州6个试点区遴选一批社区卫生服务中心作为中医健康养老示范社区，组织专家遴选10项中医健康养老适宜技术，对遴选出的400余名中医健康养老技术骨干进行中医健康养老适宜技术培训。遴选105个试点单位设立中医药健康养老服务专区，建立54个中医养老联合体。推进“卡包岗”服务模式试点，在中医健康养老联合体内开通北京通-助残卡；在研究设计中医药健康养老服务包的基础上，明确中医药健康养老服务包的服务项目和服务价格，把中医药健康养老服务包定位为中医药养生保健技术包；在中医养老联合体内的服务专区设置中医药健康养老诊疗岗、调理岗和咨询岗。开通北京中医药健康养老咨询服务热线“96189”。

开展中医药健康乡村（社区）、中医药“三医联动”（中医、中药、新农合）新农合支付方式改革、中医药健康养老、中医药“治未病”标准化建设、中医全科医师规范化培训和中医药“三下三加强”专项行动等6个试点项目。

进一步完善北京中医医疗机构、科研团队科技能力和成果的第三方评价体系。继续开展薪火传承“3+3”工程，新增两室一站10个。启动名医传承教育联合体建设，建立名医室站横向交流机制。完善中医类别全科医生规范化培训体系。整合全国优质中医药培训资源，创办京豫宛三地“仲景国医班培训项目”。

举办第四届京交会中医药服务板块。推动欧洲中医药发展和促进中心项目建设，北京中医医院与巴塞罗那大学医学院合作在巴附属医院开设不少于20张床位的中医诊疗区，已开始装修工作。开展首批中医药国际医疗服务包试点建设工作，确定广安门医院等16家单位共计31个服务包为首批北京中医药国际医疗服务包建设项目。

（高　彬　张晓丹）

中医医政管理

【举办第四届中医病案管理与质控培训班】 3月17日，市中医管理局与北京中医药学会联合举办第四届中医病案管理与质控培训班。对中医机构中医病案质控工作重点与思路、首页填报疾病编码问题及主诊选择原则的新变化、从DRG的编码原理和病案首页数据质量对DRG的影响等进行培训，同时对2015年北京市中医病案质量检查结果进行了分析与反馈。

（诸远征）

【召开中医医政（基层卫生）工作会议】 3月18日，召开北京中医医政（基层卫生）工作会议，市中医管理局副局长禹震做了“完善发展理念、深化改革创新，全力推进首都中医医政和基层卫生工作实现新发展”的工作报告。会议通报了北京地区中医医院住院绩效评价结果、国家中医重点专科中期评估结果、中医医院评审持续改进评估结果、2015年中医医院关键指标监测结果和中医健康乡村（社区）试点建设工作进展情况。2016年，北京中医医政（基层卫生）工作着重实施好6项工程：中医药发展环境改造工程，中医药区域协同发展工程，基层中医药振兴发展工程，中医药健康服务创新工程，中医药服务提质增效工程和中医药行业治理能力提升工程。

市中医管理局局长屠志涛在讲话中肯定了2015年及“十二五”时期中医医政（基层卫生）工作的成绩，对当前中医医政（基层卫生）工作的特点、难点、重点进行了分析，对2016年中医医政（基层卫生）进行了部署。国家中医药管理局政策法规与监督司司长桑滨生结合当前中医药发展情况，提出提升中医药综合服务与基层服务能力等要求。

（王　欣）

【启动重点专科数据填报工作】 4月12日，市中医管理局举办重点专科（含“十五”“十一五”特色诊疗中心、“十二五”重点专科及诊疗中心）数据填报培训，启动全市166个中医重点专科年度数据监测工作。会上，市中医局医政处副处长王欣提出对“十二五”重点专科验收，要求重点专科所在医疗机构要设专人负责上报工作，此次数据填报将为“十三五”中医重点专科建设总体规划提供数据支撑；上海医弘信息科技有限公司向参会人员讲解填报数据的流程及操作演示；北京中医医院原副院长金玫对监测指标填写进行说明。

（祝　静）

【举办中药饮片抽样质量评定通报会】 4月22日，市中医药剂质控中心在怀柔区北京中影大酒店召开2015年度中药饮片抽样质量评定通报会，对上一年度进行的两次全市范围内中药饮片抽样质量评定情况进行通报。市中医药剂质控中心主任郭桂明介绍了2015年两次全市范围内饮片质量抽检情况，副主任赵奎君对两次抽检结果进行通报；北京中医药大学刘春生教授和北京城市学院李京生教授就“建立合理的中药饮片质量标准”和“当前市场上中药饮片质量情况”做了专题报告。市中医管理局副局长禹震指出，虽然北京的饮片质量水平高于全国其他地区，但仍有提升空间，本次抽检的品种和评定排名提示饮片质量管理是一项长期的重要工作，各医疗机构要完善医院内部饮片质量控制制度，实现可追溯的饮片质量管理，建立可追溯档案。

（祝　静）

【举办病理技术人员培训班】 4月23日，市中医病理质控中心在望京医院尚天裕陈列室召开病理技术人员培训班。培训由北京中医病理质控中心主任张平主持。此次培训邀请北京协和医院病理技术专家，系统讲解了“病理技术规范流程及质控的重要性”“新型试剂经验分享”及“探讨病理标本前期处理的规范化和标准化流程”等内容。专家们介绍了病理科基础设施与设备的配置理念，阐述了病理技术规范化和标准化的具体要求，分享了工作经验。

（诸远征）

【召开中医系统纪念“5·12”护士节会议】 5月12日，市中医管理局召开“情系中医梦，天使护健康”中医系统纪念“5·12”国际护士节会议。会上，表彰了中医护理教学竞赛和中医护理技能竞赛获奖的集体和个人，向获得优秀称号的16个集体及64名护理人员颁发了荣誉证书。启动了北京市中医护理传承工作，向首批成立的广安门医院“王敏中医护理传承工作室”、北京中医医院“桂梅芬中医护理传承工作室”、西苑医院“冯运华中医护理传承工作室”授牌。市中医管理局局长屠志涛指出，“十三五”期间，市中医管理局将继续加大对中医护理的支持力度，首创开设中医护理科研专项，启动中医护理优秀人才培养项目，起草北京市中医护理发展“十三五”规划，进一步明确中医护理的发展方向和目标，从政策层面上为中医护理的发展提供良好环境。

（祝　静）

【举办中医医疗机构诊疗技术质量控制标准研讨会】 5月18日，市中医管理局技术质控中心在东方医院召开北京市中医医疗机构诊疗技术质量控制标准研讨会。质控中心工作重点为中医技术安全性、标准化及不良事件应对，从医院管理、人员管理、技术管理三方面综合评价各医院的中医技术质控工作，以评促控，以评促管。拟定《北京市中医诊疗技术质量管理与控制工作规范（试行）》，进行医院管控、人员管控、器具管控、技术管控。制定《北京市中医机构诊疗技术质量管理与控制评审表》，作为全市中医技术质控工作评审依据。

（王　欣）

【开展大型中医医院巡查】 为建立中医医院监督管理长效机制，促进中医医院转变发展方式，维护中医医院的公益性定位，发挥中医药特色，提升医疗质量和临床疗效，5～8月，市中医管理局开展了2016年大型中医医院巡查工作。召开中医医疗机构工作部署会和培训会，印发《北京市中医管理局关于2016年大型中医医院巡查工作的通知》，在国家中医药管理局的总体要求上，增加了依法执业意识、实施控费措施、重点项目责任追究制度、医院公益性4项重点巡查任务。编印了2016年大型巡查工作手册，指导巡查专家按照细则标准开展工作。建立了由管理、纪检、临床、护理及药学180人组成的北京地区大型巡查专家库，完成14家机构的巡查工作。通过巡查，14家医院均能坚持公立医院公益性，注重发挥中医药特色，落实医改任务，重视人才梯队建设和人才引进，积极开展师承工作，提高临床质量。但仍发现部分核心制度落实不到位，重点专科不能达到区域领先水平，学科优势、临床优势不突出，转型的中西医结合医院临床医师的中医药能力有待进一步提高，信息化管理水平急需加强等问题。

（诸远征）

【召开中医药医疗保健行业自律工作会议】 6月20日，市中医管理局召开北京市中医药医疗保健行业自律工作会议，北京中医技术质控中心主任付国兵指出了中医药按摩保健行业存在的一些问题，再次明确了行业“自律八条”，即：合法参与诊疗活动，尽心提供优质服务，透明公开医疗信息，严格保护患者隐私，规范实施专业技术，坚决抵制伪劣产品，杜绝虚假宣传，自觉接受社会监督。会议还审议通过了推拿、拔罐、灸疗行业的十大健康误区。

（赵玉海）

【完成北京市中医病理质控中心场地建设】 7月1日，位于望京医院骨伤医疗中心三层的北京市中医病理质控中心场地建设完成，并进入设备进场、人员入驻等后续工作。中心办公面积500平方米，为开展病理质控相关工作提供良好工作环境。

（王　欣）

【世界中联医院感染管理专委会成立】 7月7日，世界中联医院感染管理专委会成立大会在京召开。世界中联主席佘靖、市中医管理局局长屠志涛等领导出席成立大会。大会选举北京中医医院院长刘清泉任会长，聘请市中医医院感染管理与控制中心主任武迎宏为名誉会长。佘靖向大会颁发了医院感染管理专业委员会铜牌及会长、名誉会长、秘书长证书，副主任关涛宣读了第一届理事会成员名单。

（祝　静）

【中医类别中医师资格实践技能考试】 7月7～10日，北京市中医类别中医师资格实践技能考试在北京藏医院进行。共5个类别2659人报考，缺考189人。

（牧　童）

【召开中医护理国际化推进交流第三期培训】 8月9日，市中医管理局中医护理质控中心与北京中医药对外交流与合作技术中心联合举办中医护理国际化推进交流第三期培训讲座。外交学院陈雪飞教授从跨文化交流的宽容力、敏感力和理解力等三方面进行专题授课。市中医管理局局长屠志涛指出，要继续打造升级版的北京中医护理，拓展中医护理的服务范围，以高精尖为目标，推动中医护理走向国际。

（祝　静）

【京廊中医药协同发展"8·10"工程】 8月11日，北京、廊坊中医药协同发展"8·10"工程启动会在河北廊坊召开。北京市中医管理局和廊坊市政府签署中医药协同发展框架协议，将以"促协同"为核心，推动廊坊在中医药医疗、保健、科研、教育、产业、文化等方面的发展。北京6家三甲中医院10个重点专科到廊坊开设病床300张，协同病房与北京医院重点专科"统一规划、统一管理、统一文化、统一学术、统一水平"，推进机构、科室、人才的对接和优化配置。到2020年，廊坊市每个县、市、区至少建成1个京廊协同中医药重点专科，至少达到市级以上重点专科水平，年服务总量不少于10万人次；北京10家三甲中医院与廊坊10家中医院建立医联体，利用远程信息化技术实现京廊二地互联互通，实现分级诊疗；北京12位名老中医药专家学术经验传承到廊坊建立京廊名老中医学术传承基地，招收继承人；北京10个中医药领军团队在廊坊设立分队，涉及血液、呼吸、脑病、骨伤、肿瘤、心血管、肾病、内分泌、针灸等9个专业，启动廊坊地区中医健康乡村建设项目，提升基层中医药服务能力；北京10个中西医结合科研指导团队"1对1"指导廊坊区县中医医院，提升廊坊中医药科研能力；组织北京专家讲师团，将北京的火针、振腹疗法等10余种特色技术，按照每个区县安排10场、培训100人的标准，培训基层中医药骨干；为10家京廊中医药旅游示范基地挂牌，推出一批历史文化底蕴深厚、中医药特色突出的京廊中医药旅游线路；将北京中医药学会、北京中西医结合学会、北京针灸学会的优质学术资源与廊坊中医药学会进行对接，打造10个星级专业委员会。

（赵玉海）

【举办"第四届北京中医药专家宁夏行"】 8月25日，"第四届北京中医药专家宁夏行"活动在宁夏回族自治区中卫市启动。国家卫生计生委副主任、国家中医药管理局局长王国强，宁夏回族自治区人民政府副主席马力、北京市中医管理局局长屠志涛等参加启动会，为第一批优才出师学员代表和受表彰的第二批优秀导师、优秀学员代表颁发出师证书和荣誉证书。望京医院、东直门医院被授予"北京中医药专家宁夏行巡回医疗队"队旗，向薪火传承"3+3"工程郭维琴等名医传承工作站宁夏分站授牌。望京医院等6家医院被授予"宁夏优秀中医临床人才研修培养基地"，将长期为宁夏培养优秀中医临床人才。市中医管理局与宁夏卫生计生委签订《2016—2020年宁夏优秀中医临床人才研修项目人员委托培养协议书》，将在2016—2020年，再为宁夏培养100名高层次中医临床人才。宁夏医科大学与北京回民医院签署《京宁回医药合作发展协议》。宁夏中卫市中医医院和东直门医院合作成果"北京支援宁夏中医医疗机构远程会诊系统"上线。同时，举行了第五批宁夏中医优才拜师仪式、京宁百名中医药专家大型义诊、第二届经方学术论坛。26日，北京中医药专家分赴受援医院开展"点对点"现场指导、学术讲座、专家查房会诊、疑难病例讨论等活动。

（赵玉海）

【北京市中医肿瘤防治办公室等机构挂牌】 8月30日，举行北京市中医肿瘤防治办公室、北京市中医药大数据创新实验室、中国老年学和老年医学学会肿瘤康复西苑医院基地授牌仪式。肿瘤康复西苑医院基地是由中国老年学和老年医学学会在全国设立的首家肿瘤康复基地。北京市中医肿瘤防治办公室是全国首个中医肿瘤防治办公室，目的是从全市角度出发，在北京市中医管理局的指导下，整合各方资源，打造中医药肿瘤预防、治疗、保健、康复等为一体的中医肿瘤防治协调机构；利用大数据研究平台，整理和总结中医药在肿瘤预防和治疗中的作用，挖掘中医药在肿瘤防治领域上的优势，推动中医药在肿瘤早期预防与术后康复中发挥更大的作用。北京市中医药大数据创新实验室是全国第一个中医药大数据创新实验室，旨在打造集学术研究、决策支持、管理研究为一体的中医药大数据研究及创新平台。大数据创新实验室重点突出中医肿瘤诊疗信息，为政府决策和行业科研提供有效支持。中国老年学和老年医学学会肿瘤康复西苑医院基地的成立是为了规范老年肿瘤康复技术、健康宣教、技术培训等问题，以此带动全国范围内老年肿瘤康复基地的创建，为更大范围的老年肿瘤患者提供服务。

（牧　童）

【启动中医药行业专项清扫行动】 8月，市中医管理局启动2016年北京市中医药行业专项清扫行动。市、区两级中医药行业联动，联合公安、工商、食品药品、城管等多部门开展监督检查，重点对街面医疗秩序清理整治，清理各类虚假宣传、违法销售药品和医疗器械，整治欺诈消费者行为；查处生活美容机构非法开展针刺、埋线等中医诊疗行为，查处养生保健服务机构非法开展放血治疗、正骨、牵引、穴位贴敷、瘢痕灸、发泡灸等其他带有侵入性和危险性的诊疗行为；规范中医医疗机构及医务人员执业行为，加强对重点中医医疗机构的监督检查，依法查处聘用非卫生技术人员、超诊疗科目范围执业等违法违规行为，重点查处中医医疗机构违法开展涉及妇科、儿科等暑期就诊量较大科室的虚假宣传及雇用医托等违法行为。对立案处罚的案件及时公示，建立违法机构黑名单。同时，将处罚结果与企业信用信息相联系，加强对失信主体的联合惩戒。

（王　欣）

【举行中医应急暨寨卡病毒中医骨干培训演练】 9月26～27日，市中医管理局举办2016年中医应急暨寨卡病毒中医骨干培训演练。此次培训演练分为培训、演练、知识竞赛三部分内容。中国疾控中心王环宇教授介绍了国内虫媒传染病的流行状况和防控状态；东直门医院的姜良铎教授从中医角度介绍了对寨卡病毒病的认识；佑安医院张彤教授进行了寨卡病毒病防治指南的解读，黄晶教授从院感方面讲授了寨卡病毒病的院内防控。全体学员在东直门医院东区进行了寨卡病毒病应急演练，50余人参加，100人观摩。全体学员进行了寨卡病毒病防控和诊疗指南的笔试并进行知识竞赛。最终，望京医院获一等奖，东方医院和北京中医医院获二等奖，广安门医院等5家医院获三等奖。

（牧　童）

【国家卫生计生委调研中医药肿瘤防治模式创新工作】 12月6日，国家卫生计生委副主任兼国家中医药管理局局长王国强到北京佑安医院调研中医药肿瘤防治模式创新工作。王国强观看了佑安医院肿瘤微创介入中心的微创手术后，听取了肿瘤微创介入与中医药治疗相结合的设想与实践、中西医结合创新协同发展的精准医疗发展思路，以及肿瘤防治专家关于肿瘤防治模式的技术路线介绍。王国强指出，要创新中医药肿瘤防治模式，创出临床疗效好、患者术后生存期长、生活质量好、医疗费用小、满意度高的好模式与好做法。

（牧　童）

【启动妇幼保健机构中医药服务全覆盖工程试点工作】 12月27日，市卫生计生委、市中医管理局联合召开北京市妇幼保健机构中医药服务全覆盖工程试点工作启动会。该项目由中国中医科学院临床基础研究所承担中医妇幼保健服务模式、技术规范及信息化平台等的研究，为中医妇幼保健体系建设提供理论和技术支持。确定东城、丰台、房山区妇幼保健院为试点单位，聘请以肖承悰等中医妇幼名家为代表的中医妇幼保健专家智库开展指导和培训等工作，将规范化的中医妇幼保健服务包纳入妇女孕前、孕中、产后及儿童保健的各个环节中，创建中医药妇幼保健信息化平台，形成妇幼保健中医药健康服务新模式。市养生保健协会在启动会后，组织了首次妇幼保健人员中医药培训。翟华强、王敬、康佳、韩瑾、许昕等中医药专家进行了中医基础理论概述与应用，妇女孕前、孕中、产后的中医药保健，以及儿童中医药保健等相关内容的授课。

（诸远征）

【研究制定支持中医药振兴发展政策】 以提高中医药发展水平为中心，以深化中医药供给侧结构性改革，建立符合首都中医药特点的法规体系、政策体系、标准体系、评价体系、监管体系为重点，推进北京中医药“卫生资源、文化资源、科技资源、经济资源、生态资源”转化和行业治理能力的提升，做好首都中医药发展顶层设计，12月，制定了《北京市人民政府关于支持中医药振兴发展的意见》。

（王　欣）

【规划中医药重点专科方向】 市中医管理局组织专家对市级“十二五”之前的中医药重点专科项目进行验收评估。组织建立北京中医药重点专科信息平台，完成了北京市中医药重点专科数据录入，总结分析了重点专科建设情况，为编制北京中医药“十三五”重点专科建设规划和各专业建设规划提供数据支撑。组织专家进行了中医药重点专科建设规划的论证，初步拟定了“十三五”中医药重点专科建设划化的框架，按照专业规划的成熟程度分别调研制定各专业“十三五”中医药重点专科建设规划。

（祝　静）

中医科教工作

【完成国家中医药重点研究室建设项目年度考核工作】 根据《国家中医药管理局科技司关于做好国家中医药重点研究室建设项目2015年度考核工作的通知》要求，市中医管理局组织各国家局重点研究室相关负责人员进行2015年度总结材料上报、收集工作，并于2016年3月2日组织相关领域专家，召开了国家中医药重点研究室建设项目2015年度考核评审会。通过考核，各重点研究室进一步梳理了研究室重点工作，查找存在的问题，听取专家的意见和建议，为研究室下一步工作奠定了基础。

（刘骅萱）

【启动《中医住院医师规范化培训科室培训标准》编写工作】 3月9日，市中医管理局召开《中医住院医师规范化培训科室培训标准》编写启动会，来自人民卫生出版社、全市各规培临床基地主管部门领导、科室教学骨干代表共计30余人参加了会议。市中医管理局科教处处长王会玲介绍了《中医住院医师规范化培训科室培训标准》编写的基本思路，人民卫生出版社中医药中心主任李丽介绍了主编遴选流程和编写要求。《中医住院医师规范化培训科室培训标准》丛书将遵循中医人才培养的基本规律和特点，针对中医住院医师在临床工作最常遇到的问题进行编写，篇幅短小，利于携带，内容贴近临床实际，突出中医特色，实用性和知识性并重；通过规范科室培训标准，达到培训同质化目的。

（江　南）

【召开郭维琴名医传承工作站工作会】 3月9日，召开北京中医药薪火传承“3+3”工程郭维琴名医传承工作站宁夏中卫市中医医院分站建设筹备工作会。该分站将按照北京中医药薪火传承“3+3”工程实施方案和建设标准实施建设，由郭维琴教授传承工作站负责人王亚红教授指导，分站负责人梁泰红主任医师负责具体实施。会议同意建立郭维琴名医传承工作站宁夏中卫市中医医院分站和开展“心脏康复”项目。

（刘骅萱）

【举办中医养生文化旅游从业人员培训】 3月18～20日，由市中医管理局主办，市旅游委协办，世界中医药学会联合会、北京联合大学旅游学院联合承办了首届北京市中医养生文化旅游从业人员基础培训班。培训内容包括相关政策解读、中医药养生文化旅游概述、中国传统养生文化、实用养生方法、中医基础知识、中医医史（京城御医文化）、旅游知识及案例分析等。中医医疗机构、导游、销售等各个行业近140名学员参加培训。

（孟　娟）

【中医药科技项目结题验收】 3月20日，市中医管理局组织专家对2016年到期的北京市中医药科技项目进行结题验收，共涉及27个学科领域116个项目，主要为2012年外治法项目、2013年度局基金项目及其他执行到期项目。最终，115个课题通过验收，1个课题未通过。从验收合格课题中推荐出6个学术创新示范项目、5个科研方法示范项目、5个推广应用示范项目；产出了芒硝外敷及刺络拔罐疗法治疗乳腺癌后上肢功能障碍、经会阴超声联合中药外用治疗慢性前列腺炎、感染后咳嗽的中医证治推荐方案、回阳生肌膏、干眼中药熏蒸按摩治疗仪等一批研究成果。

（刘骅萱）

【中医药传承“双百工程”指导老师第一次公开课】 3月26日，北京中医药传承“双百工程”（即百名老中医药专家选配百名基层医疗机构中青年业务骨干为学术继承人）指导老师2016年第一次公开课在首都医科大学举行。广安门医院张亚强教授、首都医科大学高彦彬教授、鼓楼中医医院王文友教授为150余名“双百工程”继承人做学术报告。这是“双百工程”首次引入公开课形式授课，100名指导老师将在3年时间内分别给全体继承人讲授一堂公开课，使继承人能够接受到优质、高效的“多对多”学术传承，有利于青年中医师快速成长。

（江　南）

【验收传承工作室建设项目】 4月14～16日，市中医管理局组织专家对北京市2012年度立项的全国名老中医药专家传承工作室建设项目进行实地验收，包括北京中医医院、安定医院、友谊医院、宣武医院、展览路医院等5个单位的9个工作室。最终，全部工作室通过验收，其中3个工作室获得优秀、5个工作室获得良好。专家组对2012年全国名老中医药专家传承工作室建设成果给予了肯定，对部分工作室存在的问题提出了意见与建议。

（刘骅萱）

【开展中医住院医师规范化培训】 4月20日、25日，市中医管理局委托东直门医院对参与结业技能考核的考官进行统一培训。市中医管理局制定了《2016年北京市中医住院医师规范化培训结业考核临床实践能力考试工作手册》。培训的主要内容有：北京市中医住院医师规范化培训结业考核临床实践能力考试考务管理工作要求，考试保密工作，接诊能力考核内容及评分标准，临床技能考核内容及评分标准。

（江　南）

【完成中医住院医师规范化培训结业考核】 为做到程序规范，与西医住院医师结业笔试形式保持一致，市中医管理局委托市卫生人才考评中心承办中医住院医师规范化培训结业理论考核2次。1007名考生通过资格复审参加理论考核，966名学员考核合格。4月21～24日，市中医管理局对通过理论考核的学员进行临床实践能力考核，共有888名学员通过。

（江　南）

【举办首批中药骨干人才培养项目结业考核】 为了解决并保证中药质量和保障提供优质服务人才，在全市医疗机构中遴选出30名中药技术骨干，与指导老师进行配对结合，通过集中授课、专题讲座、跟师学习、外出考察调研等多种形式，用2年时间进行中医药理论、中药技术技能培训，培养具有继承和发扬中药传统与现代技术的人才。4月23～24日，市中医管理局主办、北京中医药学会承办了北京首批中药骨干人才培养结业考核，完成了结业论文答辩考核。

（孟　娟）

【中医住院医师规范化培训基地试评估】 5月12日，市中医管理局组织专家对东方医院开展中医住院医师规范化培训基地进行试评估，11位专家经过实地检查、交流访谈、查阅资料，对规培评估指标提出了修改意见，上报国家中医药管理局。

（江　南）

【举办第九届北京中医药文化宣传周暨第八届地坛中医药健康文化节】 5月13～15日，由市中医管理局、东城区政府共同主办的第九届北京中医药文化宣传周暨第八届地坛中医药健康文化节在北京地坛公园举行。

在开幕式上，为5家国家中医药发展综合改革试验区项目合作单位颁牌，同时举办了社区中医脑健康行动计划启动仪式，社区脑健康行动是在调查百姓日常生活行为习惯的基础上以中医干预方式，改善中老年人认知功能障碍，促进百姓健康。在方泽坛设名医名院名科专家咨询区、中药饮片鉴识与传统制剂加工展区、中医图书阅读区、中医适宜技术体验区等；在方泽坛外设有中医药文化长廊、养生保健展卖区、三品一械及图书展示展卖等活动区。通过专家健康咨询、养生保健宣传、中医适宜技术、中医科技设备、辨识中药道地药材等多种体验形式，让市民了解中医、认识中医、喜爱中医。3天共健康咨询近万人，发放2016版中医养生保健口袋书3万套近10万册，有近3万人到现场了解体验。此外，5月13日设有护士节护理公益专场活动，为群众解答家居护理的有关问题；5月14日，在国子监召开中医药发展论坛，由国家中医药管理局、中国社会科学院等相关领导和专家解读中医药未来发展方向及政策法规等。

（孟　娟）

【启动第一批中医护理骨干人才培养项目】 5月16日，北京市第一批中医护理骨干人才培养项目启动会在东方医院召开。市中医管理局局长屠志涛为7家临床实践基地授牌，副局长禹震为培养对象颁发了学员证、学员手册和学习资料，正式启动北京“十三五”护理人才规划“中医护理骨干人才培养项目”。培养项目为期2年，将开展深化中医理论、拓展专业视野、提升护理科研、研习护理心理四方面理论学习，并将在临床实践基地内进行中医护理特色技术、中医护理方案临床应用、护理心理等专科实践。通过项目实施，培养一批中医护理领军人才。

年内，第一批护理骨干培养项目完成中医基础理论、中医经典、护理科研培训、中医心理、中医特色护理技术及中医思维在临床实践应用等全部理论培训，53名学员中医基础理论结业考核成绩全部合格。

（江　南）

【召开首届海外华侨华人中医药大会】 5月27～30日，市中医管理局与市侨办在北京国际会议中心共同举办首届海外华侨华人中医药大会。市中医管理局、市政府侨务办与海外华人中医论坛三方共同签署《发挥侨务资源优势推动中医药发展与国际合作框架协议》，在整合海内外华侨华人力量和中医药资源，推动首都中医药海外发展，建立长效合作机制方面达成共识。未来将通过建立海外中医药服务中心、针灸培训中心、文化交流体验中心、认证中心、中医药侨创园等项目，定期召开华侨华人中医药大会及中医海外惠侨活动，开展北京中医药海外发展新模式，提升北京中医药品牌海外影响力。来自美国、法国、澳大利亚、马来西亚等49个国家和地区中医界名医和学者共计210余人出席大会，建立了7个北京海外中医药发展服务基地。商务部副部长房爱卿、国务院侨办副主任郭军、国家中医药管理局副局长于文明、北京市副市长林克庆出席大会并致辞。

（江　南　孟　娟）

【完成中医药科技发展资金项目年度立项】 7月15日，市中医管理局发布《2016年北京市中医药科技发展资金项目申报指南》，重点资助领域为疾病诊疗、预防保健、诊疗设备、信息管理、护理等5个方向。截至9月5日，共收到390个申报项目，申报数量比2015年增长31.76%，包括学术创新96项、推广应用98项、自筹资金43项、青年研究103项、护理专项50项。申报单位中，公立医院323项、科研院所26项、高等院校9项、行政机构2项、民营单位25项、学会5项，其中三级医院228项、二级医院72项、社区卫生服务中心23项、企业6项。专业覆盖心血管、针灸、骨科等35个学科。9月10～11日，市中医管理局召开2016年度北京中医药科技发展资金项目立项评审会，134家单位的390位课题申报人参加会议。最终，110个项目通过立项评审，包括学术创新项目25项、推广应用项目26项、青年研究项目24项、自筹资金项目20项、护理专项15项；入选项目中，中医医院41项、中西医结合医院9项、综合医院41项、科研院所8项、高等院校1项、社区卫生服务中心4项、行政单位1项、企业1项、学会4项。

（刘骅萱）

【启动名医传承教育联合体】 8月17日，北京中医药薪火传承“3+3”工程北京名医传承教育研讨会召开。会议进行了名医传承教育联合体启动仪式，著名中医专家陈可冀、萧（肖）承悰、姜良铎等讲述了对传承的理解和在传承过程中所取得的经验。

（刘骅萱）

【西学中高级研究班临床技能考核】 为提高西学中高级研究班学员临床接诊能力，市中医管理局委托北京中医药学会，对西学中高级研究班学员进行临床技能考核。9月21日，邀请北京中医医院相关专家对学员进行培训；9月26～27日，进行临床技能考核。考核学员分为5组，按照平均一名考核学员由两位考核专家监考，随机抽选进行床边中医问诊、查体，并独立完成病房首诊病历，由专家组对学员进行病历答辩，考核学员病历完成度及3年学习期对中医药技能掌握情况。29名学员除1人因病未参加，其余均顺利通过。

（孟　娟）

【创建仲景书院】 10月22日，由京豫宛三地共同创建的仲景书院启动仪式在河南省南阳市举行。北京市中医管理局副局长罗增刚、河南省中医管理局副局长张健锋、南阳市副市长刘树华等出席启动仪式。130名首批仲景书院师生在医圣祠仲景殿举行祭拜医圣仲景先师仪式。与会领导及专家就仲景书院的发展方向、运作模式、教学模式、管理和投入机制等进行研讨。

仲景书院将整合北京乃至全国优质中医药资源，在5年间培养300名仲景国医传人。

（王会玲）

【薪火传承“3+3”工程第三批基层老中医传承工作室完成验收】 10月25日，市中医管理局组织专家对北京中医药薪火传承“3+3”工程第三批即2013年立项的于秀鹏等25个基层老中医传承工作室进行评审验收。经审核，22个工作室通过验收，3个工作室未通过。

（刘骅萱）

【完成全国中医学术流派传承工作室建设项目实地验收】 10月27日，市中医管理局组织专家对北京市在建的3家全国中医学术流派传承工作室——燕京赵氏皮科流派传承工作室、燕京韦氏眼科流派传承工作室、燕京刘氏伤寒流派传承工作室建设情况进行实地验收。3个流派传承工作室工作思路脉络清晰，流派传人学术资料和体现流派文化的特色资料丰富，在挖掘整理、总结提炼、人才培养、科研孵化、推广应用、工作室条件和机制建设等方面获得较好的成绩，完成了流派传承工作室的建设任务。

（刘骅萱）

【完成中医住院医师规范化培训招录工作】 10月，根据市卫生计生委、市中医管理局《关于开展2016年住院医师规范化培训招录工作的通知》要求，市中医管理局开展2016年度中医住院医师规范化培训招录工作。经过网上报名、报名资格审核、招录考试、按志愿录取、培训年限复核，本年度共招录中医学员399名，其中中医内科190名、中医外科24名、中医妇科8名、中医儿科10名、针灸推拿科58名、中医骨伤科23名、中医五官科7名、中医全科79名。为吸引全国各地优秀中医毕业生参加中医规培，市中医管理局加强了招录工作宣传力度，并对《关于引进非北京生源住院医师规范化培训自主培训人员有关事项的通知》做政策宣贯，招录社会人38名，生源质量较往年有较大提高。399名学员于9月底前进入相应基地开始培训。

（江　南）

【举办中医类别全科医生规范化培训基层实践基地师资培训班】 11月23～25日，市中医管理局举办了中医类别全科医生规范化培训基层实践基地师资培训班。由三甲医院及社区卫生服务中心的专家授课。培训内容涵盖了基层实践的管理和要求、内容、考核要点、带教经验介绍、社区常见疾病的诊疗方法、案例讨论。中级及以上职称的社区中医师参加培训。

（江　南）

【全国中药特色技术传承人才培训项目2016年度考核报告会】 11月24日，由市中医管理局主办的全国中药特色技术传承人才培训项目年度考核报告会在东方医院召开。参加考核的26位学员对本年度的游学经历和学习经验进行总结报告交流。26名全国中药特色技术传承人才成绩全部合格，顺利通过年度考核。专家对学员们存在的问题和接下来的学习计划提出了建议。

（孟　娟）

【中医规培工作接受中国医师协会评估检查组现场督导】 12月15日，受国家中医药管理局委托，中国医师协会评估检查组对本市中医住院医师规范化培训开展情况进行现场督导。检查组从组织管理、政策体系、经费投入及落实、工作落实等方面开展检查，并对有关工作人员进行访谈。评估组认为，北京市中医住院医师培训工作起步较早，2012年实现全覆盖，已走在全国的前列，但在师资培训全覆盖、基地督导制度化等方面还需要进一步强化。

（江　南）

【首期中医医师健身气功专项培训班】 12月25～28日，市中医管理局、市体育局联合举办北京市首期中医医师健身气功专项培训班，来自北京市的120余名中医师参加培训。

本次培训班由北京体育大学胡晓飞教授、中国中医科学院代金刚副研究员等专家进行授课。培训内容包括健身气功基础、八段锦理论及功法、导引养生功十二法等。学员经培训和考试合格后，获得健身气功社会体育指导员资格。

两局联合主办培训班是全国范围内“医体结合”的一次新尝试，是中医药健康养生文化创新性发展的有力举措。培训班的学员大多来自社区卫生服务中心，通过培训，学员从单纯的医疗工作者，转化为百姓健康的守护者与中医养生文化的传播者。双方拟通过3年培训，形成一支约600人，可覆盖全市社区卫生服务中心，掌握健身气功教学技能，并符合社会体育指导员要求的中医师队伍，依托社区或相应机构，为市民提供健身气功指导服务。

（孟　娟）

【认定第二批中医类别全科医生规范化培训基地】 为贯彻落实国务院《关于建立全科医生制度的指导意见》精神，进一步完善北京市中医类别全科医生规范化培训体系，根据国家中医药管理局《中医类别全科医生规范化培训基地认定标准（试行）》有关要求，市中医管理局组织专家对第二批北京市中医类别全科医生规范化培训基地建设单位进行了验收评估。有7家单位通过了验收评估。

（江　南）

【薪火传承“3+3”工程年度立项新增10个室站】 年内，北京中医药大学等10个单位的12个项目申报北京中医药薪火传承“3+3”工程室站建设。经前期调研和评审论证，市中医管理局于9月决定对房芝萱、巫君玉、李曰庆、高利、李乃卿、吕培文、石国壁、房定亚、宋乃光、杜怀棠等10个室站进行立项建设。至此，“3+3”工程两室一站总计138个。

（刘骅萱）

中医对外交流与合作

【承办第四届京交会】 5月28日～6月1日，市中医管理局承办第四届京交会中医药服务板块，举办了第四届京交会中医药服务贸易专题展。

活动共接待69个国家和地区的国际友人及观展参会来宾约8.2万人次，发放各类资料8.4万份，接受各项中医药服务体验1.1万余人次，进行合作意向洽谈140项，签订合作协议12项，被组委会评为“最佳专业展区”。此次京交会首次联合北京市政府侨办，邀请49个国家和地区的200多名有代表性的中医界华侨华人回国，参加京交会中医药版块活动。开辟了海外中医药服务专区；举办了2016海外华侨华人中医药大会、中医药科技创新论坛、中医药名医名师讲坛等，邀请美国哈佛大学经济学诺贝尔奖获得者进行交流；启动了北京海外中医药发展行动计划；发出了共同发展海外中医药倡议书；北京市政府侨办、北京市中医局、海外中医药论坛共同签署了三方战略合作协议，搭建了推动中医药国际化发展的机制、体系和平台。

（查安华）

【举办第四届中医护理国际化推进会】 5月31日～6月1日，市中医管理局与广安门医院共同举办了第四届中医护理国际化推进会。推进会围绕“鼓励科研，促进合作”，邀请西班牙巴塞罗那大学附属巴塞罗那儿童医院的两位从事护理、针灸临床和教学多年的专家，同近百名北京市各级中医院护理专家及骨干人员进行了护理研讨交流。9名中外专家做专题发言，中外护理专家与北京市40多名护理科研骨干进行交流，在科研方法和合作科研的选题上进行了探讨。

（查安华）

【举办北京国际针灸与神经病学研讨会】 6月，市中医管理局与市科协共同举办2016北京国际针灸与神经病学研讨会。研讨会邀请国内外顶级专家，围绕脑病、疼痛、新技术三个重点，在“针刺、电针与经皮穴位电刺激”“正念疗法治疗反复发作性头痛”“急性缺血性脑卒中治疗的现状与展望”“针刺镇痛机制”等方面进行讨论，商讨针刺临床研究的合作计划。

（查安华）

【举办中医药护理对外交流人员业务培训班】 6～11月，市中医管理局与市中医护理质控中心共同举办了北京中医药护理对外交流人员业务培训班，从跨国文化的理解与沟通能力、国内外优质护理服务模式贯通交流、中医护理技术应用疗效推广等方面开展培训。来自本市二三级中医医院、中西医结合医院的300余名一线护理人员参加培训。

（查安华）

【提升北京中医系统涉外服务能力】 9～11月，市中医管理局举办第二届北京中医系统涉外服务能力大赛，比赛首次配合中医药国际旅游服务包建设项目，36家单位的120余名选手参加。同时，与北京中医药大学合作，邀请20名留学生参与，创造真实的跨文化服务场景和外语环境，达到以赛带练的目的，也为在京中医药留学生了解本市中医医院现状与运行模式搭建平台，为双方构建后续的潜在合作机制，特别是留学生毕业归国后的资源共享提供帮助。

同时，开展北京中医药护理人员服务贸易人才培养，为中医药服务贸易的推广打造基层服务贸易成果推广团队。开展《中医药护理适宜技术双语操作标准指南》编撰工作，以加强国际护理交流，提升国际传播能力。

（查安华）

【参加北京—弗洛伊登科技经贸交流活动】 10月23～30日，市中医管理局应邀参加北京—弗洛伊登科技经贸交流活动及第十届北京—意大利科技经贸周活动。此次访问进一步落实市中医管理局与弗洛伊登市政府关于在该市推动自然疗法与养生旅游相结合的合作谅解备忘录，并在科技经贸周活动期间举办了2场圆桌会议、1场专题研讨会及2场B2B洽谈活动。

（查安华）

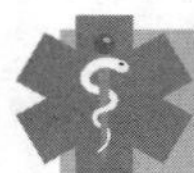

老年、妇幼卫生与康复护理

【概述】 2016年，北京市积极推进医养结合工作，市政府办公厅印发了《关于推进医疗卫生与养老服务相结合的实施意见》。开展老年长期护理、临终关怀等医疗连续服务试点；加强老年健康管理，开展全市老年健康督导，组织老年人健康管理工作专题培训，培训社区卫生服务中心（站）人员522人。

妇幼健康服务体系建设持续推进，全面两孩政策实施扎实有序，印发了《关于落实全面两孩政策增加助产服务资源的通知》，制定《产科建档应急预案》；按月实施调度，确保全面两孩政策平稳落地。推动落实预防艾滋病、梅毒和乙肝母婴传播免费检测工作；出生缺陷综合防治逐步加强，新生儿疾病筛查率明显提高。加强妇幼保健服务管理，完善妇女盆底功能障碍防治网络，开展孕产期抑郁等妇女心理卫生问题的早期发现和干预试点，完成《北京市散居儿童保健工作常规》《北京市托儿所、幼儿园卫生保健工作常规》《北京市0～6岁儿童听力筛查诊断管理办法》《儿童听力筛查诊断定向转诊制度》等制度规范修订工作。组织编写《孕育宝典》，免费向群众发放。加强信息化建设，严格出生医学证明管理。全市孕产妇死亡率10.83/10万，达到北京市"十三五"时期妇女发展规划目标要求；婴儿死亡率2.21‰、5岁以下儿童死亡率2.67‰，达到发达国家水平。孕产妇系统管理率97.49%，0～6岁儿童保健覆盖率达98.63%以上，住院分娩率100%，处于全国前列。产科剖宫产率38.75%。

大力推动康复护理体系建设，市卫生计生委联合市发展改革委等9部门印发《关于加强北京市康复医疗服务体系建设的指导意见》，印发了《北京市卫生计生委关于加强康复治疗师培养和管理工作的通知》。推动公立医疗机构向康复机构转型，加强康复人才培养，初步建立康复治疗师培养和管理机制。

（杨　凯）

老年卫生

【加强老年人健康管理】 5月16～17日，市卫生计生委召开2016年老年人健康管理培训会议。会上，对2015年各区老年健康管理工作情况进行通报，对2016年老年健康管理工作进行部署。授课专家重点解读《老年人健康管理服务规范》《老年人健康管理考核标准》《老年人管理技术规范》等规范标准，分析和解读国家基本公共卫生考核中老年人健康管理存在的问题，介绍老年人健康管理典型经验做法。各区卫生计生委老年健康管理科室负责人、社区卫生服务管理中心主管主任，社区卫生服务中心、开展老年健康管理的社区卫生服务站工作人员共522人参加培训。

（毕宪国）

【遴选临终关怀试点单位】 为推进北京市医疗卫生与养老服务相结合，探索医疗养老连续服务模式，6月，北京市开展了临终关怀试点单位遴选工作。通过开展临终关怀工作试点，制定临终关怀工作规范、工作制度，探索建立可复制、可推广、可持续的临终关怀服务模式。2017年3月，确定北京市隆福医院等15家医疗机构为首批北京市临终关怀试点单位。

（毕宪国）

【督导老年人健康管理工作】 按照《北京市卫生

和计划生育委员会关于印发2016年老年卫生工作要点的通知》《北京市卫生和计划生育委员会关于做好2016年老年人健康管理工作的通知》安排，10月上旬，市卫生计生委组织专家对全市老年人健康管理工作进行了督导，通过听取汇报、查阅资料、现场座谈、问卷调查、现场核查的方式，了解全市老年人健康管理工作的组织管理体系、主要做法和成效。督导结果显示，组织管理方面，全市各区卫生计生委均有明确的主管领导、主管科室以及工作方案，并将任务分解至基层机构，同时纳入绩效考核范围，各区开展了多种形式的宣传。指标落实方面，西城、朝阳、顺义等8个区完成了季度工作目标。

（毕宪国）

【敬老月宣传】 10月，市卫生计生委组织开展了为期1个月的敬老月宣传活动，活动主题为“敬老爱老，全民行动”。市、区老年健康指导中心利用自身医疗资源优势，为辖区居民开展健康指导咨询和义诊活动，为养老机构内老年人提供健康教育和体检服务。活动直接受益老人3800余人，参与服务医务人员200余人。

（毕宪国）

【老年健康服务资源调查】 为全面掌握北京市居家养老相关服务设施及医疗卫生服务资源基本情况，10月，市卫生计生委联合市民政局联合开展老年健康服务资源调查。调查范围包括北京市二级及以上医疗机构、社区卫生服务中心、社区卫生服务站和康复机构共计2411家。调查内容包括机构基本信息、服务能力、科室分布等情况。

（毕宪国）

【出台医养结合实施意见】 11月，市卫生计生委、民政局、发展改革委、教委、经信委、财政局、人力社保局、规划国土委、住房城乡建设委、金融局、中医管理局、老龄办、残联《关于推进医疗卫生与养老服务相结合的实施意见》经市政府同意，由市政府办公厅转发。共确定11项重点工作，细化51项工作任务，以居家为基础、社区为依托、机构为补充，重点做好高龄、重病、失能及部分失能老年人康复护理服务。推动普遍性服务和个性化服务协同发展，满足多层次、多样化的健康养老需求。通过医养结合，确保人人享有基本健康养老服务。

（毕宪国）

妇幼卫生

【孕期营养门诊建设】 7月，市卫生计生委印发《关于开展孕期营养门诊建设工作的通知》，要求各助产机构在孕产妇中开展孕产期营养宣教和个性化营养门诊指导，并于7月16～17日，召开孕期营养门诊培训班，开展市级孕期营养门诊创建培训。年内，共有56家助产机构完善孕期营养门诊建设，并通过市级评估。各孕期营养门诊在组织机构、管理机制、房屋设备、人员资质、健康教育、孕期营养技能、工作开展情况，高危因素孕妇管理等方面逐步完善和提升。通过孕期营养门诊建设，与孕期营养相关妊娠结局，如巨大儿、贫血、小于胎龄儿发生率将得到改善；因营养因素（如巨大儿、超重肥胖孕妇）导致的剖宫产率也将下降。

（张　杨）

【举办新生儿复苏技能竞赛】 2016年是我国全面两孩政策实施的第一年，北京市孕妇、新生儿数量显著增加。为提高北京市新生儿复苏工作质量，降低新生儿死亡率及预防远期后遗症，市卫生计生委在全市开展新生儿复苏技能竞赛，9月7日进行决赛。最终，北京大学第三医院、北京大学第一医院获一等奖，北京市海淀医院、北京大学人民医院、北京华信医院获二等奖。

（张　杨）

【增加助产服务资源】 9月，为应对全面两孩政策实施后的生育高峰，经市政府同意，市卫生计生委联合市发展改革委、财政局、人力社保局、规划国土委印发《关于落实全面两孩政策增加助产服务资源的通知》，结合供给侧改革，增加助产资源。完善监测预警机制，制定《产科建档应急预案》，按月实施调度；市、区妇幼保健院内设立孕妇建档服务中心，保障北京市所有常住孕妇实现建档分娩；严格分级建档，社区建册时对孕产妇进行高危因素筛查和分级建档指导，三级助产机构高危孕妇建档率不低于80%；畅通危重孕产妇转诊绿色通道；合理控制剖宫产率，提高床位使用率；加大健康宣教力度，对高危妊娠及不宜妊娠情况做好风险告知，预防和减少孕产期危险因素。通过将公立助产机构具有增床空间的特需病房统一调整为普通病房、科室间病房调整、合作租赁等方式增加1400余张产科床位。通过稳定现有产科人员，吸引持证人员回归；定向培养助产士；科室调整和岗位招聘，补充产科护士缺口等措施，增加助产人员800余名。制定中长期保障措施，“十三五”期间，北京妇幼保健院（北京妇产医院）启动异地新建项目，发挥龙头作用，各区利用存量资源及改扩建等方式增加妇幼保健院服务规模；建立妇幼健康价格及生育保险调节机制，市发展改革部门将产科医疗服务价格优先纳入公立医院医疗服务价格改革调整计划并完善收费标准，市人力社保部门研究完善北京市生育保险；利用民营机构床位资源，满足北京市孕产妇多元化服务需求。

（张　杨）

【出生医学证明管理三级督导】 9～11月，北京市组织开展出生医学证明签发管理三级督导检查。制定《北京市出生医学证明管理督导检查工作方案》并组织全市培训。督导检查采用国家统一的《全国〈出生医学证明〉管理督导检查表》进行评估，全市共计131家机构完成机构自查，区级督导102家机构，市级督导覆盖8个区19家机构。督导结果显示，全市规范化管理总体良好，各机构能够依托北京市妇幼保健信息系统规范签发、管理出生医学证明。

（张　杨）

【开展助产人员定向培训】 10月底，北京市组织助产机构选派70名在职护士参加为期3个月的助产人员定向培训，培训包括理论培训和培训基地单位（北京大学第三医院、北京妇产医院）产科病房及产房轮转，培训结束后组织全市助产培训考核。助产人员定向培训为扩增助产人员队伍、提升助产能力奠定基础。助产人员定向培训从2016年起，将连续3年持续组织。

（张　杨）

【开展妇幼健康管理培训】 11月1～2日，为落实全国卫生与健康大会精神和国家加强妇幼保健机构标准化建设及规范化管理等系列要求，提高妇幼健康管理人员能力，市卫生计生委组织开展全市妇幼健康管理工作培训。国家卫生计生委妇幼司副司长宋莉、北京市妇儿工委办公室常务副主任周静、北京市卫生计生委委员刘娜、国家卫生计生委发展研究中心副调研员王秀峰、中国疾控中心妇幼保健中心副主任金曦、原北京市卫生局妇幼卫生处处长陈靖宇等领导和专家出席，并就建设健康中国、《母婴保健法》《北京市“十三五”时期妇女儿童发展规划》、新形势下妇幼健康事业发展策略、妇幼保健院质量安全管理与评审等内容进行授课。各区卫生计生委有关负责人、北京市及各区妇幼保健院负责人参加培训。

（陈婷方）

【盆底功能障碍防治项目筛查中心和防治中心市级评估】 为规范北京市妇女盆底功能障碍防治项目工作，根据《北京市卫生和计划生育委员会关于印发妇女盆底功能障碍防治项目方案的通知》安排，11月22日～12月8日，市卫生计生委组建由北京协和医院、北京大学人民医院、北京大学第三医院、北京妇产医院等医疗机构的知名专家任组长的市级评估团队，完成了对全市妇女盆底功能障碍防治项目筛查中心和防治中心的市级评估检查，共检查44家中心，其中33家合格。

（赵　曼）

【签署京津冀妇幼健康协同发展框架协议】 11月23日，《京津冀妇幼健康协同发展框架协议》签署仪式在河北廊坊三河市举行，北京市卫生计生委副主任耿玉田、委员刘娜，河北省卫生计生委副主任尹爱东，天津市卫生计生委妇幼处处长张宏出席签署仪式。京津冀三地领导、专家分别就妇幼健康服务中的母婴安全、危重症转诊、产前和新生儿疾病筛查、技术交流、人员培训、信息化建设共享等方面，交流合作中存在的问题、平台建立、完善机制建设等，提出解决的意见建议。协议内容主要包括：建立妇幼健康重大政策、重要工作通报机制、跨省市学习调研、推广适宜技术、对口技术帮扶、建立危重症会诊机制、流动妇女儿童的管理及妇幼健康项目的支持等。

（张　杨）

【举办免费孕前优生健康检查项目培训班】 为提升医疗机构临床检验知识和技能及项目信息管理水平，保障免费孕前优生健康检查服务质量，提高基层服务机构服务能力，11月28日～12月1日，市卫生计生委举办国家免费孕前优生项目培训班。各区卫生计生委妇幼（防保）科科长及孕前优生健康检查项目负责人、各区承接孕前优生健康检查医疗机构项目负责人、北京妇幼保健院围产保健科相关负责人、各区承担免费孕前优生健康检查任务的服务机构的专业技术骨干，约100人参加了培训。国家卫生计生委妇幼司出生缺陷预防处处长沈海屏、国家卫生计生委妇幼健康服务检验质量监测指导中心主任张曼到会并授课。专家对国家免费孕前优生工作概况、孕前优生健康检查实验室检查的关键问题及其重要意义、医学实验室生物安全、室间质评活动的参与及回报结果的分析、检验方法的性能评价、校准和校准验证在生化检测中的重要性等内容进行了系统讲解。

（陈婷方）

【召开婚检工作推进会】 为落实国务院妇儿工委两纲中期评估反馈意见，推进北京市婚前保健服务工作，11月30日，市卫生计生委召开婚检工作推进会，并邀请福建、广西、湖南3个省（自治区）的相关负责人就本省开展婚前保健工作做经验交流。房山区、大兴区、怀柔区交流了本地区的婚前保健工作模式。

（张　杨）

【举办妇幼口腔保健技术培训】 11月，为提高医护人员对妊娠妇女及儿童口腔疾病的筛查、诊断及干预水平，市卫生计生委举办北京市妇幼口腔保健技术培训会，16区妇幼保健院共200余名口腔医师接受培训。培训内容包括妊娠期妇女口腔保健、妇幼牙周疾病、低龄儿童龋诊疗、乳牙牙髓病和根尖周病诊治、如何进行规范口腔健康教育等17个妇幼相关口腔保健技术。

（张　杨）

【规范0～6岁儿童听力与耳聋基因筛查工作】 为有效整合资源，进一步规范北京市0～6岁儿童听力与耳聋基因筛查、转诊、诊治、随访等工作，将儿童听力和耳聋基因筛查信息整合对接，11月，市卫生计生委印发《关于规范北京市0～6岁儿童听力与耳聋基因联合筛查诊治工作的通知》，从听力筛查及转诊工作流程、新生儿耳聋基因筛查及转诊工作流程、听力与耳聋基因筛查诊断及追访、信息管理等方面对工作进行了梳理。

（张　杨）

【关注女性心理健康】 11月，市卫生计生委印发《关于进一步做好孕产期抑郁干预项目工作的通知》，总结西城区、丰台区、房山区首批项目实施区的经验，与北京安定医院、回龙观医院建立合作关系，探索孕产期抑郁筛查和转诊流程，实现孕产期抑郁早期识别、早期转诊、早期干预。12月，市卫生计生委组织全市16区孕产期抑郁干预工作培训，全市妇幼保健管理人员和项目参与单位医务人员近150人参加。

（张　杨）

【加强出生医学证明签发管理】 为落实国务院办公厅及市政府办公厅关于解决无户口人员登记户口问题工作要求，12月，市卫生计生委印发《关于加强北京市出生医学证明签发管理的通知》，对无户口的助产机构内出生的新生儿、助产机构外出生的新生儿和无法核实母亲信息的新生儿三种情况下的签发及管理工作进行明确规定，详细列举了每一种情况下办理出生医学证明所需要提供的材料、签发流程及签发机构等。

（张　杨）

【规范孕妇外周血胎儿游离DNA产前筛查与诊断工作】 12月，印发《北京市卫生和计划生育委员会关于规范开展孕妇外周血胎儿游离DNA产前筛查与诊断工作的通知》，规范以胎儿21三体综合征、18三体综合征和13三体综合征为目标疾病的孕妇外周血胎儿游离DNA产前筛查与诊断工作，从而预防出生缺陷，提高产前筛查和产前诊断服务质量。

（张　杨）

【创建国家妇幼优质服务示范工程】 年内，朝阳区、通州区获国家级妇幼健康优质服务示范区称号，通州区成功创建国家级儿童早期综合发展示范基地。

（张　杨）

【创建爱婴社区】 年内，市卫生计生委启动第二批爱婴社区创建工作，并将创建情况纳入区妇幼卫生绩效考核。在单位自评、区级复评基础上，市卫生计生委组织专业人员对申报单位进行综合检查。经评估，东城区龙潭社区卫生服务中心等82家基层卫生服务机构为北京市第二批爱婴社区，全市爱婴社区达到288家。各区将爱婴社区服务作为爱婴医院的衔接延伸，完善促进母乳喂养支持组织与产后出院母亲对接机制，不断提高服务质量和水平。

（张　杨）

【创建妇幼保健规范化门诊】 年内，北京市继续开展基层卫生服务机构妇幼保健规范化门诊创建工作。截至年底，全市有123家基层卫生机构成功创建妇女保健和儿童保健规范化门诊。各区均完成20%的创建目标，其中东城、西城、通州、怀柔4个区创建率达50%以上，西城区成功创建2家3A门诊。

（张　杨）

【建立危重新生儿抢救转会诊网络】 年内，北京市建立健全危重新生儿转会诊网络，确定北京大学第一医院、北京大学第三医院、北京儿童医院、首都儿科研究所附属儿童医院、北京陆军总医院附属八一儿童医院、解放军第三〇二医院、海军总医院等7家具备危重新生儿接诊和抢救能力的三级医院为北京市危重新生儿抢救指定医院，确定上述市级抢救指定医院及北京华信医院等8家具有新生儿特殊专病（先天性心脏病、传染病、新生儿外科）救治能力的三级医院作为市级专病会诊指定医院。各区结合实际确定区级危重新生儿抢救指定医院，承担本区危重新生儿转诊救治工作。

（张　杨）

【落实医改公共卫生服务任务】 年内，全市完成孕产妇免费5次产前检查和2次产后访视6931人次，补助经费230余万元；完成农村孕产妇住院分娩补助8246人，补助经费493万元。增补叶酸预防神经管缺陷服药率97%，依从率79%，神经管缺陷发生率由2009年的1.2‰降到0.93‰。推动落实预防艾滋病、梅毒和乙肝母婴传播免费检测，全市孕产妇艾滋病、梅毒和乙肝检测率接近100%，艾滋病、乙肝感染治疗率均超过97%。探索并逐步优化北京市宫颈癌筛查最佳方法和流程。完成宫颈癌筛查25万余人次、乳腺癌筛查27万余人次，检出宫颈癌21人、癌前病变272人；检出乳腺癌156人、癌前病变17人。完成新生儿遗传代谢性疾病筛查23万余人次，确诊先天性甲状腺功能低下136人、PKU51人。完成耳聋基因筛查检测23万余例，检出常见耳聋基因阳性10694例、先天性遗传性耳聋48例、药物性耳聋易感者520例。

（张　杨）

康复护理服务

【推动公立医疗机构向康复机构转型】 为优化医疗资源布局与结构，提高医疗资源整体利用效率，形成层次清晰、分工明确的医疗服务格局，适应人口老龄化形势，满足群众康复医疗服务需求，2016年，北京市首批确定西城区展览路医院，朝阳区南磨房社区卫生服务中心、太阳宫社区卫生服务中心，大兴区红星医院，昌平区南口铁路医院，平谷区金海湖镇社区卫生服务中心6家机构作为向康复机构转型的公立医疗机构。5月，市卫生计生委制定下发了《关于推进公立医疗机构向康复机构转型工作的通知》，拟利用3年时间，各转型机构在软硬件建设方面能够达到二级康复医院标准，承担本辖区康复患者诊疗、转诊等延续性医疗服务功能，促进区域内康复医疗服务体系和分级诊疗制度建立。市财政为首批转型机构每家补助1500万元，专项用于设备设施采购或房屋维修改造。各转型机构及辖区卫生计生委结合各自实际需求，根据区级财政支出进度管理和盘活存量资金有关要求，按照政府采购有关法律法规及制度，建立采购流程，制定采购计划，按计划做好器械设备的市场调研、可行性评估、设备安装所需场地等项工作，确保财政资金能够创造最佳的社会效益和经济效益。市卫生计生委为每家转型机构确定了1家三级医院作为对口支援医院，并将康复转型对口支援工作纳入了《"十三五"期间北京城乡医院对口支援工作方案》。

（杨　凯）

【建立康复治疗师培养和管理机制】 为推动北京市康复医疗体系建设，实现2020年规划目标，5月，市卫生计生委制定印发了《关于加强康复治疗师培养和管理工作的通知》，初步建立了规范的康复治疗师培养和管理机制。明确了康复治疗师岗位职责；规范康复治疗师培训上岗，提出从事康复治疗工作的医疗卫生专业技术人员，应取得康复治疗技术职称；未取得康复治疗技术职称的人员，须取得市卫生计生委颁发的康复治疗师岗位培训合格证。规范康复治疗师日常考核，凡取得康复治疗师岗位培训合格证的康复治疗师，应完成每年规定的继续教育学分，凡未完成继续教育学分的，市卫生计生委将收回其证书。将高级职称康复治疗师和业务技术骨干纳入全市卫生系统高层次人才队伍建设范围，建立独立的高级职称评审组。保障转岗人员待遇，可延续转岗人员原有职称级别，并在晋升上一级康复治疗技术资格时，合并计算其从事康复工作前后的履职年限。将康复治疗师毕业后规范化培训纳入住院医师规范化培训范围。鼓励其他专业的医疗卫生技术人员积极参加转岗培训。

（杨　凯）

【召开全市康复医疗工作会议】 6月17日，在北京康复医院召开北京市康复医疗工作会议，市卫生计生委副主任耿玉田出席会议，全市各区卫生计生委分管康复医疗工作的副主任、康复医疗工作负责人和各转型医疗机构主要负责人共50余人参加会议。会议解读了《关于加强北京市康复医疗服务体系建设的指导意见》《关于推进公立医疗机构向康复机构转型工作的通知》《关于加强北京市康复治疗师培养和管理工作的通知》等3份文件，朝阳区和昌平区卫生计生委介绍了康复医疗体系建设工作经验；北京康复医院、西城区展览路医院介绍了转型工作经验。耿玉田在讲话中提出要加快推进公立医疗机构转型工作，加强康复学科建设、人才队伍建设，提升全市康复医疗服务能力。

（杨　凯）

【加强康复医疗服务体系建设】 为落实市政府关于继续深化医药卫生体制改革、促进健康服务业发展及推进医疗卫生与养老服务相结合等要求，6月，市卫生计生委与发展改革、财政、民政、人力社保、教育、金融、经济信息化、残联等9部门联合印发了《关于加强北京市康复医疗服务体系建设的指导意见》。指导意见把康复医疗服务体系建设工作放在优化医疗资源配置、构建科学的医疗服务体系的战略高度，纳入深化医药卫生体制改革和落实国务院加快发展养老服务业、促进健康服务业发展的重要内容，作为推进分级诊疗制度建设，满足群众日益增长的健康服务需求的一项重要工作。设置了近期和远期发展目标，提出明确的量化指标，到2020年，康复医疗服务体制、机制、模式和政策法规体系基本完善，康复医疗服务网络基本形成，康复专业人才数量和质量基本满足居民康复医疗服务需求，实现每千常住人口0.5张康复护理床位，每张康复床位至少配备医师0.15名、康复治疗师0.3名和护士0.3名的建设目标。在体系建设方面，强调构建以综合医院康复医学科、康复医院、基层医疗卫生机构共同组成的连续性康复医疗服务体系。在能力建设方面，提出加强社区和家庭康复服务能力建设，探索社区、家庭康复的服务模式；加强康复医学学科体系建设，培养一批学科带头人和学科骨干；加强中医康复服务能力建设。在社会力量参与方面，鼓励社会组织和个人以多种形式投资康复医疗服务业；鼓励康复治疗师设置独立的康复医疗机构或独立执业；按照不低于25%的资源配置标准为社会力量举办康复医疗机构预留审批空间。保障措施方面，提出将各区推进康复医疗服务体系建设工作及提供康复医疗服务情况纳入本市医改重点任务考核和区卫生发展评价；各委办局协调配合，明确工作任务；保障财政资金投入；推进康复医疗服务价格和医保支付方式改革；加强康复医学专业人才队伍建设，建立康复医学专业人才培养及管理机制；加强康复医疗信息化建设；加强康复医疗服务监管，确保康复医疗体系建设工作顺利推进。

（杨　凯）

【加强康复人才队伍建设】 9月3日，为推动康复医疗服务体系建设，加强康复治疗师队伍建设，提高康复治疗技术水平，市卫生计生委举办康复治疗师培训班，专门对转型机构具有普通医学院校医学及相关专业中专及以上学历，且在转型机构的康复治疗岗位从事康复治疗工作或拟转岗从事康复治疗工作，尚未取得康复治疗技术专业资格证书的专业技术人员开展培训，共144人参加培训。培训内容以国家卫生计生委《常用康复治疗操作技术规范（2012年版）》和《康复治疗师培训项目大纲（2012年版）》为基本教材，对康复医学基本概念、康复治疗风险管理、康复评定和康复治疗技术等内容进行理论与实践培训。学员在培训期间按课程安排完成理论和实践学时，培训结束时统一参加理论和实践考试，经考试合格者颁发北京市康复治疗技术培训合格证书，同时颁发市卫生计生委康复治疗师岗位培训合格证。

（杨　凯）

【加强社区和家庭康复服务能力建设】 为促进社区康复能力建设，11月，市卫生计生委制定了《北京市社区康复绩效考核指标体系》，将社区康复开展情况纳入全市社区卫生服务中心绩效考核，从三级康复体系建设、社区康复组织管理、设备设施配备、康复医疗服务能力、人才队伍建设等5方面引导社区卫生服务中心开展社区和家庭康复。

（杨　凯）

【第一批转型机构阶段性评估】 为促进第一批6家公立医疗机构向康复功能转型，12月，市卫生计生委组织北京大学第一医院、北京大学第三医院、友谊医院、北京康复医院、北京小汤山医院的康复专家，对首批确定的6家康复转型机构进行阶段评估和现场转型指导。根据市卫生计生委设定的转型机构建设目标，以二级康复医院建设标准及北京市康复质控标准等为依据，制定了《北京市第一批转型康复机构2016年阶段评估标准》，从医院情况、转型管理、科室设置、人才队伍培养、设备配置、服务能力、医疗质量等7大类106个小项，共1000分的分值，对转型机构进行全面评估。了解了第一批转型机构的组织架构、设备、人才储备、医疗运转情况及转型过程中实际存在的问题和困难。综合6家机构总体情况，经过一年的转型期，在市、区两级卫生计生委及有关部门的指导下，在对口支援机构专家的帮扶下，各转型机构在转型第一阶段均取得了进步。

（杨　凯）

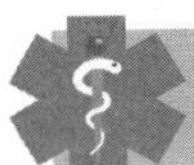

医政管理

【概述】 2016年末，全市医疗卫生机构10637家，其中医疗机构1049家（含113家三级医疗机构、155家二级医疗机构、649家一级医疗机构）。全市卫生人员33.1万人，执业（助理）医师10.1万人，注册护士11.8万人。每千常住人口卫生技术人员12.2人，执业（助理）医师4.6人，注册护士5.4人，医疗机构编制床位5.8张、实有床位5.4张。全市医疗机构诊疗24877.7万人次，出院369.8万人次。

2016年，全市医疗管理工作围绕深化医药卫生体制改革重点任务，统筹规划，做好医疗资源布局调整，初步遏制了大医院规模的盲目扩张，引导核心区优质资源向资源薄弱地区转移；京津冀医疗协同发展取得实质性进展，多元化办医格局逐步形成。推进医疗服务创新，完善医疗服务体系建设。推进行政审批制度改革，加强和规范医务人员、医疗机构、医疗技术准入管理，全面实施医师电子化注册，同步推进放管结合改革。加强医疗行业评价监管，深入开展纠正行业不正之风和平安医院创建工作。加强血液管理，保障血液安全。

（杨　琴）

规划和体系建设

【赴承德开展医疗协同发展调研】 6月30日，北京市卫生计生委、北京市中医局、河北省卫生计生委有关处室负责人赴河北承德开展京承医疗合作的现场调研会商工作。承德市卫生计生委及承德医学院附属医院等8家当地主要医院介绍了各医院基本情况；调研组实地考察了承德医学院附属医院、承德市中心医院、承德市第三医院和承德市中医医院，了解各医院的建设发展现状、学科特色和工作基础。在调研基础上，三方议定，于第三季度内签署京承医疗协同发展合作框架协议，于年内落实京承两地医院间具体合作安排，启动院间合作对接。

（陆　珊）

【助推曹妃甸地区医疗发展】 7月26日，北京安贞医院曹妃甸合作医院暨心血管疾病介入诊疗中心开诊仪式在河北省唐山市曹妃甸区医院举行，北京市卫生计生委副主任毛羽、河北省卫生计生委副主任江建明、唐山市副市长税勇等领导出席了开诊仪式。安贞医院6名心内科和胸外科专家在当地义诊。

自2015年7月起，曹妃甸区委、区政府以落实“两地五院”合作协议为重点，安排资金3亿多元用于区医院、区工人医院提升改造，投资近4000万元，先后派遣2批9名医护技骨干赴安贞医院培训。

曹妃甸是京冀两地协同发展示范区。在京冀唐曹四地《卫生事业协同发展战略框架协议》签署以后，以河北燕达集团与北京朝阳医院和天坛医院，唐山市曹妃甸区与北京安贞医院、友谊医院、妇产医院，张家口市崇礼县与北京积水潭医院的合作项目先后签约。

（陆　珊）

【分级诊疗制度建设】 8月5日，市卫生计生委会同市财政局和市人力社保局在北京会议中心召开《北京市分级诊疗制度建设2016—2017年度的重点任务》政策解读会，全市16区卫生计生委主管领导，各一、二、三级医院主管院长，各社区卫生服务中心主任等600余人参加会议。会上，市卫生计生委介绍了“重点任务”内容，市财政局负责人介绍了给予退休专家下基层补贴情况，市人力社保局负责人介绍了部分药品下放社区后报销、长处方报销等政策。“重点任务”的创新点包括：建立家庭医生签约服务制度，构建科学合理的分级诊疗秩序；建立新的激励机制，从2016年起对基层医疗卫生机构绩效工资总量上浮20%；发挥三级医院专家队伍和退休医疗专家的技术力量和优势，支持优质医疗资源下沉，用制度建设保证大医院医务人员支援基层；以四类慢病（高血压、糖尿病、冠心病、脑卒中）为试点，对符合6项基本条件的患者，社区医生可以开具最长不超过2个月量的药品；进一步扩大医保定点社区卫生机构药品报销范围；按照“总量控制、结构调整”的原则，总额指标加大向社区卫生机构倾斜力度；推进院前急救、护理、中医、康复等特别体现医务人员技术劳务价值的医疗服务项目价格规范工作；加快北京市分级诊疗信息化建设；落实就医卡融合标准工作，为实现实名就诊、双向转诊奠定基础。

10～11月，在市卫生计生委副主任毛羽带领下，市财政局、人力社保局、发展改革委相关部门负责人，共同对丰台、房山、门头沟、石景山、延庆、昌平、怀柔、密云、平谷9个区，开展分级诊疗制度建设的调研。从调研情况看，各有关区卫生计生委均制定了区医联体的发展规划及工作方案；各区财政部门在基层医疗卫生机构收支两条线取消后，对基层医疗卫生机构的投入没有减少；各区人力社保部门对基层医疗卫生机构的医保额度均有所增加。通过医联体建设，提高了基层医务人员的医疗服务水平，增加了基层医疗机构的门诊量、住院量，吸引患者到社区首诊，取得了成效。

（王同国）

【试点京津冀地区医疗机构临床检验结果互认】 2015年9月5日，北京市、天津市、河北省卫生计生委在京召开京津冀医疗机构临床检验结果互认工作启动会。第一批临床检验结果互认试点工作于2016年10月1日起实施。其中，首批试行临床检验结果互认的项目共27项；纳入临床检验结果互认的医疗机构共132家，包括北京69家、天津37家和河北26家三级医疗机构和医学检验所。检验结果互认试点工作实施后，京津冀地区符合结果互认条件的医疗机构将在检验结果报告单相应检验项目名称前增加“★”标识，作为检验结果互认的标识。

检验结果互认的实施是建立在各医疗机构临床实验室质量和技术要求达到同质化标准、检验结果具备可比性的基础上。为做好京津冀地区临床检验结果互认工作，京津冀三地卫生计生委成立了京津冀地区检验结果互认工作专家委员会，指导各地开展人员培训、现场检查、室内质控数据网报、结果监控、盲样检测等工作，并制定了《京津冀区域互认实验室质量与技术要求（试行）》和《京津冀地区临床实验室室间质量评价协作方案》。

（杨培蔚）

【京津冀医疗协同发展进展情况】 截至年底，北京与河北间已实施北京–燕达、北京–张家口、北京–曹妃甸、北京–承德4个重点医疗合作项目，签署京冀张（张家口）、京冀曹（曹妃甸）、京冀承（承德）3个地区间医疗卫生协同发展协议。根据协议，北京市属11家医院和1家企业医院共支持河北13家医院。年内，北京市有关医院共赴河北对口合作医院开展医疗活动137次，派出医务人员556人次，门诊91011人次，手术880例，帮助当地开展新项目49个。在京津冀区域内启动三地医疗机构临床检验结果互认试点和影像检查资料共享工作，其中，京津冀地区的132家医疗机构试点互认27项临床检验结果，102家医疗机构试行共享17项影像检查资料，京津冀医疗协同发展成效初显。

（陆　珊）

准入管理

【职业病诊断专业医师培训及考试】 6月11～12日，市卫生计生委委托北京市职业病质控中心举办2016年度北京市职业病诊断专业医师培训班，并于6月23日考试。全市共96人参加考试，92人成绩合格，核发北京市职业病诊断资格证书。

（杨　琴）

【全面实行医师电子化注册】 9月22日，北京市全面实行医师电子化注册，医师执业注册实现网上办理。行政许可注册系统的使用方由原卫生计生行政机关，扩展到各级各类医疗机构及医师个人。医疗机构和医师登录管理系统注册后，可随时通过互联网端或手机端直接提交医师注册相关业务。医师个人在系统中可以查看自己的所有资格信息和当前注册信息、历史执业记录等，并可更新学历、毕业院校、任职资格、照片等信息，提高了医师对自身信息的管理能力。同时，统一了全市医师注册办理的标准和规范，精简合并了功能相似的相关申请材料，提高了行政部门审批服务效率，医疗机构和医师可以在线查询审批进度，为医师的动态实时监管提供了基础资料。

（杨培蔚）

【举办社会办医疗机构许可专题培训】 12月12日，市卫生计生委在中环假日酒店举办北京市社会办医疗机构专项工作培训会，就社会办医疗机构行政许可事项的办理及医疗机构依法执业等问题进行培训。共有社会办医疗机构负责人120余人参加培训。

（段姗姗）

医疗服务

【清理医务人员通过商业公司预约挂号、加号谋取不正当利益行为】 2月26日，市卫生计生委召开清理医务人员通过商业公司预约挂号、加号谋取不正当利益的工作会，市卫生计生委、医管局、中医管理局分管领导与相关处室负责人，16个区卫生计生委分管纠正行业不正之风、医疗工作的领导，以及60余家三级公立医院纪委书记、业务副院长共计160人参会。市卫生计生委副主任毛羽主持会议，市卫生计生委党委书记、主任方来英出席会议并讲话。

会议部署：从即日起至3月25日间，在全市公立医院开展对医务人员通过商业公司预约挂号、加号谋取不正当利益的行为进行清理；市卫生计生委将对各单位的清理情况进行抽查和暗访，对医院所属医务人员隐瞒不报、不如实报告、清理后再犯的，以及医院清理不力的，除依规依纪严肃追究当事人责任外，启动对相关领导人的问责程序。

（罗培林）

【召开医政医管工作会】 4月20日，市卫生计生委召开2016年北京市医政医管工作会。北京市各区卫生计生行政部门，全市二、三级（含社会办）医疗机构，各采供血机构及相关行业协会负责人参加会议。市卫生计生委主任方来英、副主任毛羽出席会议并讲话。会上，医政医管处处长路明作2015年北京市医政医管工作报告，介绍了全市医疗资源和工作量现状及应用DRG方法对医疗机构住院医疗服务进行绩效评价的情况，回顾和总结2015年医政医管工作，部署2016年全市医政医管工作要点。毛羽从做好医疗机构设置规划，优化医疗资源配置，加强市、区两级对接；加快推进行政审批制度改革，做好医疗技术管理改革和医师电子化注册；以医联体为抓手，建立完善分级诊疗服务体系；加强行业作风建设等方面提出了重点工作要求。

（陆　珊）

【市教文卫体委员会考察儿科建设情况】 6月29日，市教文卫体委员会主任一行到北京儿童医院、世纪坛医院考察儿科建设情况。市卫生计生委副主任毛羽汇报了北京市儿科体系建设的困难，包括儿科医师队伍相对缺乏、提供优质儿科服务的医院数量偏少等问题。下一步，北京市将从优化优质儿童医疗资源区域布局、鼓励社会资本设置儿童及妇儿类专科医院、做好儿科医师的多点执业工作、出台加强儿科人才队伍建设的政策、组建儿科医联体提升基层医疗机构儿科服务能力等方面，推进儿科体系建设。

（王同国）

【召开严厉打击号贩子改善门诊医疗服务秩序通报会】 7月22日，市卫生计生委在世纪坛医院召开严厉打击号贩子、改善门诊医疗服务秩序通报会，副主任毛羽主持会议。各区卫生计生委主任、三级医院院长与纪检书记、部分二级公立医院院长，以及市医管局、中医管理局有关处室领导计200余人参会。市卫生计生委主任方来英、委员高小俊，市医管局局长于鲁明，市中医局副局长禹震等出席会议。

与会人员观看了世纪坛医院门诊预约挂号情况，协和医院和天坛医院交流了工作经验，医政医管处总结了上半年打击号贩子、改善医院门诊医疗服务秩序工作情况，驻委监察处通报了3起违反卫生计生系统行风建设“九不准”的案件。最后，方来英指出，对于违反国家法律法规私自转介患者收取费用、不按规定办理多点执业、利用公共资源和公共名义为个人谋利、不经本单位同意私自与商业公司开展合作的都应受到处罚。

（罗培林）

【召开严厉打击涉医违法犯罪专项行动工作会】 8月15日，市政府召开北京市严厉打击涉医违法犯罪专项行动工作会，市卫生计生委主任方来英主持会议，各区主管卫生工作的副区长，市维护医疗秩序深化平安医院创建工作领导小组成员单位及市网信办的主管领导，各区卫生计生委、综治办、公安分局、司法局的主要领导，各三级医院院长共155人参加。副市长林克庆，市委政法委副书记、首都综治办主任闫满城，市公安局副局长刘涛，市司法局副局长马燕出席会议并讲话。市卫生计生委代表市网信办、综治办、公安局等9个部门部署北京市严厉打击涉医违法犯罪专项行动工作。林克庆就开展好专项工作提出要求：依法预防和惩处涉医违法犯罪；推进医改和加强医院管理，从源头上减少医疗纠纷的发生；加大对涉医违法犯罪的打击力度，对各类伤害医务人员人身安全、扰乱医疗秩序等违法犯罪行为依法严厉查处打击；做好宣传，营造理性就医、科学就医的良好氛围；对于影响较大的涉医案件，相关部门应当及时主动发布权威信息。

（罗培林）

【举办“传承长征精神，义诊服务百姓”大型义诊周活动】 9月3～10日，市卫生计生委在全市范围内开展“传承长征精神，义诊服务百姓”大型义诊周活动。义诊活动由16个区统筹安排，各三级医疗机构按照属地原则在各区卫生计生委的统一安排下开展。主要形式有：在公共场所内义诊、服务红军老战士、城乡对口支援、到基层义诊、举办健康大讲堂、到二级以上医院及养老机构内义诊等。参与义诊医疗机构331家，其中三级医院96家、二级医院97家、其他医疗机构138家；参加义诊医生5275人，其中院士1人、主任医师1173人、副主任医师1470人；参加义诊药师305人，护士1567人。义诊累计服务群众92425人次，服务红军老战士217人，为21名红军老战士提供了家庭医生签约服务，为88所养老机构提供义诊服务，累计服务重点老人3666人；义诊手术17例，减免患者费用327064元。

（段姗姗）

【举办京台感染防控专家交流论坛】 11月17日，为加强京台两地感染性疾病与医院感染防控方面的学术交流，市卫生计生委、市医院感染管理质控中心在京举办京台感染防控专家交流论坛，副主任毛羽出席论坛。台湾感染专家代表团、市卫生计生委相关处室、各区卫生计生委相关科室负责人、各三级医院院感办、药剂科负责人共计170余人参加了论坛。毛羽指出，北京市医疗资源相对密集，疑难重症占较大比例，多种体制和模式的医疗机构并存，行业风险较高。希望通过学术交流，分享海峡两岸在医院感染控制等方面取得的成果和经验，共同提高该领域的理论研究和临床管理及控制水平。

（杨　琴）

医疗监管与评价

【督导基层医疗机构医院感染管理工作】 为加强基层医疗机构医院感染防控工作，4月6日，市卫生计生委印发《关于开展区医疗中心及基层医疗机构医院感染专项督导的通知》。4～6月，市院感质控中心、血透质控中心对全市16个区的区医疗中心，16个区卫生计生行政部门对辖区基层医疗机构开展了基层医院感染专项督导工作，对相关医疗机构的医院感染管理体系、工作职责、制度落实、监测培训、手卫生管理、消毒供应规范、一次性使用的医疗用品和消毒药械的管理及医疗废物处置等管理情况进行了督导。

4月21日，市卫生计生委转发《国家卫生计生委办公厅关于陕西省商洛市镇安县医院血液透析室丙肝感染事件的通报》，要求对辖区基层医疗机构进行全面、规范、彻底的“拉网式”督导检查，查找问题及隐患，严肃处理，认真整改。督导问题集中体现在医院感染管理专职人员配备不足、基础监测工作未完全落实、信息化监测水平较低，控制指标概念不清、制度建设可操作性不强等方面。市卫生计生委针对问题提出改进措施，邀请16家城区医院与区医疗中心医院开展“一帮一”活动；对全市院感信息监测人员进行专项培训，提高院感专职人员的管理水平。

（杨　琴）

【完成2016年大型医院巡查】 4月25日～8月10日，市卫生计生委由主任方来英等3位委领导带队，18名专家组成3个巡查组，分8批对宣武医院、天坛医院、安贞医院、佑安医院、口腔医院、肿瘤医院、煤炭总医院、博爱医院、首钢医院、京煤集团总医院、航空总医院、航天中心医院、祥云京城皮肤病医院、昌平区医院、大兴区医院、潞河医院、平谷区医院、顺义区医院、京都儿童医院、安康医院等21家医院进行了巡查。

各巡查组共检查项目461项，发现亮点730个、问题957个。巡查情况均以通知的形式反馈给被巡查医院，各医院按照巡查反馈情况进行整改，并于3个月内反馈整改结果。

（段姗姗）

护理管理

【召开“5·12”国际护士节暨护理工作会】 5月11日，市卫生计生委会召开“5·12”国际护士节暨北京市护理工作会。市卫生计生委副主任毛羽、市红十字会秘书长张勇出席会议。医政医管处处长路明做2016年护理工作报告，部署了2016年北京市护理工作重点：进一步深入推进优质护理服务，不断加强护士队伍建设，持续开展护理人员分层培训及专科护士培养，探索护理人员社会化护理服务，启动护士电子化注册试点工作。北京护理工作者协会会长李淑迦宣读了第四届北京市优秀护士的评选结果，40位临床护士被评为优秀护士。各区卫生计生委主管主任及医政科科长，各二、三级医院主管院长及护理部主任，优秀护士代表、基层护士代表，北京护理学会、北京护理工作者协会负责人等500余人参加会议。

（杨　琴）

【举办中法医疗护理康复培训班】 10月24日，市卫生计生委在中环假日酒店举办中法医疗护理康复培训班。市卫生计生委副主任毛羽、法国社会福利卫生部战略司副司长埃里克·洛特曼（Eric Trottmann）、法国贝桑松大学教学医院集团院长尚塔尔·卡罗热（Chantal Carroger）、法国驻华使馆社会事务部参赞谢思珂（Benoit Sevcik）出席开幕式，市卫生计生委相关处室、各区卫生计生委相关科室负责人、全市医疗卫生机构和15所老年护理专科护士临床培训基地的医护人员共计300余人参加了培训。

培训班上，法方人员分别介绍了“法国以病人为中心的第五代医院——康复医学的重要角色”“法国依赖老人养老院的现代化管理——环境和建筑对依赖老人的影响”“法国人口老龄化现状及发展趋势”，以及法国政府从2001年开始针对阿尔茨海默氏病每4年设立一段时期的连续计划政策。

（杨　琴）

【启动优质护理服务评价工作】 12月，市卫生计生委启动2016年度优质护理服务评价工作。评价工作主要从患者满意度、护士满意度、护理工作质量三个方面，通过电话随访调查、网络问卷调查、医院实地督导检查等方式，从患者、护士、医院三个层面对医院优质护理服务工作进行评价，了解各医院优质护理服务总体情况。评价结果作为2016年度优质护理服务各项推优工作的主要依据。

（杨　琴）

血液管理

【首届京津冀地区血液安全知识竞赛】 为提高血液安全理论知识和专业技能水平，促进京津冀三地血液行业间的相互交流和学习，1月22日，由京津冀三地卫生计生委及献血办公室联合举办的首届京津冀地区血液安全知识竞赛决赛在北京举行，来自北京、天津、河北三地的12支代表队参加了比赛。北京市红十字血液中心和天津医科大学总医院代表队分别获得采供血机构组和医疗机构组决赛的第一名。

（杨培蔚）

质控中心建设

【召开医疗质控中心评估会】 5月19～20日，北京市2015年度医疗质控中心评估会在万寿宾馆召开。大会全面总结了2015年度北京市医疗质控中心工作，对各质控中心2015年工作进行了评估，9位专家评委及全市29家医疗质控中心主任及专职人员共计80余人参会。市卫生计生委副主任毛羽出席会议并讲话。

会上，市卫生计生委医政医管处处长路明通报了2012—2014年度北京市医疗质控中心评估情况。各质控中心结合2015年度工作要点、履职情况、经费使用情况及远近期质控规划进行了汇报，并接受了专家现场提问及评估。

（杨培蔚）

【调整质控中心主任委员单位】 12月23日，根据北京市护理、医学检验、病案和重症医学质控中心主任已经离职或退休或调任其他单位的情况，经北京市卫生计生委研究决定，北京市护理质控中心主任委员单位由友谊医院变更为北京护理学会，北京市医学检验质控中心主任委员单位由北京医院变更为朝阳医院，北京市病案质控中心主任委员单位由朝阳医院变更为中日友好医院，北京市重症医学质控中心主任委员单位仍为友谊医院。

（杨培蔚）

突发事件医疗救治及大型活动医疗保障

【亚投行开业仪式系列活动医疗卫生保障】 亚投行开业仪式系列活动于1月15～18日在京举行，亚投行57个意向创始成员国主管亚投行事务的财长或部长应邀出席。市卫生计生委选派宣武医院2名医生、2名护士、1名司机组成医疗组住会负责大会医疗卫生保障工作，宣武医院配置1辆救护车现场值守，宣武医院、世纪坛医院开通就诊绿色通道；市卫生监督所牵头负责住地饮用水和公共场所卫生监督工作，市疾控中心做好会议期间传染病疫情研判工作。

（刘　昆）

【北京两会医疗卫生保障】 北京市第十四届人民代表大会第四次会议、政协北京市第十二届委员会第四次会议分别于1月22～28日、1月20～25日召开。为做好两会医疗卫生保障工作，市卫生计生委成立了以主任方来英为组长、副主任毛羽为副组长的保障工作领导小组，制定了工作方案及应急预案。根据人大会议医疗保障需求，选派安贞医院3名医生、3名护士、1名司机组成医疗组住会保障，安贞医院配置1辆救护车现场值守；选派朝阳医院4名医生、4名护士、1名司机组成医疗组住会保障，朝阳医院配置1辆救护车现场值守；安贞医院、朝阳医院为后备转诊医院，开通就诊绿色通道，专人值守备勤。根据政协会议医疗保障需求，选派友谊医院4名医生、2名护士、1名药剂师、1名司机组成医疗组住会保障，友谊医院派出1辆救护车现场值守；友谊医院为后备转诊医院，开通就诊绿色通道，专人值守备勤。此外，要求北京地坛医院、佑安医院做好传染病患者接诊工作，北京急救中心做好应急抢救及转运工作，血液中心做好特殊血型的供血工作；市卫生监督所协调朝阳区和东城区卫生监督所对住地、会场饮用水及公共场所卫生进行了前期监督巡查。

人大会议期间，累计就诊647人次，其中内科563人次、外科84人次，心电图、测血压、测血糖等检查治疗96人次，传染病症状监测28人次。政协会议期间，累计就诊258人次，其中内科62人次、外科40人次，心电图、测血压、测血糖等检查治疗21人次，传染病症状监测25人次。

（刘　昆）

【全国两会医疗卫生保障】 十二届全国人大四次会议、全国政协十二届四次会议于3月3～16日在京召开。全国两会医疗卫生保障工作由国家卫生计生委牵头负责，中央、军队、北京市共25家医院的170名医务人员、27辆救护车承担人大21个住地、政协8个住地的医疗保障任务。其中，市卫生计生委共派出11家医疗机构的23名医生、22名护士、10名司机住会，执行人大9个住地、政协2个住地的医疗保障任务，派出10辆救护车现场值守。人民大会堂举行全体会及分团会时，北京急救中心医疗组还承担大会堂外应急值守任务，友谊医院及同仁医院、世纪坛医院分别承担人大全体会议及政协全体会议、政协列席会议时大会堂内医疗应急值守任务。根据就近转运原则，14家医院承担人大、政协共29个住地的转诊工作，北京中医医院、安定医院、胸科医院、地坛医院、佑安医院做好应急值守工作，血液中心做好血液调配工作，卫生监督所负责住地公共场所及生活饮用水的监督检查，疾控系统负责住地公共卫生保障工作。

（刘　昆）

【2016北京国际长跑节医疗急救保障】 安利纽崔莱2016北京国际长跑节（半程马拉松）于4月17日举行。有参赛运动员2万余名。

为完成长跑节赛事医疗急救保障工作，市卫生计生委成立了长跑节赛事医疗急救保障工作领导小组，制定了医疗急救保障工作方案。比赛共设立11个固定医疗站、2个线路流动医疗站和5辆摩托车救护组；120与999共选派62名医务人员、13辆救护车、5辆救护摩托车、1辆线路协调车参加医疗保障工作。同时，指定同仁医院、朝阳医院等7家医院为赛事后备医院。

比赛期间，共救治伤病员753人，其中心脏骤停伤员1人，经抢救，心跳呼吸恢复后送解放军三〇六医院。

（王同国）

【首届世界旅游发展大会医疗保障】 由中国政府和联合国世界旅游组织主办、国家旅游局和北京市政府承办的首届世界旅游发展大会于5月18～21日在北京举行。全球107个国家600名代表，以及国内有关部委、各省区市负责人，旅游研究机构及院校、大型旅游企业负责人近千人参加会议。市卫生计生委成立大会医疗卫生保障工作领导小组，选派朝阳医院2名医生、2名护士、1名司机组成医疗组负责外宾住地医疗保障，朝阳医院开通绿色通道并配置1辆救护车在住地值守；选派同仁医院1名医生、1名护士、1名司机组成医疗组负责内宾住地医疗保障，同仁医院开通绿色通道并配置1辆救护车在住地值守；市卫生监督所组织协调开展住地及会场卫生监督巡查；市疾控中心做好传染病防控工作。

（刘　昆）

【第十九届科博会医疗保障】 由科技部、国家知识产权局、中国贸促会和北京市政府共同主办的第十九届中国北京国际科技产业博览会于5月18～22日在北京举行，来自WHO、联合国教科文组织等2个国际组织，34个国家和地区的39个政府、科技、工商代表团组，全国30多个省区市、计划单列市政府代表团，以及1500多家国内外高新技术企业、高校科研院所、高新技术产业园区、经济开发区参加。市卫生计生委成立科博会医疗卫生保障工作领导小组，选派积水潭医院1名医生、1名护士、1名司机组成医疗组负责嘉宾住地医疗保障，积水潭医院开通就诊绿色通道并配置1辆救护车在住地值守；选派北京急救中心1名医生、1名护士、1名司机组成医疗组并配置1辆救护车负责会场——全国政协礼堂、中国国际展览中心（老馆）现场医疗保障工作。

（刘　昆）

【第四届京交会医疗保障】 由商务部和北京市政府主办的第四届中国（北京）国际服务贸易交易会于5月28日～6月1日在京举行，126个国家和地区的3740家企业、近3万名客商注册参会，国务院副总理汪洋、北京市委书记郭金龙、商务部部长高虎城、北京市市长王安顺、世界贸易组织副总干事易小准、澳大利亚前总理马克·维尔等国内外嘉宾出席大会。市卫生计生委选派积水潭医院、安贞医院、北京急救中心各1名医生、1名护士、1名司机组成3个医疗组并各配置1辆救护车，分别承担两个住地（西苑饭店、国家会议中心大酒店）及会场（国家会议中心）的医疗保障；指定积水潭医院、安贞医院为大会内宾转诊医院，协调中日友好医院为大会外宾转诊医院。

（刘　昆）

【2016北京马拉松医疗保障】 2016年北京马拉松赛于9月17日在北京举办，共有包括30名特邀运动员在内的3万余名运动员参赛。全程共设立19个固定医疗站、6个线路流动医疗站；120与999共选派医务人员110名、救护车28辆、救护摩托车8辆、线路协调车1辆参加医疗保障工作。此外，根据马拉松比赛的特点，组织了由420名北京体育大学学生志愿者、42名背自动体外除颤器的自行车志愿者、30名医师组成的志愿者团队参加医疗保障。中日友好医院、北京协和医院（西区）等12家医院为赛事后备医院。

本次比赛共诊治伤员2149人，其中休克3人、热射病3人、肾功能不全1人。

（王同国）

【2016中国网球公开赛医疗保障】 2016中国网球公开赛于9月25日～10月9日在北京举办。市卫生计生委制定了医疗保障方案，指派120派出2名医生、2名护士、1名司机组成急救单元完成赛事医疗保障任务。

赛事期间共诊治患者122人次，其中观众60人次、工作人员62人次，包括上呼吸道感染、腹泻、高血压、腹痛、过敏、外伤等疾病。

（王同国）

【第十一届中国北京国际文化创意产业博览会医疗保障】 10月27～30日，第十一届中国北京国际文化创意产业博览会在北京举行，市卫生计生委选派北京急救中心先后5个救护车组负责大会现场医疗保障工作；选派复兴医院1名医生、1名护士、1名司机组成医疗组，配备1辆救护车，住西苑饭店做好内宾驻地医疗保障工作；复兴医院开通就诊绿色通道，指定应急联系人，24小时值班备勤。

（刘　昆）

药械管理

【概述】 2016年，北京市开展了药品阳光采购工作，作为本次医药分开综合改革的重要举措之一，全市所有公立医疗机构在用的所有化学药品、中成药品、生物制品全部纳入阳光采购范围，通过竞价议价等方式，按照2015年北京市公立医疗机构全年药品采购量计算，全市公立医疗机构每年可节约药品采购费用约28.8亿元。开展国家基本药物临床应用指南及处方集培训。制定实施《北京市医疗机构医用耗材采购管理规范》。探索京津冀三地医用耗材联合采购，在北京签署了《京津冀公立医院医用耗材联合采购框架协议》。

（杨 旸）

药品及医用耗材集中采购

【推进京津冀公立医院医用耗材联合采购】 6月，京津冀三地卫生计生委在北京签署《京津冀药品医用耗材集中采购工作协同发展协议》，成立了京津冀药品、医用耗材联合采购领导小组，研究制定联合采购规划，统筹推进各项重点工作。年底，建成京津冀药品信息数据库。完成了三地药品编码的比对，实现了定期交换药品资质信息及药品价格信息的共享机制。12月21日，三地卫生计生委在北京共同签署了《京津冀公立医院医用耗材联合采购框架协议》，制定了《京津冀公立医院医用耗材联合采购工作方案》，进行了京津冀医用耗材联合采购平台一期开发建设。同时，第一批选定心内血管支架类、心脏节律管理类、防粘连类、止血类、人工关节类和吻合器类六大类医用耗材开展先期联合采购。

（王 喆 杨 旸）

【开展药品阳光采购】 为贯彻落实国务院和北京市政府关于公立医疗机构药品采购有关工作的要求，作为本次医药分开综合改革重要举措之一，市卫生计生委组织开展了药品阳光采购工作，全市所有公立医疗机构在用的所有化学药品、中成药品、生物制品（毒麻精放药品、国家免疫规划疫苗、中药饮片、医院制剂等不在采购范围内的药品除外）全部纳入阳光采购范围。根据临床用量和市场供应情况，制定了《北京市医疗机构竞价谈判药品目录》《国家谈判药品目录》《短缺药品目录》《低价药品目录》，并实行分类采购。市医管局、朝阳区、延庆区作为试点单位在市卫生计生委统筹安排下，完成了所属医疗机构的集团采购工作。

本次药品阳光采购旨在发挥市场在资源配置中的决定作用，坚持质量、需求、价格相统一的原则，构建公开透明的采购机制，突出医疗机构的主体地位，以基层为重点，满足百姓医疗救治需求。做到药品分类采购，价格有升有降，针对市场供应充足的常用药品，动态联动全国和全市公立医疗机构采购价格，并将其作为谈判依据，进一步降低药品虚高价格，引导北京市同类药品价格始终处于全国较低水平；针对临床救治必须且不可替代的低价短缺药品，医疗机构可通过价格杠杆调节作用，缓解供应紧张的问题。做到质量优先，保障供应，建立企业质量信誉档案，对存在质量问题、商业贿赂和价格欺诈等不诚信的企业和产品，及时清理出医疗市场；制定由11个项目组成的客观量化的百分指标，作为质量评价标准。政府搭建平台，公开药品信息和医疗机构购用情况，保证采购全过程阳光运行；在北京市医药集中采购服务中心网站首页设立百姓购药服务指引，方便百姓查询，引入社会监督。做到上下联动，药品对接，将原基层与二、三级医院药品采购平台合并，通过“一个平台，上下联动”，实现基层机构与二、三级医院采购目录的上下一致，为分级诊疗制度奠定基础。

按照2015年北京市公立医疗机构全年药品采购量计算，全市公立医疗机构每年可节约药品采购费用约28.8亿元。

（房 薇 杨 旸）

医疗机构药事管理

【麻醉药品、第一类精神药品管理】 5月起，市卫生计生委针对全市持有“麻醉药品、第一类精神药品购用印鉴卡”的各级各类医疗机构近千家，以区为单位采用自查、抽查相结合的方式，组织开展了医疗机构麻醉药品、第一类精神药品专项检查，规范特殊药品购进、储存、使用管理，堵塞漏洞、消除隐患，保障临床合理使用。

（杨 旸）

【开展医院处方集中点评】 三级医院通过第三方评价，对不合理用药进行持续动态监测和预警；社区医疗机构结合分级诊疗工作开展高血压、糖尿病、冠心病、脑血管病等慢性病处方用药专项点评，提高安全用药预警和处方点评能力，引导患者到社区就诊，确保用药安全。

（杨 旸）

【开展国家基本药物临床应用指南及处方集培训】 年内，市卫生计生委采用网络远程培训模式和集中面授学习相结合的方式，依照《国家基本药物临床应用指南》和《国家基本药物处方集》，结合国家卫生计生委下发的《基本药物培训参考大纲》，对基层医务人员培训国家基本药物的临床应用、药理作用、适应证、禁忌证、不良反应及其他注意事项，促进基本药物的合理使用。全专题讲座累计33期92个讲题，92位专家授课，参加培训超过5000人次。

（杨　旸）

医疗器械管理

【医用氧舱管理】 根据《医用氧舱安全管理规定》要求，1月27日，市卫生计生委对北大医疗康复医院新配置的医用氧舱进行现场检查验收。11月17～18日，组织全市41家医疗机构的医用氧舱从业人员进行业务培训和考核。

（王　喆）

【乙类大型设备配置评审】 11月1日，市卫生计生委召开乙类大型医用设备专家评审会，审核通过了共计63件乙类大型医用设备的配置申请。

（王　喆）

【开展医疗机构医疗器械使用管理培训】 为提高医疗机构医疗器械使用管理水平，保障临床医疗质量和患者医疗安全，11月30日，市卫生计生委召开2016年北京市医疗机构医疗器械使用管理培训会。就全市医疗器械使用管理现状及趋势、医疗器械使用管理相关政策、医用耗材采购管理规范、医用耗材采购与使用管理、医疗设备质控管理等内容，邀请业内相关人士进行讲解与经验交流，全市二级及以上医院的器械管理部门负责人参加培训。

（王　喆）

【制定医疗机构医用耗材采购管理规范】 为加强北京市医疗机构医用耗材采购管理，保障医用耗材临床使用，规范医用耗材采购行为，11月，市卫生计生委下发了《北京市医疗机构医用耗材采购管理规范》，阐述了医用耗材采购的基本原则、管理委员会构成、专家遴选和产品遴选的要求，以及日常管理和问题处置的注意事项，成为医疗机构医用耗材采购管理的工作指南。

（王　喆）

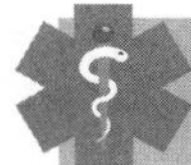

食品安全管理

【概述】 2016年，北京市卫生计生部门食品安全管理工作围绕创新、协调、绿色、开放、共享五大发展理念，创新工作思路，加强人才队伍建设，不断提升依法履职服务首都食品安全保障的能力与水平，确保以“四个最严”的标准做好北京市食品安全工作。开展了食品安全标准走进老字号企业食品安全宣传周专题活动，通报7起食品安全隐患，开展6期食品安全标准大课堂，推动朝阳区、丰台区开展中国食物消费量调查等。为强化各区政府评议考核，年底前，将区级财政经费、标准解答、标准宣贯、风险监测、企业标准备案5项内容纳入对区政府食品安全工作评议考核，督促各区政府落实属地责任，提供保障条件，完善基层卫生计生部门食品安全工作体系。

（刘　彬）

食物消费量调查与风险评估

【食物消费量调查】 年内，北京市参加全国食物消费量调查。8月，市卫生计生委委托市疾控中心印发《2016年北京市居民食物消费量调查工作方案》。市疾控中心负责对朝阳区、丰台区约50名专业技术骨干进行了包括问卷调查、食物消费量调查、医学体检、质量控制等内容的理论培训、现场实习和培训考核，保证每个调查员培训合格后才能上岗。截至12月12日，朝阳区完成401户1152人，丰台区完成391户1271人的调查。初步获得北京市部分区3岁及以上人群谷类、薯类及其制品消费状况数据，为进一步完善北京居民食物消费量数据库，开展北京市居民食品安全风险评估工作提供科学依据。

（刘　彬）

【风险评估】 年内，市卫生计生委委托市疾控中心对鸡肉中金刚烷胺监测结果进行风险评估。11月30日，市疾控中心提交了评估报告，结论为此含量对一般人群带来的健康危害风险很低，为政府实施风险管理提供了科学依据。同时，初步建立了风险评估队伍。由市、区疾控中心及北京大学公共卫生学院业务骨干组成，约100余人参加专业培训，为开展食品安全风险评估工作奠定基础。

（刘　彬）

食品安全标准管理

【举办食品安全标准大课堂】 6月20日～12月31日，市卫生计生委举办了6期食品安全标准大课堂，包括糕点面包、肉制品、保健食品、豆制品、婴幼儿食品、医学用途食品。面向社会公众开放，每期聚焦一类标准，邀请标准起草者或专家解读起草过程或执行过程中遇到的热点问题。

（刘　彬）

【修订《北京市食品安全企业标准备案办法》】 7月，市卫生计生委根据国家卫生计生委《关于进一步加强食品安全标准管理工作的通知》要求，按照登记、存档、公开、备查的备案定位，启动备案制度修订工作，经广泛征求意见、专家论证、修改完善，于11月30日修订完成《北京市食品安全企业标准备案办法（送审稿）》。

（刘　彬）

【食品安全跟踪评价】 10月25日，市卫生计生委与市食品药品监管局、质监局、农业局联合印发《2016年食品安全标准跟踪评价工作方案》，对检验方法、乳制品标准、食品相关产品、特殊膳食用食品标准、污染物限量共32项食品安全国家标准开展跟踪评价，对食品中汞、砷检验方法提出32项问题与建议，对乳制品标准提出40项问题与建议，对食品相关产品标准提出2项问题与建议，对污染物限量标准中干制食品如何确定脱水率、浓缩率进行折算等4项2015年跟踪评价提出的难点问题立项开展专题研究。

（刘　彬）

【建立促进食品安全标准实施的长效机制】 12月20日，市卫生计生委会同市食品药品监管局、质监局、农业局联合印发《关于促进食品安全标准实施的通知》，进一步完善多部门参与的食品安全标准宣传培训、指导解答、跟踪评价的体制机制，明确各部门及食品行业协会的分工与协作事项，确定标准解答的依据、程序、时限等内容。

（刘　彬）

【食品安全标准系列培训】 年内，市卫生计生委开展了食品安全标准系列培训，全年累计开展38项食品安全国家标准培训，其中20项产品标准、7项基础标准、11项检验方法标准。培训人员覆盖全市卫生计生系统、市食品药品监管局、市农业局、市级食品行业协会及主要食品生产企业，累计培训近800人次。

（刘　彬）

【确定食品安全标准指导解答工作机构】 年内，北京市确定了食品安全标准指导解答工作机构。市级层面委托食品安全地方标准审评委员会秘书处负责食品安全标准的咨询、解答、指导，各区卫生计生委均确定了食品安全标准指导解答机构，并对工作人员进行了全市统一培训。

（刘　彬）

食品安全风险监测

【通报食品安全风险监测结果】 2016年全年向市食药安办、食品药品监管局、质监局、农业局等7部门通报监测发现的食品安全隐患或重要信息，共通报冷冻饮品单增李斯特菌污染等7次：1月5日，通报1例婴儿肉毒中毒病例；2月4日，通报鸡肉中检出金刚烷胺和蜂蜜中检出氯霉素；5月13日、5月16日，通报在市售某品牌冷冻饮品中连续检出单增李斯特菌；5月16日，通报在草莓中检出植物生长调节剂多效唑；6月20日，通报在畜肉及肝脏中检出β肾上腺素受体激动剂；8月8日，通报在豆芽中监测检出植物生长调节剂。另外，11月15日，首次确认产气荚膜梭菌食物中毒，为食源性疾病防控提供重要信息。

（刘　彬）

【制定食品安全风险监测方案】 4月15日，市卫生计生委制定了《2016年北京市食品污染及食品中有害因素监测方案》和《2016年食源性疾病监测工作方案》，印发给各区卫生计生委和哨点医院。在完成国家监测计划的基础上，加大对北京地方特色食品的监测，开展了北京市区域性特色食品（柿子、桃子、自制酸菜）、学校周边小食品（辣条、麻辣烫、软饮料）、即食食品中单增李斯特菌的监测。

（刘　彬）

【风险监测能力建设和质量控制】 4月20日，市疾控中心印发了食品化学污染物及有害因素监测、食源性致病菌监测、食源性疾病监测、哨点医院特定病原体检测4个工作手册，规定了实验室检验、样品运输与保存、数据上报等关键技术环节的质量控制要求，保证监测数据准确性。参加国家食品安全风险评估中心组织的市级和5个区疾控中心对海鱼粉中总汞、总砷含量的能力验证。10月11日，市疾控中心参加了国家食品安全风险评估中心组织的致病菌检测和耐药检测的质控考核，5个区疾控中心参加了国家食品安全风险监测参比实验室组织的5个理化项目的质控考核。

（刘　彬）

【风险监测体系构建】 截至6月1日，北京市食源性疾病监测覆盖139家二级以上医疗机构，李斯特菌病监测扩大到9个区21所医疗机构，在10家哨点医院临床实验室开展特定病原体的检测；在通州、西城、昌平、顺义、朝阳5个区建设分子分型区域实验室，提高病原体分子分型效率；在16个区疾控中心推进病原体耐药的检测，逐步形成食源性致病菌耐药监测网络。

（刘　彬）

【“十二五”时期食品安全风险监测报告】 10月，市卫生计生委对卫生部门“十二五”时期食品安全风险监测情况进行全面分析评估并向市政府提交了报告，结论为：构建起以市疾控中心为核心、各区疾控中心为主体、哨点医院共同参与的食品安全风险监测体系，初步掌握了主要污染物的污染水平及变化趋势、食源性疾病的病原谱及发病趋势、核设施周边地区放射性核素在食品中的水平及变动趋势。“十二五”时期，全市食源性疾病发病情况平稳，未发生重大食源性疾病暴发，未发现系统性食品安全风险，但禁用药物的使用、某些食品添加剂滥用、李斯特菌病、主要食源性致病菌耐药等问题仍然较为突出。

（刘　彬）

【2016年风险监测结果】 截至11月30日，全市化学污染物及有害因素监测了16大类126种食品180项污染物指标1427件样品，完成了国家监测任务。食源性致病菌监测，完成12类2652件食品样品中的12种食源性致病菌的监测，整理并复核2011年全市监测阳性菌株，完成国家任务110%（2652/2408）。食源性疾病监测网，未发现疑似食源性异常病例/异常健康事件；报告食物中毒32起265人；上报食源性疾病病例信息6483例，采集腹泻病例粪便标本6388例，沙门氏菌阳性246例、副溶血性弧菌阳性385例、肠致泻大肠埃希菌阳性452例、志贺氏菌阳性20例；检测诺如病毒2366例，阳性231例；报告食源性散发中毒病例69例，其中横纹肌溶解综合征9例；10家开展临床特定病原体监测的哨点医院均按要求完成了病原体检测工作。

（刘　彬）

计划生育管理

【概述】 2016年，北京市围绕贯彻《中共中央国务院关于实施全面两孩政策改革完善计划生育服务管理的决定》和《北京市委市政府关于实施全面两孩政策改革完善计划生育服务管理的意见》，修订《北京市人口与计划生育条例》及配套规章，做好新老政策衔接，平稳有序实施全面两孩政策，推进计划生育服务管理改革和流动人口卫生计生基本公共服务均等化，计划生育各项基层基础工作扎实开展。同时，对婚假、按规定生育的生育奖励假、配偶陪产假等相关奖励政策做了调整完善；在医联体内开通就医转诊绿色通道、家庭医生签约服务、建立联系人制度、入住公办养老机构等方面，加大对计划生育特殊困难家庭的帮扶力度，确保奖扶金、特扶金及时发放到位；深入开展创建幸福家庭工作，升级启动暖心计划。加强出生人口性别比综合治理，开展性别比数据核查工作，贯彻落实国家卫生计生委、国家工商行政管理总局、国家食品药品监督管理总局联合制定的《禁止非医学需要的胎儿性别鉴定和选择性别人工终止妊娠的规定》，与天津市联合举办“圆梦女孩志愿行动”，开展禁止“两非”的网络宣传和社会宣传。

2016年，全市常住人口出生279396人（活产），户籍人口计划生育政策符合率98.82%。

（叶小敏　潘　滑　肖　利）

计划生育服务管理

计划生育基层基础工作

【建立计划生育兼职委员会制度】 1月，市政府批复同意市卫生计生委关于建立计划生育兼职委员会制度的请示，其职责为“负责研究提出本市计划生育工作的重大政策措施，为市政府决策提供意见建议；督促检查相关计划生育政策落实情况和任务完成情况，协调解决政策落实中的难点问题”。成员单位包括：市政府法制办、发展改革委、教委、公安局、民政局、财政局、市政市容委、人力社保局、经信委、住房城乡建设委、农委、工商局、食品药品监管局、新闻出版广电局、统计局、精神文明办、妇联。

（周宏宇）

【做好全面两孩相关政策衔接】 3月24日，市人大审议通过《北京市人口与计划生育条例》修正案并于当日公布实施。据此，市卫生计生委、人力社保局联合调整本市职工生育保险相关政策，增加30天生育奖励假生育津贴，保障参保人员享受生育津贴待遇标准不变；将生育登记服务单作为领取生育保险待遇的计划生育相关凭证，确保全面两孩政策和生育保险政策的平稳衔接。

（蒋新宁）

【开展新一轮全国计划生育优质服务先进单位创建活动】 为做好国家卫生计生委新一轮全国计划生育优质服务先进单位创建工作，市卫生计生委于7月18日印发了《北京市新一轮全国计划生育优质服务先进单位创建实施方案》。全市有5个区申报创建。10月10～14日，市卫生计生委优质服务创建评估小组对申报区创建工作开展评估验收。12月29日，经国家卫生计生委批准，东城、朝阳、海淀、石景山、密云5区被授予“新一轮全国计划生育优质服务先进单位”称号。

（周宏宇）

【印发区级计划生育目标管理考核评估体系表】 11月，市卫生计生委印发《北京市区级计划生育目标管理考核评估体系表（2016—2018）》，明确加强党政重视、推进计划生育服务管理改革、加强出生人口监测与信息共享、合理配置公共服务资源、加强妇幼健康和计划生育服务能力、推进流动人口基本公共卫生计生服务均等化、强化计划生育基层基础工作、充分发挥社会组织作用、维护计生家庭合法权益、促进社会性别平等10个方面考评指标。

（周宏宇）

【全面实行两孩以内生育登记】 实行两孩以内生育登记，对生育两个以内（含两个）孩子的，不实行审批，由家庭自主安排生育。开通网上生育登记系统。简化再生育材料和程序要求，推进个人承诺、网上办证、村居代办制度。按照中央相关部署，依法取消计划生育证明作为落户前置的规定。规范社会抚养费征收管理，依法依规查处政策外多孩生育。2016年，全市共办理生育登记235692例，其中一孩137187例、二孩98505例；网上办理46589例。

（蒋新宁）

【继续签订计划生育目标管理责任书】 代市长蔡奇与16区区长签订2016～2018年度计划生育目标管理责任书，下达计划生育政策符合率、计划生育奖励扶助、计划生育技术服务指标、计生队伍建设保障指标等4项指标。明确2016、2017、2018年户籍人口计划生育政策符合率要分别达到97%、97.5%、98%以上；计划生育家庭奖扶、特扶资金发放到位率达100%；免费孕前优生健康检查项目目标人群覆盖率达到80%以上；区、街（乡镇）、村（居）三级计生机构健全，按要求配备专（兼）职计生工作人员，聘用的专干、宣传员补贴发放到位率达到100%。

（周宏宇）

【加强基层队伍建设】 基层卫生计生队伍进一步融合，街（乡镇）、村（居）等专兼职计生干部逐步承担公共卫生和卫生计生监督职责。市卫生计生委举办计划生育基层基础工作专题培训班2期，区、街（乡镇）计生干部200余人参加培训，以提升基层干部业务水平和服务技能。将计划生育村居专干补贴落实到位率纳入市长与区长签订的计划生育目标管理责任书，保障基层干部待遇。

（王星麟）

流动人口计划生育工作

【做好流动人口生育服务登记工作】 3月，下发《北京市卫生计生委关于流动人口生育服务登记工作的通知》，规范办理对象、办理程序和要求，明确了流动人口享有的计划生育和妇幼健康服务内容。全年，共办理流动人口生育服务登记65305例，其中一孩46177例、二孩19128例。

（黄晶晶　蒋新宁）

【开展“新市民健康城市行”】 9月，市卫生计生委出台《关于流动人口健康促进行动计划（2016—2020）的实施方案》。10月，承办全国流动人口健康促进行动计划暨北京市“新市民健康城市行”启动仪式，并就开展流动人口健康教育和促进工作发出倡议，向北京市首批流动人口健康指导员发放证书，向流动人口代表发放健康服务指南和健康礼包。“北京在行动”宣传周内，围绕主题开展丰富多彩的健康教育和促进活动，包括在集贸市场、车站、广场等地发放卫生计生服务宣传资料、展播健康公益广告，在企业、建筑工地等地举办健康教育专家讲座，在健康步道和广场等地组织开展学做健康操、健步走、自行车骑行、体育运动比赛等群众性健身活动，在流动人口子女学校举办健康知识讲座、健康教育书籍资料捐赠，在医院、社区卫生服务中心举办义诊咨询。

（黄晶晶）

【开展流动人口健康大讲堂活动】 年内，市卫生计生委在各区开展以“共建北京，共享健康”为主题的流动人口健康大讲堂活动。邀请6位专家为16个区的2000余名流动人口进行健康讲座，内容涉及儿童预防接种、传染病防控、孕产妇和儿童保健、老年病防治等。

（黄晶晶）

计划生育利益导向及出生人口性别比综合治理

计划生育奖励与扶助工作

【开展计划生育特殊困难家庭慰问活动】 春节前夕，市卫生计生委向全市100户生活特别贫困，因灾、重疾或突发事件经济拮据的计划生育特殊家庭每户发放慰问金1500元。各区卫生计生委同时开展了各种形式的慰问活动，解决计划生育特殊家庭的实际困难。

（葛纪军）

【开展计划生育奖扶特扶专项检查】 4月15～20日，市卫生计生委根据原国家人口计生委奖励扶助的有关规定，按照北京市农村部分计划生育家庭奖励扶助及独生子女家庭特别扶助工作程序，分别对海淀、房山、通州、密云4个区的2016年奖励扶助及特别扶助工作情况进行抽查。主要抽查3项内容：根据以上区卫生计生委上报的2015年新增奖扶特扶人员花名册，按照20%的比例进行质量抽查；现场解决在资格确认中遇到的特殊案例和疑难问题，听取基层的意见建议；检查国家PADIS系统个案信息录入的准确性。

抽查结果显示，4个区卫生计生委均严格执行了奖扶特扶政策。海淀区结合全区网络化建设，给特扶人员建立个人电子档案；通州区结合本区扶助对象多的实际情况，将扶助对象个人档案直接纳入各乡镇的档案室管理。

（王荣杰）

【部署失独家庭帮扶工作】 5月26日，市卫生计生委召开失独家庭帮扶工作会，结合5月5日失独家庭座谈会上代表提出的诉求，有针对性地进行部署。会议要求，对失独家庭的各项诉求务必逐项落实，并与当事人充分沟通，书面答复。对合理要求要想方设法去解决，对无理诉求要耐心解释，对有难度的问题要向当事人说明情况，对各级部门工作中存在的问题要积极整改。

（葛纪军）

【对困境家庭成员入住社会福利机构实施补贴】 5月26日，市民政局、财政局、卫生计生委、残联联合出台《北京市困境家庭服务对象入住社会福利机构补助实施办法》，并于7月初完成了对区级工作人员的培训。其中入住属地（区级、街道乡镇级）养老机构的计划生育特殊家庭中的失能老人或年满70周岁的老年人，市级给予每人每月1000元市级定额补助，同时各区将出台给予配套资金补助的相关政策。

（葛纪军）

【召开全市计划生育利益导向工作培训会】 7月7～8日，市卫生计生委就贯彻落实《北京市人口与计划生育条例》，进一步做好北京市计划生育特殊家庭扶助工作，总结部署计划生育利益导向工作及奖扶金、特扶金发放等工作，召开各区分管领导、业务人员计划生育利益导向工作培训会。培训内容包括：市民政养老体系布局、基层干部如何从心理学与社会学层面与失独家庭沟通、社会组织可承担的特殊家庭关爱活动、本市特殊困难家庭宏观数据分析等。

（葛纪军）

【发放北京市计划生育特殊困难家庭扶助卡】 为贯彻落实《关于进一步做好北京市计划生育特殊困难家庭扶助工作的通知》精神，7月底前，市卫生计生委为全市计划生育特殊家庭成员和服务机构印制了计划生育特殊困难家庭扶助卡（2016版）及样卡，明确了扶助卡的适用范围，通过扶助卡确保政府部门与计划生育特殊家庭之间建立更好的联系，为特殊家庭成员提供更加周到、细致的服务。

（葛纪军）

【印发全面两孩政策后计划生育利益导向配套文件】 全面两孩政策实施后，市卫生计生委对有关配套规章进行调整。8月19日，印发《关于〈独生子女父母光荣证〉有关问题的通知》，明确独生子女父母于2015年12月31日前生育或夫妻于2015年12月31日前再婚，符合《光荣证》办理条件，且子女年龄在18周岁以内的，可办理《光荣证》；10月10日，印发《北京市卫生和计划生育委员会 北京市财政局 北京市人力资源和社会保障局关于不再办理“可以生育第二个子女但不生育的一次性奖励”的通知》，明确取消放弃二孩奖励项目。

（葛纪军）

【建立计划生育特殊家庭信息档案】 为贯彻落实国家卫生计生委办公厅《关于印发计划生育特殊家庭信息档案标准和规范的通知》精神，10月14日，市卫生计生委举办了计划生育特殊家庭信息档案系统培训班，全市16区卫生计生委负责计划生育特殊家庭扶助的工作人员参加了培训。培训班邀请中国人口与发展研究中心就建立特殊家庭信息档案的对象范围、主要内容、处理流程、日常管理等内容进行培训。培训班结束后，该项工作正式启动，年底前完成基础数据的录入和离线数据上报任务。

（王荣杰）

【印发《北京市计划生育利益导向文件汇编工作手册》】 为配合《北京市人口与计划生育条例》（2016年修正案）的贯彻实施，加强对全市各级从事计划生育利益导向工作人员的业务指导，市卫生计生委对历年来各级、各部门涉及计划生育利益导向工作的文件进行清理汇总，编印了《北京市计划生育利益导向文件汇编工作手册》10000册，12月底前发放到全市基层单位。

（葛纪军）

出生人口性别比综合治理

【性别比数据核查】 3～4月，市卫生计生委对2015年北京市常住人口出生性别比数据进行比对核查。经核查比对，北京市2015年出生人口性别比无误差。

（肖　利）

【落实国家三部委禁止“两非”的规定】 5月17日，市卫生计生委召开委内性别比综合治理领导小组工作会，就贯彻落实国家卫生计生委、国家工商行政管理总局、国家食品药品监督管理总局联合制定的《禁止非医学需要的胎儿性别鉴定和选择性别人工终止妊娠的规定》进行解读，并就规定中涉及的卫生计生行政部门工作职责、相关医疗机构职责及程序、处罚办法进行研讨。

（肖　利）

【举办性别比综合治理培训班】 6月20日，市卫生计生委在美泉宫饭店举办2016年北京市性别比综合治理培训班，市卫生计生委副主任耿玉田总结了北京市2015年性别比综合治理工作情况，并结合2016年工作重点提出相关要求；国家卫生计生委性别比综合治理办公室主任周恭伟讲解了《禁止非医学需要的胎儿性别鉴定和选择性别人工终止妊娠的规定》；中国人口与发展研究中心工程师对“两非”案件信息管理系统规范应用进行了培训。16区分管性别比综合治理的主任、科长和“两非”案件信息管理系统工作人员，市卫生计生委性别比综合治理领导小组办公室成员，市卫生监督所、市妇幼保健院工作人员参加了培训。

（肖　利）

【印发关爱女孩和禁止“两非”宣传画】 为加大打击“两非”工作力度，强化“关爱女孩行动”宣传氛围，7月，市卫生计生委印制关爱女孩和禁止“两非”宣传画6.4万张，发放到全市346个区及街（乡）、村（居委会）。

（肖　利）

【京津联合开展“圆梦女孩”活动】 为促进出生人口性别比综合治理，引导全社会关注女孩生存环境，8月10～12日，北京市卫生计生委、天津市卫生计生委联合举办“圆梦女孩”北京行活动。启动仪式上，北京市卫生计生委向天津市卫生计生委捐赠了200套书包文具。活动邀请中国人口宣教中心进行青春梦想课、青春健康课培训，京津女孩共同参加了天安门升旗仪式等活动。

（肖　利）

家庭发展

【托育服务需求调查】 4月7日，市卫生计生委组织东城、西城、朝阳等11个区参加国家城市家庭3岁以下婴幼儿托育服务需求调查师资培训班，明确了本次调查的调查对象及内容。11个区于4月20日前全部完成二级培训，共培训调查员150人。4月21～30日，北京市64个调查项目点开展托育服务需求调查，发放问卷1500份，100%回收。5月26日，配合中国人口与发展研究中心完成托育服务调查问卷数据录入的复查补缺工作。

（张　婧）

【国际家庭日纪念活动】 5月15日是第二十三个国际家庭日，中国纪念活动的主题是“健康家庭，幸福家庭”。市卫生计生委印制了2万份宣传海报，在社区张贴；下发《关于开展2016年国际家庭日主题宣传活动的通知》，部署各区开展主题纪念活动。朝阳区开展了以“爱·家庭·陪伴”为主题的“画出你心中的家”绘画活动，平谷区举办了“和谐我生活，健康平谷人”知识竞赛，西城区举办“和合家风，最美西城”主题宣传活动，密云区对全区280多户特殊困难家庭进行了走访慰问，海淀区组织以“说家事，传家风”为主题的家风微故事征集活动，延庆区开展了“争做好母亲，弘扬正能量，共创文明城”优秀母亲表彰活动，石景山区组织了“健康知识大讲堂”走进部队活动，门头沟区在全区开展急救知识培训。

（张　婧）

【北京2个家庭获得首批“全国幸福家庭”称号】 5月，国家卫生计生委开展了首届幸福家庭推选活动。经各地逐级推选，全国最终产生100个“幸福家庭”，北京市官庆培家庭、王爱民家庭获得首批“全国幸福家庭”称号。

（张　婧）

【中国计划生育家庭发展追踪调查】 2014年，国家卫生计生委在全国31个省（区、市）启动了中国家庭发展追踪调查，为制定家庭发展政策提供科学依据。

北京市东城、西城等10个区的60个村（居）委会1200户家庭被抽中为调查对象。该调查两年一个周期，逢偶数年进行现场调查，奇数年进行调查结果分析研究。2016年是追踪调查的第二个周期，12月12～14日，市卫生计生委举办了为期3天的培训班，对全市10个区的12名督导员、74名调查员进行了培训。培训结束后，在海淀区八里庄街道中海雅园社区进行了试调查。于2017年1月30日前完成全市现场入户问卷调查任务。

（王荣杰）

【“暖心计划”】 年内，北京市继续开展“暖心计划”的养老金给付工作，为投保老人发放养老金约700万元。同时，市计划生育协会升级启动“暖心计划”，投入3081万元为全市失独老人购买“暖心计划”综合保险。在服务对象、服务内容、服务标准三不变的前提下，做到“一升一降”升级保障（一升是将意外伤害保险金额度由3万元提升至5万元，一降是将领取养老金的时间由3年降至1年），一年保期结束后可以领取2900元养老金。

（杨翠欣）

【计划生育家庭意外伤害保险】 市计划生育协会继续与中国人寿和中国人保合作开展计划生育家庭意外伤害保险工作。全市共投保费1798万元，保障50多万个计生家庭约160万人。全年共理赔800余万元，总赔付率约50%，其中人寿保险理赔赔付率66.3%、人保寿险理赔赔付率15.4%。

（杨翠欣）

【心灵家园基地建设和服务情况调查】 年内，市计划生育协会委托北京师范大学心理学院开展全市心灵家园基地建设和服务情况调查，在9个区的18个心灵家园访谈工作人员44人、失独老人38人，形成全市心灵家园建设和运行情况报告。在此基础上，制定了全市心灵家园建设和服务标准。

（杨翠欣）

【关爱失独老人服务项目】 市计划生育协会投入80万元，选定西城、朝阳等11个区为项目试点，实施16个关爱服务项目。以购买服务的形式，为2000多位失独老人提供健康服务、走访慰问、家政服务、心灵家园综合服务。

（杨翠欣）

【计划生育特殊家庭帮扶项目】 年内，市卫生计生委推进中国计划生育协会计划生育特殊家庭帮扶项目，北京市计生特殊家庭共有西城、海淀、丰台、大兴4个帮扶项目试点区。项目试点区在综合本区域计生特殊家庭需求的基础上，主要提供养老照料、健康服务、文娱活动、精神慰藉等4大类20余项服务，受益人群2600余人。

（杨翠欣）

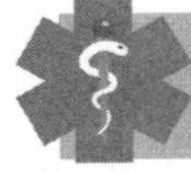

公众权益保障

【概述】 2016年，北京市卫生计生系统新闻宣传工作以“健康中国”建设为主线，以推进“健康北京”建设为抓手，坚持围绕中心、服务大局、展现成果、回应关切的原则，突出宣传主题，继续抓好宣传品牌，做好自身宣传媒介，提升舆情引导能力，为统筹推进首都卫生计生事业改革与发展营造良好的社会氛围。全年，市卫生计生委共召开21场新闻发布会。信访工作按照“阳光信访、责任信访、法治信访”总要求，深入推进信访工作制度改革，探索依法分类处理群众信访诉求，建立健全各项信访工作制度，加快信访信息化建设，重视信访干部队伍能力建设，加大信访积案化解力度。市卫生计生委来信呈增长趋势，来访大幅下降，信访比为6.7∶1。开展医疗机构医务社工调研工作，探索“生命与医学”主题宣传，在全社会营造遵医重卫、包容理解、医患互信的和谐环境，推动构建和谐医患关系。

（毕天琦）

新闻宣传

【召开卫生计生事业“十二五”发展成果回顾新闻发布会】 1月18日，市政府新闻办和市卫生计生委联合举行北京市卫生计生事业“十二五”发展成果回顾新闻发布会。市卫生计生委委员、新闻发言人高小俊，从首都人民健康水平明显提高、医疗服务质量不断加强、基层医疗卫生综合改革持续推进、公共卫生服务能力进一步提升、计划生育工作取得新进展、首都医疗功能疏解有序实施等6个方面，全面回顾了北京市“十二五”期间卫生计生事业发展成果。《北京日报》、北京电视台、《健康报》等媒体参加了新闻发布会。

（姚秀军）

【录制“市民对话一把手”节目】 1月25日、7月9日，市卫生计生委主任方来英两次参与录制由市政府办公厅主办，北京城市广播、北京电视台、北京新媒体集团“北京时间”、北京发布、首都之窗、千龙网等联合录制的“市民对话一把手”专题访谈节目，围绕“建设健康北京”与“京津冀协同——促进医疗卫生行业一体化发展”主题，介绍北京市医疗机构应对全面两孩政策生育高峰的举措、北京市医联体建设成果、京津冀三地医疗资源融合共享及控烟工作等情况，并与网友在线交流。

（姚秀军）

【加强微博、微信新媒体平台建设】 2016年，市卫生计生委官方微博“@首都健康”共发送微博3506条，策划、发布“改善医疗服务北京在行动”“5·12最美身影”等微博话题。官方微信公众号“健康北京”共发布信息213篇，围绕全面两孩政策、控烟条例实施、分级诊疗、寨卡病毒防范、医院专家团队建设、非急诊全面预约等内容推出了一系列微信话题。2月7～13日，市卫生计生委在全市卫生计生系统开展了第二届“首都除夕·护卫健康”主题宣传活动，在“@首都健康”上推出相关微博话题，各单位围绕“贺岁倒计时，与你同欢庆”“除夕急诊室”“岗位上的年夜饭”等主题，展示了全市卫生计生系统工作人员无私奉献的精神风貌。其间，全系统共发稿件5444篇，阅读量达1245.8万人次；同时开展了“醉美身影点亮花灯”主题宣传活动。新华社、中央电视台、《健康报》等12家媒体进行了集中宣传报道。在2016年第三季度《人民日报》政务指数影响力报告中，“@首都健康”名列全国十大医疗卫生系统微博之首。

（姚秀军）

【召开2016年北京卫生计生系统新闻宣传工作会】 3月3日，市卫生计生委召开2016年全系统新闻宣传工作会。8家单位介绍了本单位新闻宣传工作经验，公众权益保障处处长姚铁男从“围绕工作大局，突出开展三大主题宣传”“围绕树立行业形象，持续抓好宣传品牌建设”“围绕建设权威发布平台，扎实做好自身传媒建设”“围绕舆情应对处置，加强舆论引导能力建设”等四个方面，对2016年新闻宣传工作进行了部署。市卫生计生委新闻宣传工作领导小组组长、委员高小俊出席会议并讲话。市卫生计生新闻宣传工作领导小组办公室成员，各区卫生计生委、各三级医院、各直属单位宣传工作的主管领导、宣传部门负责人、宣传干部，市中医管理局、市医管局宣传工作负责人，以及委机关各处室负责人等参加会议。会上，对第三届幸福家庭DV大赛、首届北京市卫生计生系统“十佳”微博和优秀微博、卫生计生行业优秀政务网站、第二届“首都除夕·护卫健康”主题宣传活动先进单位和先进个人进行了表彰。

（姚秀军）

【举办卫生计生系统新闻发言人培训班】 6月13日，市卫生计生委举办了市卫生计生系统新闻发言人培训班。市卫生计生委主任方来英出席会议并讲话，就举办培训班的目的、做好新闻舆论工作的重要意义、把握开展新闻舆论工作的政治要求、切实加强新闻舆论工作的组织领导等方面提出要求。培训班邀请了市政府新闻办新闻发布处负责人、《人民日报》高级记者、中国传媒大学媒介与公共事务研究院专家，围绕政务信息公开政策、新媒体时代的卫生品牌传播和新闻宣传策划进行专题辅导，公众权益保障处处长姚铁男对《北京市卫生和计划生育委员会关于建立健全信息发布和政策解读机制的实施意见（征求意见稿）》进行解读。委新闻宣传工作领导小组办公室成员，各区卫生计生委、市中医管理局、市医管局、各三级医院、各直属单位新闻发言人和宣传部门负责人，委机关各处室负责人等160余人参加培训。

（姚秀军）

【召开基层卫生新媒体宣传工作座谈会】 7月19日，市卫生计生委召开全市基层卫生新媒体宣传工作座谈会。市卫生计生委委员高小俊出席会议并讲话，就做好基层宣传工作提出了要求。16区卫生计生委宣传工作主管领导，陶然亭社区卫生服务中心、广宁社区卫生服务中心负责人，以及《新京报》《北京青年报》两家媒体，围绕基层卫生宣传、微信运维与健康社区评选、社区科普宣传等进行讨论，就加强基层卫生宣传工作提出了意见和建议。各区、市卫生计生委基层卫生处、公众权益保障处，市人口和计划生育宣教中心、市社管中心等单位50余名相关负责人参加会议。

（姚秀军）

【建立信息发布和政策解读机制】 10月13日，市卫生计生委出台了《北京市卫生和计划生育委员会关于建立健全信息发布和政策解读机制的实施意见》，为在新形势下做好信息公开、回应社会关切提供制度保障。要求全市卫生计生系统各单位做好同步信息发布和政策解读，尤其是突发事件的信息发布；积极回应涉及卫生计生系统的舆论热点问题；健全信息发布体系，明确信息发布机构与责任人。

（姚秀军）

【加强京津冀医疗卫生协同发展宣传】 按照北京市委宣传部统一部署，市卫生计生委两次组织中外媒体就北京朝阳医院、天坛医院与河北燕达医院对口合作成效进行专题采访，宣传总结京津冀医疗卫生协同发展成果。组织中央与北京多家媒体赴张家口，采访当地医院与天坛医院神经内科、同仁医院眼科、积水潭医院骨科建立对口合作情况，让公众了解医疗协作情况，引导当地百姓就地就医。组织新华社记者就北京儿童医院代管河北保定儿童医院的相关情况采访报道，新华社就此发布了内参。组织媒体采访报道京冀承医疗卫生协同发展框架协议签约仪式。同时，加大了京津冀卫生计生应急协同机制宣传。

（姚秀军）

【加强全面两孩政策宣传】 针对全面两孩政策落实，市卫生计生委以举办“幸福家庭大讲堂”为抓手，在延庆区张山营镇、门头沟区龙泉镇、密云区鼓楼街道、顺义区木林镇、海淀区工人文化宫、房山区良乡大学城、中国航空规划设计研究总院、河北省易县北京部队、河北省兴隆县等9地开展“健康北京·幸福家庭”系列示范性宣传服务活动。利用公园等公共区域开展人口计生宣教，实现公园宣传展览覆盖全市，涉及全面两孩政策、公民健康素养、老年与妇幼健康、家庭人口文化等内容。联合北青社区传媒，在全市开展“健康北京·社区宣传服务联盟”走基层、进社区、送健康公益宣传服务活动。首期10场活动在东城、西城、朝阳、海淀和丰台等区举办，围绕常见慢性疾病的预防及保健等主题，邀请医疗专家现场授课。

（姚秀军）

信访投诉

【召开2016年北京市卫生计生信访工作会】 3月25日，市卫生计生委召开2016年北京市卫生计生信访工作会。2016年，市卫生计生委将从“深化信访工作制度改革，推进重大决策部署落地”“重视标本兼治，进一步加大解决问题的力度”“夯实业务工作基础，提升工作效能”“规范信访行为，积极维护信访秩序”“着力建设信访工作干部队伍”等5个方面推进信访工作。市信访办、西城区卫生计生委、北京安贞医院就工作经验进行介绍交流，市卫生计生委委员高小俊出席会议并讲话。各区卫生计生委、各三级医院信访工作主管领导、信访工作部门负责人，市中医管理局、市医管局信访工作负责人及机关各处室信访工作联络员等共180余人参加了会议。

（毕天琦）

【举办卫生计生信访工作培训会】 5月18～19日，市卫生计生委举办2016年卫生计生信访工作培训会。市信访办和网上信访系统技术人员围绕信访纸信、网信及来访的处理，网上信访系统操作等问题进行了讲解。市医管局、市中医管理局、各区卫生计生委信访工作干部共40余人参加了培训。

（毕天琦）

【开展网上信访信息系统未联网单位基础业务培训】 8月19日，市卫生计生委举办了网上信访信息系统未联网单位信访办理工作培训会，全市三级医院信访工作干部参加了培训。会上，对《北京市卫生计生委关于规范未联网单位信访办理工作的通知》进行了解读，对系统未联网单位的信访件办理工作提出了要求。为规范医疗纠纷人民调解工作，就医疗调委与医疗机构之间如何有效衔接进行了培训。

（毕天琦）

【举办首届医患和谐论坛】 12月1日，市卫生计生委与北京医患和谐促进会联合举办首届医患和谐论坛暨医患关系专业化管理培训班，邀请专家讲解医学人文精神和媒体应对技巧，提升医务人员医患关系管理的能力与水平，全市各三级医院医患部门工作人员120余人参加了培训。

（毕天琦）

构建和谐医患关系

【开展医疗机构医务社会工作调研】 5月，市卫生计生委在全市各三级医院开展医疗机构医务社会工作者调研，掌握各三级医院医务社会工作现状，形成了医疗机构医务社会工作调研报告，为进一步推动医疗机构医务社会工作的发展奠定基础。

（毕天琦）

【召开生命与医学宣传工作研讨会】 9月7日，市卫生计生委召开生命与医学宣传工作研讨会。研讨会邀请医院宣传部门负责人、媒体知名记者等20余人参加。围绕生命与医学宣传主题开展讨论，旨在引导公众科学对待医学、理性看待生命，以积极的、理性的、人本的生死观正确面对生老病死，在全社会营造尊医重卫、包容理解、医患和谐的社会风气。

（毕天琦）

医学科研与教育

【概述】 年内，全市医疗卫生机构承担新立项科研项目5241项，获得科研经费23.88亿元；获得国家科学技术奖励9项；有国家临床医学研究中心16个。首发专项支持87家医疗卫生机构240个项目，开展心脑血管、肿瘤、内分泌等30个学科领域的研究，全年财政资助经费6014.77万元。组织开展15项医疗卫生技术向基层推广普及。有国家住院医师规范化培训基地29个，协同医院24家。获批国家和市级继续医学教育项目2354项，完成寨卡病毒及院感防治知识全员必修项目培训；开展各类基层卫生人员培训4万余人次，以岗位胜任力为导向的毕业后教育体系和继续医学教育体系不断完善。全市未发生实验室生物安全重大事件。

（宋　玫）

科研管理

科研项目管理

【2016年首发专项】 2016年首发专项共立项支持87个单位的240个项目，其中立项不资助项目16项。按计划开展了224项财政支持项目的预算评审工作，共拨付2016年度项目经费6014.77万元。完成了任务书的评审签订。召开工作推进会，开展立项项目方法学培训，完成年度执行进展情况考核等工作。

（王　岩）

【完成2012年度首发基金项目结题验收】 组织完成2012年度首发基金39个延期项目的结题验收。其中，全市统一组织对重点攻关项目和自主创新的24个项目进行结题验收；普及应用及青年项目15个项目由各单位科研主管部门及区卫生行政主管部门组织专家进行结题验收。36个项目如期完成研究任务，通过结题验收。

（王　岩）

【开展2014年度首发专项中期评估】 组织开展2014年度首发专项中期评估工作，组织专家对重点攻关及自主创新项目共计118项进行了现场检查，获得优秀和良好的项目87项。各承担单位组织专家对普及应用和青年项目共计112项开展了自查，按计划完成的项目74项，结题7项。

（王　岩）

科技奖励和成果推广

【获多项国家科学技术奖励】 北京地区医疗卫生领域共获2016年度国家科学技术奖励9项，其中解放军总医院陈香美为第一完成人的“IgA肾病中西医结合证治规律与诊疗关键技术的创研及应用”获国家科技进步奖一等奖；北京大学尚永丰为第一完成人的“乳腺癌发生发展的表观遗传机制”获国家自然科学二等奖；获国家科学技术进步奖二等奖7项，分别是：天坛医院王拥军为第一完成人的“高危非致残性脑血管病及其防控关键技术与应用”、北京协和医院赵玉沛为第一完成人的“胰岛素瘤诊治体系的建立及临床应用”、中日友好医院李平为第一完成人的“益气活血法治疗糖尿病肾病显性蛋白尿的临床与基础研究”、北京协和医学院陈士林为第一完成人的“中草药DNA条形码物种鉴定体系”、北京大学第一医院霍勇为第一完成人的“中国脑卒中精准预防策略的转化应用”、北京大学姜保国为第一完成人的“中国严重创伤救治规范的建立与推广”、广安门医院林洪生为第一完成人的“中国严重创伤救治规范的建立与推广”。

（王冯彬）

【推广22项卫生适宜技术】 年内，市卫生计生委组织积水潭医院“肌肉骨骼软组织肿瘤超声影像学研究推广项目”等22项成果和适宜技术向基层推广，项目涵盖心血管疾病、妇儿疾病、老年性疾病、感染等领域，覆盖全市16个区的150余家基层医疗卫生机构。

（王冯彬）

【推动科技成果转移转化】 年内，北京市出台《关于进一步完善财政科研项目和经费管理的若干政策措施》和《北京市促进科技成果转移转化行动方案》，文件明确将医院纳入适用范围。市卫生计生委搭建平台，在2016北京生物医药科技成果展示暨项目推介会及第二十五届中国国际医用仪器设备展览会设立专场，组织医疗卫生机构和专业技术人员展示新成果。一批科研成果得到转化，如北京肿瘤医院（北京市肿瘤防治研究所）自主研发的“血管生成抑肽”原料药及制剂以2500万元的合同金额实现转让。

（王冯彬）

知识产权和医学伦理管理

【启动干细胞临床研究机构和项目备案】 5月30日，国家卫生计生委发布了干细胞临床研究机构首批通过备案的机构名单，北京地区协和医院、中日友好医院、阜外医院、北京大学人民医院、北京大学第三医院、北京大学口腔医院6家医疗机构备案成功。12月，市卫生计生委会同市食品药品监管局对阜外医院“自体骨髓‘间充质干细胞心梗注射液’移植治疗急性心肌梗死的随机、双盲、安慰剂对照、多中心临床试验”干细胞临床研究项目备案申请材料进行了形式审核，推荐该项目至国家卫生计生委、国家食品药品监管总局申请干细胞临床研究项目备案。

（白　冰）

【加强医学伦理管理】 年内，市卫生计生委委托北京医学伦理学会研讨、论证，最终形成《北京地区医疗卫生机构人体研究伦理管理现状调查表》。9月，向北京地区各级各类医疗机构、市属医学研究所、市和区疾控中心、北京市结核病控制研究所、北京市血液中心、中国疾控中心发放调查表140份，回收有效问卷129份。调查发现，已设立伦理委员会的单位86家，近5年内开展人体研究项目但未设立伦理委员会的43家。11月初，委托北京医学伦理学会组织专家赴三博脑科医院、东直门医院、隆福医院，调研医疗机构伦理管理制度建设及伦理审查现状、困难与政策建议。12月，结合国家卫生计生委《涉及人的生物医学研究伦理审查办法》，修订《北京地区医疗卫生机构人体研究伦理管理评价指标》。委托北京医学伦理学会启动制定《北京地区医疗卫生机构人体研究伦理管理规范》《北京地区医疗卫生机构人体研究伦理管理工作指南》。

（白　冰）

实验室生物安全管理

【加强实验室生物安全管理】 8～10月，市卫生计生委组织开展病原微生物实验室生物安全督查。8月，各区按照北京市人间传染的病原微生物实验室生物安全监督检查内容与基本要求开展自查，就发现的安全隐患及时进行整改。9月下旬，由区卫生计生委，市、区两级卫生监督所和市级实验室生物安全专家组成督查组，对东城区、朝阳区、昌平区、丰台区、通州区，以及国家疾控中心（病毒病所、传染病所、性艾中心）、中国食品药品检定研究院、中国中医科学院中医基础理论研究所、市疾控中心、地坛医院、佑安医院、胸科医院等重点涉源单位开展专项督查，重点督导检查了各单位生物安全组织管理机构及职责落实情况、制度建设与落实情况、生物安全防护设施设备运行情况、人员培训情况等。11月，组织首都医科大学牵头申报临床生物样本库建设与管理规范地方标准。12月5日，举办2016年北京地区实验室生物安全管理工作会暨市级师资培训会，解读国家及北京市实验室生物安全政策、介绍病原微生物实验室管理体系建设、实验室生物安全相关操作标准等，全市各三级医院、各重点涉源单位、各区卫生计生委等单位的200余位学员参加培训。

（白　冰）

【高致病性病原微生物菌（毒）种或样本运输审批】 年内，市卫生计生委依法做好高致病性病原微生物菌（毒）种或样本运输审批工作，全年办理并发放《可感染人类的高致病性病原微生物菌（毒）种或样本准运证书》（市内运输）873份，其中跨省运输36份。

（白　冰）

【贯彻落实审批制度放管服】 按照《国务院关于取消非行政许可审批事项的决定》《市政府审改办关于非行政许可审批事项清理及权力清单动态调整的通知》要求，市卫生计生委完成实验室生物安全管理相关的清理非行政许可审批事项。根据国家卫生计生委、国家质检总局公告，取消了医用特殊物品办理准出入境证明，人间传染的高致病性病原微生物实验室资格初审、运输可感染人类的高致病性病原微生物菌（毒）种或样本初审（由本市出发跨省运输）列入其他权力事项，落实简政放权、放管结合、优化服务。

（白　冰）

医学教育

毕业后医学教育

【完善住院医师规范化制度】 4月，市卫生计生委出台《北京市住院医师规范化培训指导医师管理办法》，对指导医师的条件、聘任、职责、履职和培训基地师资队伍建设提出明确要求，在全市层面实施指导医师准入、培训和考核制度，首批12281名指导医师纳入师资库。5月，与市人力社保局共同下发《关于引进非北京生源住院医师规范化培训自主培训人员有关事项的通知》，确定本市各医疗卫生机构引进“社会人”住院医师的条件，并明确引进渠道参照引进非北京生源毕业生渠道办理，办理流程、时限及落户时间与引进非北京生源毕业生整体工作进度一致。

（石菁菁）

【开展住院医师规范化培训基地专项评估】 9月起，市卫生计生委对住院医师规范化培训基地人事管理、经费管理和培训实施进行专项评估。选定了52家培训基地的334个专业基地为人事管理的评估对象，28个专业的140个专业基地为培训实施部分评估对象。

（石菁菁）

【开展住院医师规范化培训】 全市住院医师规范化培训专业30个，其中临床医学专业28个、技术类专业2个；住院医师规范化培训基地52个，其中西医培训基地29个；专业基地300个，协同医院23家，协同专业基地45个。新招收2016级住院医师1767人，其中自主培训人员244人、全科医师规范化培训人员30人；在培住院医师4525人。

（石菁菁）

【完成住院医师理论培训和临床技能考核】 年内，完成住院医师规范化培训（原第一阶段）结业理论笔试和临床实践能力考核6730人次（理论考试24个专业3385人，临床技能考核24个专业3345人）；理论考试及格3188人，临床技能考核及格2981人；第二阶段技能考核42个专业1254人，及格1029人。发放住院医师规范化培训合格证书（原第一阶段）2876个（累计12928个）、第二阶段合格证书972个（累计9919个）。

（石菁菁）

【医教协同实现属地化发展】 年内，北京地区5所医学高等院校（清华大学、北京协和医学院、北京大学医学部、首都医科大学和解放军医学院）全部实现住院医师规范化培训与临床医学专业硕士学位培养的协同，821名研究生毕业生通过了住院医师规范化培训结业考核（2015年和2016年累计1442人），817人获得培训合格证书（2015年和2016年累计1438人）。

（石菁菁）

【开展公共卫生医师规范化培训】 年内，公共卫生医师规范化培训共开设7个专业，新招收2016级公共卫生医师规范化培训人员7人，在培医师24人。

（石菁菁）

继续医学教育

【寨卡病毒病防治知识全员培训】 3月1日～10月31日，组织北京地区医疗技术人员开展寨卡病毒病防治知识全员培训。学员登录北京市继续医学教育必修课培训平台（bjsqypx.haoyisheng.com）学习，实现全员在线学习，并将培训与继续教育考核达标挂钩，共培训207164人，培训率99.42%。

（冯　雷）

【医院感染预防与控制知识全员培训】 4月15日～10月31日，组织北京地区医疗技术人员开展医院感染预防与控制知识全员培训。学员登录北京市继续医学教育必修课培训平台学习，实现全员在线学习，并将培训与继续教育考核达标挂钩，共培训206760人，培训率99.23%。

（冯　雷）

【加强继续医学教育项目和学分管理】 年内，公布2016年北京市第一、二批继续医学教育项目2354项，其中国家级项目1310项、市级项目1044项。申报2017年继续医学教育项目2095项。审核并公布全国性社团组织在京举办的省级一类学分项目和在京申报并许可发放证书的备案项目共计825项、异地启动项目8项、临时项目6项；督查67家单位112项继续教育项目（国家级项目57项、市级项目55项），督查合格率97.32%；学分审验134家医疗卫生机构（三级医疗卫生机构50家、区直属医疗卫生机构59家、社会办医疗卫生机构25家），抽审8107人，其中医师4170人、护理3248人、医技599人、其他90人；审验合格7902人，合格率96.51%。

（冯　雷）

基层卫生和计划生育专业技术人员培训

【开展以全科医生为主的基层卫生队伍培训】 年内，共培训社区卫生技术人员4万余人次，其中全科医生转岗培训58人，全科医学师资培训1172人；开展社区卫生人员继续医学教育必修课155个模块224个课程606学时的培训，参加培训26628人；全科医学研究生课程进修班培训51人。

（王凯峰）

【乡村医生岗位培训】 年内，培训在岗乡村医生1289人（60岁以下），共计263学时。培训重点内容为全科医学相关知识和内科常见疾病的临床诊疗、中医适宜技术治疗常见病知识。

（王凯峰）

【农村免费定向培养医学生】 年内，依托首都医科大学和北京卫生职业学院为农村地区培养医学生，共招收各类定向生297人，其中三年制临床医学专业（山区、半山区定向班）89人、五年制医学专业（远郊定向）128人、三年制康复治疗技术专业（远郊定向）27人、三年制医学影像技术专业（远郊定向）25人、三年制医学检验技术专业（远郊定向）28人。

（王凯峰）

【培养区级医院学科骨干】 年内，安排区级医院学科骨干到三级医院进行一对一的导师制培养，共招录83名学科骨干接受培训。

（王凯峰）

【开展助理全科医师规范化培训】 年内，继续开展助理全科医师规范化培训，共招录176人到培训基地接受为期2年的规范化培训。同期，有144人完成了培训回到农村偏远地区医疗卫生机构成为助理执业医师。

（王凯峰）

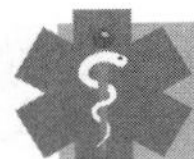

国际和港澳台交流

【概述】 2016年，围绕服务中央总体外交、服务深化医药卫生体制改革和全市卫生计生重点工作，北京市与境外政府间、民间和国际组织间的交流与合作内容不断深化，合作领域进一步拓宽。与港澳台地区交流更趋活跃，举办了多项专业交流活动。援几内亚医疗队工作创新发展，为打造几内亚乃至西非地区顶尖的重症医学中心奠定了基础；援特立尼达和多巴哥医疗队圆满完成任务。加强新形势下外事综合管理，出台了《关于加强和改进教学科研人员因公临时出国管理工作的实施意见》等政策文件，强化顶层设计，通过简政放权服务系统专业人员。加强各类外事培训，打造一支综合素质强的外事人才队伍。全年卫生计生系统派出因公出国（境）团组448个811人次，在北京地区召开国际会议2次。

（鲍　华）

国际交流与合作

政府间交流与合作

【中捷卫生合作】 3月27日～4月1日，为配合习近平主席对捷克的国事访问，市卫生计生委主任方来英一行和5名中医专家赴捷克，出席北京市与布拉格市政府建立友好城市关系相关活动，举办了中医药学术论坛，签署了北京市40名儿童赴捷克进行温泉疗养的协议，并与布拉格市卫生行政机构进行会谈，开展中医推介和义诊等活动。代表团通过中医推介活动、签署合作协议、参观访问等活动，展示了首都卫生事业发展成就，推动中医药“走出去”。

8月，市卫生计生委组织40名儿童赴捷克疗养交流，同时开展了“同辈互动哮喘教育在学龄期哮喘儿童管理的研究”项目。

（刘　畅）

【中法卫生合作】 4月20日，2016年度中法急救与灾害医学合作中心管理委员会会议在北京安贞医院举行。会议明确了中心的年度工作目标，在继续全面借鉴法方先进经验开展培训的基础上，组织两国专家互相观摩对方的灾难医学演习，探索完善灾害应急与医疗处理的标准化流程，制作灾害救援医疗转运示教视频，扩大中心辐射力和影响力。

全年共组织中法专家开展了13个专题25期培训，累计培训北京市及周边省市医护人员600余人次。为文化部等中央单位举办了300余人次的公益CPR培训。10月29日，在第五届中法地方政府合作高层论坛上，中法急救与灾害医学合作项目荣获“中法地方合作奖”。

（刘　畅）

【中泰卫生合作】 6月8～10日，应泰国卫生部邀请，市卫生计生委组织代表团赴泰国参加了由泰国卫生部主办的第十五届国际精神卫生大会暨第十三届儿童心理健康与精神卫生大会，与参会的各个国家和地区代表交流了精神卫生工作的先进经验。

（刘　畅）

【中以卫生合作】 深化与以色列在老年医学、社区卫生、急诊急救等领域的交流合作，市卫生计生委与以色列驻华使馆共同举办了中国-以色列“健康老年，优质生活”“中以医疗应急创新大会”等专业活动，共组织系统100余名专家参加，与以方就进一步加强在卫生应急等领域的合作达成共识。

11月，市卫生计生委副主任雷海潮率团赴以色列，落实中以政府间合作项目，搭建医疗机构间科技合作平台，并就老年医学、医养结合及社区医疗管理等科技项目进行了研讨交流。

（刘 婧）

【中丹卫生合作】 12月6日，市卫生计生委主任方来英出席在北京饭店举办的中丹地方合作论坛，并作为地方代表在公共卫生与政策分论坛上做主旨发言。方来英介绍了“健康北京”建设和全市开展控制吸烟方面取得的成果。会议期间，方来英与哥本哈根市市长弗兰克·延森进行了会谈，双方商定进一步加强在糖尿病防治、老年医学、卫生政策评估和精神卫生等领域的合作。

（刘 畅）

国际组织交流与合作

【与WHO的合作】 3月9日，市卫生计生委副主任雷海潮会见了WHO项目专家泰勒·马丁（Taylor Martin）一行。双方就深化医改和北京市与WHO的合作等内容进行了研讨和交流。双方一致同意未来在基层卫生人员激励机制、公立医院绩效评价、PPP模式推广、加强对私立医疗机构的监管等领域加强合作。

9月30日，市卫生计生委组织召开了在京国际组织驻华代表处、部分驻华使馆健康事业发展座谈会。有关国际组织驻华代表处官员、专家，部分驻华使馆负责卫生事务参赞参加会议。座谈会听取了有关国际组织、驻华使馆对于《“健康北京2030”规划纲要》的起草建议，达到了凝聚共识、相互借鉴的目的。

（刘 畅）

民间交流与合作

【北京朝阳医院与美国Emory大学开展合作】 5月，北京朝阳医院邀请美国Emory大学生化和分子生物学系巨同忠教授到医院就结直肠癌分子早期诊断的进展情况进行学术讲座和科研指导，并确立开展糖基化异常与结直肠癌发生和转移关系的合作研究。

（刘 畅 庚 波）

【北京回龙观医院与法国狄德罗大学签署合作协议】 8月22日，北京回龙观医院与法国巴黎狄德罗大学精神分析博士学院在京举行了培养精神分析取向心理治疗硕士的签约仪式。该项目的开展和落实将有利于推进和规范国内心理治疗人员的培养和继续教育，有利于培养出一批国际认可的心理治疗师。

（刘 畅 庚 波）

【北京口腔医院与英国普利茅斯大学签署合作协议】 9月9日，北京口腔医院与英国普利茅斯大学签署谅解备忘录。双方将在口腔医学教育及研究领域开展探索与合作，并通过师生交换项目，增进双方的交流与理解。

（刘 畅 庚 波）

【北京妇产医院与德国医疗机构的合作】 北京妇产医院与德国波恩大学、海德堡大学合作开展的“生殖力保护项目（FPP）”工作取得进展，9月9日，由外国专家团队负责人Alfred O. Mueck教授、卵巢组织移植专家Matthias Korell教授，欧洲生殖力保护网络创始人、卵巢组织冻存技术专家Markus Montag教授，波恩大学生殖医学中心主任Jana Liebenthron博士组成的生殖力保护团队到京，经病例讨论与联合会诊，帮助北京妇产医院成功完成中国首例冻存卵巢组织移植手术。10月17日，北京妇产医院与德国图宾根大学妇产医院签订合作协议，双方共同在北京妇产医院建立有资质的子宫内膜异位症中心、乳腺中心和罕见生殖道畸形矫治中心。

（刘 畅 庚 波）

【北京世纪坛医院与美国杜克大学的合作】 北京世纪坛医院肿瘤治疗性疫苗实验室继续深化与美国杜克大学的合作，通过互派院际交流学者、引进高水平抗肿瘤药物临床试验及免疫治疗的尖端技术等，共同建立国际化、高水平的肿瘤免疫治疗平台。

（刘 畅 庚 波）

【北京儿童医院与美国、俄罗斯医疗机构的合作】 北京儿童医院继续深化与美国纽约摩根士丹利儿童医院的合作，派出耳鼻咽喉头颈外科、急诊科、感染内科、风湿免疫科、新生儿外科、肾内科和护理部等科室的3批11人赴美进修学习。与俄罗斯圣彼得堡生化和药理学大学开展“基于大数据的肺炎患儿病原体快速鉴定和耐药性分析”合作项目，通过合作研究，初步建立儿童呼吸道感染性疾病病原微生物多样性鉴定高通量测序技术，该技术涉及病原微生物分类、物种系统分类树构建、物种间差异性分析、样品间差异比较等内容。与俄罗斯医学科学院开展“大环内酯类抗生素在肺炎感染儿童中的药代动力学-药效学与安全性研究”合作研究项目，该项研究有助于推进我国具有自主知识产权的高敏感性、高特异性、简便快速且成本低廉的呼吸道病原体分子检测系统在儿科临床的使用，以及大环内酯类抗生素在儿科的合理应用。

（刘 畅 庚 波）

港澳台交流与合作

【与香港的合作交流】 持续深化京港示范社区

卫生服务中心项目建设。8名全科医生师资根据香港《师资学员培训项目记录手册》完成培训，并于8月底参加了在香港举行的全科/家庭医学专业进修培训课程。10月，全市16个区的全科医师及护理学员100余人参加了第四期“社区医疗新世界”全科/家庭医学专业培训指导项目。

11月3日，市卫生计生委与香港卫生署在北京举办了第二十届京港洽谈会卫生合作专题活动，本次会议以“多元参与、协同合作，PPP模式助推京港卫生事业发展”为主题。双方参会人员通过主题研讨、对接洽谈，在公私营合作、戒烟服务、多元平台推动基层卫生、发挥中医药特色助力健康服务业、精神卫生服务等方面进行了交流与研讨，开展政策分析，推动京港两地卫生务实合作不断深化。11月4日，香港代表团一行参观了中国中医科学院医史博物馆。

（刘　畅　王　峰）

【与台湾的合作交流】 年内，市卫生计生委共派出因公赴台团组33个197人次，其中自组团组25个167人次，随团团组8个30人次。交流领域涉及社区卫生、老年卫生、公共卫生等多个领域。北京护理学会与台湾安泰医疗社团法人，北京积水潭医院与台北荣民总医院、高雄中和纪念医院分别签署了护理管理人才培养和院际医教研合作的有关协议。

继续落实2015年签署的4项合作协议，组织相关团组分别就社区卫生服务体系及基层卫生人才培养、老年健康服务体系、微创医疗技术应用推广、卫生科研管理及成果推广应用等领域工作赴台进行访问交流。

支持国台办、市台办重点项目，组织北京市卫生政策管理与专业技术交流代表团赴台访问。11月10日，在台湾举办了第十九届京台科技论坛社区医疗卫生分论坛，促进医疗卫生领域的两岸交流与合作。

全年共接待台湾来访客人6批110人次，包括台湾周大观基金会、台湾财团法人王民宁先生纪念基金会、台湾安泰医疗社团法人、台湾院感专家代表团、中华两岸医事交流与健康促进发展协会等多家机构和团体。来访以座谈交流、医疗机构参访活动为主，交流内容涉及患儿照护、护理管理、院感管理和抗生素滥用控制、两地医疗卫生合作等多个领域。

（王　峰）

【与澳门的合作交流】 市卫生计生委继续落实《京澳卫生领域合作机制备忘录》的有关合作内容。向澳门卫生局推荐了15名医师赴澳工作，进一步扶持澳门重点学科建设，助力澳门本地医学人才培养。

（刘　畅　王　峰）

卫生援外

【援特立尼达和多巴哥医疗队】 6月底，第四批援特立尼达和多巴哥医疗队完成援外任务回国。在援助特多期间，采用“换人不换线”的接力形式派遣骨干医务人员，该派遣模式成为中特合作典范。援外医疗队还举办了世界神经外科联合会国际临床神经外科学习班、中特神经科学高峰论坛、中特及加勒比地区国际神经内镜学术研讨会等高端学术活动，投入150万元资金，捐建了中特显微外科培训中心，使圣费尔南多总医院的神经医学水平一跃成为特多国内第一。邀请特多方专业人员来京进修学习，拓展援外医疗合作深度。开展相关公共卫生研究项目，针对我国援外人员在热带地区肠道菌群的变化情况开展分析，取得了初步结果，对援外医疗队赴热带地区工作提供帮助。

（刘　畅）

【援几内亚医疗队】 11月，在几内亚总统孔戴访华期间，中几两国签署了《关于开展医院对口支援合作的协议》。市卫生计生委结合国家援外医疗工作总体目标和受援国需求，针对受援国重点学科建设和人才培养方向，选择适宜的项目和技术领域，利用北京同仁医院、朝阳医院自身优势，确定了在未来3年为中几友好医院建设重症医学中心的项目。项目通过重点学科建设、人才培养和药品设备援助等多种形式，逐步在中几友好医院建设急危重症监护救治能力的重症医学中心，并带动医院其他学科的协调发展，提升医院整体医疗质量与安全水平，打造几内亚乃至西非最好的重症医学学科。

（刘　畅）

【开展援外创新研究】 年内，市卫生计生委与北京大学医学部合作开展中国对外卫生援助创新研究，力争形成可宣传推广的援外医疗创新和医疗队项目评估考核体系，为我国探索援外医疗队的最佳实践方案、优化卫生援外工作、提高对外援助效果提供理论依据和参考。

（刘　畅）

外事综合管理

【外事人才队伍建设】 5月11～12日，市卫生计生委与外交学院合作举办第九期首都卫生计生系统国际合作综合培训班。邀请外交部、北京市外办、外交学院等单位的有关领导和专家，就我国外事管理政策制度、首都国际语言环境建设、外事礼仪等主题进行授课，来自全市16个区卫生计生委、市医管局、市中医管理局、市属医疗机构、直属单位的外事部门负责人和外事专办员80余人参加了培训。

7月6～8日，市卫生计生委和市外办共同主办第二届北京全球卫生外交人才培训班。来自各区卫生计生委、市卫生计生委、市中医管理局、市医管局机关处室、市属卫生机构分管外事工作的领导和外事部门负责人等近100人参加了培训。培训班邀请了来自北京大学公卫学院全球卫生系、WHO中国代表处等国内外卫生外交领域专家，就全球卫生可持续发展、中国“十三五”规划、深化医药卫生体制改革、国家外交整体战略部署等内容进行了授课。

年内，市卫生计生委继续举办高端日语、法语提高班和英语口语培训班，全系统近60名外事干部参加了培训。进一步夯实了系统外语人才库储备。

（刘　畅）

【引智工作】 5月19～29日，市疾控中心邀请美国农业部农业研究服务中心研究员、美国内布拉斯加大学林肯分校昆虫系教授、北京市疾控中心境外专家Junwei Jerry Zhu教授来华，介绍国外叮咬昆虫监测的专项技术与理念，同时协助完善北京市蚊虫监测技术，健全全市伊蚊监测的空间网络。

9月18～24日，北京友谊医院邀请英国华威大学医学院的Nicholas Robin Waterfield博士来院进行微生物致病性及防治等方面的学术交流，并就其研究成果与科研经验进行专题报告。

10月14～17日，北京回龙观医院邀请美国凯撒医疗集团北加利福尼亚医学中心精神卫生培训部门的主任John Boghosian Arden（约翰·奥尔登）博士来院进行精神医学中认知行为治疗方面的学术交流，并为医院举办的中美认知行为治疗培训班授课。

10月24日，市卫生计生委举办中法老年医疗护理康复培训班，邀请法国社会福利卫生部战略司副司长埃里克·洛特曼、法国社会福利卫生部研究员丛汇泉等专家，就康复医学对现代医院的意义、法国老年人医疗服务体系、阿尔茨海默病患者的综合管理、依赖老人养老院的现代化管理等内容进行授课，为北京市医护人员学习法国老年健康服务领域的先进理念和实践经验搭建交流平台。

（王　峰）

【国际会议管理与服务】 利用举办国际会议的平台，推动系统内专家与国外专家在专业领域的交流，促进国际合作项目的落地。2016年度举办的主要国际会议有：5月30日，市卫生计生委和WHO驻华代表处联合主办的国际控烟与立法高峰论坛；6月11～13日，北京回龙观医院主办的2016北京国际音乐与医学大会。

（王　峰）

【国际语言环境建设】 按照全面实现首都卫生计生系统语言环境国际化、管理水平系统化、医疗技术标准化和对外服务精品化的要求，市卫生计生委制定印发了《2016年首都卫生计生国际语言环境建设工作要点》，推进医疗卫生行业外语学习应用，提升全市医疗卫生服务场所外语标识服务水平。年内，全市共制作及更换标识7900余块。

10月15～16日，作为2016年北京外语游园会的分会场活动，市卫生计生委协助市中医管理局举办了“中医药——献给世界的礼物”活动，向市民和外宾讲解中医养生及健康保健知识，展示中医药传统文化。

（刘　畅）

【完善外事管理体制机制】 10月，市卫生计生委制定印发了《北京市卫生和计划生育委员会关于加强和改进教学科研人员因公临时出国管理工作的实施意见》。依据“统一领导、区别对待、主体责任”的基本原则，对卫生计生系统内因公临时出国任务实施分类管理，优化了计划管理程序、内部审核流程和逐案审批程序，在经费管理、监督追责、成果管理与信息管理等方面做出大幅改进。完善了市卫生计生委系统因公临时出国管理工作，优化了审核审批程序，提升了管理水平和服务效率。有26家单位被认定为“主体责任单位”，经认定单位的教学和科研人员在执行对外交流合作中，可享受诸多政策上的区别管理和审批流程上的便利。该意见是卫生计生系统因公出国（境）管理工作乃至外事综合管理工作的一次重大转型和突破。

（刘　婧）

【因公出入境管理】 全年全系统派出因公出国（赴港澳）团组448个（含赴港澳团组19个），共811人次（含党政公务员及参公人员38人次），其中国际会议团组239个、学术交流团组195个、培训团组14个。邀请外国学者短期来华8批11人次，引进境外专家智力50余人次。

（刘　婧）

【重要党宾国宾接待】 全年市卫生计生委共接待副部级以上党宾国宾团组11批95人次。接待重要来访团组包括南非总统夫人、秘鲁总统夫人、马拉维总统夫人、立陶宛卫生部部长、意大利卫生部部长、美国卫生部副部长、捷克卫生部副部长、人口与发展南南合作部长级战略对话代表团等。

（刘　畅）

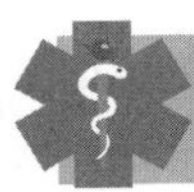

财务、审计与价格管理

【概述】 2016年，卫生计生系统财经工作坚持改革为中心、发展为主题、管理为重点、能力为基础的思路，以深化医药卫生体制改革和调整完善生育政策为重点，发挥保障、服务、监管工作职能，结合北京市医改工作任务，继续完善卫生经济政策，运用财政、价格等方面的综合保障政策，促进卫生和计划生育服务体系的建设发展。

（李立国）

卫生总费用核算

【卫生总费用总额持续增长，筹资结构更趋合理】 2015年，北京市卫生筹资总额1834.75亿元，比上年增加240.11亿元，按可比价格计算，增长14.00%。与上年相比，各项筹资来源中，社会卫生支出增长最快，增长了19.03%；政府卫生支出增长12.00%；个人现金卫生支出增长2.08%。

进一步分析筹资增长的构成，社会卫生支出增量179.30亿元，政府卫生支出增量51.43亿元，个人现金卫生支出增量9.38亿元，分别占当年增长总额的74.67%、21.42%和3.91%。在增长最快、增量最大的社会卫生支出中，商业健康保险费增量94.16亿元，占筹资总额增量的39.21%，增速达61.62%，成为当年卫生总费用增长的主要驱动因素，在卫生总费用14个百分点的增速中有5.76个百分点是商业健康保险的贡献。

2015年，政府、社会、个人现金卫生支出占筹资总额的比重分别为24.30%、58.31%、17.39%，分别比上年变化−0.43、2.46、−2.03个百分点，卫生筹资结构进一步优化。

2015年，个人现金卫生支出占卫生总费用的比重为17.39%，比上年下降2.03个百分点；城乡居民人均个人现金卫生支出占人均可支配收入的比重分别为2.90%和5.25%，分别比上年下降0.44和1.13个百分点，城乡居民就医负担进一步下降。

按全口径核算，2015年北京市卫生总费用机构流向构成中，医院、基层医疗卫生机构、药品及其他医用品零售机构、公共卫生机构、卫生行政机构、医疗保险管理机构、其他卫生机构费用分别占：68.55%、7.65%、16.17%、3.11%、1.32%、3.20%。

2015年，流向基层医疗卫生机构费用增长最快，增长13.33%，占比为7.65%，较上年提高0.75个百分点，表明北京市加强基层医疗卫生机构建设取得了一定成效。

（谢　超）

【预决算完成情况】 2016年决算显示，市、区两级，包括医疗、卫生、科研、教育和行政机构在内的所有单位总收入1068.67亿元，其中各项事业收入778.3亿元、财政基本经费补助收入157.66亿元、财政项目经费补助收入132.71亿元。总收入较上年增长13.45%，其中各项事业收入增长12.89%、财政基本经费补助收入增长14.9%、财政项目经费补助收入增长15.03%。

全年总支出1050.84亿元，其中各项事业支出770.07亿元、财政拨款支出280.77亿元。总支出较上年增长12.07%。

（李立国）

财务管理

【完成市、区两级医院成本核算系统运行维护项目】 年内，市卫生计生委完成《市属医院2015年科室成本分析报告》《市属医院2014年医疗服务项目成本分析报告》《区属医院2015年科室成本分析报告》《区属医院2014年医疗服务项目成本分析报告》《北京市市属医疗机构成本数据简明资料》《北京市区医院成本分析报告（简版）》。区属医院成本核算系统运行维护项目于9月完成初验，市属医院成本核算系统运行维护项目于10月完成初验。

（张　雯）

【完成卫生单位成本核算软件研发及试点项目】 根据4家试点单位（市疾控中心、急救中心、血液中心、体检中心）成本核算方面的特点，经过调研，市卫生计生委完成了卫生单位成本核算系统的研发，在第三方测评单位对软件测试通过的基础上，该项目于12月完成终验。在项目实施过程中，形成了《卫生事业单位成本核算办法（试行）》初稿。

（张　雯）

【加强机关财务管理】 年内，市卫生计生委以预算管理为抓手，重点推动业务处室开展基层卫生、急救体系、康复护理体系建设和重点学科建设等工作，加快预算执行进度；全面加强机关财务内部控制，对重点业务、重点环节、重点岗位进行流程再造，明确岗位分工，强化管理会计岗位的统筹管理责任；推进政府购买服务工作；优化经费申请和审批流程，完善财务管理信息系统模块建设；加强与业务处室交流与沟通，开展财政、审计管理政策培训，提高机关绩效管理水平和财务风险防控意识，确保资金高效、规范使用。

（李立国）

【完善科研经费财政投入机制】 市卫生计生委赴市属科研院所进行调研，组织系统内专家就财政经费投入方向与机制问题进行研讨座谈，制定了《北京市卫生计生委关于推进首都卫生系统财政科研项目经费管理改革工作的实施意见》。推进科研成果转化，支持老年病医疗研究中心成立医学转化公司。

（张 雯）

【财务收支审计和经济责任审计】 2016年，市卫生计生委对15家卫生单位开展领导干部经济责任审计，对6家研究所进行财务收支审计。审计资产量共计24.25亿元，提出审计建议80条。

（林 军）

【住院医师规范化培训项目专项审计】 2016年，市卫生计生委对61家住院医师培训基地2012—2015年度住院医师规范化培训专项经费的管理和使用情况进行了审计。审计总金额64580.72万元，提出建议16条。

（林 军）

价格管理

【院前急救价格政策改革】 2016年，市发展改革委会同卫生计生委和人力社保局联合出台了《关于印发本市院前急救有关项目价格的通知》，自5月1日起，北京市设立“院前危急重症抢救”项目，价格标准为40元/次，同时将该项目纳入本市基本医疗保险、工伤保险诊疗项目报销范围。规范现行救护车使用相关价格政策，救护车计价里程按照实际载客里程计算，以计价器显示里程为准。

（张 雯）

【放开公立医疗机构部分医疗服务价格】 11月，市发展改革委、卫生计生委、人力社保局联合印发了《关于放开本市公立医疗机构特需医疗服务价格的通知》《关于调整本市公立医疗机构新增医疗服务项目价格管理方式的通知》《关于放开本市公立医疗机构部分医疗服务项目价格的通知》。自2017年1月1日起，北京市将放开公立医疗机构开展的特需医疗服务、新增医疗服务和580项全国规范中的医疗服务项目价格，实行市场调节价管理。

（张 雯）

【规范医疗服务价格】 年内，与医药分开推广实施、药品阳光采购改革同步，市卫生计生委推进北京市第一批医疗服务价格项目规范工作。第一批调整的医疗服务价格项目共435项，包括：床位、护理等综合医疗服务类125项，占28.7%；CT、核磁等影像学诊断类185项，占42.5%；针灸、推拿等中医医疗服务类96项，占22.1%；阑尾切除术等临床手术治疗类26项和放疗等临床物理治疗类3项，占6.7%。

（张 雯）

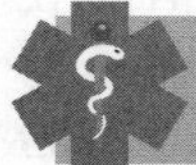

组织与人事管理

【概述】 2016年，市卫生计生委所属单位党建、宣传、统战、共青团等工作，首都卫生计生系统精神文明建设活动，领导班子建设和干部管理、培训工作，人才工作的宏观管理、高层次人才队伍建设工作的组织协调及落实，机关及所属单位的人事、机构编制等工作，卫生计生从业人员准入资格认定工作，卫生系列专业技术资格（任职资格）考试评审工作，卫生领域对口支援人员的选派工作等，都得到有效落实和扎实开展。截至年底，市属卫生计生事业单位共有74个、正式在职人员3.6万人。

（李新平）

党建工作

【“两优一先”表彰】 在庆祝中国共产党成立95周年之际，中共中央、北京市委、市卫生计生委党委分别开展优秀共产党员、优秀党务工作者和先进基层党组织评选表彰活动。6月29日，北京市卫生计生委党委授予市疾控中心党委等29个基层党组织“北京市卫生计生委先进基层党组织”称号，授予贾立群等99人“北京市卫生计生委优秀共产党员”称号，授予曲新丽等29人“北京市卫生计生委优秀党务工作者”称号。中共北京市委授予北京儿童医院贾立群、同仁医院王宇“北京市优秀共产党员”称号，授予北京市卫生监督所曲新丽、北京朝阳医院杨舒玲“北京市优秀党务工作者”称号，授予市疾控中心党委、积水潭医院烧伤科党支部“北京市先进基层党组织”称号。7月1日，中共中央授予北京儿童医院贾立群“全国优秀共产党员”称号。

（柴卫红）

【开展“两学一做”学习教育】 按照中央和市委部署，市卫生计生委在全系统开展“两学一做”学习教育。坚持问题导向，统筹推进基层党组织按期换届排查、党员组织关系排查、党费收缴工作专项检查、党员违纪违法未给予相应处理情况排查、社会组织“两个覆盖”等党建工作7项重点任务。经过排查整改，88个应该换届的基层党组织中86个启动或完成换届选举程序；28名失联党员中有5名取得联系，对16名失联党员给予组织处置；对违纪违法未按规定处理的3名党员进行了组织处理；全系统1.3万名党员补交党费5600余万元；为委属37个社会组织新建了党组织，14个社会组织规范了组织设置。

（袁兆龙）

宣传工作和精神文明建设

【表彰2015年宣讲工作先进集体和个人】 为进一步推动全系统宣讲工作，按照市百姓宣讲工作有关要求，并综合考量各单位在宣讲工作中的比赛成绩、组织工作、巡回宣讲密度等因素，4月15日，市卫生计生委对在2015年“我们的价值观”主题宣讲活动中表现突出的先进集体和个人予以通报表彰。宣武医院、安贞医院、市疾控中心等34个先进集体，宣武医院李嘉、安贞医院孔晴宇、市疾控中心杨鹏等30名优秀宣讲员，宣武医院王香平、安贞医院于利群、市疾控中心邓瑛等64名优秀组织工作者受到表彰。

（张正尤）

【推选第六届“首都十大健康卫士”】 4～12月，市卫生计生委、首都卫生计生系统精神文明建设协调委员会联合在首都地区医疗卫生系统开展了第六届“首都十大健康卫士”推选宣传活动。在各单位层层宣传、推荐的基础上，11月1日，在市卫生局党校召开了第六届“首都十大健康卫士”集中展示推选会，来自中央、部队、高校、厂矿企业以及市（区）卫生计生委所属的首都地区各级医疗卫生机构，采用播放微视频的方式，介绍了本单位推荐的医务人员的事迹。北京儿童医院重症监护室主任钱素云等30人从51名参评者中脱颖而出，成为第六届“首都十大健康卫士”候选人。30名候选人的简历和事迹公示于11月16日《北京日报》专版上；同时，11月16～30日，在搜狐网健康频道、市卫生计生委官方网站开展网络投票推选活动。11月18日～12月23日，北京电视台科教频道、歌华有线电视健康专区等媒体，展播了30名十大健康卫士候选人的微视频。12月15日，首都卫生计生系统精神文明建设协调委员会召开专题会议，审议确认北京儿童医院重症医学科主任钱素云、北京协和医院重症医学科刘大为、北京大学第三医院骨科主任刘忠军、北京同仁医院眼科副主任卢海、西苑医院主任医师麻柔、北京口腔医院牙体牙髓科主任侯本祥、市疾控中心传染病地方病控制所所长王全意、北京安贞医院心脏内科中心主任马长生、解放军第二六一医院精神病科总护士长蔡红霞、北京佑安医院院长李宁等10人为第六届“首都十大健康卫士”。

（彭英姿）

【“不忘初心为百姓，天使情怀护健康”主题宣讲活动】 年内，市卫生计生委在首都卫生系统开展了“不忘初心为百姓，天使情怀护健康”主题宣讲活动，培育和践行社会主义核心价值观，展示首都卫生与健康工作者敬佑生命、救死扶伤、甘于奉献、大爱无疆的职业精神。来自中央、高校、厂矿、企业、市、区等所属58个医疗卫生单位的130多名医务人员参赛。在全系统预赛、决赛、层层选拔、集中培训、系统内巡回试讲的基础上，市卫生计生委组建了全系统“不忘初心为百姓，天使情怀护健康”主题宣讲团。宣讲团由北京天坛医院主任医师万伟庆等16人组成，先后深入到全市机关、学校、城乡巡回宣讲20余场，现场直接听众4000余人。11月3日，在华北宾馆举办的北京市宣讲汇讲暨决赛中，由王晓娟、朱珊、孟娜、田松、王璐、万伟庆等6人代表的北京卫生计生系统“不忘初心为百姓，天使情怀护健康”主题宣讲团，在全市21个委办局、区委宣传部组建的宣讲团中总分第一，荣获团体冠军，北京回龙观医院田松获得个人第一名。11月30日～12月1日，北京市卫生计生委应邀组团赴吉林省长春、吉林等市巡回宣讲。市卫生计生委选取精彩宣讲报告和宣讲决赛实况编辑刻录成盘，并编辑制作《北京卫生计生系统“不忘初心为百姓，天使情怀护健康”主题宣讲活动优秀作品集》，下发系统内各单位。

（彭英姿）

【推荐“北京榜样”】 年内，市卫生计生委推荐第五届“首都十大健康卫士”等先进典型参加由市委宣传部、首都文明办、北京广播电台组织开展的“北京榜样”评选活动，全年推荐“北京榜样”候选人23人。其中，中日友好医院皮肤科副主任张晓艳被评为2016年度十大“北京榜样”，地坛医院科教处副处长李鑫、东直门医院副院长田金洲被评为2016年度“北京榜样”提名奖，李鑫、田金洲、张晓艳分别被评为“北京榜样”7月、8月、10月月榜人物，北京大学第三医院眼科主任医师马志中、北京大学第一医院皮肤性病科主任医师朱学骏被评为“北京榜样”9月第四周、10月第二周周榜人物。

（张正尤）

干部管理和培训

【举办深化医改专题研讨班】 6月27日～7月1日，市卫生计生委和市委组织部、市委党校联合在市委党校举办深化医改专题研讨班。市政府研究室、市政府法制办、市编委、市民政局、市财政局、市人力社保局、市食品药品监管局、市统计局等有关部门主管领导，区县政府主管领导、区县卫生计生委主要负责人，市卫生计生委、市中医管理局、市医管局领导及处室负责人，市卫生计生委直属单位主要负责人，市属医院主要负责人等151人参加了培训。副市长林克庆在培训班上做了题为“深化医药卫生体制改革的重点与思路”的辅导报告。

（胡　兰）

【举办民主集中制专题培训班】 为贯彻落实全面从严治党要求，深入学习贯彻民主集中制，提高市卫生计生系统各单位领导班子集体议事决策能力与水平，10月30～31日，市卫生计生委、市医管局在市政府宽沟会议中心联合举办民主集中制专题培训班。市卫生计生委直属单位、市属医院党委书记、副书记，市卫生计生委、市中医管理局、市医管局机关副处长以上领导干部和组织人事、纪检监察、机关党委等处室全体工作人员约200人参加了培训。培训班重点围绕习近平总书记关于全面从严治党、贯彻落实民主集中制的重要论述，由赵湘江、张凤朝、席文启、方来英进行了讲课辅导。

（胡　兰）

公务员队伍建设

【处级干部档案专项审核】 4月，市卫生计生委成立干部人事档案专项审核工作领导小组，制定了《北京市卫生和计划生育委员会干部人事档案专项审核工作实施方案》。历时半年，对市卫生计生委机关公务员和直属事业单位处级干部共268卷干部人事档案进行了全面审核。重点审核了干部的出生时间、参加工作时间、入党时间、学历学位、工作经历、干部身份、奖惩情况、家庭主要成员及重要社会关系等信息。通过专项审核，确保了干部人事档案真实、准确、完整、规范。

（赵君华）

【完成2016年公务员招考】 经过报名、审核、笔试、面试、考察等环节，市卫生计生委机关招录综合管理类公务员4人，为市计划生育协会招录综合管理类公务员1人，为市卫生监督所招录行政执法类公务员3人。

（赵君华）

【完成2016年公务员遴选】 经过报名、审核、笔试、面试、考察等环节，为市卫生计生委机关遴选综合管理类公务员6人，为市卫生监督所遴选行政执法类公务员4人。

（赵君华）

【调整基本工资标准和测算扣缴养老保险】 按国家统一标准调整基本工资标准，组织完成了市卫生计生委机关将部分规范的津贴补贴纳入基本工资、事业单位将部分绩效工资纳入基本工资，实行与企业相同的社会统筹与个人账户相结合的基本养老保险制度。个人缴费比例为本人缴费工资的8%，单位缴费比例为参加机关事业单位养老保险工作人员的个人缴费工资基数之和的20%。

（赵君华）

事业单位人事管理

【初、中级卫生专业技术资格考试】 5月14～15日、21～22日，市卫生计生委组织完成了2016年度初、中级卫生专业技术资格考试北京考区工作。本年度初、中级卫生专业技术资格考试审核合格考生44056人，比2015年增长3.20%；开考专业118个，包括46个纸笔考试专业和72个人机对话考试专业。纸笔考场31个、试室944个，考试33728人；人机对话考场11个、试室57个，考试10328人。考试合格率29.86%。

（王　宗）

【护士执业资格考试】 5月28～29日，市卫生计生委组织完成了2016年度护士执业资格考试北京考区工作。本年度护士执业资格考试审核合格考生5317人，比2015年减少2%。考试首次采用人机对话考试的形式，共用4个考场24个试室，每半天为一个批次，共分为4个批次进行。考试合格率43.16%。

（王 宗）

【高级职称答辩评审】 2016年高级职称答辩评审工作于10月24日～11月2日在小汤山医院进行。共有2201人参加了卫生系列高级职称答辩评审，其中申报正高级职称556人、副高级职称1645人，涉及80个申报专业，分成50个答辩评议组，200余名专家参加了答辩评审工作。经答辩评审，共通过1606人，其中正高462人、副高1294人。此外，年内还有81人参加了卫生管理研究专业职称答辩评审，其中申报正高20人、副高61人。经答辩评审，通过50人，其中正高15人、副高35人。

（王 宗）

专业技术人才队伍建设

【首都医科大学为北京急救中心培养定向生】 为缓解院前急救人才紧缺问题，确立急救人才稳定的补充渠道，4月15日，市卫生计生委在首都医科大学召开协调会，就首都医科大学为北京急救中心培养定向生的招生方式和规模及专业设置等问题进行协商并达成共识。2016年首都医科大学为北京急救中心定向招收30名临床医学专业的专科生。该项措施2017年将继续实施，招生层次、专业和人数与2016年相同。

（智利平）

【组织2016年度优秀人才培养资助推荐工作】 4月下旬，按照市委组织部《关于开展2016年度优秀人才培养资助工作的通知》，市卫生计生委组织市属医院和各直属单位开展优秀人才培养资助推荐工作，共推荐符合条件的254人为2016年优秀人才培养资助对象。经市委组织部审核，最终确定55人为资助对象。

（李传亮）

【完善住院医师规范化培训的人事配套政策】 为进一步完善本市住院医师规范化培训自主培训人员人事管理，在前期调研的基础上，市卫生计生委会同市人力社保局研究制定了新的配套政策，于5月30日印发《关于引进非北京生源住院医师规范化培训自主培训人员有关事项的通知》，对引进的原则、范围和条件及工作流程作了明确规定。

（智利平）

【推荐第八批“北京市优秀青年人才”】 6月，市卫生计生委组织开展第八批“北京市优秀青年人才”评选表彰人选推荐工作，共审核推荐49人，其中市属医院43人、市卫生计生委直属单位6人。在推荐的49人中，最终有21人通过评审。

（李传亮）

【选派专家参加京津冀高层次人才联合休假活动】 7月25～30日，按照2016年京津冀人才一体化发展重点工作安排，市卫生计生委选派2名专家参加由京津冀三地在河北省承德市组织的2016年京津冀高层次人才联合休假活动。

（李传亮）

【接收“西部之光”访问学者】 按照市委组织部《关于做好2016年“西部之光”访问学者接收培养工作的通知》，7月，市卫生计生委协调市医管局接收8名“西部之光”访问学者，安排到市属医院进行培养。

（李传亮）

【选派第九批“人才京郊行”干部】 市卫生计生委从市属医院和市疾控中心共选派21名干部参加了第九批“人才京郊行”活动。

（李传亮）

【选派第十七批博士服务团成员】 按照中组部、团中央《关于开展第十七批博士服务团服务锻炼工作的通知》要求，市卫生计生委开展了博士服务团成员选派工作。最终上报4人参加第十七批博士服务团工作。

（李传亮）

机构编制管理

【调整市卫生计生委所属单位】 根据市编办关于组建市卫生计生委后应对原市卫生局和原人口计生委所属单位进行调整的要求，市卫生计生委按照精简效能、统筹兼顾、服务大局、加强行业管理的原则，在不突破现有人员编制和机构数量的前提下，对职能相同的机构进行合并，对职能相近的机构进行整合，对不适应发展需要的机构进行撤销，同时增设有关机构、变更名称。调整方案分别于9月和12月函报市编办，市编办分别于11月和12月函复同意。调整前，市卫生计生委所属单位共30个，其中原北京市卫生局所属单位24个、原市人口计生委所属单位6个。调整后，市卫生计生委所属单位27个。其中，合并设立3个单位：将北京市公共卫生信息中心和北京市人口和计划生育委员会信息中心合并，设立北京市卫生计生委信息中心，加挂北京市卫生计生委政策研究中心的牌子；将北京市卫生宣传中心和北京市人口和计划生育宣传教育中心合并，设立北京市卫生计生委宣传中心；将北京市卫生局老干部服务中心和北京市人口和计划生育委员会老干部活动站合并，设立北京市卫生计生委离退休干部服务中心。整合设立1个单位：将北京市人口和计划生育宣传教育中心除新闻宣传以外的职责，与北京市计划生育药具管理站的职责合并，整合设立为北京市计划生育服务指导中心，同时加挂北京市计划生育药具管理站的牌子。新增设2个单位：北京市卫生计生委行政审批服务中心、北京市医疗管理服务指导中心。撤销2个单位：北京市卫生局招待所、北京市连心服务中心。更名8个单位：北京市卫生局机关后勤服务中心更名为北京市卫生计生委机关后勤服务中心，中共北京市卫生局党校（中共北京市委党校二分校、北京行政学院二分院）更名为中共北京市卫生和计划生育委员会党校（中共北京市委党校二分校、北京行政学院二分院），北京市公共卫生热线（12320）服务中心更名为北京市卫生计生热线（12320）服务中心，北京市卫生人才交流服务中心（北京市卫生人员考评中心）更名为北京市卫生计生委人才交流服务中心（北京市卫生人员考评中心），北京市卫生局临床药学研究所（北京市中药研究所）更名为北京市临床药学研究所（北京市中药研究所），北京市卫生局洗涤中心更名为北京市卫生计生委卫生洗涤中心，北京市卫生会计核算服务中心更名为北京市卫生计生委会计核算服务中心，北京市卫生监督所更名为北京市卫生和计划生育监督所。

（王　宗）

对口支援工作

【帮助拉萨市人民医院创建三甲医院】 根据中组部要求，北京市帮助拉萨市人民医院创建三级甲等医院，市卫生计生委选派北京市属三甲医院的行政、医疗、门急诊、护理、院感、后勤、药学、病案等专家一行13人，于1月9～16日赴西藏，对拉萨市人民医院创建三甲医院进行预评审。专家组按照国家规定的三甲医院标准，对该院进行了全面评估，向拉萨市提出了改进建议。5月24日，市卫生计生委印发《北京市属医院组团式援助拉萨市人民医院创建三级甲等医院的行动计划》，组织市属医院结对帮扶拉萨市人民医院创三甲，以提升能力为出发点，以问题为导向，围绕三甲标准找差距、补短板，在北京市对口支援政策规定的职责范围内，通过帮助改善管理、加强学科建设和人才培养等措施，使拉萨市人民医院在规定的时限内达到三甲标准。市卫生计生委、市医管局确定北京友谊医院为帮扶拉萨市人民医院创三甲的主责单位。7月26～31日，市卫生计生委派出工作组，赴拉萨市人民医院，就帮助创建三甲医院进行工作对接。11月6～10日，市卫生计生委选派北京市属三甲医院的行政、医疗、门急诊、护理、院感、后勤、药学、病案等专家一行16人组成专家组，赴拉萨市人民医院对创建三甲医院的工作进行评估。专家组将评估情况反馈拉萨市人民医院，并书面函告拉萨市卫生局，以便拉萨方面下一步整改参考。

（智利平）

【第八批第三期援疆干部启程】 根据市委组织部要求，市卫生计生系统从17家市属医院和16个区卫生计生委选派的第八批第三期56名援疆干部，于3月4日前往新疆和田。56名援疆干部分别在和田地区人民医院、和田县人民医院、墨玉县人民医院、洛浦县人民医院、兵团十四师执行为期1年的卫生援疆任务，开展智力援助、实施惠民工程、提升当地卫生管理水平。

（胡　兰）

【召开京蒙对口支援工作启动会】 4月11日，北京市卫生计生委在内蒙古大厦召开北京-内蒙古自治区“十三五”期间医院对口支援工作启动会，会议就北京-内蒙古自治区“十三五”期间对口支援工作进行了部署，北京市卫生计生委主任方来英和内蒙古自治区卫生计生委主任欧阳晓辉出席会议并签订省际医院对口支援工作协议。

（段姗姗）

【新疆乌鲁木齐市干部来京挂职】 根据市委组织部要求，由市卫生计生委安排新疆乌鲁木齐市24名干部于年内到北京10所市属医院挂职培训。其中，4名管理人员分4批来京挂职，每人挂职1个月；20名医护人员一次性挂职6个月。挂职干部于5月初到京参加挂职培训。年底前，按计划完成挂职培训。

（胡　兰）

【与河北省互派卫生挂职干部】 为加强京冀卫生事业协同发展，北京市与河北省互派卫生挂职干部。7月21日，市卫生计生委确定选派5名干部到河北挂职，其中，2名行政干部分别到张家口市、唐山市曹妃甸挂职，3名技术人员到河北省直属医院挂职。同时，北京安贞医院等3家市属医院接收河北省3名技术人员来京挂职。

（胡 兰）

【选派第八批援藏干部和第三批援青干部】 根据中央组织部统一部署和北京市委组织部要求，市卫生计生委选派第八批援藏干部和第三批援青干部。7月22日，26名援藏干部赴拉萨市执行援藏任务。其中，1名干部在拉萨市卫生局挂职副局长，为期3年；市属医院选派15人采取"组团式"援助拉萨市人民医院；朝阳区、海淀区和房山区选派的10人分别到堆龙德庆县、当雄县和尼木县人民医院执行援助任务。7月27日，市卫生计生委和西城区选派的7名援青干部赴青海玉树执行援青任务。其中，市卫生计生委选派的1人挂职玉树州卫生计生委副主任，西城区卫生计生委选派的1人挂职玉树州卫生计生委副主任兼玉树州人民医院院长，为期3年；西城区卫生计生委选派的5名卫生专业技术人员执行为期1年的援助任务。

（胡 兰）

【赴内蒙古开展省际医院对口支援督导】 9月6～8日，市卫生计生委副主任毛羽带队到内蒙古自治区阿拉善盟、乌兰察布旗就京蒙省际对口支援工作落实情况进行督导。北京市支援合作办、内蒙古自治区卫生计生委一同参与了督导。督导组从受援医院的组织领导、派出人员管理、对支援人员的保障、管理水平提升、技术能力提高、服务能力扩展等方面对小汤山医院支援的阿拉善盟中心医院、首钢医院支援的四子王旗人民医院、京煤集团总医院支援的察右中旗医院和同仁医院支援的乌兰察布市中心医院进行了督导。

（段姗姗）

【接收5名新疆科技英才来京培养】 根据市委组织部要求，市卫生计生委接收5名新疆和田地区科技英才来京培养，接收培养学员单位分别是北京世纪坛医院、北京口腔医院、东城区卫生计生委、朝阳区卫生计生委、昌平区卫生计生委。培养专业涉及急诊内科、呼吸内科、口腔种植及修复、普外科、放射科，培养时间为2016年11月初～2017年1月底。

（胡 兰）

共青团工作

【市卫生计生委团委开通微信公众号"小白大褂"】 为进一步加强市卫生计生委团委新媒体平台建设，开创共青团工作的新思路，应用新媒体扩大共青团组织的有效覆盖面，提高共青团工作的时效性和影响力，8月，市卫生计生委团委申请开通微信公众号"小白大褂"。

（袁兆龙）

【组织"学党史、知党情、跟党走"主题知识竞赛】 为纪念建党95周年，中国工农红军长征胜利80周年，践行"两学一做"学习教育精神，9～11月，市卫生计生委团委在全系统团员青年中组织"学党史、知党情、跟党走"主题知识竞赛。活动围绕党章党史、党纪党规、团章团史、团纪团规及习近平总书记系列讲话精神等内容组织学习和竞答。最终，北京妇产医院获得第一名。

（袁兆龙）

【共青团达标创优工作取得好成绩】 2016年，卫生计生系统共青团组织动员广大团员青年立足岗位创先争优，在各项达标创优工作中取得好成绩。北京同仁医院急诊科、积水潭医院门诊西药房、北京胸科医院六病区、朝阳医院呼吸与危重症医学科、12320服务中心业务班组、友谊医院医疗保健中心六病区被评为全国青年文明号，天坛医院田永吉、妇产医院宋征、回龙观医院庞宇被授予"北京市五四奖章"，北京妇产医院团委被评为北京市五四红旗团委，北京儿童医院五官科团支部被评为"北京市五四红旗团支部"，同仁医院曹玺盛被评为"北京市优秀团干部"，佑安医院李丹被评为"北京市优秀团员"。

（袁兆龙）

2016年委管干部任免情况

（按时间排序）

叶 纯 免去北京市保健委员会办公室副调研员职务

张 哲 免去北京市卫生和计划生育委员会办公室副主任职务（结束挂职）

黄 春 任北京市疾病预防控制中心、北京市预防医学研究中心党委书记，北京市疾病预防控制中心副主任；免去北京市卫生和计划生育委员会卫生应急办公室（突发公共卫生事件应急指挥中心）主任职务

马 彦 免去北京市疾病预防控制中心、北京市预防医学研究中心党委书记，北京市疾病预防控制中心副主任职务（退休）

刘 颖 任北京市卫生和计划生育委员会医政医管处（社会办医服务处）副处长，免去

北京市保健委员会办公室副主任职务

王　麟　任北京市卫生和计划生育委员会政策法规处副处长，免去北京市计划生育协会副秘书长职务

张　斌　任北京市卫生和计划生育委员会疾病预防控制处（公共卫生管理处）副调研员

刘　磊　免去北京市卫生和计划生育委员会办公室调研员职务（退休）

张文中　任北京急救中心主任、党委副书记

项晓培　免去北京急救中心主任、党委副书记职务（退休）

赵建宏　免去北京市中医管理局医政处（基层卫生处）处长职务（退休）

王　欣　主持北京市中医管理局医政处（基层卫生处）工作

陈化初　免去北京市卫生局老干部服务中心副调研员职务（退休）

周德华　免去北京市人口和计划生育宣传教育中心副调研员、连心服务中心主任职务（退休）

饶英生　免去北京市卫生和计划生育委员会健康促进处（北京市爱国卫生运动委员会办公室）调研员职务（退休）

孙力光　免去北京市卫生和计划生育委员会发展规划处（首都医药卫生协调处）处长职务

谢　辉　免去北京市卫生和计划生育委员会疾病预防控制处（公共卫生管理处）处长职务

李德娟　任北京市卫生和计划生育委员会发展规划处（首都医药卫生协调处）处长，免去北京市卫生和计划生育委员会政策法规处处长职务

曹　昱　任北京市卫生和计划生育委员会卫生应急办公室（突发公共卫生事件应急指挥中心）主任（试用期1年）

唐汉禹　任北京市卫生和计划生育委员会办公室副主任（试用期1年）

杨　扬　任北京市卫生和计划生育委员会卫生应急办公室（突发公共卫生事件应急指挥中心）副主任（试用期1年）

陆　珊　任北京市卫生和计划生育委员会医政医管处（社会办医服务处）副处长（试用期1年）

钟晓军　任北京市保健委员会办公室副主任（试用期1年）

刘红旻　任北京市卫生和计划生育委员会基层卫生处副处长（挂职1年）

罗　焜　免去北京市卫生和计划生育委员会科技教育处副处长职务（结束挂职）

田　睿　免去北京市卫生和计划生育委员会疾病预防控制处（公共卫生管理处）副处长职务（结束挂职）

孔京生　结束试用期，正式任北京市卫生和计划生育委员会组织人事处（人才处）处长

袁兆龙　结束试用期，正式任北京市卫生和计划生育委员会团委书记（副处职）

姜　丽　任北京急救中心党委书记，免去北京市卫生和计划生育委员会工会调研员职务

李　巍　免去北京急救中心党委书记、副主任职务（退休）

琚文胜　任北京市公共卫生信息中心主任、党支部书记，免去北京市卫生宣传中心主任、党支部书记职务

张文中　免去北京市公共卫生信息中心主任、党支部副书记职务

刘　伟　免去北京市公共卫生信息中心党支部书记、副主任职务（退休）

周　峰　任北京市卫生宣传中心主任，免去北京结核病控制研究所党总支书记职务

黄　春　任北京结核病控制研究所党总支书记

黄惟清　任北京卫生职业学院院长（试用期1年）、党委副书记

李汝斌　免去北京市新型农村合作医疗服务管理中心主任职务（退休）

赵新生　免去北京市卫生监督所副所长职务（退休）

张建利　任北京市卫生宣传中心党支部书记，免去北京市红十字血液中心党委书记、副主任职务

姜东兰　任北京市红十字血液中心党委书记，免去北京市疾病预防控制中心、北京市预防医学研究中心党委副书记，纪委书记职务

黄若刚　任北京市预防医学研究中心副主任（试用期1年）

曲新丽　任北京市卫生和计划生育委员会离退休干部处处长、北京市卫生局老干部服务中心主任（试用期1年），免去北京市卫生监督所党委副书记、纪委书记职务

刘麦收　免去北京市卫生和计划生育委员会离退休干部处处长、北京市卫生局老干部服务中心主任职务（退休）

刘清华　任北京市卫生和计划生育委员会疾病预防控制处（公共卫生管理处）处长（试用期1年）

卫生界人物

王世真

王世真，男，福建福州人，1916年3月7日出生于日本千叶。著名核医学家、中国科学院院士，被誉为“中国核医学之父”。自1933年起，先后在燕京大学、清华大学、中央大学和贵阳医学院、加拿大多伦多大学、美国艾奥瓦大学及艾奥瓦大学放射性研究所学习、任教和工作。先后担任实验医学研究所研究员、放射医学研究所副所长和名誉所长，以及中国医学科学院首都核医学中心主任。

王世真一生致力于中国核医学事业，是该领域的开拓者和奠基人。1951年从美国回国，领导建立了中国第一个半自动人放射性实验基地，1956年创办了中国第一个同位素应用训练班，实现了中国核医学事业的从无到有。1980年，创办中华医学会核医学分会；1981年，创办《中华核医学杂志》。领导研究室先后合成了近200种放射性药物及生物医学所需的示踪剂，创建并推广液闪测量、放免分析、酶放射测定等多项核医学技术，为推动核医学专业在中国的发展做出了巨大贡献。

2016年5月27日，因病在北京协和医院逝世，享年100岁。

吕式瑗

吕式瑗，女，1917年生于北京。北京积水潭医院副院长、主任护师，中国骨科护理专家。1942年毕业于北京协和医学院护士学校，1947年受聘于南京中央医院儿科作护理督导，1949年获奖学金赴英国进修骨科护理，1950年成为中国大陆第一位在英国的注册护士。1951年回国，先后任南京金陵医院外科总护士长、护理部主任。1956年调至北京积水潭医院，任创伤护理指导员；1961年任护理部主任，1981年任副院长，1989年退休。1993年，获得“有突出贡献专家”殊荣，享受国务院特殊津贴。长期担任中华护理学会常务理事，北京护理学会理事长、荣誉理事长，《中华护理杂志》主编。先后出版了《基础护理技术操作规程》《创伤骨科护理学》《护理学基础》《吕式瑗临床护理经验集》等专著，其中《创伤骨科护理学》是中国第一本骨科护理著作。

2016年12月18日，因病在北京去世，享年99岁。

张丽珠

张丽珠，女，云南大理人，白族，1921年1月15日生于上海。1941年毕业于上海圣约翰大学（理学士），1944年毕业于圣约翰大学医学院（医学博士），1946年～1951年，分别在美国哥伦比亚大学医学中心、霍布金斯医学院，以及英国伦敦玛丽居里医院等从事病理学和肿瘤学研究及住院医师、住院总医师工作。1951年回国，任上海圣约翰大学医学院妇产科副教授；1952年调入北京医学院第一附属医院妇产科；1958年，北京医学院第三附属医院创建，任妇产科主任至1984年。1955年开始指导第一批妇产科研究生，1982年晋升为教授，1984年任博士生导师，1989年成为国家重点学科学术带头人。

长期以来，张丽珠教授致力于妇科生殖内分泌的临床与基础研究，作为国家“七五”攻关重点课题“优生——早期胚胎的保护、保存与发育”课题负责人，培育出中国大陆首例试管婴儿，被誉为“神州试管婴儿之母”。随后又相继培育了我国首例赠卵试管婴儿、首例冻融胚胎试管婴儿、首例代孕母亲试管婴儿。同时还进行了人胚胎着床机理、人卵母细胞的成熟和凋亡等研究。主编《中国大百科全书妇产科分册》《妇产科经验教训101例》《临床生殖内分泌与不孕症》等多部著作。先后获得全国三八红旗手、全国卫生先进工作者、北京市五一劳动奖章、北京市科技进步一等奖、国家科技进步二等奖、北京医科大学“桃李奖”、卫生部科技进步奖、全国人口和计划生育科技贡献奖、女医师杰出贡献奖和北京医学会医学成就奖等。

2016年9月2日，因病在北京逝世，享年95岁。

司堃范

司堃范，女，1930年9月18日出生于河南省武安市。1948年就读于河北医学院附属护士学校；1950年参加抗美援朝医疗队，在齐齐哈尔兆南县后方医院工作；1951年在河北省医科大学附属医院工作，并担任护士长。1958年加入中国共产党，参加北京朝阳医院筹建工作，并担任朝阳医院第一任手术室护士长；1963年担任外科总护士长。1985年荣获国际红十字会授予的第三十届“南丁格尔”奖。曾获第一届全国十大社会公益之星、全国三八红旗手、北京市劳动模范等荣誉。

2016年2月12日，因病在北京逝世，享年85岁。按照她生前嘱托，捐献了遗体。

王　阶

王阶，男，云南文山人，1956年出生。主任医师，医学博士，博士生导师，中国中医科学院首席研究员，中国中医科学院广安门医院院长。享受国务院政府特殊津贴，为第十二届全国政协委员。1982年毕业于云南中医学院获学士学位，1985年毕业于湖北中医学院获硕士学位，1986～1988年师从中国中医科学院陈可冀院士，攻读中西医结合心血管临床博士研究生，获博士学位。任国务院学位委员会中西医结合学科评议组召集人，第四届中央保健会诊专家，中华中医药学会副会长，国家药典委员会委员，国家食品药品监督管理局新药审评专家，中华中医药学会心病专业委员会主任委员。主要从事中西医结合心血管病防治研究，善于运用中医辨证方法诊治心血管常见病及内科疑难杂病。先后主持国家自然科学基金、科技部重大新药创制等课题10余项。获国家科技进步奖一等奖1项、二等奖1项，中华中医药学会科技进步一等奖2项，以及其他省部级奖励9项；获国家发明专利3项。被评为卫生部有突出贡献的中青年专家，荣获中央国家机关五一劳动奖章。在国内外核心期刊发表学术论文566篇，其中SCI收录57篇；主编《实用中西医结合心血管病学》，参编医学书籍10余部。

2016年获全国五一劳动奖章。

刘玉村

刘玉村，男，1960年6月出生，天津人。主任医师、教授、博士生导师。1988年毕业于北京医科大学，获临床医学博士学位。任北京大学医学部党委书记，国家卫生标准委员会医院感染控制标准专业委员会主任委员、教育部高等学校教学指导委员会临床医学类专业教学指导委员会委员、中国研究型医院学会副会长、中国医院协会医院文化专业委员会副主任委员。曾任北京大学第一医院副院长、院长，北京大学医学部副主任。第十二届全国政协委员、第十四届北京市人大代表。从医30余年，致力于胃肠肿瘤外科的临床、教学和科研工作。

1995年被卫生部评为“教书育人、管理育人、服务育人”先进个人；2005年获中国十大教育英才；2008年起享受政府特殊津贴；2010年获中国医院“先声杯”优秀院长；2011年获全国卫生系统职工职业道德建设标兵；2012年获全国医院（卫生）文化建设先进工作者。

2016年，被授予加拿大皇家内科及外科医师学院荣誉院士称号，是加拿大皇家内科及外科医师学院成立86年来第一位获此殊荣的亚洲人。

姜保国

姜保国，男，1961年出生。任北京大学人民医院院长，兼任北京大学交通医学中心主任、中国创伤救治联盟主席、中华医学会创伤学分会主任委员、中华医学会常务理事等职务。1984年毕业于中国医科大学。先后师从于解剖学家李吉教授，骨科学专家、中国现代骨科创始人之一冯传汉教授，中国工程院院士王澍寰。分别获得医学硕士（中国医科大学）和医学博士（北京医科大学）学位。先后以第一作者或通讯作者在国际期刊发表论文65篇，国内核心期刊论文370余篇，论文累计引用2000余次；主编、主译《关节周围骨折》《严重创伤救治规范》《骨与关节损伤（第五版）》等19部著作。率先提出并建立关节周围骨折的治疗理念，并在复杂性关节周围骨折、神经损伤、严重创伤救治方面取得了创新性的研究成果。

2006年，获国家杰出青年基金；2012年，作为学术带头人获教育部创新团队；2013年，作为首席科学家获国家“973”计划项目。获国家科学进步二等奖1项、教育部技术发明奖一等奖1项、教育部科技进步奖一等奖1项，以发明人和专利权人获授权发明专利9项、实用新型专利15项。

2016年获第十五届顾氏国际和平奖。

北京市卫生和计划生育委员会党政领导名单

方来英　党委书记、主任，市医院管理局党委书记
于鲁明　副主任（兼），市医院管理局局长
耿玉田　党委委员、副主任
李彦梅　党委委员、副主任
毛　羽　党委委员、副主任
雷海潮　党委委员、副主任
钟东波　党委委员、副主任
屠志涛　党委委员、市中医管理局（副局级）局长
赵运涛　党委委员、副主任（8月结束挂职）
刘　娜　委员（副局级）（4月任职）
郑晋普　委员（副局级）

高小俊　委员（副局级）

北京市中医管理局领导名单

屠志涛　局长
罗增刚　副局长
禹　震　副局长

北京市医院管理局党政领导名单

方来英　党委书记
于鲁明　局长
韦　江　党委副书记（9月免职）
李彦昌　党委常委、纪委书记
潘苏彦　党委常委、副局长
边宝生　党委常委、副局长
吕一平　党委常委、副局长
刘建民　党委常委、副局长
徐长顺　副巡视员（5月任职）
刘旭光　副局长（挂职1年）

军队卫生工作

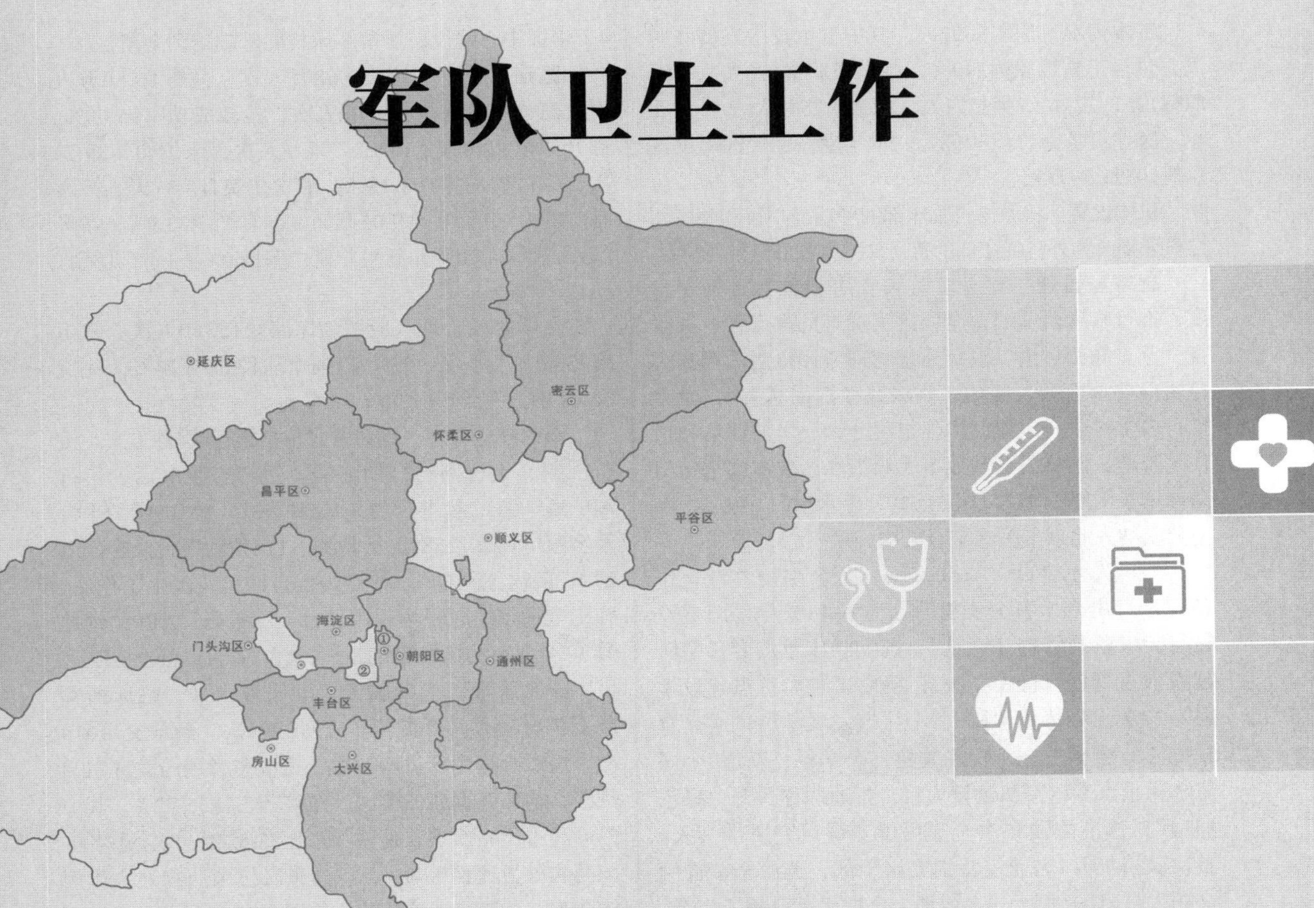

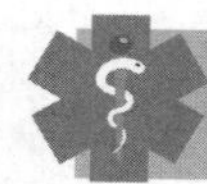

中国人民解放军总医院

地址：海淀区复兴路28号（100853） 电话：68182255
网址：www.301hospital.com.cn

基本情况 职工8692人，其中卫生技术人员6599人，包括正高级职称349人、副高级职称678人、中级职称1451人、初级师1573人、初级士2548人。

医疗设备总价值30亿元。本年度新购置医用设备总值10321.54万元。

机构设置 将原内科临床部的肿瘤外一科和肿瘤外二科分别改为外科临床部的普通外二科和肝胆外二科。

改革与管理 建立院首长查房和科室月讲评制度，推行临床药师制，全面落实疑难危重患者专家巡查、重点病例讨论、医疗质量管理考评机制。召开医疗质量安全大会，编印《临床路径汇编丛书》，大力推行多学科联合门诊，加强二次分诊、术前评估和预住院管理，医疗质量和效率大幅提高。院本部全年门急诊增长6.9%，收容增长4.6%，手术增长10.8%。海南分院纳入北京市医保定点机构。

学科人才建设。与10家国外著名院校签订合作备忘录。出台学科分类管理、学科和亚专科调整及试行大学科制管理《意见》、国家临床重点专科军队建设项目管理暂行《办法》，确立了13个重点建设学科、27个优势特色学科、9个扶持发展学科；成立脊柱中心、癫痫中心，转并改建15个学科，新增3个国家临床重点专科军队建设项目；打通职称晋升“绿色通道”；选准配强33个全军医学专科研究所带头人，首次破格提升1名业绩特别突出干部，选派全军首例文职人员出国留学。3人被评为全国优秀科技工作者，1人获中国青年科技奖，2人入选军队领军人才培养对象，3人入选学科拔尖人才培养对象。

教学管理改革。与哈佛医学院等12所国外著名医学院校，湘雅、华西等7家国内知名医院交流合作。首次推行硕博连读研究生选拔，10名优秀学员免试获博士生录取资格，招收首批53名医教协同专业硕士研究生。3D手术视教片获第二十届国际希腊健康女神奖。推行导师资格年审制度，取消200名导师当年招生资格。启动基础、野战、专科技能和机器人手术4个培训中心建设，学员临床技能基础培训全覆盖。

医疗工作 门诊450.68万人次，急诊16.60万人次，急诊危重症抢救9000人次，抢救成功率95.00%。展开床位4280张。出院17.01万人次，床位周转39.74次，床位使用率102.38%，平均住院日8.31天，死亡率0.40%。住院手术9.05万例。剖宫产率33.9%，孕产妇死亡率0.4/10万，新生儿死亡率1.60‰，围产儿死亡率12.10‰。

临床路径管理。应用临床路径15360人次，入组率73.80%。涉及33个科室198个病种253个路径。完成10430例，完成率67.90%。

预约挂号管理。预约方式包括银行端4种方式（银行网银、银行网点自助终端、银行客服电话、银行APP客户端），公共预约平台5种方式（95169预约平台及客服电话、12580电话预约、114预约平台及客服电话），院内预约挂号6种方式（自助机、医生工作站、师干电话预约、现场预约平台、二维码、APP预约挂号）。全年预约挂号294.22万人次，占门诊比例68.30%。

药物管理。提升临床药学服务水平，临床药师队伍扩至30人，开展药学查房2995次、药学交班614次，组织合理用药讲座74次，完成患者用药教育7423例次、临床咨询5802例次。医院药占比36.72%，其中门诊药占比45.51%，住院药占比33.52%。门诊患者抗菌药物处方比例9.69%，急诊患者抗菌药物处方比例59.76%，住院患者抗菌药物使用率35.58%。

医保工作。全年地方医保患者出院23504人次，总费用107429.3万元，次均费用23261元。试点推开跨省异地医保住院就医直接结算工作；推进DRGS医保工作，应用DRGS分析的各学科医疗服务现状、资源使用和质量安全情况，挖掘临床潜在问题，为医保DRGS付费方式改革打下基础。

医疗支援。组派专家参加“服务百姓健康行动”全国大型义诊活动周，参加“为老红军、老干部和老区人民送健康”主题日启动仪式及义诊活动，组派15

批153人赴四川宣汉、闽西长汀、甘肃会宁等革命老区开展健康扶贫工作。

护理工作 护士3136人，其中合同护士2415人。医护比1∶1.5。ICU床位211张。开展了个性护理、精细护理、标准护理及延伸护理服务。修订完善护理标准，规范处置上报及管理流程，分析追踪不良事件，完善巡指督导制度，对新聘护士长进行帮带指导，优化各班次及岗位工作流程。成立静脉血栓栓塞症防治护理技术组，完成专项护理技术质控。编写《新开诊病区所需各类物品明细单》，规范危重患者应急转运箱物品明细。设计护理质量控制软件，完成学分系统第一阶段开发，探索先进信息技术在护理工作中的应用。

申报科研课题62项，获批资金147万元，其中军队课题4项，院临床科研扶持基金10项、院科研苗圃基金5项。护理部立项课题14项，5项课题分获科技成果和医疗成果二、三等奖。获国家专利340项。

完成护理人员规范化考评4114人，完成协和护理学院继续教育本科班301校区教学组织工作，选派9名护理骨干赴优势学科医院学习、50余名护理骨干参加专科护士培训。获批北京市老年专科护士、伤口造口失禁专科护士临床教学基地。举办国际护理管理高峰论坛及省部级以上继续教育培训班14个，为423家医院培养护理骨干1147人。完成护理四生1183人次的教学组织与管理。11名硕士研究生获得学位毕业。护理人员参加学术会议219人次，赴国外交流学习13人次。

科研工作 获省部级以上课题190项，资助经费1.86亿元。获省部级二等奖以上奖励18项，其中国家科技进步一等奖2项，北京市科技进步一等奖1项，军队科技进步一等奖4项、军队科技进步二等奖11项。“医疗大数据应用技术”国家工程实验室获得国家发改委立项建设。获得专利授权198项，其中发明专利36项；年度签署转化及院企合作项目10项，金额368万元。

有国家重点实验室1个，教育部重点实验室2个，北京市重点实验室9个。

2016年度国家科技奖励大会上，陈香美院士领衔的“IgA肾病中西医结合证治规律与诊疗关键技术的创研及应用”，骨科唐佩福主任和创伤研究所姚咏明教授领衔的“严重战创伤多器官障碍与损伤修复的创新理论及关键技术”获得国家科技进步一等奖。

医学教育 录取研究生534人，其中硕士生211人、博士生323人。接收进修1725人，脱产外出进修49人。

学术交流 派遣603人次到45个国家和地区参会、培训、学习和考察，邀请420人次外籍专家学者来院授课讲学和访问交流，接待21批次外军代表团顺访参观，承办20场大型国际学术会议，完成涉外医疗159人次。

信息化建设 建设科研数据综合利用服务平台，为医疗、科研、教学和管理提供医疗数据检索服务。完成医疗大数据中心基础设施的论证选型工作。依照医院“大项医疗用房调整改造方案”，完成计算机室主机房搬迁。海南分院接入北京医保，成为北京医保“一院两址”异地建点的首家医院。完成银医一卡通移动端开发，可在手机上完成预约、挂号、支付等操作。完成“重症医学临床信息系统”研发，满足了重症医学科的特殊工作需求。安装安全桌面管理系统，加强了医院网络信息安全。完成远程会诊12069例，新增站点医院62家，培训全国站点医院53家133人次。

编辑出版 继续编辑出版《解放军医学院学报》。

（撰稿：吴　琼　审核：吴佳佳）

领导名单

院　长　任国荃
政　委　袁安升
副院长　韩　进　杨洛渝　何昆仑　吕吉云

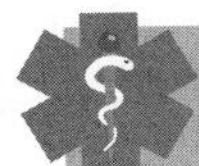

中国人民解放军第三〇二医院

地址：丰台区西四环中路100号（100039）　电话：66933028
网址：www.302hospital.com

基本情况 职工2337人，其中专业技术人员1866人，包括正高级职称51人、副高级职称126人、中级职称449人、初级职称1239人。

医疗设备总值60900万元，本年度新购置医疗设备总值9678.66万元，其中甲类医用设备3台、乙类医用设备8台。

改革与管理 调整学科发展战略，构建了以军事医学学科（感染性疾病学科）为统领，以肝病、肿瘤、中医药学科为特色，以医技和综合学科为支撑的六大学科群。参加中医药工作示范单位复评，被国家中医药管理局、国家卫生计生委、军委后勤保障部评为2015年全国综合医院、妇幼保健机构中医药工作示范单位。通过北京市市级危重新生儿抢救指定医院检查评估，被北京市卫生计生委指定为北京市危重新生儿抢救指定医院和传染病会诊指定医院。

医疗工作 医院编制床位470张，实有床位1266张。全年出院44213人次，床位周转39.05次，床位使用率103.87%，平均住院日9.98天，住院手术4188例。剖宫产率45.89%。无孕产妇死亡，新生儿死亡率0.7%，围产儿死亡率0.7%。

预约挂号管理。预约方式有自助机、人工窗口、北京114挂号平台、随访电话、挂号网、手机APP、微信公众号、支付宝窗等。全年预约挂号95613人次，开放号源比例100%，预约挂号占门诊比例12.37%。

新技术、新业务。高效液相色谱法检测血药浓度；利用肝细胞特异性对比剂（普美显）诊断疑难肝脏占位：双重血浆分子吸附（DPMAS）技术治疗肝衰竭高胆红素血症；组织达芬奇手术机器人的培训，成功开展达芬奇机器人辅助手术25台。

药物管理。全院药占比56.3%，门诊药占比51.67%，住院药占比53.63%。每月统计全院抗菌药物使用情况，月报公示全院使用量前十位的抗菌药物名称、厂家、用量；统计各科室抗菌药物使用情况，公示各科室抗菌药物使用总金额，使用量排名第一位的抗菌药物名称、厂家、用量；检查I类切口手术和介入手术预防用药比例并月报公示。预防用药起始时间、预防用药疗程未按规定执行的，按例扣除科室绩效奖金；开展抗菌药物处方点评，存在不合理用药情况的，月报公示，按例扣除科室绩效奖金。门急诊患者抗菌药物使用率2%，住院患者抗菌药物使用率27%。

医保工作。地方医保患者出院4087人次，总费用8845.6万元，次均费用21590元。完成北京市医保参保人员账户封闭系统改造，通过了验收。优化医保费用总额控制方案，全年发生北京医保费用总额1.58亿元，医保基金总额预付金额1.88亿元。

卫勤保障。军人门诊27309人次、出院270人次，总费用790.96万元。修订完善各类作战卫勤保障方案，细化实化卫生应急预案，建立健全常态备勤、拉动演练和检验评估等制度。成功举办“2016-生物盾牌”暨烈性呼吸道传染患者批量收治演练。组织8名专家参加军委后勤保障部空运烈性传染病患者试飞任务，起草并上报《空运烈性传染病患者机上医疗护理工作方案》。应北京卫戍区警卫一师邀请，组织专家通过视频方式为万余名官兵开展卫生保健知识讲座；应东海舰队邀请，组织专家赴浙江省宁波市向全舰队团以上主官及卫生工作人员传授艾滋病防控知识。赴北京市大兴区中部战区空军某部开展为兵服务活动，受益官兵100余人。

医疗支援。围绕军民融合、精准扶贫目标，落实对口支援任务和技术扶贫工作，先后组织6批次37位专家组成医疗队对宁夏彭阳县人民医院和新疆维吾尔自治区第六人民医院进行对口支援。组织16批次71名专家到所属协作医院开展技术指导。开展“服务百姓健康行动”全国大型义诊活动、“为老红军、老干部和老区人民送健康”主题日活动和“健康社区行”活动，受益群众近万人次。开展“藏区千名贫困家庭包虫病患者救助行动”公益活动，组织4批次32名专家赴西藏、青海等地进行包虫病的筛查诊治工作，共筛查疑似患者1478人，确诊308人，其中82名包虫病患者被接到本院手术治疗；技术帮扶西藏自治区第二人民医院成功实施6台包虫病手术。

医疗纠纷处理。发生医疗纠纷6件，诉讼解决6件。医院共赔付112万元。

护理工作 护士797人，其中本科342人、研究生8人。ICU床位75张。全院护理工作以持续深化优质护理服务为目标，通过ISO质量管理体系认证理思路，通过信息化手段提效能，由三级质控组织（医院-院级质控小组-科级质控小组）每季每月对1200余项护理质量指标进行常态化管理，对发现的问题隐患按PDCA管理循环持续改进，保证了护理服务的质量与安全，使得患者满意率由上年的97.5%提升至98.8%；护士离职率由上年的11.9%下降至10.6%。不良事件上报率100%，整改率100%。组织全军传染病专科护士培训32人，组织全院专科护理人员培训15次，选送25人参加各层级13类专科护士培训。选送14人次赴外院进修，接收26人次来院进修。

科研工作 申报科研项目155项，中标36项，资助经费1405万元。其中国家级课题申报95项，中标12项，资助经费647万元；北京市课题申报37项，中标22项，资助经费330万元；军队课题申报24项，中标12项，资助经费428万元。

“冷冻消融肝癌的技术创新、安全性、疗效和预后因素研究”获2016年北京市科学技术一等奖，“脾切除贲门周围血管离断术治疗门脉高压的临床及其对免疫影响研究”获2016年北京市科学技术三等奖，“丙型肝炎患者自身免疫变化与基因状况综合评价干扰素疗效的研究”获2016年军队科技进步三等奖。

医院拥有1个国家中医药管理局重点实验室（中医药实验室），3个全军重点实验室（全军肝病和艾滋病防治实验室、新突发传染病防治实验室、中医中药实验室）；拥有5个国家临床重点专科军队建设项目（中西医结合肝病、感染病、检验科、临床药学、病理科）。

医学教育 完成北大医学部和北京中医药大学《传染病学》理论授课和临床特色模块教学，接受湘雅医学院、潍坊医学院等院校实习生36人，带教本科生134人；接受北京大学医学部博士生1人、硕士生4人；3名士兵通过考试入学。组织教员教学试讲，邀请北医知名专家来院指导教学。录取研究生50人，其中硕士生32人、博士生18人；脱产学习37人，外出进修36人，出国学习10人。

学术交流 邀请外国专家学者来院专题讲座9人次。以色列卫生部队代表团和阿曼军医代表团专程访问本院；派员赴俄罗斯、新加坡、美国、柬埔寨、以色列、德国等6个国家参加泛亚太军事医学大会、亚太灾害与军事医学研讨会、中美泰三边热带传染病研讨会、艾滋病地区课程培训、国际卫勤培训、战术战伤培训等多样化军事医学交流活动；组建中国军队卫勤代表团赴以色列参加第四届突发事件及自然灾害医疗卫生应急救援国际会议，多人受邀在国际军事医学研究会议做主题发言。派出37批70人次赴美国、日本、西班牙、德国、澳大利亚、中国香港等6个国家或地区参加亚太、欧洲和美洲肝病年会，受邀大会发言22人次，王福生院士在美国肝病年会受邀做大会报告；与以色列希勒雅法医学中心、美国国立卫生研究院、太平洋医学中心、科罗拉多州丹佛大学、英国伦敦国王医学院等医疗机构和学府建立稳定合作交流平台；组织承办全国重大传染病防控高峰论坛、美国NIH归国青年科学家学术论坛、中美肝移植论坛、首届京津冀肝衰竭论坛及中国研究型医院学会医疗信息化高峰论坛等国际、国家和区域重大学术会议。派出11人赴香港学习达芬奇手术机器人并获操作资质。

信息化工作 医院信息化建设总投入2834万元。完成了灾备机房建设、PACS存储扩容、虚拟平台升级、军卫网准入扩容等大项硬件平台建设，搭建免费互联网上网环境，建立了常态化数据库和网络监管、检查及容灾机制，完成门诊住院电子病历升级和急诊电子病历上线、医保封闭账户改造、银医自助打印机更新、院级PACS集成平台调研论证、移动护理及各科室年度信息化建设任务。掌上医院手机APP一期功能基本完成，逐步开通预约挂号、费用查询、检查和检验结果查询、医患交互等功能，同步上线医院微信公众号和支付宝服务窗平台。开发部署号源池，实现了APP、随访、网站预约挂号号源的统一分配和管理。

（撰稿：聂　鑫　审核：刘水文）

领导名单

院　长　姬军生
政　委　叶宏志
副院长　刘同林　李　进　段惠娟　葛承法
副政委　王英志

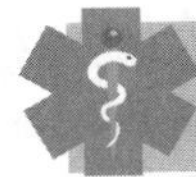

中国人民解放军第三〇六医院

地址：朝阳区德外安翔北路9号（100101）电话：66356729
网址：www.306.cn

基本信息 职工2326人，其中卫生技术人员1862人，包括正高级职称36人、副高级职称84人、中级职称447人、初级师574人、初级士721人。

医疗设备净值11103.26万元。年内新购置医用设备总金额3755.74万元，其中甲类医用设备66台、乙类医用设备45台。

3月13日，医院由“总装备部总医院”更名为“战略支援部队总医院”，与“中国人民解放军第三〇六医院”名称并行使用。

机构设置 成立脑科、口腔科、骨科3个院中院。

改革与管理 组建国内首家医护联合流程化管理的PICC中心。成立创面中心和风湿免疫科。将血液肿瘤科进行亚专业分组，组建肿瘤组和血液组，两组医疗工作并行独立运行，共用一个病区和护理单元。以心血管内科、神经内科和神经外科为主体，全院多学科紧密协作，开通了绿脑通道和胸痛中心绿色通道，其中胸痛中心通过了朝阳区专家评审。适应国家二胎政策，根据北京市助产资源调整有关规定，按要求完成特需病房改造，增加产科床位11张。9月27日，医院与河南省南阳市第二人民医院、山东省枣庄市山亭区人民医院、内蒙古自治区丰镇市中蒙医院共同签订了军民融合医疗联合体战略合作协议。

医疗工作 编制床位400张，实有床位1005张。出院28151人次，床位周转29.8次，床位使用率92.9%，平均住院日12.27天。住院手术8058人次。剖宫产率40.5%，无孕产妇死亡，围产儿死亡率5‰。

预约挂号管理。主要通过114电话预约平台开展预约服务，开放号源20%，预约挂号27199人次，占门诊总人次1.96%。口腔科、妇产科和皮肤科开展诊间内部登记预约，号源100%开放。

新技术、新疗法。出台《新技术新业务临床准入管理暂行办法》，规范临床技术应用和各类新试剂耗材的临床准入工作。全年开展新技术、新业务47项。

药物管理。住院药占比44.90%，门诊药占比40.71%。门诊抗菌药物使用率36.25%，急诊抗菌药物使用率18.88%，住院抗菌药物使用率56.63%。

医保工作。医保出院11076人次，总费用24835.33万元，次均费用2.24万元。

卫勤保障。全年军人门诊305709人次、出院2540人次，总费用14959.89万元。巡诊情况：5月14日～19日，顾建文院长率专家团队一行11人赴甘肃省酒泉东风场区，针对一线科技干部开展健康维护促进工作。专家团队着眼医疗保健质量，采取任务帮带、帮助体检、专家出诊、医疗查房、健康授课、点号巡诊、远程会诊等多种方式，实地展开工作，共完成体检197人，专家接诊224人次，健康教育授课3次，巡诊720人次。

医疗支援。选派口腔科、呼吸内科、普通外科、耳鼻喉科专家组成医疗队和医疗质控、卫生信息、药品器材、行政后勤、护理管理专家组成的创级团队共10人，由医务部主任兼心血管内科主任医师王守力带队，于7月29日～8月30日在西藏那曲索县人民医院完成了组团帮扶工作。帮扶队伍按二级甲等医院等级评审标准准备了帮扶材料；捐赠65种药品、56种医用设备耗材、6台笔记本电脑、200套各类专业和科普书籍，总共价值14万元，针对建立远程信息化支持和新增口腔科和耳鼻喉科的计划携带了物资物品。医疗队共查房30次，门诊诊疗1000人次，教学讲课19次，完成示教手术4例，其中“腹部斜疝修补术”为当地首例，新开口腔、耳鼻喉专业，填补了当地医疗空白，同时对专科医生进行了培训，确保为当地留下带不走的人才。另外，医疗队对当地武警驻军和边远乡镇巡诊4次，开展当地敬老院的首次义诊。与索县人民医院签署了5年帮扶协议。选派口腔科、心胸外科、普外科、护理部专家组成医疗队共7人，于9月20～30日在宁夏泾源县人民医院完成了组团帮扶工作。医疗队按计划开展门诊、急诊、查房、手术、讲课、带教、巡诊等，为泾源县人民医院捐赠医疗设备、专科器械、专科药品。

护理工作 护理人员916人，包括合同制护士772人，其中本科230人、研究生2人。护理不良事件全年主动上报22起，其中I级9起、II级6起、III级5起、IV级2起。上报率100%，整改率100%。

重点细化急危重症专科护理、环节质控及护理风险管理等内容，进一步推进护理质量标准化管理，初步完成《306医院专病护理流程》的编制，建立了科室急救车、药品、库房安全管理标准流程，确保了临床护理安全。细化为兵服务环节，开展了住院师干首长以上全程陪检服务，持续开展门急诊护理志愿者导医导诊服务，全年护理服务满意率98%。大力加强护理专科建设，整合医院糖尿病足病、门诊伤口、造口护理资源，通过了优玛（EWMA）伤口护士学校教学培训基地的资质认证，并完成2批次6名学员的培训。依托优势学科平台，带动全院护理学术水平的提高，举办了全军脊柱外科学术会议暨北京市脊柱外科学术高峰论坛（“互联网+护理”护理分会场）及“第一届北京地区伤口护理沙龙”，门诊部刘伟等《一例术后切口愈合不良患者的病例分享》获得中国医促会护理分会“首届伤口病例大赛”一等奖。医院举办第四届全军糖尿病专科护士培训班，完成全军选送的34名专科护士培养。继续在高年资护师以上遴选出31名各专科护理骨干参加全军及全国专科护士培训或专科基地进修学习，选派132名护理骨干参加各类会议及短期培训。加强实习生培训，提高护理生源质量，增加了成都医学院、北京中医药大学及广州中山大学新华学院3所大学护理本科生的招收，共选招164名优秀学生来院实习，其中本科生61人，占37.2%。获批国家发明专利2项，实用新型专利7项。新增全国全军护理专委会常委、委员16人次。

科研工作 申报课题89项，中标课题18项，其中国家科技项目7项、地方科技项目6项、军队科技项目

5项，合同经费627万元；在研课题167项，结题6项。

全年获奖课题3项，其中中华中医药学会科学技术二等奖1项、中国中西医结合学会科学技术三等奖1项、中华医学科技进步三等奖1项。获专利6项，其中实用新型专利5项、发明专利1项。

1月8日，姜玉峰博士和许樟荣教授作为主要完成人参与的“中国人体表难愈合创面发生新特征与防治的创新理论与关键措施研究”获国家科技进步一等奖。

12月24日，环境保护部批准医院建设国家环境保护感官应激与健康重点实验室。

医学教育 录取研究生7人。到院外进修8人。外出参加学术会议和短期培训310人。

学术交流 落实10项出访计划，13名出访专家与美国、德国、法国、日本、新加坡和马来西亚的专家和学者进行了深入交流。1人赴美国留学。3月，邀请新加坡国立大学心脏中心陈淮沁教授来院学术交流，就学科建设、绩效管理等方面举办了专题讲座。8月，邀请日本济生会横滨东部医院心脏内科村松俊哉教授来院进行冠心病慢性完全闭塞性病变介入手术交流（2016年武器装备智力引进计划内项目）。10月，召开PICC国际高峰论坛，邀请美国血管通路专家Brenda L.Smith讲解国际中长期输液治疗进展，进一步推进本院PICC与静脉治疗的规范发展。

信息化建设 本年度医院信息化建设总投入708万元。全面推广使用办公自动化系统，同时建立办公自动化系统交流群，及时协助解决系统使用中的问题。完成所有科室部署移动医护查房系统；升级视频终端及远程会诊系统，完成远程会诊21例，申请会诊3例。

编辑出版 季刊《总装备部医学学报》于2月停刊。

（撰稿：赵　森　审核：宋海峰）

领导名单

院　长　顾建文
政　委　张玉才
副院长　崔　彦　强武德　贾付坤

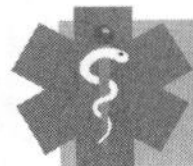

中国人民解放军第三〇九医院

地址：海淀区黑山扈路甲17号（100091）　电话：66775114
网址：www.309yy.com

基本情况 职工2527人，其中卫生技术人员2179人，包括正高级职称74人、副高级职称150人、中级职称563人、初级职称1392人。

医疗设备总值53251万元，年内新购医疗设备总值5446万元。

机构设置 设置55个专业学科，全军医学专科研究所2个，全军医学专科中心1个，全军重点实验室2个。

医疗工作 门诊1163623人次，入院36839人次，手术13922例，平均住院日12.6天。

医疗管理。开设眩晕联合门诊、耳鸣联合门诊、鼻眼相关疾病联合门诊等一系列特色门诊，促进多学科交流；成立以结核为主，骨科、泌尿、神经、胸外等为特色的学科协作组，开展肺外结核联合诊治；组织专家赴外院参观学习DCD先进经验，为医院器官移植学科建设发展探索思路，完成捐献案例65例，完成DCD相关移植手术300余例；调整修订质量管理委员会等8个委员会组织架构及工作制度，召开委员会工作例会，着力提升医疗质量；赴解放军总医院等单位参观学习DRGs先进经验，为下一步DRGs工作全面开展理清思路；规范毒麻药品开具和使用流程，规范诊断证明书、病休证明书等具有法律效力的各类医疗文书书写格式，提高医学资料管理水平；组织迎接北京市卫生计生委京津冀检验结果互认考核。制定《第三〇九医院医疗质量控制细则》，举办典型病历讨论会，组织对13项医疗核心制度的学习并定期检查记录情况，开展医疗核心制度检查月、优秀病历评选、优秀质控联络员评选等活动。

预约挂号管理。主要通过114电话预约平台、网络、微信等方式开展预约服务，开放号源10%，预约挂号人次占门诊总人次2%。

新技术、新疗法。开展新技术、新业务评审，全院申报新技术项目122项，涵盖内科、外科、医技、护理等专业。

药物管理。严抓合理用药，每月组织药剂科进行处方点评和病历抽查，定期组织临床药师深入临床指导科室用药，定期发布药学简报，强化合理用药宣教；完成2016年度新药引进和药品目录调整工作，严格执行《军队医院药事管理与药物治疗学委员会工作规则（试行）》中关于新药引进和目录调整相关规定，程序规范，过程透明，进一步优化了医院药品结构。

医保工作。地方医保患者出院19229人次，总费用20450万元。完成北京市人力资源和社会保障局工伤处组织的全市工伤康复管理考核，医院连续三年获得第一名；医保“个人账户封闭管理”系统改造现场验收一次通过；经专家组实地考核、评审，医院被评为全国医院医疗保险服务规范示范医院。

卫勤保障。调整增设军人门诊专科诊室，严格落实“五个零”承诺和“五优先”标准。全年接诊军队伤病员26.2万人次，比上年增加14.55%。召开为军服务工作协调会、军队伤病员座谈会和体系部队座谈会，优化服务流程，拓展服务范围，探索服务保障模式，努力提升为部队服务水平；组织专家医疗队赴军委直属各部局开展“送医上门”活动，累计接诊军队伤病员300余人；成立军队伤病员出院随访办公室，将为兵服务的范围延伸到患者出院后的康复指导，有效搭建其健康服务桥梁，自成立以来共随访军队出院患者2878人次，总体满意率98.82%。积极开展“关爱新战友，维护战斗力”健康知识下部队系列宣教活动，将为兵服务向基层延伸，积极贯彻预防为主理念，将新训骨干培养成施训小教员，有效降低了训练伤发生率，在广大官兵中引起强烈反响。

医疗支援。组织医疗队赴四川甘孜藏族自治州参加“重走长征路，共铸中国心”公益活动。按照党中央、中央军委“精准扶贫”部署要求，组织专家赴新疆察布查尔县、四川珙县、四川壤塘县、革命老区宁夏西吉县进行医疗帮带，为病重及困难家庭送医送药，受到当地各族群众欢迎。与北京体育大学、国际关系学院、新材社区卫生服务中心正式签署帮扶协议，深化军民融合发展。组织“服务百姓健康行动”大型义诊活动，义诊患者1388人次。积极推进医联体工作，建立和完善基层首诊、分级医疗、双向转诊的医疗服务模式。举办309医院医联体急救护理知识技能比赛，增进了医联体核心医院与成员单位的联系。

护理工作 有护士1045人，其中本科305人、研究生7人。

全面推行责任制整体护理模式，制定优质护理服务深化方案并对照标准组织自查自纠，确保优质护理工作常态化。加强不良事件管理，实施无惩罚鼓励上报制度，不良事件上报率98.63%、整改率100%。

实施N1-N4分层规范化培训，新护士培训以18项基本护理技能和基础理论为重点，同时开展护理管理技能、临床护理师资、护理科研培训及静疗、压疮等专项培训，以提高护理人员的综合素质水平。作为军队呼吸道传染病临床护理示范基地、北京地区骨科专科护士临床教学基地和老年护理临床教学基地，每年举办专科护士培训班，为各级单位培养专科护理人才40人。接收进修护士27人，培养专科护士44人。

科研工作 创新科研管理理念和思路，抓科研方向凝聚、资源整合和集智攻关，全年获批各级各类科研课题14项，资助经费368.5万元。突出军事特色，围绕提升部队战斗力，立项院内课题35项，资助金额125万元，进一步提升了为军服务的“技术储备”。强化成果申报质量，获省部级成果奖1项；完成国家、省部级16项在研课题年度进展情况检查，完成8项科研课题结题任务。在第十届全军医学科学技术委员会换届工作中，医院成绩显著，在全军医学科学技术委员会、领域委员会及76个专业委员会中，共计88人次当选，特别是医院专家首次获任专业委员会主任委员，为医院在该学科引领发展奠定了基础。

医学教育 新增解放军医学院博士研究生导师1人。完成65名研究生导师招生信息填报及审核，进一步扩大医院的教学影响力；完成47名研究生开题及毕业答辩。严把进修生资质审核关，全年接收41名进修人员来院进修；与山东省潍坊医学院建立实习教学合作关系，完成江苏省徐州医科大学教学检查和山西省研究生联合培养基地的申报；召开教学表彰大会，对14个教学先进单位、40名优秀研究生导师和教学先进个人进行了表彰。成功申报国家、北京市及军队继续医学教育项目17项；大力推进住院医师规范化培训申报工作，组织全院中职以下（含中职）医技药研工程系列人员规范化培训系列知识讲座10次，组织理论和技能考核2次，合格率95%；举办全军器官移植学专业委员会学术大会等大型学术活动近20次，有效提升了医院的学术影响力。

信息化建设 完成机房改造并监督实施，门诊楼机房和干保楼机房达到A类机房建设标准。完成信息机房搬迁谈判，并组织主服务器的迁移；完成医院双活容灾项目的竞争性谈判、分诊叫号项目增加点位和维保竞争性谈判；续签医院互联网服务业务，进一步提升医院互联网带宽；引进医院互联网上网行为管理系统，实现对互联网上网账户和上网行为实时监控，避免网络安全隐患；根据北京市医保统一部署，完成医保专线的带宽扩展；进一步强化图书馆数据库服务功能，续签9个文献数据库服务。

（撰稿：刘　芳　审核：董　成）

领导名单

院　长　李维国
政　委　杜福胜
副院长　高天君　韩洪生　白国刚

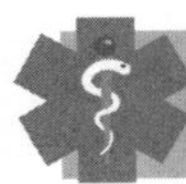

中国人民解放军海军总医院

地址：海淀区阜成路6号（100048）　电话：66958114
网址：www.hjzyy.com.cn

基本情况　有专业技术人员2570人，其中正高级职称88人、副高级职称185人、中级职称1487人、初级职称810人。

医疗设备总值82006.89万元。年内新购医疗设备总金额6791.20万元，其中甲类医疗设备1台（电子直线加速器）、乙类医疗设备1台。

医疗工作　门诊1366127人次，急诊124555人次，急诊危重症抢救3226人次，抢救成功率96.22%。编制床位660张，实有床位1776张。出院53532人次，床位周转32.05次，床位使用率83.29%，平均住院日10.0天，死亡率1.68%。住院手术12785人次。剖宫产率36.9%，无孕产妇死亡，新生儿死亡率2.33‰，围产儿死亡率2.00‰。实施电子化临床路径管理的科室有9个，分别是心脏中心、呼吸科、消化科、血液科、神经内科、普通外科、骨科、耳鼻喉科、泌尿外科，共18个病种。入组病例396例，入组率58.42%，完成率75.48%。

预约挂号管理。预约挂号方式有114电话+网络、手机APP+微信公众号、自助挂号机等3类，开放号源比例100%。全年预约挂号56.5万人次，占门诊比例37.6%。

新技术、新疗法。年内，评审通过15个科室21项新业务新技术，其中神经外科3项，消化内科、血液科、耳鼻喉科、骨科各2项，康复医学科、胸外科、医学影像科、神经内科、泌尿外科、麻醉科、呼吸内科、超声医学科、高压氧科、介入医学科各1项。

药物管理。门诊药占比49.58%，住院药占比44.14%。门诊患者抗菌药物使用率12.78%，急诊患者抗菌药物使用率36.62%，住院患者抗菌药物使用率48.56%，使用强度60.41。

医保工作。北京市基本医疗保险患者出院16473人次，总费用37860.64万元，次均费用22965元。

卫勤保障。军人门诊333913人次，出院5562人次，总费用24884.23万元。派出3批次68人次医疗队员赴辽宁号航母执行医学保障任务，保障航母官兵日常医疗需求。1月、3月、10月，分别抽组专家医疗队赴048工程榆林工区、陵水工区、亚龙湾工指、138工指、南沙守礁部队海军基层单位进行医疗服务。筹措了药品、医用耗材等总值约20万元的携行物资，共诊治2300余人次，其中地方患者1000余人次。1月26日~2月9日，派遣呼吸内科1名专家赴青岛市南泉镇北海舰队训练大队学员兵二大队，参与群体性发热疫情防控工作。2月4日，派出13人的专家医疗队，赴美济、永暑、渚碧三大礁开展医疗巡诊，为岛礁官兵和企业员工诊疗2400余人次，影像学检查365例次，开展手术20例，赠送药品80余种，价值近14万元。4月12~30日，抽组16人医疗队，赴永暑、渚碧、美济三大礁对官兵和一线施工人员开展医疗巡诊服务。期间，开展了巡回医疗服务、赠送实用型药品和器械包、健康宣教、医疗帮带服务等。5月29日~6月2日，派遣1名骨科专家赴三亚市指导南海舰队卫生处对潜二基官兵进行健康情况调研。6月2~6日，派遣心理、骨科各1名专家赴长沙市为车祸受伤的亚丁湾护航人员家属诊疗。9月18~26日，派遣心内科、五官科、医学心理科各1名专家赴邯郸市协助开展新兵体检复检工作。为做好神州十一号飞船发射期间应急卫勤保障准备，抽组1名海上急救专家参加后方支援专家组，于10月

17日～11月18日期间承担相应卫勤支援保障任务。

医疗支援。根据《海军总医院与林芝市巴宜区卫生服务中心对口支援五年规划和实施方案》总体部署，医院派出5名医务人员，于5月10日～11月10日赴西藏自治区林芝市巴宜区卫生服务中心进行医疗帮扶工作，并捐赠医疗设备13台套、车辆1台，价值200余万元。按照海军总医院对口支援工作的部署要求，抽组12名医务人员，于4月25～29日赴云南省会泽县人民医院商讨帮扶规划、签订帮带协议并组织专家义诊，同时赠送救护车1台。根据海军参与打赢脱贫攻坚战领导小组办公室的通知及海后首长指示，8月16日，医院抽组9人医疗队赴河北省易县良岗镇大兰村进行义诊等活动，发放药品60余种，价值2万余元。

医疗纠纷处理。发生纠纷45件，其中调解27件、诉讼15件，其余协商解决。年度赔付总金额203万元。

护理工作 有护士1382人，其中合同护士1103人。ICU床位159张。

上报护理不良事件81例，占全院不良事件上报总数的45%。其中涉及安全管理的占66%，涉及制度完善的占18.51%，涉及流程优化的占7.4%，涉及其他改进的占8%。

申报院级课题23项，中标15项，获批经费25万元。申请省部级课题并获批2项，获经费30万元。结题1项，在研2项。护理部接收12家医院的103人进修，并召开2次进修人员座谈会。549人次参加学术会议，培养专科护士51人。

科研工作 获批课题22项，其中军队课题8项，分别为海军后勤科研计划重大课题1项、海军后勤科研计划重点课题5项、军委保健专项课题2项，经费共计6203万元。国家和地方课题资助14项，其中国家自然科学基金4项（青年项目3项、面上项目1项），北京市自然科学基金2项（青年项目1项、面上项目1项），首都临床特色应用专项7项（其中6项特色、1项培育项目），首发专项1项，北京市科技新星计划资助1人，经费共计391万元。在研课题114项，结题34项。获奖1项，为国家科学技术进步二等奖。获专利15项，其中发明专利9项。

有全军医学专科中心5个、专病中心3个、国家临床重点专科军队建设项目5个。

医学教育 录取硕士研究生13人、博士研究生3人。接收进修195人，外出进修培训51人。

学术交流 接待国外来访8人，外国专家学者来院参观讲学6人。出国培训43人，出国开会37人。

信息化建设 本年度信息化建设总投入2348万元，其中设备购置费528万元、软件系统建设费1820万元。系统建设项目24项，截至年底，完成5项。开展依托全军远程医学信息网的远程会诊22例，其中南沙永暑礁紧急会诊2例，远程医学教学15例，远程门诊33例，成功与兴城舰载机飞行员训练基地对接1次；开展依托军事综合信息网的远程会诊9例；依托海军会议系统成功与八一舰远程对接1次、与16舰远程对接2次，保障亚丁湾护航编队紧急会诊1例。

编辑出版 《转化医学杂志》是经国家新闻出版广电总局审批的国内转化医学研究领域的专业性期刊，双月刊。杂志着重介绍转化医学领域的新进展，以提高军地伤病员的医疗救治、预防保健和健康促进水平为目的。2016年成功进入中国科技核心期刊（中国科技论文统计源期刊），全年共出版6期，刊登专业学术论文101篇，以高等学校研究单位和三级甲等医院论文为主。每期发行2500册。

基本建设 科研综合楼及营房新建工程按计划有序建设中，包括科研综合楼和舰载机飞行员生理心理鉴定与训练中心及战备保障配套用房两部分，总建筑面积5.96万平方米，地上10层、地下3层，施工总投资2.6亿元。地上建筑物主要功能为医疗科研实验、教学培训用房、舰载机飞行员生理心理鉴定与训练中心、生物样本库、战备指挥用房、院史馆、图书馆、各类办公用房和宿舍，地下主要功能为多功能医疗战备训练场、工作人员餐厅、超市、浴室等生活附属用房及停车场。

（撰稿：何立东　审核：王光磊）

领导名单

院　长　殷　明
政　委　杨明建
副院长　孙　涛　徐洪涛　王海涛

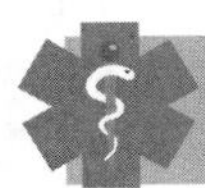

中国人民解放军空军总医院

地址：海淀区阜成路30号（100142） 电话：66928118
网址：www.kj-hospital.com

基本情况 职工2333人，其中卫生技术人员1777人，包括正高级职称75人、副高级职称179人、中级职称607人、初级师597人、初级士522人。

医疗设备总值6.6亿元，年内新购医用设备总额8000万元。

机构设置 医院设医务部、政治部、院务部和护理部4部机关，有54个专业科室。

改革与管理 按照“规范化、制度化、标准化、流程化”原则，持续督导核心规章制度落实，深入开展医德医风专项整治活动，采取扩大医疗质量监管范围、加大出停诊管理力度、启动预约挂号系统、强化医护人员职业道德和责任感等措施，使医院医德医风建设取得明显成效。

以精细化管理为主线，巩固厉行勤俭节约效果，严格控制行政消耗性开支，加强经费全程管控，经费投向更加科学规范。坚持“全员参与、上下联动”的工作思路，强势推进不合理住房清理整治“回头看”，清理不合理住房90套。严密组织公寓房分配，为301名在职干部解决了住房问题。围绕“号源公开、实名挂号、实名诊疗”，出台《联合打击“号贩子”的决定》等10条刚性措施集中打击“号贩子”。

医疗工作 门急诊217.08万人次，较上年增长2.15%。危急重症抢救成功率85.16%。编制床位680张，实有床位1488张。出院4.11万人次，床位周转31.35次，床位使用率87.58%，平均住院日11.56天。完成各类手术及较大有创技术操作18823例次，比上年降幅4.32%；完成二级以上手术10434人次，比上年降幅1.33%；麻醉科手术室完成手术8610人次，比上年降幅1.50%。全院外科科室手术率68.44%，较上年略有下降。剖宫产率34.2%，无孕产妇和新生儿死亡，围产儿死亡率1.73‰。

临床路径管理。实施临床路径10个科室10个病种，入径245人次。

预约挂号管理。通过114电话平台、网上预约开放号源比例18.2%，预约挂号占门诊挂号的51.7%。

新技术、新疗法。全年开展院内新技术、新疗法26项，其中外科组16项、内科组7项、辅诊组2项、护理组1项。

药物管理。药品占医疗总收入比例42.93%。医院调整改组药事会，实行“委员会、专项组、科室小组的三级管理架构”和“小组负责、定期备案和部分授权”相结合的运行模式，不断促进药事管理专业化和规范化建设。通过清理过时信息和数据重新分类，持续规范药品目录管理，总品规数降至1700个以内。引入药品冷链设施监控系统，将药品存储各节点与配送环节纳入监测范围，优化药品供应流程，大幅减少医院断药情况。以“结合需求、突出特色”的原则，立项研发10余个特色中西医制剂，完成清热止痒颗粒、白斑霜的技术工艺改造。年度制剂收益4070余万元，进入全军医疗机构制剂排名前五位。

卫勤保障。8月下旬，派出2支医疗队40余人分别承担伴随医疗保障和伤病员空运后送实兵演练等任务，这既是对医院在高原地区执行医疗保健任务能力水平的实际考验，也是对医院近年来空运医疗队规范化建设成果的集中展示。9月上旬，27名医疗队员组成空军医疗分队赴泰国完成东盟“10+8”防长扩大会人道主义援助救灾和军事医学联合救援演练。通过与东盟10多个国家军事医学人员开展多方位交流合作，展示了医疗分队装备、技术实力，学习了外军卫勤建设的先进理念。

为军服务。坚持深入基层一线服务，不断强化为部队服务效能。全年军人门诊36.09万人次，占总量的16.63%，军队人员住院7102人次，占总量的17.26%。先后组派医疗队5批次60余人次赴西部战区空军拉萨指挥所、空军重点雷达旅、东部战区空军轮战部队和空军专机部队等基层部队提供技术帮带和医疗保障，巡诊官兵及家属上千人次，完成900余名新兵身体复检工作。突出空勤重点，建立了飞行员会诊专用系统，组织20余次飞行人员健康鉴定大会，全年收治飞行人员1183人次。

医保工作。地方医保患者门急诊55.55万人次，住院患者1.23万人次，医疗总费用4.81亿元。

医疗支援。落实国家精准扶贫项目，组派医疗队26人次赴西藏左贡县卫生服务中心开展医疗技术帮扶，接收3名医务人员来院进修，赠送设备和药品20余万元。着重加强对老少边穷等经济欠发达地区公立医疗机构的帮扶，先后与贵州省播州区政府、内蒙古自治区赤峰市阿鲁科尔沁旗医院、贵州省毕节市黔西县医院、内蒙古自治区巴彦淖尔乌拉特中旗中蒙医院等多家机构建立军民融合发展平台，采取实地帮扶、线上宣教、免费培训、绿通转诊等多种形式开展帮扶共建，本年度共派遣帮扶专家60余人次，免费接收进修生29人次。重点完成“心蕾工程”先心病救治及筛查工作，本年度共完成335名先心病儿童筛查，接收救治先心病患儿112例，涉及甘肃、青海、贵州、内蒙古等5个省市自治区。积极参加“共铸中国心”、韩红“百人援甘”等大型医疗慈善救助活动，取得良好社会反响，是全军最先完成医疗援疆任务的单位。

医疗纠纷处理。接待投诉27件，其中有效投诉10件、纠纷5件。解决新发生纠纷4件，处理原有积压纠纷8件，赔付203.4万元。

护理工作 护士1055人，其中合同护士768人。床护比1：0.67。ICU床位43张。坚持以伤病员为中心，全面落实责任制整理护理，为患者提供连续、高效的护理服务，增强护理人员责任意识、服务意识，加大临床督导检查力度，抓好重点环节质量控制。全年不良事件上报率100%，整改率100%。外派护理人员参加学习交流58人次，外派培养专科护士9人。接收实习生274人、进修生55人、院内轮转125人次。护理基地共接收学员93人，其中危重症专科护士培训班学员15人、航空护理示范基地学员6人、内分泌糖尿病足健康教育师基地学员48人、PICC专科护士24人。

科研工作 申报各级科研课题110项，获批军队后勤科研重点项目5项、军事医学创新工程项目1项、国家自然科学基金2项、北京市“十病十药”项目1项、首都特色课题4项、北京市自然科学基金1项、全军医学青年培育项目4项、“科技新星”项目2项、全军保健专项课题1项、国家军用标准1项以及中国博士后基金2项，获批经费指标近2500万元。肿瘤放疗科获批第三批国家临床重点专科军队建设项目。科研经费持续保持千万水平，获批数量在军队医院名列前茅，尤其是军队后勤科研重点以上项目中标率100%。“高性能战机飞行员和航天员临床医学选拔系列研究”获军队科技进步一等奖，“微波辐射对雷达作业人员生殖健康的危害及防护研究”“飞行人员上尿路结石临床微创技术应用研究”获军队科技进步二等奖。获国家发明或实用新型专利8项。本年度医院临床航空医学实验室获批建设经费620万元，主要用于研制航空医疗救援模拟舱。

医学教育 脱产学习20人。获全军专业委员会主任委员3人、副主任委员12人。录取硕士研究生25人，接收进修生230人，完成96名博士、硕士毕业论文答辩。军事医学科学院获批硕士生导师7人，安徽医科大学获批硕士生导师1人。招录住院医师77人，其中本院23人、外院54人；出基地84人，其中本院14人、外院70人；在培84人。

学术交流 16人次赴欧美、韩国参加学术大会。外出培训3人次。

信息化建设 全年医院信息化建设投入近500万元。完成药品分级分线管理系统、妇产科分诊叫号系统、PACS存储扩容和数据库迁移、住院登记系统升级改造等24个大项任务。研究制定《信息化项目招标管理制度》《信息系统运营维护管理制度》《医院网络信息系统安全制度》《医院信息系统建设管理办法》等信息化建设管理制度。启动智慧医疗项目，重点围绕智慧楼宇、医云架构、信息融合、创新医疗、卫勤保障、协同医疗六大方面，打造具有军队医院特色的创新型、智慧化标杆医院。

编辑出版 医院主办发行的《空军医学杂志》属于中国科技核心期刊（中国科技论文统计源期刊），双月刊。本年度收稿879篇，发稿130余篇，发行量1500册。

基本建设 加快基础性建设速度和医疗布局的调整改造。启动新门诊建筑群复工项目，调整楼宇住用功能，优化科室诊疗环境，完成保障楼宿舍改造和医疗区域用房整修、新风系统改造、探视系统及阳光室改造。

（撰稿：沈 炜 审核：雷 震）

领导名单

院　　长 吉保民

政　　委 刘绍东

副 院 长 黄美良 张 波 朱利民

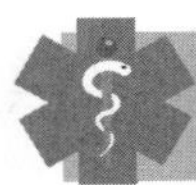

中国人民解放军火箭军总医院

地址：西城区新街口外大街16号（100088） 电话：66343144
网址：www.epzyy.cn

医疗工作 门急诊1318922人次，出院24876人次，住院手术7398例，平均住院日11天。

全面启动全军医学专科中心考核评估和申报评审准备工作，脑卒中医疗救治研究中心、核辐射医学救治研究中心拟申报全军医学研究所；拓展新生儿科服务平台，通过了北京市危重新生儿转运救治中心评审验收，成为西城区危重新生儿转运中心；推进辅助生殖中心建设，系统规划中心人员、场地、设备、流程等建设任务和工作进度，稳步推进全军计划生育优生优育技术中心达标建设；扎实推进三级医院重大标志性技术建设，肝胆外科开展肝移植手术18例，心脏大血管外科开展心脏手术3例，卒中中心开展颅脑复合手术28例，新生儿ICU技术开展395例，深入社区开展6000人次的脑卒中筛查。

医疗质量监管。扎实推进药事、器械、伦理、输血4个委员会的正规化管理，审议修订有关章程、制度33项，出台《医疗合作项目统一质控暂行规定》《医疗质量与安全持续改进专项检查标准》《住院病历内涵常见缺陷100项》等规定，核对完善了疾病和手术ICD-9和ICD-CM3编码标准；重点开展医疗合作项目专项质控工作，对40项质量要求进行联合监管，解决了植入物全程管理、放射源安全管理、医疗广告管理、辅诊项目统一质控等一批重点难点问题；启用病案首页填写质控核查软件、病历全文搜索软件、无纸化病案管理系统、处方点评等软件，极大提高了医疗质量监管能力。

为军服务。规范军队人员合理医疗用药管理，研究制定《火箭军总医院军队合理医疗用药管理办法》《火箭军总医院处方点评实施细则》，扎实开展军队合理医疗处方点评，合理医疗用药管理取得了明显成效。抽组医疗队6批次赴13个驻京医疗体系小远散单位，开展巡诊体检服务。梳理完善总医院干部保健规章制度10余项，细化保障流程7项。加强与京内军地各特色医院对口部门沟通，建立会诊帮带关系。组织筹建健康管理中心。

护理工作 开展护理质量内涵建设，完善护理人才梯队培养常态化机制，制定护理人员教育培训、考核管理办法，明确各级护理人员的培训目标、培训内容及达标要求。推行“十步目光关注，五步微笑迎接，一步提供服务”。组织6次护理科研系列培训，共获得护理专利发明证书16项，获火箭军医药卫生成果一等奖2项、北京护理学会护理病历大赛二等奖1项。

科研工作 立项国家自然科学基金4项（面上1项，青年3项）、北京市首特专项3项、军事医学创新工程项目1项、军队后勤科研面上项目1项、全军医学科技青年培育计划4项（成长1项、孵化3项），获批经费愈600万元。3项“十二五”课题完成结题验收，5项课题完成开题评审，2项军特药项目完成结题审计，1项北京市卫生计生委首发专项以及1项北京市科委首特专项结题。

医学教育 推进规培基地达标建设，组织科室开展持续自评。开展火箭军总医院“学研大讲堂”活动，组织全院医务人员以学习新理论、新知识、新技术、新方法、新理念、新思想、新经验为重点，广泛开展学术交流，打造总医院学术活动品牌工程。

信息化建设 升级医生工作站，实现军人检查检验处方自动计价功能；启用军人指纹就医系统，实现本院军人指纹自助挂号；依托火箭军政工网建设“火箭军总医院为兵服务综合信息网”，为火箭军官兵提供在线咨询、专科解答、质量反馈服务。研发了医生门诊签到系统和门诊特殊信息查询系统。完成各级各类远程会诊233例次，为患者提供网络及电话咨询7000余人次。

（撰稿：向生青 审核：许 杰）

领导名单

政 委 展广大
副院长 周丁华 彭文胜 张以善

北京卫戍区

战备训练 5月，依托66114部队举办自救互救教练员暨卫生信息管理骨干集训班。期间，邀请大连后勤综合训练基地卫勤教研室专家全程授课指导，组织了以“中美两军战伤自救互救核心技术比较”等为主题的启发式讨论教学，采取理论讲授、范例指导、技术训练、教练法训练、实案作业、分组研讨等方法，共完成基础理论、自救互救战技术、教学法、信息系统操作使用等6个课目的培训教学，为加强全区部队战伤救治技术和全面推进自救互救训练奠定了基础。7月，协同训练部门在全区部队自上而下完成分级组训，保证每个建制连队培训1～2名“四会”教练员和训练骨干，并将其纳入年度军官军事素质考核认证和士官选改考核科目，推动了全区自救互救技术水平整体提高。

医疗巡诊 北京卫戍区卫生机构完成各类体检20000余人次，下部队巡诊415批次，为官兵开展卫生课、心理咨询850余课时。同时，邀请陆军总医院呼吸内科、骨科、外科、理疗科等专家，对远离营区新训单位开展预防训练伤健康教育，医疗巡诊300余人次，理疗推拿178人次，发放药品价值3万余元。9～12月，组织138名伤病残人员参加原北京军区善后办和陆军组织的病退和评残医学鉴定，8名官兵（干部2人、士官6人）通过了病退鉴定，为114名官兵办理了评残手续（干部17人、战士97人），为229名患病复员士官审批医疗补助共60余万元。

投入17万元，为国家级核生化救援队（66114部队）购置了生化分析仪、血球分析仪、心电图机、洗片机等医疗设备，有效提高诊疗水平和自我保障能力。利用卫生装备器材管理平台，对全区卫生装备器材现状进行了汇总、分析，并及时指导各单位完善了装备档案。研究拟定卫戍区卫生系统全面停止有偿服务活动实施方案，先后4次在官兵中开展问卷调查，并对周边群众进行暗访，切实掌握全区部队卫生机构有偿服务开展情况。截至年底，全区部队所有卫生机构全面关停各类医疗合作，停止对外医疗服务，卫生医疗行业停偿服务走在了其他行业的前面。

疾病预防控制。组织部队开展结核、肝炎等常见传染病和禽流感、腺病毒等突发传染病的预防控制工作。规范师团卫生机构发热门诊、隔离病房管理。修订完善各种卫生战备和应急预案3大类17种，重点对各种突发疫情的应急处置预案进行了细化。制发《关于加强部队热射病防治工作的通知》和《热射病防治指南》，全员普及热射病防控知识，增强主动防范意识，并将热射病纳入到部队训练伤监测报告管理体系，暑期每日实行“零报告”。研发、设计和论证了适合卫戍警卫部队特点规律的“伤病员信息采集和发病形势分析系统”，组织部队逐级实现网上日报和汇总分析，及时掌握部队发病情况，科学指导部队防控。

爱国卫生 4月，开展第二十八个爱国卫生月活动。围绕“清洁环境、灭蚊防病”活动主题，开展了一系列群众性健康实践活动，促进了官兵自我保健能力的提高和部队整体健康水平的提升。10月，组织机关公共服务和炊管人员对办公场所、仓库和饭堂等部位开展灭“四害”活动，效果显著。

饮食饮水卫生监管。组织饮食卫生安全检查，对新训伙食单位饮食卫生安全进行抽查，核发卫生许可证62个。成立专项工作组，重点对5个方向7个驻训点29个临时伙食单位进行了饮食卫生安全督导。对58处自备井水源情况进行摸底，完善了水质卫生档案。全年未发生集体食源性腹泻、食物中毒事件和肠道传染病的暴发流行。

新兵检疫和体格复查 8月，组织各师团卫勤领导学习新兵体格检查标准、办法和退兵鉴定工作等相关政策。9～11月，完成新兵体格复查、免疫接种、健康教育等工作，新兵健康教育覆盖率100%，体格复查率100%，流脑、破伤风、乙肝疫苗适宜人群接种率100%，规定时限内体检不合格退兵24人。为全区新兵进行了心理测试并建立心理健康档案，筛检出33名需要重点关注的新兵，其中7人经解放军第二六一医院鉴定不符合留队条件，及时办理了退兵手续，其余26名有心理不适应表现的新兵进行有针对性的心理干预和治疗，建立了师团两级定期心理随访和长期跟踪机制。

干部保健 二季度，投入经费3万元，为机关处以上干部和退休军以上首长集中购买并发放防暑保健药品，配备藿香正气胶囊、花露水等防暑药品共21种。投入经费29万元，对全区部队卫生机构49种医疗文书进行了规范统一。年内，组织3批49户在职团以上干部赴区外疗养。继续指导干休所抓好医疗保健中心建设，进一步统一工作流程和相关制度。11月，依托总医院优势资源和体检中心服务平台，分期分批组织卫戍区机关、直属单位在职干部健康体检，建立并完善健康体检档案，建档率100%。

专业技术训练 3月，依托民兵高炮指挥训练中心举办卫勤领导干部暨防疫骨干集训班，全区师团卫勤领导、防疫军医共60人参训。4月，安排9名理疗骨干参加解放军三〇二医院军事训练伤传统中医技能培训班。9月，选派全区14名卫勤领导参加了中部战区热射病防治业务培训。11月，选派10名卫生技术骨干到郑州联勤保障中心第一五〇医院参加了军事训练伤防治技能培训班。年内，共复训理疗、口腔、B超、心电图等小专业卫生士官47人，提高了基层卫生人员的专业技术水平。

药材装备管理 6月，进行药品安全管理清查，共清理回收并集中销毁过期麻醉、精神药品22种，其中针剂9种884支、片剂12种8800片、贴剂1种21贴。二季度，采取师团自查、卫戍区抽查的方式，开展了2016年药品安全执法检查活动，梳理存在的安全隐患，列出问题清单，采取打勾销账的方法督导整改落实。指导各单位依据《师以下部队战备药材基本标准》，对战备药材进行了轮换更新。督导各单位严格落实卫生装备管理制度，卫戍区部队卫生装备完好率全年保持在98.5%以上。

献血工作 协调采供血机构到部队开展“部队献血日”活动，并与军务、作训部门配合，完成了年度献血任务。卫戍区无偿献血4657人份，其中一次献血300毫升508人、一次献血400毫升3079人。

（撰稿：殷宏刚　审核：杨雪峰）

领导名单

卫生处处长　杨雪峰

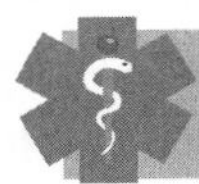

中国人民武装警察部队总医院

地址：海淀区永定路69号（100039）　电话：57976114

网址：www.wj-hospital.com

医疗工作 药物管理。明确临床药师职责，开展以合理用药为中心的临床药学服务。强化技术手段管控，大力推进动态预警、全程督查的监管方式做好抗菌药物跟踪分析，通过商务智能（BI）系统，及时监控全院科室药占比，对不合理用药提出干预和改进措施，优化药物治疗方案，抗菌药物使用比率符合卫生部对I类（清洁）切口手术预防用抗菌药物管理规定。

医保工作。围绕“健康扶贫”“京津冀一体化”两个中心，与河北省蠡县和迁安市、云南省普洱市、内蒙古开鲁县等地区医保部门和医院签订对口帮扶医疗合作协议及转诊协议。

卫勤保障。接诊部队伤病员16.22万人次，比上年增长13.19%；收治部队伤病员3580人次，比上年增长20.95%。做好首长和军休干部保健服务，开展健康养生讲座，为军休干部办理绿色通道医疗卡3350张，巡诊军休所130次，接诊3680名军休干部。制定为兵服务相关制度，理顺部队伤病员就诊流程，狠抓“军人优先”、军人检查零预约、军人床位周转等措施，实现伤病员“零待床”；增设军人挂号计价窗口，完善更新军人保障卡“持卡就医”；放开医院专家门诊保障资源，提高官兵诊疗救治整体水平。针对武警部队点多、线长、面广、人员高度分散的实际，积极探索，利用全军卫星远程医学系统，打造专业的信息化远程医疗服务模式，安排优秀医疗专家出诊，用前沿医学理论知识授课，让远在数千里之外的边关哨所官兵和基层医务人员足不出户就能享受到医院专家的高水平医疗服务。完成军队会诊3229例，占远程会诊总量的86.50%，3日会诊率由62.69%提升到97.83%。远程医学作为武警总医院为全国尤其是广大边远地区武警官兵提供医疗保障服务的重要平台，自2000年开展以来累计完成远程会诊10000例以上，占全国武警部队远程会诊量的98%，占全军远程会诊总量的34%，已连续五年在全军同级别总字号医院中排名第一。在由远程会诊拉近与基层距离的同时，组织开展到基层部队巡诊义诊、送医送药活动，累计接诊伤病员79人次，发放防病材料200余份，赠送4大类41种医疗药品，使基层官兵享受到医疗服务，留下了一支“带不走的医疗队”。

医疗支援。7～8月，派出3批次40人次抗洪抢险医疗队奔赴江苏省、湖南省等地执行抗洪抢险医疗保障任务。历时26天，行程2万余公里，累计巡诊受灾群众和部队官兵8049人次，开展健康教育62次，心理辅导15场，洗消面积3万平方米，发放卫生防病手册5000册，捐赠价值60余万元的药品耗材。医院救援队参加了中国红十字医疗救援队演练及两批次地震救援培训班，组织开展了营地建设、救援专业技能培训、医疗救援装备选配、灾害现场后勤保障等演练科目，完成国家卫生应急队伍的现场处置、后勤保障和远程投送能力训练。8月，派人员参加印尼亚太地区地震灾害救援演练。组建医疗队，分批赴河北省迁安市老干部局医院、蠡县医院，江西省永新县人民医院，内蒙古开鲁县医院、霍林郭勒市中蒙医院等多地开展义诊活动。

扶贫救困。医院专家医疗队先后赴内蒙古呼伦贝尔市海拉尔区、鄂伦春旗阿里河镇筛查救助少数民族地区贫困家庭先心病患者，前往云南省昭通鲁甸县地震灾区回访医院救助的患儿，赴四川省甘孜州甘孜县、西藏日喀则市仁布县参加由统战部组织的共铸中国心活动；分别与韩红基金会、扶贫基金会合作开展“百人援甘”“善行者徒步慈善捐款”等公益活动；先后两批次赴西藏执行中国研究型医院救助边疆少数民族地区贫困家庭白内障患者行动，专家医疗队克服严重的高原反应，累计历时18天，行程6000多公里，在西藏那曲索县、拉萨市曲水县共计诊治625名眼疾患者，开展白内障手术63台，为藏区老百姓送去光明。年初，与中华慈善总会发起了“藏区千名贫困家庭包虫病患者救助行动”。选派20余名医疗专家，奔赴海拔4600米以上的高原，为当地群众筛查义诊，完成包虫病筛查925人，确诊病患108人。期间，对患者进行家访，组织形式多样的防治宣教，并登记造册，把其中带有多种疾病、多次手术复发、无法在当地开展手术的重症患者逐一排队，陆续带回北京接受治疗，完成5批次60多名患者的后送手术工作，达到了满意的治疗效果，摸索出了一套切实改善西部农牧区人民生活质量的救助办法。

医疗纠纷处理。注重强化依法行医从严治医，组织科室自查自纠，对全院医务人员的执业资质进行梳理核查，签订“依法、文明、规范行医”责任状，形成了良好的医疗法制环境。

护理工作 落实以患者为中心的责任制整体护理模式，建立以责任护士为先导的运行管理机制，通过人力资源摸底调查、各类岗位核编、弹性护理排班、创造性解决临床问题。对护理人员、护理管理者和护理单元3个层级4类人员实行全员绩效管理，实施细致梳理、调研论证、绩效考核评价，全面客观准确地评价出具有临床实绩的优秀护理人才。立足临床做好基础性绩效统计工作，引进应用护理管理、质量控制、教学培训3类绩效统计系统程序模块，提高护理管理工作效率。持续开展岗位练兵，全面提高护理技术水平。按照三甲评审标准，紧贴临床进行在职培训、新护士培训、岗前培训、基地培训和专科培训，并按职称进行操作考试和理论考试。召开护理管理实践创新学习会、管片PDCA管理方法展示会等，提高护士素养。举办护士职业礼仪培训班、老年护理培训班、灾害救援护理培训班和移植护理培训班4个国家级继续教育项目。选派多名护理骨干参加专科护士认证学习。通过了北京市伤口专科护士和老年专科护士实习基地评审，专科护士实习基地总数达到5个。

科研工作 深入了解医院科研形势发展实际，修订和出台了科研工作相关办法，加强科技动态管理，形成科研创新链条体系。年内申报国家自然科学基金22项、北京市自然科学基金13项、首都临床特色应用项目11项，获省部级立项14项，资助经费187.8万元。移植科国家级课题“863”计划项目结题。获华夏医学科技一等奖1项、二等奖1项，全军科技进步奖二等奖4项、三等奖7项，武警科技进步奖一等奖2项、二等奖8项、三等奖1项，军队（武警）医疗成果三等奖8项。1人获北京市科技新星称号。新增实用新型专利12项。

医学教育 住院医师规范化培训实现新突破。5月，大内科和妇产科通过了住院医师规范化培训基地评审，成为北京市2016年度新增4个专业基地中仅有的两个临床专业基地。对已有两个专业基地实施精细管理，进一步扩大招生范围，在既往招录单位培训人员基础上，开通自主培训人员招录渠道，并采取“定时、定点、定专题”的培训形式邀请院外知名专家和院内高年资师资授课。年内学员结业理论考核通过率100%，技能考核通过率93%。训练工作迈上新台阶。针对高、中、初级职称的专业技术干部的不同特点，开展强基础、练技术、抓服务的岗位练兵活动。年内，获批国家和北京市等继续医学教育项目40余项，组织继续教育项目30余项，实现继教项目连年增长目标。研究生教育突出新内涵，学术型研究生招生人数比上年增加50%，生源均来自省属重点高校，招生规模在京内同级医院中持续排名第一，生源质量实现跨越式提升；毕业研究生104人，以武警总医院为第一完成单位在统计源期刊上发表各类论文104篇；开展院级、科级教学活动200余次，组织各类临床技能培训100余次，实现研究生中期考核合格率、临床能力毕业考核通过率“双百”。

信息化建设　整合已有信息资源，推进医院管理可视化，评价体系合理化，预算管理、成本管理、绩效管理科学化。以统筹兼顾为重点，推进信息化顶层设计，制定推进信息化建设整体组织架构及制度，明确各级管理责任及步骤流程。以畅通安全为保障，推进信息化基础建设，完成医保集群、核心服务器更换及数据库升级。以服务大局为宗旨，推进信息化保障水平，首次开展三方国际远程会诊，做好图像存储与传输系统（PACS）二期项目与银医一卡通项目的推进工作，拓展网上预约门诊、网上远程会诊、网上报表生成、网上化验结果查询，扩大医院虚拟空间，缩短数据交换时间。努力打造为部队首长提供更加精细化的保健服务，为基层官兵提供更加精准的专家级影像资源，为来院就诊的百姓提供更加精心的自助化服务。

（撰稿：蚩亚峰　审核：柴　昶）

领导名单

院　长　郑静晨

政　委　占有明

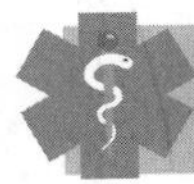

中国人民武装警察部队北京市总队

改革与管理　坚持问题导向，采取刚性措施，紧盯制约基层卫生能力建设的短板弱项，积极申领下发骨干医疗设备，下拨卫生机构建设专项经费，安排基层医务人员到体系医院进修，组织基层卫生机构能力建设考评验收，通过综合施策，多方干预，缓解基层卫生能力建设存在的问题。

医疗工作　医疗管理。出台《北京总队伤病残预防、治疗和鉴定的指导性意见》，集中精力，关口前移，做好伤病残减量工作。采取从新兵源头上控制病号、跟踪治疗上减少病号、科学施训上防范病号、评残病退上分流病号，慢性病号问题得到化解。先后开展了“依法执业教育和纪律整顿”以及“依法行医、从严治医”等活动，端正医务人员服务方向。督导各医院落实北京市医药分开综合改革精神。

全年为基层官兵弥补大（特）病补助经费及不孕不育补助经费。各医院、卫生队主动下基层诊治病号，完成了在职干部、转业干部、中级培训对象、考学提干士兵、国防生、炊事员、入伍新兵等体检任务。着眼官兵切身利益，扩宽服务渠道，抓好意外伤害保险和远离体系医院医疗保险的推进落实工作。

卫勤保障。着眼“聚焦中心任务，服务保障部队”，强化“四线”卫勤力量建设，在全国两会、十八届六中全会、G20峰会期间组织拉动演练，检验卫勤分队保障能力，多次完成年度大项活动的卫勤保障任务。

疾病预防　开展以“消灭蚊蝇、清洁家园”为主题的第二十八个爱国卫生月活动，及时部署季节防病工作。流感暴发期及时下发流感疫苗并严密组织部队接种，有效构筑了生物屏障。组织拟写了狂犬病、热射病等宣传提纲，提升官兵防护能力。

（撰稿：杨　森　审核：阮文平）

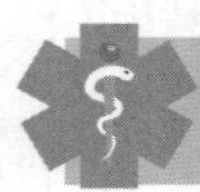

中国人民武装警察部队北京市总队医院

地址：朝阳区东三里屯1号院（100027） 电话：56391188

改革与管理 作为朝阳医院医疗联盟成员，持续深化与联盟内医疗机构的沟通合作，细化定向医疗支援、伤员转运保障和警地卫勤联络3项机制，保证绿色救治通道畅通，确保为军地患者提供更好的医疗资源。继续与天坛医院、积水潭医院、阜外医院、宣武医院、肿瘤医院、安贞医院开展医疗对口援建，接受了天坛医院2名、积水潭6名医生的代职及业务鉴定工作。

医疗工作 大力开展送医送药到基层的便民服务，多次组织专家参加三里屯社区健康义诊活动。发挥医院体检中心职能，为军地人员提供优质高效的服务，完成入伍新兵体检、体系部队干部体检及后续医疗的保障。完成武警后勤学院全科医师培训。

印发《关于进一步规范医疗秩序，确保医疗安全暂行措施的通知》，并完成优化医院建设成本相关措施，确保年度医疗工作平稳开展，为兵便民服务扎实有效。继续加强院内质控，重点突出病历及处方检查，开展患者服务满意度问卷调查，实行奖优罚劣。

卫勤保障。以练思想、练作风、练技能、练救法为内容，修订处突、抢险救灾、防卫作战预案，先后组织各级卫勤力量，采取方案推演与拉动检验相结合的方法，加强指挥要素、人装结合和立体后送演练，提高遂行保障及实战处置能力。

医学教育 定期组织理论测试和技能考核，组织院内学术讲座，并多次邀请院外专家进行全院的辅导授课。

疾病预防 做好总队卫生员培训，继续协助基层卫生队三年建设验收考核，充分发挥卫生队职能作用，积极开展防病治病，多次组织专家深入部队进行季节性传染病预防知识讲座，并为官兵接种结核、乙肝、流感等疫苗，立足医疗服务为基点，保障部队战斗力。

（撰稿：刘月红　审核：徐大伟）

领导名单

院　长 王松涛

政　委 赵义增

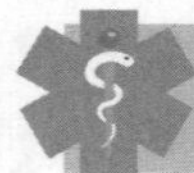

中国人民武装警察部队北京市总队第二医院

地址：西城区月坛北街丁3号（100037） 电话：52395000

医疗工作 常态开展医疗巡诊、健康体检等活动，28次开展送医送药巡诊，派出医疗专家150人次，行程共计2500余公里，接诊官兵近8500人次，发放药品15万余元，发放《军事训练伤的防治措施》《生活中常见的急救方法》等16种健康宣传手册1000余册和《防治热射病宣教光盘》30余张，完成年度干部、小分队队员、军队院校招收学员等体检。引进先进系统软件和测量工具，开展心理服务，筑牢部队安全防线。充分发挥远程医疗系统的优势，组织参加每周的业务讲座，提升了医护人员专业技术水平。围绕“后勤变前勤”的建设要求，常态保持卫勤应急战备，定期开展卫勤训练，全面提升和检验卫勤分队保障能力，确保在复杂情况下，实现“收得拢、拉得出、展得开、救得下”的保障目标。全面加强敏感期卫勤战备，完成冬季野营拉练卫勤保障任务，诊断处理伤病员60余人次，发放药品30余个品种500余盒。处置“10·11”退伍老兵军委大楼聚访事件，受到总队和师主要领导的肯定。

医疗纠纷处理。为有效应对“魏则西事件”，院党委合理分配领导力量，及时成立领导小组，设立专门办公室，配备专职人员，全面组织实施。多次邀请法律顾问就做好信访应对工作进行法律指导，及时对开展的19项（22个具体项目）合作医疗项目进行逐项清理，完善风险评估方案，全部终止运行；增配保安力量，加装高清摄像头，在总部、军委大楼、国家信访局等9个敏感地区设立接访点，在院外开设临时接待点，在院内设置热线咨询电话，有效缓解人员聚集。按照“不退不赔”的原则，成立“一组10队”，采取管控媒体、平息舆情、稳妥接访、全面布控等一系列举措，先后接待来访登记833人，对6853名生物诊疗患者建立信息档案，有效处置聚集冲闯等各类情况18起200余人次，妥善处理涉医信访11起456人次。

保障工作　围绕“三个服务”的保障方向，持续深化院务保障内涵，不断提升服务保障能力，夯实医院建设基础。在医疗纠纷事件的影响下，坚持依法科学理财，严格落实《武警部队加强和改进财经管理25条措施》，迎接武警总部巡视组和检查组对本院为期4天的检查巡视和为期3天的家底经费调研，以及军委中部战区审计局对本院2015—2016年预决算经费的电话审计。完成全国两会、“六四”、“七五”、“卫士-16”演习、国庆、十八届六中全会等敏感期战备及医院涉访工作的通信保障。积极探索餐饮、物业、班车、陪护、营房维修等工作社会化保障路子，通过规范服务标准，明确违约责任，督导履职尽责，确保各项工作运转正常。完成全国两会及社会维稳期间卫勤战备及巡诊任务，组建10人救护组和30人卫勤应急分队保持全装战备的同时，巡诊小组走进两会代表委员住地和体系部队执勤点为官兵送医送药，发放药品价值30余万元。

（撰稿：张晓宇　审核：张明生）

领导名单

院　　长　张葆现（至4月7日）
　　　　　　王松涛（自4月7日）
政　　委　王业江（至5月）
代理政委　王　晓（自5月）

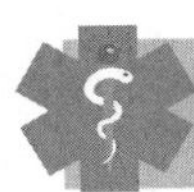

中国人民武装警察部队北京市总队第三医院

地址：丰台区小屯路10号（100041）　电话：51913818

基本情况　正式编制职工129人，聘用人员近250人，其中主任医师6人、副主任医师12人、中级技术职称53人。

医疗设备总值13019万元，其中10万元以上设备46台、100万元以上设备22台。

机构设置　撤销内分泌科、血液净化科、泌尿外科、手外科、整形科。

医疗工作　门急诊137144人次，展开床位423张，入院6218人次，手术2504例，平均住院日5.3天。业务总收入23961.22万元。

普外科微创保胆取石术全年手术300余人次，甲状腺结节微波消融手术200余人次，泌尿系结石腔内激光碎石手术200余人次，大隐静脉激光手术100余人次。神经外科开展颅脑损伤的急诊救治、颅内良恶性占位病变手术切除、脊髓病变的手术治疗、功能神经性疾病等的手术治疗，全年手术60余人次；骨科开展关节置换、骨折固定、四肢创伤急救技术、手足显微技术断指（肢）再植取得良好效果，全年手术500人次，已经成熟掌握断指再植、人工关节置换、椎间孔镜技术、关节镜技术等先进骨科治疗措施，受到患者肯定。烧伤整形科的瘢痕修补术、外耳道改造术、歪鼻修补术、吸脂术、自体脂肪移植术、毛发移植术、隆胸术、面部精细整形术等技术成熟，全年手术154人次。消化内镜室投入使用后，诊疗流程更加科学，为兵服务质量明显提升，主要病种包括急慢性胃炎、消化性溃疡、消化道出血、早癌筛查、息肉EMR

术等，门诊1267人次。4月，军委全面停止有偿服务，为民服务数质量减少，医院成立了体检中心，把“深知兵，真爱兵”体现到实际行动上。

修订完善《综合质量目标责任制管理考评办法》，全员、全程、全要素纳入质量考评体系。全员参与质量管理。建立院级、职能部门及科室三级管理组织，成立专门的质量控制办公室，共同参与医疗质量各环节的计划、组织、协调、控制和服务保障工作，加强质量管理控制办公室硬件和软件建设，做到全员参与质量管理，树立大质量观。把制度落实到末端。完善院级规章制度，为医院加强医疗创新和质量管理持续改进提供政策保障。加强院内各类人员规章制度的培训。全程监督监控。运用信息化建设手段，对基础质量、环节质量和终末质量进行有效全程监控，每季度组织一次全院医疗质量大检查和召开一次医疗质量分析会，检查分析有针对性，敢于较真碰硬，起到教育提高的目的，确实触及和分析问题症结，并提出有效整改措施和办法。

卫勤保障。以总部医院转型工作会议精神为指导，通过研究“坚定姓军为兵、聚集部队战斗力、提升服务水平”的思路办法，进一步深化“院前预防、院中治疗、院后随访”的全程服务模式，推动为兵服务工作向更深层次发展，实现医院“保障部队、服务官兵”的顺利转型，提高卫勤保障能力和水平。在硬件建设上。进一步调整、规范和加强军人门诊、军人病区建设，建立配套的医疗、生活、文化娱乐设施，为伤病员提供温馨舒适的就医休养环境，严格休养期间的管理，切实把“医、教、训、管”抓到位。在服务流程上，在“服务部队、服务基层、服务官兵”上牢固树立精细化的理念，优化官兵就医流程，从伤病员门诊、住院、手术、出院、康复等实施一条龙服务，使官兵得到全程优质的服务。对疑难病例和因客观条件本院医治不了的，应及时报告，充分利用北京市军、地医疗资源进行诊治。以预防为主，有针对性地做好全师官兵和医院医务人员的疾病预防、流行病控制、健康宣教和健康体检工作。部队巡诊突出精细化，由单纯巡诊送医模式向综合保障、立体遂行方式转变，每季度巡诊不少于两次。重点是执行重大任务、偏远和双规执勤点，巡诊前摸清部队疾病底数，合理安排专家，携带便携式医疗设备、足够数量和质量的药品。加强心理咨询服务。在体系卫生队帮扶上，依据师《基层卫生机构三年综合整治实施方案》，根据医院帮扶卫生队实施方案，紧紧围绕“三个服务”的卫勤建设方向，采取人才、技术、基础帮扶等方式，通过来院进修、技术指导、业务培训、下基层代职、送医疗设备等方法，重点帮扶体系支队卫生队，提高体系卫生队的卫勤保障能力。

医保工作。医保门诊28902人次，次均费用584.51元。医保住院744人次，次均费用19509元。加强医保政策的宣传、培训和考核。协调并指导合理用药，规范抗生素的合理使用。指导各科室合理收费。搞好单病种管理、生育险及特殊病的管理。坚持医保处方的审核制度。

护理工作　加强“以患者需求为服务导向”，加强主动服务意识、质量意识、安全意识，确保护理工作安全、有效的开展。全年完成透析治疗1856次、肺功能检测189例、胃镜374例、肠镜221例、C_{13}312例、输液16790例、注射15478例、皮试751例、抽血5386例、输血75例、导尿343例、下胃管564例。以加强护士队伍素质建设为核心，以抓专科技能、急救技术及新业务新技术为重点，继续开展优质护理服务工程活动。

科研工作　年初，医院投入科研经费80万元，院内立项18项。鼓励各科室邀请军地学科带头人开展学术讲座，推广学习新技术、新理论。全年派出19人外出进修学习，参加学术会议、短期培训50余人次。

信息化建设　医院在用软件系统包含基础HIS、LIS、PACS、手术麻醉、自动化办公平台，内含各类子系统60余套，涵盖医院门诊、临床、检查检验、药品、统计、财务、管理等所有业务范围。

基本建设　新建、扩建医疗用房6000余平方米，并投入使用。

（撰稿：何光伦　审核：王剑锋）

领导名单

院　长　王剑锋
政　委　许玉振
副院长　侯海利　王　燕

各区卫生和计划生育工作

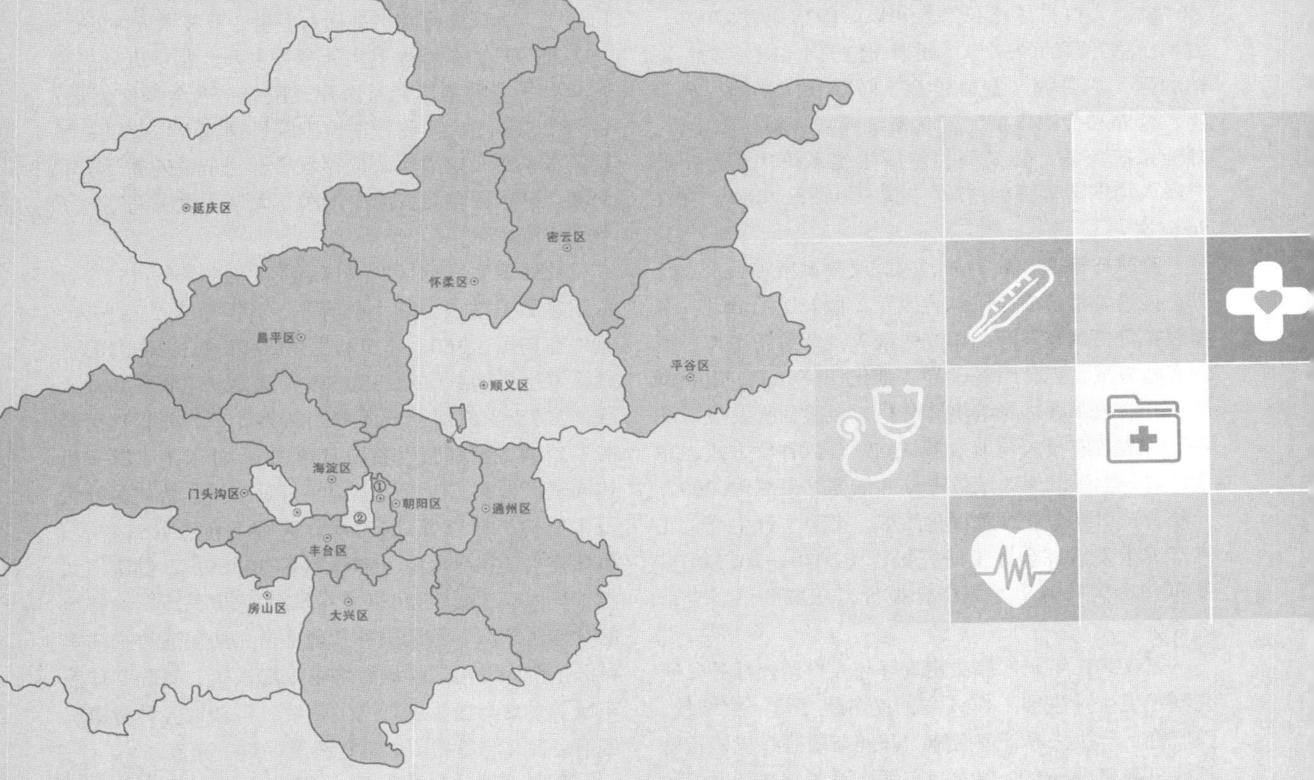

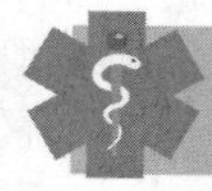

东城区

概况 常住人口87.8万人，户籍人口97.41万人，流动人口241679人。户籍育龄妇女202467人，其中已婚育龄妇女128416人；流动育龄妇女84816人，其中已婚育龄妇女52627人。户籍人口出生8772人，计划生育率99.46%，出生人口性别比107。流动人口出生523人。办理一孩生育服务登记5305个，办理二孩生育服务登记3093个，办理再生育行政确认73个。

生命统计。户籍人口出生率9.97‰，总死亡率7.07‰，人口自然增长率2.90‰。因病死亡6709人，占死亡总人数的97.42%，死因顺位前十位依次为：恶性肿瘤，心脏病，脑血管病，呼吸系统疾病，内分泌、营养和代谢疾病，消化系统疾病，损伤和中毒，神经系统疾病，传染病，泌尿生殖系统疾病。户籍居民人均期望寿命84.31岁，其中男性81.96岁、女性86.65岁。

改革与管理 落实市、区医改政策精神及重点任务。推进城市公立医院综合改革，做好医药分开、医疗服务价格调整及药品阳光采购等改革筹备工作，编制实施方案、强化组织领导、细化任务分工，组织调研，开展改革叠加影响测算分析、风险研提及应对准备。落实政府投入与绩效考核相结合的补偿方式，完成区属公立医院医改绩效考核并依据结果兑现6000万元经费，引导公立医院深化改革。市卫生计生委《北京市卫生发展综合评价研究报告（2010—2013年）》发布16个区县卫生发展综合评价，东城区位居全市之首。

完成2016年非首都功能疏解与人口调控任务。研究制定卫生计生委工作方案，提出疏存量、控增量、强监管、严执法等管理措施。开展新增医疗机构疏解长效机制建设研究，探索制定医疗服务领域新增机构管控工作实施意见。年内，禁限目录内无新增产业，清理不规范运营医疗机构12个。

5月18日，成立北京协和医院医联体，区属第六医院、普仁医院、和平里医院、隆福医院、区第一妇幼保健院、社管中心成为医联体成员。5月26日，成立北京同仁医院医联体，同仁医院、普仁医院、建国门社区卫生服务中心、东华门街道东华门社区卫生站签订医联体合作协议书。12月24日，区第一人民医院加入北京医院医联体。东城区医联体建设布局基本实现全覆盖。

中医管理。完成中医医疗机构变更17家，医师变更738人，多地点执业438人，中医师承初审40人。

人才队伍建设。落实公立医院用人自主权，推行聘用制和岗位管理，完善公开招聘制度，建立人才公平竞争和绩效评价机制，实行按需设岗、公开招聘、竞聘上岗、科学考核、合同管理。加强学科带头人队伍建设，为区属医院引进优秀卫生专业技术人才2人。

9月7日，东城区卫生计生委主办、北京市隆福医院承办了海峡两岸老年医疗及医养结合学术交流会，台湾中山医学大学附设医院副院长钟国屏、荣民总医院家医部部长刘夷生两位专家学者到东城区进行学术交流。隆福医院与台湾中山医学大学附设医院签订了合作交流意向。

社区卫生 辖区7个社区卫生服务中心和57个社区卫生服务站，全部为政府办。有卫生人员1336人，其中在岗医生360人（全科医生209人）、护士320人。社区卫生机构总诊疗238.15万人次，上门服务8938人次。227支家庭医生式服务团队累计签约并管理居民423711人，家庭医生签约率48.3%。社区卫生医疗机构同辖区15家二、三级医院签订分工协作协议，社区卫生机构上转患者12453人，医院下转患者5147人。累计建立居民个人电子健康档案713809份，健康档案电子化率81.3%。推出以“互联网+家庭医生”为特色的“佳医东城”健康服务管理平台，居民通过扫描全科医生个人专用二维码，绑定家庭医生，登陆“佳医东城”平台与医生进行网上签约，可获取各种健康服务信息，并与签约团队进行线上一对一交流。

开展“城市早诊早治项目”，完成居民问卷评估5510份，临床筛查肺癌732例，肝癌512例，乳腺癌563例，上消化道癌376例，结、直肠癌229例。开展2015—2016年度肿瘤随访，完成本市户籍肿瘤患者随访4216人，外地患者信息核实63人。开展“国家脑卒中高危人群筛查和干预项目”，完成筛查5029人，筛出高危人群1035人，进行实验室生化检测602人次、颈动脉彩超检查602人次。开展“2016年北京市社区脑卒中筛查及防控项目”，完成4475人的随访管理工作。开展65岁及以上老人免费体检48080人。

社区卫生中心（站）标准化建设。完成和平里社区卫生服务中心、清水苑和新中街2个社区卫生服务站的基本建设。景山社区卫生服务中心和魏家、圆恩寺、朝内头条社区卫生服务站的标准化建设开始公开招标，安定门社区卫生服务中心完成标准化建设设计，开始编制预算控制价。

疾病控制 传染病防治。乙类传染病发病1374例，死亡13例，发病前三位的是痢疾、梅毒、肺结核。结核病患病312人，无死亡。性病患病338人，无死亡；艾滋病患病819人（近10年累计报告人数），其中新发病120人，死亡2人。手足口病发病572例，无死亡。

慢病防治。培养健康生活方式指导员324人，开展健康社区、健康食堂、健康餐厅等支持性环境创建7家，举办东城区优秀健康生活方式指导员评选活动和“万步有约”职业人群健步走激励大赛。开展区域整合后第二次社区诊断工作，完成问卷调查7904人，收集身高、体重、血压、腰围等身体指标6043人，采集血生化指标6003人。新增高血压/糖尿病自我管理小组各10个，高血压自我管理小组社区覆盖率56.6%，糖尿病自我管理小组社区覆盖率22.0%。开展适龄儿童免费窝沟封闭防龋及氟化泡沫防龋项目，窝沟封闭筛查26353人、封闭23250颗牙，氟化泡沫防龋30150人次。

精神卫生。全区在册精神障碍患者5154人，发病率3.93‰，其中6类重性精神障碍患者3663人。免费服药7742人次。投入经费170.16万元。家属护理教育1360人次，免费体检573人，进学校、进社区宣传6次。应用精神分裂症康复适宜技术治疗50人。

学校卫生。全区中小学生92507人，体检88995人，检出视力不良61276人、营养不良16506人、肥胖17764人、贫血1547人、龋齿15297人。处理中小学集中发热疫情14起（含暴发1起）、幼儿园集中发热疫情4起（含暴发1起），中小学集中腹泻疫情7起、幼儿园集中腹泻疫情5起，幼儿园手足口病聚集性疫情11起。

计划免疫。乙肝、脊灰、百白破、白破、麻风、麻风腮、流脑A群、流脑A+C群、乙脑、甲肝疫苗接种率100%，全年累计接种159748人次。完成麻风、麻风腮、流脑和水痘应急接种4247人次，狂犬病疫苗接种41481针次，免疫球蛋白2563支。回收并销毁三价脊灰减毒活疫苗3519剂次。强化免疫调查外来儿童9234人。外来务工人员接种麻疹疫苗5166人次，流脑A+C群3380人次。免费接种流感疫苗44745人，其中60岁以上老年人16526人、在校学生26464人、保障人员1755人。全年辖区共报告疑似预防接种异常反应85例，其中一般反应61例、异常反应19例、偶合症5例。

职业卫生。全区有职业病危害因素企业30家，职工7921人；职工应体检2810人，实际体检2796人；在岗人员检出职业禁忌证10人，岗前人员检出职业禁忌证1人。全区报告尘肺病7例、职业性肿瘤1例。专项开展辖区铅、汞、铬、砷4种重金属污染监测。

健康促进。举办健康大课堂，利用区内杂志、网站和微信平台等媒体资源开展全方位健康知识普及。加强国家健康促进示范区创建，年内有3个健康社区、2个健康食堂、2个健康餐厅通过市级验收，评选出182个健康家庭，培养254名全民健康生活方式指导员。加强控烟监督，处罚违法吸烟个人242人，罚款12850元；处罚违法单位22户，罚款54000元；对209户不合格的单位和232个违法吸烟个人责令改正。

卫生监督 公共卫生监督检查。辖区内公共场所1795户，已量化分级1729户，其中A级389户、B级1308户、C级28户、不予评级4户。全年共监督公共场所9058户次，监督覆盖率99.71%，合格率93.15%；行政处罚596户次，罚款69.71万元。完成快捷酒店卫生、游泳池卫生等重点监督检查及卫生监督抽检等专项工作。生活饮用水卫生共监督1692户次，监督覆盖率97.78%，合格率99.33%；行政处罚27户次，罚没款8万元。完成生活饮用水宣传周活动、涉水产品专项检查、医疗机构饮用水卫生、居民住宅区二次供水储水设备卫生管理情况重点监督检查及卫生监督抽检等专项工作。

医疗卫生监督检查。年内对医疗机构、母婴保健、血液管理共监督1464户次（医疗机构1416户次，母婴保健监督28户次，血液监督20户次），监督覆盖率100%，合格率98.45%；行政处罚34户次，罚没款40.41万元。共对54家医疗机构积分125分。开展了“美丽盾牌”“打击两非”“血液安全专项”等专项检查以及医疗卫生监督执法台账销账、人口疏解等工作。

打击非法行医。年内共接无证行医举报投诉69件，处罚无证行医13户，罚没款22.94万元。综合执法联合行动27次。2起涉刑案件移送公安部门。因转让或出借《医疗机构执业许可证》以营利为目的，转让、出借《医疗机构执业许可证》给非卫生技术专业人员，吊销北京中联医门诊部《医疗机构执业许可证》。

妇幼保健 妇女保健。孕产妇建立健康档案10013份，产前健康管理率99.89%，高危孕妇管理率98.21%，产后访视率96.33%，孕前优生健康检查目标人群覆盖率100%。剖宫产率45.5%，孕产妇死亡率9.3/10万。婚前检查1386人，疾病检出率11.47%，婚检率4.43%。

儿童保健。新生儿死亡8人，死亡率0.82‰；婴儿死亡19人，死亡率1.95‰；5岁以下儿童死亡22人，死亡率2.26‰。0～6岁儿童35112人，系统管理率97.42%。

计生服务 全面落实二孩政策，区政府与各街道签订2016—2018年度计划生育目标管理责任书，建立计划生育兼职委员制度。1月1日，区卫生计生委与区民政局、财政局、人力资源社保局、房管局联合印发《关于进一步做好计划生育特殊困难家庭扶助工作的通知》。7月15日，制定《东城区对未落实计划生育一次性奖励的处理办法》，解决改制企业未落实计划生育一次性奖励的历史遗留问题。12月29日，被国家卫生计生委评为2014—2016年全国计划生育优质服务先进区。定期开展流动人口健康促进示范企业、学校和健康家庭建设活动。

计生药具免费发放点267处，包括身份证式药具自主发放机83处、开放式药具自取架184处，其中新增11处。全区共发放各类口服避孕药1780板、外用避孕药6600盒、男用避孕套4094000只、纳米银隐形避孕套700盒、各类宫内节育器360枚。投入资金92.10万元。

生殖健康。孕前保健检查741对夫妇，有免费孕前优生健康检查定点医院3家，对检查异常人群开展个性化指导。

计生关怀。享受独生子女父母奖励16641人，发放独生子女父母奖励费5592360元。开展计划生育特殊家庭服务，为219户开展家政服务，投入资金21.37万元；为442人健康体检，投入资金35.36万元；为特殊家庭投保“安康险”和“住院补贴险”，投入资金29.32万元。建立“博爱·生育关怀基金”的特困救助机制，年内救助5位老人，发放救助金2.08万元。

继续开展“科学育儿试点区”工作。与北京儿童医院联合开展“婴幼儿家庭养育环境干预项目”，完成两轮504户问卷调查；开展“0～3岁婴幼儿儿童早期综合认知能力定向调研项目”，向目标家庭发放调查问卷1600份，收回有效问卷1300多份，完成调研报告。开展系列培训讲座50场次。

医疗工作 全年辖区内医疗机构共计（包括医院、妇幼保健院和社区卫生服务中心）出院403283人次，床位使用率86.04%，平均住院日（不含精神专科医院）8.43天，住院手术243756人次。

对口支援。辖区7家二级医院分别对平谷区、昌平区卫生院进行对口支农工作，共派出104人，其中医师102人、护理人员2人。与河北省张家口市卫生计生委签订对口合作框架协议，部署崇礼区的对口帮扶工作。派出1名专家赴西藏自治区开展包虫病流行情况调查。接待新疆224团医院来京考察，接待湖北省十堰市郧阳区2名工作人员来京进行岗位培训和学习。

信息化建设 全年信息化建设总投入499.23万元。完成政务外网接入，实现全部委属单位网络互联互通。完成手术与麻醉临床信息管理系统项目建设，实现委属医院麻醉、手术、监护的全过程数字化记录。完成东城区区域人口健康信息平台项目（一期）建设，实现部分委属医院及全部社区卫生服务机构的数据采集和校验。

卫生计生经费管理 全年区属卫生计生系统总收入425420.51万元，其中财政拨款133033.72万元，业务收入292386.79万元；总支出410738.48万元。

基本建设 全年区属医疗机构基本建设总投入1300万元，全部来自财政拨款，系统内7家单位建设小型工程共计13个，如普仁医院血透室改造工程、隆福医院北楼加固更新改造工程、疾控中心锅炉热力改造工程等。

（撰稿：贾英仙 审核：李 悦）

东城区卫生计生委领导名单

工委书记	贾红梅
主　　任	林　杉
副书记	张家惠
纪工委书记	杨效坚
副主任	冯巧云　徐工学　吴礼九 刘清华　林　刚

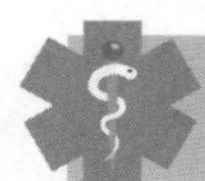

西城区

概况 全区常住人口125.9万人，户籍人口146万人，流动人口243844人。户籍育龄妇女313127人，其中已婚育龄妇女192948人；户籍出生12072人，出生人口性别比112，计划生育率99.28%。流动人口育龄妇女101156人，其中已婚妇女64367人；流动人口出生572人，计划生育率97.2%。办理《北京市生育服务证》20036个，其中一孩生育登记12503个、二孩生育登记7533个，再生育行政确认167个。

生命统计。户籍人口死亡率7.08‰，户籍人口因病死亡人数占总死亡人数94.10%。死因顺位前十位为：恶性肿瘤，心脏病，脑血管病，呼吸系统疾病，损伤和中毒，消化系统疾病，内分泌、营养和代谢疾病，神经系统疾病，泌尿生殖系统疾病，传染病。居民期望寿命84.28岁，其中男性81.98岁、女性86.59岁。

改革与管理 持续深化改革，推进分级诊疗制度建设，推进紧密型医联体建设。完善紧密型医联体建设顶层设计，按照“管理一体化、基本医疗一体化、公共卫生一体化”的建设思路，落实紧密型医联体建设的各项措施。推进社区卫生服务机构与区属医院管理一体化，实现每个社区卫生服务中心均有一个上级主管区属医院，社区卫生服务中心主任成为上级主管区属医院领导班子成员，人才、资源共享；推进社区卫生服务机构与区属医院基本医疗一体化，加强人员双向流动，推进服务同质化和临床检验、医学影像等统筹管理；推进社区卫生服务机构与公共卫生机构实现公共卫生一体化，建立人员双向轮转机制，公共卫生机构加强对社区卫生服务中心的业务指导和统筹管理，统一相关工作标准和规范，提升社区公共卫生服务能力；建立以家庭医生为核心的双向转诊模式，年内社区卫生服务机构上转区属医院患者15603人次，区属医院下转患者13494人次；不断完善区属医院财政保障政策，建立了人均3万元的绩效考核财政补助机制、大型医疗设备购置财政全额负担机制及每平方米60元的房屋修缮补助机制。全年社区卫生服务机构总诊疗人次比上年增长11.80%，较2010年增长95.63%；区属医疗机构总诊疗人次呈下降趋势，全年516.12万人次，比上年降低1.5%。

人才队伍建设。规范18个西城区继续医学教育基地和25个西城区继续护理学教育基地管理。年内，组织区属单位申报国家级继续教育项目10项、市级38项、区级1077项。继续推进医教研协调发展，推动北京市回医药研究所建设，创建回医药医教研一体化发展途径。推动西城区“师带徒”中医药传承工作，从驻区各中医医院遴选出21名指导老师，推荐出21人作为首批学术经验继承人。继续实施科技新星项目，确定资助项目30个，培养了30名青年科技人才，拨付资助经费39万元。推选优秀人才申报北京市优秀人才培养工程、中医“125”人才培养工程。继续推进转岗培训，加强儿科、精神、药学、护理、急救、康复等各类紧缺人才培养。第一批规培工作共有11家单位的18名医师报名，其中中医11人、西医7人，全部通过市级审核并已开始规培培训。继续推进北京市中医管理局“双百工程”继承工作，共资助继承人22人次，通过“师带徒”形式培训中青年医师。继续实施科技新星项目，共申报项目51个，最终确定30个拟资助项目。

社区卫生 全区规划设置社区卫生服务中心15个，社区卫生服务站82个。社区在岗医务人员2081人，其中全科医生460人、护士474人、防保医生379人。继续推进社区卫生服务机构标准化建设工作，完成了4个社区卫生服务站装修改造项目。合理配置全科医生团队，形成了由全科医生、社区护士、预防保健人员为主体，大医院专家及公卫专家为支撑的全科-专科家庭医生团队。将医联体内共享的优质资源和优先服务纳入签约服务内容，引导居民到社区签约和首诊。探索提供差异性服务、分类签约、有偿签约等多种签约服务形式，满足居民多层次服务需求。开展以挂号分诊、诊前健康自测、诊中一对一服务、诊后预约下次就诊、绿色转诊的全科预约诊疗模式。以社区卫生服务机构为平台，整合各类健康服务功能，通过家庭医生签约服务，为居民提供有针对性的生命周期全程健康服务。结合常见病、多发病特点和居民健康需求，制定并实施了基本签约服务包、健康管理服务包、失能老人入户服务包，建立失能老人入户服务有偿购买机制，费用用于家庭医生补贴，不计入工资总额。开展互联网+家庭医生服务，实现家庭医生与签约居民的线上互动，居民健康自我管理。全年社区总诊疗350.15万人次，共组建家庭医生服务团队264支，推广家庭医生式服务新模式的中心达100%，建设100个家庭医生工作室，总签约率43.32%。区属医院专家下社区16188人次，社区医生到上级区属医院参加查房、培训12046人次。居民个人电子健康档案99.65万份，居民个人健康档案电子化率79.15%，完成国家基本公共卫生服务项目75%的指标要求。

疾病控制 传染病防治。法定传染病发病6600例，发病率508.47/10万。其中甲类传染病1例，发病率0.08/10万；乙类传染病1864例，发病率143.61/10万，死亡16例，报告前三位病种为痢疾、梅毒和肺结核；丙类传染病发病4735例，发病率364.79/10万。手足口病报告992例，发病率76.43/10万。动物致伤门诊处理动物致伤患者19095人次。新登记肺结核患者320人，其中本市218人、外埠102人，系统管理率100%，患者家属筛查率100%。完成性病就诊者、社区暗娼、社区吸毒人员、孕产妇女、流产妇女的哨点监测共计

2319人。29个HIV初筛实验室筛查各重点人群642636人，检出HIV抗体阳性426人次；接待自愿咨询检测者2567人次，检出HIV抗体阳性209人次；开展高危人群和流动人口干预217684人次。随访辖区艾滋病病毒感染者和患者1025人，随访检测率97.9%，并100%提供了结核病转介筛查服务。

慢病防治。在慢病综合防控示范区的基础上，继续深入开展全民健康生活方式行动，4家示范社区、2家示范餐厅、3家示范食堂通过验收；继续在餐饮企业中倡导低盐少油菜品的研发与推广；在全民健康生活方式日、高血压日、世界卒中日、联合国糖尿病日开展了主题宣传活动；在2个生活社区开展老年跌倒高危人群干预评估，完成509例调查；开展双生子登记调查，完成随访162对，新登记88对；持续加强社区脑卒中筛查、随访、干预及高血压患者自我管理小组（15个）及糖尿病同伴支持（15个）活动；完成5588人的5个癌种高危人群的评估和1744例临床筛查；完成北京市脑卒中高危人群随访5812人，脑卒中高危人群筛查6012人，肿瘤随访6403人；在职业人群中开展高危人群干预工作，9个全民健康生活方式行动示范创建机构成立了9个自我管理小组，参与职工90人。组织1家功能单位300人参加“万步有约”职业人群健步走激励大奖赛。在生活社区开展高血压患者心理干预。开展“中国健康知识传播激励计划”——吃动平衡走向健康、胆固醇管理知识共享会3次。高血压健康管理率33.12%，规范管理率80%，血压控制率79%；糖尿病健康管理率56.66%，规范管理率79%，血糖控制率65%。

精神卫生。全区精神障碍患者6471人，发病率3.77‰。其中6类重性精神疾病总数5043人，接受管理4327人，在册管理率85.92%，在管患者规律服药率83.50%。免费服药患者1739人。

学校卫生。全区学生117069人，体检111514人，检出视力不良75193人、营养不良8611人、肥胖14571人、贫血1180人、恒牙龋齿25004人。开展中小学生传染病知信行调查，收集928份调查表。在辖区中小学校开展专家进校园及“家校携手共促健康”健康月活动，覆盖率100%。开展视力不良分级管理工作以及爱眼护眼“五个一”活动，覆盖率100%。开展肥胖分级管理工作。结合“国家营养周”，开展现场宣传活动。对5所试点学校开展了健康食堂现场督导工作。承办了2016年北京市世界无烟日青少年控烟活动启动会。开展了儿童青少年慢性病早期干预项目、中国儿童健康与肥胖预防研究课题。

计划免疫。免疫规划内疫苗共接种168846人次，一类疫苗接种率100%。学龄前本市儿童、外来儿童建卡建证14913人，建卡建证率100%。加强流动儿童计划免疫工作，落实查漏补种工作。开展流感疫苗免费接种工作，本市户籍60周岁以上老年人共接种25325人，接种率52.9%；在校中小学生接种32444人，接种率54.6%。AEFI上报106例，通过专家组诊断53例，其中5例偶合症、48例异常反应，其余均为一般反应。

职业卫生。尘肺病例报告3例，1例尘肺死亡病例；职业病病例报告3例（职业性黑变病2例、职业性高原病1例）；农药中毒1例。全年换发149个单位个人剂量笔2283人次，开展放射本底监测采样18件。在全区开展主题为“健康中国，职业健康先行”的职业病防治法宣传周活动。全区有放射卫生技术服务机构3家，共监督检查9户次，合格率100%。在岗放射工作人员应体检1724人，实际体检1724人。全区有放射诊疗单位121家，共监督检查484户次，监督覆盖率100%，实施行政处罚9起，罚款21000元。

健康促进。完成辖区29家控烟示范创建单位终期验收，通过率100%。控烟监督检查5668户次，现场劝阻187名违法吸烟人员，对227个单位和198名个人下达了责令改正通知书，对18户违法单位和195名违法吸烟人员进行了行政处罚，共计罚款86750元。利用“西城健康教育”官方微博和疾控中心微信公众号发布健康知识；编辑出版《卫生与长寿报》6期11万份；发放宣传品57种31万余份；举办社区健康大课堂2346场，受众127159人次；全年共发布微博2570条。《北京市控制吸烟条例》颁布一周年之际，开展无烟日系列宣传活动和“我要上鸟巢”笑脸征集活动及600户居民成人烟草状况调查。在北京市医疗机构健康教育团队健康素养技能大赛中荣获团体第一名。培养1034名家庭保健员，举办280余次培训。以白纸坊社区卫生服务中心为试点，探索“健康家庭”培养模式，遴选30名已培养的、合格的、符合要求的高血压病或糖尿病患者建立家保员与社区卫生服务团队分工协作机制，引导合格的、积极性较高的家保员对家庭成员进行健康管理，为全市创建“健康家庭”工作提供示范经验。

卫生监督 公共卫生监督检查。辖区内公共场所经营单位共有2118户，需量化分级2165户，已对2124户的经营项目实施了量化分级管理，其中A级375户、B级1683户、C级61户、不予评级5户；监督检查12250户次，监督覆盖率99.91%，合格率96.21%；卫生行政处罚493起，罚款572301元。生活饮用水监督检查898户3728户次，监督覆盖率99.56%，合格率

99.81%；卫生行政处罚28起，罚款199500元。

医疗卫生监督检查。在市级监督平台中本区共有医疗机构593家，年内共监督检查4726户次，覆盖率99.49%，合格率99.54%。共实施行政处罚17起，罚款46582.2元。共对48家医疗机构实施积分处理67户次，累计积分150分。开展7项专项整治工作：1月，开展打击非法行医专项行动，针对涉嫌“网络医托”的民营医疗机构，联合泌尿、生殖方面的专家进行了联合专项检查；4～6月，开展美丽盾牌专项行动，对重点地区的医疗美容机构、生活美容场所等进行集中检查，行政处罚及积分处理6家医疗美容机构，累计罚款18000元；5月，开展出租承包科室专项检查，监督检查69家医疗机构；7月，落实2家精神专科医疗机构的精神卫生法专项检查；8月，对辖区内21家临床用血单位开展临床用血专项监督；8～9月，对63家中医医疗机构及2家生活美容机构进行监督检查。建立医疗卫生重点监督监测工作台账，全年共有5家挂账单位，对其中4家单位予以行政处罚，警告4户次，罚款1户次31582.2元；对4家单位累计积12分。

妇幼保健 孕产妇14905人，系统管理率97.88%，住院分娩率100%，剖宫产率36.38%，孕产妇死亡率6.71/10万。妇女病普查184411人，普查率75.15%。婚检2201人，婚检率5.05%，疾病检出率19.17%。

儿童保健。新生儿死亡率0.66‰，婴儿死亡率1.85‰，5岁以下儿童死亡率2.31‰。新生儿疾病筛查率98.60%，出生缺陷发生率17.13‰，出生缺陷主要病种有先心病、外耳畸形、隐睾、多指（趾）和并指（趾）等。0～6岁儿童44920人，系统管理率96.87%，体检84179人次。

计生服务 落实全面两孩政策，取消《生育服务证》管理制度，实施两孩以内生育登记服务制度和再生育行政确认，两孩以内生育登记实现网上办理。贯彻落实国家卫生计生委《流动人口健康教育和促进行动计划（2016—2020年）》，11月1～11日，组织了以“关注流动人口健康、人人参与共建共享”为主题的流动人口健康促进宣传周系列活动。针对新时期流动人口生存发展特点和健康需求，引导流动人口学习健康知识，掌握健康技能，树立健康观念，提高健康素养，养成健康行为和生活方式，提高其主动利用基本公共卫生计生服务的意识。

北京市计划生育药具管理站调入西城区免费避孕药具共计15个品种，其中口服避孕药3个品种、避孕套7个品种、外用避孕药具3个品种、宫内节育器2个品种。调入的免费避孕药具配送15个街道258个社区以及辖区内的单位。

生殖健康。西城妇幼保健院免费孕前优生健康检查1241对夫妇，投入专项经费116万元。为新婚夫妇发放“健康生育服务包”5140个。

计生关怀。审批发放独生子女意外伤残、死亡对其父母一次性经济帮助金179人179万元，发放独生子女父母年老时一次性奖励6077人607.7万元，审批发放可生育第二个子女但不生育一次性奖励30人1.5万元，发放计划生育特别扶助金2239.44万元。落实元旦、春节市级计生特殊困难家庭走访慰问工作，为14户计划生育特殊困难家庭发放慰问金2.1万元。落实街道开展元旦、春节走访慰问活动，15个街道共走访慰问计划生育困难家庭1700余户，发放慰问金72万余元。处理信访系统的计划生育奖励扶助类转办件38件。

暖心计划。为辖区1502名独生子女死亡特服家庭办理了暖心卡，每人2879元，共计4324258元。区计生协会与中国人寿保险股份有限公司北京分公司联合开展意外伤害保险工作，为923户失独家庭共1382人缴纳安康保险费，每户30元，共计27690元。为符合要求的计生特殊困难家庭申领防走失手环260个，申请安装紧急救援呼叫设施及烟感报警器247户，实现紧急救援服务延伸到家，保障计生特殊困难家庭老年人的生活安全，促进适老化改造。

开展关爱女孩、男孩女孩都一样宣传活动。结办“两非”案件信息管理系统案件1件。完成国家卫生计生委城市家庭婴幼儿托育服务需求问卷调查160份。

医疗工作 全年门诊33509130人次，急诊1634350人次，出院593968人次，床位使用率92.97%，平均住院日（不含精神专科医院）8.17天，住院手术276419人次。

对口支援。组织区属相关医院和延庆、昌平、门头沟等地区相关乡镇卫生院开展城乡对口支援。推进京廊中医药协同发展工程，丰盛中医骨伤医院与河北省乐亭县福平医院建立对口支援关系，提供了“硬纸夹板外固定治疗骨折”技术。开展京蒙对口支援，复兴医院、丰盛中医骨伤专科医院、护国寺中医医院、宣武中医医院、北京市回民医院分别与内蒙古相关医疗机构签订了协议。继续开展南水北调对口支援，10月，西城区接收河南省邓州市5名医疗卫生工作人员，由北京市回民医院针对培养目标开展专业培训和业务指导。

血液管理。无偿献血136204单位，其中街头无偿献血121572单位、单位团体无偿献血4810单位。对辖区有用血资质的21家医疗机构开展专项工作检查，重点为《医疗机构临床用血管理办法》的落实情况。

信息化建设 全年信息化建设总投入2683.61万元，其中区属医院信息化建设投入1934.85万元，主要用于医院临床路径系统、合理用药管理系统、移动医生查房等业务系统建设及人力资源管理系统等管理系统建设、网络安全设备更新、系统运维等；社区卫生服务机构信息化投入597.80万元，主要用于导医叫号系统、健康宣教系统等建设；公共卫生机构信息化投入150.96万元，主要用于存储设备更新等。区卫生计生委在建信息化项目5个，包括区域卫生数据中心、区属公立医院绩效评价系统、社区卫生信息化升级改造项目、社区卫生机构数字医技项目、区域综合管理-应急管理信息系统，完成区域卫生数据中心和应急管理信息系统初步验收。启动西城区北京通基本卡（居民健康卡）项目建设。依托区政务外网建设人口健康信息网络，完成全区115家医疗卫生单位的专网光缆接入，其中调试联通59家。建立了与区公安网安的属地联动机制，对辖区公立医疗机构网络信息安全工作开展属地管理。完成辖区医疗机构重要信息基础设施摸底的调研。

卫生计生经费管理 全年总收入587265.31万元，其中财政拨款202920.27万元，业务收入379801.91万元；总支出583737.06万元，卫生事业专用基金年初10011.77万元、年末10780.52万元。计划生育财政总投入3155.11万元。

基本建设 妇幼保健院修缮项目正在施工；第二医院改造工程进行施工、监理招投标；丰盛医院E1地块项目进行土地征收立项评审；护国寺中医医院门诊楼项目正在办理环境影响评价手续；疾控中心改造项目完成可行性研究，协调发改委立项批复；复兴医院西配楼等项目竣工；广外社区卫生服务中心、南线阁社区卫生服务站等项目按进度推进。

（撰稿：马　蕊　审核：赵　刚）

西城区卫生计生委领导名单

工委书记　何焕平（自5月）
主　　任　安学军
副 书 记　安学军　安　梅
副 主 任　郭燕葵　宋　青　金　庆（自5月）
　　　　　赵　刚

朝阳区

概况 常住人口385.60万人，户籍人口210.90万人。户籍育龄妇女491991人，其中已婚288400人。户籍人口出生18448人，计划生育率98.34%，出生人口性别比107.42；流动人口出生23254人，计划生育率93.60%，出生人口性别比112.24。户籍人口办理一孩生育登记17595例，二孩生育登记11965例，再生育确认（三孩及以上）328例；流动人口二孩以内生育服务登记13207例，再生育服务登记28例。

生命统计。户籍人口出生18448人，出生率10.55‰；死亡率6.45‰；人口自然增长率4.10‰。因病死亡13075人，占总死亡人数的96.87%；死因顺位前十位依次为：恶性肿瘤，心脏病，脑血管病，呼吸系统疾病，内分泌、营养和代谢疾病，损伤和中毒，消化系统疾病，神经系统疾病，泌尿生殖系统疾病，传染病。户籍人口期望寿命82.46岁，其中男性80.29岁、女性84.80岁。

改革与管理 按时完成国家卫生计生委执法全过程记录试点工作。东坝、崔各庄第二社区卫生服务中心实现独立运营，顺利交接。东湖社区卫生服务中心于年初平稳交接和过渡。潘家园和朝外社区卫生服务中心实体选址已确定。南磨房、太阳宫社区卫生服务中心转型工作稳步推进。以医联体为依托，试点开展专科医生和全科医生联合组成团队（简称“专全团队”）开展家庭医生签约服务。完善医联体双考核双评价工作机制，开展2次考核1次评价。构建朝阳区危重症新生儿转诊网络，首都儿科研究所附属儿童医院认定为市级转诊机构，华信医院为新生儿特殊专病救治医院。确定首都儿科研究所附属儿童医院、华信医院、北京妇产医院、朝阳医院、中日友好医院、地坛医院6家机构为朝阳区危重新生儿抢救、转会诊指定医院。9月，朝阳区成为第二批国家级医养结合试点区。完成朝阳区阳光药品采购低价药品目录，并确定阳光药品采购的遴选程序以及医联体内5种慢病的统一规范用药目录。医师多点执业注册1070人。完成医师电子注册11359人。完成突发公共事件信息报送与指挥系统一期建设，实现通过数字化指挥调度系统支持下的多点位同时处置突发公共事件能力。部分社区以信息化手段为支撑试点开展了药品实时采购零库存、自动化药房管理等药事服务工作，探索开展送药上门服务。太阳宫、南磨房和来广营3个乡被北京市命名为北京市卫生乡。获得北京市社区卫生绩效考核和公共卫生考核社区综合考评全市第二名、公卫第一名；岗位练兵和技能竞赛活动囊括北京市个人三个第一，同时获得了团体竞赛三等奖；取得全国竞赛全科医师农村组总冠军和城市组一等奖；高碑店社区卫生服务中心在北京市开展的2016北京社区药师、医师处方点评技能大赛中获一等奖。

医联体建设。建立大医院与基层互动机制。组建38名责任主任和12个专科医生和全科医生结合慢病管理团队，初步搭建分级诊疗的服务框架。年内，医联体核心医院下转康复期、慢性病患者716人，成员单位上转患者3104人。医联体内完成检验互认1525例、影像互认1140例，完成远程会诊916次，920例。核心医院派出专家221人次到社区出诊3416次，带教3950人次，诊治患者4.43万人次。医联体内医院接受朝阳医院、中日友好医院、安贞医院、垂杨柳医院专家来院查房317人次，1901名患者得到专家提供的诊疗方案；核心医院的高年资医师为社区医务人员开展业务培训350次，培训8530人次；48名社区医务人员到朝阳医院、中日友好医院、安贞医院短期进修。新增1家医疗机构加入医联体。

人才队伍建设。选派19名社区卫生全科骨干赴台湾进行为期14天的社区卫生服务中心专业管理培训。对45人分高、中、低不同层次开展英语口语培训。组织辖区医疗机构参加2016年朝阳区海外高层次人才认定资助申报。为6名外省市人才申请进京指标。

社区卫生 建成47个社区卫生服务中心，运行199个社区卫生服务站。有社区卫生技术人员4470人，其中医生2175人（包括全科医生886人）、护士1499人。新建崔各庄第二社区卫生服务中心、双龙医院转建为南磨房第二社区卫生服务中心。全年完成门急诊10489619人次，出诊服务33184人次。全区家庭医生式服务签约1313394人，签约率30.04%。二、三级医院对口支援门诊服务74931人次，开展健康教育132次、专业讲座151次。双向转诊上转患者79620人次，下转3484人次。建立健康档案3133207份，建档率81.25%；其中电子健康档案3099972份，电子健康档案建档率80.39%。

农村卫生 运行1个村卫生室。18名乡医参加在职岗位培训，经北京市统一理论考试，全部考试合格。

新型农村合作医疗。参合74849人，参合率99.76%，人均筹资标准1385元，其中个人缴费160元。筹集资金10366.59万元。门诊报销53.23万人次，支付资金4340.68万元；住院报销6645人次，支付资金6837.95万元。年底大病统筹基金结余1514.82万元。新型农村合作医疗工作于11月21日正式移交朝阳区人力资源与社会保障局管理。

疾病控制 传染病防治。报告甲乙丙类传染病21种23448例，报告发病率592.87/10万，死亡率0.78/10万。甲类传染病报告1例（霍乱）。乙类传染病报告发病率居前三位的依次为肺结核、梅毒、痢疾。确诊肺结核1227例；登记管理结核病患者1110例，其中肺结核970例、结核性胸膜炎140例。报告5种性病3333例，其中梅毒1808例、淋病490例、尖锐湿疣487例、生殖道沙眼衣原体感染518例、生殖器疱疹30例。报告HIV/AIDS现住病例1101例，新发现病例以同性传播为主，占82.3%。报告（北京市首例）人感染H9N2型禽流感确诊病例1例，人感染H7N9型禽流感输入性病例2例。报告手足口病5061例，其中重症病例9例，无死亡。调查中东呼吸综合征（MERS）排查病例1例，经实验室检测排除。调查处理5例黄热病输入性病例，1例裂谷热、3例输入性寨卡病毒确诊病例。报告狂犬病1例，死亡1例。

慢病防治。开展全国慢病综合防控示范区工作，完善疾控中心，二、三级医院—街（乡），社区卫生服务中心—居（村）委会，社区卫生服务站的三级慢病防控网络。开展肿瘤高危人群筛查，全区完成临床筛查838例，肿瘤患者随访10165例。新确认市级健康生活方式示范机构21家。对高血压和糖尿病自我管理成员近1000人、体重控制自我管理小组成员652人进行效果调查和评估；开展慢病危险因素专项流行病学调查，包括老年痴呆和帕金森病1756人、心血管病700余人。对社区预防老年人跌倒干预项目进行终期评估，完成2323人调查。开展脑卒中高危人群的筛查及管理，新筛查4209人，对既往参加筛查的4148人进行了随访干预。

精神卫生。重性精神障碍患者建档14627人，其中6类严重精神障碍患者10940人，发现报告率2.86‰，在册管理率92.55%，在册规范管理率86.69%，病情稳定率99.21%，规律服药率81.50%。为6863名重性精神疾病患者免费体检；发放贫困诊疗费补助1461人次108.51万元；4815人通过免费服药资格审核，投入免费服药经费458.5万元。

学校卫生。学生发育评价分析：身高受检172289人，其中上等53910人、下等3579人；体重受检172289人，其中上等63475人、下等3318人。学生疾病监测：视力受检172258人，检出视力不良96650

人；贫血受检171647人，检出贫血3736人；沙眼受检171434人，检出沙眼5人；龋齿受检172123人，龋齿患者29418人。

计划免疫。常规免疫共接种疫苗1179059针次，其中基础免疫729297针次、加强免疫449762针次，本市户籍儿童644205针次、流动儿童534854针次，卡介苗35523针次、脊灰疫苗211475针次、百白破三联疫苗209498针次、白破二联疫苗31245针次、麻风疫苗45280针次、麻风腮疫苗93830针次、麻疹疫苗7243针次、流脑疫苗167408针次、乙脑疫苗102793针次、甲肝疫苗119583针次、乙肝疫苗155181针次；各疫苗报告接种率均在99%以上。接报AEFI 1111例，其中一般反应782、异常反应161例、偶合症167例、心因性反应1例。应急接种水痘疫苗2249针次、麻疹疫苗4592针次、麻风疫苗28743针次、麻风腮疫苗203针次、百白破疫苗7针次。免费接种流感疫苗189711针次，其中学生111330针次，接种率66.47%；60岁以上老人76585针次，接种率45.46%；保障人员1796针次。

职业卫生。接触有职业病危害因素企业479家，接触职业病危害因素53635人，职业病健康体检15410人次。完成国家重点职业病监测及风险评估工作及重金属污染监测工作。职业病鉴定5例，均与诊断结果一致，分别是职业性急性环氧乙烷中毒1例、铸工尘肺一期2例、职业性石棉肺一期及职业性石棉所致肺癌1例、职业性轻度噪声聋1例。

健康促进。完成49家健康教育示范基地创建，完成健康科普讲师团重聘工作，讲师团增至471人，完成3个北京市卫生乡镇的创建评审。控烟专业卫生行政处罚，个人处罚384件，罚款19200元；单位处罚162件，罚款451000元。

卫生监督 公共卫生监督检查。有公共场所专业被监督单位5187家，其中A级1924家、B级3182家、C级81家；监督17118户次，监督覆盖率100%；卫生行政处罚604件，其中一般程序392件、简易程序212件，罚款1086101元。生活饮用水专业应监督2888户，监督7903户次，监督覆盖率100%。

医疗卫生监督检查。医疗卫生机构1352家，覆盖率100%，合格率99.45%，处罚248起，罚没款157万余元，其中没收违法所得33.5万元。取缔无证行医点189户次，没收药品、器械等220余包（件），行政处罚62件，罚没款215.03万元。移送公安部门处理4件。吊销医疗机构执业许可证1家。

妇幼保健 妇女保健。常住孕产妇死亡率5.02/10万，户籍孕产妇死亡率9.06/10万；剖宫产率36.94%。婚前检查2853人，婚检率5.51%；疾病检出200人，疾病检出率7.01%。

儿童保健。0～6岁儿童195515人，健康管理率98.64%，系统管理率97.16%；新生儿死亡50人，常住新生儿死亡率1.25‰，户籍新生儿死亡率1.4‰；常住婴儿死亡率1.81‰，户籍婴儿死亡率2.13‰；常住5岁以下儿童死亡率2.23‰，户籍5岁以下儿童死亡率2.54‰。围产儿出生缺陷发生率20.0‰，出生缺陷发生顺位前五位分别是：先天性心脏病、外耳其他畸形、多指（趾）、隐睾、唐氏综合征。

计生服务 投入30余万元进行药具智能库房升级；药具发放网点2176个，其中对外发放网点1679个；完成4大类25种合计230余万元的免费避孕药具发放工作，其中口服药35箱、避孕栓186箱、宫内节育器16箱、避孕套4155箱、其他99箱。

生殖健康。区妇幼保健院为免费孕前优生健康检查定点医院，免费孕前优生健康检查1481对，孕前优生健康教育2676人次、咨询指导4492人次。开展以关注家庭成员和谐健康为基础的系列活动。

计生关怀。符合计划生育奖励扶助政策59292人，发放51109275元；独生子女父母奖励47409人，奖励9151115元；独生子女发生意外伤残或者死亡的，给予经济帮助271人，发放271万元。农村部分计划生育家庭奖励扶助金标准每人每月120元、独生子女死亡家庭特别扶助金标准每人每月500元、独生子女伤残家庭特别扶助金标准每人每月400元，有奖励扶助对象11612人，发放39248160元。开展以关注家庭成员和谐健康为基础的系列活动，全区共举办活动115场，参与群众23万人。组织43个街乡开展知识课堂、社会实践等关爱女孩系列活动，将心理疏导、性健康等内容渗透到女孩成长之中。为符合条件的224户失独家庭发放“暖心计划”养老金143.55万元。

医疗工作 辖区内1340家医疗机构共出院632025人次，床位使用率80.02%，平均住院日（不含精神专科医院）9.34天，住院手术294713人次。

中医工作。启动第四批中医药专家下基层暨学术经验继承工程、首批中药特色技术传承工程和首批中医医师砺剑工程。上线朝阳中医师承网及中医健康网外文版。区内6家中医类医疗机构参加第四届中国（北京）国际服务贸易交易会。开展朝阳区中医药科普宣讲人才选拔，遴选出46名中医药科普宣讲员。

急救工作。推进区域协同胸痛救治网络建设，完成辖区10家三级医疗机构加入区域协同胸痛救治网评。在小红门等7个街道办事处建立了朝阳区自救互救科普培训基地。在2016年北京市“职工技协杯”职业技能大赛暨第三届北京市120网络心电图技能大赛中，取得第一、二、三等奖的好成绩。

对口支援。对口支援工作主要覆盖7个省（云南、贵州、河南、青海、西藏、内蒙古、新疆），同时对口支援怀柔和顺义两个区。支援内容涉及引入优质医疗资源，分批次接收受援地区医务人员学习进修，针对受援帮扶地域特点提出科学合理、可操作性强的发展路径和解决方案。

血液管理。区内采血点6个。全年区属45家医疗机构共用血106862单位，同比上升3.6%。其中成分输血106852单位、全血10单位；血浆97042单位，同比下降0.8%；自体输血64967单位，同比上升35.6%，自体输血率37.8%。

信息化建设 全年信息化项目总投入4000万元。完成的重点项目包括：朝阳区卫生监督现场执法综合指挥系统、朝阳区院前急救网络信息平台、朝阳区专全团队慢病管理应用系统、朝阳区分级诊疗基础支撑平台、朝阳区慢病分级诊疗全程监督及绩效考核系统、医学影像扩点项目。完成了全区所有社区卫生服务中心PACS系统的全覆盖。医联体内开展远程医疗会诊564例。

卫生计生经费管理 全年业务收入616089万元，其中财政拨款237933万元、事业收入376279万元、其他收入1877万元；业务支出560779万元。事业基金增加1328万元，专用基金减少226万元。计划生育财政总投入5877万元，其中流动人口计生经费31.8万元。

基本建设 新建、扩建项目5个，其中和平医院改扩建工程8965平方米，十八里店弘善社区卫生服务中心1490平方米，常营社区卫生服务中心住院部2500平方米，垂杨柳医院改扩建109000平方米，麦子店社区卫生服务中心3500平方米。区财政局投资6000万元，涉及太阳宫等30个社区卫生服务中心（站）的装修改造项目，改造面积34686平方米，竣工24个项目；安排资金4000万元，涉及43个社区卫生服务中心（站）的维修、维护项目。

（撰稿：王琳琳　田　辰　宋　岩　审核：师　伟）

朝阳区卫生计生委领导名单

党委书记　苏　民
主　　任　师　伟
副 书 记　师　伟　陈开红（调研员）
纪委书记　王东胜
副 主 任　苏　民　杨　桦　杨宏杰
　　　　　　肖志锋　王乃峰　张　瑞

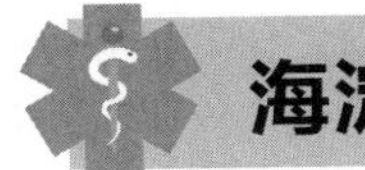

海淀区

概况 常住人口359.3万人，户籍人口240.2万人。户籍育龄妇女617625人，其中已婚育龄妇女337080人。户籍人口出生13629人，计划生育率99.35%，出生人口性别比103.81。

生命统计。出生24023人，其中男性12266人、女性11757人，出生率10.02‰；死亡11223人，死亡率4.68‰；自然增长率5.43‰。因病死亡10936人，占死亡总数的97.44%。死因顺位前十位依次为：恶性肿瘤，心脏病，脑血管病，呼吸系统疾病，内分泌、营养和代谢疾病，消化系统疾病，损伤和中毒，神经系统疾病，泌尿生殖系统疾病，传染性疾病。户籍人口期望寿命82.82岁，其中男性80.59岁、女性85.21岁。

改革与管理 参加2015年度全市各区医改督导考核，医改创新排名北京市各区第一。建立中关村医院现代治理结构，5月27日成立理事会、监事会、院务会。《海淀区医疗机构设置规划（2016—2020）》先后通过区政府常务会和区委常委会审议，原则通过。3月4日，召开驻区三级医院院长座谈会。

医联体建设。以医联体为载体推进分级诊疗制度建设，建立完善医疗卫生机构分工协作机制，健全完善分级诊疗政策体系，逐步形成基层首诊、双向转诊、急慢分治、上下联动的分级诊疗模式。制定了《海淀区落实北京市分级诊疗制度建设2016—2017年度重点任务工作方案》。

人才工作。全年卫生系统共社招700余个岗位，第一批社招录取93人，第二批社招录取70人，旁序列社招共录取29人。积极安置农村地区医学定向生，组织各用人单位和定向毕业生召开双选会，17名毕业生全部现场明确去向；与首都医科大学、北京卫生职业学院合作定向培养农村地区卫生人才，签约并招录7人。选派区属社区机构10%的骨干医生（约90名）赴医联体对口单位进行短期进修培训，培养一批全科、专科骨干人才。加强对10家特色中医工作室的指导。在区属二、三级医院中遴选25名骨干医生赴三级以上医院进行为期不少于12个月的进修。

社区卫生 全区已建成社区卫生服务中心51个、社区卫生服务站185个，其中政府举办的中心28个、站110个，社会力量举办的中心23个、站64个、村卫生室11个。基本形成了以政府举办机构为主体，大学、部队等主办主体共同参与，村卫生室为补充的社区卫生服务体系。建起"城区15分钟、北部地区20分钟可及"的社区卫生服务圈。

建立居民个人健康档案299.84万份，建档率83.45%；建立居民电子个人健康档案281.58万份，电子化率78.37%。为缓解社区卫生用人不足问题，探索社区卫生机构非专业技术岗位用人机制，完成272名家医助理招录和区级培训工作，全年家医助理共完成家庭医生服务新签约51314人、续签93598人。建立社区卫生服务团队531支，生活社区签约131.31万人，其中重点人群中65岁以上老年人签约28.02万人，慢性病患者签约41.1万人，功能社区签约56.5万人，共签约187.8万人，总签约率52.3%。"一键式"家庭医生服务体系全年新增用户4816户，政策惠及家庭约5.0万户。

完善区域绩效考核，制定包括社会评价、内部评价、服务效能等在内的社区卫生服务考核体系。考核分为日常考核和年度效果评价，日常考核即对机构承担的各项业务完成的规范性、标准度、执行力等进行环节质控，年度效果评价重点考核社区卫生服务机构所承担各项业务的工作效果、效率及年度完成情况。

农村卫生 运行村卫生室19个，均为村委会办。注册乡村医生145人，享受市级乡村医生基本待遇38人，全年共发放乡村医生基本待遇补助金159.6万元。全区145名在岗乡医，17人参加市级培训，87人参加继续教育，41人参加区级培训，全部培训合格。

新型农村合作医疗。截至8月底，全区参合33379人，参合率98.26%。人均筹资1560元，其中市区财政补助1040元、个人缴纳160元、村集体出资140元、镇级财政资助220元。全年筹集资金5210.02万元。全区共计补偿新农合患者32713人次40284863元，其中住院补偿2945人次28468614元，门诊补偿29768人次11816249元。对2015年新农合医疗费用进行大病保险补偿，补偿552人3402708元。上庄等11家涉农地区社区卫生服务中心开通了新农合门诊即时结报。8月，新农合机构划转到区人力社保局。

疾病控制 传染病防治。甲乙类传染病发病3999例，发病率108.26/10万。发病率前三位的疾病是痢疾（1433例）、肺结核（940例，死亡3人）、猩红热（517例）。丙类传染病发病10499例，发病率284.22/10万。报告结核病1006例，新登记管理结核病患者637例，均纳入社区管理。非结核病防治机构疑似肺结核报告1395例，比上年下降49.1%；综合医疗机构肺结核报告率100%，转诊率85.1%（包含驻区部队医疗机构）；高校登记肺结核患者系统管理率100%。成功创建全国艾滋病综合防治示范区，全年新报告HIV/AIDS 496例。人畜共患疾病防治，对上庄、西北旺个体养殖散户进行血清学检测86人，检出抗体阳性者2人，其中新发抗体阳性感染者1人。报告手足口病3492例，发病率94.53/10万；聚集性发病100起，重症病例13例。

慢病防治。完成海淀区成人慢性病及危险因素监测。开展全民健康生活方式行动，完成示范社区、示范单位、示范餐厅、示范食堂的创建，25家机构被评为北京市全民健康生活方式行动健康示范机构。国家脑卒中高危人群筛查及干预试点项目共完成筛查9548人，其中高危1163人、TIA204人、卒中269人，完成体格检查和生化检查1811人、颈动脉彩超检查1520人。北京市脑卒中筛查、管理及干预项目，全区共完成随访11470人次，其中含有1～2项危险因素脑卒中高危人群随访3876人。完成脑卒中高危人群血生化指标检测2415人。

学校卫生。有中小学校202所，在校生253350人，体检241245人，肥胖检出率15.03%，营养不良检出率4.21%，视力不良检出率62.85%，贫血检出率1.39%，恒牙患龋率16.58%，恒牙充填率56.88%。

计划免疫。全区共设立84个预防接种门诊，其中AAA级4个、AA级16个、A级64个，全部实现信息化网络化管理。免费疫苗接种836534人次。0～6岁户籍儿童121313人，非京籍儿童74181人。计划免疫调查建卡率100%，四苗接种率98.57%，流脑疫苗接种率99.39%，乙脑疫苗接种率99.15%，乙肝疫苗接种率99.05%。全区60岁及以上老人免费接种流感疫苗65604人，报告接种率42.02%；学生免费接种流感疫苗91199人，报告接种率52.14%；保障人员流感疫苗接种2714人。

职业卫生。接报尘肺病15例，其他职业病4例，农药中毒4例，疑似职业病15例。审核有毒有害作业工人健康监护汇总255份。完成39例病例的鉴定，包括37例职业性尘肺病、2例职业性噪声聋。辖区职业健康检查机构完成职业健康检查49620人次。个人剂量监测4786人次，异常剂量调查2人次。

健康促进。开展公众健康咨询活动千余场，举办健康教育大讲堂2395场，参加1773.78万人；开展健康素养66条医务人员培训50场，培训2326人次；健康素养66条健康教育大讲堂42场，受益11010人次。个体化健康教育120余万人次。完成北京市成人烟草调查（10个监测点1600个居民户3200例样本的家庭和个人入户调查），开展中小学校医健康素养和大学生健康素养队列调查。

卫生监督 公共卫生监督检查。全区各类公共场所3861个，经常性监督检查18070户次，监督覆盖率98.27%。审批卫生许可证265个，其中新办131个、延续6个、变更127个、注销1个。有自备井294个，新办证监测26户，复验办证监测107户，变更办证监测63户，注销2户，经常性监测1369户次。高层建筑生活饮用水新办证监测124户，复验办证监测564户，变更办证监测197户，经常性监测7081户次。

医疗卫生监督检查。检查1066个单位，监督覆盖率100%。对医疗机构进行有效监督5584户次，合格率99.12%。行政处罚38户次，其中警告24户次、罚款21户次6.55万元。取缔非法行医点37个，罚没款80.64万元。对辖区医疗机构监督5727户次，其中三级医院11家142户次、二级医院18家183户次、一级医院44家389户次、无级别医疗机构993家5013户次。开展打击非法行医、母婴保健、医疗广告整治、血液透析、消毒产品、传染病防治、医疗卫生重点监督、卫生技术人员资质超诊疗科目行医、预防接种、肠道门诊、寨卡病毒防控、流感疫苗预防接种、美丽盾牌等专项检查。开展临床用血监督检查，共监督检查市血液中心、各临床用血医疗机构44户次，合格率100%。传染病防治检查4050户次，合格3913户次。

妇幼保健 妇女保健。剖宫产率35.18%。孕产妇系统服务率97.32%；户籍孕产妇死亡1例，死亡率4.16/10万。海淀区妇幼保健院进行婚前医学检查4997人，婚检率8.32%；疾病检查率12.8%，生殖系统疾病占第一位。

儿童保健。22家助产机构共分娩43521人，男女性别比为109:100。新生儿死亡28例，死亡率1.17‰；婴儿死亡40例，死亡率1.67‰；5岁以下儿童死亡49例，死亡率2.04‰。新生儿出生缺陷发生率15.10‰，前五位分别为先天性心脏病、外耳其他畸形、多指（趾）、隐睾、尿道下裂。0～6岁儿童141530人，儿童保健覆盖率98.14%，系统管理率94.31%。

计生服务 有药具发放网点4216个，全年发放免费药具20余种1000余万个238万元。为2024个易得工程药具发放点发放管理费40.48万元。完成第三批10个街镇的252个村（居）“海淀区计划生育避孕药具管理与发放服务平台”的延伸村居工作，实现全区29个街镇667个村（居）委会药具管理及调拨三级联网全覆盖。启动海淀区避孕药具库房智能化建设，第一批符合条件的25个街镇计生办实现在线监控街镇级药具库房温湿度及药具质量管理。

生殖健康。免费孕前优生健康检查项目覆盖全部城镇居民，完成检查1880对，随访4951人次，有效随访率95%。为农村户籍采取长效避孕措施育龄群众免费体检4002人。全面推进辖区计划生育免费技术服务工作，针对不同人群开展生殖健康知识宣传、咨询、免费技术服务等，全年各类人群接受免费服务3万人次。

流动人口管理。实施两孩以内生育服务登记及再生育服务登记。5月，参加全国流动人口卫生计生动态监测调查，全区共完成70个样本点1400名被调查对象的入户调查及问卷录入工作。12月9日、21日，为精准有效开展流动人口健康教育服务，促进流动人口健康素养和健康水平提升，举办海淀区首届流动人口健康知识技能促进大赛初赛及决赛。

计生关怀。符合计划生育奖励扶助政策66194人，奖励总金额50941465元。享受独生子女父母奖励54147人，发放金额12628585元（其中47580人领取独生子女父母奖励2778085元，6567人领取独生子女父母年老时一次性奖励9850500元）。农村部分计划生育家庭奖励扶助对象2997人，标准为每人每年1440元。独生子女伤残家庭特别扶助对象2289人，标准为每人每年4800元。独生子女死亡家庭特别扶助对象1797人，标准为每人每年6000元。独生子女意外伤残、死亡对其父母的一次性经济帮助492人，发放金额492万元。独生子女特扶家庭养老帮扶4086人（包含49～64周岁3005人，65～74周岁1029人，75周岁以上335人），发放标准按年龄段49～64周岁、65～74周岁、75周岁以上分别为每人每年1000元、2000元、5000元，共发放帮扶金6098000元。计划生育家庭帮困206户，发放1030000元。

召开2016年“暖心计划”工作启动会。“暖心计划”是以计划生育特殊家庭，即独生子女死亡家庭为保障对象，由北京市政府出资为其提供综合保险，帮助实现“老有所养，病有所医”。这是暖心计划继2012—2014年项目周期后的升级再启动，在维持服务对象、服务内容、投入标准不变的基础上，将意外伤害保险金的额度由3万元增加为5万元，同时减少老人领取养老金的等待时间，达到国家法定退休年龄的投保老人，不再需要等投保满3年，而是在1年保期结束后就可以领取2900元养老金。本次“暖心计划”投保对象为2015年底通过独生子女死亡特别扶助资格审核的人员，全区共计1614人。发放暖心卡1614张，领取养老金39人。

医疗工作 全年门诊3036.92万人次，急诊147.49万人次，入院390958人次，出院389529人次，床位使用率78.38%，平均住院日8.32天，病死率0.93%。住院手术138546人次。

对口支援。支援内蒙古敖汉旗、西藏、青海玉树、湖北丹江口的医疗工作，外派5名医生到西藏，接收3名内蒙古、2名丹江口、1名西藏、12名玉树的医疗骨干人员来海淀区进修和见习。24名专家到河北省平山县老区开展大型义诊活动。完成了城乡对口支援密云区和通州区的任务，支援医疗机构37个，到当地支援361人次，门急诊患者3215人次，培训医护人员1077人次，接收受援医院学习人员52人次。

信息化建设 完成全区475个卫生及妇幼机构专网建设，在全市率先实现学院路等6家社区卫生服务中心及所属站信息系统升级及政务云集中部署试点，完成学院路中心与中关村医院影像互通，实施海淀医院、中关村医院和上云社区电子病历及健康档案数据采集。加快药品供应链系统建设，为分级诊疗、双向转诊奠定了基础。强化行业信息化安全防范，排查信息系统，降低系统信息安全风险。通过对机房及视频会议系统改造，实现委内和下属机构同步北京市召开视频会议和区应急视频会议。

卫生计生经费管理 全年全系统收入（公共委、卫生、计生）541612.10万元，其中财政拨款169706.97万元、事业收入367920.76万元、其他收入3984.37万元；支出552382.15万元，其中基本支出442412.22万元、项目支出109969.93万元。卫生事业专用基金增加808.44万元，结余15806.85万元。

基本建设 进行区属医院改扩建综合楼建设，其中，中西医结合医院于4月正式开工，年底完成新建污水处理站建设145.5平方米、地下结构建设11408平方米、地上部分B段封顶、A段施工到第九层；海淀医院完成Ⅱ段基础底板钢筋混凝土；羊坊店医院完成二次结构施工并验收，基本完成外立面施工；中关村医院完成室内二次结构砌筑、屋面及地下室顶板防水工程、室外幕墙安装。按照社区卫生的标准化流程对环保园等9个小区的配套卫生用房进行了改造和装修，完成总面积1648.33平方米及总投资350.65万元，项目竣工。

（撰稿：易小莉 审核：马向涛）

海淀区卫生计生委领导名单

计生委主任 甄蕾
计生委副主任 刘希利 刘永泉 曹玉明 张宇光
公共委主任 杨剑飞
公共委副主任 付洪岭 桂小海

丰台区

概况 全区常住人口225.5万人，户籍人口115.3万人，流动人口64.2万人。（户籍、流动）育龄妇女38.2万人，其中已婚育龄妇女25.8万人。户籍人口出生7281人，计划生育政策符合率97.83%。出生人口性别比108.45。生育服务登记12891人，再生育行政确认165人。

生命统计。出生12094人，出生率10.56‰；死亡8896人，死亡率7.77‰；人口自然增长率2.79‰。因病死亡8543人，占死亡总人数的96.03%。死因顺位前十位依次为：恶性肿瘤，心脏病，脑血管病，呼吸系统疾病，损伤和中毒，内分泌、营养和代谢疾病，消化系统疾病，神经系统疾病，传染病，泌尿生殖系统疾病。户籍人口期望寿命82.33岁。

改革与管理 探索区域医疗协同、医疗机构管理模式等改革，逐步完善分级诊疗与双向转诊措施，制定《丰台区分级诊疗制度建设2016—2017年度重点任务》，建立丰台区医联体理事会制度。建立6个区域医联体，包括5个区属医院和1个三甲医院，向上对接6个三级医院，向下联络15个社区卫生服务中心、2个社区卫生服务站。开展全区病案首页培训，共有40余家单位160余人次参加了培训，为辖区一级医院DRGs绩效评价工作奠定基础。

7月20日，北京天坛医院与区内5个二级医院、12个社区卫生服务中心签订医疗联合体合作协议，医联体围绕天坛医院诊治神经系统疾病的特色，将在双向转诊绿色通道、预约挂号、专家出诊带教等10个方面开展业务合作。

新设置审批医疗机构16个（不含中医科2个），其中口腔医院4个、医疗美容医院1个、门诊部8个、医务室3个；新执业登记医疗机构11个，其中口腔医院1个、社区卫生服务中心1个、门诊部3个、社区卫生服务站3个、医学检验所1个、医务室2个。

开展医师多点执业医疗单位104个，人员719人次。

人才引进。丰台中西医结合医院、南苑医院、大红门社区卫生服务中心等单位引进学科带头人5人。

社区卫生 全区规划设置社区卫生服务中心23个，其中政府主办14个、非政府主办9个；社区卫生服务站150个，其中政府主办61个、非政府主办89个。实际运行社区卫生服务中心23个、服务站141个；截至年底，运营的23个社区卫生服务中心和140个社区卫生服务站达到标准化建设要求。卫生技术人员2943人，其中医生1246人、全科医生469人、护士863人。全年门诊7723465人次，比上年上升7.98%。建立社区卫生服务团队332个，家庭医生签约313038户715947人，签约总人数占辖区常住总人数的30.80%。为签约人员提供服务1268473人次，提供上门服务15966人次。健康档案建档191.19万份，建档率82.26%，使用率37.38%，其中电子档案建档率77%。23个社区卫生服务中心分别与13个上级对口支援医院续签了对口支援协议书，对口支援医院累计选派专家支援社区卫生服务中心854人次，诊治患者55463人次，疑难病会诊295人次，带教医务人员295人次；开展健康大课堂讲座22场次，受益居民1090人次。上转患者1759人次，接收下转患者645人次。

农村卫生 村卫生室22个，均为公立性、集体全资类，涉及4个乡镇；全年诊疗55410人次。在岗乡医214人，乡医岗位培训参训率100%。开展乡医实习、见习工作和实践技能考核工作，符合参考条件的乡医96人全部参加考试，合格率100%。

新型农村合作医疗。8月底前，区新农合管理机构从区卫生计生委整体划转到区人力社保局，完成城乡居民基本医疗保险管理机构整合。截止到8月底，全区参合77027人，其中由政府资助的低保人员381人、重残人员1159人，参合率99.8%。人均筹资1420元（其中个人缴费160元），共筹集资金10937.83万元，历年滚存结余为零。提取新农合风险金1093.78万元，提取大病保险金546.89万元。筹集超支资金4425.8万元。补偿362490人次12549.3万元，其中住院补偿8757人次7547.78万元，特病门诊补偿1392人次679.46万元，门急诊补偿352341人次4322.06万元。2015年大病保险补偿起付线为20226元，共补偿1371人1347.98万元。

疾病控制 传染病防治。报告法定传染病18种15142例，发病率651.55/10万；死亡39例，死亡率1.68/10万。其中乙类传染病12种3972例，发病率170.91/10万，比上年下降8.18%；死亡37例，死亡率1.59/10万，比上年上升5.86%。丙类传染病6种11170例，发病率480.64/10万，比上年上升32.58%；死亡2例，死亡率0.09/10万。发病率排在前三位的疾病是：其他感染性腹泻病、手足口病、流行性感冒。做好寨卡、黄热病、禽流感等重点传染病防控工作，开展培训、演练，进行医疗机构督导，以集中发热疫情处理为背景开展了两场社区学校疫情演练。完成260件水产品霍乱监测，采集肠道多病原样本533件。肠道门诊全年共接诊15212人次，同比下降10.51%。流感监测采集咽拭子标本1843件，阳性422件；猩红热监测采集134件样品，阳性21件。发生学校及托幼机构集中发热疫情18起，其中流感样病例暴发疫情5起。

慢病防治。新增6个社区高血压自我管理小组、48个糖尿病自我管理小组，在功能单位组建了4个健康自我管理小组；共建立自我管理小组261个。开展全民健康生活方式行动工作，新创建健康社区3个、健康食堂4个、健康餐厅4个、健康步道1条。新培养200名健康指导员，在社区开展指导工作。在丰台区云岗街道、王佐镇和卢沟桥街道开展肺癌、乳腺癌、大肠癌、上消化道癌和肝癌高危人群的筛查与早诊早治项目，问卷初筛2119人，评估为肺癌、乳腺癌、肝癌、上消化道癌和大肠癌的高危人群分别为574人、473人、411人、527人和443人，分别完成临床筛查400例、300例、235例、166例和138例。在花乡、卢沟桥乡、西罗园、蒲黄榆社区卫生服务中心开展了结直肠癌早诊早治项目，大肠癌初筛1967人，肠镜筛查349例。对5701例确诊的肿瘤患者开展随访，其中死亡502例。

精神卫生。在册严重精神障碍患者5710人，报告患病率2.45‰，在册患者管理率90.63%，在册患者规范管理率83.27%，在管患者规律服药率87.88%，在管患者病情稳定率99.96%。审批精神科门诊基本药品使用补贴患者2883人，占在册患者的50.95%。

学校卫生。全区有中学生28000人、小学生69114人。检出营养不良14794人，视力不良47772人，肥胖19430人，沙眼1人，贫血1354人，患龋8806人。中小学传染病聚集疫情10起，流感暴发疫情5起，发病90例；疱疹性咽峡炎2起，发病57例；手足口病暴发3起，发病34例。

计划免疫。建卡51506人，建卡率100%。基础免疫接种376744人次，加强免疫接种169501人次。麻疹疫苗应急接种5559人，水痘疫苗应急接种115人。为

576家企业、建筑工地、医疗机构等外来务工人员用工单位免费接种流脑疫苗6502人、麻疹疫苗6538人。60岁以上老年人接种免费流感疫苗47034人，中小学生接种免费流感疫苗48394人。报告AEFI88例，报告率1.27/万。

职业卫生。接触职业病危害因素单位124家，职工56460人，其中接触职业病危害因素6984人。航天总医院、北京电力医院和北京国济中医医院3家职业健康检查机构累计开展体检61家单位，检查2131人次，检出职业禁忌证7人，复查233人。新报告尘肺病22例、噪声聋2例。

健康促进。有健康社区189个、健康促进示范村44个、健康促进学校117个、健康促进医院12个、健康促进工作场所6个，无烟示范单位28个，戒烟门诊6个；创建健康食堂4个、健康餐厅4个、健康社区3个。承接国家、市、区级健康教育相关成人烟草调查、健康素养标准课件、健康素养大型宣传活动、控烟主题大型宣传活动、健康素养及中医药文化素养监测、流动人口健康教育等项目，干预人群19000余人次。

卫生监督 公共卫生监督检查。有公共场所单位2313户，监督检查10209户次，监督覆盖率99.83%，合格率98.08%。实施行政处罚245起，罚款518940元。公共场所中，旅店业量化分级比例96%，文化娱乐场所94.38%，公共浴室98.90%，理发店、美容店96.80%，游泳场（馆）97.67%，展览馆、博物馆、美术馆、图书馆100%，商场（店）、书店97.78%，候车（机、船）场所100%。有生活饮用水监督单位1037户，监督检查4205户次，监督覆盖率98.17%，合格率99.57%。共实施行政处罚47起，罚款159000元。

医疗卫生监督检查。医疗卫生监督检查503户2189户次，监督覆盖率99.41%，合格率98.95%。实施行政处罚70起，罚款509917.43元。立案处罚非法行医类案件33起，罚款20.4万元，没收药品30箱，没收器械、工具273件，移送公安部门案件2件。

妇幼保健 妇女保健。助产机构报孕产妇16045人，出生16204人，活产16158人，剖宫产率41.84%；户籍孕产妇21111人，孕产妇死亡率8.27/10万。婚检2018人，检出疾病119人，婚检率12.19%。

儿童保健。新生儿死亡15例，死亡率1.24‰；婴儿死亡32例，死亡率2.65‰；5岁以下儿童死亡38例，死亡率3.14‰。出生缺陷发生率17.71‰，主要出生缺陷有：先心病，唐氏综合征，神经管畸形，唇腭裂，尿道下裂，多指，并指，马蹄内翻。0～6岁儿童81644人，系统管理率97.75%，检出轻度贫血1006人，患病率1.32%；中度贫血48人，患病率0.06%；低体重124人，患病率0.15%；生长迟缓203人，患病率0.25%；消瘦268人，患病率0.33%；肥胖3428人，患病率4.22%；龋齿13318人，患病率16.95%；视力低常2086人，患病率6.01%。

计生服务 流动人口计划生育管理。按照国家和北京市卫生计生委的统一部署，继续开展流动人口动态监测工作。4月正式启动，动态监测调查涉及7个街乡的14个社区，完成样本280份。

8月31日，完成对200余名流动人口计划生育宣传员的健康指导员工作培训；9月14日，与中国人口发展研究中心合作，在右安门街道进行了针对女性流动人口积极分子的同伴教育TOT培训；10月28日，举行以“关注流动人口健康，人人参与共建共享”为主题的“新市民健康城市行”宣传活动；12月27日，举行第八届“创幸福家庭，晒家庭幸福”丰台区“幸福家庭之星”表彰活动。

计生药具免费发放点383个，发放药具30种1986件，总金额915269.31元。新增药具自助发放机11台，共有107台。

生殖健康。继续实施农村长效节育户籍已婚育龄群众健康体检项目，3～6月，完成6270人的健康检查。推进国家免费孕前优生健康检查项目，1045对计划怀孕夫妇接受检查，其中城镇980对、农村52对、流动人口13对。流动人口孕检2955人次，免费发放避孕药具3200余盒。9月为全区预防出生缺陷宣传月，举办以“筑牢一级防线、降低出生缺陷”为主题的大型宣传活动，通过计生微信平台的婚、孕检知识的传送、宣传折页的发放、婚登处宣传、专家进社区讲座、知识竞答活动，强化出生缺陷的预防工作。

计生关怀。符合计划生育奖励扶助政策58745人，奖励和扶助总金额31073435元。农村计划生育家庭奖励扶助新进入1030人，退出247人，累计享受4304人，每人每年1440元，拨付资金6197760元；独生子女家庭特别扶助新进入145人，退出8人，累计享受1356人，每人每年6000元，拨付资金813.6万元；独生子女家庭伤残扶助新进入143人，退出36人，累计享受1952人，每人每年4800元，拨付资金936.96万元；独生子女意外伤残、死亡后，对其父母一次性经济帮助154人，每人1万元，拨付154万元；享受独生子女父母年老时一次性奖励4448人，拨付444.8万元；享受独生子女父母奖励费46531人，拨付1382075元。

“暖心计划”。区政府投入1411830元，为全区47061户独生子女家庭135627人办理意外伤害保险。继续开展“与您同行，助力健康”主题活动，为计生特殊家庭发放健康礼包（健康图书、放大镜、体检卡、急救包、健康小药盒、服务卡）；区政府按400元/人出资，免费为计生特殊家庭成员进行健康体检。12月1日，再次启动“暖心计划”，投保1204人，保障对象涵盖21个街、乡（镇）。

医疗工作 全年出院198320人次，床位使用率78.40%，平均住院日13.78天（不含精神专科医院），全年住院手术54080人次。

对口支援。丰台区5个医院分别与房山区14个社区卫生服务中心及大兴区4个社区卫生服务中心建立对口支援关系。丰台区共派出副主任医师14人、主治医师36人支援房山区医院，共支援432天，门诊患者1701人次、急诊8人次、健康查体738人次、义诊491人次，开展教学查房2次、学术讲座40次、业务培训493人次；对大兴区派出专家35人次，会诊427人次。按照京津冀一体化战略目标，丰台区重点对接、帮扶河北省白沟医疗卫生的发展。丰台医院与白沟新城中心医院建立对口支援、协同发展关系；11月25日，丰台区王佐镇社区卫生服务中心与白沟卫生院签订协同发展合作协议。

血液管理。5个街头献血点累计献血53121单位，团体献血5866单位。全年临床用血红细胞38925单位、血小板3552单位，成分输血率100%。

信息化建设 投资140万元完成社区卫生服务管理系统升级改造项目。建设完成区域人口健康信息平台中的区域PACS医学影像系统。

卫生计生经费管理 全年总收入388871.65万元，其中财政拨款78840.77万元、业务收入310030.89万元；总支出392729.35万元。计划生育财政总投入3699.53万元，其中流动人口计生经费57.32万元。

基本建设 完成丰台区计划生育生殖健康技术服务中心二期工程，包括地上四层、地下一层，建筑面积8374.16平方米。

（撰稿：付雪丽　审核：丁欣刚）

丰台区卫生计生委领导名单

党委书记　毕永丰（至10月）
　　　　　李海秋（自10月）
主　　任　张　杨
副 书 记　张　杨　赵　勇（至10月）
　　　　　刘婉莹（自10月）
副主任、调研员　刘婉莹（自10月）
纪委书记　张立坚
副 主 任　曹　苁　肖立新　谷守贺
　　　　　卢守华（自9月）

石景山区

概况 常住人口63.4万人，户籍人口38.7万人，流动人口19万人。户籍育龄妇女76714人，其中已婚52833人；流动育龄妇女60590人，其中已婚41955人。计划生育政策符合率99.86%，户籍出生人口性别比109.69。两孩以内生育登记3306例，再生育行政确认57例，流动人口两孩以内生育登记2240例。

生命统计。死亡2786人，死亡率7.24‰；自然增长率2.91‰。死因顺位前十位依次为：恶性肿瘤，心脏病，脑血管病，呼吸系统疾病，内分泌、营养和代谢疾病，损伤和中毒，消化系统疾病，神经系统疾病，传染病，精神障碍。人均期望寿命82.18岁。

改革与管理 1月，对石景山医院、区中医医院、区妇幼保健院及五里坨医院2015年度目标管理工作进行检查，推进医联体建设、预约就诊率及双向转诊率初见成效。3月，根据国家卫生计生委《关于加强公立医疗卫生机构绩效评价的指导意见》精神，制定了2016年目标管理指标。

辖区内医疗卫生机构申报科研项目82项，其中国家科技项目11项、地方科技项目20项、其他科技项目51项，获得科学技术奖项5项。

社区卫生 实际运行社区卫生服务中心10个，社区卫生服务站41个。全年总诊疗1999250人次。医疗收入74787.65万元，药品收入66079.09万元。举办培训35场，6452人次参加。共组建108个社区卫生服务团队，累计签约285520人，签约率43.8%，重点人群签约率49.6%。预约转诊5691人次，双向转诊9230人次。累计建立居民个人健康档案537474份，电子化健康档案504338份，电子健康档案建档率77.4%。健康小屋共完成监测39405人次。

疾病控制 传染病防治。报告法定传染病15种

3270例，报告发病率501.53/10万。其中乙类传染病发病10种821例，死亡11例，死亡前三位疾病为乙肝、丙肝、艾滋病。结核病门诊1641人次。新报告艾滋病病毒感染者134例，其中艾滋病患者13例。艾滋病病毒感染者/艾滋病患者累计584人，死亡2例。报告手足口病846例。

慢病防治。成立71个高血压自我管理小组，组织开展授课及活动230余次；成立19个糖尿病同伴支持小组，开展小组活动70次，现场督导40次。特色活动6次，共计干预糖尿病患者190人。对五大高发癌症（肺癌、乳腺癌、大肠癌、肝癌、上消化道癌）进行危险因素评估，共评估出高危人群1953人，临床筛查1339人（其中肺癌高危人群509人、肝癌高危人群261人、乳腺癌高危人群277人、上消化道肿瘤高危人群186人、结直肠癌高危人群106人）。

精神卫生。在册精神障碍患者2758人，其中住院治疗268人、社区管理2490人。患者检出率4.05‰。在册规范管理率93.23%，在管规范管理率96.23%，病情稳定率99.77%，规律服药率95.26%。免费服药744人，免费为1301名精神障碍患者进行健康体检。严重精神障碍患者监护人申领补贴1630人，申请率59%。

学校卫生。在校中小学生健康体检37521人。在全区学校开展预防近视眼专题活动30余场，开展控烟宣传21场。

计划免疫。儿童免疫规划疫苗接种158428人次，接种率在99%以上。接种免费流感疫苗24727人次，其中60岁以上老年人11833人次、学生12090人次、保障人群804人次。接报AEFI 2例。外来务工人员接种A＋C群流脑疫苗193人次、麻疹疫苗263人次。完成学龄前流动儿童强化查漏补种工作。接种麻风122人次、麻风腮648人次；补种脊灰36人次、麻风12人次、麻风腮61人次、流脑31人次、百白破28人次、乙脑23人次、乙肝3人次。报告AEFI 45例，报告率13.20/10万。

职业卫生。访视尘肺病病例9例（其中3例为死亡病例）、2例非生产性自服农药中毒病例、3名疑似职业病病例。对接触有毒有害作业工人进行健康监护。

健康促进。顺利通过国家健康促进区验收。健康讲师团成员250余人，开展社区健康讲座948场，参与授课师资1255人次，直接受众47781人次。开展各类卫生主题日宣传活动10次。针对学校、街道、行业、医疗单位健康教育专员开展业务培训共6次，覆盖率100%。对社区卫生服务机构开展现场业务指导2次，开展医院公共卫生考核1次。石景山卫生信息网发表科普文章38篇。公共场所吸烟全年共监督检查2766户次，合格率94.87%，责令改正63户次，行政处罚79户次，罚款8900元；劝阻吸烟118人次，受理控烟投诉举报292件。

卫生监督 公共卫生监督检查。监督检查3764户次，监督覆盖率99.76%。对20%具备生活饮用水供水设施的学校进行水质检测，对5所学校饮水机的水质情况进行抽检，全部合格。监管区内公共场所4户、生活饮用水15户、中央集中空调4户、医疗机构38户、传染病防控38户、托幼机构48所，全年共监督检查660户次，监督覆盖率100%。

医疗卫生监督检查。医疗机构和传染病疫情防控监督检查1867户次，合格1847户次，其中检查医疗机构1141户次、传染病消毒694户次、母婴保健23户次、血液9户次。受理投诉举报及信访83件，打击非法行医48户次，控烟监督199户次。全区172家医疗、预防、保健机构全年日常监督检查覆盖率100%。行政处罚20件，罚款49000元，没收非法所得24928.08元。

妇幼保健 妇女保健。剖宫产1837人，剖宫产率34.08%。孕产妇死亡1人，死亡率26.78/10万。婚检783人，检出疾病164人，婚检率9.75%。

儿童保健。新生儿死亡13例，死亡率1.33‰；婴儿死亡6人，死亡率2.14‰；5岁以下儿童死亡率1.87‰。儿童健康管理率98.7%，系统管理率92.1%。围产儿出生缺陷监测5401例，其中本市3646例、外地1755例；围产儿出生缺陷63例，其中本市41例、外地22例，主要出生缺陷为智力、听力障碍。0～6岁集体儿童系统管理率99.5%。免费体检49620人次，其中智力筛查4875人，听力筛查30628人，口腔检查40230人，视力检查11956人，血常规检查27681人。

计生服务 推进两孩以内生育登记和再生育行政确认工作，成立区级再生育确认工作领导小组。开展流动人口动态调查，完成200户监测对象的入户调查及录入上报工作。为608名流动适龄妇女免费两癌筛查、220名流动育龄妇女免费健康体检、811名流动育龄妇女免费环情孕情检测。

为832对待孕夫妇提供免费孕前优生健康检查服务。计划生育药具全覆盖，辖区共配备了145个药具自取架，安装98台第二代身份证免费避孕药具自助发放机，实现了24小时提供自助式产品。有195个免费避孕药具发放网点，全年发放安全套2020620只、宫内节育器1780套、壬苯醇醚膜3020张、壬苯醇醚凝胶2000只、壬苯醇醚栓4800盒、复方左炔诺孕酮片1020板、左炔诺孕酮炔雌醇片610板、醋酸甲地孕酮片480板。

生殖健康。在民政婚登大厅设立孕前优生咨询台；区妇幼保健院为免费孕前优生健康检查定点医院，全年共为832对待孕夫妇开展优生筛查。组织专场活动50余场，提供咨询服务4600人次，发放避孕工具7000余盒。

计生关怀。为独生子女伤残、死亡特扶家庭共1258人发放各项奖励费、经济帮助款306万元。享受独生子女父母一次性奖励2409人，发放奖励费240.9万元；享受经济帮助31人，发放经济帮助款15.5万元；享受独生子女父母奖励费7826人，发放44.5万元。投入85万余元开展计划生育特别扶助家庭系列帮扶工作。春节期间，为全区280个失独家庭送去价值13万元慰问金、慰问品；全年救助19户计生特殊困难家庭，发放救助金5.9万元；为1039名独生子女伤残家庭上意外伤害保险；组织214名失独老人在石景山医院进行健康体检。

5～9月，区卫生计生委举办主题为“幸福家庭·健康生活”的第五届幸福家庭文化节。

医疗工作 门诊6965800人次，同比增长4.54%；急诊357700人次，同比增长11.04%；住院手术50800人次，同比增长15.42%；二级以上综合医院出院患者平均住院日14.16天，同比减少0.21天；社区卫生服务机构总诊疗1999300人次，同比减少1.00%。门诊次均费用327元，医疗收入64964.17万元，药品收入66079.09万元，门诊药品收入占比89.26%。

对口支援。开展对新疆和田、青海玉树、湖北竹山、北京房山区等地对口支援工作。选派石景山医院3名医生到新疆和田援疆1年。辖区对口支援医院共计派出医师104人次，在受援医院完成支援共计1212天，接收受援医院进修医师27人，诊治患者1710人次。

血液管理。采血点2个（八大处公园、万达广场），采血车2辆，全年献血24665.2单位，其中团体无偿献血2381.1单位、街头献血22284.1单位。辖区医疗用血单位共7个，全年医疗用血10888单位，其中血浆911200 ml、血小板1375单位。

信息化建设 补充、完善、更新全员数据库，组织街道、社区采集补录全员人口信息，健全区、街、居三级出生监测网络。

卫生计生经费管理 全年收入1534373万元（含基本建设拨款4745万元），其中财政拨款30470万元、事业收入121067万元、其他收入1988万元；总支出156531万元，收支结余732万元，事业弥补收支差2146万元；结余分配499万元，年末结余2379万元。

（撰稿：王　磊　审核：刘　喆）

石景山区卫生计生委领导名单

党委书记 张　帆
主　　任 葛　强
副 书 记 张明华
副 主 任 朱昌领　杨晓红　杨纪锋

门头沟区

概况 常住人口31.1万人，户籍人口25.1万人，流动人口5.9万人。户籍育龄妇女5.13万人，其中已婚3.51万人；流动育龄妇女1.01万人，其中已婚8505人。户籍出生2264人，流动出生209人，计划生育率98.33%。出生人口性别比95。全面落实两孩政策，一孩生育登记1881例、二孩生育登记1353例、再生育行政确认63例。

生命统计。户籍人口出生率9.54‰，死亡率7.89‰，自然增长率1.65‰。因病死亡1969人，占总死亡的99.70%。死因顺位前十位依次为：心脏病，恶性肿瘤，脑血管病，呼吸系统疾病，内分泌、营养和代谢疾病，损伤和中毒，消化系统疾病，传染病，泌尿生殖系统疾病，神经系统疾病。户籍居民调整后期望寿命81.65岁，其中男性78.41岁、女性83.77岁。

改革与管理 4月28日，区政府与华润凤凰医疗控股有限公司签订《关于北京市门头沟公立医疗机构2016—2020年改革发展合作协议》，完善综合配套改革，优化绩效、薪酬分配体系，加强学科建设、团队建设和人才引进，发挥区医院辐射带动作用，加大改革力度。强化医联体建设。以区医院、京煤集团总医院为核心医院的两大医联体，实现全区医疗机构全覆盖。核心医院共派到基层出诊、带教专家141人次。开展医师多点执业的有10家医疗单位47名医师。

人才队伍建设。区卫生计生委所属基层单位引进学科带头人3人，其中博士研究生1人、硕士研究生2人，副主任医师1人、主治医师2人。引进高层次管理人才1人（博士研究生学历）。通过2次事业单位公开招聘，录用35人，其中管理岗4人、专业技术岗31人，社会人员18人、应届毕业生17人，硕士研究生15人、本科18人、专科2人。21名首都医科大学医学定向生按照协议如期回区工作，其中本科5人（均为临床医学专业）、专科16人（其中临床医学专业11人、医学影像技术专业4人、医学检验技术专业1人）。

社区卫生 有社区卫生服务中心10个（不含斋堂医院，下同）、社区卫生服务站25个（包含斋堂医院下属站2个，下同），其中政府办社区卫生服务中心8个、社区卫生服务站20个，非政府办社区卫生服务中心2个、社区卫生服务站5个。正常运行的社区卫生服务机构中，有5个中心、14个站完成标准化建设。全年社区门诊50.79万人次，家庭医生上门服务6532人次。卫生技术人员633人，其中中医46人；113人取得全科医师岗位培训合格证，其中71人为全科岗位；护士207人。家庭医生签约率34.13%。全年上转患者28264人次，下转患者58人次。社区卫生服务对口支援340人次，门诊1244人次，会诊100人次，开展健康教育23场、专业讲座50场、健康咨询及义诊658人次。完成居民个人健康档案24.05万份，建档率78.08%，其中电子档案健档率76.47%；健康档案使用率42.64%。

农村卫生 有村卫生室140个，均为村办卫生室，覆盖率100%，全年诊疗14.25万人次。在岗乡村医生157人。开展乡村医生网络理论培训、技能操作培训、见习12次，培训576人次。参加考试的31名乡村医生技能考核和理论考试全部合格。

按照《北京市门头沟区人民政府办公室关于印发门头沟区整合城乡居民基本医疗保险制度工作方案的通知》，区卫生计生委与区人力社保局于8月30日之前完成了新农合管理机构的平稳交接及城乡居民基本医疗保险管理机构的整合。

疾病控制 传染病防治。法定传染病总报告发病率699.35/10万，无甲类传染病报告；乙类传染病报告718例，死亡4例；丙类报告1436例，死亡1例。发病率前三位的疾病为：其他感染性腹泻（192.21/10万）、手足口病（146.75/10万）、流行性感冒（112.79/10万）。艾滋病报告3例，无死亡；结核病患病168例，死亡9例；手足口病发病452例，无死亡。

慢病防治。社区卫生服务机构高血压管理3.14万人，高血压患者健康管理率50%；规范管理1.89万人，规范管理率60%；管理人群血压控制率69%。糖尿病管理9631人，糖尿病患者健康管理率40%；规范管理6727人，规范管理率70%；管理人群血糖控制率69%。

精神卫生。在册严重精神障碍患者2084人，其中6类严重精神障碍患者1675人。区卫生计生委联合区综治、民政、财政、残联、公安等部门制定《门头沟区严重精神障碍患者监护人申领看护管理补贴实施方案》。继续开展患者免费体检、门诊免费基本药品治疗、随访康复指导等工作，全年发放免费药品7279人次，完成免费体检987人次，知情同意率100%。2016年在册患者规范管理率89.73%，在管患者规范管理率94.77%，病情稳定率99.86%，规律服药率73.33%。无精神病患者肇事肇祸情况发生。

学校卫生。有中小学生18822人，体检18395人，检出视力不良8990人、营养不良2911人、肥胖4493人、贫血445人、龋齿6807人。

计划免疫。一类疫苗12种，接种67628人次，疑似预防接种异常反应报告20例；二类疫苗11种，接种20634人次，疑似预防接种异常反应报告1例。应急接种水痘疫苗79人、麻风腮疫苗2人、麻风疫苗79人。外来务工人员接种A+C群流脑疫苗128人、麻疹疫苗129人，未接报疑似预防接种不良反应。接种免费流感疫苗18272人次，其中学生接种6784人次、60岁以上老年人11400人次、保障人群接种88人次，未接报AEFI。

职业卫生。接触毒害物质单位68家，职工7449人；职工应体检3843人，实检3025人；职业病报告审核尘肺病例276例，尘肺晋级病例18例，尘肺病死亡113例；冻伤1例。

健康促进。加强健康教育体系建设，开拓微博、微信、网络论坛等新媒体宣传途径。发挥健康科普专家团队作用，全年完成健康大课堂讲座445场，直接受众3万人次。完成绿海森林公园健康主题公园和石门营居住区健康步道建设，倡导健康生活方式。实施健康素养提升工程，调动社会组织参与健康促进工作的积极性，完成健康示范单位复核2个，组织现场交流学习2次。全面落实《北京市控制吸烟条例》，深化无烟环境建设，创建北京市控烟示范单位7个；加大控烟宣传执法力度，全年公共场所吸烟处罚9150元，其中单位罚款9000元、个人罚款150元。顺利通过国家卫生区复审。扎实开展病媒生物防制工作，全面治理病媒生物滋生地，实施“四害”专业消杀。

卫生监督 共监督检查1062户，监督2252户次，监督覆盖率100%。行政处罚114起，罚款2.62万元。

公共卫生监督检查。有公共场所246户，其中理发店、美容店145户，旅店业54户，公共浴室13户，文化娱乐场所13户，商场（店）、书店16户，游泳场（馆）5户。住宿、游泳场馆、沐浴场所、大型商场超市量化分级管理率100%，美容美发场所56.6%，文化娱乐场所46.2%。食品安全企业标准备案11件；审批各类卫生许可证883件，现场审验185户次。有生活饮用水供水单位234户（自备供水单位25家、二次供水单位48家、供水设施卫生维护单位2家、涉水产品生产企业4家、农村简易自来水129户、现场制售水机26台）。开展农村集中式供水单位基本信息调查。

医疗卫生监督检查。有医疗机构219家，其中三级医疗机构1家、二级医疗机构5家、一级医疗机构16家、其他医疗机构197家；传染病和消毒255家；血液管理3家；母婴保健3家；疾病预防控制机构1家。

妇幼保健 妇女保健。产妇2365人，孕早期检查率99.83%，产前检查率99.96%，产后访视率98.65%。孕产妇系统管理率98.52%。住院分娩率100%，剖宫产率41.92%。无孕产妇死亡。免费婚前检查141人，婚检率2.65%。

儿童保健。新生儿死亡6例，死亡率2.51‰；婴儿死亡8例，死亡率3.35‰；5岁以下儿童死亡10例，死亡率4.19‰。户籍出生缺陷儿18例，出生缺陷发生率7.52‰，主要出生缺陷有：外耳畸形、先天性心脏病、多指（趾）、隐睾、脐膨、马蹄内翻足、双下肢大疱性表皮松懈等。0～6岁在册儿童1.39万人，系统管理率96.21%。听力检查1.28万人，听力筛查率92.05%。儿童口腔检查1.38万人，口腔保健覆盖率99.70%，患龋3415人，龋齿患病率24.72%，龋齿矫治率42.05%。视力检查4393人，视力低常722人，视力低常率16.44%。先天性心脏病新发13人，发病率0.09%；先天性髋关节脱位新发1人，发病率0.007%；共检出低体重儿26人，患病率0.19%；生长迟缓59人，发病率0.43%；消瘦51人，发病率0.37%；超重2025人，发病率14.66%；肥胖987人，发病率7.15%；贫血检查12664人，共查出轻度贫血儿童421人、中度贫血53人、重度贫血2人，贫血患病率为3.76%。

计生服务 落实全面两孩政策，采取网上登记和现场登记两种途径，方便群众办理生育服务登记以及流动人口生育服务登记。年内，评选并上报市卫生计生委流动人口健康促进示范企业、健康促进示范学校和健康促进示范健康家庭各1个。有免费避孕药具社会对外发放网点344个、单位对内发放网点186个，发放口服短效避孕药、外用栓、凝胶、膜、避孕套等共计30.85万元。全区共有35台避孕药具自助发放机。区妇幼保健院承担免费孕前优生健康检查工作，开展免费孕前优生健康检查499对，优生优育咨询、孕妇营养门诊、孕妇学校等共咨询862人次。对农村采取长效节育措施的户籍已婚育龄群众奖励性免费健康体检3006对，并进行健康教育。

计生关怀。全区享受奖/特扶人员1552人，其中奖扶927人、死亡特扶224人、伤残特扶401人。新增奖扶对象184人、死亡特扶对象23人、伤残特扶对象52人，共发放扶助资金492.94万元。开展2次一次性家庭帮助、一次性经济救助工作，审核一次性家庭帮助12例、一次性经济救助22例，共发放救助金23万元。计划生育意外伤害保险投保65.60万元，两癌保险投保33.17万元。投入10万元对计划生育特殊困难家庭进行走访慰问。

医疗工作 区内14家医院及39家社区卫生服务机构共出院3.7万人次，床位使用率82.3%，平均住院日19.3天（不含精神专科医院的平均住院日为12.5天），住院手术8956人次。

对口支援。区内13家医疗机构（包括4家二级医院）与市级二、三级医院建立对口支援关系。城市医院共有237名医师和11名管理人员到本区开展支援工作，诊疗患者5928人次，开展疑难杂症会诊158次。在支援专家的支持下，8月，区中医医院成立中医儿科。支援医院的专家定期到各受援医疗机构开展健康讲座122次、业务培训557人次。区内医疗机构到支援医院进修35人。区医院安排普外科、胸外科开展为期1年的援疆工作。区医院与宁夏西吉县人民医院建立对口帮扶关系，安排学科骨干到该医院指导疑难病的诊治。年初，门头沟区与内蒙古察右后旗签订对口支援协议，8月25～27日，应察右后旗邀请，区卫生计生委副主任杨立新率区医院、中医医院、妇幼保健院院长及相关专家等一行7人前往察右后旗就对口帮扶工作进行调研。

血液管理。区医院、区中医医院、区妇幼保健院、京煤集团总医院全年共用血2091单位，全部为成分血。

信息化建设 投入1200万元，实现卫生计生信息专网在辖区各医疗卫生机构、各镇街政府全覆盖，完成区域远程心电、区医院手麻重症等12套信息系统建设。与北京银行签署合作协议，银行投入3300万元支持区域人口健康信息平台、北京通-居民健康卡等项目建设。

卫生计生经费管理 区卫生计生系统总收入127245.81万元，其中财政拨款43159.45元、事业收入83334.31万元。总支出129647.78万元，其中基本支出103661.22万元、项目支出25986.56万元。计划生育财政总投入1622.29万元，其中流动人口计生经费9.50万元。

基本建设 完成潭柘寺等9个社区卫生服务中心（站）业务用房修缮工程，总面积8640平方米。完成军庄卫生院等7家单位的屋顶防火板材改造，总面积2437平方米。完成区医院综合楼锅炉房改造，总面积872平方米。完成雁翅镇付家台社区卫生服务站等5个社区卫生服务中心（站）屋顶防水维修，总面积464

平方米。完成妙峰山卫生院外墙保温工程，总面积1036.14平方米。完成妙峰山卫生院（上苇甸站）内部装修，总面积743.88平方米。

（撰稿：张 莹 审核：崔燕玲）

门头沟区卫生计生委领导名单

工委书记 王锡东

主 任 野京城

调 研 员 谢春雪

副 书 记 野京城 宋利宁

纪工委书记 杨桂芬

副 主 任 齐桂平 王俊义 王 辉

杨立新 叶 纯

阿不都热西提·吐送（挂职1年）

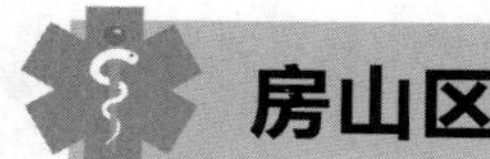

房山区

概况 全区户籍人口81.3万人，常住人口109.6万人。户籍人口出生8667人，计划生育率99.22%，出生婴儿性别比107.54。

生命统计。户籍人口出生率12.33‰，死亡率7.20‰，自然增长率5.13‰。户籍人口因病死亡5565人，占总死亡人数的95.82%。户籍人口死因顺位前十位为：心脏病，恶性肿瘤，脑血管病，呼吸系统疾病，损伤和中毒，内分泌、营养和代谢疾病，消化系统疾病，神经系统疾病，泌尿生殖系统疾病，传染病。户籍人口期望寿命79.80岁，男性77.82岁、女性81.86岁。

改革与管理 完善区内“十三五”卫生事业发展规划，谋划优质医疗资源布局，在长阳镇规划引进市级优质医疗资源。

加快康复护理体系建设，重点做好韩村河镇社区卫生服务中心转型为二级康复医院；推进公立医院改革试点工作，重点做好房山区第一医院迁址新建工作。

以医联体为载体，以加强基层医疗卫生工作为重点，建立完善医疗卫生机构分工协作机制，健全完善分级诊疗政策体系，逐步形成基层首诊、双向转诊、急慢分治、上下联动的分级诊疗模式和科学合理的就医秩序。引导优质卫生资源下沉基层，培养基层卫生队伍，通过绩效考核，深化家庭医生式服务工作，强化基层信息化建设支撑，提高基层诊疗能力。东西部医联体、燕山地区医联体和中医专业医联体以及良乡医院与长阳卫生院紧密型医联体运行状况良好，长阳院区门急诊同比增幅6.8%，出院440人次，药占比85.35%，同比下降2.05%。

3月24日《北京市人口与计划生育条例》修订后，取消了《生育服务证》管理，实行两孩以内生育登记。成立再生育确认领导小组，全年共发放《北京市再生育确认服务单》199例；对《条例》修订前21例符合二孩生育的进行了补批，对2名病残儿进行了鉴定。

8月9日，房山区中医医院与河北省高碑店市中医医院协作医院揭牌仪式在高碑店市中医医院举行。10月11日，北京世纪坛医院与良乡医院签署对口支援协议。

试行区内稀缺专业医师多点执业，制定《房山区基层医疗机构稀缺专业人员多点执业管理办法（试行）》，先期在东部平原诊疗量较大的13个乡镇卫生院试行，从区属二级及以上的医院遴选22名相关专业专家到基层卫生机构内科、中医、超声影像、放射等专业人才缺乏的科室开展多点执业。

人才队伍建设。区级医院引进外埠硕士及以上学历毕业生22人、公开招聘本地医务人员38人，社区卫生机构公开招聘本地医务人员31人、非医学人员2人，公共卫生机构引进外埠硕士及以上学历毕业生3人、公开招聘本地医务人员4人。新晋升正高职称21人、副高职称55人。与首都医科大学、北京卫生职业学院签订定向生协议43人，其中本科17人、大专26人。

社区卫生 运行社区卫生服务中心24个、社区卫生服务站183个。其中政府办社区卫生服务中心23个、站174个，社会办社区卫生服务中心1个、站9个。全部社区卫生服务中心（站）均完成标准化建设。

开展家庭医生式服务，成立345个社区卫生服务团队，与27.19万户54.83万人签订家庭医生式服务协议，签约率52.42%。其中签约重点人群23.52万人，65岁以上老年人签约9.42万人，慢病人群签约14.99万人。建立居民个人电子健康档案85.28万份，建档率81.53%，使用率70.91%。

农村卫生 推荐社区首席专家1人、社区卫生业务骨干60人、社区健康管理专家6人，返聘8名高级职称、24名中级职称退休医务人员到社区工作。

新型农村合作医疗。全区参合258381人，参合率97.7%。人均筹资1200元，其中个人缴费160元。共计筹资31055.76万元，其中市、区、乡三级财政补贴26999.80万元，个人缴纳4005.22万元，利息收入50.74万元。9月，房山区农村合作医疗管理中心由区卫生计生委划转至区人力社保局。

疾病控制 传染病防治。法定传染病报告6097例，发病率582.89/10万，死亡8例，其中肝炎4例、艾滋病2例、肺结核2例。乙类报告发病1577例，发病率150.77/10万，发病率前三位的疾病为肺结核、梅毒、病毒性肝炎。丙类传染病发病4520例，发病率432.12/10万，发病率前三位的疾病为其他感染性腹泻病、手足口病、流感。确诊登记活动性肺结核及胸膜炎155例，结核病门诊4125人次；肺结核患者密切接触者体检193人，发现活动性肺结核1例；学校密切接触者体检448人，PPD强阳性反应38人，预防性用药2人；对7所学校新生PPD监测7667人，发现活动肺结核3例。新接收艾滋病感染者及患者61例，其中艾滋病感染者38例、艾滋病患者23例。性病门诊就诊者行为监测248人份，HIV阳性3人、梅毒抗体阳性20人、RPR+阳性17人；暗娼人群监测380人份，HIV抗体阳性1人、梅毒抗体阳性14例、梅毒RPR阳性4例；吸毒人群行为监测260人份，HIV阳性1人、梅毒抗体阳性41人、RPR+阳性15人、丙肝32人；嫖客人群行为监测47人份，梅毒抗体阳性1例；看守所监管人员HIV抗体检测2688份，阳性11例。免费自愿接受HIV抗体检测603人，抗体阳性7例。调查处理手足口聚集性疫情69起，布病处理11起，调查处理肾综合征出血热2例。开展26种传染病病例监测。狂犬病免疫预防门诊共处置犬咬伤11164人次。

精神卫生。6类重性精神障碍患者4206人，治疗率96.30%，管理率96.15%，免费服药2086人。

学校卫生。中小学生体检61812人，营养不良检出率18.39%，肥胖检出率19.75%，视力不良检出率44.56%，沙眼检出率0.01%，龋患率11.83%、龋齿充填率34.43%，贫血检出率2.50%。

计划免疫。常规接种疫苗360953人次，其中一类疫苗（乙肝、卡介苗、脊灰、百白破、白破、麻风、麻风腮、麻疹、流脑A群、流脑A+C群、乙脑、甲肝）294797人次、二类疫苗66156人次。流动儿童一类疫苗共接种75977人次，接种率99.03%以上。外来务工人员接种流脑A+C群疫苗1345人次、麻疹疫苗1558人次。应急接种4073人次，其中麻风疫苗2827人、麻风腮疫苗84人、水痘疫苗1162人。接种流感疫苗73905人次（不含燕山），其中免费接种学生28298人次、接种率49.46%，60岁以上老年人44186人次、接种率57.02%，保障人群641人次；自费接种780人次。实验室确诊麻疹病例95例，比上年升高187.87%；确诊风疹5例，比上年升高150.00%；临床诊断百日咳7例，比上年升高250.00%；水痘612例，流腮184例。麻疹有4次暴发疫情。

职业卫生。共接报职业病病例470例，均为尘肺。共检测7台X射线机，全部合格；个人剂量检测42家单位413人1629人次，核查7人。

健康促进。房山区卫生计生委组建房山区健康教育讲师团379人。开展医院、学校、社区健康教育网络培训5场，培训620人次。全年组织宣传活动6次，覆盖9000余人次。在北京房山健康教育官方微博发布微博3734条。开展健康大课堂938场。完成窦店镇、韩村河镇共计382人的北京市成人烟草调查项目，完成拱辰街道、窦店镇、青龙湖镇3个乡镇共计510人的中央补助地方健康素养监测和中医药健康文化素养调查项目；举办全区医疗系统公民健康素养知识竞赛活动，参加北京市医疗卫生系统健康教育工作者健康素养技能大赛，个人赛获得二等奖2人、三等奖1人，团体赛获得三等奖。完成拱辰街道、周口店镇政府、档案局等9家单位的北京市控烟示范单位终期验收。对辖区22家社区卫生服务中心、48个社区卫生服务站进行国家基本公共卫生健康教育督导与考核。完成燕化医院、区中医医院、良乡医院戒烟门诊分级管理区级评估。

卫生监督 公共卫生监督检查。有公共场所单位853户，其中旅店业189户，公共浴室47户，各类理发店、美容店469户，文化娱乐场所51户，游泳场馆17户，博物馆、商场、书店等80户。监督检查3949户次，覆盖率100%，合格率98.16%。应量化889户，实量化889户，其中A级143户、B级744户、C级2户。实施行政处罚135起，罚款18.79万元。有集中式供水单位90户、二次供水单位149户、供水设施卫生维护单位4户、涉水产品生产厂家15户、自动制售水机备案60台，监督覆盖率100%，监督频次2.88，行政处罚23起，罚款15.05万元。

医疗卫生监督检查。有医疗机构921个，其中三级医院2个、二级医院5个、一级医疗机构47个、一级以下医疗机构867个。监督检查4286户次，监督覆盖率100%，立案查处违法行为3起，罚没款7200元。打击非法行医及打击“两非”行为专项治理联合执法4次，取缔无证诊所31户次，立案查处无证行医行为18起，罚款3.2万元，没收暂扣药品60箱、医疗器械18件。4～7月，开展“美丽盾牌”专项行动，监督检查美容美发场所213户次，依法取缔未取得《医疗机构执业许可证》和个人医师资格证从事医疗美容的行为1户次。5月，对全区11家开展肿瘤科的医疗机构“出租承包科室”、违规开展免疫细胞治疗、违规发布医疗广告等违法违规行为进行全面监督检查，未发现违法行为。8月4日～9月30日，开展中医药行业专项清扫行动，通过全面摸排，建立了重点街道、中医养生保健机构、生活美容机构及中医医疗机构台账；依法取缔无证行医行为4户次，立案查处无证行医行为1起、罚款3000元，立案查处任用非卫生技术人员从事医疗卫生技术工作行为1起、罚款1200元。

房山区卫生计生监督所全年许可办结333件，其中公共场所卫生许可证172件、生活饮用水卫生许可证161件。受理食品安全企业标准101件。受理投诉举报451件，主要涉及生活饮用水、控烟、无证行医、游泳馆、医疗卫生、公共场所，调查处理率100%。

妇幼保健　妇女保健。孕产妇9844人，系统管理率98.80%，住院分娩率100%，剖宫产率45.70%，孕产妇死亡率40.23/10万。两癌筛查16024人次，筛出乳腺癌8人。婚检8114人，疾病检出率7.59%，婚检率43.42%。

儿童保健。新生儿死亡25例，死亡率2.51‰；婴儿死亡31例，死亡率3.12‰；5岁以下儿童死亡38例，死亡率3.82‰。0～6个月母乳喂养率71.93%。新生儿疾病筛查9641人次，筛查率98.23%。出生缺陷发生率15.44‰，主要出生缺陷为先天性心脏病、多指（趾）、副耳、唇腭裂。0～6岁儿童58578人，系统管理率97.75%。

计生服务　新增105台避孕药具自助机，实现了“证件取”“网点领”“找人拿”“上门送”等计生药具发放模式，计生药具15分钟服务圈模式基本形成。全年共计调入短效口服避孕药10箱、避孕套785箱、外用药（避孕膜、栓、凝胶）10箱，调出短效口服避孕药12箱、避孕套785箱、外用药（避孕膜、栓、凝胶）9箱、女用外用药纳米银0.5箱。

开展免费孕前优生健康检查，完成1431对夫妇的体检和风险评估。实施“农村育龄群众免费长效健康体检”为民办实事项目，完成2.2万人体检并建立电子健康档案。

计生协会意外伤害保险共接到出险报案850例，共计赔款120万元，赔付率71%。其中死亡出险13例，赔付30.5万元；意外医疗及伤残赔付89.5万元。有3.6万户计生家庭参保，收缴保费232万元。

为增强计划生育特困家庭抵御风险的能力，燕山办事处出资34380元，为全燕山573户特困计生家庭投保意外伤害保险；燕山企业出资56520元，为942户员工投保；良乡南庄子村出资18120元，为全村302户计生家庭投保；蒲洼东村出资16000元，为全村200余户计生家庭投保。

医疗工作　全年门诊9973639人次，急诊529672人次，出院137011人次，床位使用率76.84%，平均住院日12.5天（不含精神专科医院），住院手术28020例。注册护士3855人，医护比1∶1.05。

对口支援。全区共有27家医疗机构接受本市外区域15家医疗机构对口支援。

血液管理。开展大型献血活动12次，有无偿献血单位2098个。5月，北京理工大学30名大学生捐献成分血。9月，启动自愿无偿献血者招募工作；截至12月底，共有自愿无偿献血者24人。临床用红细胞悬液6824单位、血浆2682单位、血小板335个治疗量。

全区共有39家医疗机构持有《麻醉药品和第一类精神药品印签卡》。集中采购零差价药品1.71亿元。

科研工作　开展国家级科研课题2项，投入资金11.5万元；市级5项，投入资金75万元；区级（房山医院）1项，投入资金50万元。

信息化建设　建立卫生计生数据中心，完成卫生和计生网络的融合。区卫生计生委以搬迁新址为契机，建设了全新的数据中心机房，将所有卫生计生网络及应用系统进行汇聚，形成“纵到底、横到边”的网络布局。数据中心建设工程包括网络设备系统、中控及气体灭火系统、机房门禁管理系统、机房监控系统、UPS供电系统、机房空调系统、动力环境监测系统、基础建设及综合布线系统，同时依托联通、歌华光线网络布设电子政务专网、互联网、金财网、卫生专网等网络，并且实现办公环境无线信号的全覆盖。依托电子政务外网和VPN安全设备，建立了覆盖各街乡和社区村的计划生育网络系统，实现了人口管理、出生上报、生育登记的在线操作；同时依托区域卫生专网实现了全区所有公立医疗卫生机构的互联互通。

建设协同办公系统，逐步实现无纸化办公。为实现房山区卫生和计划生育委员会内部及下属各单位办公自动化，公文、政务、会务、信息管理网络化，并提供移动办公和个性化业务应用，与北京致远协创软件有限公司合作建设了房山区卫生计生委协同办公平台，实现了房山区卫生计生委及下属各单位、各部门的网上办公一体化。

卫生计生经费管理　卫生事业费上级拨款118414万元，其中专项经费54793.64万元、中医事业费743万元、社区卫生服务机构补助费32560.45万元。卫生事业费总收入401923.89万元，总支出409950.32万元，其中医疗单位收入359459.98万元、支出366531.53万元。计划生育财政总投入2512.04万元。

基本建设 区疾控中心及卫生计生监督所业务用房工程竣工投入使用。良乡医院外科综合楼完成主体工程。投资3567万元，完成13个社区卫生服务中心燃煤锅炉清洁能源改造，完成23个社区卫生服务站、42个村卫生室清洁能源改造工程。完成6个社区卫生服务中心（站）维修改造工程，维修改造面积2856平方米。完成维修改造资金460万元。固定资产投资12027万元。

（撰稿：任晓雅　审核：张卫新）

房山区卫生计生委领导名单

主任	杨冬立
工委书记	吴卫星
副书记	李秀梅
纪工委书记	穆甫元
副主任	杜国栓　张金兵　邱珍国　张文艳　郑红蕾
党总支书记、调研员	贾廷义

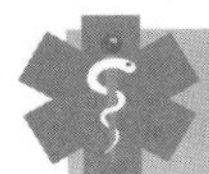

通州区

概况 常住人口142.8万人，户籍人口732206人，流动人口57万人。育龄妇女301440人（户籍201814人、流动99626人），其中已婚育龄妇女213094人。户籍人口出生4998人，计划生育率99.50%，出生人口性别比113。年内办理生育服务证和生育登记12050例，其中二孩6450例。

生命统计。户籍人口出生率13.36‰，死亡率7.37‰，自然增长率5.99‰。因病死亡5200人，占死亡总人数的96.37%。死因顺位前十位依次为：脑血管病，恶性肿瘤，心脏病，呼吸系统疾病，损伤和中毒，内分泌、营养和代谢疾病，消化系统疾病，神经系统疾病，泌尿生殖系统疾病，传染病。期望寿命80.59岁，其中男性78.55岁、女性82.72岁。

改革与管理 广泛开展与市级以上三甲医院的新型合作模式，计划将通州区第四区域医疗中心整体交由北京大学人民医院无偿使用，成立北京大学人民医院通州院区，形成的《北京市通州区卫计委与北京大学人民医院合作方案》及合作协议经区长办公会、区委常委会审议通过。继续推进东直门医院东西两区“两院合一、主体东迁”工作进程。

医联体建设。制定《通州区医联体有关推进政策试点方案》，推进区域医联体建设。东直门医院东区中医医联体、潞河综合医联体扩充合作单位，新建中西医结合医院医联体及同仁医院跨区域医联体。其中，东直门医院东区中医医联体覆盖区疾控中心、18家社区卫生服务中心（乡镇卫生院）及3家社会办医疗机构。通过优质资源下沉、人才培养，提高基层诊疗服务能力。全年医联体核心医院下派医生1233人次，下转患者127人次，接收基层人员进修65人次，基层医疗机构门诊量同比增长17.5%，急诊量同比增长10.35%。医联体间基本实现预约就诊、双向转诊、远程会诊、部分检验检查结果互认、畅通急诊与转诊绿色通道，为推进“基层首诊、双向转诊、急慢分治、上下联动”分级诊疗模式奠定了基础。同时推进高血压、糖尿病分级诊疗试点工作。

根据《京津冀协同发展规划纲要》及《京津冀卫生计生事业协同发展行动计划（2016—2017年）》要求，为落实以疏解非首都功能为重点的京津冀协同发展战略、推进分级诊疗，潞河医院与河北省邯郸市磁县人民医院、廊坊市大厂县人民医院、保定市阜平县医院开展技术帮扶、人才培养、专科建设、疑难重症转诊和会诊工作。东直门医院东区与大厂县中医医院成立医联体。

全区有26人在40家医疗机构开展医师多点执业。

年内，区卫生计生委所属事业单位公开招聘工作人员455人，其中北京生源306人、外地生源149人。分配到乡镇卫生院定向毕业生14人。调入实用型人才12人。

社区卫生 全区规划设置并建成标准化社区卫生服务中心19个、服务站137个，注册并规范运行社区卫生服务中心19个、服务站68个（其中政府办55个、社会办13个）。社区卫生服务机构总诊疗324万人次，出诊服务3348人次。社区卫生服务机构（新华社区中心除外）共有在岗卫技人员1844人，其中医生790人（含全科医生351人）、护士479人、防保人员187人。家庭医生累计签约39.85万人，占常住人口的27.91%，其中慢性病患者签约率83.41%，65岁及以上老年人签约率73.98%。二、三级医疗机构共派出医务人员463人次支援19个社区卫生服务中心，累计支援4447天。上转患者4253人次，其中执单转诊3243人次，预约转诊45309人次；下转患者177人次，其中执单转诊138人次。共建立个人电子健康档案1091683份，电子健康档案率76.45%，健康档案使用率33.84%。

农村卫生 农村卫生室343个，均为非营利性非政府办，覆盖率70.8%，全年诊疗771510人次。乡村医生487人，全员参加了岗位培训。

新型农村合作医疗。参加新农合医疗281624人，参合率98.68%；人均筹资1200元（其中个人缴费160元），总筹资33826.54万元。普通门诊补偿1502720人次，门诊特殊病补偿2899人次，住院报销26976人次。基金补偿支出30187.61万元，基金结余20523.21万元。10月，通州区新型农村合作医疗办公室整体转编至通州区人力资源和社会保障局。

疾病控制 传染病防治。乙类传染病发病1999例，死亡9例，发病率前三位的疾病为肺结核、梅毒、病毒性肝炎。新发肺结核559例、艾滋病28例、梅毒443例、淋病75例，死亡肺结核4例、艾滋病3例。人感染H7N9禽流感发病1例，死亡1例。手足口病发病2914例。

慢病防治。完成北京市农村早诊早治项目1885例结直肠癌初筛、657例肠癌镜检，发现早期病例29例。在北京市肺癌基线调查及肺癌早期防治策略研究中，完成初筛问卷5584份，由胸科医院筛出评估高危人群名单后，组织1235人参加高危人群问卷调查、常规体检、留取肺癌标志物（静脉血）及低剂量螺旋CT检查等，最终筛查出疑似患者121例。

精神卫生。全区精神障碍患者2800人，发病率2.15‰，其中6类重性精神障碍患者2421人。在册精神障碍患者管理率92.82%，规范管理率86.61%；在管患者规范管理率93.31%，在管患者病情稳定率99.65%，规律服药率80.34%，免费服药1529人。

学校卫生。全区中小学生85937人，体检76117人，检出视力不良41536人、营养不良5118人、肥胖13378人、贫血688人、龋齿7314人。传染病突发公共卫生事件2起，其中水痘1起、手足口病1起。

计划免疫。计划内疫苗接种12类507382人次，不良反应报告89例；计划外疫苗接种14类139461人次，不良反应报告12例。应急接种麻疹、麻风、水痘、麻风腮疫苗共10466人次，流动人员接种麻疹和流脑疫苗共35950人次。流感疫苗接种81751人次，其中免费接种80427人次。

职业卫生。全区接触毒害物质单位478家，职工47451人。全年确诊职业病57例，其中尘肺病51例、丙烯酰胺中毒3例、布鲁氏菌病1例、职业性噪声聋1例、职业性肿瘤1例；疑似职业病5例，其中布鲁氏菌病3例、职业性噪声聋1例、苯中毒1例。

健康促进。区卫生计生委、区疾控中心、潞河医院、潞城镇政府、区地税局5家单位成为北京市健康示范单位。首批11家单位（区卫生计生委、区地税局、区教委、区园林绿化局、区党校、区卫生监督所、区疾控中心、潞河医院、区妇幼保健院、东直门医院东区、中山街小学）被评为北京市控烟示范单位。区卫生监督所共接到控烟投诉举报551起，处理546起；监督检查5184户次，其中不合格629户；实施行政处罚341起，其中处罚个人288起，罚款14400元；处罚单位63起，罚款126100元。

卫生监督 公共卫生监督检查。辖区内公共场所1543户，监督检查6066户次，覆盖率98.64%，合格率98.52%，处罚93起，罚款70000元；生活饮用水419户，监督检查777户次，覆盖率81.86%，合格率99.09%，处罚33起，罚款253953元。公共场所应量化分级1561户，已量化1474户，量化率94.43%。审批各类公共场所卫生许可证169户，其中新办136户、注销23户；审批生活饮用水卫生许可证147户，其中新办43户、延续100户、变更4户。公共场所完成顾客公共用品用具消毒效果抽检、公共场所快捷酒店抽检、游泳场馆水质抽检、室内空气质量抽检、集中空调抽检5项专项检查。生活饮用水完成集中式供水、二次供水、二次供水不锈钢水箱抽检，涉水产品生产企业、现场制售水机抽检，医疗机构饮用水卫生6项专项检查。

医疗卫生监督检查。医疗机构552户，监督3668户次，覆盖率99.83%，合格率99.72%，处罚62起，罚款586000元。受理医疗机构新办71户、校验471户，执业医师注册192人、变更708人，护士延续169人、变更261人。共取缔非法行医52户次，实施行政处罚52起，罚款575000元，没收非法所得79969元。全年召开打击非法行医联席会议2次，开展多部门联合执法12次，非法行医移送案件5起。

妇幼保健 妇女保健。剖宫产率40.27%，无孕产妇死亡。婚前检查1754人，婚检率9.02%，检出疾病102人。

儿童保健。新生儿死亡22人（户籍15人、非户籍7人），死亡率1.53‰；婴儿死亡20人，死亡率2.05‰；5岁以下儿童死亡25人，死亡率2.56‰。新生儿出生缺陷发生率11.86%，主要出生缺陷为先天性心脏病、多并指、唇裂合并腭裂、外耳其他畸形、肾脏畸形、尿道下裂。0～6岁儿童66431人，系统管理率96.77%，集体儿童体检21731人次、散居儿童体检99874人次。

计生服务 3月25日起全面实施两孩以内生育登记，取消准生证，实施现场和网上生育登记，开辟办理生育登记绿色通道。在全市率先实行推进卫生计生全覆盖工作，在每个村建立1个卫生计生服务站，并明确计生专干职责任务。投资240余万元，配置600余台打印机，方便居民办理生育登记工作。生育服务登记8804人，其中二孩登记4239人。

完成全国流动人口卫生计生动态监测调查。加强流动人口关爱，推进服务均等化，做到药具服务全覆盖，为流动人口免费孕检520人，开展健康讲座32场，举办“流动人口健康城市行——通州在行动”宣传周活动，在流动人口聚集地建图书角，拨款3万元用于流动人口困难家庭的慰问。

全年开展避孕节育知识大讲堂23场，培训育龄群众2100人次；优生优育知识培训51期，培训新婚夫妇1253人。有计生药具免费发放网点929个，发放免费避孕药具7类（口服避孕药、外用避孕药、皮下埋植避孕药、注射用避孕药、避孕套、新型药具、宫内节育器）17个品种，总计445.60万元。

生殖健康。为农村采取长效避孕措施育龄群众免费健康体检22000人，为育龄夫妇优生优育培训咨询9848人次，发放婚育健康服务包4460个、免费孕前优生健康检查服务卡3467个。在区妇幼保健院和梨园卫生院开设孕前优生健康检查，建立家庭档案1606个，检查2992人，风险筛查1656人，风险比率55.34%。

计生关怀。符合计划生育奖励扶助政策22275人，发放奖励359.78万元；享受独生子女父母奖励20296人，发放总金额122.53万元；享受独生子女奖励扶助11923人，发放总金额1700余万元；享受独生子女特别扶助571人，发放总金额340余万元；享受独生子女伤残扶助512人，发放总金额240余万元。投入200余万元，对全区失独家庭实施“两帮扶两关爱”：对每名失独对象每年给予2400元的经济帮扶，帮扶总金额130余万元；对10余名失独对象进行大病帮扶，帮扶总金额5万元；对独生子女夭亡、生活困难的特殊困难计生家庭走访慰问，发放慰问金52.90万元；针对女方户口在本区的独生子女夭亡家庭进行一次性紧急救助，全年共审批35人，发放补助17.50万元。

医疗工作 全区609家医疗机构总诊疗10258938人次，出院102941人次，床位使用率74.34%，平均住院日8.62天（不含精神专科医院），住院手术38704人次。

对口支援。全区承担支援的三级医院2家，接受支援的医院21家。潞河医院与朝阳医院保持对口支援关系。通州区18家卫生院与海淀区二、三级医院签署对口支援协议。区妇幼保健院继续与北京妇产医院、首都儿科研究所保持对口支援关系，区精神病院继续与回龙观医院保持对口支援关系。全年受援医院共派出学习116人次；支援医院派出人员258人次，其中医师223人次、护理人员3人次、管理人员32人次，诊疗患者217797人次，住院手术150人次，会诊90人次，培训受援医院医务人员6852人次，新建1个临床专科，开展8项适宜技术和14个新项目。潞河医院与内蒙古喀喇沁旗人民医院，东直门医院东区与通辽市开鲁县中医医院分别建立对口支援帮扶关系，潞河医院、梨园社区卫生服务中心和区疾控中心分别接收来自湖北省武当山市和十堰市以及新疆和田县共5名进修人员。通州区医疗队赴青海省玉树州进行了为期1周的“送温暖”义诊活动。

血液管理。通州区中心血站负责通州区、朝阳区、大兴区、顺义区和平谷区医疗机构临床供血工作。有采血点15个、采血车13辆、采血方舱3个。全年采集血液86487人次141493单位，其中全血72936人次116157单位，机采血小板13551人次25336单位。全年为80多家机构提供血液，其中红细胞类血液111744单位、新鲜冰冻血浆111392单位、机采血小板25172单位。

信息化建设 全年区属医疗卫生单位信息化建设总投入17802340元。居民健康卡项目实现了国家卫生计生委主推的身份识别、新农合报销、信息存储、金融结算四大功能。截至年底，全区完成322437张居民健康卡的发放，覆盖11个乡镇，实现在区内18个社区卫生服务中心、2个三级医院、2个二级医院持卡挂号、缴费、结算。区卫生数据中心存放了全区社区卫生服务系统、居民健康卡综合管理平台、区域卫生平台、区域卫生协同平台（PACS）、居民健康卡密钥管理中心、新农合系统等数据，并完成了安全等级保护三级建设。建设区域卫生服务平台，居民可通过网站、微信、医院内自助设备3种渠道进行就诊预约挂号。区域远程医疗会诊平台实现了区域影像和报告共享、跨院报告协助（上级医院为下级医院进行远程诊断、审核）、区域PACS交互式会诊、区域PACS和远程的无缝衔接、区域移动影像浏览、区域病例上传监控等功能，年内完成永乐店卫生院、牛堡屯卫生院、潞城卫生院3个试点；社区卫生服务管理信息系统完成了18个社区卫生服务中心以及下属32个社区卫生服务站的医疗管理系统上线运行。通州区社区医疗管理系统为全市首家B/S模式社区系统，与通州区建设中的其他应用系统（包括区域卫生服务平台、区域医疗协同平台、居民健康卡管理信息系统等）进行集成，8月30日，被评为国家医疗健康信息互联互通标准化成熟度等级四级乙等

（地市级）。初步构建了国家卫生计生委构划的人口库、居民电子健康档案库、电子病历库，实现了国家卫生计生委提出的居民一人一张健康卡、一人一个健康档案、一人一个家庭医生的建设框架。

卫生计生经费管理 通州区卫生系统全年总收入503197.34万元，其中财政拨款151656.09万元、事业收入343620.42万元、其他收入7920.83万元。计划生育财政总投入4664.69万元，其中流动人口计生经费15万元。全年卫生计生总支出477573.70万元，其中基本支出387625.82万元，项目支出89947.88万元。期末事业基金61560.00万元，专用基金15547.09万元，非流动资产基金170071.00万元，期末资产基金103148.57万元。

基本建设 全年新建医疗用房40.89万平方米。潞河医院病房医技楼及地下车库工程于9月开工建设，开始进行桩基础施工。区中医医院二期工程完成主体结构封顶，进行精装修施工。新华医院的口腔专科楼精装修施工基本完成。第四区域医疗中心工程完成主体结构封顶。路河医院分院（含郎府卫生院）工程，完成规划选址意见书、土地预审、环评、水土保持、项目建议书（代可行性研究报告）、初步设计概算审批和勘察、设计招标，办理完成施工监理、监理招标。区妇幼保健院建设工程完成方案设计。区精神病医院工程及区公共卫生服务中心工程完成选址，开始方案设计。新建永顺卫生院6800平方米，扩建张家湾、于家务和宋庄卫生院17200平方米。对区属19家单位的80个装修改造项目进行咨询造价及结算评审，涉及资金10468.38万元。

（撰稿：李　珺　审核：翟庆宁）

通州区卫生计生委领导名单

工委书记　白玉光
主　　任　田春华
副 书 记　刘亚兰
副 主 任　李凤苹　陈长春　谭　丽
　　　　　李文龙　徐　娜
纪工委书记　张秀明

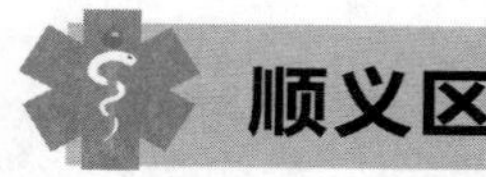

顺义区

概况 常住人口107.5万人，户籍人口62.74万人，流动人口44.76万人。户籍育龄妇女14.90万人，其中已婚11.22万人；流动育龄妇女15.04万人，其中已婚11.13万人。户籍人口出生9643人，计划生育率98%，出生人口性别比102。

3月25日起，全区实行登录“北京市生育登记服务系统”进行网上生育登记办理和现场登记办理两种方法办理两孩以内的生育服务单。年内，办理一孩生育服务单5650例、二孩生育服务单4785例、北京市再生育确认服务单169例，办理独生子女父母光荣证958例。

户籍人口出生率15.37‰，死亡率7.44‰，人口自然增长率7.93‰。因病死亡4401人，占总死亡人数的95.28%。死因顺位前十位依次为：心脏病，脑血管病，恶性肿瘤，呼吸系统疾病，损伤和中毒，内分泌、营养和代谢疾病，消化系统疾病，神经系统疾病，泌尿生殖系统疾病，传染病。户籍人口期望寿命80.03岁，其中男性77.56岁、女性82.58岁。

改革与管理 4月21日，印发《顺义区医疗卫生服务水平提升三年行动计划2016年实施方案》。至年底，三年提升计划涉及的全部60项任务中完成49项，通过强化服务能力提升与基层网底建设、强化内生动力与借力发展、强化硬件建设与软件建设，服务环境、能力和水平得到全面提升。

医联体建设。构建以区医院、区中医医院等为核心医院的医联体，13家基层单位纳入医联体成员单位。在中医医联体范围内开展“中西医结合1+1家医团队”服务模式，共组建58个上下协同的家医服务团队。区医院与5家社区卫生服务中心签订分级诊疗协议，有效整合医疗资源。

多点执业。多点执业医师297人，主执业地点在区外179人、区内118人；主执业地点在区内的医师中，第一执业地点属公立医疗机构的40人、非公立医疗机构的78人。

社区卫生 全区有26个社区卫生服务中心、212个社区卫生服务站，全部为政府办。累计完成25个中心及全部站的标准化建设。有执业、助理执业医师737人，其中全科医师495人；护士416人。

全年社区卫生服务机构总诊疗2262286人次，其中门诊2226026人次、急诊30915人次、出诊5345人次，住院576人次。上转区内三级医院患者4015人次。23个社区卫生服务中心开展预约就诊、定向分诊、集中候诊、定期复诊的新模式，11个社区卫生服务中心使用预约复诊系统开展服务，5个社区卫生服务中心使用挂号自助机服务。建立电子健康档案824349份，建档率76.68%，使用率38.5%。

区内三级医院对口支援社区卫生服务机构39人，累计服务62天，门诊341人次。

农村卫生 有村卫生室179个，为非政府办、非营利性质，覆盖率97.6%。有300名乡村医生，全部参加了乡村医生岗位培训，培训内容主要是中医适宜技术。

新型农村合作医疗。参加新农合237086人，参合率99.38%。年人均筹资1200元，其中市、区两级财政补助780元、镇级补助255元、村集体支持5元、个人缴费160元。全年筹集资金28450.32万元。全年新农合支付补偿资金26194.73万元，其中住院及特殊病门诊19271.19万元、普通门诊6923.54万元。参合人员补偿129.61万人次，其中住院补偿2.46万人次、门诊补偿127.15万人次。年底累计结余基金22548.20万元。

疾病控制 传染病防治。报告乙丙类传染病20种5945例，发病率582.84/10万。其中，乙类传染病14种859例，死亡6例（乙肝3例、肺结核2例、狂犬病1例），报告发病率84.22/10万，死亡率0.59/10万，发病数前三位的分别是肺结核、痢疾、梅毒。登记管理肺结核患者293例，访视率100%。共报告5种性病300例，发病率29.41/10万。新增艾滋病患者72例（54例HIV、18例AIDS），累计328例（含死亡7例）。报告手足口病2276例（含重症9例），发病率223.14/10万。报告狂犬病1例，发病率0.1/10万。

慢病防治。管理高血压患者52988人，规范管理40141人，管理人群血压达标30794人。管理糖尿病患者20715人，规范管理16806人，管理人群血糖达标12451人。

精神卫生。建档精神障碍患者4295人，其中严重精神障碍患者2902人（其中6类重性精神障碍患者2856人）。长期免费服药患者1355人。

学校卫生。全区中小学生65243人，体检62643人。视力不良检出率61.99%，肥胖检出率25.76%，营养不良检出率14.37%，缺铁性贫血检出率6.38%，恒牙患龋率14.33%，恒牙龋均0.25，恒牙龋齿填充率34.40%。无传染病暴发及集体食物中毒事件发生。

计划免疫。一类疫苗共接种11种294598人次，基础免疫、加强免疫报告接种率均在99%以上；报告疑似预防接种不良反应163例。二类疫苗接种16种72385人次，报告疑似预防接种不良反应46例。麻疹疫苗接种4343人次，接种率69.24%；流脑疫苗接种4462人次，接种率71.14%。流感疫苗接种85063人次，其中自费3596人次，免费60岁以上老人40172人次、学生40234人次、其他保障人员1061人次。

职业卫生。全区接触噪声企业215家，接触苯、甲苯、二甲苯企业130家。噪声企业共2911个岗位，其中571个岗位存在超标现象，超标率19.62%；甲苯和苯的超标率分别为3.31%、0.73%。监测接触重点职业病危害因素的劳动者24784人次，接受职业健康检查的占29.18%。发现疑似职业病32例、职业禁忌证25例。三类重金属企业5家，涉及铬（3家）、砷（1家）和铅（1家）。对4家涉及重金属污染企业进行了职业病危害因素检测，共检测46个点138件样品，结果均未超标。5家重金属企业职工9695人，其中接触重金属人员565人，体检410人。职业健康检查发现1例职业禁忌证，未发现疑似职业病。

健康促进。年内，有6家单位被评为北京市控烟示范单位、4家单位被评为首都控烟先进集体、12人被评为首都控烟先进个人。受理控烟投诉举报266件，办结240件；行政处罚2户，罚款12000元；查处违法吸烟12人次，罚款600元。

卫生监督 全区公共场所1999户，监督1947户，合格率96.94%；抽检608件，合格585件；行政处罚123起，警告62起，警告并罚款61起，罚款13.6万元。公共场所应量化分级1701户，已量化评级1671户，其中A级61户、B级1552户、C级57户、不予评级1户。全区生活饮用水供水单位549户，监督539户826户次，行政处罚27起，其中警告21起，罚款6起共10万元。有医疗机构736个，有效监督2190户次，合格2156户次，处罚31起，罚款16.16万元。

妇幼保健 妇女保健。户籍产妇8541人，活产8614人，孕产妇系统管理率97.51%，住院分娩率100%，剖宫产率40.39%；户籍孕产妇死亡1例；0～6月母乳喂养4193人，母乳喂养率89.96%。婚前医学检查469人，检出疾病78人，婚检率3.36%。

儿童保健。户籍新生儿死亡8人，死亡率0.93‰；围产儿11143人，出生缺陷194人（其中本地108人），出生缺陷发生率17.41‰（本地出生缺陷发生率14.32‰）；婴儿死亡15人，死亡率1.74‰；5岁以下儿童死亡18人，死亡率2.09‰。新生儿疾病筛查10906人，筛查率98.15%，确诊先天性髋关节脱位8例、先天性心脏病27例。0～6岁儿童47997人，保健管理率98.07%。

计生服务 继续开展“婚育新风进万家”活动。建设以“婚育文明、性别平等，计划生育、优生优育，生殖健康、家庭幸福”为主要内容的家庭人口文化。为流动人口示范村配发图书，组织流动人口已婚育龄妇女健康体检，举办流动人口健康大课堂，为流动人口“送政策、送知识、送服务、送温暖”，活动惠及3万余人次。落实流动人口计划生育基本公共服务，办理《北京市流动人口生育登记服务单》2700例、《北京市流动人口再生育服务单》10例。

投入30万元规范了25个镇街计划生育药具库房，安装加湿机、库房智能监控终端及远程监管平台。全区共有980个药具发放点，安装122台计划生育药具网络版自助发放机。发放药具67622盒，服务育龄群众67622人次。

生殖健康。开展免费孕前优生健康检查项目，通过村居委会、民政局婚登科、镇街服务大厅等多种渠道进行宣传，全年完成1800对健康检查。向新婚夫妇免费发放“婚育健康服务包”5000个。

计生关怀。有奖扶对象6780人、特扶对象727人。区级奖励扶助每人每年1200元，伤残（死亡）特别扶助每人每年2400元。发放市、区两级奖励扶助金1789.92万元，特别扶助金575.76万元。落实低保独生子女家庭专项救助金42.48万元、独生子女意外伤残或死亡一次性经济帮助35万元。

幸福家庭创建活动。区财政投入301万元，通过招标方式为727名特殊家庭人员（失独+伤残）购买家政服务（每人每年2000元）、送餐服务（每人每年1200元）和大病住院陪护险全覆盖（每人每年1050元）。区镇级投入501万元为7万户家庭加入安康保险和男性4种癌、女性4种癌保险，赔付率78%；发放救助金50万元，救助130户特殊家庭。

暖心计划。市计生协会通过招标方式与新华人寿保险合作，为顺义区436名失独人员每年投保2900元的大病保险。投入24万元建立12个社区儿童中心；6个街道的12个社区儿童中心配合红黄蓝亲子园，为1000名0～3岁儿童开展亲子阅读活动。

医疗工作 44家医院全年总诊疗971.51万人次，门诊805.84万人次，急诊77.27万人次。出院7.84万人次，床位使用率65.24%，平均住院8.46天。住院手术2.31万例。

对口支援。顺义区医院与中日友好医院，顺义区中医医院与北京中医医院，顺义区妇幼保健院与北京安贞医院、北京肿瘤医院、北京儿童医院，空港医院与北京天坛医院，顺义区精神病医院与北京安定医院签订了对口支援协议。全年共计接受支援医师227人，7467.5天，开展门急诊诊疗46696人次，完成手术753例，手术示教642例，疑难病会诊1041人次，教学查房758次，学术讲座108次，在支援专家指导下建立特色专科12个。受援单位送出医护人员42人到支援医院进修。

血液管理。有固定采血点2个，采全血18325单位。有自体血采用1家（顺义区医院），全年共367人次129695毫升。全年共使用悬浮红细胞7741.5单位、血浆4221单位、血小板847单位。

信息化建设 成立顺义区居民健康卡（北京通“基本卡”）项目建设办公室，主要负责辖区居民健康卡（北京通“基本卡”）项目的建设及卡的发行等工作。

顺义区智慧卫生云项目采用互联网+医疗布局方式，以移动终端为载体，初步建成了医院指南、专家介绍、预约挂号、智能分诊、排队叫号、报告自主查询、公共卫生、我的健康等相关系统应用。

心电诊断中心（3家试点单位）、健康体检系统（3家试点单位）、医学知识库系统、医疗质量监管系统、社区相关软件系统升级以及相关系统支撑的硬件购置与运营维修等，通过了专家组验收。全部由区财政投资316.81万元。

区精神病医院信息化建设项目由区财政投资225万元，包括医院HIS、LIS、PACS等系统，涵盖挂号、收费、药房药库、门诊工作站、电子病历、住院、护理、合理用药、实验室管理、影像信息系统等20余个功能模块，通过了专家组验收。

卫生计生经费管理 上年结余54961.16万元；本年收入496992.03万元，支出512236.86万元，收支结余39716.33万元。财政专项拨款108317.29万元。计划生育经费支出5346.29万元，其中流动人口计生经费支出237.90万元。

基本建设 区精神病医院综合康复病房楼建筑面积18078平方米，其中地上16018平方米、地下2060平方米。总投资9215万元，其中市级资金4607万元、区级资金4608万元。10月完工并投入使用。

在建工程包括：区中医医院迁建工程，建筑面积137500平方米，开始搭设临建及开工前筹备；区医院科研教学楼工程，建筑面积14996平方米，主体结构已封顶，二次结构施工完成工程量的95%；区疾控中心及卫生计生监督所迁建工程，建筑面积30688平方米，完成主体结构封顶、二次结构和屋面工程；南法信卫生院预防保健科改扩建工程，建筑面积2625.36平方米，完成主体结构封顶和室内外装修；南彩镇卫生院后勤用房改扩建工程，建筑面积1024.28平方米，主体结构已完工，二次结构完成90%。

筹备区妇幼保健院改扩建工程，建筑面积74001平方米，计划投资37721万元，其中市政府投资26405万元、区政府投资11316万元，对原有门诊住院病房楼进行改造，并新建核心门诊医技楼。

（撰稿：王凤忠　审核：高士伟）

顺义区卫生计生委领导名单

工委书记、主任　董杰昌
副　书　记　刘相宏
副　主　任　万学志　黄建柏　陈雪清
于宝鑫　陈　豪（自5月）
纪工委书记　李　兵

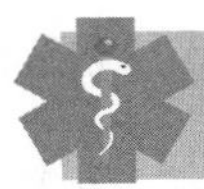

大兴区

概况　常住人口169.40万人，户籍人口66.89万人，流动人口42.66万人。户籍育龄妇女15.77万人，其中已婚12.22万人；户籍人口出生8070人，计划生育率98.2%，出生人口性别比为105。年内办理一孩服务登记5475例，二孩服务登记6000例，三孩及以上再生育行政确认225例。流动育龄妇女13.35万人，其中已婚9.75万人；流动人口出生8775人，计划生育率96.7%，办理北京市生育服务登记7635例。

生命统计。户籍人口出生率14.3‰，死亡率6.03‰，自然增长率8.27‰。因病死亡3852人，占死亡总数的94.85%。死因顺位前十位依次为：心脏病，恶性肿瘤，脑血管病，呼吸系统疾病，损伤和中毒，内分泌、营养和代谢疾病，消化系统疾病，神经系统疾病，传染病，泌尿生殖系统疾病。户籍人口期望寿命80.92岁，其中男性78.52岁、女性83.4岁。

改革与管理　建立了5个医联体，涉及全区17家社区卫生服务中心和部分区内二、三级医院，实现社区卫生服务中心全覆盖。深化紧密型医联体建设，区人民医院与仁和医院托管榆垡、礼贤镇中心卫生院模式不断完善。推进专科医联体建设，与北京协和医院、中日友好医院、安贞医院等三甲医院合作，建立了急诊、呼吸和心血管等专科医联体，“学科联盟”模式初步建立。年内，共计44家单位202人次开展医师多点执业。

通过加强大兴区中西医结合医院康复学科建设和黄村医院、亦庄医院等老年、康复服务能力建设，逐步补齐老年、康复学科服务短板；启动全民健康推进工程、公共卫生强化工程等，落实“四大健促行动”，坚持预防为主，不断推进基本公共卫生服务均等化。11月3日，作为北京市首批6个试点区之一，北京中医药健康养老“身边工程”——大兴区试点工作启动会在广安门医院南区多功能厅召开。确定广安门医院南区，黄村医院，青云店、庞各庄、魏善庄长子营、采育镇中心卫生院为大兴区中医健康养老试点单位，组建以广安门医院南区为核心，以采育镇中心卫生院、采育镇养老照料中心和采育镇沙窝营农村幸福院为成员的中医药健康养老联合体以及大兴区中医药健康养老慢病管理服务团队。

4月15日，大兴区卫生计生委与河北省廊坊市卫生计生委召开座谈交流会，双方就公共卫生、医疗服务、信息化建设等领域达成合作意向。

8月19日，市中医管理局批复大兴区红星医院从综合医院转型升级为三级中西医结合医院，机构名称变更为北京市大兴区中西医结合医院，是大兴区卫生计生委所属单位中第三家升级为三级医院的医疗机构。

人才队伍建设。全年引进京外副高级以上职称人才4人，引进外埠硕士及以上学历应届毕业生61人，事业单位公开招聘本地应届毕业生57人，接收首都医科大学、北京卫生职业学院定向培养专科生35人。入选市委组织部优秀青年骨干资助1人，获批国家级科研课题1项、市级科研课题9项。

社区卫生　社区卫生服务中心20个，其中政府办19个、社会办1个；社区卫生服务站131个，其中政府办129个、社会办2个；社区卫生机构共有卫生人员3075人，其中医师957人、全科医生355人、护士788人。全年门诊诊疗320.09万人次，上门服务15282人次。

社区卫生服务机构共接待门急诊患者413.33万人次，同比增加8.16%。出诊2.18万人次，门诊观察36.38万人次，住院7783人次。全年社区卫生服务团队签约8.89万户15.07万人，累计签约21.58万户45.06万人，签约率28.85%，其中重点人群签约16.82万人、签约率60.68%。健康评估10.04万人次，社区卫生服务团队由2015年底的156个增加到222个。截至12月共建立居民电子健康档案122.01万份，常住居民建档率78.11%。考核抽查档案1000份，合格率80%；抽测档案使用2400份，使用率80%，规范使用率54.4%。预约转诊患者614人次，双向转诊上转患者58人次、下转患者2人次。

10月，亦庄社区卫生服务中心被评为全国百强社区卫生服务中心。

农村卫生 全区村卫生室238家，乡村医生365人，全年总诊疗25.03万人次。乡医岗位培训361人。

新型农村合作医疗。参合257347人，参合率99.9%；人均筹资标准1200元（含大病保险基金），其中个人缴费160元、政府补助1040元；总筹资30881.64万元；门诊报销43687人次3408.60万元，住院补偿39088人次28294.50万元，住院实际报销比例54.53%。新农合基金累计结余3817.25万元。

疾病控制 传染病防治。报告法定传染病18种7695例，发病率492.64/10万。其中乙类传染病13种2026例，发病率129.71/10万；丙类传染病5种5669例，发病率362.93/10万。乙类传染病报告发病数居前三位的病种为肺结核、梅毒、猩红热，丙类传染病报告发病数居前三位的病种为手足口病、其他感染性腹泻和流行性感冒。新登记报告肺结核和结核性胸膜炎患者638例，死亡3例；报告性病505例，发病率32.33/10万；艾滋病病毒感染者169例，艾滋病患者65例，发病率4.16/10万。处理犬咬伤17074人，接种狂犬疫苗和抗狂犬病免疫球蛋白10.23万人次。

慢病防治。继续推进全民健康生活方式行动，创建示范单位、示范社区、示范食堂/餐厅等共9家，支持性环境建设4个，培训健康指导员203人；开展北京市脑卒中社区人群随访2400人；完成结直肠癌早诊、早治项目社区筛查12849人，肠镜检查787人；建立高血压患者自我管理小组208个、糖尿病患者同伴支持小组81个；完成肿瘤患者社区随访2473人。

精神卫生。全区登记在册严重精神障碍患者3899人，检出率2.55‰，其中6类重性精神障碍患者3854人。精神专科门诊诊疗患者3.16万人次，入院680人次，出院662人次。社区累计完成随访服务16261人次，开展在册患者社区个案管理125人，重性精神障碍患者免费体检2718人。落实门诊使用免费基本药物治疗严重精神障碍1847人。7月27日，区卫生计生委与17个省市40个试点区近60名精神卫生工作者就大兴区精神疾病农疗康复模式进行现场观摩与交流。

学校卫生。全区中小学生83014人，视力不良检出率52.76%，营养不良检出率11.17%，肥胖检出率26.15%，恒牙龋齿患病率16.11%，龋齿充填率32.50%，贫血检出率1.35%，沙眼检出率0.24%。

计划免疫。全年接种一类疫苗52.12万人次，AEFI报告率19.97/10万。麻疹、风疹、流腮、水痘4种疾病应急接种16768人次，为622家用工单位外来务工人员接种麻疹疫苗10831人次、A+C群流脑疫苗8659人次，户籍60周岁以上老年人和在校中小学生免费流感疫苗接种71142人次。

职业卫生。对16家单位开展职业病危害因素检测，共检测148件，合格率100%。4家体检机构完成职业健康体检354家单位7076人。接报职业病确诊病例7例，其中尘肺、刺激性化学物致慢性阻塞性肺疾病和慢性职业中毒各1例，职业性耳鼻喉口腔疾病4例。对辖区101家单位690名放射工作人员进行个人剂量监测，共检测2447人次，大剂量核查1家单位，包括2名放射工作人员。

食品安全风险监测。采集食品样品632件，检测项目涉及农药残留、食品添加剂、致病菌等40余项指标，共检出致病菌16株。哨点医院监测共采集粪便标本348件，进行志贺菌、沙门氏菌、5种致泻性大肠埃希菌、副溶血弧菌和霍乱弧菌等致病菌的分离鉴定，共检出致病菌77株。全年接报疑似食源性疾病（食物中毒）2起，未发生判定为食源性疾病事件。

生活饮用水卫生监测。开展生活饮用水水质监测296件，其中市政末梢水监测120件，合格120件；二次供水监测80件，合格80件。对35个农村地区联村供水厂水质进行采样监测140件，合格139件。

健康促进。对健康促进学校、医院、示范村、健康社区、工作场所、控烟示范单位进行督导。微博矩阵共发布微博3.01万条，建立"健康大兴"等官方微信公众号16个，累计发送宣传信息2952条。开展健康教育师资培训10场；"健康大讲堂"等讲座1497场，受益群众51169人次；健康主题宣传活动580场。培养家庭保健员1600人。以亦庄医院为试点开展"健康家庭"工作，对入选的30名家庭保健员进行慢性病、中医知识培训16次。控烟卫生法执法监督检查3546户次，不合格336户次，行政处罚41户次，罚款37350元。

卫生监督 公共卫生监督检查。辖区内共有公共卫生单位3060户，日常监督9812户次，监督覆盖率100%，合格率97.03%，处罚380户，罚款71.6万元。其中公共场所单位1278户，量化分级906户（A类84

户、B类654户、C类165户、不予评级3户），经常性监督4094户次，覆盖率100%，合格率95.68%，处罚212户，罚款29.4万元；生活饮用水单位699户，经常性监督2019户次，覆盖率100%，合格率99.45%，处罚68户，罚款37.8万元。其他公共卫生单位1083户，经常性监督3699户次，覆盖率100%，合格率97.12%，处罚100户，罚款4.4万元。

医疗卫生监督检查。辖区内医疗卫生机构监督3692户次，监督覆盖率100%，合格率99.10%，行政处罚70户，罚没款33.97万元。完成执业医师首次注册205人次，办结医师执业变更993人次，办理医师多地点执业202人次。医疗机构设置审批44家，医师注册1659人次、护士注册及变更859人次。受理无证行医举报128起，查处无证行医74户次，取缔74户次，行政处罚36户次，共计罚金23万元，没收违法所得50710元，没收无证行医药品1500余公斤、医疗器械200余件。向公安机关移送涉刑案件4起，向法院申请强制执行10起，申请执行金额106150元。

妇幼保健 妇女保健。常住人口孕产妇18623人，其中本市户籍9531人、外地户籍9092人，系统管理率98.87%，住院分娩率100%，剖宫产率40.16%，无孕产妇死亡。乳腺癌筛查18506人，发现乳腺癌前病变2例、乳腺癌10例；宫颈癌筛查17653人，发现宫颈癌前病变32例、宫颈癌2例。婚前检查975人，婚检率5.32%，检出疾病134人。为提升婚检率，在民政婚登大厅建立婚前医学检查中心，提供免费婚前检查服务。“一站式”服务于8月17日揭牌启动，启动以后，婚检率由4.44%增至11.59%。

儿童保健。新生儿死亡19人，死亡率1.97‰；婴儿死亡24人，死亡率2.49‰；5岁以下儿童死亡30人，死亡率3.11‰。0～6个月母乳喂养率93.26%。新生儿疾病筛查18476人，筛查率98.24%；新生儿听力筛查18654人，筛查率99.19%；出生缺陷发生率18.28‰。0～6岁儿童75797人，在册儿童体检73184人，儿童系统管理率96.55%。

区妇幼保健院与区残联合作，于4月创建了儿童康复园，是一所为辖区有康复需求的0～6岁儿童提供多种康复服务的公立性康复服务基地。至年底，共收治81名儿童，其中发育迟缓56人。

计生服务 11月，区民政局、财政局、卫生计生委、残联四部门联合出台《大兴区困境家庭服务对象入住社会福利机构补助实施办法》，将计划生育特殊困难家庭中的失能老人或年满70周岁的老年人（含其重残的独生子女）纳入困境家庭服务对象；并对入住属地养老机构的计划生育特殊困难家庭服务对象给予每人每月2000元定额补助。

有免费发放自助机170台，新增16台，共有规范药具免费发放点265个，全年共发放药具5类11种850余箱，总金额47.39万元。落实国家避孕药具不良反应/事件监测项目，上报国家避孕药具不良反应/事件238例。

建立区域协作机制，完善流动人口信息互通、服务互补、管理互动的工作机制；依托北京市全员人口管理信息系统，收发各类协查信息16.46万条；全区共建立流动人口图书角44个。开展打击“两非”专项行动。国家卫生计生委在大兴区共抽取8个镇24个街道样本点，完成流动人口个人（户）调查问卷480份及23份村、居调查问卷，为国家了解流动人口生存、发展状况，及时反映流动人口结构、流动与迁移趋势、公共服务政策落实等情况提供依据。

生殖健康。对农村长效节育户籍已婚育龄群众免费健康体检1.9万人。开展妇女病普查，举办生殖健康大课堂，发放生殖健康知识手册。发放“新婚健康服务包”1400个，加强新婚保健、优生优育等知识宣传。利用人口学校对新婚夫妇进行优生优育、出生缺陷知识培训；利用准妈妈培训班，宣传叶酸在预防神经管畸形中的作用。免费为1504对夫妇进行孕前优生健康体检。

计生关怀。符合计划生育奖励、扶助政策54879人，发放奖励扶助金1928.39万元。享受独生子女父母奖励46338人，共23.17万元。独生子女奖励扶助金类、伤残类与死亡类特别扶助金标准分别为每人每月120元、400元、500元，其中奖励扶助3919人564.34万元，伤残扶助490人235.20万元，死亡扶助332人199.20万元。市级3项扶助共4741人，发放资金总计998.74万元，其中市级财政848.93万元、区级财政149.81万元。其他奖励包括一次性1000元奖励1877人，共187.70万元；一次性5000元经济帮助19人，共9.50万元。区级扶助包括8个子项目，共扶助1904人709.29万元：伤残扶助每人每月350元，共854人354.52万元；死亡扶助每人每月350元，共457人179.62万元；伤残类一方死亡存活方再享受每人每月350元，共12人4.97万元；死亡类一方死亡存活方再享受每人每月350元，共4人1.54万元；伤残养老补助每人每月200元，共308人71.68万元；死亡养老补助每人每月200元，共258人59.96万元；子女死亡家庭抚慰金每户3万元，共9户27万元；子女死亡家庭户再生育子女补偿金每户5万元，共2户10万元。区计生协会与北京京安公益基金会合作，争取公益扶助金174.14万元，帮扶因车祸致独生子女家庭成员死亡的家庭81户。

区、镇、村三级出资192.87万元，为41995户计划生育家庭的117158人办理计划生育家庭意外伤害险和女性两癌险，理赔397笔64.4万元。

承接国家帮扶失独老人项目，国家支持资金27万元，区级配套近50万元，惠及268户435人。项目的实施带动了3个镇街自筹资金开展家政服务、采摘、座谈会等活动。

利用学校以及计生服务站（所）、人口文化公园、人口学校、文化大院等，推动“婚育新风进万家”和“关爱女孩”活动，倡导新时期婚育观念和健康、文明、和谐的生活观念，提高全社会关爱女孩成长的责任意识。依托6所“心灵家园”开展节日联欢、茶艺、书法、中医体质养生知识讲座、农业嘉年华、采风等活动，其中西红门镇心灵家园作为市级示范点，将残疾家庭纳入服务范畴。

医疗工作 区属803家医疗机构全年总诊疗10541193人次，其中门诊8814928人次、急诊712695人次。出院163814人次，床位使用率73.45%，平均住院日9.06天（不含精神专科医院）。医院、社区卫生服务中心（卫生院）、妇幼保健院、结控中心共65家医疗机构住院手术54953人次。医护比1∶0.8。ICU床位64张。

对口支援。全年接受上级支援166人，诊疗患者4629人次。完善区级对口支援工作机制，帮扶建设基层重点学科17个，专家基层出诊6047人次，服务患者12.2万人次，带教培训3314人次，全年体系内上转患者1664例、下转23例。

对外援助。承担援助青海省玉树州称多县、新疆和田地区墨玉县、内蒙古乌兰察布市察右前旗、宁夏固原市原州区、湖北十堰市茅箭区等对外援助任务。接收西藏、湖北来京培训医疗骨干11人。5月13日，大兴区人民医院与宁夏固原市原州区人民医院建立医疗精准帮扶与技术协作关系。8月，在乌兰察布市察右前旗开展为期3天的支援活动，义诊接待群众120余人，发放各类健康处方700余张。

4月22日，大兴区卫生计生委开展“协同京津冀共铸中国心”2016走进康保大型健康公益活动。区人民医院31名医护人员组成医疗团队，前往河北省康保县4所卫生院开展为期2天的“送医送药送健康”公益活动。

血液管理。辖区有固定采血点1个，全血采集20017单位。全年辖区医疗机构临床用血30612单位，均为成分血。

信息化建设 大兴区卫生计生委信息化投入768.3万元，完成区域影像信息平台二期建设，建设1个区域阅片分中心（区中西医结合医院）、区妇幼保健院及13家镇卫生院影像处理系统及放射信息系统，年底前完成全区医学影像数据共享。实现全区17家乡镇卫生院、区人民医院、区中西医结合医院与北大人民医院影像数据互联共享与远程会诊等功能。

卫生计生经费管理 全年总收入396657.39万元，其中财政拨款90205.30万元、业务收入296463.24万元、其他收入9988.85万元；总支出382742.92万元。卫生计生专项支出31444.66万元。计划生育财政总投入3090.47万元，其中流动人口计生经费1.37万元。

基本建设 北京大学第一医院南院区项目，可研报告报国家发改委评审，征地手续报市规土委审核；北京儿童医院大兴院区项目，完成立项、土地预审、土地成本审核，区政府同儿童医院及美中宜和公司签订合作框架补充协议；黄村医院新增约2000平方米租赁业务用房；榆垡卫生院改扩建面积2426平方米。新增村卫生室2个，增加业务用房共计180平方米。

（撰稿：周海清　陈　云　审核：李爱芳）

大兴区卫生计生委领导名单

党委书记　张　浩
主任、副书记　李爱芳
纪委书记　刘国英
副主任　白剑波　牛祥君　郑德禄
　　　　金　鹏　王明杰

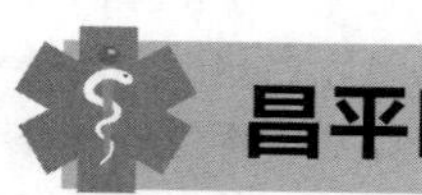

昌平区

概况 常住人口201万人，户籍人口61.14万人，流动人口117.43万人。户籍人口育龄妇女15.17万人，其中已婚10.60万人；流动人口育龄妇女40.34万人，其中已婚22.75万人。户籍人口出生8038人，符合政策生育率97.90%，出生人口性别比106.90；流动人口出生7212人，符合政策生育率99.6%，出生人口性别比108。

生命统计。户籍人口出生率12.68‰，死亡率6.33‰，自然增长率6.35‰。因病死亡3634人，占死亡总人数的95.16%，死因顺位前十位依次为：心脏病，恶性肿瘤，脑血管病，呼吸系统疾病，损伤和中毒，内分泌、营养和代谢疾病，消化系统疾病，神经系统疾病，泌尿生殖系统疾病，精神疾病。期望寿命80.55岁，其中男性78.22岁、女性83.07岁。

改革与管理 辖区三级医院12个、二级医院14个，开展多点执业医疗机构59个，多点执业医师252人次。

医联体建设。12月16日，北京王府中西医结合医院、北大医疗康复医院、京都儿童医院、民康医院加入区医联体并签约。区医联体成员单位33个，覆盖了区属16个社区卫生服务机构，基层医疗机构覆盖率100%。

质控中心建设。3月，成立医学检验、医学影像、病理、病案、骨科、内分泌、康复医疗、精神卫生等8个区级质控中心。质控中心通过制定相关专业质量考核标准，开展质量管理和技术指导，进行考核培训等工作，提升相关专业技术水平。

人才队伍建设。分两批公开招聘专业技术人员188人，其中本科以上学历97人，包括非京生源29人，公务员8人，首都医科大学临床医学专业定向毕业生29人（本科9人、大专20人）。

社区卫生 运营社区卫生服务中心16个、站105个，均为政府办。卫生技术人员1604人，其中医生及全科医生1301人、护士546人。全年诊疗2380691人次，上门服务11506人次。家庭医生签约率32.3%。健康档案建档1732786份，建档率84.7%；培养家庭保健员1600人。

昌平区8个二、三级医院承担支援工作，受援医院15个，支援人员3707人次，接诊患者26647人次，住院手术435例，培训受援医院医务人员8001人次，受援医院派出学习73人次；帮助受援医院开展新适宜技术1个、新项目1项。上转患者47529人次，其中执单转诊43517人次，向医联体内大医院上转9548人次；下转患者6494人次，其中执单转诊3357人次，由医联体内大医院下转47人次。

农村卫生 村卫生室正常运营246个，新建空白村卫生室34个。乡村医生298人，乡村医生在岗培训包括理论培训、技能培训和见（实）习三部分。对乡村医生进行理论、技能培训并考核，由社区卫生服务中心和社管中心综合考核。

新型农村合作医疗。参合160834人，参合率99.56%。人均筹资1200元，其中中央、市、区年人均补助840元，镇补助100元，个人缴费160元。共报销655534人次185543461元。出院即报和随诊随报52万人次103691294元，其中住院审核结算16030人次，报销审核资金138657637元，政策范围内补偿率65%；门诊特病审核结算326人次，报销审核资金3752994元；普通门诊审核结算639178人次，报销资金43132830元，政策范围内补偿率45%。

疾病控制 传染病防治。法定传染病发病9767例，发病率497.55/10万。其中乙类传染病发病2410例，死亡10例；丙类传染病发病7357例。传染病发病率前三位的疾病为其他感染性腹泻病、手足口病和流行性感冒。报告艾滋病发病62例，死亡2例；梅毒发病372例，淋病发病102例；结核病发病684例，死亡4例。报告布病16例，手足口病2981例。

慢病防治。管理高血压患者55197人，管理率14.2%，规范管理率62.7%；血压控制率47.9%。管理糖尿病患者23170人，管理率23%，规范管理率65.6%，血糖控制率50.3%。

精神卫生。累计建档重性精神障碍患者5809人，其中6类严重精神障碍患者4278人，严重精神障碍报告患病率2.37‰，在册患者管理率91.49%，在册患者规范管理率88.94%，在管患者病情稳定率99.84%，享受免费服药政策2049人。

学校卫生。全区中小学生90338人，体检62928人。其中，视力不良检出率60.34%，营养不良检出率12.26%，肥胖检出率19.06%，贫血检出率3.53%，恒牙龋齿检出率13.83%。

计划免疫。计划内疫苗接种14种580723人次，计划外疫苗接种18种226580人次。应急接种疫苗4种4602人次。外来务工人员接种疫苗2种31182人次。流感疫苗接种90645人次，其中本市60岁以上老人免费接种28450人次、中小学生免费接种56565人次、其他人群自费接种5630剂。报告AEFI230例，其中不良反应155例、异常反应62例、偶合症13例。

职业卫生。辖区存在职业病危害因素的用人单位386个，职工40847人，接触职业病危害因素9076人。重金属污染监测4个单位25人；重点职业病监测10种职业病危害因素386个单位，收集检测数据40个单位、职业健康检查数据59个单位1017人；职业病网络直报审核55例，新确诊职业病患者8例。个人剂量检测70个单位375人1409人次，超记录水平核查1次；医用辐射防护网点监测6个医疗机构8台设备8个放射工作场所；放射本底监测水、土壤、空气共26件样品；职业性放射性疾病监测与职业健康风险评估71个单位。

健康促进。创建并通过考核验收健康促进示范村20个、健康社区20个、健康示范单位19个、健康促进医院19个、健康促进企业4个、控烟示范单位8个。开展控烟监督检查5019户次，控烟处罚119起，罚款

23.09万元。

卫生监督 公共卫生监督检查。有各类公共场所经营单位2133户，其中理发美容1306户，旅店业506户，游泳场馆28户，公共浴室78户，商场、书店104户，文化娱乐场所106户，图书馆、博物馆等其他类场所5户。监督6754户次，监督覆盖率97.89%。对445家旅店业、63家游泳场馆、80家文化娱乐场馆、104家大型商场、102家公共浴室、1088家美容美发、5家其他类公共场所经营单位进行量化评级，评出A级314户、B级1550户、C级17户、不予评级6户。有各类生活饮用水单位719户，其中城市公共供水单位5户、乡镇公共供水单位17户、二次供水单位403户、自备水源供水单位246户；现场自动售水机81台，涉水产品生产厂家25家。检查各类生活饮用水单位1338户次，覆盖率98.89%；检查现场自动制售水机117台次，涉水产品生产企业32户次，供水设施清洗单位5户次。

医疗卫生监督。有三级医院10个、二级医院9个，监督检查9户；一级医疗机构68个、未定级医疗机构798个，监督覆盖率100%。监督医疗服务4190户次、母婴保健55户次、血液管理21户次、传染病与消毒隔离管理2918户次、消毒产品生产企业14户次、放射管理108户次。取缔非法“黑诊所”55户次，对50户非法黑诊所实施了行政处罚，罚款近20万元，没收药品约5000公斤，没收医疗器械500件。向司法机关移送2名涉嫌刑事犯罪非法行医者。

妇幼保健 妇女保健。孕产妇7546人，系统管理率96.70%。活产7650人。住院分娩7650人，住院分娩率100%，剖宫产率41.76%，孕产妇死亡率13.07/10万。宫颈癌筛查23105人，确诊宫颈癌6例；乳腺癌筛查24617人，确认乳腺癌18例。婚前检查1592人，疾病检出401人，婚检率11.64%。

儿童保健。新生儿死亡13人，死亡率1.70‰；婴儿死亡18人，死亡率2.35‰；5岁以下儿童死亡25人，死亡率3.27‰。0～6个月母乳喂养率93.24%，其中纯母乳喂养率74.57%。0～6岁儿童117781人，系统管理率92.64%，保健管理率97.81%。新生儿疾病筛查率97.81%，出生缺陷发生率7.58‰，主要出生缺陷病种为先天性心脏病、唇腭裂等。

计生服务 自1月1日以后，两孩以内生育取消审核审批，实行生育登记。全区各村（居）、镇街共办理一孩生育登记5175例、二孩生育登记5059例，区级办理再生育确认208例。

昌平区卫生计生委以“共建昌平、共享健康”为主题，开展流动人口健康教育促进工作，在佰仁医疗科技公司举办“北京市流动人口健康教育和促进行动计划启动仪式”现场会。将流动人口中儿童预防接种、传染病防控、孕产妇和儿童保健、健康档案、计划生育、健康教育等基本公共服务项目纳入宣传重点，编印了《流动人口健康服务手册》和宣传折页，发放到流动人口聚集企业、市场和社区。以镇街为单位开展面向流动人口的健康教育大课堂和流动人口健步走等体育活动，通过传授知识，健身互动，促进社会共融和流动人口健康素养的提升。

避孕药具需求计划金额89.5万元，实际调入金额57.5万元，调出金额58.5万元，本期库存10.2万元，人工发放避孕套249.4万只、口服避孕药4678盒、外用药4973盒、女用纳米银隐形避孕套600瓶、紧急避孕药775盒。245台避孕套自助发放机共发放避孕套7.3万盒。12月22日起，对全区自助发放机安装地点、编码、型号、避孕套有效期、发放量、在线及运行等情况进行逐一排查，对避孕药具自助发放机运行管理工作进行全面检查。

为50897名已婚育龄妇女和8507名采取长效措施的已婚育龄妇女进行免费健康体检。区医院、区中西医结合医院、南口医院、区妇幼保健院为免费孕前优生健康检查定点医院，共完成免费孕前优生健康检查 1409对，完成早孕随访1879例、妊娠结局随访1215例、出生缺陷随访3例。

计生关怀。符合北京市农村部分计划生育家庭奖励扶助政策对象6229人，发放奖扶金11232360元。奖扶金发放标准每人每年1800元，深山区女儿户每人每年2040元。符合特别扶助政策人员1183人，其中独生子女死亡特别扶助对象603人、独生子女伤残特别扶助对象580人。独生子女死亡特别扶助金每人每年7200元，独生子女伤残特别扶助金每人每年6000元。符合独生子女父母年老一次性1万元经济帮助对象63人，发放帮扶金63万元。慰问计划生育困难家庭621户，送慰问金74.7万元。向当年考入本科院校和深山区考入专科院校、家庭生活困难的76名女孩提供阳光助学金共37.3万元。

关爱失独家庭和独生子女伤残家庭，推出6项特色服务。投资95万元，购置25台便携式家庭医生出诊箱配备到各个社区卫生服中心；利用社区卫生服中心医疗资源，集健康体检、用药指导、日常保健于一体，为失独家庭提供一对一的家庭医生签约服务；与中国人寿保险公司合作，面向失独家庭推出住院护理补贴保险，由政府支付投保资金，为所有失独人员投保“院护理补贴保险”，投保603份，每份560元，失独人员发生因病住院每天可获得130元护工补贴费，每年最多可享受90天；与南口铁路医院合作，面向独生子女伤残家庭实施残疾独生子女康复指导项目，22名伤残和智残独生子女接受康复指导训练；依托17个心灵家园关爱互助活动中心（站、室）开展关爱失独家庭活动，全年开展活动110余场次，参加人员2700余人次；与慈善协会合作，实施关爱失独家庭项目，利用党员献爱心捐款，对70周岁以上、60～69周岁以及生活困难失独家庭给予一次性经济帮助，发放救助资金61.5万元，救助对象惠及134户失独家庭173名失独老人。

计划生育家庭保险。共办理计划生育家庭意外伤害保险10.6万份、女性两癌保险6.2万份，投保总金额566万元。有超过1/3的家庭投保计划生育家庭保险。意外伤害保险区政府每份补贴20元，个人支付10元；女性两癌保险山区和半山区由区财政每份补贴20元，个人支付20元；享受低保的计划生育家庭、失独家庭、独生子女伤残家庭和村（居）计生专干的保险费用，全部由区政府负担。区财政为投保计生家庭补贴投保资金273万元。发生意外伤害保险理赔案件1355笔，理赔163.55万元，赔付率51.43%；女性两癌保险发生理赔53笔，理赔102.7万元，赔付率41.41%。

青春健康项目。依托昌平区青春健康教育基地，对10～24岁青少年开展青春健康知识普及活动，针对不同服务人群制定不同目标。举办青春健康知识讲座48场次，听课9700人次，电话咨询、面对面咨询共计230人次，建立咨询案例及个性化服务档案90个。帮助3例大学生意外妊娠人员转诊卫生计生委绿色通道终止妊娠。5月，启动中国计生协会立项的“青春健康沟通之道家长培训项目”，采取游戏互动方式向家长传授与青春期孩子有效沟通的方法和技巧，共培训青少年家长291人次。

宝贝计划。开展科学育儿教育，抓好雪绒花社区服务中心科学育儿项目点建设，拨付项目资金2.9万元。投资32万元制作8000份宝贝计划宣传品，利用社区卫生服务中心医生随访新生儿之机，发放到新生儿家庭。

医疗工作 全年出院122202人次，床位使用率70.21%，平均住院日（不含精神专科医院）19.1天，住院手术47263人次。

对口支援。11家市级医院对口支援昌平区，支援医技人员3267人次，门急诊22155人次，义诊3719人次，手术316例，疑难病会诊377次，教学查房343次，健康查体5797人次，学术讲座162次，业务培训7007人次；区内受援医院进修73人次。区属3家三级医院、4家二级医院与社区卫生服务中心（站）形成19个对口支援关系，提高基层医疗技术水平和服务能力。

血液管理。有5处街头采血点，其中2处为献血方舱、3处为采血车。全年采血44670单位，其中成分血3206单位、全血41464单位；用血（红细胞类）19316单位。

信息化建设区 卫生计生委投入2155万元开展卫生计生信息化建设工作。完成人口健康信息平台数据中心建设，实现了7家区属二、三级医院数据互联互通，完成了双向转诊、智能提示、健康档案调阅、人口健康门户网站开发部署工作。完成昌平区基层医疗和公共卫生信息系统建设，并在流村社区卫生服务中心及所属站上线运行，实现了新老HIS系统的更替。完成昌平区社区绩效考核及乡村医生管理系统项目的招标和设计开发。完成昌平区人口健康信息平台电子认证服务项目招投标，保证了人口健康信息平台的数据和信息安全。完成昌平区北京通基本卡（居民健康卡）项目的招投标，以及医院和基层医疗机构的现状调研，为北京通基本卡（居民健康卡）项目的建设打下了基础。14家社区卫生服务中心及所属站的卫生专网双网（联通和歌华）融合，保证了昌平区基层医疗和公共卫生信息系统的稳定运行。

卫生计生经费管理 全年总收入424453.01万元，其中财政拨款98453.13万元、业务收入309021.35万元。总支出405910.46万元，基本支出347142.28万元、项目支出58768.18万元。计划生育事务收入4943.07万元，其他医疗卫生与计划生育支出项目收入6329.89万元，流动人口经费收入309万元。

基本建设 区卫生系统改扩建1528.3平方米，新装修9284.37平方米。其中社区卫生服务中心新建976.96平方米、卫生站改扩建899.34平方米、卫生站装修5062平方米、卫生室装修3874.37平方米。区医院门急诊综合楼新建及改建工程，新建门急诊综合楼、污水处理站及高压氧舱59692平方米；改建区医院门诊楼、制剂楼19627平方米，其中地上14946平方米、地下4681平方米；拆除区医院综合病房楼及配套设施（老内儿楼）、放疗楼等10413平方米；同步实施室外管线、道路广场、绿化、围墙、大门等配套工程；项目建成后，全院设置床位800张。区中医医院新建住院楼项目，建筑面积9353.46平方米，地下二层、地上六层。

（撰稿：张　颖　审核：孙树军）

昌平区卫生计生委领导名单

党委书记　石彩红
主　　任　杨冬泉
副 书 记　杨冬泉　左　晨
纪检书记　郝春月
副 主 任　沈茂成　董亚卿　谭光剑　杨　杰

平谷区

概况 户籍人口401337人。户籍育龄妇女100135人，其中已婚70715人；流动人口育龄妇女28083人，其中已婚6734人。户籍出生4326人，人口性别比108，计划生育率98.59%。流动人口出生473人，计划生育率90.91%。

办理一孩生育登记服务单2559个，二孩生育服务登记单2511个，再生育行政确认103例。

生命统计。户籍人口死亡3270人，死亡率8.15‰。死因顺位前十位依次为：脑血管病，心血管病，恶性肿瘤，呼吸系统疾病，损伤和中毒，内分泌、营养和代谢疾病，消化系统疾病，神经系统疾病，泌尿生殖系统疾病，传染病。户籍人口期望寿命79.66岁，其中男性77.71岁、女性81.73岁。

改革与管理 4月8日，平谷区政府、北京市医管局与北京友谊医院共同签约，由平谷区政府、北京市医管局委托北京友谊医院管理平谷区医院。探索建立“区办市管、管办分开、合作共建”的医院管理新模式。建立以政府为主导、以区域医疗中心为核心、以社区卫生服中心为基础、以多家三甲医院为支撑、以医疗信息化为载体、以有序医疗政策为保障的区域统一医疗体系。

开展医师多点执业的有10个医疗单位共13人。

人才引进与人才培养。引进非京源应届硕士研究生10人，其中区医院3人、中医医院7人。与首都医科大学合作，为社区卫生服务机构培养本科定向医学生20人，其中临床医学专业15人、预防医学专业5人。与首都医科大学和北京卫生职业学院培养专科医学定向生39人，其中首都医科大学临床医学专业定向医学生20人（点对点10人）、北京卫生职业学院19人（医学影像技术专业5人、医学检验技术和康复医学技术专业各7人）。

社区卫生 有社区卫生服务中心18个，社区卫生服务站128个；卫生技术人员1025人，其中医生625人、全科医生310人、护士170人；全年门诊1024796人次，上门服务4375人次。家庭医生式服务共签约7万户13.6万人，签约率32.2%。二、三级医疗机构下基层1024人，接诊9596人次，健康宣教2996人，专科培训713人，技术指导1365人，临床带教750人。建立居民个人健康档案345012份，建档率81.6%，使用率70%，其中电子档案建档率100%。

农村卫生 有村卫生室203个，全部为私人办。有乡村医生269人，乡医覆盖率100%；全年诊疗33612人次。基层卫生人员培训162学时。

新型农村合作医疗。参合174089人，参合率99.8%。人均筹资1200元，其中个人缴费160元。当年个人缴费2666.5万元，政府补助18216.18万元，利息收入36.11万元，其他收入3.89万元，当年资金合计20922.68万元，上年结余4431.53万元。基础补偿702865人次，参合农民医疗支出45609.29万元，新农合基金基础补偿支出18860.83万元。其中，普通门诊补偿675035次，补偿支出5555.74万元，补偿率30.5%；住院补偿22444人次，补偿支出12208.97万元，补偿率47.26%；门诊特殊病补偿5386人次，补偿支出1096.12万元，补偿率70.96%。大病保险基金补偿948人，补偿支出636.98万元。8月25日，按照市政府整合城乡居民基本医疗保险制度工作方案部署，本市城乡居民基本医疗保险管理机构整合，区卫生计生委新农合管理机构划转到区人力社保局。

疾病控制 传染病防治。法定传染病共报告14种3374例，发病率797.64/10万。其中乙类传染病10种1306例，发病率308.75/10万；丙类传染病4种2068例，发病率488.89/10万。传染病发病率前三位的为其他感染性腹泻病、手足口病、痢疾。结核病发病119例，性病发病175例，艾滋病发病2例，人畜共患疾病（狂犬病、人禽流感、手足口病、布病等）发病929例。

慢病防治。随访脑卒中高危者1524例，失访53例，失访率3.3%；脑卒中平台随访管理772人，其中非高血压非糖尿病含3项及以上危险因素者17人、1～2项危险因素者484人；在公共卫生系统平台和脑卒中平台共随访管理高血压患者768人、糖尿病患者64人、高血压合并糖尿病191人；死亡16人，新发脑卒中10人。新开糖尿病同伴支持小组35组，累积达到53组，全区村、居委会覆盖率17.6%。

精神卫生。全区严重精神障碍患者在册2036人，检出率4.412‰。在管患者1922人，在册患者管理率94.37%，在册患者规范管理率92.64%；在管患者规范管理率98.17%，在管患者稳定率99.41%，在管患者规范服药率71.48%。免费发药1804人10937人次，免费体检1061人；区精神病医院门诊16468人次，入院43人次。

学校卫生。中小学学生28329人，体检27711人，沙眼检出率1.26%，视力不良检出率58.31%，恒牙龋齿患病率11.73%、恒牙龋均0.20，恒牙龋齿填充率52.53%，缺铁性贫血检出率3.47%，营养不良检出率5.30%，肥胖检出率20.73%。对学生常见病干预覆盖率100%，学校卫生工作视导率100%，学生健康档案信息化管理率100%。

计划免疫。计划免疫建卡建证率100%。18家免疫预防规范化门诊按北京市计划免疫程序对适龄儿童开展免疫预防接种，一类疫苗接种99253人次，报告接种率100%；水痘等二类疫苗接种47576人次。

职业卫生。全区接触毒害物质单位125家，职工15037人；职业病健康体检5008人。

健康促进。举办健康大课堂1106场次，受教育4.6万余人次。7家单位通过了控烟示范单位创建工作。

卫生监督 公共卫生监督检查。共有各级各类公共场所628户，其中旅店业116户，娱乐业28户，浴池18户，理发、美容美发业452户，商场、书店11户，图书馆1户，游泳场馆2户（其中3家在宾馆许可内）。监督检查公共场所2682户次，行政处罚13起，罚款2.5万元，警告1起。取得卫生许可证的供水单位330家，其中市政供水3家、二次供水53家、自备水源264家、供水设施维护5家、涉水产品企业5家，建档率100%。监督检查供水单位1098户次，监督覆盖率100%，处罚7起，其中一般程序处罚4起，罚款0.5万元；简易处罚3起，罚款0.05万元；警告2起。

医疗卫生监督检查。检查医疗机构431家，其中三级医疗机构2家、二级医疗机构4家、一级医疗机构18家（包括医院2家和社区卫生服务中心16家）、未分级医疗机构407家（社区卫生服务中心2家、社区卫生服务站131家、村卫生室208家、诊所24家、医务室37家、门诊部1家、其他机构4家）。临床用血机构4家、采血车1辆，母婴保健机构15家。共计监督1564户次，监督覆盖率100%。医疗机构处罚3起，罚没款5.27万元。医疗卫生监督检查合格率100%。

妇幼保健 妇女保健。产妇4651人，系统管理率98.34%，住院分娩率100%，剖宫产率41.47%，孕产妇死亡率18.65/10万。宫颈癌筛查25629人，筛查出宫颈癌5例、癌前病变111例；乳腺癌筛查31877人，筛查出乳腺癌8人。婚前检查3957人次，婚检率40.43%，疾病检出84人，疾病检出率2.12%。

儿童保健。新生儿死亡12例，死亡率2.23‰；婴儿死亡16例，死亡率2.98‰；5岁以下儿童死亡19例，死亡率3.54‰。0～6个月母乳喂养率93.04%。新生儿疾病筛查4608人次，筛查率98.29%；出生缺陷发生率12.96‰，主要出生缺陷病种为先心病。0～6岁在册儿童24436人，健康管理24213人，健康管理率99.09%；系统管理23394人，管理率95.74%。

计生服务 完成两孩以内的生育登记服务和再生育行政确认工作。简化流动人口办事、办证程序，做好流动人口《生育服务联系单》登记。组织流动人口参加现居住地人口计生部门组织的健康体检，为流动育龄妇女提供免费四术、免费避孕药具、孕前19项优生监测等服务。

规范药具发放站点534个，其中村居发放站点307个，卫生院、社区卫生服务站发放点131个。打造全天候药具发放站点70个。全年从市药具站调入各种药具1315箱，总计金额595513.42元；调出各种药具906.5箱，总计金额403508.15元。免费发放避孕套等各类避孕药具9070盒。

免费孕前优生健康检查定点医院1家，孕前优生筛查1873对，早孕随访1404人次，妊娠结局随访219人次，均开展一对一咨询及结果反馈；区级妇幼健康教育讲座104场，各社区卫生服务中心在世界母乳喂养日等各种活动周、活动日开展健康知识讲座200场。

计生关怀。符合计划生育奖励扶助政策8260人，发放总金额667.20万元，其中享受独生子女父母奖励（无业、离下岗人员）5455人，每人每月5元，发放金额32.73万元。享受农村部分计划生育家庭奖励扶助1998人，每人每月120元，发放金额287.71万元。享受独生子女伤残家庭特别扶助125人，每人每月400元，发放金额60万元。享受独生子女死亡家庭特别扶助146人，每人每月500元，发放金额87.6万元。享受独生子女父母一次性1000元奖励530人，发放金额53万元。享受独生子女父母一次性经济帮助6人，发放金额6万元。发放失独家庭生活补助金146人，每人每月800元，发放金额140.16万元。为失独父母146人健康体检，每人800元，支出11.68万元。

医疗工作 全年出院55217人次，床位使用率77.28%，平均住院日9.45天（不含精神专科医院），住院手术17087人次。

对口支援。东城区二、三级医院对口支援平谷区二、三级医院和相关卫生院，支援1016人次，门急诊患者47194人次，住院361人次，住院手术56人次；受援医院派出学习57人次。

对口支援与协作省（市）人才来京培训工作中，平谷区医院接收湖北省郧西县观音镇中心卫生院、郧西县安家乡卫生院2名医疗骨干培训；“一对一”卫生对口支援与技术协作工作中，平谷区医院对口支援内蒙古自治区乌兰察布市商都县医院；北京对口支援宁夏医疗精准帮扶与技术协作工作中，平谷区对口帮扶宁夏回族自治区吴忠市红寺堡区人民医院，同时重点扶持内科、儿科、普外科。

信息化建设 全年信息化建设总投入400多万元。主要进行独立机房建设，机房主要用于全区医疗数据存储与交换以及相应的硬件部署、区域卫生信息平台维护、建立全新的区域影像系统，继续开展区域医疗“三级医学影音互通”项目和北京通-居民健康卡项目。

卫生计生经费管理 全年总收入206683.10万元，其中财政拨款63026.34万元、业务收入140416.26万元；总支出216673.44万元。卫生事业专用基金3614.65万元。计划生育财政总投入1914.95万元，其中流动人口计生经费6万元。

（撰稿：胡仕龙　审核：魏　东）

平谷区卫生计生委领导名单

党委书记　王如生
主任、副书记　金大庆
副主任　张玉国　张　友　孔祥增　崔瑞刚

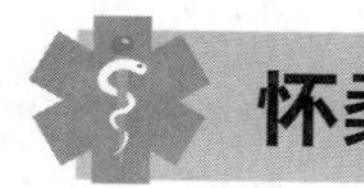

怀柔区

概况 全区常住人口39.3万人，其中户籍人口28.3万人、流动人口9.4万人。户籍育龄妇女6.8万人，其中已婚5.0万人；流动育龄妇女2.9万人，其中已婚2.0万人。户籍人口出生3099人，计划生育率97%。流动人口出生585人。出生人口性别比104.1。全年办理《北京市生育服务证》4310例，其中申请二孩2183例。

生命统计。因病死亡1851人，占死亡总人数的91.27%，死亡率6.56‰万。死因顺位前十位依次为：脑血管病，心脏病，恶性肿瘤，呼吸系统疾病，损伤和中毒，消化系统疾病，内分泌、营养和代谢疾病，神经系统疾病，泌尿生殖系统疾病，传染病。期望寿命80.11岁，其中男性77.58岁、女性82.98岁。

改革与管理 区内有医院14个，其中二级医院7个、一级医院7个。为11个单位59人次办理了医师多点执业。

人才队伍建设。引进非北京籍应届毕业生12人，其中硕士研究生10人、博士研究生2人。

社区卫生 社区卫生服务中心16个、站88个，正常运行中心16个、站55个，均为政府办。有卫生技术人员743人，其中医生387人、全科医生159人、护士176人。全年诊疗1038034人次，上门服务6115人次。家庭医生式服务签约198487人，重点人群签约96115人，重点人群签约率84%。建健康档案305034份，其中电子档案305028份，建档率79%，使用率47%。

农村卫生 有村卫生室280个，其中村办270个、乡卫生院设点3个、私人办2个、其他5个，覆盖率91%。乡村医生295人。全年诊疗149784人次。对乡村医生进行了规范化培训。

新型农村合作医疗。参合113645人（包括新生儿388人），参合率99.48%。人均筹资1200元，其中个人缴费160元。筹资总额16144.09万元。全年补偿261036人次15859.53万元，其中门诊补偿245094人次4545.99万元，住院补偿13833人次9967.67万元，门诊特殊病补偿1334人次826.33万元，2015年度大病保险补偿775人次519.54万元。普通门诊医药费补偿比例为50%。门诊特殊病种补偿比例：区内公立一级定点医疗机构及社区卫生服务机构为80%，区内二级定点医疗机构、5家民营定点医疗机构及辖区外定点医疗机构为70%。住院医药费补偿比例：区内公立一级定点医疗机构及社区卫生服务机构为80%，区内二级定点医疗机构及5家民营定点医疗机构为60%，辖区外定点医疗机构为50%。学生、儿童住院医药费补偿比例：区内公立一级定点医疗机构及社区卫生服务机构为80%，区内二级定点医疗机构、5家民营定点医疗机构及区外定点医疗机构为70%。17类重大疾病住院医药费补偿比例：区内公立一级定点医疗机构及社区卫生服务机构为80%，区内二级定点医疗机构、5家民营定点医疗机构及区外定点医疗机构为75%。区内公立中医专科医疗机构（区中医医院）中医药技术服务项目在原补偿比例（60%）的基础上提高5%。符合“学生儿童白血病、先天性心脏病按病种付费”条件和要求的按“两病”政策补偿。新农合统筹基金结余3374.92万元。

疾病控制 传染病防治。报告法定传染病2772例，发病率721.88/10万，比上年上升20.96%。其中乙类传染病497例、丙类2275例。死亡6例，其中乙肝4例、肺结核1例、流行性感冒1例。报告发病率居前三位的是其他感染性腹泻病（254.95/10万）、流行性感冒（223.96/10万）和手足口病（103.39/10万）。报告肺结核99例、血源及性传播疾病197例（艾滋病4例、其他193例）、自然疫源性及虫媒传染病16例（皮肤炭疽11例、布病5例）。

慢病防治。管理高血压患者33074人，规范管理23080人，规范管理率50%；管理糖尿病10001人，规范管理7260人，规范管理率50.6%。6个社区卫生服务中心对464名脑卒中高危人群进行规范化管理。新创建全民健康生活方式行动示范单位、示范餐厅、示范食堂、示范社区各2个。建设健康主题公园、健康步道各1个。新成立社区高血压自我管理小组30个，糖尿病自我管理小组26个、功能单位自我管理小组2个，各开展了6次活动。完成5048名居民第二轮慢病社区诊断现况调查。全区医疗机构共报告856例急性心脑血管事件。13个医疗机构完成750例结直肠癌高危人群结直肠镜检查。完成957例怀柔区户籍现患肿瘤患者随访。区域内实现慢病信息化建设并试运行。

精神卫生。精神障碍患者2263人，发病率4.355‰，其中6类重性精神病1803人。将建档的精神障碍患者纳入规范化管理，并开展随访及危险性评估，全年随访管理6589人次。在册管理率92.41%，在册规范管理率86.24%，在管患者病情稳定率99.88%，在管患者规律服药率77.78%。免费服药1186人，其中874人坚持服药。

学校卫生。全区中小学生27277人，体检26084人，检出视力不良12775人、营养不良1181人、肥胖5393人、贫血411人、龋齿4331人。

计划免疫。接种一类疫苗89011人次、二类疫苗12361人次；应急接种麻风腮、麻风、水痘疫苗共5603人次。报告AEFI 40例。接种流感疫苗34786人次，其中60岁以上老人19278人次，接种率64.99%；学生14965人次，接种率54.87%。开展学龄前外来儿童疫苗查缺补漏，调查4909人，其中无卡51人，补卡率100%。流动人口接种A+C群流脑疫苗1975人次、麻疹疫苗2231人次。

职业卫生。全区275家用人单位存在职业病危害因素，职工30534人，接触职业病危害因素14166人。完成101家企业10种重点职业病监测和职业健康风险评估，检测样品1535件，合格1156件；4525名工人累计进行职业健康检查8188人次，检出职业禁忌证10人。重点职业病哨点监测队列调查16家企业48人，监测74个苯系物作业点74件样品，均符合标准；职业健康检查48人，21人未见异常，其他疾病或异常22人，应复查5人（其中白细胞异常2人）。完成3家企业（均涉及重金属铅）重金属污染监测，工作场所监测30个作业点70件样品、体检170名劳动者，未检出职业相关疾病。2家职业健康检查机构共受理职业健康检查用人单位294家，应检5276人，实检5276人。新发职业病8例9人次（噪声聋4例，疑似噪声聋1例，苯中毒1例，石棉肺致肺癌、间皮瘤1例，石棉肺Ⅰ期1例，电焊工尘肺Ⅱ期1例）。农药中毒24例，死亡5例；报告非职业性一氧化碳中毒197例，死亡1例。完成《怀柔区职业性放射性疾病监测与职业健康风险评估》项目，监测辖区土壤、空气和水体放射性本底样本13件，均正常。监测辖区9家医疗机构11台医用诊断X射线机，均合格。对43家用人单位241名放射工作人员进行剂量监测，共932人次，合格率100%。

健康促进。创建健康促进示范单位30家、健康促进示范社区136个。培养家庭保健员1400人。创建无烟单位9家。全年控烟监督检查2353户次，行政处罚420件，罚款169650元。

卫生监督 公共卫生监督检查。辖区内公共场所经营网点1014户，量化评级827户。其中住宿业355户，A级41户、B级314户；文化娱乐场所14户，A级2户、B级12户；公共浴室36户，A级8户、B级28户；美容美发场所415户，A级28户、B级387户；博物馆1户，为B级；商场、超市6户，A级1户、B级5户。全年监督检查各类公共场所928户，监督覆盖率91.52%，合格率97.52%，监督频次2.83，行政处罚65件，罚款4.05万元。主要问题有：未按规定对顾客用品用具进行消毒、从业人员未获得有效健康证明从事直接为顾客服务工作、未取得卫生许可证擅自从事公共场所经营活动。生活饮用水经营网点204户，监督覆盖率98.53%，合格率94.77%，监督频次2.35，行政处罚31件，罚款0.3万元。主要问题有：管理责任单位未取得卫生许可证供水、供水过程中水质消毒设备没有正常运转、未按要求悬挂卫生管理制度、工艺流程图等。

医疗卫生监督检查。有卫生医疗机构484户，监督覆盖率100%，合格率99.3%，监督频次3.18，行政处罚11件，罚款1.2万元。主要问题有：未将医疗废物按类别分置于专用包装物、未建立医疗废物管理制度、任用非卫技人员从事医疗卫生技术工作、许可证未按规定校验等。与食药局、公安局等单位开展联合检查，打击无证行医，未发现以黑诊所、游医及地摊诊所等形式出现的非法行医行为。

妇幼保健 妇女保健。全区剖宫产率44.41%，无孕产妇死亡。婚前检查2329人，疾病检出156人，婚检率38.83%。

儿童保健。新生儿死亡5人，死亡率1.47‰；婴儿死亡6人，死亡率1.77‰；5岁以下儿童死亡6人，死亡率1.77‰；新生儿出生缺陷发生率33.78‰，主要出生缺陷病种为先天性心脏病，外耳其他畸形，多指趾及并指畸形，血管瘤、皮肤异常，隐睾等。0～6岁儿童12012人，健康管理率98.76%，系统管理率97.14%，免费健康体检25208人次。免费新生儿访视6273人次，免费听力筛查14770人次，免费智力筛查15148人次，免费血色素检查14082人次，免费视力检查6685人次，免费口腔检查9263人次。

计生服务 印发《怀柔区独生子女家庭特别扶助工作实施意见》，建立了失独家庭扶助制度和独生子女伤残、死亡家庭经济帮助制度，由区级安排专项资金，对失独家庭每人每月发放200元护理补贴、独生子女死亡当年给其父母每人2500元一次性安抚金和给予农村养老保险入保基数50%补贴。对独生子女发生意外伤残致使基本丧失劳动能力或者死亡，其父母不再生育或者收养子女的，女方年满55周岁、男方年满60周岁的，给予每人5000元的一次性经济帮助。区财政根据年度预算安排落实资金，确保资金12月31日前拨付至扶助对象。建立计生特殊困难家庭帮扶机制，开通医联体转诊绿色通道，在怀柔医院和10家合作医院之间开通转诊绿色通道，计划生育特殊困难家庭成员凭“北京市计划生育特殊困难家庭扶助卡”优先就诊，发生危重病时医联体内优先安排层级转诊。建立联系人制度，全面掌握计划生育特殊困难家庭情况，建立电子台账，实行动态维护。完善生活和精神关怀机制，利用传统节假日开展慰问活动。

全面推进流动人口卫生计生基本公共服务。有常住流动已婚育龄妇女15498人，规范化电子建档率85%；流动人口出生392人，符合政策生育率98.2%，出生性别比90.8。巩固完善流动人口信息互通、服务互补、管理互动的工作机制。推进网上信息核查和共享，做好流动人口在本市居住地的生育登记服务，办理二孩以内流动人口生育服务登记290例。开展流动人口生殖健康科普宣传，实施免费技术服务。流动已婚育龄妇女免费健康体检2200人，免费孕检390人次。

完善药具服务管理运行机制，融合拓展药具工作服务平台，加强药具基层队伍建设，提升药具管理和服务水平。为284个行政村、34个社区配备药具标识铜牌350个，方便群众就近领取。投入36万元制作下发避孕药具优质服务、避孕药具知识服务包等宣传品。计生药具免费发放点536个，新增发放点4个。发放药具种类包括短效避孕药、紧急避孕药、避孕栓、避孕膜、避孕凝胶、宫内节育器、避孕套等。发放短效避孕药3610盒、紧急避孕药1200盒、避孕栓1200盒、避孕膜4500本、避孕凝胶1100盒、宫内节育器770套、避孕套537箱、纳米银隐形避孕套6箱，总金额305428元。

生殖健康。推进免费孕前优生健康检查，共为5000人提供了孕前优生宣传、咨询服务，发放宣传资料近6500份；依托区妇幼保健院为16个镇乡、街道的1138对待孕夫妇进行了免费孕前优生健康检查并发放评估建议，为有高危因素的704人提供了个性化咨询指导。

计生关怀。符合计划生育奖励及扶助9135人，兑现总金额1000.25万元。落实《北京市人口与计划生育条例》规定的独生子女父母奖励：兑现独生子女父母奖励费4050人24.3万元，独生子女父母年老时一次性奖励495人、一次性经济帮助34人，兑现66.5万元。符合北京市农村部分计划生育家庭奖励扶助3567人，按每人每年1440元标准发放；特别扶助264人，按每人每年6000元标准发放；伤残扶助303人，按每人每年4800元标准发放。落实怀柔区独生子女家庭特别扶助制度，兑现护理补贴、养老保险补贴、一次性安抚金和经济帮助91.96万元，惠及计生特困家庭422人。

继续开展暖心计划保险工作，551人获得保险理赔104.88万元。申报北京市计生协关爱失独老人服务项目，争取项目资金7.92万元，对全区264名失独老人在端午节、中秋节、元旦等传统节日进行走访慰问。

医疗工作 出院38812人次，床位使用率81%，出院者平均住院日11.3天，住院手术10057人次。

对口支援。各支援医院共派出333人次到怀柔区各受援医院进行技术服务，门诊患者10684人次，疑难病例会诊821例，手术示教121次，教学查房167次，教学讲座158次，对区内1032名医务人员进行了业务培训。接收怀柔区进修医师16人。怀柔区承担内蒙古四子王旗和河南卢氏县的支援任务，10月，免费接收四子王旗和卢氏县的18名医务人员进修。

信息化建设 投资64万元建设完成区域影像信息系统二期，主要建成了怀柔区中医医院为第二个会诊中心，增加庙城、雁栖、渤海社区服务中心可同时发起与会诊中心远程诊断及远程会诊业务。9月，投资33万元，建设完成远程心电监护平台，社区卫生服务中心及下属站可以通过心电监护平台与二级医院进行会诊。

卫生计生经费管理 全年卫生机构总收入201503万元，其中财政补助收入48953万元、医疗收入/事业收入148089万元。卫生机构总支出192775万元，其中财政专项支出8446万元、公共卫生支出1916万元、科教项目支出206万元。计划生育财政总投入17232575元，其中流动人口计生经费1957255万元。

（撰稿：王利东 审核：吴卫朋）

怀柔区卫生计生委领导名单

主　　任 高永革
党委书记 解金明
副 书 记 高永革 张武力
纪委书记 杜连侠
副 主 任 王爱军 王月军 于永武 杜秉利 周金芝

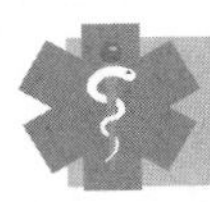

密云区

概况 常住人口48.3万人（男性24.7万人、女性23.6万人），常住外来人口7.2万人，户籍人口43.59万人（男性21.77万人、女性21.82万人）。计划生育率97.68%。

生命统计。出生4284人，出生率8.91‰；死亡4426人，死亡率9.2‰；自然增长率-0.29‰。死因顺位前十位依次为：脑血管病，恶性肿瘤，心脏病，呼吸系统疾病，损伤和中毒，内分泌、营养和代谢疾病，消化系统疾病，泌尿生殖系疾病，神经系统疾病，传染病。户籍人口期望寿命79.79岁，其中男性76.96岁、女性82.91岁。

改革与管理 2015年12月31日，区级公立医院改革正式启动。将县级公立医院补偿由服务收费、药品加成和政府补助3个渠道改为服务收费和政府补助两个渠道，逐步构建以公益为导向的补偿机制；调整医事服务费，优化医院医药费用结构，截至年底，区医院、区中医医院、区妇幼保健院的药占比为46.35%，同比降低7.52%；取消药品加成、挂号费、诊疗费，收取医事服务费，降低群众就医费用，截至年底，区医院、区中医医院、区妇幼保健院门诊次均药费较改革前降低13.28元，住院次均药费较改革前降低593.01元。

在全区所有政府办医疗机构全部贯彻实施国家基本药物制度，实行网上统一采购、统一配送、统一销售。在二级医院与社区卫生服务中心之间实行用药衔接，各社区卫生服务中心使用药品665种768个品规，其中零差率药品466种519个品规，药品目录涉及了各系统的基本用药，做到“常用药品不短缺，个性用药能满足”。

以糖尿病、高血压、冠心病、脑卒中4种慢病为突破口，推行分级诊疗，并执行基层首诊需转诊患者在综合医院就诊享受优先待遇政策。自10月开展此项工作至年底，通过区域卫生信息平台上转患者70人次，下转患者6人次。

进一步优化人才队伍。截至年底，系统内职工高级、中级、初级职称比例分别为9.7%、34.69%、55.61%。继续实施系统内医务人员晋升前需要到基层服务满一年的人事制度，年内共有21人到10家社区卫生服务中心工作。引进人才80人，其中非北京生源毕业生21人（研究生18人、本科生3人），外埠高级人才1人，首都医科大学定向生33人。

社区卫生 有社区卫生服务中心19个、站24个，均为政府办非营利性医疗机构。全年门急诊205.95万人次，家庭卫生服务2.19万人次。43个社区医疗机构共有卫生技术人员1134人，其中执业（助理）医师483人（包括全科医生257人）、注册护士301人。

19个社区卫生服务中心全部开展家庭医生式签约服务模式，并在门诊设置健康检测设备的基础上允许各单位适当增加新的健康检测服务内容。全年签约154581人，重点人群签约68873人；就诊预约6699人次，建立社区卫生服务团队96支。

继续对居民健康档案进行清理，通过合并、标记、清除等方式进一步规范健康档案。截至年底，全区建立健康档案38.23万份，建档率79.9%，健康档案合格率72.1%，整体使用率53.2%，门诊使用率60%。完成对区内1400名家庭保健员的培训。

农村卫生 村卫生室405个，其中村办242个、私人办161个、乡镇卫生院设点1个、其他1个，在岗乡村医生456人，全年接诊42.62万人次。组织546名在岗乡医接诊岗位培训，并对其中的209名乡医进行技能考核。组织209名乡医见习、实习2周。依据《乡村医生从业管理条例》规定，开展乡村医生的考核、再注册及换证工作，年内变更注册乡村医生9人，注销注册20人；考核乡村医生542人，合格540人。

新型农村合作医疗。参合253538人，参合率99.89%。人均筹资1200元，其中市、区财政补助915元，镇财政补助125元，个人出资160元。截止到6月底，全区共有56.35万人次享受新农合报销，报销金额10884.12万元，其中住院报销8595.57万元、门诊减免2288.45万元。8月26日，新型农村合作医疗管理职责及机构由区卫生计生委划转至区人力社保局。

疾病控制　传染病防治。报告法定传染病15种4393例，报告发病率908.47/10万，死亡2例（肺结核1例、百日咳1例）。其中乙类传染病10种1094例，发病率226.24/10万；丙类传染病5种3299例，发病率682.23/10万。细菌性痢疾329例，发病率68.04/10万；其他感染性腹泻2468例，发病率510.38/10万。发生手足口病聚集性疫情44起，暴发疫情1起，其中重症病例1例。继续开展重点场所和高危人群干预工作，共检测HIV抗体41725份，HIV阳性18例。网报发现疑似和确诊肺结核患者（结胸）292人；登记肺结核患者130人，其中区结防所建档治疗65人，北京胸科医院建档治疗65人，系统管理率100%；发现疑似耐多药患者23人，确诊耐多药患者1人，转回原籍治疗。报告布病病例15例。

慢病防治。继续开展慢性病规范化管理、慢性病患者自我管理、肿瘤随访、脑卒中随访及全面健康生活方式行动等工作。全年管理高血压患者3.09万人，健康管理率22.58%，血压控制率88.42%；管理糖尿病患者1.04万人，健康管理率29.41%，血糖控制率71.05%。加强脑卒中高危人群管理，随访3项以上危险因素高危人群154人次，随访1～2项危险因素高危人群1827人次。新建慢性病自我管理小组76组，督导76次，累计开展活动500次。新创建健康步道、健康食堂等支持性环境11个。

精神卫生。重性精神障碍患者2303人，新建档176人，死亡49人。在册患者2100人，在管患者2014人，规范治疗1411人，拒访失访79人，累计访视7883人次。在册患者管理率96.57%，在册患者规范管理率95.38%，在管患者规范管理率99.45%；在管患者病情稳定率99.35%；在管患者规律服药率70.06%。为辖区在档重性精神障碍患者开展自愿免费健康体检，全年体检675人。1259人享受免费药物，其中424人自愿申请社区免费服药。

学校卫生。完成中小学生传染病知信行调查、学生常见病及健康危险因素调查、学生健康监测等工作。开展中小学校专家进校园健康大讲堂活动62场。在全区所有小学2年级3762名学生中开展爱眼日记记录工作。

计划免疫。常规接种90283人次，外来务工人员接种6498人次，应急接种1729人次，二类疫苗接种29945人次。22家免疫预防门诊共调查外来儿童6087人，对208名无卡无证儿童均及时进行了补卡、补证。接报AEFI 64例。3家狂犬病免疫预防门诊共接待动物致伤3656人。

健康促进。开展275场健康大课堂讲座，受众24589人次。开展“营”在校园——平衡膳食健康促进学校行动，通过“520中国学生营养日”及“全民营养周”等活动促进少年儿童健康水平的提高。利用“无烟日”向群众宣传烟草危害；完成成人烟草调查工作，共调查378人。开展居民健康素养监测。“密云区健康教育官方微博”发布健康知识583条。

职业卫生。接报职业病与职业中毒、尘肺病、农药中毒病例93例，非职业性一氧化碳中毒159起175例。公共卫生从业人员体检28562人，发放健康合格证27998个。共对116个单位2636人开展接触粉尘和噪声等9个项目岗前、在岗、离岗职业健康体检，对116个用人单位的职业健康体检结果做出职业健康检查结果评价报告，对785名药品从业人员进行健康体检并发放了健康体检证明。

卫生监督　辖区共有被监督单位2439户，其中公共场所863户、生活饮用水186户、学校卫生136户、职业卫生2户、放射卫生38户、传染病与消毒607户、医疗机构588户、血液管理4户、母婴保健15户。全年应监督检查2488户（包括过期、注销停业单位），实监督检查2469户，监督覆盖率99.24%；监督检查9978户次，合格9807户次，合格率98.29%。

全年共接收、受理各类卫生行政许可材料388件。发放卫生许可证和认可书291件，其中公共场所113件、生活饮用水97件、放射诊疗许可81件；不予许可35件，注销卫生许可证33件。

全年实施行政处罚232起，罚款17.96万元。其中，一般程序50起（公共场所19起，罚款6.75万元；生活饮用水6起，罚款2.40万元；医政18起，罚款5.47万元；控烟7起，罚款2.50万元），简易程序182起（其中罚款72起0.83万元），警告110起。

妇幼保健　妇女保健。孕产妇4865人，系统管理率98.31%，住院分娩率100%。高危孕产妇管理3762

人，管理率100%。孕产妇死亡1例，死亡率20.41/10万。剖宫产2170例，剖宫产率44.60%。婚检215人，婚检率2.39%，疾病检出5例。制定并落实国家级HPV宫颈癌筛查项目、国家级农村妇女两癌免费筛查、北京市适龄妇女两癌免费筛查工作实施方案。全年乳腺癌筛查23237人，宫颈癌筛查20490人，HPV项目4000例，农村两癌筛查宫颈癌筛查4000例，乳腺癌筛查4000例，共计筛查出宫颈癌6例、乳腺癌12例。继续落实农村孕产妇住院分娩补助项目，共补贴931人55.39万元。全年免费发放叶酸1973人11866盒。

儿童保健。活产4900人，新生儿访视率98.49%。5岁以下儿童死亡9例，死亡率1.84‰；婴儿死亡9例，死亡率1.84‰。0～6岁在册儿童23975人，保健管理23671人，儿童系统管理率98.73%。0～2岁在册儿童11797人，系统管理11286人，系统管理率95.67%。儿童免费体检，完成新生儿访视7453人、健康检查39279人、智力筛查5955人、新生儿听力筛查4423人、听力筛查22170人、视力筛查11192人、血色素检查22172人、口腔检查12275人，免费金额138.83万元。

计生服务 全面实行两孩以内生育登记服务制度和再生育行政确认制度，推行两孩以内网上办理。截至年底，为120个再婚家庭办理再生育行政确认，二孩生育登记2596人。

加强京津冀流动人口服务管理协作，建立河北省承德市承德县、丰宁县、滦平县、兴隆县流动人口户籍地驻密云计划生育服务站，以“属地化管理，市民化服务”为原则为流动人口提供计划生育服务。截至年底，外地来京育龄妇女27307人，已婚育龄妇女16955人，出生330人，计划生育政策符合率93%；流动人口已婚育龄群众避孕药具免费发放率97.2%；避孕节育免费计划生育手术覆盖率89.6%。建立流动人口计划生育图书角69个、流动人口计划生育协会11个，登记流动人口信息70473条。

设立免费避孕药具发放网点689个，村（居）社区免费避孕药具发放网点覆盖率100%，自取装置发放点占95%。全区计划生育达标“三无”村（居）160个，比上年增加30个。向新婚夫妇发放“计划生育大礼包”2639件，落实国家免费孕前优生健康检查1026对，目标人群覆盖率、体检率均为100%。

计生关怀。落实北京市奖扶制度、独生子女死亡家庭特别扶助制度、独生子女伤残家庭特别扶助制度，3项扶助政策累计发放4839人，区级财政承担15%扶助金，累计246.9万元。区政府对年满60周岁的独生子女死亡不再生育人员给予每人一次性5000元特别扶助，共扶助28人14万元。为1031名特殊困难家庭成员发放扶助卡，特困家庭成员患大病的20户每户给予3000元的一次性扶助，20户农村独生子女家庭成员患大病每户给予2000元一次性扶助，全年支出20万元。

继续开展“暖心计划”，做到给付、理赔到位。全年给付9人，发放7.83万元；医疗及身故理赔6人8.89万元。健全计划生育失独家庭帮扶体系，开展“亲情牵手”活动，动员计划生育工作者、协会会员、志愿者与187户失独家庭结对，为其提供健康宣教、心理健康指导等服务。开展“关爱女孩”活动，依托国际慈善组织“扶轮社”筹集资金128.7万元，共资助828名贫困女生完成学业，并为7名患重病女孩解决康复治疗费用20.6万元；投入15万元慰问贫困女孩家庭387户。

医疗工作 门诊432.20万人次，急诊54.12万人次，出院40383人次，床位使用率66.99%，平均住院日9.29天，住院手术12777人次。

对口支援。根据市中医管理局要求，密云区中医医院与解放军总医院建立对口支援关系；与海淀区卫生计生委沟通后调整了部分单位的对口支援关系，辖区24家医疗机构同市区的26家医疗机构建立了对口支援关系。在接受帮扶的同时，接收湖北省十堰市竹溪县医务人员2人来本区进修学习，并选派胸外科、骨科、中医儿科、推拿科等专业5名专家到竹溪县指导帮扶当地学科建设。

区医院继续深化与北京大学第一医院合作共建，通过专家门诊，疑难病例会诊、讨论，指导手术、查房，培训讲课等方式对区医院进行支援。北大医院专家门急诊1万人次，手术373人次，培训医务人员627人次，累计开展青光眼激光手术、乳癌前哨淋巴活检术（SLNB）等新技术20项。

血液管理。全年采集血小板9832单位、全血3927单位。向密云、怀柔两地临床供应红细胞5284.5单位、血小板443单位、血浆3143单位。

信息化建设 继续人口健康信息平台建设，通过居民主索引系统、基本信息注册管理系统等数据交换共享系统的部署实施，为区域转检和电子病历共享调阅提供平台支撑。截至年底，24个区属医疗机构全部完成电子病历信息采集工作；21个社区（含精保院、结防所）完成健康档案数据采集工作。为24个医疗单位购置了新的医保服务器，并完成安装调试。

卫生计生经费管理 全年总收入133652.6万元，其中医疗收入92393.8万元、财政补助收入37480.3万元；总支出216735.1万元，其中业务支出194921.2万元。计划生育财政总投入281.22万元。

基本建设 区中医医院新址改扩建工程完成项目建议书、规划设计等前期工作。投入资金445.9万元用于高岭镇、太师屯镇、西田各庄镇、新城子镇等11个社区卫生服务中心做房屋修缮。累计投入2000万元为基层医疗单位更新医疗设备等。

（撰稿：邢 颖 审核：张鹏冲）

密云区卫生计生委领导名单

党委书记、主任 任向宏

副书记 王文平

副主任 毛久成 张 利 郑 春 李长旺 郑艳菊

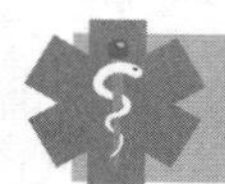

延庆区

概况 常住人口32.7万人，户籍人口282324人，流动人口38837人。育龄妇女77199人（户籍71236人、流动5963人），其中已婚57043人（户籍52906人、流动4137人）。出生2824人（户籍2637人、流动187人），计划生育率99.47%。出生人口性别比106.18。办理生育登记、再生育行政确认3995例，其中申请一孩2225例、二孩1634例，再生育行政确认110例，流动人口生育登记26例。

生命统计。出生率11.71‰，死亡率7.14‰，人口自然增长率4.57‰。因病死亡1865人，占总死亡人数的92.24%。死因顺位前十位疾病依次为：脑血管病，恶性肿瘤，心脏病，呼吸系统疾病，损伤和中毒，内分泌、营养和代谢疾病，消化系统疾病，神经系统疾病，精神障碍，泌尿生殖系统疾病。人均期望寿命79.69岁，其中男性77.74岁、女性82.02岁。

改革与管理 撤销区改水办公室，农村改水职责及2名编制划转至区水务局；农村合作医疗管理中心整体划转至区人力社保局；成立公民献血委员会，作为区政府议事协调机构；卫生监督所更名为卫生计生监督所，增加计划生育行政执法职能；将妇幼保健院、计划生育生殖健康技术服务中心、计划生育宣传指导站、计划生育药具管理站承担的职责进行整合，成立妇幼保健计划生育服务中心，加挂“延庆区妇幼保健院”牌子；将计划生育宣传指导站更名为卫生计生宣传中心，计划生育药具管理站更名为计划生育家庭服务中心，计划生育生殖健康技术服务中心更名为卫生应急保障中心。北京大学第三医院延庆医院组建理事会并正式挂牌，任命执行院长，在医疗、教学、科研、管理等方面开展深入合作。推进以区医院、区中医医院为核心的两个医联体建设，区中医医院与大榆树镇社区卫生服务中心签订“紧密型”医联体合作意向书。开展医师多点执业医疗单位11家，有24名医师申请多点执业。

人才队伍建设。公开招聘15人，首都医科大学定向生28人，引进非北京生源16人，其中博士1人、硕士16人、本科19人、大专23人。引进神经内科和口腔医学高级人才2人。全区医疗机构续聘退休专家55人，其中初级职称8人、中级职称31人、高级职称16人。启动第三批“123”高层次人才建设工程暨第四批“师徒传承”工作，共计89人，其中区级学科带头人10人、院级学科带头人19人、学科骨干30人、师徒传承30对。

社区卫生 有社区卫生服务中心15个、站55个，其中政府办社区卫生服务中心15个、站54个，社会办社区卫生服务站1个。在岗卫技人员645人，其中全科医师140人、社区护士124人、防保医师55人。全年门急诊1251592人次，上门服务6041人次。15个社区卫生服务中心全部完成标准化建设。建立社区卫生服务团队94个，累计签约54240户82824人，签约率25.33%。有6家二级医院、2家三级医院434人支援社区卫生服务机构，门诊11243人次，转诊2117人次。社区卫生服务机构建立健康档案223141份，建档率68.24%，使用率76.0%；其中建立电子健康档案222666份，电子档案建档率68.09%。

农村卫生 有村卫生室165个，均为非营利性集体所有制。村卫生室和农村社区卫生服务站覆盖率59.8%。注册乡村医生277人，乡村医生理论培训和技能培训100学时。

新型农村合作医疗。新农合人均筹资1200元，总筹资18684.72万元。全区有15.57万人参加新型农村合作医疗，参合率99.59%。上半年，为837278名参合农民报销医药费用9545.87万元，同比提高14.13%；其中住院报销7775人次5160.6万元，门诊报销828756人次3914.26万元，门诊特殊病报销747人次471.04万元。

疾病控制 传染病防治。报告法定传染病15种1017例，发病率323.89/10万。其中乙类传染病11种432例，发病率137.58/10万；丙类传染病4种585例，发病率186.31/10万。报告死亡2例，死亡率0.64/10万。发病率前三位的疾病是手足口病、其他感染性腹泻病、细菌性痢疾，分别发生409例、116例、113例，发病率分别为130.25/10万、36.94/10万和35.99/10万。处理手足口病聚集性疫情11起38例。新登记管理结核病73例，监化督导率100%，治愈率90.5%。大学生结核菌素皮肤实验（PPD）监测1655人，结核菌感染180人，结核菌感染率10.9%，检出结核性胸膜炎1例。新发性病、艾滋病141例，发病率44.90/10万，其中艾滋病6例，规范治疗5例。开展性病门诊哨点监测202例，社区暗娼问卷调查和血清学检测107例，接受自愿咨询610人次，开展暗娼、外来务工人员、MSM、吸毒人群、性病就诊者5类人群行为干预25198人次。开展流感样病例监测102.8万人次，检出流感样病例9262人。采集布病高危人群血标本52份，阳性率21.15%；报告布病37例。

慢病防治。新成立糖尿病管理小组15个、高血压自我管理小组30个。脑卒中高危人群随访926人，肿瘤随访825人。

精神卫生。在档重性精神障碍患者2004人，发病率4.92‰，其中6种重性精神障碍患者1694人，系统治疗1051人。精神障碍患者随访9800次。950名患者参加免费服药项目，同比增加169人，发放免费药品11400人次。重性精神障碍患者规范管理率97.9%，在管患者规范管理率97.91%，在管患者病情稳定率99.67%，检出患者管理率94.74%。

学校卫生。学生体检21391人，受检率94.7%。视力不良检出率57.97%，营养不良检出率3.59%，超重检出率14.58%，肥胖检出率16.52%，恒牙龋齿检出率12.67%，贫血检出率8.87%。

计划免疫。预防接种建卡3849人，建卡率100%。接种脊髓灰质炎、百白破、白破、麻风、麻风腮、流脑、流行性乙脑、乙肝、甲肝等疫苗60289人次，接种率99.94%。处理AEFI 40例，发生率36.73/10万，其中一般反应32例、异常反应4例、偶合4例。应急接种8次81人次，其中麻疹疫苗3次8人次、麻风疫苗1次6人次、麻风腮疫苗1次3人次、水痘3次64人次。外来务工人员接种麻疹疫苗和A+C群流脑疫苗共40人次。接种流感疫苗19741人，其中学生免费接种5893人，接种率45.29%；60岁以上老人免费接种13240人，接种率55.74%；保障人员免费接种9人；自费接种599人。

健康促进。开展千家店镇国家卫生镇复审工作。创建北京市健康促进示范村6个、北京市健康促进示范单位1个、北京市无烟机关单位9个。家庭保健员培训111次，考核发证1400人，家庭保健员总数11520人。全区有无烟医院18个，无烟学校覆盖率100%，无烟餐厅23个，无烟机关单位13个。控烟监督检查1823户次，责令改正328户次。受理控烟举报投诉案件40件。处罚控烟不力单位3个、个人1人，罚款13050元。组织开展健康素养传播行动、健康中国行行动等，组织社区居民开展全民健康生活方式演讲比赛。健康知识大课堂246场，累计受众11105人次。利用短信发送传染病、职业卫生、食品卫生及其他卫生常识，累计发送短信107万条。

卫生监督 公共卫生监督检查。辖区内有各类公共场所509户。量化分级377户，量化比例96.92%，其中A级241户、B级125户、不予评级11户。监督检查1855户次，监督覆盖率98.23%，合格率96.76%；处罚45户次，其中简易处罚34户次、一般程序11户次，罚款1.6万元。有供水单位466户，生活饮用水卫生监督624户次，监督覆盖率98.33%，监督合格率99.08%；行政处罚8件，其中简易程序7件、一般程序1件，罚款1万元。传染病防治和消毒产品被监督单位266户，监督检查1065户次，行政处罚17户次，其中简易程序17件、一般程序1件，罚款金额3000元。

医疗卫生检查。有医疗卫生机构252个，其中开展临床用血的医疗机构3个、母婴保健技术服务的5个。对各级各类医疗机构监督检查998户次，监督覆盖率100%，合格率99.57%；对血液安全监督检查5户次，监督覆盖率100%，合格率100%；对母婴保健监督检查5户次，监督覆盖率100%，合格率100%。行政处罚12户次，其中简易程序3件、一般程序9件，罚没款20478元。查处非法行医案8件，均予以取缔，没收违法所得2178元，罚款0.62万元。

妇幼保健 妇女保健。孕产妇3290人，孕产妇系统管理率97.72%，住院分娩率100%。高危产妇1808人，高危孕产妇管理率99.06%。剖宫产1132例，剖宫产率42.21%。孕产妇死亡1例，死亡率30.15/10万。婚检433人，婚检率6.98%，疾病检出率5.31%。

儿童保健。活产3317人，高危新生儿243例，高危新生儿管理率99.59%。新生儿死亡6例，死亡率1.67‰；婴儿死亡8例，死亡率2.41‰；5岁以下儿童死亡8例，死亡率2.41‰。新生儿出生缺陷发生率0.93%，主要出生缺陷病种是多指（趾）、副耳、肾异常。6个月内母乳喂养率81.50%。0～6岁儿童13732人，系统管理率96.73%，贫血患病率2.30%。

计生服务 办理生育登记过程中推行一次性告知制度，简化办事流程，对申报两孩以内生育登记的夫妇，村（居）委会、乡镇（街道）计生办及时审核、复核，严格在3个工作日内办结；对申请再生育的情况，实行村居、镇街乡计生干部全程代办和承诺制服务，区级坚持即来即审、即审即批。

流动人口计划生育管理。向各乡镇（街道）拨付资金42.1万元，在重大节日期间开展流动人口计划生育宣传活动和送温暖活动，惠及流动人口计生家庭1000余户。在延庆镇司家营村、下水磨村开展流动人口动态监测，共调查流动人口育龄群众40人，为国家卫生计生委了解流动人口卫生计生工作情况提供一手材料。

有避孕药具人工发放网点446个、自助发放机32台。全年共调入各类药具4种1248箱，总金额57.47万元，发放到各乡镇、街道、企事业单位药具4种907箱，金额42.78万元。

区中医医院、区妇幼保健院为全区免费孕前优生健康检查定点医院。年内，为496对待孕夫妇开展免费孕前优生健康检查和优生咨询服务。生殖健康服务月活动贯穿全年，增加男性健康服务、妇科血糖、中医诊疗等项目，共服务10万人次。继续实施农村长效节育户籍已婚育龄群众免费健康体检项目，共有9008人参加体检。对全区6000户新婚、孕产、术后、新入户等重点人群进行生殖保健上门服务，服务率96%以上。发放婚育健康服务包2118个。

计生关怀。符合计划生育奖励扶助政策37122人，奖励总金额627.83万元。享受独生子女父母奖励34443人，奖励金额206.65万元。享受一次性奖励对象769人，奖励资金76.9万元；一次性经济帮助对象11人，金额11万元。符合可生育第二个子女但书面表示不再生育的一次性奖励对象280人，金额28万元。农村部分计划生育家庭奖励扶助对象1440人，每人每年1440元，共计207.36万元。独生子女家庭特别扶助对象100人，每人每年6000元，扶助金额60万元。独生子女伤残家庭特别扶助对象79人，每人每年4800元，共计37.92万元。

投保计生家庭保险29791份110万元，同比增加2576份11.49万元，其中计生家庭意外伤害保险16552份50万元，女性关爱“两癌”保险6886份28万元，综合劳动力保险6353份32万元。有补贴的乡镇由6个增至11个。开展“幸福工程”项目，针对7个项目点开展服务、培训和指导。开展“暖心计划”，投入7.07万元，在端午节、中秋节、重阳节和元旦期间，对14个乡镇的68户101名失独老人进行慰问。投入7.84万元，为784名独生子女父母办理农村独生子女家庭养老保险补贴。

开展“奏响健康音符，唱响生命旋律”为主题的幸福家庭大讲堂活动近500场，倡导健康文明的生活方式。开展纪念“7·11”世界人口日主题宣传活动暨“妫川女子展风采，唱响人口好声音”计划生育家庭才艺展示活动，关爱女孩，有2000个家庭参加。

医疗工作 门诊239.71万人次，急诊12.03万人次，出院23100人次，床位使用率78.79%，平均住院日8.56天（不含精神专科医院），住院手术6339人次。

对口支援。派出8名医疗专家赴河南省内乡县开展对口支援，接收河南省内乡县医疗卫生骨干5人学习交流。派出1名临床业务骨干作为第八批第三期援疆医疗队员，赴新疆和田地区开展为期1年的医疗服务。派出8名医疗骨干赴宁夏回族自治区，开展为期7天的对口支援。

血液管理。自愿无偿献血876人次1126单位，其中团体无偿献血189人次211单位、街头自愿无偿献血542人次717单位、站内无偿献血145人次198单位。机采血小板580人次741单位。临床共用悬红细胞2508单位、少白细胞悬红20单位、血小板129单位、血浆67000 ml，成分输血占临床用血总量的100%。

信息化建设 信息化建设投资204万元。建成全科医师预约复诊信息系统，包括排队叫号、语音报价、复诊预约等子系统，涉及永宁、旧县、康庄、南菜园、延庆镇、张山营、井庄、沈家营、大榆树镇共9个社区卫生服务中心。完成区卫生计生委网站改版，丰富网站内容，解决兼容性不足等问题。

卫生计生经费管理 全年总收入142008.06万元，其中财政拨款54668.51万元，包括专项拨款30158.19万元（含新农合统筹金16219.53万元），事业收入85711.18万元，其他收入1628.37万元。总支出147010.22万元，其中专项支出35179.17万元（含新农合统筹金支出16219.53万元）。计划生育财政投入总额1398.46万元，其中流动人口计生经费42.12万元。

基本建设 完成区医院改扩建一期工程。

（撰稿：龚　伟　审核：刘凤云）

延庆区卫生计生委领导名单

党组书记 杨东海
主　　任 王丽敏
副 书 记 王丽敏　林永生
副 主 任 薛亚春　鲁金芳　韩永祥
王留忠　刘惠军

三级医院工作

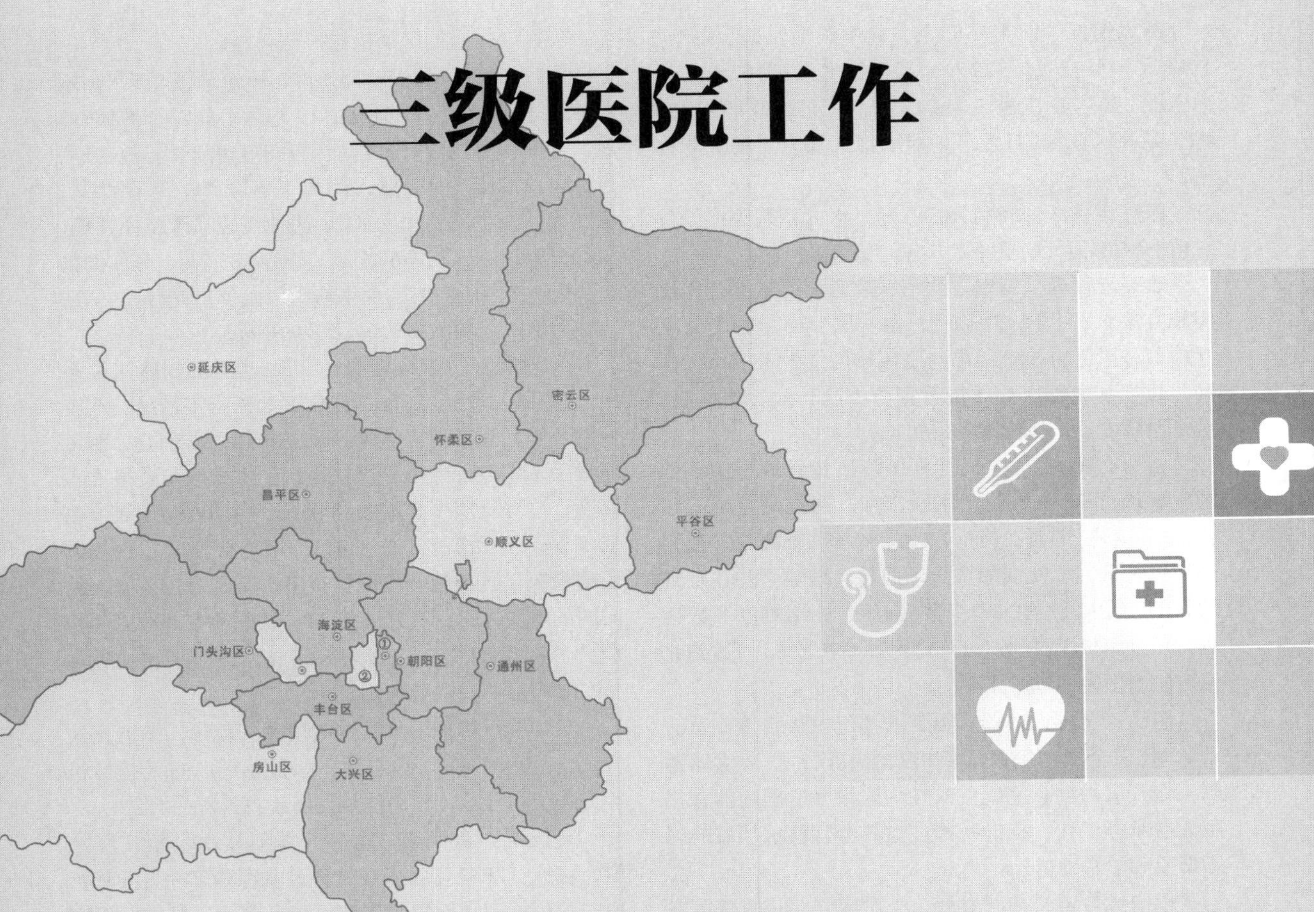

北京医院

地址：东城区东单大华路1号（100730） 电话：85132266
网址：www.bjhmoh.cn

基本情况 职工2583人，其中医生711人、护士1008人、卫技人员327人、其他技术人员162人、行政人员233人、工勤人员142人。有正高级职称205人、副高级职称241人、中级职称1070人、初级职称692人。

医疗设备净值38817.05万元。年内新购医疗设备总值8306.04万元，其中乙类医疗设备1台。

改革与管理 制定《北京医院医疗质量综合评价实施方案》和《实施细则》，落实医疗质量季度交叉互检等举措，将检查结果与临床季度绩效考核指标挂钩，建立和完善医疗质量管理与控制长效工作机制。组建随访中心，强化服务延伸。

运用DRGs指标全面加强医疗质量管理，邀请德国专家进行DRGs理论与实践培训，通过制定全院和各个临床科室的调控指标，指导和帮助临床科室控制平均住院日，以实现加快病床周转，缩短平均住院日的目的。全院覆盖DRG组数654组，CMI难度系数达到1.0，时间效率指数1.0，费用效率指数1.1，达到北京市三甲医院的同等水平。

组织“全国人体器官捐献缅怀纪念暨宣传普及活动”，代表全国13家医疗机构发出倡议，扩大供体捐献工作开展力度；完成首次在中国举办的国际器官捐献大会承办工作，提升我国在世界器官移植领域的国际形象和学术地位。

集中优势学科共同发展，先后成立北京医院医联体胆石症微创诊治中心、北京医院医联体肾脏疾病诊疗中心、肺癌多学科诊疗中心、帕金森病多学科联合治疗小组、乳腺疾病多学科诊疗小组、多发性骨髓瘤多学科诊疗协作组和神经肌肉病理协作组等7个多学科联合诊疗项目，探索建立以患者为中心的多学科协作诊疗模式（MDT），保障患者得到规范的个体化、综合性诊疗方案。

在京内践行医联体、医共体等医疗服务模式改革，医院医联体新增东城区第一人民医院为成员单位，使医联体内的医疗机构扩充至7家。

医疗工作 出院37153人次，床位周转35.9次，床位使用率93.1%，平均住院日9.34天，住院手术18993例。面对二孩生育与分娩周期叠加高峰的压力，将产科床位由32张增至48张，剖宫产率32.5%。无孕产妇、围产儿、新生儿死亡。100个病种实施临床路径管理，入径5696例，入径率65.4%，完成率83.7%，完成例数占出院人数的14.1%。全年临床用血18119单位，全部为成分血，自体输血736人次2489单位。

合理配置门诊医疗资源，通过建设分诊叫号系统、强化医师出诊管理、优化就诊流程等措施，改善候诊环境和患者就医体验。成立日间手术中心，制定门诊手术室改造方案；严格执行手术分级与资格准入制度，确保日间手术的顺利开展；启动内镜室装修改造工程，将检查室由原来的5间增加至10间；现场调研超声医学科与超声心动检查室，制定缩短检查预约时间的解决方案；召开缩短CT、核磁检查预约时间协调会，实现CT平扫检查当天完成，核磁平扫检查在1个工作日内完成的目标。

预约挂号管理。实行分时段预约就诊，拓展预约方式，患者可通过114电话、手机预约、自助挂号机等方式预约挂号。预约挂号占门诊总人次的41.2%。

新技术、新疗法。全年开展新技术、新疗法70项，包括：3D打印技术在骨科骨盆等粉碎性复杂骨折中的应用、主动脉覆膜支架原位开窗术、肝肺肾等实体肿瘤影像引导下射频/微波消融治疗等。

药物管理。医院药占比50.36%，其中门诊药占比66.09%、住院药占比31.74%。抗菌药物使用强度34.3，住院患者抗菌药物使用率44.7%，微生物检验标本送检率37.8%。

医保工作。医保住院21503人次，总费用48933万元。医保门诊1298939人次，总费用73827万元。

医疗支援。落实国家卫生计生委“服务百姓健康行动”的要求，牵头组建国家医疗队赴江西省瑞金市开展大型义诊活动。继续对西藏、新疆、青海、内蒙古、江西、贵州和河北等省市自治区的对口支援帮扶工作。医院先后派遣7名干部分别赴西藏、新疆、内蒙古和青海挂职。坚持无偿为西藏自治区医疗机构提供临床检验质量评价和控制服务，并协助建立自治区临床检验中心。年内累计派出15批医疗队，共计77人次医务人员参加对口支援帮扶，无偿接收受援单位进修人员101人次。

医疗纠纷处理。参加医责保1554人，总费用178.26万元。发生医疗纠纷33件，其中调解14件、诉讼6件。年度医院赔付总金额147.60万元。

护理工作 护理人员中有本科学历773人、研究生14人。医护比1：1.69。有ICU床位8张。

落实专科优质护理，改善患者就诊体验；B10、D03、C07护理单元成功申报北京护理学会老年专科护士临床教学基地，参与编写《老年护理学：问题与实践》《老年人长期照护规范与指导》《老年医学高等教程》《老年健康评估》等书籍，推进老年护理专科建设；设计并运行护理质量信息化模块，完善护理移动信息系统功能，提高护理信息化程度。

承担中华护理学会、北京护理学会累计290人的专科护士培训，学员遍布全国27个省市，还承担了来自北京大学医学部、香港理工大学、北京中医药大学等高等院校81名护理实习生带教，及64名来自对口支援医院和其他医院进修护士的带教工作。选送22名护理骨干参加中华护理学会、北京护理学会举办的静脉治疗、危重症、血透、老年等6个专科的专科护士培训，并选派100余名优秀护士参加学术会议。

科研工作 组建临床试验研究中心、临床生物样本管理中心等临床科研平台。鼓励医务人员以解决临床实践问题为目标，将临床工作科研化。10位专家经过遴选入选首批“121”工程项目。

完善科研激励机制，提高奖励额度，激励科研人员积极性。设立“科技新星”项目，鼓励支持优秀青年人才在临床、基础、护理和管理领域自主选择研究方向开展新研究。

医院拥有7个国家及省部级科研平台，全年获省部级奖励3项，其中2项中华医学奖（临床血液和体液检验项目技术支撑体系的建立与应用，临床检验方法确认与验证、质量控制与评价关键技术的研究与应用），1项中华中医药科技进步奖（胰岛素抵抗主要相关疾病的基础与临床研究）。

获科技部国家重点研发专项课题3项，经费1693万元；国家自然科学基金项目13项，经费469.5万元。

医学教育 继续开展“新途径”教学改革，申请老年医学博士学位授权点，经与北京协和医学院协商，同意医院推荐部分博士生导师申请北京协和医学院第二专业（老年医学专业）或直接将专业转为老年医学。

继续扩大研究生招生规模，特别是学术学位研究生招生规模。在北京协和医学院和北京大学医学部招生数分别达到22名和21名，在院研究生228人。

全年脱产进修学习38人次，国内院外进修13人次、国外进修25人次。

学术交流 年内接待外国团组11个147人次专家来访。派出198人次出国学习、交流，其中长期出国学习25人次。加拿大总督David来院，探讨中国–加拿大政府间医养结合相关合作，医院作为国家老年医学中心主体单位，负责政府间相关后续合作工作。

信息化建设 顺利完成信息中心职能重组，将PACS和HIS系统的管理职能及人员进行合并，提高信息化工作效率，持续推进资产物流信息一体化建设。借助互联网+探索管理创新，建设完成并全面推行门诊自助挂号系统、门诊分诊叫号系统和手机移动医疗系统等院内信息化重点建设项目。完成宽带网络扩容工作。成立互联互通项目建设小组，消除信息孤岛，信息系统互联互通成熟度达到四级甲等标准。

基本建设 完成北楼B座九层血管外科和肿瘤微创治疗中心病房、生物治疗中心以及新核磁机房加固及附属设施的改造工程。完成院内通信网络建设三期工程，对前期项目进行整体优化，实现无缝漫游。

（撰稿：孙　可　审核：马　燕）

领导名单

院　　长　王建业
党委书记　汪　耀
纪委书记　田家政
副 院 长　奚　桓（常务）　田家政　许　锋
杜元太　孙　红　季福绥
总会计师　王　洁

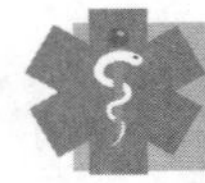

中日友好医院

本部：朝阳区樱花园东街2号（100029） 电话：84205566
西区：朝阳区双泉堡甲2号（100192） 电话：53236512
北区：朝阳区文学馆路47号（100029） 电话：84206806
网址：www.zryhyy.com.cn

基本情况 卫技人员3201人，包括正高级职称225人、副高级职称252人、中级职称1065人、初级师1275人、初级士85人、未定级299人。

心脏血管外科刘鹏获中国医师协会第十届“中国医师奖”，呼吸与危重症医学科二部曹彬被评为“2016首都十大杰出青年医生”，皮肤病与性病科崔勇被评为“2016首都优秀青年医生”，内分泌与代谢病中心杨文英被评为“2016年首都健康卫士”，皮肤病与性病科张晓艳被评为“2016年度十大北京榜样”。

改革与管理 发挥学科优势，7月成立呼吸专科医联体、10月成立疼痛专科医联体、11月成立中西医结合肿瘤专科医联体，提高基层医疗机构专科疑难危重疾病诊治水平，积极解决医疗资源总量不足、碎片化、不均衡和非同质的问题。

变革医疗与管理模式，自8月逐步推行医疗组制，明确责任主体为医疗组长，为人才成长提供平台。10月，成立床位调配中心，提高医疗资源使用效率配置。

支持优势学科如呼吸与危重症医学科、内分泌科、风湿免疫科等科室发展。完成职能与管理部门处级干部换届竞争上岗工作；进行了部分临床医技科室负责人的选聘工作。

医院总收入30.03亿元，同比增长0.04%，其中医疗收入同比增长17.64%。

实现计划-预算-绩效三位一体，完善基于医疗质量效率和成本核算的医院精细化运营管理及绩效管理。

3月21日，WHO正式批复在中日友好医院设立戒烟与呼吸疾病预防合作中心。5月26日，中日友好医院举办WHO戒烟与呼吸疾病预防合作中心启动暨新闻发布会，国家卫生计生委崔丽副主任、WHO驻华代表施贺德博士等出席会议。该中心是我国唯一一家致力于戒烟与呼吸系统疾病预防的WHO合作中心，由中日友好医院烟草病学及戒烟中心负责合作中心的具体工作。

医疗工作 出院60379人次，床位周转34.13次，床位使用率94.19%，平均住院日8.38天，住院手术38461例。接受危重孕产妇转、会诊90人次，其中收入院70人次，启动多学科联合会诊25人次，危重抢救18人次。剖宫产率33.7%，无孕产妇死亡；新生儿死亡率0.6‰，围产儿死亡率2.5‰。开展临床路径34个科室128个病种，入组13748例，入组率77.15%，完成率84.33%。

门诊预约就诊率52.5%，其中产科复诊和口腔科复诊预约率100%。

医疗支援。开展援藏、援疆、援青工作，并对口支援陕西省神木县、府谷县及吕梁山区，以及北京市顺义区的协作帮扶单位；同时，参加国家医疗队巡回医疗、中组部博士服务团、中组部西部之光人才培养、京蒙省际帮扶等项目。全年共派出对口支援人员61人次，接收受援单位进修人员191人次。

护理工作 推进护理垂直化管理。完成护士长换届选聘。全年上报护理差错事故5例。

成功立项中国医师协会、北京中医药大学护理课题各1项。获批院级护理课题4项。

派出护士长和护理骨干外出参加业务进修、培训、学术研讨会及高层论坛等30人次。

接收6位北京中医药大学临床护理专业硕士培养。承担中华护理学会、北京护理学会专科护士实习培训任务，培训来自本市及全国各地的专科护士221人，其中血透65人、急诊30人、ICU52人、手术室43人、供应室9人、骨科8人、糖尿病14人。

接收各地进修护士124人、院校护理实习生300人，新增北京大学、天津医科大学等院校实习生，总人数较上年增加近50%。接收北京大学护理学院和北京中医药大学护理学院见习学生568人次。

科研工作 初步完成样本库、临床实验研究、临床研究数据和项目管理、实验动物等四大平台建设。

作为中国精准医学临床研究与应用联盟牵头单位，出版国内首部领域内专著《精准医学：药物治疗纲要》，联合发布《中国精准医学质量专家共识》，推动精准医学发展。

获国家自然科学基金资助项目25项，其中重点国际合作研究项目及海外/港澳学者合作研究基金均为建院来首次获得资助。获科技部国家重点研发计划精准医学研究和慢病防控专项项目4项、课题9项。共获院外科研经费6514.90万元。

临床研究所李平教授牵头的“基于临床系统生物学的糖尿病肾病中医辨治疗效评价与机制研究”获国家科技进步奖二等奖。脊柱外科谭明生主任医师牵头的“中西医结合治疗寰枢椎脱位的临床研究”获2016年度中国中西医结合学会科学技术奖一等奖。

医学教育 积极参与北京市专科医师规范化培训工作试点。以专业基地为培训主体进行住院医师规范化培养，在培住院医师340人，各专业基地住院医师结业考试通过率大于90%。

在培研究生361人，其中博士81人、硕士280人；毕业研究生129人，其中博士29人、硕士100人。

学术交流 举办各类国际学术会议57次，其中日方专家参与学术会议19次，欧美专家参与学术会议38次。签署国际科技交流与合作协议6个。聘请3名国际知名专家为医院名誉教授。邀请境外专家196人来院讲学。派出131人次赴（境）外参观、访问、交流、学习。

基本建设 做好质子中心复工的各项准备工作，年内医院获得市商委的批复和工商局的营业执照，同时签订设备合同。对建筑工地进行了清理，完成质子及辅助设备的放射评价工作，完成设计单位的招标工作。

（撰稿：尹　琳　审核：仇玉青）

领导名单

院　　长　王　辰
党委书记　周　军
副 院 长　姚树坤　高海鹏　彭明强　丁晶宏
副 书 记　李赵城
纪委书记　李赵城
总会计师　董立友

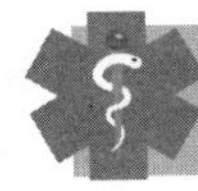

中国医学科学院北京协和医院

东院：东城区帅府园1号（100730）　电话：69156114
西院：西城区大木仓胡同41号（100032）　电话：69156114
网址：www.pumch.cn

基本情况 职工4248人，其中专业技术人员4016人（卫生专业技术人员3752人、其他专业技术人员264人），包括正高级职称313人、副高级职称455人、中级职称1493人、初级职称1755人。院士4人，长江学者1人，省部级以上“突出贡献”专家18人，享受政府特殊津贴专家26人，“万人计划”科技创新领军人才2人，百千万人才国家级人选7人，中国医师奖7人，南丁格尔奖1人。

年底医疗设备净值63286.12万元。年内新购医疗设备总值10547.35万元。

机构设置 8月，设立党委办公室和院办公室，撤销党政办公室，成立国际合作办公室；9月，成立转化医学综合楼项目管理部；12月，成立绩效与运营办公室。

改革与管理 与美国中华医学基金会（CMB）就中国住院医师规范化培训开启合作项目，举办2016协和住院医师培训国际论坛，完成住院医师精英教学医院联盟教学平台建设。升级院内“百人计划”培训项目，提高资助标准、加强效果评价，新选拔第四批学员132人。开展全球人才招聘，拓宽人才引进渠道，完善人才梯队建设。开展“建设节约型医院”主题活动。

5月，与东城区6家成员单位形成“1+5+1”医联体，探索分级诊疗新格局。11月，与福建省立医院开展合作共建，召开启动仪式暨学术周活动。12月，与清华大学签署合作协议，开启深度合作，共同推动“医工结合”。

文化建设。5月，举办“健康中国，协和行动”首届健康科普能力大赛，收到科普文章370篇，113人报名参加演讲大赛，活动被列为科技部、中宣部和科协共同主办的“2016年科技活动周”重点项目。6月，举办“95协和　医路记忆”首届微电影节，收到自编自演的21部作品，获2016年北京市“杏林杯”电视片一等奖。联合新华社《国家相册》栏目制作了《三位“大”医生》短片，一周点击量超过1200万次。院史馆二期建设开馆。

医疗工作　出院94941人次，床位周转47.4次，床位使用率92.6%，平均住院日7.1天。手术50356例。剖宫产率43%，孕产妇死亡率40/10万，新生儿死亡率0.9‰，围产儿死亡率7‰。实施临床路径管理的有23个科室、50个病种。

建立不良事件信息管理系统，实现“医疗、药品、器械、输血”四统一，收集医疗不良事件和安全隐患850例。建立分级分层参加多科会诊机制，完成院内多科会诊2195人次。召开2016年医疗委员会会议4次，批准新技术、新项目16项。优化医疗绩效考核指标，鼓励收治疑难重症患者。7月，建成远程会诊中心，实现与西藏、福建、内蒙古等地的远程会诊。

预约挂号管理。通过手机APP、院内自助机、银行ATM机、网银和预约平台、114等多种预约方式，推进预约诊疗。调整单元门诊量，增加预约放号量，开设周末特需门诊、国际医疗部夜间门诊。增设科室亚专业，上线门诊短信平台，实行报到制就诊，提升服务患者效率。完成新型一体化自助机功能设计，门诊布位104台。完善手机APP应用功能，开放15省市无卡预约，年内注册量79.23万，预约挂号93.37万人次。全年预约挂号254.44万人次，占门诊总人次的70%。

药物管理。药占比35.94%，其中门诊药占比43.21%、住院药占比26.10%。门诊抗菌药物处方比率为2.61%，急诊抗菌药物处方比率为23.78%，住院患者抗菌药物使用率为35.72%。

医保工作。医保指标额度使用率94.96%。全年医保出院27543人次，总费用45699.35万元，次均费用16592元。

医疗支援。年内组建8支医疗队，分别是：“健康快车”斯里兰卡行、国家医疗队（赴安徽阜阳）、组团式援藏医疗队、援疆医疗队、援蒙医疗队、青海博士服务团、江西瑞金义诊医疗队、台盟山西义诊医疗队。全年累计派出46人次，涉及23个科室，累计服务时间244个月，临时派出任务3人次。

医疗纠纷处理。参加医疗责任保险3982人，总费用2865045元。年内发生医疗纠纷2件，通过第三方调解结案。

护理工作　护士1808人，其中本科学历1018人、研究生39人。ICU床位30张。

开展护理不良事件上报情况质控，全年不良事件上报率100%。编撰《北京协和医院专科护理工作指南》丛书12册。实行全院夜班专项检查和高危患者风险评估与防范专项检查，推行门诊患者健康教育标准化管理。建立护理工作多部门沟通协调联席会议制度，加强与医院各部门的交流与协作。组织临床开展了51个品管圈活动，全部实现了改进目标。

组织护理教学管理研讨会3次，教学检查2次，教学组活动7次和院校沟通会4次。临床带教各类学生872人、进修护士582人，中华护理学会、北京护理学会专科护士培训项目学员521人。举办国家级继续教育项目6期，招收学员808人。参加“寻找最佳医疗实践——改善医疗行动计划全国医院擂台赛”第二季，获得全国护理“十大价值案例”第一名。举办协和国际护理学术大会、第九届中文暨第七届英文临床护理教学授课大赛。

组织科研组活动8次，科研沙龙活动6次，院内护理进展汇报4次。召开护理科研开题报告会，成功申报协和医学院科研基金5项、中华护理学会科研基金1项，经费合计54.45万元。获中华护理学会创新发明奖二等奖1项、三等奖1项。获国家实用新型专利19项。

接待国内外及港澳台参访护理人员504人。参加国内学术会议和交流145人，赴国外学习培训11人，到第二外国语大学学习法语、日语2人。

科研工作　申报纵向课题562项，中标192项，共获资助经费19532.8万元。其中国家级课题77项，获资助经费12497.1万元；省部级课题41项，获资助经费1573.1万元；其他级别课题74项，获资助经费5462.6万元。在研课题310项，结题123项。赵玉沛院士牵头的科技成果“胰岛素瘤诊治体系的建立及临床应用”获国家科学技术进步奖二等奖，获高等学校科学研究优秀成果奖二等奖1项，北京市科技奖三等奖1项，中华医学科技奖三等奖2项，华夏医学科技奖二等奖及三等奖各1项。获授权专利33项。

编制《北京协和医院“十三五”科研发展规划》。引进伦理委员会信息管理系统，开展伦理审查427项。组织协和中青年科研基金项目申报276项。

组织CTSI（临床转化与科学研究所）临床研究设计第7、8期课程，60名学员获得结业证书。举办学术沙龙5期，实验室生物安全常规培训11次，发放生物安全证书1100份。与加州大学旧金山分校（UCSF）积极开展人员互访。转化医学国家重大科技基础设施协和项目正式立项，可行性研究报告已通过国家发改委专家论证。

有科研平台14个，其中国家级科研平台1个、省部级科研平台8个（国家卫生计生委重点实验室1个、教育部重点实验室1个、北京市重点实验室5个、北京市国际科技合作基地1个）。年内，2个北京市重点实验室顺利通过项目验收，3个北京市重点实验室获得认定。建设完善中心实验室、遗传学实验室、动物中心和临床生物资源标本中心，获批人类遗传资源项目38项。通过干细胞临床研究机构备案，取得开展干细胞临床研究的资质。

医学教育　有在职博士生导师169人、硕士生导师251人，博士点16个、硕士点29个。有国家级继续医学教育基地6个、二级学科住院医师培养基地18个、三级学科专科医师培养基地15个。在院学习八年制医学生395人（共4个年级，含“七转八”学生、清华医学院八年制学生），研究生399人。

全年招收研究生193人，其中硕士生122人、博士生71人。4月，启动临床博士后培养项目，实施精英人才战略，首批招录20人。招收规培住院医师110人，接收“援疆项目”规培住院医师2人。接收北京市区级医院骨干师资培训项目8人，江西省公立医院骨干师资培训项目8人，“组团式”援藏项目5人，“黔医人才计划”项目8人。年内“百人计划”派出34人出国培训。

学术交流　聘请客座教授、荣誉教授23人，接待院级外事参观交流8批次。接待国际交换生30名。组织香港大学郑裕彤博士奖助金申报及院内初评，推荐21人。出国学习、考察、参加学术会议356人次。派出国际交换培训项目住院医师2人。澳门仁伯爵医院合作项目派出2人、归院2人。9月，院领导带队访问UCSF内科、外科，探讨住院医师临床科研培训体系建设。

信息化建设　上线新版电子病历信息系统，实现语音录入功能。进行手机APP二期应用建设，新增无卡预约挂号、查询检验报告、专科专病等功能。完成HRP（医院综合资源计划管理）项目顶层设计、系统规划及业务流程设计，上线人力资源及物资设备资产系统。

基本建设　完成老门诊楼拆除及场地平整，转化医学综合楼工程取得国家发改委项目可行性研究报告批复。完成西院区北楼战略定位和规划设计，筹开国际医疗部。完成食堂、放疗科改造等7项工程，IVF（体外受精联合胚胎移植技术）净化工程、北楼改造工程进场施工。

（撰稿：杨顺心　审核：李　莉）

领导名单

院　　长　赵玉沛
党委书记　姜玉新
副 书 记　柴建军
副 院 长　王以朋　李冬晶　张抒扬　韩　丁
总会计师　向炎珍

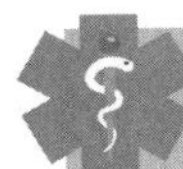

中国医学科学院阜外医院

地址：西城区北礼士路167号（100037）　电话：88398866
网址：www.fuwai.com

基本情况　卫技人员2666人，包括正高级职称139人、副高级职称197人、中级职称746人、初级师921人、初级士509人、其他人员154人（含见习、初工和高工）。

年底医疗设备净值35387.80万元。年内新购医疗设备总值12412.05万元，其中乙类医疗设备4台。

10月30日，2016美国经导管心血管治疗学术会议（TCT）在华盛顿召开，中国工程院院士、中国医学科学院阜外医院高润霖获TCT最高荣誉奖——终身成就奖，是该奖项设立20余年来首次授予的中国医生。

改革与管理 探索建立医联体。3月，与水利医院、展览路医院建立医联体合作关系，重点解决心血管急重症患者的分流、转运和持续治疗问题。年内转诊39人次。

适度发展特需诊疗。随着医院新楼正式投入使用，开设独立区域的特需门诊，设置两个特需病房，根据患者需求提供个性化诊疗服务。

完善学科建设。整合外周血管、大血管外科学科资源，打造专业全面、技术精专、国内领先的血管外科。推动心脏康复学科的建立与发展，建立心脏康复中心，提供个体化心脏康复处方（ITP）。

自助服务联网，优化门诊就诊流程。年初起，实现自助机与门诊检查科室和辅助科室的信息联网，提供办卡、挂号、交费、打印的全程自助式服务，具有打印处方、检验报告、心电图报告、X光片等功能，并设置自助机引导员。

加强急诊PCI管理与质量控制，建立多学科合作模式（MDT），通过对“急诊-介入导管室-CCU-病房”全流程的环节优化与持续改造，缩短Door-to-Bloom（急诊PCI门球时间）以达到指南要求的90分钟标准，力争缩短至60分钟。

推进临床工作与管理工作的信息化，加快住院病历的电子化进程，重点推进血栓弹力图、病理检查报告、动态心电图、动态血压监测等16项检查报告的电子化及联网调阅功能，逐步上线包括住院单管理、床旁检测POCT管理、会诊管理在内的多个网络化管理系统，并在全院医师中推广使用数字签名。

医疗工作 出院56938人次，床位周转54.7次，床位使用率110.4%，平均住院日7.4天。住院外科手术13755例，内科介入手术41732例，射频消融4851例，永久起搏器植入术1910例。全年用血红细胞18775.5单位、血浆16723单位、血小板2160单位，自体输血9879人次19872单位。

临床路径管理。开展心血管临床路径21个，入径12003例，入径率66.7%；变异30例，变异率0.2%；退出路径141例，退出率1.2%。入径患者平均住院日5.2天，次均费用6.24万元。

预约挂号管理。多种预约并行，包括114、网络、窗口预约在内共5种预约挂号途径，新增手机APP、微信预约挂号途径。预约挂号比例提升至80%，逐步实现非急诊全面预约。

新技术、新疗法。开展医疗新技术备案与伦理审查的双重审查。鼓励通过微创、杂交、3D打印等新技术提高医疗资源使用效能。批准2项新技术：BELL在急性冠脉综合征患者PCI术中的临床应用，基于冠状动脉造影快速计算血流储备分数的新方法（QFR）；开展6个新项目：肝素诱导的血小板减少症，抗体检测，肝素的抗-Xa因子监测，遗传性主动脉疾病新一代测序临床检测项目、激素类相关检测项目，脑电图，T、B、NK淋巴细胞亚群检测。

药物管理。门诊药占比0.54%，住院药占比0.17%。门诊患者抗菌药物使用率1.18%，急诊患者8.60%，住院患者29.09%。

医保工作。医保门诊316134人次，结算总金额20135.65万元，次均费用637元；医保住院11909人次，结算总金额53704.55万元，住院次均费用45096元。加强对医保处方的合规管理，将日常门诊拒付费用与医生绩效收入挂钩。

医疗支援。承担2016—2020年对口支援内蒙古科右中旗人民医院工作。1月，双方签订对口帮扶协议书，帮助该院建设远程医疗系统，开展远程医疗服务；无偿捐赠价值45万元的远程医疗设备和软件；派驻2名医师进行对口支援，共诊治门诊患者548人次、住院患者60人次，会诊20人次，培训县医院医务人员580人次。

医疗纠纷处理。参加医责险2256人，总费用197.92万元。发生医疗纠纷40件，市医调委调解22件，诉前调解13件。年度赔付270.75万元。

护理工作 护士1514人，其中本科579人、研究生4人。医护比1：2。ICU总床位203张，ICU护士522人。

全面落实质量安全管理，对37个护理单元督查571项次，总合格率93.52%。共上报护理不良事件157例，召开4次护理不良事件分析会，护理质量与安全整改率100%。

开展心血管特色的专科护士培训及新护士规范化培训。外派学习157人次，培训专科护士19人。接收ICU、手术室、老年护理等专科护士193人，进修护士547人，协和医学院、首都医科大学、北京中医药大学等京内外重点院校实习护士335人。

获得中央级公益性基金，中国医学科学院、协和医学院、院内科研基金项目共7项。发布国内首部《心血管护理实践指南》。获护理专利2项。主持中国心脏大会护理会、中国国际心力衰竭大会护理会、中国介入心脏病学大会护理会等。

继续推进护理信息化建设，协助研发心血管特色的临床护理、护理管理及支持保障信息系统。上线患者周转、输血、压疮闭环系统，内科病区护理记录系统，规范化培训、排班系统及智能药柜管理系统。

科研工作 申报课题143项，中标55项，其中“十三五”国家重点研发计划5项、国家自然科学基金29项、首都特色6项、协和青年基金15项，共获资助6452万元。

在研课题274项，结题114项。获奖成果5项，其中北京市科学技术奖一等奖1项、中华医学科技奖二等奖1项、华夏医疗保健国际交流促进科技奖三等奖1项、中国中西医结合学会科学技术奖三等奖1项、第二届护理成果奖三等奖1项。获专利2项，其中国家发明专利1项、实用新型专利1项。签订项目合作协议135份，全部为技术合同。

有5个重点实验室，其中国家级重点实验室3个，分别是卫生部心血管病再生医学重点实验室、心血管疾病国家重点实验室、卫生部心血管药物临床研究重点实验室。市级重点实验室2个，分别是心血管植入材料临床前研究评价北京市重点实验室、心血管疾病分子诊断北京市重点实验室。

医学教育 建立医师培训带教老师体系和管理体系，申请教学改革项目，制定专科医师培训管理办法，举办心血管专科医师培训论坛和阜外青年医师学术沙龙，有效提升住院医师素质。

毕业后教育35人。建立硕士研究生轮转基地机制，其中来自协和医院31人、中日友好医院11人。录取研究生150人，其中硕士生75人、博士生75人。接收进修657人。到院外进修6人，住院医师规范化培训33人。

学术交流 招收10名短期国际交流学者，主要来自美国、印尼、印度和埃及。协助结构性心脏病中心招收1名日本长期国际交流学者。

8月11～14日，由中华医学会和国家心血管病中心联合主办的中国心脏大会（CHC）2016在北京国家会议中心举行。大会主题为“健康的心脏，更好的生活——创新·转化·合作”，包含1场全体大会、1个AATS瓣膜峰会、13个热点峰会、63个分论坛、26个卫星会，超过1000场讲座和报告、18场示教演示，境内外主席团共计1600余人；学术内容覆盖心血管疾病基础研究、流行病学和人群预防、心血管疾病影像和检验、心血管病治疗学、护理学等各个方面。

信息化建设 全年信息化建设总投入1900万元。电子病历通过国家卫生计生委电子病历分级评价7级测评，成为全国仅有的两家7级医院之一。完成心血管病大数据应用框架设计、临床服务信息发布平台、智能药柜系统医嘱对接研发项目、互联网+医疗信息交换服务平台，搭建集中监控平台，构建手术质量评价体系，打造数字化图书馆；完成自动化办公管理系统、护理知识库、“掌上阜外”APP、药剂库房外置改造、PACS系统扩容、门诊分时段预约改造、教育管理系统、护理培训教育系统、门诊处方无纸化改造、护理记录系统、护理排班系统、医院新版官网改造、网络医院系统研发、供应室监控平台、建立虚拟机备份策略、互联网服务安全建设、互联网账号管理、“微心在线”APP等。

编辑出版 继续承办由国家卫生计生委主管、国家心血管病中心主办的《中国循环杂志》，全年编辑出版12期。继续承办由中国科学技术协会主管、中华医学会主办的《中华心律失常学杂志》，全年编辑出版6期。继续承办由国家卫生计生委主管、中国医学科学院主办的《中国分子心脏病学杂志》，全年编辑出版6期。

基本建设 推进老院区修缮改造工作，临床检验科已投入使用。办理西山新征地立项手续，7月向门头沟区政府提交《中国医学科学院阜外医院门头沟园区项目需要协调解决的事项》；西山污水处理站交付使用，排水环保检测合格；植入材料研发中心完成四方验收。

60周年院庆 8月12日，在国家会议中心一层大宴会厅举行建院60周年学术巡礼活动。来自世界各地的心血管病领域专家学者，医院离退休老专家、老职工，以及近2000名医院在职员工参加了活动。播放了医院建院以来十大最具影响力事件视频片。十大事件分别为：四省一市食管癌防治科研大协作，在全球首次全面定义“大动脉炎”，国内第一个慢性病防治网络：首钢模式，创办系列杂志，全国系列高血压调查和高血压相关指南的制定和推广，中国动脉粥样硬化病理普查研究，中国心血管技术协作网络，国家心血管病中心成立，国内第一个心血管疾病国家重点实验室成立，医院成为首批国家临床医学研究中心的依托单位。

（撰稿：刘怡华　审核：胡　洋）

领导名单

党委书记　李惠君
院　　长　胡盛寿
副 书 记　王　峥
副 院 长　李惠君　杨跃进　顾东风
　　　　　　李志远　李庆印

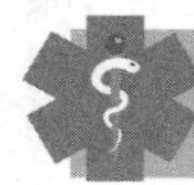

中国医学科学院肿瘤医院

地址：朝阳区潘家园南里17号（100021） 电话：67781331
网址：www.cicams.ac.cn

基本情况 职工2191人（在编1525人、合同制661人、聘用5人），其中卫技人员1658人，包括正高级职称136人、副高级职称154人、中级职称515人、初级师629人、初级士224人。

年底医疗设备净值19603.25万元，年内新购置医用设备总金额2643.78万元。

机构设置 9月，新成立门诊治疗中心（内科、妇科、放疗科日间病房）、成立胰胃外科、肝胆外科、临床药学室等4个临床医技科室。

改革与管理 3月18日，与深圳市医管中心合作开办中国医学科学院肿瘤医院深圳医院获国家卫生计生委批复同意。

加快国家癌症中心建设。初步建立全国癌症防治协作网络，开展省级肿瘤医院临床大数据平台信息收集工作，初步完成中国癌症防治体系建设发展研究项目第一阶段工作。继续推动国家癌症中心癌症防治数据库和信息平台建设。赫捷被任命为国家癌症中心主任。全国肿瘤登记数据处达到416个，登记覆盖人口约3.40亿人。

加强科学管理，坚持民主决策。召开党政联席办公会、中层干部例会、院务会，讨论、审议重要议题，“三重一大”事项集体决策。

医联体工作。编写完成乳腺癌、甲状腺癌恶性肿瘤的分级诊疗技术方案，对朝阳医联体合作机构医务人员进行培训。

人才奖励支撑计划投入经费180万元，引进优秀临床学科带头人3人、财务管理人才1人、新任院长助理3人；选拔聘任临床、科研主任、副主任、护士长9人，行政职能科室副处长8人。

医疗工作 出院53646人次，病床周转45.94次，床位使用率97.37%，手术20161例，平均住院日8.30天。全年临床用血14969单位，全部为成分血；自体输血42人次82单位。实施临床路径管理有119个病种。

预约挂号管理。扩充预约诊疗方式，增加门诊专家出诊次数，延长门诊工作时间；将分时段预约就诊率纳入医疗质控，缩短门诊心电图等检查的等候时间；在电话、网络、诊间、银医卡预约挂号基础上新增微信预约，试点专家自约号和相关专业治疗号。

年内有22项新技术、新业务获得准入。

药物管理。规范药事管理，改进药物不良反应上报系统。门诊患者抗菌药物使用率0.34%、住院患者使用率28.24%。

医保工作。出院21664人次，总费用4835.24万元，次均费用22321元。继续落实北京市医疗保险总额预付。

医疗支援。派出援疆干部2人，博士服务团2人。接收西部之光访问学者3人。

医疗纠纷处理。参加医责险1400余人，总费用220.99万元。接到投诉23件，其中调解11件，诉讼7件。年内赔偿67.96万元。

护理工作 护士783人，其中本科198人、研究生10人。医护比1∶1.42。ICU床位10张。本年度接收专科护士136人，进修护士81人，外派护士学习6人。

院内科研课题3项、北京协和医学院临床护理学系科研基金2项、院校基本科研项目1项。

科研工作 在研项目308项，获经费12301.32万元。科研课题申请352项，立项163项，流行病室、内科、放射治疗科、结直肠外科、胸外科共获得精准医学专项5项，重点实验室、城市癌症早诊早治办公室、腔镜科、妇瘤科共获得慢病专项4项，重点实验室获得纳米专项1项，共获经费11776万元；院内临床科研课题申请89项，立项35项，总经费共363万元。签订技术合同17项，获经费134.3万元。

获中国医学科学院建院60周年十大科技成就1项，华夏医学科技奖一等奖1项，抗癌协会科技奖一等奖2项。获专利授权11项。

国家级重点实验室1个：分子肿瘤学国家重点实验室，北京市重点实验室2个：癌发生及预防分子机理北京市重点实验室、抗肿瘤分子靶向药物临床研究北京市重点实验室。3个国家级重点专科：胸外科、影像诊断科、肿瘤科。

医学教育 在职博士生导师82人、硕士生导师117人。招收研究生154人，其中硕士生81人、博士生73人。完成国家级继续教育项目37项。年内接收进修生338人，在培住院医师89人。本年度13人赴美国进修学习。

学术交流 5月6～7日，首届中国精准诊疗论坛暨第四届中国国家癌症中心年会在京举行，会议主要探讨肺癌精准医疗的最新进展、研究热点和发展趋势，以促进中国肺癌多学科诊疗、跨学科交流以及多中心的实质性合作。赫捷院士担任大会主席，超千名国内胸部肿瘤专家参加会议。

5月27～29日，召开美国放射肿瘤学会中国巡讲班。本次会议分为9大专题，报道全球热门放疗领域进展、发布放疗研究新结果。

6月29日，"中文版癌症综合信息库网站"正式上线。此项目是国家癌症中心与美国国家癌症中心战略合作之一，为中国医生和公众获取癌症诊疗信息提供了新途径。

9月2～5日，举办第五届肿瘤分子病理检测标准化应用及质量控制研讨会暨第二届中美肿瘤诊断病理高峰论坛，探讨肿瘤诊断及分子病理检测的规范、最新进展、研究热点与发展趋势。

9月29日，第四届中韩癌症防控研讨会在韩国癌症中心举办，主题为"肺癌、乳腺癌和前列腺癌的防治进展"，赫捷院士和韩国国家癌症中心主任担任会议主席。

信息化建设 完成门诊内科日间病房信息系统建设、门诊中西药房合并信息系统改造、病理系统更新改造、微信预约挂号和检验结果查询功能上线、住院自助机押金管理功能上线等；启用计算机新机房，更新改造外科楼网络；完成多项系统集成互联工作、软件运维工作，开展信息安全等级保护工作。

基本建设 完成放疗MRI模拟定位机房工程，放疗加速器二室改造工程，门诊四层改造工程，放疗1、2、4病区装修改造工程，核医学西SPECT机房改造工程，结直肠外科2病区改造工程，外科楼六层西侧外墙维修工程，家属区污水管道维修工程。住院综合楼工程项目获国家发改委批复。在建项目有：学生宿舍改造、放疗科加速器六室改造、筛查与早诊中心装修工程等。

公益活动 4月15～23日，举办肿瘤防治宣传周活动，开展中国癌症防控高峰对话、百名专家咨询、健康大讲堂、防癌健康查体、科普宣传等活动。9月10日，举行第十八届北京希望马拉松——为癌症患者及癌症防治研究募捐义跑活动，共5000余人参与，募集善款全部用于科研课题研究。开展各类志愿服务，全年累计志愿服务14473小时。举办肿瘤防治健康大讲堂70场。官方微信粉丝达7万，累计发布消息750余条。

（撰稿：高　菲　昌　盛　审核：付凤环）

领导名单

党委书记、院长 赫　捷
副　书　记 付凤环
副　院　长 石远凯　王明荣　王绿化　王　艾　蔡建强

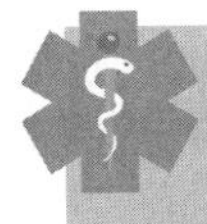

中国医学科学院整形外科医院 整形外科研究所

地址：石景山区八大处路33号（100144）　电话：88964826
网址：www.zhengxing.com.cn

基本情况 职工841人（在编499人、派遣及合同制342人），其中卫技人员672人，包括正高级职称41人、副高级职称70人、中级职称198人、初级师311人（其中初级士115人）、未转正52人。

年底医疗设备净值4465.87万元。年内新购医用设备700.59万元。

机构设置 撤销原党政办公室，设立党委办公室和院长办公室；将审计办公室更名为审计处，纪检办公室更名为纪检监察办公室；撤销改革办公室，将其职能并入财务处。

改革与管理 落实国家临床重点专科项目实施计划，结合项目实施具体情况，对临床重点专科22项子课题经费进行专人专本管理，双人审核，严控资金划拨，严格落实国家临床重点专科部分项目预算。完成国家卫生计生委医院质量监测系统的全院住院患者首页等信息上报工作。

进一步改进工作流程和工作方法。4月开始，全面恢复疑难病例讨论制度。制定科主任例会制度，由主管医疗的副院长主持，每月定期召开全体临床科主任会议，听取临床科室的意见，了解临床科室需求。

继续执行优秀青年医师培养计划。自2009年起已派出37人次青年医师出国进修学习，其中35名医师已学成归国，2名医师仍在国外学习。

公开招聘医务处正副处长、设备处处长、后勤保障处处长、保卫处处长、审计处处长、财务处处长、护理部主任、科教处处长、门诊部主任、医疗市场部主任、副护士长、公司经理、医患关系办公室主任、财务科科长、收费处主任、物价科科长、《中华整形外科杂志》编辑部主任、教学办公室主任、安全科科长、老干部科科长。

医疗工作 门急诊155875人次，比上年增长14.91%；入院12548人次，比上年减少4.10%；床位使用率66.87%，比上年增长0.78%；平均住院日6.43天；门诊手术38298例，比上年增长16.74%；住院手术10652例，比上年减少3.83%。全年临床用血32人次76单位，其中悬浮红细胞54单位、血浆22单位；自体血采集54人90单位，自体输血19人35单位，自体输血率31.5%。

新增9个病种临床路径表单，并上报国家卫生计生委。实施临床路径的共有9个病种，入径2167例，入径率87.9%。

预约挂号管理。通过电话、官网客服、官网自动平台、微信和进行预约挂号；预约挂号占门诊总人次的39.2%。

新技术、新疗法。组织医疗技术委员会及伦理委员会审核近50项新技术、新项目。年内，新开展的项目共计38项，包括：整形科的口内延长器治疗后缩（上颌骨Lefor I型截骨加分块截骨加牙支持式牵引器植入术）、硬化剂注射治疗血管瘤、上睑皮肤松弛矫正术、拔牙术、咬肌部分切除术、颏肌部分切除术、面部凹陷畸形矫正、真皮脂肪游离移植术、外耳再造骨桥植入术、再造耳毛囊去除术、皮管成型内支撑材料植入术、内窥镜辅助技术、足跟病变切除、足底（倒桩）皮瓣转移修复术、瘢痕性手指屈曲畸形矫正术（植皮术）、泪腺脱垂复位术、复合组织瓣转移修复术、蹼状阴茎矫治术、穿支血管剥离术、阴囊分裂矫治术、阴茎转位矫治术、阴蒂包皮整形术、阴唇后连合整形术、会阴体重建术、面部脂肪抽吸术、面部射频溶脂术、其他部位射频溶脂术，口腔中心的隐形矫治器、微创瓷贴面，数字化中心的面部轮廓整形数字化设计与模拟、颅颌面外科个性化修复体设计、数字化手术导板设计，注射中心的肉毒素注射治疗腓肠肌肥大、肉毒素注射治疗上唇短缩、肉毒素注射治疗上唇纵纹、透明质酸凝胶（玻尿酸）注射等。

药物管理。药品收入占全年门诊收入的38.98%，占全年医疗总收入的3.34%。

医疗支援。按照市卫生计生委京蒙对口支援工作的部署，医院赴内蒙古莫力达瓦自治旗医院进行考察，对双方合作的方式和内容达成初步意向。全年接受来自全国各地的两批进修医生共98人。

医疗纠纷处理。未参加医责险。接到各类投诉81件，组织庭前案件讨论及参与鉴定前沟通36次。年度赔偿约110万元。

护理工作 有护士269人，其中合同护士157人。医护比1：1.438。

重新修订完善《护理工作制度和护理岗位职责》《整形外科医院2016年护理管理目标及考核指标》。为持续改进护理质量，对20项护理不良事件监控指标和28项护理质量监控指标进行监控，每月组织1次不良事件分析会。继续开展责任制护理服务模式，新增设延续护理项目，出院回访率不低于10%。为提高护士专科护理技能和综合素质，对低年资护士院内轮岗培训，两个院区轮岗107人次。培养危重症专科护士1人，取得北京护理学会危重症护理专科证书。

科研工作 年内，中标各类科研项目27项，其中，国家自然基金项目3项，获经费176万元；科技部国家重点研发专项1项，获经费120万元；首发专项1项，获经费47万元；首都特色医疗项目4项，获经费147万元；北京“设计之都”建设专项2项，获经费165万元；医科院医学与健康科技创新工程“重大协同创新项目”7项，获经费390万元；协和青年项目8项，获经费90万元；协和学者与创新团队发展计划1项，获经费100万元。在研课题91项，结题18项。

获批新型专利9项。1人获得省级科学技术发明一等奖，1人获得中国整形美容协会创新奖。

医学教育 举办41项国家级、14项区级的继续医学教育讲座。

作为北京协和医学院的附属医院，承担着外科学、麻醉学、皮肤病与性病学、生物化学与分子生物学及口腔医学的博士和硕士培养任务。新增博士生导师1人、硕士生导师2人。毕业博士研究生28人、硕士研究生9人。本年度录取研究生61人，其中博士研究生35人、硕士研究生26人。

学术交流 举办第八届国际美容整形外科会议暨第八届宋儒耀青年医师论坛，来自大陆及台湾地区的528名医师参会。

信息化建设 年度医院信息化建设总投入600余万元。完成电子病历系统、手术麻醉系统上线实施，升级用友财务系统、物资管理系统和门诊呼叫中心系统，完成医院APP系统第一期建设，完成临床信息系统、手术室无线设备、安全设备、服务器硬件设备的设置安装以及网络设备更新等工作。

编辑出版 《中华整形外科杂志》是由中华医学会主办、整形外科医院承办的专业学术期刊，报道整形外科领域领先的科研成果和临床诊疗经验，以及对整形外科临床有指导作用，且与整形外科临床密切结合的基础理论研究。

基本建设 完成医院改扩建工程初步设计及投资概算工作，编制了医院《改扩建工程施工图设计阶段工作方案》，成立组织机构并明确各科室各部门的职责分工。

开展节能减排工作，完成医院建筑能耗监管平台建设，实现对建筑的电、水、集中供热、供冷、蒸汽、天然气等能源消耗的远程在线监测、消耗统计及分析等功能。

（撰稿：郝亚利　审核：王宝玺）

领导名单

党委书记　王宝玺
院（所）长　祁佐良
副书记、纪委书记　王晓芳
副院（所）长　栾　杰　蒋海越　赵唯萍

中国中医科学院西苑医院

地址：海淀区西苑操场1号（100091）　电话：62875599
网址：www.xyhospital.com

基本情况 卫技人员1123人，包括正高职称115人、副高级职称143人、中级职称330人、初级师318人、初级士217人。

年底医疗设备净值65474.36万元。年内新购设备总价值6503.52万元，其中乙类医用设备1台。

改革与管理 以问题为导向，补充完善医技科室危急值报告项目及流程，建立抗菌药物使用负面清单、手术部位标识管理规范、高危手术报告和讨论制度、病案管理制度、重点专科经费管理办法等规章制度。开展DRGs优势病种研究，将DRGs数据作为科室考核依据，进行北京市主要中医医院病种付费研究，探讨中医医院在付费制度改革中的优劣形势。推进分配制度改革，完善激励机制，健全成本核算体系。与艾力彼管理顾问有限公司合作进行医院品牌建设项目。完成特需医疗部、远程会诊中心、国际医疗部的备案及系统库数据维护工作。

医联体工作。与30家医疗机构成立海淀区中医专科医联体，开展社区卫生服务机构与本院的双向转诊工作。年内，部分社区服务中心采用信息化上传至本院转诊250人次。

医疗工作 出院19583人次，床位周转30.2次，床位使用率97.5%，平均住院日12天。住院手术6083例。全年临床用血11951单位，自体输血88人次293单位。实施中医临床路径管理的有70个病种，入径率91%。

强化医疗管理，从细节上注重流程管理，修订完善医疗管理制度及流程。建立医疗技术信息库，规范医疗技术准入制度，将中医、西医技术分类，对西医技术进行整理分类，建立分级管理。建立疑难、危急重症患者多学科会诊体系。中治率（含手术）93.62%。

预约挂号管理。预约方式包括京医通、支付宝、电话、诊间预约。门诊预约659924人次，占门诊总人次的25%。

医保工作。医保门诊1929594人次，出院12646人次。医保出院总费用27197.84万元，次均费用21507元。

医疗支援。重视对口支援帮扶工作，先后派近30余名专家赴宁夏石嘴山市，四川甘孜、会理、冕宁地区，内蒙古及延安等地，参加国家及市中医管理局等部门组织的对口支援工作，进行义诊帮扶。免费接收进修人员15人。

医疗纠纷处理。参加医责险804人，总费用62.53万元。处理投诉195件。市医调委调解13件，其中结案9件、在调2件、终止调解1件、暂停调解1件。诉讼开庭9次，新立案6件，结案2件。年内医院赔付15.01万元。

护理工作 护士428人，其中本科学历184人、研究生5人。医护比1：1.07。ICU床位20张。

启动系列护理品牌建设行动，开展“杏林天使”“岐黄之光”“生命绿洲”三大护理品牌建设。“杏林天使”护理品牌创建了儿童“快乐之家”“肺舒之家”及脑病“康复之家”。“岐黄之光”护理品牌成立“岐黄文化”“岐黄之术”“岐黄之星”3个小组，面向社区开展“弘扬岐黄文化，促进健康生活”的中医护理养生知识及养生保健操等讲座8场。与北京抗癌乐园联合成立肿瘤康复志愿者之家。“阳光使者”护理健康教育团队走进西苑小学、中直机关老干部处、青龙桥派出所、太阳村福利院等单位开展健康教育讲座和急救知识全民普及培训。

科研工作 中标国家自然科学基金15项、北京市自然科学基金4项、北京市科委“十病十药”项目4项。纵向科研经费新增3903万元，横向课题共新增合计868.6万元；到位经费2960.5万元。

获国家科技进步奖1项，中国中医科学院“十二五”科技创新突出贡献奖2项，中国中西医结合学会科技奖二等奖1项，中国中西医结合学会科技奖三等奖2项，中华中医药学会科技三等奖1项。

6月，与国家食品药品监督管理总局药品审评中心签署协议，共建中药新药临床研究技术指导原则修订工作组，该协议在中药临床疗效和安全性评价国家工程实验室建设框架下，发动中医学术界和产业界参与，为促进中医药产业创新和科技成果转化、推动中药技术评价标准体系的建立进行探索。

医学教育 招收中国中医科学院硕士研究生29人、博士研究生13人，北京中医药大学硕士研究生26人、博士研究生6人。毕业博士研究生17人（包括中国中医科学院博士12人、北京中医药大学博士5人），硕士研究生56人（科学院硕士33人、北中医硕士23人）。

外派短期学习或专科进修共68人次，其中专科进修学习28人，参加中国中医科学院临床专业学位基础及专业课程学习2人，毕业博士2人。参加住院医师规范化培训人员43人，接收各类进修人员57人。

学术交流 5月，与加拿大阿尔伯塔大学签署合作备忘录，旨在推进院校之间合作关系，进一步探讨后续合作方向，并以民间机构间的合作方式为基础，推动两国政府间的交流与洽商。双方就共同开展学术研究、人员交流等内容进行了交谈。

8月，与尼泊尔安纳布尔纳神经医学研究所签署共建中医中心的框架合作协议。协议约定双方在安纳普尔纳神经医学研究所内共建中医中心，中医中心将围绕门诊及住院患者中推广使用中医针灸、推拿等非药物疗法，联合开展中药研究，双方人员交流与互访，为尼泊尔开设中医药培训课程等领域开展切实工作，双方共同推动中医药在尼泊尔的普及与提高。该中心设在尼泊尔。

全年承办援外培训班5次，培养学员119人。

信息化建设 全年信息化建设总投入450万元。完成服务器及存储设备上架及相关虚拟化建设，实施了近130台服务器的虚拟化工作。海泰电子病历3.0系统门诊部分上线，无线医生管理系统（“纷享医疗”）上线。北京市中医药大数据创新实验室成立，挂靠在医院。与工信部联合申报医疗大数据应用技术国家工程实验室、医渡云大数据挖掘平台。灵兰临床辅助决策系统、中国中医科学院中医药信息研究所医案临床辅助系统以及医院科研试验耗材及物资管理等系统上线。

基本建设 完成门诊楼、名医馆、体检中心卫生间改造，完成放射科一层局部改造及地下一层安装门禁系统。门诊楼北侧部分草坪改为停车位，增加了39个车位。增加地下一层放射科和二层B超室通道中央空调。完成医院氧气管线负压工程。

（撰稿：陈　晋　审核：夏海萍）

领导名单

党委书记 唐旭东
院　　长 唐旭东
副 院 长 史大卓　刘　婕　陈振西　李　浩　徐凤芹　刘　辉
纪委书记 段　岭

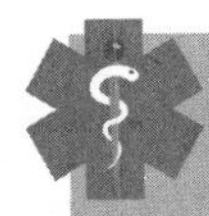

中国中医科学院广安门医院
中国中医科学院第二临床医药研究所

本部：西城区北线阁5号（100053） 电话：83123311
南区：大兴区黄村镇兴丰大街138号（102618） 电话：60283658
网址：www.gamhospital.ac.cn

基本情况　本部卫技人员1267人，包括正高级职称163人、副高级职称200人、中级职称394人、初级师338人、初级士172人。南区卫技人员655人，包括正高级职称14人、副高级职称69人、中级职称194人、初级师210人、初级士168人。

本部医疗设备净值11537.08万元；新增医疗设备1581.30万元，其中乙类医用设备4台。南区医疗设备总值12959.50万元；新购医疗设备总值2788.90万元，其中乙类设备2台。

机构设置　9月，成立住院医师规范化培训基地临床实践技能培训中心。

改革与管理　参与国家中医药管理局2016年京津冀中医医疗服务协同发展项目3个，分别是：与天津滨海新区卫计委共建林兰教授传承室分站，培养学术传承人2人；与河北省廊坊市中医院建立专科协作机制，建设内分泌科协同病房；与廊坊市中医院合作建立薛伯寿名医廊坊分工作站，开展学术经验传承和推广。

继续配合北京中医健康乡村（社区）建设工作，本院5支领军人才团队90余名骨干人才，每月到对接乡村（社区）开展健康咨询、讲座、基线调查，全年共健康咨询、义诊3000余人次。

5月底，在第四届京交会上，与日本医疗法人社团CVIC和全球医生联盟签署战略协议，成为首批北京海外中医药发展服务基地。作为第一批北京中医国际医疗旅游建设单位，在第四届京交会上推介了本院抗衰老、心理睡眠、肿瘤康复及儿童鼻病的中医干预疗法等4个医疗旅游特色服务包。与9家商业保险公司或保险经纪公司签署保险直付服务合作协议。

人才引进。年内，接收应届毕业生22人，其中博士7人、硕士14人、本科1人，引进调入各类业务骨干5人，接收博士后出站人员2人。完成对部分职能处室及南区人员的聘任工作。

医疗工作　本部出院16643人次，床位周转27.7次，床位使用率98.4%，平均住院日13.3天，住院手术4059例。南区出院10898人次，床位周转26.78次，床位使用率96.38%，平均住院日13.2天，住院手术3225例。驻中央纪委监察部机关、审计署、中国石化、公安部等门诊部全年诊治患者2600余人次，中国科学院、中国工程院院士医疗保健绿色通道接诊院士105人次。接诊保健对象340余人次，保健病房收治住院患者115人次。接待国际医疗患者5718人次，其中外宾及外资保险2859人次。网络保健院提供电话咨询20000人次。膏方门诊186人次。全年临床使用红细胞悬液1150单位、血浆555单位、机采血小板118单位，自体输血496单位。

临床路径管理。实施临床路径科室17个，病种43个，入径14096人次，入径率89.93%，完成率99.69%。承担北京市中医临床路径与诊疗规范质控中心工作。

预约挂号管理。预约挂号包括114电话、北京市预约挂号统一平台、工商银行、手机APP、支付宝服务窗，以及医生工作站复诊预约、诊间预约等方式。加强预约挂号管理与服务，落实爽约记录与黑名单制度。全年投放预约挂号1206788个，占全年总门诊量的45.41%；成功预约挂号665490人次，占全年总门诊量的25.04%。

新技术、新疗法。年内，5个科室共开展9项新技术、新疗法，包括狼疮抗凝血因子试验、ß2-糖蛋白I测定、硅油取出术、玻璃体穿刺抽液术、虹膜周边切除术、器械运动训练（进口）、脑循环功能治疗、电视椎间盘镜下手术、超声药物透入治疗。

药物管理。药占比73.3%，其中门诊药占比82.5%、住院药占比41.6%。门诊抗菌药物使用率2.98%，急诊抗菌药物使用率37.14%，住院患者抗菌药物使用率

50.03%。

医保工作。医保出院10925人次，总费用23607.00万元，次均费用21608元。医院医保基金申报77733.77万元，占北京市医保下达总额预付指标的98.86%。配合医改，完成了门诊特殊病备案、医保个人账户封闭系统验收、医嘱信息共享试点等医保新任务。

医疗支援。接收新疆、内蒙古、宁夏、青海、山东、河北等省（自治区）8家单位的28名进修医师。2人参加国家卫生计生委第八批援疆医疗队；3名专家参加主题为“传承长征精神，义诊服务百姓”的2016年“服务百姓健康行动”全国大型义诊活动周；8名专家参加“凝心聚力十三五，同心共铸中国心”为主题的大型健康关爱主题行动。

医疗纠纷处理。参加医责险564人，总费用71.95万元。发生医疗纠纷30余件，向市医调委报案13件。法院审理案件16件；结案6件，其中调解1件、判决5件。年度赔付总金额60余万元，其中保险公司负担40余万元、医院负担20余万元。

护理工作 护士426人，其中本科149人、硕士2人。医护比1：0.83。ICU病床8张。不良事件上报率100%，整改100%。优质护理病房18个，开展率100%，落实门诊、手术室优质护理服务。应用中医护理方案46个，实施中医护理技术34项。

年内，被确立为市中医管理局北京市中医护理骨干人才培养项目临床实践基地，遴选2名护理骨干参加项目培训；获批市中医管理局“王敏中医护理传承工作室”，形成了由王敏、单南英、舒玉苓三位老专家组成的传承工作导师团队，并遴选11名护理传承人，启动对中医护理经典理论、技术的挖掘与传承工作；启动了《中医用药护理指南》修订工作。申报北京市中医药科技项目2项。

南丁格尔护理志愿服务分队采用院内、院外两种形式开展志愿护理服务，主要围绕中医保健知识（八段锦、呼吸操、穴位按摩操、降压操等）、急救知识（CPR）等内容开展健康宣教。

全年培养6名专科护士，分别为2名ICU专科护士、1名血液净化专科护士、1名急诊专科护士、1名糖尿病专科护士、1名老年护理专科护士；接收护理实习生99名，其中本科生42人、大专学历39人、中专学历18人。分别来自长春中医药大学、湖南中医药大学、山东中医药大学、天津中医药大学、北京中医药大学等11家高等中医院校。

科研工作 院本部承担所级以上课题共计239项，其中国家级课题108项、部局级46项、北京市级45项、中国中医科学院自主选题40项。

新中标课题62项，其中国家级（国家自然科学基金项目）20项、部局级23项、北京市级19项。签订横向项目48项，合同金额1440.14万元。

获得省部级以上奖励23项，其中国家科技进步奖1项，中华中医药学会科学技术奖8项，中国中医西医结合学会科学技术奖3项，中国中医科学院科学技术奖2项，华夏医学科技奖2项，全国妇联中国妇女发展基金会首届妇幼健康科学技术奖自然科学奖1项。非小细胞肺癌研究团队、代谢综合征与糖尿病研究团队、冠心病病证结合研究团队、针灸临床评价研究团队获中国中医科学院“十二五”科技创新突出贡献奖。

肿瘤科“中医治疗非小细胞肺癌体系的创建与应用”获2016年度国家科技进步奖二等奖。项目组历经20年，采用循证医学方法，收集2606例非小细胞肺癌患者的临床数据，证实中医治疗可延长晚期癌症患者的中位生存期、降低术后复发转移率、减少放化疗的不良反应等。并形成非小细胞肺癌中医治疗方案，在全国65家医院推广应用。

申报中药新药6类临床批件1项，申报医院制剂临床批件2项。申报专利3项，获得专利2项。

承担国家临床重点专科建设项目6项，包括肿瘤科、心血管病科、风湿病科、皮肤病科、内分泌科、护理学，国家中医药管理局“十二五”重点专科项目16项，包括肿瘤科、内分泌科、肛肠科、心血管科、皮肤科、风湿病科、急诊科、针灸科、肾病科、妇科、肝病科、心理科、重症医学科、脾胃病科（南区）、护理学、预防保健科。

有5个国家中医药管理局三级实验室：肿瘤细胞生物学实验室、心血管病证结合关键技术实验室、临床免疫（艾滋病）实验室、糖尿病血管功能检测实验室、分子生物学实验室。

作为国家中医临床研究基地的招标单位，审批立项国家中医药管理局课题15项，并组织完成拨款，其中本院承担课题7项、获经费180万元；接受中医药研究伦理审查体系认证（CAP）检查，医院获得世界中医药学会联合会颁发的中医药研究伦理审查体系认证证书；相继通过国家中医药管理局对临床科研信息共享系统和重点病种研究的验收。

医学教育 招聘博士后4人。完成研究生毕业论文答辩78人，其中统招硕士研究生54人、博士研究生15人、在职临床医学专业博士研究生4人、同等学力硕士研究生5人。录取研究生112人，其中硕士研究生100人、博士研究生12人。接收北京中医药大学、泰山医学院放射专业以及其他院校的医、药、技等专业实习生152人。第十九期西学中班学员28人进行临床实习。

派出专科进修学习16人次，主要进修神经内科、骨科、风湿免疫科、肾病科、重症监护、皮肤科、儿科、泌尿外科、血液科、妇科、影像诊断等专科。2名主任医师通过第三批全国优秀中医临床人才研修项目毕业考试和答辩。

学术交流 5月31日～6月1日，在医院举办“第四届中医护理国际化推进会（2016·北京）”；6月20～24日，在医院承办“中国-东盟传统医学防治疾病研讨会”；年底，肿瘤学科组主要成员赴美参加国际中医药肿瘤联盟年会（ICCMC），并在国际整合肿瘤医学大会（SIO会议）举办中医药肿瘤论坛。

年内，接待新加坡中医管理委员会代表团、海合会代表团，印度阿育吠陀考察团3个政府代表团，共20人；接待国外医学专业交流团体15个，总计199人。

信息化建设 年度信息化建设总投入600.12万元。开发完成医生移动查房系统、多系统集成OA系统；继续推进HRP项目，探索无线与智能物联网应用；完成异地容灾建设，实现本部对南区容灾机房的远程访问；上线京医通二期项目，实现了医保卡和京医通卡的关联。

基本建设 扩建门诊楼项目外立面幕墙装饰基本完成，仿古建大屋顶宝顶及琉璃瓦施工完成，进入内装修阶段；手术室改造工程基本完成，移交使用科室；大兴生物制药基地项目完成规划方案复函、园林绿化、人防方案的批复，开始设计施工图；国医大师工作室改造工程完成方案设计和消防设计备案。

60周年院庆 1月28日，广安门医院建院60周年学术总结会在全国政协礼堂举行。医院的创业者、开拓者、建设者共同庆祝建院60周年。国家中医药管理局、中国中医科学院、市中医管理局、合作单位以及兄弟单位的领导与专家出席会议，广安门医院国医大师、首都国医名师、历届院领导、老专家代表、部分离退休职工以及一线医务人员300余人参加了会议。

（撰稿：乔夕瑶 审核：刘 震）

领导名单

党委书记、院长 王 阶
副书记、纪委书记 殷海波
副院长 汪卫东 仝小林 花宝金 胡元会 樊俊芝 杨 睿

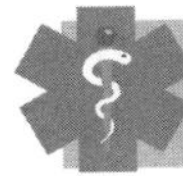

中国中医科学院望京医院

地址：朝阳区花家地街（100102） 电话：84739000
网址：www.wjhospital.com.cn

基本情况 职工1084人（在编716人、合同制368人），其中卫技人员1013人，包括正高级职称68人、副高级职称116人、中级职称356人、初级师289人、初级士184人。

年底医疗设备净值5307万元，年内新增医用设备总值1484万元。

机构设置 1月，成立康复二科。科室以重症康复为特色，主要收治临床急性期或亚急性期疑难、复杂、重症疾病或功能障碍患者，特别是合并各种神经系统、心血管系统、呼吸系统、内分泌系统等功能障碍或疾病的患者。

改革与管理 探索开展诊疗流程精细化设计和多专业一体化相结合的中医诊疗模式的创新，在特色诊疗部搭建平台，形成学科融合、技术交叉、人员交流的“多学科多手段一体化诊疗服务”诊疗区域，被国家中医药管理局命名为“中医诊疗模式创新试点”单位。

落实“京津冀一体化”战略部署，围绕中医药专科协同发展体系、中医药人才培养体系、中医药学术融合体系等开展工作。先后与河北省衡水市中医院骨科、肛肠科，邢台市中医院，张家口市中医院骨科、固安县中医院骨科、香河县中医院骨科等形成中医医联体、协同重点专科及临床领军团队、科研指导团队。

鼓励科室聘用外院退休专家出诊、带教、查房，带动学科发展。引进肿瘤、康复、急诊、麻醉临床骨干人才各1人。

医疗工作 出院18420人次，床位周转24.8次，床位使用率99.3%，平均住院日14.7天，住院手术11197例。11个科室实施临床路径管理，病种25个。全年临床用红细胞悬液1971单位、血浆1150单位、血小板286治疗量；自体血回输515单位，自体血回输率23.4%。

预约挂号管理。预约挂号方式有114预约平台挂号、医生诊间预约。开放号源比例60%，预约挂号人次占门诊比例30%。

新技术、新疗法。年内开展的新技术、新疗法有：肿瘤消融治疗技术、肿瘤深部热疗和全身热疗技术、经腹腔镜子宫内膜癌分期手术、经腹腔镜卵巢癌分期手术、经腹腔镜子宫颈癌广泛切除术、冠心病介入诊疗技术、起搏器介入诊疗技术、心脏导管消融技术、颅底肿瘤切除术、颅内重要功能区及大型血管畸形切除术、气管/血管成型肺叶切除术、膝关节单间室置换术、膝关节髌骨关节置换术、肉毒素注射治疗肌肉痉挛及肌张力障碍、血浆置换技术、肢体静脉硬化剂技术。

药物管理。药占比55.6%，其中门诊药占比68.9%、住院药占比37.02%。按照抗菌药物管控要求，严格控制抗菌药物购用品种、品规数量。对抗菌药物进行分级管理，并纳入医院HIS系统。住院患者抗菌药物使用率44.3%，门诊患者抗菌药物处方比例7.6%，急诊患者抗菌药物处方比例24.1%，抗菌药物平均使用强度为36.7。

医保工作。医保出院10951人次，总费用24711.89万元，次均费用22564元。

对口支援。开展京蒙对口支援、新疆帮扶项目、山西五寨扶贫、中医药走进宁夏、西部之光及健康中国重走长征路的四川省凉山彝族自治州义诊周活动。与陕西省中医院签订了对口支援协议。“北京中医健康乡村（社区）建设工作”试点建设工程，在骨科、脾胃、肾病3支团队的基础上，增加了康复、呼吸2支团队，先后开展了健康乡村、社区中医健康素养电子操作系统调查及重点病种的流行病调查、健康科普宣传、义诊和人才培养师承工作。全年走进健康乡村医师238人次，接诊及健康教育患者3870人次。

完成检验科整体改造工程，改造后的实验室符合国家实验室管理和生物安全管理要求，免疫和生化检验设备升级为全自动流水线，增加了标本前处理设备，启动了15189质量认证工作。病理科完成了北京市病理质控中心建设的各项任务，增添了专业仪器设备，建成网络视频远程会诊中心并投入运行。把现代康复理念与传统中医药理念相结合，丰富康复学科内涵，举办了中韩机器人康复高峰研讨会和首届北京康复治疗新技术新思维论坛，获批中国中医科学院“十三五特色康复体系建设”科技创新团队。肛肠科成为中华预防医学会肛肠病预防与控制专业委员会主任委员及挂靠单位。

47名住院医师规范化培训学员参加北京市中医管理局结业考核，通过37人。年内招录规范化培训学员44人。

医疗纠纷处理。发生医疗纠纷10件，其中调解5件、诉讼4件。全年赔偿90.11万元。

护理工作 护士470人，其中本科学历184人，研究生学历（含在读）11人。医护比1∶1.19。ICU床位7张。

深化优质护理服务内涵，完成各科室晨交班质量专项改进工作，修订了护理交接班标准、交接班制度、晨交班流程、病房晨交班质量标准、病房晨交班质量检查表；修订完成《护理应急预案与流程》《护理服务规范手册》。不良事件上报率、整改率100%。

探索护理人员绩效考核方案，制定了以劳动强度、风险程度、服务质量、护理安全及患者满意度为考核要素的《病区护理人员绩效考核方案》。

落实国家中医药管理局下发的18项中医护理技术操作标准，年内完成46个病种中医护理方案，完成本院4个病种中医护理方案，开展中医护理技术21项。其中储药罐、砭石刮痧两项技术经过护理专家现场指导，完成了相关技术标准及流程的制定。完成北京市中医护理护士培训基地及特色技术项目申报。

“十二五”中医护理重点专科工作完成“十二五”重点专科建设任务，优化3个优势病种中医护理方案，加强骨科疾病常见症状护理难点的干预措施。

完成医院第一批2名全国中医护理骨干人才的培养考核，推选第二批全国中医护理骨干人才2名；推选北京市中医护理骨干人才2名。突出护理专科优势，加强护理培训基地建设及辐射作用，完成6名全国骨科专科护士的培养任务。与西苑医院、积水潭医院开展院际护理业务查房2次，接受外院进修学习护士5人。

科研工作 申报研课题177项，其中国家自然科学基金21项，市自然科学基金21项，市科委首都特色项目11项，市中医药科技发展资金项目12项，望京医院课题112项。获资助86项，经费836.6万元。结题验收52项。获发明专利3项、实用新型专利1项。

重点研究任务。“十二五”期间，医院骨伤科围绕“延缓骨与关节退行性病变的临床与实验研究”重点研究任务共承担中国中医科学院以上级别课题52项，获得省部级科研成果奖8项，授权发明专利6项、实用新型专利14项，出版著作18部，发表论文356篇。12月1日，医院“骨与关节退行性病变研究团队”获中国中医科学院“十二五”科技创新突出贡献奖。12月16日，该研究项目继续获得中国中医科学院“十三五”第一批重点领域科研项目资助。

国家中医临床研究基地建设。9月，医院中医药临床研究伦理审查平台通过了国家中医药临床研究基地专家组的认证验收，中医医疗与临床科研信息共享系统通过国家中医药管理局组织的验收。11月，医院的国家中医临床研究基地重点病种研究通过了国家中医药管理局组织的验收。

1月26日，医院“十一五”中医药重点学科骨伤学科通过了国家中医药管理局重点学科建设优秀等次答辩。国家中医药管理局三级实验室骨伤药理实验室与病理科合作，建立了精准医疗分子诊断中心，并于7月举办了“2016年分子病理检测技术新进展讲座及FISH标准化操作培训班”。筋伤手法治疗研究室通过了国家中医药管理局重点研究室建设年度验收。12月，中医正骨技术北京市重点实验室痛过了北京市科委组织的验收。

国家药物临床试验机构开展GCP复核准备工作，开展脾胃病新增专业准备工作。向国家食品药品监督管理总局提交新增专业和GCP复核申请。

医学教育　招收硕士研究生23人、博士研究生4人。在读硕士研究生73人、博士研究生15人，在站博士后8人。在职攻读学位20人。承担北京中医药大学、天津中医药大学、吉林医药学院等院校300余名学生的教学及实习任务。

完成了北京中医药大学研究生及本科生、中国中医科学院研究生及医院规培学员等256人的实训课程及技能考核。承担北京中医药大学骨科特色模块的教学任务。新增北京中医药大学硕士研究生导师8人。12月，与北京中医药大学签署共建临床医学院合作协议书。

完成国家中医药管理局第五批老中医药专家学术继承师承工作，3位继承人出师并有1人获得博士学位。开展北京中医药传承“双百工程”、朝阳区第四批师承，以及国家中医药管理局组织的全国中药特色技术传承项目工作。完成北京市第三批优秀中医临床人才培养任务。第三届北京市西学中高级研修班学员进入临床实践阶段。

外出进修4人。接收外院人员80人，其中进修78人、执业医师培训2人；河北省中医管理局“杏林工程”进修人员9人。

学术交流　5月26日，接待国务院侨办“中医关怀”亚洲中医药组织负责人培训班到医院进行临床考察。5月，接待世界针联来华诊治的伊朗团体会员患者。7月6日，邀请阿联酋大学医学与卫生科学学院宿滨（Brenda Su）教授与医院肿瘤科举行了中西医诊治直肠癌国际研讨会。赴意大利参加学术会议1人，赴新西兰参加学术会议1人，赴尼日利亚、科特迪瓦和莫桑比克3国执行侨办义诊任务1人。11月10日，与韩国东国大学医疗院一山医院康复部在京举办了中韩康复机器人研讨会，并签署了科研合作协议书，共同开展辅助步行机器人的临床应用转化型研究科研项目。接收新加坡、瑞士、毛里求斯、日本、俄罗斯、美国、德国、意大利、菲律宾、澳大利亚、泰国、韩国、马来西亚等10余个国家和中国香港地区的46名学员到院进行针灸、推拿临床实习。

完成2015年度2名“香港医院管理局北上奖学金计划项目”骨伤学员培训计划；新接收2名骨伤学员来院进行为期1年的进修培训。6月，与香港医院管理局下属2家单位分别签订了北上奖学金计划项目。赴香港培训交流1人，赴澳门学术交流1人。

5月29日，医院被北京市中医管理局、北京市侨办授予首批“北京海外中医药发展服务基地”称号。

11月11日，派出代表队参加第二届北京中医药涉外服务能力大赛决赛，获三等奖，袁盈、邓博雅获“十佳个人”称号。

信息化建设　信息化建设投入资金785万元，比上年增加270万元。进一步完善HIS系统功能，上线护理部管理系统、物资信息管理系统、医保特病系统等13个模块；进行无线网络、虚拟化、信息安全等建设；完成京医通二期建设前期调研及方案确定。

编辑出版　继续编辑由中国中西医结合学会和中国中医科学院主办的《中国骨伤》杂志，全年出版12期。

基本建设　与北京中医药大学土地置换工作取得进展。8月，北京中医药大学望京校区图书馆及置换范围内部分绿地交付医院使用。向财政部申报并通过了重大增资项目——国家级中医药康复中心建设项目的评审，12月获得财政部立项批复。医疗辅助用房改扩建项目取得朝阳区绿化局的园林批复、人防工程初步设计批复、项目初步设计及概算批复。

完成了医院碳核查、能源审计两项审核工作，新建水、电、燃气、汽油、柴油能耗统计台账。对透析设备产生的废水进行回收利用，病房楼厕所全部使用废水回收供水，全年可节水2万余吨。

（撰稿：姜榅霞　审核：侯小兵）

领导名单

院　　　　长　朱立国
党　委　书　记　程爱华（1～3月）
副书记、纪委书记　曹京明
副　　院　　长　俞东青　高　云
　吴增安　高景华

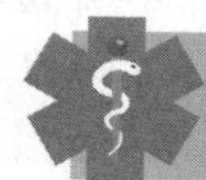

中国中医科学院眼科医院

地址：石景山区鲁谷路33号（100040） 电话：68688877
网址：www.ykhospital.com.cn

基本情况 有卫技人员431人，其中正高级职称36人、副高级职称36人、中级职称95人、初级师169人、初级士95人。

设备总价值11876万元。年内新购置设备总金额1021万元。

机构设置 4月，成立挂号收费科、住院结算科；6月，成立统计科、采供科；7月，成立眼表疾病科。

改革与管理 7月14日，国家中医药管理局副局长马建中一行就公立医院改革的举措和存在的问题到眼科医院视察指导。中国中医科学院副院长、眼科医院院长范吉平，眼科医院党委书记冯鹏翔等参加了座谈。

以创新为主题，开展“职能处室月度创新沙龙活动”。持续开展“学习年・汇众智”活动，组织周（月）讲活动29次。开展青年医师手术师承工作，4名跟师医师顺利出师。落实医疗核心制度，强化医疗质量与安全管理。持续推动中医传承工作室建设，14个工作室获得石景山区名中医传承工作室立项资助。开展名老中医查房工作。制定《中国中医科学院眼科医院关于对医务人员违规私自采购使用医药产品、参与推销活动和违规发布医疗广告的管理规定》。年内，8名医师办理多点执业。

推行学科分化工作，制定眼科医院学科分化整体工作方案，进一步细分眼科亚专科。

人才引进。全年面试92人，其中专业技术人员占90.20%，博士、硕士学历人员占60.80%，高级职称人员占7.60%。经过筛选、面试、考核等流程，引进眼科、内科、口腔科、检验科、放射科、眼功能检查科、屈光科、药学部、护理部、科教处等多名专业技术人才。在招聘录用的40余名职工中，专业技术人员占85.20%。

医疗工作 出院9047人次，床位周转28.09次，床位使用率96.11%，平均住院日12.6天。住院手术8671例。4月1日开始开展日间手术。

临床路径管理。消渴目病科、目系眼病科、内障眼病1科、圆翳内障科、内障眼病2科、内科、骨科、门诊眼科、视光科9个科室开展临床路径工作，涵盖消渴目病（糖尿病视网膜病变）、青风内障、青盲、视瞻昏渺（年龄相关性黄斑变性）、高风雀目、白涩症（干眼症）、暴盲、脾瘅、血浊、精浊病、腰椎间盘突出、目痒、近视、肝劳、聚星障、视瞻昏渺（高度近视单纯型黄斑出血）16个病种。

预约挂号管理。预约方式有眼科医院手机APP、北京市预约挂号统一平台、医院电话预约、114电话预约、微信公众号、医生工作站（诊间预约）、窗口预约。年内，预约挂号87173人次，占门诊总人次的22.54%。

药物管理。药占比58.69%，其中门诊药占比71.34%、住院药占比40.40%。抗菌药物管理小组每月抽查一定比例病历，不合理使用抗菌药物医师名单在《院感通讯》公示。临床药师负责抗菌药物药学工作，对不合理使用抗菌药物的处方及医嘱进行干预，并纳入科室质量绩效管理及医师定期考核管理。抗菌药物门诊使用率2.60%，住院患者使用率9.40%。

医保工作。医保出院4607人次，结算总金额7390.92万元。按照《北京市基本医疗保险规定》《北京市基本医疗保险个人账户管理暂行办法》要求，医院自8月起进行“医保基金个人账户封闭”的准备工作，成立工作小组，制定应急预案及相关管理制度。10月8日，顺利通过了市人力社保局组织的技术环境验收和刷卡结算的现场验收。

三级医疗工作。接受各地上转来院患者300余人次，下转至二级医院及社区卫生服务站等患者1000余人次。

医疗支援。年内，眼科医院派出援疆人员2人。同时，分别与河北省秦皇岛市中医医院、保定市徐水区中医院，山东省临沭县人民医院，宁夏回族自治区人民医院、中医医院，河南省周口市眼科医院，内蒙古自治区乌海市蒙中医院，山西省五寨县人民医院，北京市门头沟区中医医院9家医院签订对口帮扶协议，开展义诊、疑难病例讨论、手术、教学查房、接收进修人员学习等多项帮扶工作。

医疗纠纷处理。投保医责险366人，总费用31.22万元。接待患者投诉52件，接12320投诉热线5件，市医调委转10件，诉讼3件。年度赔偿33.63万元，其中医责险赔偿26.85万元、医院赔偿6.78万元。

护理工作 护士173人，其中本科学历108人、研究生及以上学历2人。医护比1：0.9。

各病区护理单元全面实施责任制整体护理，优质护理服务全覆盖。落实首问负责制、首迎负责制，建立温馨告知卡，健康教育卡。进行护理绩效改革，由护理部总调控护理人员的奖金，体现护理人员的工作量、工作风险和技术难度等。开展多形式的健康教育活动，每月组织一次眼保健操、八段锦、颈椎操活动，每季度组织一次健康大讲堂如糖尿病、青光眼俱乐部活动等。全年发生不良事件25件，不良事件上报率、整改率均为100%。

开展改善护理质量的品管圈活动，如：目系眼病科防止跌倒、手术室耗材管理、内障眼病1科发药堵漏管理等。对门诊一楼、二楼服务布局和服务流程进行改造，建立眼科特需门诊。对急诊、京西国医馆、内科等护理单元进行整合。各病区设立中医护理文化区，配备保健大字图书和杂志。免费提供3～5个经络敲打棒供患者使用，并免费提供菊花养生茶等。

举办市级、区级及院级继续教育项目共23项。对3年以下护理人员进行中医护理基础知识和基本技能进行每月1～2次的常规培训和考核，对全院护理人员每半年进行一次中西医护理技能操作考核。选派2名护士参加市中医管理局首届中医护理骨干人才培养，选送9名护士到三甲综合医院进修学习，培养了3名专科护士。

完成天津中医药大学22名护理本科生带教工作。首次接收7名下级医院护理人员来院进修，其中石景山区中医医院3名护士长来院进修护理管理。

科研工作 申报各级各类课题24项，中标课题9项，其中国家自然科学基金2项、市科委资助项目2项、首发专项3项，共获经费399万元。在研课题39项，结题8项。获奖课题3项，其中获得中国中西医结合学会科学技术奖三等奖1项，中华中医药学会科学技术奖二等奖1项，石景山区科学技术奖三等奖1项。眼科眼底术后用面枕获实用新型专利。

有国家中医药管理局三级实验室1个，国家临床重点专科1个，国家中医药管理局重点专科4个，北京市重点专科4个（含特色诊疗中心）。各国家临床重点专科完成重点专科自查工作，并提交自查报告。按市中医管理局要求，进行北京市重点专科（含特色诊疗中心）自查工作，提交自查报告，进行现场答辩，顺利通过验收。医院作为眼科重点专科协作组组长单位，年内再次组织协作组成员进行优势病种中医诊疗方案和临床路径的修订工作。

10月24日，世界中医药学会联合会为医院授牌“中医药研究伦理审查体系认证”。11月23日，医院通过了国家中医临床研究基地重点病种研究验收。12月29日，通过了国家中医临床研究基地建设综合验收。

医学教育 录取研究生13人，其中博士4人、硕士9人。年内，到院外进修9人。选派2名医师分别到美国国立眼科研究所和加州大学伯克利分校进修。

接收中国中医科学院研究生院、天津中医药大学、首都医科大学、潍坊医学院、辽宁何氏医学院等高校的研究生及本、专科生实习77人次。

8月，组织申报石景山区名中医传承工作室项目，并于8月11日在医院召开石景山区名中医传承工作室启动仪式暨拜师会。

学术交流 全年接待韩国、克罗地亚、印度尼西亚等国家专家47人次。办理因公出国5人次。年初与挪威圣・奥拉夫眼科诊所签订合作备忘录，加强双方在中医及中西医眼科临床、科研、教学及中医文化传播等方面的合作；6月，在挪威建立北欧眼科中心。4月，邀请美国太平洋大学和南加州大学视光学院ERICKSON教授来院作斜视患者知觉训练的学术交流。4月，与北京丝路文化国际交流中心签署战略合作协议，传播中医药文化；5月，参加了德国“丝路文化展”活动。

信息化建设 全年医院信息化建设总投入350余万元，开展预摆药系统建设工作，实施全院无线网络覆盖系统，在此基础上推进医院智慧医疗移动APP上线工作，继续推行OA的实施。开展门诊诊间预约，门诊医生可以通过门诊医生站为患者预约挂号。开展京医通工程上线准备工作。在特需门诊、京西国医馆、屈光手术科门诊、视光中心、骨科门诊等科室安装门诊叫号系统及医生简介显示屏。在全院实施移动护理系统及护理管理系统，实现了护理工作无纸化及自动化。改造医院中心机房，增加服务器机柜30个；共有服务器50余台，新增气体消防设施。更换医院二级交换机48台，调整全院的综合布线。开展北京市公立医院医药分开综合改革信息系统改造工作。9月26

日，医院通过国家中医临床研究基地中医医疗与临床科研信息共享系统验收。

编辑出版 《中国中医眼科杂志》（ISSN1002-4379 CN11-2849/R）为双月刊，于1991年创刊，主办单位为中国中医科学院，主管单位是国家中医药管理局。主要栏目包括试验研究、临床研究、传承与发扬、临床经验、学术探讨等。

基本建设 年内，医院改扩建项目取得了市卫生计生委《关于对中国中医科学院眼科医院改扩建项目意见的复函》，维持开放400张床位的规模，编制完成《中国中医科学院眼科医院改扩建项目调整方案》，上报至国家中医药管理局，申请国家发改委立项。同时，继续医疗综合楼节能及安全升级改造工程，完成了外窗更换及结构维护工程。

（撰稿：陈结凤　审核：赵惠茹）

领导名单

党委书记 冯鹏翔
院　　长 范吉平（至11月）
副 书 记 朱亚春（至11月）
纪委书记 朱亚春（至11月）　闫飞雪（自12月）
副 院 长 康建平　亢泽峰　李　静

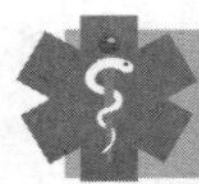

北京大学第一医院

地址：西城区西什库大街8号（100034）　电话：83572211
网址：www.bddyyy.com.cn

基本情况 职工3481人（在编3345人、合同制136人），其中卫技人员3031人，包括正高级职称230人、副高级职称313人、中级职称1044人、初级师946人、初级士386人、见习期112人。

年底医疗设备净值34911.04万元。年内新购置医用设备总金额11832.67万元，其中乙类医用设备3台。

机构设置 11月10日，撤销体检中心，成立健康管理中心，定位为临床科室，承担体检、慢病管理、健康宣教职责，下设体检办公室。12月9日，撤销门诊部，原门诊部相关职能并入医务处；成立医保处，管理医保相关工作；成立信息中心，主要管理医院计算机及网络运行，为医院正处级机构；原设备处更名为医学装备处；原医院管理办公室与原人事处合并为人力资源处。

医疗工作 出院85358人次，床位周转54.23次，床位使用率99.51%，平均住院日6.78天，住院手术44280例。剖宫产率36.33%。无孕产妇死亡，新生儿死亡率2.04‰，围产儿死亡率3.75‰。23个科室实施临床路径48个病种。全年临床用血54945单位，自体采血输血、自体回输12637单位。

预约挂号管理。开通支付宝预约、微信预约、窗口预约、114电话预约、北京市统一预约平台网络预约、社区预约、诊间预约、出院复诊预约，开放预约号源比例大于85%。全年预约挂号1209823人次，占门诊总人次的40.8%。

新技术、新疗法。准入市卫生计生委单项技术4项：支气管/血管成形肺叶切除术、肾脏血管重建术、人工膝关节置换技术、人工髋关节置换技术；允许开展健康体检。

药物管理。全院药占比38.24%，门诊药占比50.75%，住院药占比25.89%。抗菌药物门诊患者使用率5.50%，急诊患者使用率36.50%，住院患者使用率47.40%。

医保工作。医保出院31814人次，总费用64621万元，次均费用20312元。完善门诊医生工作站智能审核功能，启动住院电子医嘱系统医保管理模块，将特殊病种备案流程调整为在医院备案。

三级医疗。与护国寺中医医院、北京市第二医院、北京市肛肠医院，以及西城区什刹海社区卫生服务中心、西长安街社区卫生服务中心、德胜社区卫生服务中心组建医联体，接收上转患者9277人。

医疗支援。4月，与密云区医院、密云区妇幼保健院、大兴区红星医院签订对口支援协议，接收进修人员14人。4月，与包头医学院第一附属医院、内蒙古北方重工业集团有限公司医院签署《京蒙省际医院对口支援框架协议》；8月，组建内蒙古国家医疗队赴包头医学院第一附属医院、内蒙古北方重工业集团有限公司医院、固阳县人民医院和土默特右旗医院开展巡回医疗。接收新疆创新型中青年卫生人才培养项目4名进修医师。8月，6位专家完成1年援藏任务回院，同时派出8位专家赴西藏自治区人民医院开展工作。

医疗纠纷处理。发生医疗纠纷51件，其中诉讼6件、医调委协议解决29件、院内调解3件。年内赔偿总额833.03万元。

护理工作 护士1690人，其中本科学历619人、研究生及以上33人。医护比1∶1.78。ICU床位86张。

推出“一病一品”特色专科服务，并评选10个标杆病房。开展从医院到社区、到家庭的延续护理，如电话随访、电子邮件、一日门诊、病友联谊会、病友圈等。责任制整体护理100%落实。不良事件上报率100%，整改率100%。制定“提升患者满意度十大目标举措”及跟进措施，考核结果列入医院《医疗综合目标评估档案》。组织评选“第二期美化环境标杆病房”，评出4个美化环境标杆病房，5个美化环境温馨病房。

接收进修护士422人。选派4名骨干赴台湾培训2周，2名骨干赴美国分别培训1个月、3个月，2名骨干赴澳大利亚分别培训3个月、6个月。选派48名护理骨干参加中华护理学会或北京护理学会组织的专科培训班，涉及危重症、肿瘤、急诊、血液净化、糖尿病、助产、骨科、手术室、PICC等专业；有专科护士共计252人参加培训。

接收实习护生76人，其中外校大专护生38名人、本科护生21人，本校本科护生17人。接收本校本科见习护生62人。

科研工作 申报各类课题424项，中标课题93项。其中国家级55项，获经费6927.43万元；部委级4项，获经费257万元；北京市级28项，获经费1204.63万元；校级及其他6项，获经费289.4万元。在研课题214项，结题281项。

获奖8项，其中国家科技进步奖二等1项，高等学校科学研究优秀成果奖（科学技术）自然科学奖二等1项，华夏医学科技奖一等、二等、三等各1项，中国中西医结合学会科学技术奖三等1项，第十九届茅以升北京青年科技奖、第十七届吴阶平-保罗·杨森医学药学奖（吴杨奖）各1项。申请专利68项，授权专利85项，其中发明专利6项。1项技术成果及2项已授权专利获得转化。

心血管内科主任霍勇教授作为第一完成人，带领团队完成的“中国脑卒中精准预防策略的转化应用”获得国家科技进步奖二等奖，项目对危害国人健康的重大疾病之一——脑卒中的预防提出了有效的防治策略。

部级重点实验室共2个：卫生部肾脏疾病重点实验室、教育部慢性肾脏病防治重点实验室。北京市重点实验室共5个：北京市皮肤分子生物学重点实验室、北京市泌尿生殖系疾病（男）分子诊治重点实验室、北京市神经系统小血管病探索重点实验室、北京市儿科遗传性疾病分子诊断与研究重点实验室、北京市妊娠合并糖尿病母胎医学研究重点实验室。

医学教育 八年制临床医学专业新入学47人，毕业66人，在院228人。招收研究生191人，其中博士87人、硕士104人。毕业研究生148人，其中授予博士学位78人、硕士学位70人。

接收住院医师规范化培训91人，在院196人，毕业101人。接收专科医师65人，在院129人，毕业56人。接收进修医师813人。

学术交流 9月27日～10月2日，刘玉村教授等一行11人赴加拿大大瀑布城参加加拿大皇家内科及外科医师学院举办的2016年国际住院医师教育大会，刘玉村荣获加拿大皇家内科及外科医师学院荣誉院士称号并在大会上致辞。

参加国内外学术会议2021人次，其中国际学术会议541人次，全国学术会议1025人次，地方学术会议455人次。主办各种学术会议56次，其中国际学术会议14次，国内学术会议42次。承办中英国际临床基因组学培训班1个。

因公出国123人次、赴台港澳地区7人次。

信息化建设 年度信息化建设总投入2122.45万元。通过计算、存储、交换设备的融合及虚拟化软件部署，逐步实现众多非核心的业务应用统一管理。建立心脏重症监护室信息系统，心血管病患者影像信息、心电信息实现平台化管理；建立临床护理信息系统、输血信息管理系统、体检系统，实现高值耗材管理系统与HIS系统对接；建立移动医疗平台，推广支付宝、微信等技术应用。远程医疗对口服务医院36家，社区协同医疗双向转诊平台转诊患者9380人次。

基本建设 保健中心工程于5月5日举行开工仪式，8月26日正式开工，年底完成地下二层结构施工。城南院区工程可行性研究报告于1月26日正式上报国家卫生计生委，6月20日转报国家发改委，7月15日国家投资项目评审中心开始评审，此次上报面积216100平方米、投资16亿元。

（撰稿：戚　晴　审核：张　静）

领导名单

党委书记　潘义生

院　　长　刘新民

副 书 记　杨　柳　刘玉和　孙晓伟

纪委书记　刘玉和

副 院 长　潘义生　李海潮　杨　莉　王鹏远　程苏华

总会计师　李敬伟

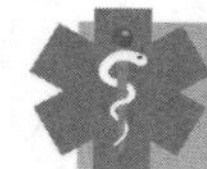

北京大学人民医院

西直门院区：西城区西直门南大街11号（100044）　电话：88326666
白塔寺院区：西城区阜成门内大街133号（100034）　电话：88326666
通州院区：通州区漷县镇漷县村西（101109）　电话：88326666
网址：www.pkuph.cn

基本情况　卫技人员3882人，包括正高级职称256人、副高级职称345人、中级职称912人、初级及未评聘2369人。

截至年底医院专用设备净值32769.767万元。年内新购医疗设备总值6066.19万元，其中乙类医用设备1台。

机构设置　新增设5个科室（部门）：整形外科、学科发展管理部、医患关系办公室、产业管理办公室和北京大学创伤医学中心。

改革与管理　医院以综合绩效改革和全面预算管理为抓手，对医院运行机制进行改革。医院制定了运营规划，降低运营成本；同时启动了绩效改革，建立新的绩效薪酬体系，各部门围绕医院中心工作进行绩效指标测算和核算；教学工作方面，重新制定教学评分和绩效评分，体现效率优先，优绩优酬，兼顾公平的绩效改革理念。

严格预算管理，建立“医院-归口职能部门-业务/行政科室”三级预算管理体系。进一步细化预算管理内容，明确管理职责与权限，严格审批权限，对财政专项资金及各职能处室预算的执行情况进行月底进度分析。

进一步落实基本医疗保险异地就医结算服务工作，截止到年底，已建立异地转诊服务合作的地区覆盖全国5个省/自治区16个市198个区/县。成为全国首家新农合跨省就医即时结报试点医院，继内蒙古呼和浩特市之后，又成为辽宁省新农合患者首家省外就医定点医疗机构。

全年共382名医生注册多点执业开展工作。

在社会资源的帮助下，医院开始了医务社工服务的探索和实践。

医疗工作　出院78568人次，床位使用率105.2%，床位周转51.7次，平均住院日8.2天。手术48434例，其中门诊手术15852例、住院手术32582例。剖宫产率36%，无孕产妇死亡，新生儿死亡率2.1‰，围产儿死亡率8.8‰。全年临床用红细胞59200单位、血浆50053单位、机采血小板24433单位，开展自身输血总计6252单位，成分输血率100%，自体输血率26.2%。

临床路径管理。33个临床科室建立725个标准化临床路径。入径率93%，完成率44%。

预约挂号管理。预约方式有窗口预约、电话诊间预约、网络预约、114电话预约、功能社区预约、自助机预约。全年预约挂号1495679人次，占门诊总人次的53.34%。

新技术、新疗法。全年市卫生计生委批准开展新技术19项，包括：人类辅助生殖技术，体外受精胚胎移植（IVF-ET），卵泡浆内单精子注射（ICSI），人工授精AIH技术，肿瘤消融治疗技术，脐带血造血干细胞治疗技术，气道肿瘤切除及重建术，头、面、颈

（巨大）神经纤维瘤切除及成形术，颅内重要功能区及大型血管畸形切除术，准分子激光屈光性角膜手术，同种异体穿透性角膜移植手术，颅底肿瘤（颅内外沟通肿瘤），经腹腔镜子宫内膜癌分期手术，卵巢癌分期手术，子宫颈癌分期手术子宫颈癌广泛切除术，人工耳蜗植入技术，允许开展支气管/血管成形肺叶切除术，肾脏血管重建术，神经系统介入诊疗技术，三级以上外周血管介入诊疗技术。

药物管理。药占比46%，其中门诊药占比59.21%、住院药占比31%。住院患者抗菌药物使用率48.4%，门诊患者抗菌药物处方比例6.6%，急诊患者抗菌药物处方比例34.6%。

医保工作。医保出院32865人，其中城镇职工医保出院28863人（不含生育保险、离休、医疗照顾人员、居民大病医疗、工伤保险），住院总费用63915.39万元，医保费用43401.14万元。

三级医疗。接收基层医疗机构和社区医疗机构共上转患者51740人次，下转社区医疗机构患者432人次。

医疗支援。医院先后向青海、内蒙古、西藏、新疆、云南等省（自治区）的多家基层单位选派管理人员和临床专业人才，或借助现代信息技术，在学科建设、人才培养、科学研究、师资队伍建设等方面给予支持与帮扶。年内，外派医疗队员15批82人次，其中高级职称17人、中级职称27人。作为全国三家承担西部卫生人才培养项目的医院之一，连续6年为12个省（市、区）及新疆生产建设兵团累计培养28个学科的433名骨干人才，其中2016年接收100名学员来院开展为期半年的临床专业技术培训。医院第一批“组团式”援藏医疗队完成任务回院，第二批7名专家赴藏进行医疗援助。

医疗纠纷处理。受理医疗投诉91例。结案赔偿23例，其中自行协商解决10例、医调委调解7例、法院判决6例。年度医院赔付373万元。

护理工作　注册护士1877人，其中本科学历580人、研究生及以上17人。医护比1：1.9。ICU床位33张。

完善护理管理体系，优化移动护理信息系统，改进护理工作流程，加强护理质量督察，加强护士专业培训和考核。护理不良事件上报率100%，整改率100%。

举行护士专项培训，包括静脉治疗护理联络员培训、皮肤护理联络员培训、疼痛护理联络员培训、安全联络员培训、责任护士培训、移动护理信息培训、护士礼仪培训等。对护士进行急救和基础护理能力考核723人次，其中续签合同考试393人，护理系列初、中级职称晋升技能考核82人。

各专科护士临床教学基地接收实习学员381人。接收进修护士103人。岗前培训4期，结业84人。接待参观学习2人，访问学者1人，西部人才项目学者2人。远程护理讲座2次。

科研工作　申报各类科研课题286项，中标110项。其中国家级59项，获经费6696.44万元；省部级31项，获经费1704万元；校级8项，获经费504.73万元；国际及学会12项，获经费253.9631万元。在研课题421项，结题134项。

“中国严重创伤救治规范的建立与推广”研究成果获国家科学技术进步奖二等奖。获高等学校科学研究优秀成果奖（科学技术）科技进步奖一等奖1项，北京市科学技术奖三等奖1项，中华医学科技奖一等奖1项、二等奖1项，华夏医疗保健国际交流促进科技奖二等奖2项，第十七届吴阶平-保罗·杨森医学药学奖1项，吴阶平医药创新奖1项，顾氏和平奖（Gusi Peace Prize）1项。获授权专利20项，其中发明专利8项。

拥有1个教育部重点实验室，2个北京市国际科技合作基地，1个北京临床医学研究中心。胃肠外科和妇科实验室分别获批为“结直肠癌诊疗研究北京市重点实验室”和“女性盆底疾病研究北京市重点实验室”，共有9个北京市重点实验室。共有18个国家重点专科。

医学教育　培养临床八年制医学生277人，临床、科研研究生378人（其中临床博士43人，临床硕士168人，科研博士99人，科研硕士68人）。接收各类进修人员1409人，学员遍及全国31个省（自治区、直辖市）的700余家医疗卫生机构，进修项目涉及医院44个临床、医技科室。18人出国进修学习。

学术交流　接待来自10个国家和地区的外宾36批85人次。完成国家卫生计生委派遣的加纳急重症紧急救护培训班。参加国际学术会议58人次。

信息化建设　信息化建设投入1600万元。区域卫生平台为平台内的196家社区医疗机构完成53616次预约服务。协助医疗卫生服务共同体完成异地转诊业务的转型、推进工作，负责评估并设计技术平台配置方案、平台对接、设备联调、实施、培训、日常运维。参与规划、部署、实施、培训成员机构共计16家，并为骨关节科提供与美国HSS（美国纽约特种外科医院）远程视频项目的技术支持3次。开始试用手机APP应用，患者端具备通过手机完成预约挂号、查询检查检验结果、实时查询分诊排队状态以及住院一日清单等功能；医生端可用手机APP查看被授权患者的医嘱、检查检验、护理单等，并具有床位管理及会诊签到等功能，已注册385名医生。

编辑出版 创办《信息汇编》，每周刊发。创办《北京大学人民医院》杂志，每月刊发。《北京大学人民医院院报》及《杏林青枝》停刊。

基本建设 10月，科教楼教室装修工程、54号院生物样本库改造工程竣工验收，西直门院区西配楼改造项目立项并启动；12月，白塔寺院区房屋结构加固装修工程一期建设完成并封存，医院北院区结构封顶。

（撰稿：吴燕秋　审核：韩　娜）

领导名单

党委书记 赵　越
院　　长 姜保国
副 书 记 陈红松　郭静竹
纪委书记 苏　茵
副 院 长 张　俊　刘玉兰　王建六　李　澍

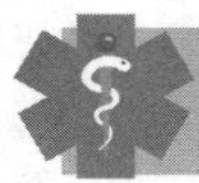

北京大学第三医院

地址：海淀区花园北路49号（100191） 电话：82266699
网址：www.puh3.net.cn

基本情况 职工4861人（在编2786人、合同制2075人），其中卫技人员4016人，包括正高级职称231人、副高级职称327人、中级职称929人、初级师900人、初级士1629人。

医疗设备折旧后总价值43166.43万元。年内新购置医用设备总金额8455.10万元。

妇产科乔杰被评为“第七届国家卫生计生突出贡献中青年专家”“全国优秀科技工作者”，入选“首届全国十大杰出科技人才”，荣获中国医师协会颁发的“中国医师奖”、中国医院院长年会“2016年度最具领导力的中国医院院长·卓越贡献奖”。运动医学研究所敖英芳被中国科协授予“全国优秀科技工作者”称号。眼科李凤鸣荣获中华眼科学会“2016年度中华眼科终身成就奖”。

改革与管理 建立重点病例关注机制和行政医师例会制度，强化职能管理层和科室层两级质控体系。每月统计并关注非计划再手术、非计划再入院、住院超过30天、中低风险死亡、手术安全不良事件、术中非计划加配血等重点病例，通过行政医师反馈至临床科室，并由行政医师将科室意见再反馈回医务处；每季度进行总结分析。通过这两大创新机制的建设，由点及面，为临床提供质控方向和管理重点。

持续推进多部门合作下的抗菌药物管理模式，治疗用抗菌药物使用前送检率55.42%，更好地指导临床用药，全院住院患者多重耐药菌的检出率降至14.13%。

关闭门诊输液室，引导患者到所属社区医院进行输液治疗。搭建日间化疗平台，规范收治患者范围、流程及后续工作，合理利用医疗资源。全自动智能采血管理系统上线，缩短采血高峰期患者等候时间。增加门诊换药号源，推行预付费模式，简化就医环节，使门诊换药流程由9步减少至3步，平均等候时间由30分钟缩短至15分钟。

成立医联体领导小组和工作小组，医联体办公室下设在门诊部。成立慢病管理专家组和工作组，以慢病管理为切入点，选定5家试点社区开展高血压、冠心病、脑血管疾病、糖尿病及糖尿病眼病、慢性肾脏病的慢病管理项目。探索开展医联体内检验互认项目，在5家慢病试点社区进行了检测能力调查和结果比对。

修订医院医师多点执业管理规定，规范医师多点执业管理。

2月1日，北京大学第三医院延庆医院挂牌。3月28日，与河北省秦皇岛经济开发区签约建设北京大学第三医院北戴河国际医院。3月30日，被市卫生计生委确定为“北京市危重新生儿抢救指定医院”。11月18日，北美脊柱外科学会在中国第一家脊柱微创培训中心在医院挂牌。

医疗工作 出院100549人次，床位周转57.39次，床位使用率93.94%，平均住院日5.92天。住院手术59445人次。剖宫产率44.4%。全年临床用红细胞20103单位、血浆1418800 ml、血小板2357个治疗量；自体血回输3741例，回输量723270 ml，占手术总输血用量的38.17%。

临床路径管理。实施临床路径管理的有32个科室403个病种。入径262041例，入径率85.09%，完成率83.93%。

预约挂号管理。开展多种形式预约挂号，医院服务号微信预约、智能导诊上线。特色科室现场分诊、匹配号源。投放北京市预约挂号平台号源数量居全市第三位。全年总预约率58.32%，复诊预约率59.95%，出院复诊预约率86.86%。

新技术、新疗法。本年度开展“限制临床应用的医疗技术（2015版）”4项、“北京市重点医疗技术（2016版）”14项。召开医疗技术临床应用准入及评审会议1次，32个临床、医技科室的147个准入项目、29个中期项目和17个终末项目参评，共有89项作为新技术准入、39项作为常规技术开展。

药物管理。药占比37.97%，其中门诊药占比52.79%、住院药占比21.6%。门诊患者抗菌药物使用率7.28%，急诊患者抗菌药物使用率21.72%，住院患者抗菌药物使用率48.54%。

医保工作。医保出院27272人次，总费用62652.48万元，次均费用22973元。

三级医疗开展情况。接收23家医联体成员单位及18家非医联体成员单位上转患者10505人次。

医疗支援。医院派出53名医师赴北京市延庆区医院、延庆区妇幼保健院，内蒙古赤峰市医院、赤峰学院附属医院，甘肃环县人民医院，山西大宁县人民医院开展支援工作，门急诊诊疗1.4万余人次，手术/有创操作1200余人次，业务培训1600余人次。派出16名队员赴山西吕梁开展巡回医疗。第一批“组团式”援藏队员完成任务返回，第二批医疗队7名队员赴西藏自治区人民医院继续开展援助。

医疗纠纷处理。全年发生医疗纠纷投诉案125件，结案42件，赔偿877.45万元。提前介入高风险术前谈话157例。

护理工作 护士1937人，其中注册护士1830人，合同护士877人，本科学历674人、研究生及以上学历19人；普通病房床医护比1∶0.53，重症病房医护比1∶2.83。

围绕“专业温馨”的护理文化核心理念，以临床疾病并发症的预防作为切入点，结合临床中常见疾病并发症的评估等方面，共完成59个临床并发症的预防规范；继续实施护理标准化，完成了959项护理质量安全工作的标准化；重症患者访视达5357人次，保证了临床危重患者护理质量安全；全院护理健康教育75117人次，出院随访33881人次，占出院总人数的32%；成立住院管理中心，将患者入院前的病情评估、检查的完善、办理住院等工作集中进行管理。在国家卫生计生委医政医管局组织的深化医疗服务行动计划全国医院擂台赛中，医院获得深化优质护理服务全国十大价值案例奖。

接收护理实习学生173人，见习学生400余人次，护理硕士生临床实践实习17人，3名护理教师被批准为北京大学护理学院临床硕士研究生导师；申请到中华医学会医学教育分会重点项目1项及北大医学部项目1项；接收进修护士236人，接收北京海淀医院36名护士长管理培训。成功通过北京伤口专科护士教学基地的申报，成为11个专科护士的教学基地，完成了310名专科护士的培养。

修订并确立2016版护士规范化培训总则方案，研发并上线护士职业规划与培训的信息系统，将护理规范化培训电子化。

成功申报13项院级、校级、省级的科研基金项目。申报获批3项实用新型专利。获2016年中华护理学会第一届发明创新奖优秀奖1项、北京护理学会第二届护理成果奖三等奖1项。

科研工作 在医科院“中国医院科技影响力排行榜”综合排名中名列第九，妇产科单科第一。牵头省部级以上项目3项，纵向项目立项课题158项（含院内42项），获经费12279.78万元（含院内588.5万元），22项批准金额超过100万元。国家自然科学基金资助项目57项，获资助总金额3972.8万元。心血管内科徐明、放射科韩鸿宾获国家自然科学基金委医学科学部和信息科学部杰出青年科学基金资助，妇产科李默获医学科学部优秀青年科学基金项目资助。

5月5日，国家卫生计生委李斌主任、刘谦副主任来院调研医学科技创新工作。5月6日、7月12日，骨科牵头研制的世界首个3D打印人体植入物——人工椎体和椎间融合器分别获得国家食品药品监督管理总局（CFDA）注册批准。6月12日，完成世界首例3D打印定制19厘米脊椎植入物手术。

新增2个北京市重点实验室：眼部神经损伤的重建保护与康复北京市重点实验室、神经退行性疾病生物标志物研究及转化北京市重点实验室。拥有教育部重点实验室3个，卫生部重点实验室1个，北京市重点实验室8个。

获授权专利60个，其中发明专利13项、实用新型46项、外观设计1项。与爱康宜诚医疗器材有限公司签署了骨科3D打印科研成果转化协议，转化金额1000万元。

获北京市科技成果奖三等奖2项，华夏医学科技奖一等奖2项、二等奖1项。妇产科乔杰在由北京市科委、北京市卫生计生委主办的第七届重大疾病防治科技创新高峰论坛中，获十大疾病科技攻关“创新型”重大科技进展奖；心血管内科高炜获第十届“药明康德生命化学研究奖学者奖”。

医学教育 完成748名本科生6442学时教学任务。在院研究生359人，有92人如期毕业并获得学位。博士生导师60人，硕士生导师117人。

接收住院医师规范化培训309人，参加北京大学医学部组织的住院医师第二阶段培训155人。来院进修人员共计1550人。

持续多年获得国家级青年教师教学基本功比赛一等奖，乔杰荣获北京市名师奖。

学术交流 公派出国21人，其中医院百万人才基金资助15人；短期出国培训33人。

接待来自3个国家和中国台湾、香港、澳门地区的人员24人次，包括立陶宛卫生部部长、加拿大驻华使馆外交官，以及哈佛大学癌症中心、美国癌症协会一行等。

信息化建设 建设集成平台与数据中心，医院信息化发展进入平台化和一体化的新时期。平台化实现了患者主索引和主数据管理，降低系统点对点直联风险，提高运行效率，提升了医疗信息的互联互通标准化水平，为集团化信息共享奠定了基础；实现了数据实时共享与大数据利用的双重功能；用于临床术前综合评估、院长决策分析（移动端）、临床科研一体化应用等，提高管理的决策效率。

基本建设 完成医院内整体道路改造工程，并通过竣工验收；一体化污水处理站设备安装调试完毕并正式运行，彻底解决了门急诊楼污水排放问题；完成了行政楼结构加固工程的竣工验收；内科病房楼改扩建工程取得阶段性进展，获得《北京市规划委员会建设项目规划条件》的批复。

（撰稿：李文君　审核：王　鹏）

领导名单

党委书记　金昌晓
院　　长　乔　杰
副 书 记　刘东明　付　卫
副 院 长　金昌晓　刘晓光　李树强
　　　　　　王健全　高　炜　余力伟

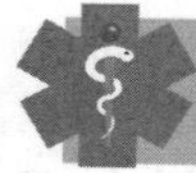

北京大学口腔医院

院本部：海淀区中关村南大街22号（100081）　电话：62179977
第一门诊部：西城区西什库大街甲37号（100034）　电话：53295000
第二门诊部：朝阳区安立路66号安立花园A2-B5（100101）　电话：82196299
第三门诊部：海淀区花园东路10号高德大厦A段2号（100191）　电话：82037030
第四门诊部：朝阳区东四环中路41号嘉泰国际大厦A座1层（100025）　电话：85715965
第五门诊部：朝阳区吉庆里14号佳汇国际中心A座305室（100020）　电话：65538893
网址：ss.bjmu.edu.cn

基本情况 卫技人员1910人，包括正高级职称131人、副高级职称172人、中级职称489人、初级师566人、初级士552人。

医疗设备净值15489.12万元。年内新购医疗设备总值5224.16万元，其中乙类医用设备1台。

机构设置 为进一步理顺机构职能，对医院部分职能部门、医技、医辅科室机构进行了调整完善。3月，放射科更名为医学影像科，后勤综合协调处更名为后勤处；10月，成立宣传科。

改革与管理 1月，完成第一、三门诊部下设机构设置及相关负责人选聘工作；2月，完成牙周科护士长选聘工作；5月，完成口腔颌面外科副主任、各病区（门诊）主任、护士长选聘工作。

医联体建设。本院作为核心医院的海淀区口腔专科医联体包括5家三级综合医院（北京大学第三医院、世纪坛医院、解放军309医院、航天中心医院、海淀医院）、7家二级医院、24家社区卫生服务中心，结合各成员单位的特色，从分级诊疗、基层能力培养、远程会诊、口腔常见病的防治结合以及质量控制等方面进行试点和探索。

医疗工作 门诊146113人次，急诊94446人次，出院6771人次，床位使用率96.11%，床位周转43.8次，平均住院日8天。手术6516人次。

预约挂号管理。全年开放号源53747个，完成预约50119个。

医疗支援。继续开展医务人员赴基层工作，受援单位为密云区医院和密云区妇幼保健院。共计派出4个批次28名医务人员赴基层开展对口支援工作。另外，配合中华口腔医学会“西部行”活动，医院派出5名专家赴西部地区开展“西部行”公益活动。

护理工作 护士899人，其中本科学历435人、研究生12人。新入职护士67人，其中硕士学历2人、本科学历9人。医护比1∶1.39。ICU床位8张。

3月，在全院范围开展优质护理服务，新招聘护士67人，保证护理人力配备。各门诊科室结合专业特点，开展具有口腔科特点的优质护理服务。颌面外科病房床位149张（除复苏室），护士79人，床护比1∶0.53，超过1∶0.4的国家标准。

护理部加强口腔专科基础知识培训、四手操作专项培训，加强护理专业内涵建设。组织新护士培训，内容以规章制度、职业防护、沟通技巧、护理急救和口腔专业基础知识为主。邀请境内、外专家讲座80余学时，内容涉及护理管理、优质护理服务、护理不良事件管理、护理急救、护理科研、授课技巧等方面。

接收来自黑龙江护理高等专科学校、安徽医学高等专科学校等5所高职院校的大专护理实习生48人；为北京大学护理学院培养硕士研究生4人，其中儿科方向硕士研究生1人、口腔护理专业硕士研究生3人；承担北京大学护理学院本科班“口腔护理学”选修课每年12学时理论授课及4学时临床见习的教学任务。

科研工作 申报科研课题170项，其中国家自然科学基金107项，北京市自然科学基金41项，国家重点研发计划2016年度5项、2017年度2项，首都临床特色应用研究11项，北京大学医学-信息联合研究种子基金4项。

获批立项科研课题57项，获经费4340.93万元，其中国家自然科学基金33项。获得科技成果奖励6项，其中教育部高校科研优秀成果奖2项，中华医学会科技奖1项，北京医学科技奖1项，华夏医学科技奖2项。授权专利4项，其中发明专利3项。

以本院为依托单位的国家级和省部级实验平台有：口腔数字化医疗技术和材料国家工程实验室、口腔数字医学北京市重点实验室、口腔疾病国家临床医学研究中心、国家口腔医学国际联合研究中心、北京市口腔医学国际科技合作基地。

医学教育 截至年底，在院口腔医学专业本科生（含八年制）256人，研究生307人，在培住院医师84人，全年共招录进修生225人。

毕业生总计116人，其中本科毕业生7人，八年制毕业生34人，研究生76人（博士生43人、硕士生33人），就业率接近100%。

招收口腔医学专业五年制本科生31人，六年制本科生（留学生）15人，八年制本博连读生30人，口腔医学技术专业本科生15人。招录研究生109人，其中博士生47人、硕士生62人。共计200人。

10月，中华口腔医学会口腔医学教育专委会组织全国口腔医学青年教师教学技能大赛，本院王雪东获一等奖第一名。

住院医师培训在培医师195人，其中住院医师84人，专科医师（纳入北京大学医学部住院医师二阶段培训）113人。本年度共招录住院医师54人，其中外单位委托培训人员10人，自主培训人员2人。成为北京大学医学部专科医师培训第二批试点单位。

招收进修生225人，其中少数民族18人，西部地区54人，访问学者及基层骨干学员6人，“西部行”计划免费学员5人。

学术交流 接待外宾来访36批160人次。举办外国专家讲学近百场。接待了日本东北大学研修团、朝日大学和明海大学研修团、大阪齿科大学研修团、日本东北大学研修团、美国波士顿大学研修团、美国太平洋大学研修团和中国台湾中山医学大学研修团等短期研修。与美国加利福尼亚大学牙学院、北卡教堂山大学牙学院、华盛顿大学牙学院，韩国延世大学牙学院，中国香港大学牙医学院签署或续签了学术合作协议。短期公派出访265人次，涉及26个国家和地区。

3月和4月，两次成功申请到科技部与日本科学技术振兴机构联合举行的樱花项目A类交流活动（科学技术交流），对口学校分别为日本姊妹校朝日大学、明海大学以及日本东北大学。交流的主要内容为中日口腔医学教育异同和口腔医学技术发展体验。

10月27～28日，由北京大学口腔医学院、日本东京医科齿科大学牙学院和泰国久拉隆贡大学牙学院联合发起的第五届中日泰三校联合学术年会在医疗楼大会议室召开。本次会议由北京大学口腔医学院主办，主题为“Current Progresses in Oral Science Research”。来自上述3所院校院长、师生共60余人参会。会议分为大会报告和壁报展示两个环节，三校院长分别就口腔医学教育主题进行演讲，并介绍了本校教育相关工作。青年医师和学生的汇报和展示内容涵盖了口腔医学基础和临床研究领域不同的研究方向，就感兴趣的学术问题进行广泛而深入的探讨与交流。

医院口腔颌面外科于2009年被国际口腔颌面外科协会（IAOMS）批准为“头颈部肿瘤及修复重建培训中心”，自2010年起开始接受国外医生来院接受口腔颌面外科专科训练，费用由国际口腔颌面外科协会资助。2016年为来自菲律宾、印度、荷兰等国家的3名外国医师办理在华签证延期或首次申办手续。

信息化建设 全年信息化建设总投入1522万元，其中国家拨款1290万元，自筹232万元。召开口腔专科电子病历建设研讨会议与专科电子病历标准化制定会议，自口腔专科电子病历系统建设以来，分别实施了口腔住院患者电子病历系统、心电管理信息系统、手术麻醉信息系统、病理信息系统等，从口腔医学特点出发，全新构建了口腔专科特色的门诊电子病历，完成了预约、手术登记、耗材管理、放射申请、基于临床路径的口腔CPOE信息系统等，与HIS、LIS、PACS等系统进行了有机整合，并快速推广到门诊部及其他口腔医院使用。

实施信息系统等级保护升级改造项目，升级系统软、硬件，顺利完成了HIS系统等级保护三级测评。

实施数据利用分析平台项目，完成服务器、测试库、模拟应用软件的环境搭建，以及住院与门诊多系统的流程分析、接口梳理、数据探查。开展基于临床患者数据的科学研究，并推广到4个科室使用。

向国家卫计委申请远程医疗对口帮扶系统运维项目、数据上报发布平台项目、互联网+模式下综合运营管理系统项目。

基本基建 投入400万元，实施院内锅炉房设备更新及改造工程，完成设备采购安装及锅炉房施工的招投标工作、施工现场的监管和质量控制工作。

临床教学基地投入使用后，投入13.82万元，完成收费处增加防盗门、防盗栏，增加正压气点及相应地插，精品组安装不锈钢隔断及地面铺装等小型配套工程；投入11.58万元完成科研楼实验室改造工程；投入32万元完成中心供应室局部加固工程。

作为国家卫生计生委、住建部、财政部全国医院建筑能耗监管系统试点建设单位，获国家财政拨款500万元，用于建设医院建筑能耗监管系统。该系统于2015年11月基本建设施工完成，2016年处于系统调试阶段。本项目完成了对医院所有建筑电、水、冷/热、蒸汽等主要能源消耗的远程在线监测及历史消耗统计等功能，有利于医院开展节能管理工作。

口腔疾病预防工作 承担国家卫生计生委全国儿童口腔疾病综合干预项目的主要管理工作及技术支持，主要参与全国第四次口腔健康流行病学调查项目专家组、技术组和督导组工作；承担国家卫生计生委防治结合型口腔医疗机构模式探索项目第二期。

中国牙病防治基金会承担民政部的孤残儿童口腔疾病综合防治项目，主要管理和技术支撑工作由基金会的办公室所在科室北京大学口腔医院预防科承担，是民政部的年度项目，经费主要来自国家民政部，还有自筹资金来自中国牙病防治基金会募集的社会捐助。此次项目主要面向中西部13个地区，为孤残儿童提供口腔保健教育和疾病防治服务；组织筹划“健康口腔微笑少年”活动等。

社会工作 中国医师协会口腔医师分会工作。4月，完成中国医师奖口腔医师候选人推荐，推荐的北京大学口腔医院马绪臣教授、四川大学华西口腔医院胡静教授获得“第十届中国医师奖”。6月9日，召开口腔医师分会第四届委员会第二次全体委员工作会议，就第四届委员会工作报告、5个工作委员会工作情况、基层口腔医师资助活动等工作进行汇报与讨论。开展基层口腔医师学术培训资助活动。

中华口腔医学会工作。9月27日，中华口腔医学会第五届全国会员代表大会在上海国家会展中心召开，大会选举产生了第五届理事会及监事会成员，本院俞光岩教授当选第五届理事会会长、郭传瑸教授当选副会长，岳林教授当选秘书长；王兴教授获聘为第五届理事会名誉会长，徐韬教授、王渤副研究员获聘顾问。

中国牙病防治基金会工作。作为中国牙病防治基金会的支撑单位，开展国家卫生计生委委托的“健康口腔，幸福家庭”二期项目的方案设计，以及项目运行中的督导和评估；参与国家卫生计生委和中国健康教育中心"9·20"爱牙日口腔健康活动设计和现场活动；参与孤残儿童口腔疾病综合防治项目；发布《中国居民口腔健康行为指南》，开展全面口腔护理行动。

WHO预防牙医学科研与培训中心工作。医院续任WHO预防牙医学科研与培训合作中心，徐韬教授为中心主任，郑树国教授为办公室主任，办公室设在预防科。依托WHO科研与培训合作中心和北京大学口腔医院的平台，2016年6月6～8日举办第四次全国口腔健康流行病学人力资源调查培训会。中心主任徐韬教授和办公室主任郑树国教授于11月28～29日参加了在菲律宾马尼拉WHO西太区总部举办的第二届西太区WHO合作中心（WHOCC）区域论坛，这是该中心首次受邀参加西太区WHOCC论坛，同时中心工作受到WHO西太区总部的认可和鼓励。

（撰稿：杨　佳　审核：宋代莹）

领导名单

院　　长	郭传瑸
党委书记	周永胜
副 院 长	李铁军　林　野　罗　奕 张　伟　邓旭亮
副 书 记	张祖燕　张汉平
总会计师	汪　薇

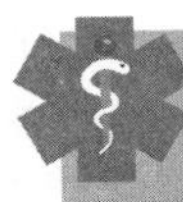

北京大学肿瘤医院
北京肿瘤医院
北京大学临床肿瘤学院
北京市肿瘤防治研究所

地址：海淀区阜成路52号（100142）　电话：88121122

网址：www.bjcancer.org

基本情况　职工2137人（在编1142人，合同制995人），其中专业技术人员1969人，包括正高级职称128人、副高级职称197人、中级职称578人、初级师664人、初级士381人、未确定职称21人。

年底医疗设备净值20512.65万元，年内新购医疗设备总价值3337.26万元。

机构设置　3月1日，成立肿瘤生物信息中心；5月12日，成立胸部肿瘤中心；5月17日，成立药学部；6月14日，成立干部保健与特需医疗部；6月20日，成立医学工程处、采购中心；6月21日，成立学科建设办公室；6月29日，国资科更名为国内合作与产业处；9月6日，成立胃肠肿瘤生物学研究室。

改革与管理　细化医疗质量督导方法和质控模式，开展医疗质量督导检查，组织重点不良事件分析讨论会；推进临床路径工作，开展DRGs推广活动，推进单病种质量控制工作，推动品管圈工作。建立患者安全文化，启动预防静脉血栓（VTE）管理工作，组织6S项目管理。

顺应北京市医改形势，制定风险防控措施。深化公立医院自主权研究，积极推进医疗新技术进入临床使用，提升医疗水平与质量，满足社会多层次、多样化医疗需求。

注重强化医院经营管理，成立综合绩效考核领导小组，设立医院绩效考核指标、评估及各项相关制度流程制定的规范化。

逐步完善医师办理多点执业相关手续及本院医师去外院多点执业的流程。有多点执业医师4人，医师去外院多点执业71人。

医联体建设。5月6日，参加市属医院康复医联体启动会，与北京小汤山医院、北京老年医院签署了《北京市属医院康复患者双向转诊协议书》。8月，牵头组织外院相关专家，讨论制定《肿瘤康复医疗双向转诊标准》。年内医联体转诊患者近20人。

人才引进。接收应届毕业生35人，其中包括海外留学回国人员2人（医师1人、管理人员1人）。毕业生中博士占85.71%，硕士占14.29%。引进高端人才6人，分别是中国工程院院士、分子肿瘤学研究室主任詹启敏，肿瘤生物信息中心主任吴健民，头颈外科主任张彬，麻醉科副主任宋学军，胸部肿瘤内一科主任王子平，基础科研人员陈杰。

医疗工作 出院56359人次，床位周转72.91次，床位使用率95.78%，平均住院日4.82天。住院手术12688例。全年用血3526人次，共用红细胞4791单位、血浆623800 ml、血小板994治疗量；对稀有血型、特殊抗体患者动员接受自体输血技术，全年采集自体血6人2400 ml。

临床路径管理。17个科室21个病种按临床路径管理，完成了112条临床路径设计。管理的患者18480人，同比增长了300%；入径率98.60%，完成率95.40%，变异率4.90%，退出率4.60%。

预约挂号管理。实现多途径预约挂号，包括京医通微信预约、京医通自助机预约、官网预约、官方微信预约、微信“城市服务”预约、窗口预约、出院复诊预约、诊间预约、114电话预约、预约挂号统一平台。全年预约挂号419127人次，预约挂号人次占门诊总人次的70.90%。

新技术、新疗法。成立医疗技术临床应用管理委员会，对6项医疗技术进行临床应用能力审核，其中4项已开展临床应用。对5项限制类医疗技术的临床应用情况进行了评估，对4项新开展的医疗技术的临床应用情况进行了评估。

药物管理。印发了《北京大学肿瘤医院围手术期预防应用抗菌药物推荐目录》和《北京大学肿瘤医院特殊诊疗操作预防应用抗菌药物推荐目录》。门诊药占比50.15%，住院药占比47.92%。门诊抗菌药使用率0.86%；住院抗菌药使用率14.59%，使用强度15.38；住院特殊使用级抗菌药使用率1.63%，使用强度1.90。

医保工作。医保门诊231568人次，次均费用827元，较上年增长1.97%；医保住院14608人次，次均费用19370元，较上年下降3%；患者药占比为48.77%，较市医管局下达指标52.00%低6.20%。建立了医保数据监控信息平台，构建DRGs费用绩效评估体系，实现医保费用数据的合理化评估。

医疗支援。京蒙省际医院对口支援专家门急诊患者28人次，诊疗住院患者33人次，会诊12次；免费接收受援医院进修医生、护理人员6人。京宁精准帮扶合作项目，与宁夏回族自治区中卫市人民医院建立帮扶合作关系，派出6名临床专家任医院特聘专家；免费接收6名专业技术人员来院进修学习，以及工作人员来院参加学术活动。医疗机构对口帮扶项目，与新疆和田地区人民医院签订对口帮扶协议，医院医疗专家队到和田地区人民医院进行医疗帮扶。2015年8月—2016年7月派消化内科彭智医生到拉萨市人民医院工作1年，派胃肠肿瘤中心彭亦凡医生12月赴宁夏回族自治区人民医院工作1年，派麻醉科陈冀衡医生到新疆和田人民医院工作1年。

医疗纠纷处理。参加医责险1075人，总费用94.26万元。发生医疗纠纷8件，其中调解6件、诉讼2件，年度赔付121.61万元。

护理工作 护士728人，其中合同制护士469人。护理人员中本科383人、研究生18人。医护比1∶0.55。ICU床位8张。

年内，修订了《输血器使用规范》《优质护理管理制度》《护理会诊制度》《危重患者风险评估与安全管理制度》等，制定了《个案管理护理岗位说明书》《科室护理管理评价标准》。上报护理不良事件233件，依次为管路相关事件、皮肤相关事件、意外事件、治疗相关事件、职业暴露事件、护患沟通事件及输血相关事件，事件分级以不良事件及未造成后果事件为主；每季度组织对典型护理不良事件进行分析讨论，提高持续改进能力。

参加各类管理培训班及护理管理学术交流会议90人次。参加中华护理学会、北京护理学会举办的专业护理领域专科护士认证培训班21人，全都取得资格证。全院有认证专科护士94人。参加专科护理、静脉管理、院感控制、手术室管理、优质护理、护理科研等学习班及学术会议128人次。赴港澳台及国际会议交流2人次。

申报立项市医管局培育计划课题1项，北大医学部护理科研基金重点项目1项。

接收实习生97人、进修护士49人、肿瘤专科护士74人、静疗专科护士19人、PICC专科护士12人、造口治疗师6人、北京大学护理学院本科生2人。

科研工作 申报院外课题近200项，获资助98项，科研经费4700余万元。其中申报国家自然科学基金委课题69项，获资助29项，包括重点项目子课题1项、重大研究计划培育项目1项、面上项目12项、青年基金6项、应急管理项目2项、科技部重点研发计划课题3项、支撑计划课题子课题3项、“863”子课题1项，获经费2151万元。申报其他课题100余项，其中中标课题69项，包括市科委课题18项，市自然科学基金项目7项，市优秀人才培养资助项目1项、首发科研专项课题6项，市医管局培育项目11项、“扬帆计划”2项，市外国专家局4项，北京大学医学部护理科研基金资助项目1项，国际合作项目及横向课题19项，获经费2570余万元。结题55项，其中国家自然科学基金课题17项、“863”课题10项、重大新药创制课题1项、市自然科学基金10项、市科委课题1项、横向课题12项、市外专局4项。

获华夏医学科技奖2项，其中消化肿瘤内科沈琳的“以分子分型为基础的晚期胃癌精准治疗体系的初步建立”获一等奖、胸外二科杨跃的“可手术切除期肺癌规范化综合诊疗及临床转化应用”获二等奖。胃肠肿瘤外一科季加孚的“胃癌综合防治体系关键技术的创建及其应用”获中华医学科技奖一等奖及高等学校科学研究优秀成果奖科技进步奖一等奖。胃肠肿瘤外一科王晓东发明的“一种用于穿刺的实时三维可视化影像引导系统”和“一种肝动脉药盒留置导管系统”，介入科寿成超等发明的“预防猪鼻支原体感染细胞的方法及制剂”3项获国家发明专利授权；生化与分子肿瘤学研究室邓大君教授等发明的“利用甲基化特异性荧光法检测P16基因CpG岛甲基化的引物组”获美国发明专利授权。

恶性肿瘤发病机制及转化研究教育部重点实验室接受教育部组织的考核评估，结果为良好。潘凯枫、陆哲明共同承担的“P16甲基化和端粒动态变化在预测胃癌发生中的作用和转化研究”通过验收。

医学教育 录取研究生76人，其中硕士39人、博士研37人。在院研究生257人。招收进修医师163人，另有46名短期参观学习人员、28名实习学生及12名国内访问学者。进修医师中81.40%来自国内三甲医院。培训在培住院医师116人，招录住院医师6人，送出委培住院医师20人。遴选博士生导师3人、硕士生导师5人。有博士生导师44人、硕士生导师57人。

开设“肿瘤相关并发症的处理与预防”“肿瘤临床研究的实践”课程，成为北京市住院医师规范化培训基地。首次获教育部教学设备专项基金约500万元。

脱产学习49人，其中在国内进修学习32人，出国进修学习17人，包括美国14人、澳大利亚2人、加拿大1人。

学术交流 组织或协助组织学术交流/学术报告21次，邀请国外专家10人次来院进行学术交流。1月，与芬兰赫尔辛基大学在联合教育和培训方面签署合作协议；3月，与美国墨菲特癌症中心达成基础设施和相关标准进行对接的意向；7月，与德国海德堡大学附属医院签署了合作意向书。

信息化建设 年度信息化投资约1400万元，其中硬件网络建设400万元、运营维护约200万元、软件系统建设约800万元；新建和改进系统29个，其中自主研发约占50%。实现了南院区、西院区和迦南、新里程4个院区的互联互通，以及患者信息全景展示、移动查房、移动OA。设立全院信息化专管员，负责收集及整理本科室信息化需求，根据科室发展规划，制定本科室信息化建设规划。

基本建设 新建病房楼工程完成基础垫层施工；完成门诊装修工程一期介入手术部、日间化疗病区主体钢结构工程施工。改造工程签订50万元以上合同1项，空调通风系统清洗消毒工程签订50万元以下合同9项。

肿瘤防治 肿瘤登记与随访。全市纳入社区随访肿瘤患者55050例，北京市户籍患者53740例，成功随访49653例、死亡5685例。从市疾控中心全死因数据库中筛选出26852例肿瘤死亡病例导入北京市综合统计信息平台。

早诊早治。完成北京市城六区肺癌、胃癌（食管癌）、结直肠癌、乳腺癌、肝癌高危人群问卷评估24308例，评估出高危23048例，完成临床筛查9981例。北京市农村大肠癌筛查34425例，评估出大肠癌高危居民10145例，完成临床筛查5912例，查出进展期腺瘤及大肠癌共109例，其中早期病例106例。

编辑出版 继续承办由中国科学技术协会主管、中国抗癌协会主办的《中国癌症研究》，全年出版6期，共发行600册。继续与中国抗癌协会共同主办由中国科学技术协会主管的科普期刊《癌症康复》，全年出版4期，共发行16000册。

（撰稿：姚　勇　审核：仲西瑶）

领导名单

院　　长　季加孚
党委书记　朱　军
副 书 记　许秀菊　薛　冬
副 院 长　郭　军　沈　琳　苏向前
　　　　　　潘凯峰　邢　沫

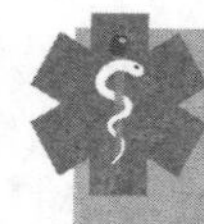

北京大学第六医院 北京大学精神卫生研究所 北京大学精神卫生学院

地址：海淀区花园北路51号（100191） 电话：82801984
网址：www.pkuh6.cn

基本情况 职工389人（在编296人、合同制93人），其中正高职称35人、副高级职称34人、中级职称133人、初级及职称未定级94人。离退休人员135人。

连续7年获复旦大学医院管理研究所中国医院最佳专科之精神医学排行榜第一名，蝉联2016年度中国医院科技影响力排行榜（精神病学）第一名。

年底医疗设备总值净值1343.36万元，年内新购医疗设备总值65.10万元。

改革与管理 医院总目标是秉承"以科学精神体现人文关怀"的院训，建设完善和发展具有国际影响力的精神病学亚专业学科和团队，打造医、教、研、防、管理五位一体的国际一流精神专科机构。

加强行风廉政建设，要求医生停止通过商业网站的挂号获利行为，停止工作时间进行咨询的行为。持续进行改善医疗服务计划，进行门诊系统改善，合并门诊检查申请单。检验科实现条码化标本管理，缩短检测项目的报告时间，完成京津冀医疗机构结果互认检查工作。

医疗工作 门诊292810人次，日均门诊1161人次。出院3027人次，床位周转13.7次，床位使用率105.2%，平均住院日28.01天。出入院陪护率55.38%，治愈率5.99%，好转率81.48%。年内派遣医务人员实施心理危机干预2次，共派出4名医务人员。

实施临床路径管理有1个科室5个病种，入径1020例。

预约挂号管理。预约挂号形式有114电话预约、北京市统一挂号平台网上预约、支付宝预约和出院患者复诊预约。全面开展门诊分时段预约挂号。预约挂号占门诊总人次的43.98%。

新技术、新疗法。临床心理测评中心新增测评项目3项：有关正念注意知觉量表、精神活性物质使用筛查、酒精戒断评估项目。检验科新增临床检验项目3项：α-羟丁酸脱氢酶活性测定、β_2-微球蛋白测定（β_2-MG）、胆碱酯酶活性测定（ChE）。

医保工作。医保出院758人次，总费用1928.22万元。年度总额预付指标额10857.04万元。医保门诊次均费用656.46元，住院日均费用710元。

药物管理。药占比66.11%，门诊药占比75.17%，住院药占比24.83%。住院患者抗菌药物使用率1.55%，门诊患者抗菌药物处方比例0.04%。

医疗支援。参与国家援黔医疗卫生对口帮扶，北京市京蒙对口支援，科技部对口支援山东省淄博市桓台县人民医院，承担国家对口支援青海省第三人民医院、乌鲁木齐第四人民医院。与云南省普洱市第二人民医院、哈尔滨第一专科医院等全国精神专科医院建立院际合作，开展各种形式的对口支援。作为海淀区精神卫生防治医联体的核心医院，派出院长助理原岩波挂职海淀区卫生计生委主任助理和海淀精防院副院长。在京内还支援了昌平区中西医结合医院、北京大学人民医院等机构。年内往合作医院派出专家共计31人次。

医疗纠纷处理。发生纠纷80件，除3件在法院审理外，其余均妥善解决，无赔付。

护理工作 护士131人，其中合同护士40人。护理人员中本科学历56人、研究生2人。医护比1∶1.31。

开展"改善医疗服务行动计划"，深化优质护理服务；加强重点环节管理，降低护理不良事件，不良事件上报率100%、整改率100%。

注重骨干护士培养，提升专科护理水平。年内，外派骨干护士进修、学习43人次；培养精神科专科护士2人，参加过精神科专科护士培训的共有12人。

完成医学部护理本科生授课46学时，医学部护理本科生临床实习93人，专科护士临床实践75人；接收护士进修学习32人。

科研工作 作为主持单位获批国家重点研发计划重点专项1项，经费581万元；作为课题负责单位承担2项国家重点研发计划课题，获经费215.5万元；获批国家自然科学基金项目9项，直接经费990万元。陆林教授国家重点基础研究发展计划（973计划）项目“睡眠脑功能及其机制研究”，后三年获批经费1211万元。获批省部级科研项目17项，经费共计817.78万元。新立项国际合作课题1项，获资助经费100.87万元；新立项国内横向科研课题12项，获经费共计812.56万元。

拥有1个部委级重点实验室：卫生部精神卫生学重点实验室（北京大学）；2个北京市重点实验室：痴呆诊治转化医学研究北京市重点实验室，药物依赖性研究北京市重点实验室。有国家临床重点专科建设项目1项。

医学教育 在学研究生126人，其中统招研究生99人（硕士57人、博士42人）、在职研究生27人。硕士招生18人，博士招生12人。一阶段在培住院医师34人，二阶段在培住院医师8人。

承担各单位385名学生的大课、见习及其他课程的教学工作；顺利通过北京市住院医师规陪基地的动态评估。

新开《临床沟通技巧》1门，继续开课精神病学等课程11门。招收各种专项研修/进修人员106人。

6月，1人因合作研究由单位公派临时出国。

学术交流 推进北京大学-墨尔本大学精神病学研究与培训中心的建设，继续与美国佛罗里达大学、加利福尼亚大学、密歇根大学等著名大学进行合作，并与国际阿尔茨海默病协会WHO总部和西太区办公室等国际组织及机构保持联系，开展了多领域的合作研究及学术活动：5月8日，召开北京大学-墨尔本大学精神病学研究与培训中心第三届联合论坛，本院10余人参加论坛。8月13日，在京主办第五届中韩日国际精神病学研讨会，中日韩三方共计100余人参加了此次会议。10月20～23日，由国家精神心理疾病临床医学研究中心（北京大学第六医院）、浙江大学、痴呆诊治转化医学研究北京市重点实验室、老年情绪与认知损害协同研究网络（GMCII）、浙江大学医学院附属邵逸夫医院等单位与部门联合承办了亚洲抗痴呆学会（ASAD）第十届国际会议暨中国老年保健协会老年痴呆及相关疾病专业委员会（ADC）2016年年会，来自国内外500余名专家学者参加了本次年会。

年内，外出参加重要国际学术会议50余人次，如：美国精神病学会2016年会、第四十六届美国神经科学年会等。

6月，组织“新形势下精神专科医院改革与发展培训班暨北京大学第六医院第四届精神专科医院管理论坛”；11月，组织“精神专科医院院际合作院长论坛”；12月，组织“北京市社区精神卫生培训及研讨会”等会议和培训，加强与国内兄弟医院的合作与交流。并主办了中国心理卫生协会危机干预专业委员会第十二届学术会议，第三届中国睡眠与心身医学论坛，抑郁障碍临床研究能力培训，精神分裂症研究进展论坛等学术会议与论坛。积极参加国内同行学术交流活动，如：中国睡眠研究会第九届全国学术年会、中华医学会精神医学分会第十四次全国学术会议等，并以会议特邀报告、大会发言、专题会交流、壁报交流等多种形式与国内研究人员进行交流。

公共卫生服务 继续担任国家卫生计生委指定的国家精神卫生项目办公室工作，年内中央财政下拨项目经费4.75亿元。登记并录入国家严重精神障碍信息系统患者531.60万人，纳入社区随访管理464.58万人。

推出“以赛代训”的“全国严重精神障碍管理治疗项目社区医疗质量研讨会暨第二届知识技能竞赛”；举办各类培训及会议共计16场，培训1571人次；组织援疆和援藏培训；年内招收研修生7人。

为了规范社区治疗和方便指导基层工作人员，医院公共卫生事业部编写的严重精神障碍“CARE FOR”系列核心信息卡中的两套——“抗精神病药物治疗”和“管理治疗工作服务流程”，并分发至全国。

健康教育 利用多种途径做好科普知识宣传。派出多名专家参加2016年健康中国行-北京健康科普专家巡讲以及北京疾控中心健康科普专家巡讲活动。组织专家参加北京健康促进委员会、市卫生计生委组织的科普专家培训会，提高医院专家健康科普能力。利用医院简报、官方微信公众号、微博、官网等发布精神疾病科普知识。结合世界精神卫生日等重要活动日，举行义诊等活动，扩大科普知识受众。与媒体合作协调专家参与科普节目，撰写科普文章。

信息化建设 完成数据中心和区域医疗系统集成项目，升级了医院信息系统的各个子系统；完成门诊重症精神障碍上报卡的设计和实施；更新门诊电子病历系统，实现了历史病历及住院志的集中展示；部署新的门诊叫号系统；扩展特需支付宝挂号功能；实现检验系统的整体更换。完成医院电话系统、远程会诊系统和全院远程教学系统的部署和运维。完成医保升级和医保账户封闭相关改造。

基本建设 医院在昌平区中关村生命科学园的异地扩建项目于2015年12月30日正式开工建设，项目总投资22600万元，总面积33948平方米，2016年11月25日封顶，医院将以此为基础建设国家精神卫生中心。

（撰稿：孙思伟 审核：张 霞）

领导名单

党委书记 王向群
院　　长 陆 林
副 书 记 刘 靖
副 院 长 董问天 姚贵忠 郭延庆 岳伟华

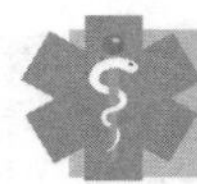

北京大学首钢医院

地址：石景山区晋元庄路9号（100144） 电话：57830000
网址：www.sgyy.com.cn

基本情况 职工1863人（在编1073人、合同制790人），其中卫技人员1496人，包括正高级职称42人、副高级职称96人、中级职称461人、初级师504人、初级士169人、无职称224人。

年底医疗设备净值12820.25万元。年内新购医疗设备总价值1807.02万元。

机构设置 1月19日，成立内、外、妇、儿教研室；8月12日，撤销慢性病研究所；9月27日成立普通外科肝胆胰病区。

改革与管理 7月4日，首钢总公司党委在医院召开干部大会，宣布向平超担任医院党委书记、纪委书记、工会主席，顾晋担任院长，雷福明、王海英、杨布仁、王宏宇担任副院长。

以首钢医院为核心医院的医联体下属13家成员医院，其中医院的4个社区卫生服务中心人财物隶属医院管理，是紧密型医联体，另外9家是松散型模式。有5位外院医师在本院多点执业。

医疗工作 出院28749人次，床位周转31.7次，床位使用率91.1%，平均住院日10.57天，手术6910例。实施临床路径管理的有14个科室26个病种，入径2158例，入径率52.61%，完成率86.01%。全年临床用红细胞悬液5369单位、血浆4494单位、血小板810治疗量，自体输血144例440单位。

预约挂号管理。采取网络预约、窗口预约、电话预约、诊间预约、手机APP预约和社区转诊预约等多种形式，开放号源比例70%，预约挂号占门诊比例约3%。

新技术、新疗法。开展新技术、新项目19项，包括普通外科二病区的3D腹腔镜镜下右半结肠癌并直肠癌根治切除术。

药物管理。药占比52%，其中住院药占比36%。门诊抗生素使用率12.07%，急诊抗生素使用率32.48%，住院患者抗生素使用率54.58%。医院感染发生率1.06%。

医保工作。医保出院19339人次，总费用42358.38万元，次均费用21901元。

医疗支援。17人赴内蒙古自治区丰镇市医院，18人赴内蒙古包头一机医院，26人赴北京市大兴区中西医结合医院进行对口支援，开展临床诊疗、教学培训和查房、疑难病例讨论、学术讲座等。每月安排人员对口支援社区卫生服务工作，保证古城、苹果园、老山、金顶街4个社区卫生服务中心每天都有医院主治医师以上人员出诊。

3月4日，肿瘤科医生赵聪作为第八批第三期援疆干部，前往新疆和田进行为期一年的卫生支援工作。4月23日，与内蒙古一机医院启动京蒙省际医院对口支援项目。6月30日和7月1日，为首钢京唐公司、股份公司、矿业公司为一线干部职工和家属进行健康讲座和健康咨询。7月8日，5位专家参加以“重走长征路，共铸中国心”为主题的2016“同心·共铸中国心甘孜行”大型公益活动。

医疗纠纷处理。参加医责险1530人，总费用79.69万元。发生医疗纠纷15件，市医调委调解7件，法院判决8件。年内，保险赔付43万元，医院赔付109万元。

护理工作 护士720人，其中合同护士550人。护理人员中本科277人、研究生及以上10人。医护比1∶1.67。ICU床位45张。不良事件上报率98.85%、整改率100%。

“基于护士核心实践能力发展的分层级管理体系建设”获医院管理创新奖。“构建医院-社区一体化延续护理模式研究”获石景山区卫计委资助7万元。

外送护士进修4人，接收进修护士4人。血透室护士2人、急诊室护士2人、静疗护士5人，骨科护士1人、肿瘤科护士1人、老年护士1人、造口护士2人、手术室护士2人，共16人参加专科护士取证培训。承担北大方正软件技术学院护理专业临床课教学共4门课300学时。

科研工作 新增课题12项，包括首次获批的国家重点研发计划3项，市科委首都临床特色应用研究专项1项，市委组织部人才项目1项，市中医管理局北京中医药科技发展资金项目1项。召开科研沙龙系列讲座18场，邀请到包括中国工程院院士、北京大学医学部主任詹启敏，北京大学医学部公共教学部副主任丛亚丽，香港大学教授罗伟伦，日本大阪医学中心教授Masayuki Ohue，韩国延世大学教授金南奎等十几位专家教授。

2月27日，由院长顾晋倡导成立的京津冀大肠癌医师联盟成立大会暨第一届京津冀大肠癌国际研讨会在石家庄市召开。5月20日，举办2016年北京西部医学论坛，这是医院连续举办的第十二届北京西部医学论坛。5月21日，由石景山区卫生计生委主办、医院承办的“2016北京西部医院院长论坛”成功召开。6月15日，市卫生计生委“建设基于社区—家庭—三级医院的恶性肿瘤联防联控示范项目”在医院启动。9月29日，与石景山区影像质量控制办公室共同主办第五届北京西部医学影像论坛。10月13日，在北京国家会议中心举行的第二十七届长城国际心脏病学会议英语演讲比赛中，心内科医师孟越之获第一名。11月1日，医院举行国内首个血管医学二级学科教研室揭牌仪式。12月1日，与北京乳腺病防治学会宣传与发展工作委员会共同主办乳腺癌多学科病例研讨会。12月，医院协办的中日韩大肠癌国际会议在北京成功举办。

医学教育 完成北京大学医学部2012级生物医学英语专业教学任务和2013级海外口腔专业教学任务37人935学时，完成2012级西藏大学医学院临床教学实习任务20人，完成2012级三峡大学医学院临床教学实习任务26人，完成2012级内蒙古民族大学医学院临床教学实习任务11人，完成2012级山西医科大学晋祠学院临床教学实习任务6人，完成2012级华北理工大学临床教学实习任务2人，其他学校学生87人。培养硕士研究生8人、博士研究生2人。

参加市卫生计生委专科医师规范化培训的住院医师98人，其中一阶段49人、二阶段49人。接收进修生27人。举办短期学习班26次，参加5000人次。脱产学习116人次。到院外进修10人，出国进修1人。录取研究生14人，其中硕士13人、博士1人。

12月22～23日，在北京大学第十六届青年教师教学基本功比赛中，心内科医师王硕荣获一等奖和最佳演示奖，骨科医师唐冲获二等奖和最受学生欢迎奖，心内科主任唐强获优秀指导老师奖。开展“医学大家”系列讲座24次，邀请到北京大学第三医院、人民医院和同仁医院等多家医院的专家教授。

学术交流 11月9日，意大利Humanitas医疗集团国际事业发展总负责人蒙杜威·让·卢卡先生来院访问。12月14日，中国疾控中心主任王宇、美国国家癌症研究中心Matthew Brown博士、中科院肿瘤医院研究员范金虎一行10人来院进行科研交流。

到中国台湾考察和参加国际学术会议3人次。8月1日，西藏大学副校长谭欣来院访问；8月15～29日，3人赴台湾马偕医院进行安宁疗护观摩、学习；9月8日，西藏大学医学院院长江泳一行来院访问；9月30日，副院长王宏宇一行4人访问西藏大学医学院；12月30日，宁夏回族自治区人民医院院长田丰年一行7人来院考察、学习、交流。

信息化建设 年度信息化建设总投入1952.6万元。开展了APP移动服务。推进门诊就诊流程一卡通自助服务建设项目。新建纸质病历数字化扫描系统，实现临床病历电子化存储。引入临床数据科研平台，为科研统计需求搭建基础平台。制定医院信息化建设“十三五”发展规划，首钢医院构建三级医院同社区卫生服务中心医联体信息化建设项目获国资委扶持资金210万元。

基本建设 推进新门急诊医技大楼项目，启动核医学楼改造项目。完成肿瘤安宁疗护病房改造、制冷站改造、职工之家和教学培训用房整体功能布局及施工改造。实施门急诊楼功能布局调整、装修改造和流程优化工程，对住院大楼病区照明设施进行改造。与中华社会救助基金会医基金联合启动“心音坊”公益项目，营造温馨舒适的诊疗环境。

（撰稿：吴妍彦　审核：贺利军）

领导名单

院　　长　顾　晋

党委书记　向平超

副 院 长　向平超（至7月）　雷福明
　　　　　　张祥华（至7月）　王海英（自7月）
　　　　　　杨布仁（自7月）　王宏宇（自7月）

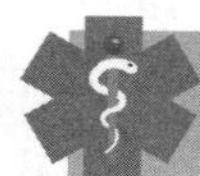

北京大学国际医院

地址：昌平区北清路生命科学园生命园路1号（102206） 电话：69006900
网址：www.pkuih.edu.cn

基本情况 卫技人员1180人，其中正高级职称9人、副高级职称31人、中级职称155人、初级师483人、初级士502人。

年底医疗设备净值15202.05万元。年内新购医疗设备总金额13125.50万元，其中乙类医用设备1台。

机构设置 5月，新增中心实验室，为职能科室；6月，医疗科室新增肛肠科、电生理室及口腔颌面外科；12月，新增药物临床实验中心。

改革与管理 依据医院发展五年规划，快速发展学科建设，迅速提升医疗服务能力；狠抓医疗质量，不断完善医疗质量与安全管理体系建设；加强护理队伍建设，提升服务水平和质量；打造区域医疗中心，推动医联体建设稳步发展；建立市场化运作机制，促进医学与学科的发展；加快完善绩效考核体系，有效提高工作效率与效益；创新特色管理机制，提升服务运行保障水平；加强后勤精细化管理，为医院平衡运行提供保障。

医联体建设。与14家昌平区医疗机构签署医联体合作协议，为合作机构提供预约挂号，双向转诊，人才培养，检验、影像服务；与31家企事业单位签署医疗及健康管理服务协议书，为合作单位提供预约挂号、预约检查、绿色就医通道、就医诊疗及健康管理信息资料服务等；与12家医疗机构（非昌平区医联体单位）签署医疗合作协议，为合作医院提供包括预约挂号、双向转诊、人才培养等在内的多层次服务。

医疗工作 出院16080人次，床位周转25.85次，床位使用率67.50%，平均住院日9.39天，住院手术19946例。剖宫产率29.68%。无孕产妇死亡，新生儿死亡率0.56‰，围产儿死亡率1.69‰。全年临床用红细胞9172单位、血小板2952单位、血浆6915单位，自体回输红细胞1298单位。

年内，办理多点执业医师450人，其中主任医师185人、副主任医师157人、主治医师108人。

预约挂号管理。预约方式有微信、官网、电话、手机APP、自助机和窗口预约挂号。全年预约挂号244729人次，占门诊总人次的55.4%。

药物管理。药占比29.3%，其中门诊药占比28.55%、住院药占比30.16%。成立门诊抗菌药物专项点评小组，对门诊抗菌药物进行专项点评；在OA系统加入药品目录，方便医生快速查询药品信息；在APP中加入用药助手服务，患者可随时查阅用药指导，还可进行药物在线咨询。门诊患者抗菌药物使用率6.61%，急诊患者抗菌药物使用率29.73%，住院患者抗菌药物使用率51.81%。

医保工作。医保门诊18.26万人次，总费用5377万元，医保基金支付比例45.30%；医保出院5529人次，总费用9730万元，医保基金支付比例60.3%。实现了吉林省长春市、山西省吕梁市、山东省淄博市等6地市的医保联网结算，并成为首家河南省南阳市新型农村合作医疗异地住院结算定点医院。

三级医疗。接收上转患者10人次。

医疗支援。对内蒙古卓资县医院进行对口支援，主要是腹腔镜手术及人员培训。派出1人参与“光彩西藏”援藏活动。

医疗纠纷处理。参加医责险1300人（含多点执业人员），总费用40万元。发生投诉80起，全部实现医疗纠纷平稳处理。

护理工作 护士698人，其中本科351人、研究生3人。医护比1∶1.16。ICU床位26张。

所有病区优质护理全覆盖，门诊推行一站式护理服务模式。不良事件上报率96.4%，整改率100%。

构建护理垂直管理模式，以护理部—护士长为主体，对护理岗位、人员配置、培训及质量控制、绩效考核五个方面进行垂直管理。同时推动智能药品管理柜在病区药品管理中的应用，对各病区的药品进行规范化管理。分层次对各类护理人员进行培训。

护理人员外出学习108人次，其中市内培训87人次、外省市培训21人次。派出外院进修4人次。参加专科护士培训8人，其中PICC专业2人、肿瘤专科1人、ICU专科1人、手术室专科2人、伤口造口专科1人、糖尿病健康教育护理师1人。

承担大学院校护理在校生临床实习50人次。

12月26日，由环球时报和生命时报主办的敬佑生命——2016荣耀医者公益评选颁奖典礼在京召开，本院6A病区护士长高峻荣获“科普影响力奖”，是该奖项全国10位获奖者中唯一的护理工作者。

科研工作 申报纵向项目47项，中标3项，其中市科委首都临床特色应用研究项目1项，获经费16万元，单位匹配8万元；国家自然科学基金1项，获经费55万元；市中医药科技发展资金项目1项，获经费3万元，单位匹配3万元。院内科研基金立项23项，总经费60万元。横向课题立项7项，经费总额36.2万元。在研课题39项，结题1项。“新生儿喂奶靠垫”获实用新型专利。

医学教育 选派23人到院外进修，其中药剂科15人、口腔科2人、皮肤科2人、病理科1人、生殖医学中心3人。

学术交流 4月17～22日，本院考察团一行8人，访问美国克利夫兰诊所、梅奥诊所和约翰霍普金斯大学医院，考察和学习先进的医院管理理念和经验，并建立与海外北医校友合作平台。5月19日，肿瘤科主任梁军邀请美国国立癌症中心NCI肝癌组组长、Memorial Sloan Kettering癌症中心的Abou-Alfa教授来院参观，并做了关于MSKCC MDT（多学科诊疗模式）经验的分享与交流。8月12日，美国著名骨科医生、国际内固定学会（AO）脊柱前主席Michael Janssen教授一行访问医院，就医院整体规划、学科布局、骨科重点建设等情况进行探讨。8月31日，美国克利夫兰医学中心肾脏病中心主任Robert Heyka教授来院参观交流，为住院医师培训、国际远程会诊、临床科研交流等多方面合作奠定基础。

信息化建设 全年信息化建设总投入2000万元。新版微信、手机APP、自助机、互联网医疗接口平台，以及集成预约、挂号、分诊、缴费、查询、打印报告功能的医疗服务新门诊模式系统正式上线。为方便患者就诊，实现以疾病为中心的诊疗流程，以及为多学科交叉合作提供支撑，形成了医院特色的患者支持信息体系。资产管理平台上线，实现了财务业务一体化管理，实现了物资全生命周期管理，从申领、审批、物流运营到消耗等各环节的全程追踪和监控；全面应用智能药柜，将药房延伸到病房，实现了药品、高值耗材零库存。对空间、设备等全面精细化管理，为全成本核算提供支持，也创新了后勤管理新模式。完善运营决策支持系统，提供了多维度、多层次、多模式的数据展现和分析方式，提高了数据的准确性和数据口径的科学性。手术示教系统新增云播功能，实现手术展示、教学等功能；连通北京大学医学部，引入教育网、北医图书馆资源；连通北大医疗鲁中医院，院间开通远程视频会议及会诊系统；官网二期上线，支持门诊新流程。

基本建设 医院二期工程竣工正式使用，并获得北京市结构长城杯金质奖。

（撰稿：王　迎　审核：廖颖珍）

领导名单

院　　长 陈仲强
行政院长 胡继东
副 院 长 冯　岚　杨雪松　梁　军　李立荣

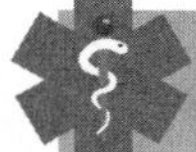

北京中医药大学东直门医院

本部：东城区海运仓5号（100700）　电话：84013211
网址：www.dzmyy.com.cn
东区：通州区翠屏西路116号（101121）　电话：69542682
网址：www.dzmyydq.com.cn

基本情况 本部卫技人员1043人，包括正高级职称129人、副高级职称174人、中级职称327人、初级职称306人、其他人员107人。东区卫技人员771人，包括高级职称72人、中级职称194人、初级职称487

人、未取得专业技术职务18人。

本部医疗设备总价值8907.10万元，年内新购设备总值2486.80万元。东区设备总值10713.97万元，年内新购置医疗设备总值850.16万元。

机构设置 6月，脑外科并入脑一科，成立新脑一科，并在脑一科内成立了脑病重症监护单元；12月，成立骨四科（小儿骨科）。

改革与管理 以财务核算为中心，将医院财务核算、资产管理、人事管理、薪资管理进行了整合，建立了医院财务管理一体化平台。建立了以成本控制为中心，以核算为基础，以管理为目标的医院管理信息系统，实现医院运营管理中物资流、资金流、信息流、业务流的统一。

人才建设。引进各类专业技术人员9人，其中高级专业技术人才1人、中级职称骨干5人。接收应届毕业生6人，出站博士后1人。公开招聘护理部、检验科等聘用合同制专业技术人员34人。推荐2016年青年骨干教师出国研修项目2人并获通过，推荐医院海外研究计划4人并获通过，仲景书院遴选“仲景国医导师”1人并获通过。作为北京市中医住院医师规范化培训基地，招录外院委培住院医师61人。

医疗工作 出院18060人次，床位周转30.8次，床位使用率91.9%，平均住院日10.8天，手术5822人次。药品收入约8.7亿元，中药处方占67.2%，饮片处方占38.6%，中医四项指标平均增长约2%，中药收入增长了约2%，中成药使用比例明显下降，治疗费比例大幅上升，医疗业务收入结构更趋合理。实施临床路径科室18个，临床路径病种46种。全年用血2168单位，自体采血输血719单位。

预约挂号管理。预约挂号方式有：医生工作站预约、官网预约、微信预约、电话114预约等。预约挂号437257人次，占门诊总量的23.68%。

新技术、新疗法。经市卫计委及北京市中医药管理局审批新技术6项：起搏器介入诊疗技术，心脏导管消融技术，先天心脏介入诊疗技术，人工膝关节置换技术，人工髋关节置换技术，经腹腔镜子宫内膜癌分期手术、卵巢癌分期手术、子宫癌广泛切除术。

药物管理。全院药占比66%，其中门诊药占比76%，住院药占比36.7%。门诊抗菌药物使用率4.35%，急诊抗菌药物使用率28.7%，住院患者抗菌药物使用率42.5%。

医保工作。医保出院17816人次，总费用33215.18万元。医保门诊1851360人次，总费用130526.55万元。

三级医疗。年内接收上转患者7人次，医院下转患者23人次。

医疗支援。选派各专业高级职称专家参加义诊、健康讲座、专家门诊、病房查房、业务讲座、疑难病会诊、手术指导以及科室管理、临床科研等，接收平谷中医院的医生进修培训等工作。年内开展了北京中医健康乡村、社区的活动，继续在北京市东城区4个社区、通州区5个社区、昌平区4个乡村、密云区2个乡村、西城区1个社区、朝阳区1个社区，共17个基层社区和乡村医务室展开合作，为百姓提供了三甲医院的优质医疗资源。通过开展健康咨询、义诊、中医常见病与慢性病监测、防控等工作，并对1000余人进行了健康素养的普查。年内新增16家联盟单位，包括河北省邯郸市中医院、沧州市中医院，宁夏中卫市中医院，辽宁省辽阳市中医院等。

医疗纠纷处理。投保医责险1084人，保费67.86万元。全年发生医疗纠纷20件，其中调解17件、诉讼3件，赔付总额336.95万元，其中医院承担30.76万元。

护理工作 护士494人，其中合同护士279人，护理人员中本科学历201人、硕士学历7人。医护比例1∶1.14。ICU床位6张。

完善护理部主任—总护士—护士长三级管理模式和各项管理制度，成立了7个专项小组，采取自查、巡查、抽查的模式，分层质控，分层管理，带动临床护理走向专业化、标准化。狠抓护士的“三基三严”训练和岗位技能培训，中医护理方案及中医护理技术完成量呈上升趋势。修订节假日值班制度，护理部带领护士长坚持365天24小时无缝隙管理，保证护理安全。实施中医护理技术28项，共计78063人次。接收见习护生248人、进修生57人。选送12名护士作为临床教师进入大学讲堂完成100学时的理论授课。获批校级自主科研课题12项，北京市中医管理局科技项目1项，青苗人才项目1项。加入RNAO（加拿大安大略省注册护士协会）下设的BPSO（最佳实践指南关注组织），并实施其最佳实践指南，预计至2018年完成最佳实践指南3项。郭海玲主任受邀赴西班牙参加最佳实践组织国际会议，作为客座教授以“最佳实践指南给中医院带来的变革”做主题发言，对医院三个实践指南的应用情况进行了汇报，对中医文化进行介绍与传播。首开中医医院循证护理实践的先河，增进了国际交流。

科研工作 科研项目中标172项，资助经费2090万元，其中国家级课题12项，资助经费491万元；省部级课题33项，资助经费768.5万元。获授权专利4项，其中发明专利1项，实用新型专利2项，软件著作权专利1项；获教育部科技进步二等奖1项，北京医学会科技奖三等奖1项；完成科技成果转让1项，转让金额250万元。获批北京中医药大学三类研究所5个。国家中医临床研究基地顺利完成第一阶段的建设任务，分别通过了重点病种研究、临床科研一体化信息系统应用和基地综合验收工作。医院医学伦理委员会通过了世界中医药学会联合会组织的中医药研究伦理审查体系（CAP）的认证。

医学教育 取得高校教师资格证30人，学历深造42人，进修学习22人；招收计划内、计划外博士后各1人，出站博士后1人。医院获批国家公派高级访问学者1人，国家青年骨干教师出国研修项目2项。博士后郭天蔚获批“博士后国际交流计划派出和学术交流项目”。获批北京市“3+3”工程名医传承工作室站3项，“3+3”工程名医传承郭志强、郭维琴、武维屏工作室站在贵州、廊坊、衡水等地建立分站。与通州区卫计委合作进行了第二届通州区名老中医专家学术经验继承工作，依托国家级名老中医工作室，遴选8位专家参与通州区名老中医师带徒项目，招收来自通州区各中医医院的学员22人。在东区开设了中医现代名家学术传承课程，举办了第一届名医经验传承论坛，设立师承专项经费165万元。年内承担国家级继续教育项目12项。

学术交流 承担了习近平总书记与澳大利亚总理共同见证的重大国际合作项目-北京中医药大学与澳大利亚西悉尼大学的合作交流项目。组织完成澳大利亚西悉尼大学4位留学生临床实习及考核。医院国际部为20多个国家50多位驻华使节及夫人举办了3期国际中医培训班；为美国Georgian Court大学的20多位留学生举办了中医英语讲座及临床体验。王耀献、王必勤、赵琪、孟祥奇参加了中国侨联组织的“亲情中华”中医药代表团，为澳大利亚、新西兰、斐济的中国驻外使馆工作人员及当地侨胞进行了义诊和讲座。

信息化建设 全年信息化建设总投入500万元。完成一期京医通项目的建设，实现办卡、储值、交费等功能，并与北京市24家医院京医通卡通用。完成了体检软件的建设和验收工作，为体检中心的日常工作提供信息支撑。完成了国际医疗部远程会诊系统的建设，并与宁夏、河北等地开展了远程会诊业务。进行中医临床医疗与科研信息共享系统建设，科研管理系统已经初步上线。完成了4个站点的多站式考核系统的建设，为临床教学、考核和住院医师规范化培训提供了信息支撑。配合医院主力东迁，与东区统一OA系统，进行本部OA系统的实施。进行了医院分诊叫号系统的建设，进行了LIS系统的升级和输血系统的建设。

基本建设 完成医院防坠落及防水工程，导管室、磁共振室的改造工程，以及国际部中央空调系统冷却塔工程。对医院污水管道进行了清洗。配合疏解非首都核心功能及京津冀一体化协同发展，医院对住院楼（医疗、科研）项目进行了调整，并重新申报。

（撰稿：王　红　审核：尹　丹）

领导名单

本部：

党委书记　叶永安
院长　王耀献
副书记、纪委书记　柳红芳
副院长　田金洲　高　颖　晏　军　孙鲁英　戴京璋　张明海

东区：

党委书记、院长　张明海
副书记　高淑瑞
副院长　高淑瑞　丁治国　田力学　马洪明　赵炳会

北京中医药大学东方医院

地址：丰台区方庄芳星园一区6号（100078）　电话：67618444
网址：www.dongfangyy.com.cn

基本情况 职工1590人（在编743人、合同制　847人），其中卫技人员1293人，包括正高级职称74

人、副高级职称121人、中级职称373人、初级职称725人。

年底医疗设备净值1.16亿元。年内新购置医疗设备总值5551.27万元，其中乙类医用设备2台。

医疗工作 出院20398人次，床位周转27.9次，床位使用率89%，平均住院日11.4天，住院手术3502例。全年临床用血量3933单位，全部为成分血；自体输血100人次301单位。

临床路径管理。实施中医临床路径管理的科室22个、病种54个，其中病房47个、门诊9个。入径3368例，入径率64.58%，完成率94.11%。

预约挂号管理。预约方式有114预约及诊间预约。全年预约挂号184545人次，占门诊总人次的8.8%。

药物管理。医院药占比68.1%，其中门诊药占比76.3%、住院药占比48.1%。门诊抗菌药物处方比例9.3%，急诊抗菌药物处方比例25.6%，住院患者抗菌药物使用率49.8%，住院患者抗菌药物使用强度为43.45。医院感染发生率0.4%。

医保工作。年内医保总金额100886.52万元，医保出院13252人次，次均费用20746元。

医疗支援。年内分别与湖北省襄阳市中医医院、湖南省怀化市中医医院建立合作协作关系，积极开展义诊、教学查房、讲座及工作交流等活动。9月22日，医院与河北省霸州市中医医院签订医联体及京廊中医协同特色重点专科合作协议并举行揭牌仪式，该项目成为市中医管理局和廊坊市政府合作的京津冀协同发展工程第一个启动项目。

医疗纠纷处理。参加医责险1121人，总费用153.33万元。处理纠纷472件，其中由12320转来的信访案件78件。调解审结64件，涉及赔偿的医疗纠纷30件，赔偿229.64万元；诉讼案件审结13件，赔偿87.85万元；院内和解17件，赔偿5.84万元。

护理工作 护士605人，其中在编69人、合同制536人。护理人员中有本科学历368人。医护比1∶1.34。ICU床位6张。不良事件上报率100%、整改率100%。

建立中医特色护理质量评价标准。积极实施中医护理技术、健康教育等服务。制定中医护理相关评价标准，并严格执行质量评价，开展33项中医护理技术，推进实施52种中医护理方案。

获批北京市级课题1项。成立护理科研小组，共计140人，进行分班管理，设初级、中级、高级3个班，全年共组织培训20余次。

科研工作 中标国家自然科学基金项目7项、省部级课题11项、校区级课题55项，其中首次中标全国统计科学重点课题1项，获经费1617万元。注重制剂研发，皮科青石止痒软膏获得医疗机构制剂注册批件，消化科和降胶囊材料报市药监局注册处待审批。

有国家临床重点专科6个、国家中医药管理局重点专科14个。年内，14个北京市重点专科（含诊疗中心）通过市中医管理局验收。

医学教育 承担北京中医药大学中医学五年制、卓越中西医结合专业、中医七年制专业的教学工作，年内共录取硕士生136人、博士研究生27人。

职工申报同等学力13人，到院外进修15人，出国参会或培训20人，3人到国外学习进修。

学术交流 4月28日，接待由匈牙利卫生主管部门人力资源部司长苏尔赤.盖雷尔特博士（Dr. Gellért Boldizsár SÖLCH）率领的代表团参观访问。国家中医药管理局国际合作司欧大非洲处处长李亚婵、东方医院院长张允岭、副院长胡凯文与苏尔赤.盖雷尔特博士就匈牙利中医药发展现状以及东方医院中医药特色进行交流探讨。

信息化建设 信息化建设总投入414.17万元。自助机服务系统、一卡通服务、Pacs系统正式上线，进一步优化挂号、就诊流程，推进自助服务。医保高可用集群系统正式启用，奠定电子病历互通共享基础。医保个人账户持卡实时结算正式通过市医保中心等五部门的联合验收。

（撰稿：赵　静　审核：龚燕冰）

领导名单

党委书记　马继福
院　　长　张允岭
副 书 记　王　琦　杨晓晖
副 院 长　林　谦　杨晓晖　李元文　郭蓉娟　胡凯文　谢春娥

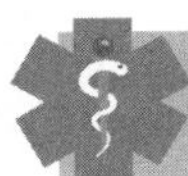

北京中医药大学第三附属医院

地址：朝阳区安外小关51号（100029） 电话：52075200
网址：www.zydsy.com

基本情况 职工788人（含合同制320人），其中卫技人员626人，包括正高级职称45人、副高级职称75人、中级职称207人、初级师148人、初级士151人。

年底医疗设备净值14418.23万元，年内购置医疗设备总值1270.86万元。

机构设置 7月25日，成立校医院协调办公室；9月1日，成立资产管理与招标办公室。

改革与管理 医院以“新理念、新思路、新举措”为起点，探索将质量与文化相结合，倡导医院质量文化建设。在全院范围推广品管圈活动，医院设立品管圈项目领导小组，聘请外院专家担任顾问，前期开展4次讲座，各临床科室依据工作性质组成各自的品管圈小组，选出圈长和辅导员，由全体圈员共同选定有一定代表意义的圈名和圈徽，并报医院品管圈项目领导小组办公室备案登记，并选出20个品管圈进行资金资助，医院拨出专项经费15万元，严格按照主题选定、活动计划拟订、现状把握、目标设定、解析、对策拟定、对策实施与检讨、效果确认、标准化、检讨与改进等十个步骤进行。

医疗工作 出院7696人次，床位周转15.19次，床位使用率77.05%，平均住院日16.45天。住院手术2782例。继续深化“多学科联合会诊”，年内共完成多学科联合会诊9次。全年临床用血1344.1单位，自体采血输血36人64.1单位。

6月19日，唐启盛教授率团队一行12人到太阳宫社区卫生服务中心芍药居北里社区，开展中医健康社区系列工作。7月30日，医院杏林飘香志愿者专家团队与河北省唐山市中医院、天津中医药大学第二附属医院联合开展京津冀三地协同义诊活动。8月3日，刘金民领军人才团队一行8人走进石景山区古城西里南社区，开展了中医健康社区工作。9月9日，北京健康乡村（社区）项目医院刘金民领军团队一行5人与石景山五里坨社区卫生服务中心共同举办了健康义诊活动。

临床路径管理。实施中医临床路径管理21个科室11个病种，入径343例。

新技术、新疗法。全年开展新技术、新疗法9项，分别为：肿瘤消融治疗技术，电子乳腺内窥镜检查用于乳头溢液的诊治，玻璃体腔抽吸注药术，高频微波子宫内膜去除术，可膨胀性三件套支撑体植入手术，膝关节单髁置换术治疗内侧间室膝骨性关节炎，胫骨高位截骨术治疗内翻型膝骨性关节炎，微创经皮椎弓根钉棒内固定术，微整形技术——无针注射及有针注射。

药物管理。药占比69.53%，其中住院药占比48.79%、门诊药占比79.16%。门诊患者抗菌药物处方比例13.24%，急诊患者使用抗菌药物处方比例25.79%，住院患者抗菌药物使用率52.33%。

医保工作。医保出院5200人次，总费用13159.78万元，次均费用25307元。

医院与中日友好医院同属朝阳区东部医联体成员，积极与中日友好医院开展学术互动，如医院康复科参与戒烟门诊联盟；同中日友好医院开展患者转诊、科室协作。设立临床科室医联体负责人，设置转诊公共邮箱，年内完成转诊患者6人次。

开展京津冀等多地区技术合作。签署技术合作合同并上报大学备案4家单位，分别是：河北省唐山市中医院、衡水市中医院、赵县中医院、廊坊市霸州第四人民医院，其中廊坊第四人民医院1人来院进修。

医疗支援。落实对口支援“双赢与减负”思路与计划，重点扶持中医专科建设。8月，协助门头沟中医院中医儿科开业，派遣儿科专家1人长期帮扶。10月底，医院对口支援京内城乡项目由原渤海镇卫生院、雁栖医院、门头沟中医院3家减为雁栖医院、门头沟中医院2家。对口支援京外内蒙古项目由3家减为1家，其中鄂尔多斯及呼伦贝尔2家蒙医医院支援项目已经完成，医院仅对口支援内蒙古扎赉特旗蒙医医院，接受扎赉特旗蒙医医院进修1人。

“杏林飘香”志愿者服务团队定期开展“进社区，进国企，进军营，进学校，进农村”的周边“五进”义诊活动6次。组建5支北京市中医管理局中医健康乡村领军团队，开展慢病管理、健康讲座、义诊。被授予北京中医药海外发展服务基地荣誉称号。

举办社区居民健康教育大讲堂21次，组织健康宣传活动13次，健康咨询2536人次。在门诊楼外和一层大厅举办义诊87次，共服务患者3126人次。

医疗纠纷处理。参加医责险548人，总费用52.07万元。发生医疗纠纷85件，其中调解4件、诉讼4件。年度赔付40974元。

护理工作 护士246人，其中本科66人、研究生及以上学历1人。医护比1：1.21。ICU床位4张。

全院12个病区全部开展优质护理服务，并实施责任制整体护理服务模式。5月，开展优质护理视频VCR评比活动。全年不良事件上报6例。

围绕“医院质量文化行”活动，运用品管圈管理工具，使护理质量管理更加规范化、专业化、标准化、精细化，医院护理单元积极参与，其中护理组申报17项，立项9项；5个专科护理组（PICC护理组、皮肤护理组、危重症患者护理组、气道管理护理组、糖尿病护理组）开展护理专题讲座、临床实践技能培训、护理会诊等。

对39名新入职护士进行了为期两周的全脱产培训，内容包括制度规范、医德医风教育、中西医护理理论及技术等。低年资护士共组织培训26次，培训护士725人次。选派2名护士参加国家中医药管理局中医护理骨干人才培养项目，选派2名护士参加北京市中医管理局中医护理骨干人才培养。参加肿瘤专科护士培训1人、ICU专科护士1人。

医院共接收106名实习生。招收中医院校毕业生4人。8名护士取得大专学历，5名护士取得本科学历。2人在读研究生，32人在读本科，30人在读大专。

科研工作 申报市科委十病十药项目5项，国家自然基金30项，北京市自然科学基金23项，北京市科技项目4项，首都特色临床应用课题11项，首发专项8项，北京市科委骨科专项1项，校级自主课题105项；国家体育总局健身气功管理中心科研课题4项；新奥课题6项，“康缘药业”创新品种项目3项。中标项目65项，获经费451.62万元，包括：国家自然基金1项，十病十药1项，首都特色临床应用项目4项，北京市中医药科技自筹项目1项，北京市自然基金1项，首发专项1项；新奥基金2项，校级自主课题中标54项（优秀教师39项，学生15项）；双一流引导专项4项，招标采购共计125.2万元实验设备。组织各级项目中期、结题共55项。

医学教育 招收研究生76人，其中硕士63人、博士13人。在院研究生209人，其中硕士178人、博士31人。

接收毕业实习生75人、集中见习生54人。完成2015～2016学年度第二学期教学任务共2130学时，其中承担北京中医药大学国际学院临床理论教学中文授课17门，共1186学时；双语授课1门，36学时；继续教育学院1门理论课教学，共72学时；骨伤科研究所1门公共选修课教学，共36学时；B2011级中医留学生毕业实习实践教学800学时。完成2016年第一学期教学任务共2837学时，其中承担国际学院临床理论教学任务中文授课8门，共711学时；管理学院理论课教学任务2门课程，共234学时；人文学院理论课教学1门，共72学时；中药学院学院理论课教学1门，共108学时；继续教育学院2门理论课教学，共112学时；B2012级中医专业25名留学生毕业实习实践教学800学时，2012级台港澳中医专业19名学生毕业实习实践教学800学时。组织国际学院B2011级中医留学生班38名同学进行毕业理论综合考试、临床技能考核、专病心得评阅等相关工作，完成该班毕业生的临床实习阶段教学任务。组织人文学院2013级法学专业17人和2012级英语专业学生15人集中见习，组织国际学院A2013级中医留学生11人和B2013级中医留学生1人集中见习。

毕业研究生54人。完成研究生社会实践活动12项，其中“医道传承，送医基层”湖北黄冈医圣故里社会实践被北京中医药大学研究生工作部评为五星级社会实践，青海社会实践团被评为四星级社会实践，承德市儿童福利院暑期社会实践队被评为三星级社会实践。

开展进修人员论坛7次，检验系列专题讲座1场。开展“主任医师谈临床”、“经方论坛”系列讲座6次，举办“医疗安全与质量控制系列讲座”2次。医务处成立呼吸机管理小组，举办系列讲座8次。12人到外院进修。

学术交流 7月15日，巴西科英布拉大学集团对外交流秘书长Rossana Silva教授率团访问医院针灸微创肿瘤科。10月24日，美国托马斯杰斐逊大学癫痫临床专家Michael R. Sperling教授来院进行学术访问。

11月22～24日，受英国伦敦国王学院邀请，医院曲淼、李小黎教授对该学府丹麦山校区、滑铁卢校区、河岸校区进行学术交流访问与参观，双方就抑郁障碍、老年痴呆等情感认知障碍疾病最新临床及基础研究进行交流，探讨未来发展合作方向。

年内共安排外事参观学习活动7次122人次。接待教育部中医医师计划外籍参观团2批58人次。安排韩国釜山大学2名教授参观访问，4名短期留学生来院实习。俄罗斯中医药团5名学员，奥地利交换生7人来院实习。

信息化建设 年度信息化建设总投入259.08万元。完成京医通服务器的安装及首信公司对京医通程序改造的认证，实现了京医通卡取代医院就诊卡的发卡及刷卡交费工作。完成北京医保中心及首信公司联合对医院医保卡储值应用程序改造的验收。完成第二服务器机房建设，及模块化UPS升级。完成HIS及医保服务器升级、HIS系统数据库升级及迁移、HIS灾备系统建设，确保关键信息系统安全。实现了住院病区化验单条码及报告单医生自助打印，以及护士打印护理输液瓶签的工作。对门急诊处方实现了HIS系统自动打印西药房摆药单工作，提高了西药房摆药的正确性。实现了OA网上订餐、科室门户建设，完善了文件传阅、工资查阅等功能。完成了体检、病理等信息系统建设。完成院内网络布线、医保专线升级。

基本建设 完成病房A区200平方米的装修改造工程。完成了食堂的装修改造，包括餐厅和后厨，加装了小型中央空调系统。

（撰稿：张进宏　审核：刘子旺）

领导名单

党委书记 杨晋翔
院　　长 刘金民
副 书 记 王庆甫（至11月） 王国华
裴晓华（自5月）
副 院 长 王庆甫（至11月） 赵海滨
王国华　徐　峰

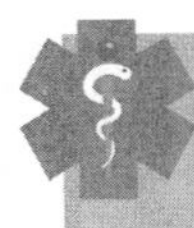

北京中医药大学附属护国寺中医医院 北京市针灸医院

地址：西城区棉花胡同83号（100035） 电话：83283413
网址：www.hgsyiyuan.com

基本情况 职工611人（在编503人、合同制54人、退休返聘55人），其中卫技人员500人，包括正高级职称30人、副高级职称49人、中级职称182人、初级师221人、初级士46人。

年底医疗设备净值3671.09万元，其中乙类医疗设备1台。年内新购医疗设备总价值876.69万元。

改革与管理 以“三级医院大型巡查”工作为契机，以专科特色建设为抓手，以管理和技术创新为动力，以社会需求、群众满意和医院发展的需要为标准，落实各项措施，坚持发展中医特色优势，提高中医诊疗水平，完善核心制度，求创新精专业。在中医药传承创新、学科协调发展、中医药服务延伸等方面找准着力点，统筹谋划，完成“十三五”发展规划，为医院未来五年的发展制定新起点。

新制定《患者外院检查制度、流程及告知书》《医疗信息宣传审核管理制度》《申请删除住院信息流程》，修订《新增中药饮片供应企业遴选程序》《中药饮片供应企业药品质量评估管理实施细则》。病房全面实施中医护理方案，共纳入23种疾病。与药剂科合作改变健康宣教沟通查房的模式，由原来单纯病房护士参加变成和药剂科专业临床药师联合参加的模式。

完善卓越绩效考核细则，根据管理需要，动态调整考核内容，加大对床位使用率、中药饮片率及药占比等重要指标的考核力度，强化考核结果与目标奖和科主任职务挂钩的考核办法。加快推进职能科室和后勤绩效考核的改革，建立绩效分配与职能服务满意度、过程管理工作量、工作质量与效率及医院整体发展情况相联系的考核体系。

年内，出台了《关于职工因病或非因工负伤医疗期的规定》《招标采购管理办法》。启动了职能科室负责人试行岗位轮转机制，年内完成6个职能部门负责人的岗位轮换。

成功申报了由医院牵头、辖区相关医院配合的北京市西城区疑难杂症多学科协作研究中心，组织相关领域中医专家，系统梳理疑难杂症中医诊疗思路、技术，同时加强区属医院之间交流合作，发挥各医院优势中医学科带头作用，带动辖区医院中医诊疗技术水平整体提升。加强医联体合作，6月，与北京尚爱老年养护中心签署医养结合服务协议，开展医疗巡诊、健康讲座、义诊、体检等服务。

医疗工作 出院5210人次，床位周转14.27次，床位使用率89.87%，平均住院日23.32天，住院手术55例。全年临床用全血56单位、红细胞悬液53单位、血小板3单位。实施临床路径管理34个病种，入径率59.73%。

预约挂号管理。在114平台预约挂号、诊间预约挂号、微信挂号、医院门户网站预约挂号的基础上，增加了现场自助机挂号。全年预约挂号23578人次，占门诊总人次的3.52%。

新技术、新业务。医院将开展新技术纳入科室考核指标，同时从人、财、物各方面给予奖励与扶持，年内，每个临床科室均有新业务申报。全年开展新技术、新业务21项，其中14项为中医诊疗新业务。

药物管理。患者抗菌药物使用率：门诊8.4%、急诊8.5%、住院23.8%。特殊使用级抗菌药物纳入高风险药品管理，设立了抗菌药物电子处方分级密码管控系统，规定了使用高风险药品的流程。

医保工作。医保门诊561156人次，比上年增长1.36%；门诊药费比例84.02%，比上年减少0.29%。医保出院3937人次，比上年增加5.46%；平均住院日22.98天，与上年持平；次均费用18768元，比上年增加15.75%。

医疗支援。做好对口支援社区卫生服务中心、农村及内蒙古医院服务工作。支援社区派出医师76人1193人次，支援农村派出医师80人次，服务患者1500人次。为深化京津冀协同发展，与河北省廊坊市文安县中医医院签订了中医医联体的框架协议，从临床诊疗能力、中医学科建设、科研教学等方面给予对口帮扶。

医疗纠纷处理。投保中国人寿财产保险股份有限公司，总保险费37.35万元。处理医疗纠纷18件，其中通过市医调委调解6件、诉讼1件。年度赔付3.43万元。

护理工作 积极开展中医护理操作，每个科室均开展了4项以上的中医护理操作，每月组织考核中医护理技术1项，护士能熟练掌握8项中医护理操作。年内开展新的中医护理技术有药枕、皮肤针，开展的中医护理技术共13种。全年应用中医护理方案的疾病共26种，包括中风、腰椎间盘突出、痹症、眩晕、消渴、喘症、癌症、心脏病等。

继续实行护理质量三级管理体系，坚持每月护士长例会制度和护士长夜查考核制度，积极推进与广安门医院对口帮扶任务。利用JCI管理工具，重点对护理核心制度与护理安全标识每月进行专项检查。强化护理安全，加强护理不良事件上报，全年共追踪压疮48例，跌倒、烫伤、管路滑脱等护理不良事件17例。

依托国家和北京市中医护理骨干人才培养项目，加强护理骨干的培训。选派人员参加市中医管理局第一批、第二批中医护理骨干人才培养项目，提升护士综合素质。外请专家来院讲课，提升团队意识、明确护理发展方向。

发挥护理骨干人才和专科护士作用，成立护理工作坊。10月，成立糖尿病管理工作坊；12月，成立疼痛管理工作坊和静疗管理工作坊。通过工作坊的培训、讲课、查房、沙龙讨论等活动，提升专科护理能力。

与广安门医院合作，开展“温灸盒应用”课题研究；同时与乐护平台签订院外延续护理的课题协议，为进一步落实延续护理打好基础。

护士外出参加培训98人。

科研工作 申报科研课题8类55项，中标课题27项，其中市科委首都特色项目1项，市中医药科技发展资金一般规划项目3项，西城区卫生计生委科技新星2项，西城区攻坚克难课题5项，西城区优秀人才4项，全国中医护理骨干人才项目1项，北京市中医护理骨干项目1项，获资助经费80万元；院级课题立项10项，获得资助经费20万元。在研课题17项，其中北京中医药大学教育科学研究课题校级重点课题1项，市中医药科技发展资金一般规划项目3项，西城区卫生计生委科技新星1项，院级课题13项。结题14项，其中市中医药科技计划项目2项，西城区科技计划项目1项，区优秀人才项目3项，院级课题8项。

“十二五”重点专科建设。加强针灸科和骨伤科国家级重点专科建设，监督管理西城区重点专科建设进度，发挥重点专科的中医治疗特色优势，增加实施临床路径的病种。按时完成国家级重点专科2015的数据监测上报工作，5个北京市重点专科（针灸科、脑病科、骨伤科、老年病科、肿瘤科）2013—2015年的数据监测上报工作，确保完成重点学科的终期验收。

医学教育 选派新毕业大学生7人参加北京市中医住院医师规范化培训。录取硕士研究生8人。承担医、药、技等专业学生实习350人，其中北京中医药大学见（实）习带教学生341人、其他院校实习生9

人。接收进修16人，其中对口支援单位进修8人。承接北京中医药学会、北京中西医结合学会学术讲座10次。派出外院专科进修11人。

继承工作。第四期院级继承工作结业，共30名继承人出师结业。启动第五期院级继承工作，培养继承人25人。开展北京市中医药传承“双百工程”，有双百工程指导老师5人，市级继承人10人。开展全国中医药传承博士后工作，选聘1人为全国中医药传承博士后合作导师。全国名老中医许彭龄传承工作室、北京市“中医药薪火3+3工程”建设项目——“吴定寰名家研究室”“许彭龄名老中医工作室”“王居易名医传承工作站”，以及3个北京市基层老中医传承工作站，均继续开展工作。西城区优秀人才7人、全国中医护理骨干人才1人、北京市中医护理骨干人才1人均按培养计划顺利进行，其中3人通过结题。23名北京中医药大学兼职教授、副教授任期期满。

学术交流 6月6日，举办经方交流研讨会，邀请北京中医药大学金匮教研室主任王新佩做专题讲座，计120余人参会。接待国外来访、实习2次，接收外国留学生27人。接收北京中医药大学台港澳学生集中见习70人。

信息化建设 年度信息化建设总投入110.48万元。完成主服务器机房备用系统建设及采购，共采购2015年预算项目中的18项（自助终端、传真复印机打印机一体机、数码摄像机、扫描枪、REMS监控系统、准入系统、临床路径系统等）。顺利通过西城区卫生计生委区域共享平台——电子病历的专家组验收，并获得区资助的50万元经费。自主开发草药房绩效考核的管理系统。配合医改完善药库系统，新增批量预约修改功能。完成门诊医生工作站诊疗信息管理系统自主研发及建设，对医院HIS接口进行改造，并完成20余万笔饮片数据的上传。

基本建设 做好新门诊楼（长春大厦）使用的前期准备工作，联合什刹海街道综治办、社会科、簸箩仓居委会等单位和居民沟通多次，并完成环评工作。

（撰稿：郭梦瑶 审核：张吉祥 王慧英）

领导名单

党委书记 王建华
院　　长 王慧英
副 书 记 王慧英 周京武
副 院 长 么丽春 刘美华 焦建平
纪委书记 周京武

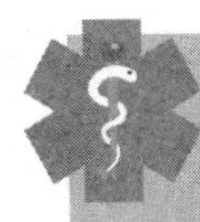

首都医科大学宣武医院 北京市老年病医疗研究中心

地址：西城区长椿街45号（100053） 电话：83198899
网址：www.xwhosp.com.cn

基本情况 卫技人员2549人，其中正高级职称153人、副高级职称239人、中级职称558人、初级师1033人、初级士566人。老年病医疗研究中心职工74人，均为在编专业技术人员。

年底医疗设备净值36468.99万元。年内新购医用设备总值12979.21万元，其中更新乙类医用设备2台。

机构设置 2月，整合原信息管理办公室、信息技术科，合并成立信息中心。7月，获批科技部国家老年疾病临床医学研究中心。9月，成立北京学者工作室和神经疾病高创中心。

改革与管理 完成并发布《首都医科大学宣武医院“十三五”发展规划》。细化医疗制度流程和规范，修订制度26项，制定《麻醉术前/后访视制度》《放射工作人员管理制度》《用药错误监测与防范错误》。完善医疗安全预警机制，加强手术安全核查制度的落实，完善高风险诊疗技术项目分级授权管理体系；定期组织全院死亡病例讨论会，控制低风险死亡。将DRG指标纳入临床科室绩效指标体系，采用病例组合指数、DRG组数、低风险组死亡率、神经系统疾病综合诊疗能力等指标，监测临床科室住院医疗病例的难度、收治患者的全面性、医疗质量与安全、专科在行业中的综合水平。

医联体建设。至年底，宣武医院医联体有9家合作单位。5月，与北京小汤山医院和北京老年医院签署了康复医联体双向转诊协议，建立了康复患者双向转诊绿色通道。

全面使用医师电子化执业注册管理系统，通过平台实现执业医师全信息的查询和管理。年内累计外出多点执业医师123人，多点执业注册记录151例次。

获批高层次人才26项：国家万人计划领军人才1人，新世纪百千万人才工程计划国家级人选1人，市医管局“青苗计划”8人，北京市海聚短期项目1人，北京市优秀青年人才1人，北京市优秀人才青年骨干项目3人，北京市优秀人才青年拔尖项目1人，北京市优秀人才青年拔尖团队1个，新世纪百千万人才工程计划市级人选2人，人社部留学人员科技活动择优资助项目4人，北京市留学人员科技活动择优资助重点项目1人，牛顿高级学者1人，全国名老中医药专家传承工作室建设项目1个。

医疗工作 出院50012人次，床位周转43.53次，床位使用率98.27%，平均住院日8.23天。住院手术38010例。剖宫产率40.1%。实施临床路径管理23个临床科室203个病种，全年入径21201例，入径率94.34%，完成率94.25%。全年用血18900单位，全部为成分血；自体血回输3685单位，回输率30.4%。

发挥危重孕产妇抢救中心作用，开展多学科会诊，新增产科床位20张，完成多学科抢救危重孕产妇119例，院外会诊47例，院外抢救10余次，接收院外危重孕产妇急诊转诊26例。8月底完成血管超声科诊室扩充，新增4间诊室、7个机位。

开展多学科诊疗病种29个，包括中枢神经系统疑难病变、疑难脑血管病、帕金森、难治性癫痫、疑难脊髓病变、颅底肿瘤、重症肌无力、肺癌、视网膜中动脉阻塞、心肺复苏后综合征等疾病。

预约挂号管理。实行非急诊全面预约挂号，预约方式包括社区预约、复诊预约、诊间预约、114预约、京医通预约、自助机预约、银行预约、电话预约、层级预约等。全年预约就诊1899862人次，预约就诊率76.61%，复诊预约率82.99%。

新技术、新疗法。新增“全科医疗科”诊疗科目。年内，各科室开展新技术90项，其中临床医疗52项、护理10项、医技科室28项。

药物管理。依托合理用药信息系统，加强临床合理用药监控及预警。门诊药占比72.44%，住院药占比25.24%。门诊患者抗菌药物使用率5.16%，急诊患者抗菌药物使用率31.09%，住院患者抗菌药物使用率40.53%。

医保工作。医保出院29968人次，总费用62955.8万元。

三级医疗。医院在医联体内部建立了层级转诊网络及双向转诊绿色通道。年内，医联体完成上转患者495人次、下转患者1933人次。社区转诊预约率100%。

医疗支援。完成北京市第八批第二期援疆任务，派出第三期干部。继续派出干部执行组团式援藏任务。承担京蒙、京筑等卫生对口支援工作，与内蒙古宁城县中心医院、赤峰市第二医院、通辽市医院继续保持对口支援关系。与内蒙古包头市中心医院、宁夏固原市人民医院、河北承德市中心医院签订对口支援协议。与山西省第二人民医院签订合作意向书。省际支援共派出16批51名医务人员，接收进修20人次。

继续做好城乡对口支援工作，完成公立医院与基层医疗机构对口协作任务。完成第七批“人才京郊行”人员赴怀柔区医院的挂职工作，完成第八批赴延庆县医院挂职干部的选派；向门头沟区医院、门头沟区妇幼保健院派出第二十五、二十六批医疗队共27人，并免费接收两家医院进修生2人。完成海淀区区属二、三级医院骨干医生到三级医院进修任务，接收项目进修生6人。

参加援藏医疗队，赴拉萨开展包虫病流行病学调查。赴安徽省指导防汛抗洪卫生应急处置工作。

医疗纠纷处理。参加医责险2550人，总费用222.45万元。发生医疗纠纷37件，其中调解17件、诉讼9件。年内赔付总额427.33万元。

护理工作 护士1390人，其中本科747人、研究生8人。医护比1：1.64。ICU床位95张。

推进优质护理服务内涵建设。对急诊留观和抢救区域实施分区域责任制护理。开展多学科护理查房，完善查房形式与评价体系，引导专科护士临床思维与成长。完善互联网+延续护理，构建住院-出院患者的移动健康APP服务体系，患者人群包括脑卒中患者、帕金森病患者、孕产妇、多发骨折患者，通过APP的信息化手段实现住院-居家模式的无缝对接，为患者专科健康与延续服务提供专业保障。临床护士首次加入质量管理委员会，参与护理管理意见。加强对不良事件的实时监管，联动医师、药师、专科护士等开展典型案例的全院分析、会诊、不良事件主题沙龙等。不良事件上报率及整改率均100%。

作为市医管局新护士规范化培训试点医院，年内在培护士367人，188名规培护士通过结业考核。作为中华及北京护理学会专科护士临床实践教学基地，接收各地专科护士学员177人。获批北京护理学会老年护理专科护士和伤口造口失禁专科护士2个临床教学基地，接收首期4批28名学员临床实践学习。培养来自全国的进修护士83人，接收来自中华护理学会、北京护理学会专科护士临床实践带教171人。带教临床实习231人，理论授课1511学时。录取全日制护理研究生3人。

完成30名四级及以上护士的跨专业培养。选派38名护士参加中华及北京护理学会重症监护、急诊、手术室、老年护理、伤口造口失禁、供应室等专科学习并获得资格认证。选派2名护士国内、3名护士国外进修学习。

获批6项局级科研课题，获批院级护理科研课题15项。

科研工作　申报各类科研课题260项，中标125项，其中国家级39项、省部级35项、局级43项、其他8项，获资助10171.29万元。在研课题309项，结题75项。获批北京市引进国外技术、管理人才项目3项。引进的“外专千人计划”高端专家——美国哈佛大学麻省总医院Eng H.Low教授获国家外专局资助。

谷涌泉教授等的“糖尿病下肢动脉硬化闭塞症外科治疗的临床研究”获华夏医学科技进步一等奖。获专利授权10项。

国家老年疾病临床医学研究中心获批，正式运行。互联网医疗救治技术及应用国家工程实验室获国家发改委公示。神经变性病教育部重点实验室通过评估，并获得优秀等级。

医学教育　承担首都医科大学本、专科生临床医学、护理学、生物医学工程3个专业21个班（含留学生、夜大生）的临床教学任务。外科学和神经病学获批教育部第一批国家级资源共享课。承办检体诊断学、外科学总论、青年教师理论授课与临床带教能力师资培训班。举办第八届全国高等医学院校临床技能教学青年骨干教师高级培训与研修班。呼吸科李艳获第六届全国高等医学院校青年教师教学基本功比赛一等奖和最佳教案奖。

录取全日制研究生151人，其中硕士109人、博士42人；非全日制研究生68人，其中硕士32人、博士36人。有研究生导师177人，其中博士生导师65人、硕士生导师112人。

有国家级住院医师培训专业基地15个，北京市住院医师培训专业基地17个，专科医师培训基地9个。继续承担北京市住院医师第一阶段5个专业住院医师（内科、外科、病理、药剂、皮肤）和第二阶段8个专业专科医师（心内、血液、风湿、神内、普外、皮肤、病理、药剂）的临床技能考核任务。

完成国家级继续教育项目项65项，其中神经内科国家级继续医学教育基地项目15项。

学术交流　接待德国汉诺威INI团组、美国杜克大学专家、美国JCI专家、韩国盆塘大学访问团、中国台湾护理访问团组和台湾院感访问团组等来访。举办第二届运动控制与帕金森病国际研讨会、第十三届国际临床神经外科学习班暨中国国际神经科学研究所落成仪式。接待美国休斯敦医学生实习6人次，中国香港中文大学学生见习14人次。

参与承办的第二届国际老化与疾病大会在美国斯坦福大学会议中心召开。医院中青年成长基金选送10人到世界高端学术机构进行访问、学习。因公派出65人次赴11个国家和地区参加国际学术会议、学习，其中21人次赴6个国家进行长期学习。

信息化建设　年度信息化建设总投入4618.77万元。完成“京医通”改造，完成即约即付功能，实现患者就诊报到后自动或手工二级分诊。实施可信化病历归档系统，实现胶片自助打印功能。升级电子病历系统、病案系统、护理系统、药事系统、医技平台、重症监护ICU系统等。

年内，开展远程医疗服务1643例，其中疑难病会诊962例、脑血管病会诊679例。开展远程教育培训30次，500余家医院1500余人次医护人员参加培训。

基本建设　改扩建一期工程通过市审计局对工程项目的延伸审计，完成全部工程的招投标工作；工程二次结构完成95%，内部装修完成50%，设备安装完成40%。完成工程资金调配，获得工程建设追加资金10.9亿元批复。

（撰稿：丁秀娟　审核：杨　敬）

领导名单

党委书记　张国君
院　　长　赵国光
副 书 记　李　嘉　张　维
副 院 长　贾建国　孟亚丰　吉训明　吴英锋

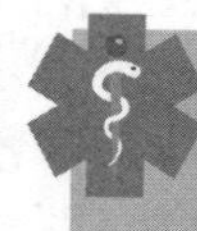

首都医科大学附属北京友谊医院 北京临床医学研究所

地址：西城区永安路95号（100050） 电话：63014411
网址：www.bfh.com.cn

基本情况 职工3378人（在编2732人、合同制646人），其中卫技人员2434人，包括正高级职称140人、副高级职称218人、中级职称560人、初级师1356人、初级士160人。

年底医疗设备总值126409.01万元，其中乙类医用设备14台。年内新增医疗设备总值15321.07万元，其中乙类设备2台。

医院被授予“首都劳动奖状”，是北京市卫生系统唯一一个获此荣誉的医院。9月19日，医院李桓英教授应邀参加第十九届国际麻风大会，并荣获首届“中国麻风病防治终身成就奖”。10月21日，医院血液科王昭教授在爱尔兰都柏林召开的第三十二届国际组织细胞学年会上当选为噬血细胞综合征执行委员会委员，成为该协会唯一进入委员会任职的来自亚洲地区的学者。

机构设置 1月，重新调整确定了职能部门及主要职责。新增医院质量管理办公室，负责按照医院发展总体规划，制定质控阶段目标任务，创建全员参与质量控制的医院文化；负责医院医疗、护理、院感、后勤、物资保障等质量控制、督导及持续改进工作；负责为领导、各职能部门、各临床科室提供相关数据分析、决策依据、解决建议等；负责组织相关政策法规制度及管理工具的知识培训等。新增采购中心，负责制定除药品以外所有医用设备与各类物资需求及采购规划，并组织实施。新增药学部，负责制定医院药事管理制度并监督实施；负责医院药品供应与质量管理，开展临床用药的卫生经济学研究；负责监测分析临床科室合理用药，提出持续改进方案并监督实施；负责药品不良反应、用药错误和药品损害事件的监测、报告与分析等。

人事处更名为人力资源处，经济管理办公室更名为改革与绩效管理办公室，科研办公室更名为科技处，门诊办公室更名为门诊部，医患办公室更名为医患关系协调办公室，计算机室更名为信息中心，医工部更名为医学工程处，宣传科更名为宣传中心；疾控处和预防保健科合并，成立疾病预防控制与感染管理处；后勤管理中心拆分为总务处和规划建设处两个科室。

其余职能科室：党委办公室，院办公室，纪检监察办公室，工会，团委，离退休办公室，审计处，医务处，护理部，教育处，保卫处，财务处，医疗保险办公室，干部保健管理处，医院管理研究室。

改革与管理 积极开展非急诊全面预约挂号，推进京医通、医联体层级就诊，严厉打击号贩子，维护正常医疗秩序。完成急诊改造，优化急诊流程，建立了医院重点学科危重症患者的绿色通道和常规急诊患者治疗平台。建立优势学科的急诊患者急救绿色通道7个（急性缺血性脑卒中、急性心肌梗死、急性胆道系统感染-急性化脓性梗阻性胆管炎及坏疽性胆囊炎、急性肠梗阻、急性上消化道大出血、消化道异物、结石梗阻性尿路感染），更好地发挥了三甲医院优势学科和危重患者的综合抢救实力。建立以临床团队为依托、多学科组建的7个专病门诊（功能胃肠病，肺部结节，耳鸣眩晕，减重，眼底血管病，肿瘤联合诊治，骨质疏松）。再造门诊服务流程，建立门诊综合服务平台，开启一站式服务模式。创新患者采血模式，开展空腹检验与非空腹检验分离和重新组合新模式，筛选出146项检验项目开展即时抽血，并根据临床需要，逐步扩大整合项目。完成日间病房的环境设施改造，分批次拓展日间手术覆盖病种，并按照临床路径管理，自7月8日开始实现24小时持续开放。住院服务中心实现患者入院的一站式服务，开展药师与患者一对一药学服务。推进药品阳光采购，遴选出医院阳光采购目录。

推进顺义院区建设，成立顺义院区建设领导小组，按照“一个医院、两个院区、同一学科、统一管理、合理布局”的指导思路，统筹推进各项工作。受市卫生计生委、市医管局和平谷区政府的委托，医院采用“区办市管”模式对平谷区医院进行管理。4月21日，医院管理团队正式进驻友谊平谷医院。坚持同质化建设，努力实现“两个院区一个学科”的紧密型医联体目标，28个临床医技科室和5个职能处室到友谊平谷医院进行深度对接，以提升平谷区区域医疗服务水平。

实施精细化管理，实现管理增效。建立更加科学、合理的考核指标，实行医院运行指标月通报制度，加强日常监控、管理和考核，改进和完善绩效考核分配方案，有效控制科室人员成本。

12月18日，市委副书记、代市长蔡奇，市委常委、副市长林克庆一行来到医院，就公立医院改革情况进行调研，听取医改试点工作情况和下一步医改准备情况汇报。

医疗工作 出院65873人次，床位周转46.21次，床位使用率93.04%，平均住院日7.78天。手术27687例，其中大手术16796例，腔镜手术9374例。剖宫产率41.84%。无孕产妇死亡，新生儿死亡率2‰，围产儿死亡率2.2‰。实施临床路径管理361个病种。全年临床用红细胞12955单位、血浆13719单位、血小板2031单位，术中自体血液回输413人次1090单位。

预约挂号管理。积极推进多渠道预约挂号，社区转诊平台12月12日正式启动。12月7日实现通过京医通机具实现多渠道预约挂号的取号功能。全年预约挂号1189160人次，占门诊总人次的49.81%。

新技术、新疗法。修订《开展新技术/新疗法管理规定》，审批新技术、新疗法24项：神经外科脑深部电刺激（DBS）；心外科体外膜肺氧合技术；胸外科喉罩静脉全麻肺部分切除术；普外科全腔镜下游离带蒂大网膜乳房重建术的应用；麻醉科超声引导下椎旁神经阻滞技术；消化内科放射性粒子植入治疗技术；妇产科超声治疗仪-外阴白斑聚焦超声波治疗，经阴道剖宫产瘢痕部妊娠手术治疗；口腔科口腔疾病的激光治疗，计算机辅助设计与制造（CAD-CAM）的口腔修复治疗，显微根尖外科手术；眼科大剂量甲基强的松龙治疗活动性甲状腺相关眼病，玻璃体切割联合内界膜移植术治疗难治性黄斑裂孔，黄斑前膜、视网膜内界膜剥脱术；超声科眼彩色多普勒超声检查，胃动力检查；检验科EB病毒壳抗原（VCA）IgG抗体检测，EB病毒壳抗原（EBNA1）IgG抗体检测，EB病毒壳抗原（EA）IgG抗体检测，抗肾小球基底膜抗体检测试剂盒（酶联免疫法）；输血科IgM抗体（抗A、抗B）效价测定，血清抗A（B）IgG免疫抗体效价测定；热研所血清寨卡病毒IgM和IgG抗体快速检测，粪便液基寄生虫检测。

药物管理。成立药学部，建立完善药事管理制度。住院药占比26.56%，门急诊药占比57.37%。住院患者抗菌药物使用率44.5%，门诊患者抗菌药物使用率6%，急诊患者抗菌药物使用率34%。

医保工作。医保出院37209人次，总费用59906.49万元，次均费用16100元。完成总额预付指标额度的88.12%。

医疗支援。参与政府指令性合作项目4类：京蒙对口支援、京宁对口支援、京津冀医疗技术帮扶，以及医院托管帮扶、城乡对口支援等。分别与内蒙古通辽市医院、库伦旗医院，宁夏第五人民医院、吴忠市人民医院，河北省曹妃甸工人医院，平谷区医院签订了技术合作及托管协议。环渤海地区合作项目：分别与太原市人民医院、山西长治市第二人民医院、河北省宣化钢铁公司职工医院、承德县医院、大厂回族自治县人民医院、衡水市第四人民医院、衡水市第二人民医院、秦皇岛市北戴河医院、定州市人民医院、南宫市人民医院、辽宁省葫芦岛市中心医院、山东省菏泽开发区中心医院等12家医疗机构签订了帮扶协议。医院消化内科、急诊科、血液内科以及肾内科分别与河北省邢台第一医院、河北省安阳市人民医院、北京市丰台中西医急诊抢救中心、河北省承德市中心医院、遵化市人民医院等医疗机构相关科室签署了技术合作协议。医院与8家区域内医联体单位签订有合作协议，重点推进与北京市南苑医院、东城区第一医院的分级诊疗和双向转诊，协助开展唐氏筛查等医疗检查。

1月13日，在几内亚首都科纳克里总统府，几内亚总统阿尔法·孔戴向中国第二十四批援几内亚医疗队队长王振常及所有队员颁发了总统府奖状。这是中国援助几内亚医疗队48年以来首次获得总统嘉奖。1月24日，由本院组成的中国第二十四批援几内亚医疗队完成为期18个月的医疗援助任务之后回国。

医疗纠纷处理。参加医责险2705人，总费用438.14万元。年内接待投诉503件，上报第三方医疗纠纷人民调解案件61件；新发诉讼案件在案16件，结案2件；纠纷案件调解协议司法确认19件。年度赔付总金额590万元。

护理工作 护士1424人，其中本科559人、研究生5人。编内医护比1：1.24。ICU床位40张。

扎实推进优质护理服务示范工程。落实三级护理质量管理及控制体系，实现TQM全面护理质量管理。

建立健全护理核心指标质量控制体系，实现护理质量与患者安全的闭环管理。加大对护理安全（不良）事件的监管力度，杜绝护理安全（不良）事件的迟报、漏报。

选派249人参加市级或全国的护理专科培训，4人分赴英国、美国，以及中国香港和台湾地区进行专业、管理、教学等护理领域的培训与交流。获批北京护理学会老年和伤口造口失禁两个专科护士培训基地，获得中德伤口治疗师（北京）培训学校临床实习基地。

与平谷医院、佑安医院、安贞医院确定“点对点”帮扶关系外，还对拉萨市人民医院、河北省固安幸福医院、通州新华医院等合作和医联体单位共16家机构进行管理及临床专业培训。共接收进修127人，参观培训208人，会议交流32人次，护理查房及专业指导42次。

科研工作 获批2个首都医科大学临床诊疗与研究中心：张澍田教授的消化道早癌临床诊疗与研究中心及贾继东教授的少见、罕见肝脏疾病临床诊疗与研究中心；获批市医管局“扬帆计划”项目重点医学专业1项，临床技术创新项目1项；获批北京市优秀青年骨干人才8项。共获得各类科研项目88项，获经费3185万元，其中国家级25项、省部级19项、局级及其他课题44项。获得国家专利局授权7项，其中发明专利5项。

2人入选市级百千万人才工程，3人获批海聚人才，7人获得青苗人才资助。

坚持创新驱动发展，加强综合优势学科建设。完善国家消化中心“一体两翼”的组织架构，成立消化内科学部、消化外科学部、肝移植学部、肝病学部4个工作室，完善方法学及实验支撑平台和第三方机构，协助4个研究方向开展高质量的临床研究。以神经疾病中心、耳鼻喉、器官移植等为新引进学科带头人团队为新的学科增长点，带动医院相关学科发展。进一步整合重点学科，成立包括消化中心、病理科、放射科和超声科的消化系统疾病病理和影像诊断平台。

医学教育 完成5个七年制临床医学专业、1个五年制基础临床医学专业、2个护理高职专业、1个护理本科、3个国际学院、1个卫生职业学院和5个夜大成人教育等不同临床阶段16个班级1149名学生的教学任务，其中理论授课2563学时，见实习2822人次。

医院在读研究生501人，其中全日制研究生256人，包括博士57人、硕士199人；新招硕士研究生66人、博士研究生22人。研究生培养涵盖30个学科专业，共34个临床和医技科室研究生培养点。新增博士研究生导师4人（共41人），涵盖了4个学科专业；新增硕士研究生导师16人（共73人），涵盖了11个学科专业。

参加本市学术活动90余人次，参加外埠学术活动120余人次。

学术交流 公派出国46人次，其中培训学习24人次，参加学术会议11人次，交流访问9人次，执行保健任务2人次。接待国外专家学者、留学生来院参观、讲学、见习及学术交流14批次。

5月21～24日，美国消化疾病周（DDW2016）在圣地亚哥会议中心举行，医院执行院长张澍田介绍了中国及北京友谊医院在消化系统早癌诊断和治疗方面的经验和成绩。消化疾病周期间，张澍田教授同多位美国专家就加强中华医学会消化内镜学分会和美国消化内镜学会间的合作进行了探讨，并沟通了举办消化内镜中美高峰论坛的相关事宜。

6月18～19日，第十三届北京国际消化疾病论坛（2016BIDDF）在北京九华山庄举行。国内外消化、消化内镜、肝病、普外、影像、病理、肠外肠内营养和护理领域的专家，以及来自全国各地的参会人员超过3000人。医院冀明教授为胆总管结石患者成功实施经内镜逆行胰胆管造影（ERCP）及单人操作胆道镜系统SpyGlass直视下激光碎石治疗，同时医院其他专家也分别进行了消化内镜操作演示。

11月7日，启动“一带一路‘友谊’消化内镜直通车万里行”暨“一带一路高级消化内镜国际大讲堂活动”，首批来自“一带一路”沿线国家的13位消化内镜医师在医院接受系统性的消化内镜培训和学习。由中华医学会消化内镜学分会主任委员、医院执行院长张澍田牵头，召集国内消化内镜领域专家团队，通过项目培训课程的建立，满足“一带一路”沿线国家对于消化内镜术式学习的需求。

信息化建设 全年信息化建设总投入2583.4万元。完成门急诊HIS系统升级改造，推进不良事件上报、防统方、合理用药系统建设。实现HIS系统与科研系统间的医疗信息交互。完成耗材维护程序的改造，物流管理系统的建设、实施，开发程序化数据模块，上线新的网络办公系统。完成政务专网的接入，为医院和平谷两院区的远程医疗项目做好网络技术支持。

基本建设 进行院内20余项工程、设备招标采购工作，完成40余项大小装修改造工程，总计投资1500余万元。急诊科布局调整及装修改造工作按期完成，门诊楼1～8层布局改造接近尾声。

顺义院区建设工程各项前期工作按计划进行，平面设计方案基本完成一级流程布置，取得市发改委立项批复、市规土委《规划选址意见书》《土地预审批复》及区规土委《建设用地规划许可证》等相关批复文件。

（撰稿：王志奇　审核：梁　丽）

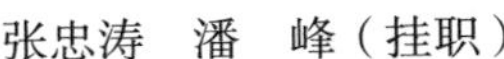

领导名单

党委书记、理事长　辛有清
执　行　院　长　张澍田
副　　书　　记　张　建
副　　院　　长　谢苗荣　张　建　王振常
　　　　　　　　张忠涛　潘　峰（挂职）

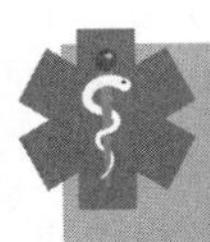

首都医科大学附属北京朝阳医院 北京市呼吸疾病研究所

本部：朝阳区工体南路8号（100020）　电话：85231000
京西院区：石景山区京原路5号（100043）　电话：51718999
网址：www.bjcyh.com.cn

基本情况　卫技人员3799人（其中本部2891人），包括正高级职称184人（其中本部171人）、副高级职称338人（其中本部290人）、中级职称981人（其中本部765人）、初级师1399人（其中本部1012人）、初级士569人（其中本部376人）、待定328人。

年底医疗设备净值36074.6万元（其中本部33719.52万元）。年内新购置医用设备总金额19752.62万元，其中乙类医用设备6台。

配合国家全面落实两孩政策，院本部妇产科合计增床24张，增人十余名，投入资金共计890万元。西院筹建约300张床位的妇幼中心，地址位于西院南侧“人民渠北路6号院1号楼”。进行科室设置、床位、医师人员、物资器械等前期规划，完成《首都医科大学附属北京朝阳医院新增医疗执业地点可行性研究报告》及医政相关的申报审批工作。

副院长童朝晖、急诊科副主任唐子人获医师行业最高奖——中国医师奖。

机构设置　成立朝阳医院临床流行病学研究室（烟草依赖治疗研究室），隶属呼吸疾病研究中心、医学研究中心；成立甲状腺颈部外科，为普外科亚专业；取消全院所有临床医技科室一级、二级设置，按学科类别进行划分，在各专业内设置亚专业；肾内科、风湿免疫科、内分泌科、临床心理科、神经介入科、整形外科为独立专业科室；其他原临床医技二级科室为相应专业的亚专业。

改革与管理　5月15日，在燕达医院揭牌成立“京津冀高压氧医学合作中心”。6月26日，实施非急诊全面预约挂号，增设老年、残疾患者综合服务窗口、配置“一对一”帮扶志愿者及专用自助机具、设置手机预约服务站、开通社区预约转诊功能。以慢病管理为切入点，探索“基层首诊、双向转诊、急慢分治、上下联动”的工作机制，遴选出高血压、冠心病、糖尿病、脑卒中、慢阻肺5种慢病专家并颁发证书，启动专、全结合的慢病管理团队。团队医师签协议书，规范化管理慢病患者，开展医联体特色的家庭医生式服务签约。制定三级医院与社区医院共同适用的高血压、冠心病、糖尿病、脑卒中慢病管理规范并印刷成册。接收2名耳鼻喉科医师来院多点执业，协助开展人工耳蜗植入技术。

人才工作。引进学科带头人4人、学科骨干2人。10月，医院“1351”人才工程正式启动，面向国家医学战略需求、重大医疗科学任务以及医学学科领域发展建设的需求，以建设国内乃至世界一流医学人才队伍和提升医院学科排名为目标，在未来3年内，争取培养和引进翁心植学者（领军人才）10人，培养和引进能把握学科发展方向、具有创新能力、在国内外有较大学术影响的朝阳学者（学术带头人）30名、朝阳名医50名，培养优秀的朝阳新星（学科骨干）100名（其中护理新星15名），从而构建层次清晰、衔接紧密、促进优秀人才可持续发展的培养体系。年内遴选出“翁心植学者”1人，“朝阳学者”16人、“朝阳名医”30人，“朝阳新星”40人。

医疗工作 出院86534人次，床位周转45.61次，床位使用率97.69%，平均住院日7.82天。住院手术33679例。剖宫产率49.66%。无孕产妇死亡，新生儿死亡率1.78‰，围产儿死亡率3.55‰。临床用红细胞12200单位、血浆13401.5单位、血小板1704治疗量，自体输血率33.1%，术中自体血回收红细胞814例2647单位。有29个临床科室102个病种开展临床路径管理。

预约挂号管理。医院拥有电话预约、网站预约、京医通预约、微信预约、诊间诊后预约、出院预约、社区预约、科际预约、银医卡预约9种预约挂号方式。预约挂号占门诊总人次的80.38%。

新技术、新疗法。医院24个科室申报的39项技术通过现场审核，其中23个检验检查类项目直接获批开展，16个手术操作类项目通过医学伦理委员会审查获批开展。6月和12月，对既往批准开展的新技术进行追踪评价，合计追踪评价技术285项，其中手术操作类技术69项，检验检查类技术216项。9月，通过国家卫生计生委医疗技术临床应用管理信息系统完成原三类技术“造血干细胞移植治疗”“同种异体角膜移植治疗”“肿瘤射频消融治疗”的备案。12月，通过北京市卫生计生委重点医疗技术备案管理系统完成“造血干细胞治疗”等17项重点医疗技术的信息备案。北京市生殖质控中心专家组对医院生殖医学中心正式运行的供精人工授精技术（AID）、夫精人工授精（AIH）、常规体外受精-胚胎移植（IVF-ET）、卵胞浆内单精子显微注射（ICSI）技术进行现场校验和审核，经专家组论证评审校验合格。

药物管理。药占比34.53%，其中门诊药占比45.73%、住院药占比21.89%。深化抗菌药物专项整治，依据科室特色差异化设定各科室抗菌药物用药指标。抗菌药物门诊使用率11.67%，急诊使用率34.80%，住院使用率34.21%，抗菌药物使用强度（DDD值）37.04。

医保工作。医保出院48463人次、总费用142760.7万元。11月1日开始，对特殊病种治疗的定点医疗机构采取备案制管理，特殊病患者持社保卡在医院就诊即可完成备案。

三级医疗。医联体下转患者2322人次，接收上转患者1359人次；远程会诊放射影像89人次、心电图52人次、动态心电图92人次，化验、检查直通车检验389人次，CT、核磁检查78人次。免费接收进修18人。

医疗支援。选派19名医务人员组建第二十六批援几内亚医疗队，进入北京语言大学开始出国前全脱产培训。与内蒙古锡林郭勒盟医院、苏尼特右旗医院、满洲里第一人民医院，江西省瑞金市人民医院，河北省秦皇岛第一医院、承德医学院附属医院，朝阳中西医结合医院签订了对口帮扶协议，派专家到对口帮扶医院开展讲学义诊活动，进行了10余例复杂性手术示教。妇产科专家刘浩、神经内科专家张娟、心内科专家李奎宝、骨科专家孟祥龙分别赴锡林郭勒盟医院和瑞金医院开展为期50天的医疗帮扶，门诊2300余人次，开展学术专题讲座80余次。接收对口医院进修生41人、北京市卫生计生委指派的青海玉树医疗骨干进修4人、石景山社区帮扶项目医师进修5人。派出1名医师赴新疆、1名医师赴西藏进行卫生援建和技术指导。派出1人赴北京潞河医院挂职1年。

医疗纠纷处理。投保医责险3460人，总费用318.37万元。全年发生医疗纠纷84件，其中申请医调委调解38件、诉讼13件，年度赔付总额877.65万元。

护理工作 护士1884人，其中本科466人、研究生21人。医护比例1：1.1。ICU床位97张。

优质护理服务全覆盖，开展护理延伸服务，规范出院患者随访，将常规随访、专科随访和专病随访相结合，建立多部门合作机制。通过移动护理推车、宣教手册、微信推送、电话随访等形式落实健康宣教。将院内护理服务延伸至社区、家庭，为患者提供用药指导、健康教育、慢病管理等服务。

落实责任制整体护理，实现护士岗位垂直管理，保证临床责任护士负责6～8名患者。优化基础护理质量敏感指标，并进入常态化监测，建立专科护理敏感指标的评价标准。建立责任制整体护理工作模式下护理一级质控体系，加强对护士长护理质量管理督导。年内不良事件上报率100%、整改率100%。

组织护理行政查房和学术沙龙，完善风险评估和警示，创办《医疗护理安全管理通讯》，项目管理应用于质控工作。成立“PICC置管与维护中心”“母乳喂养门诊”，5个专业委员会纳入护理学科建设体系。对普通病房的危重症患者实施护理访视，加强围手术期患者护理质量管控，年内未发生因护理导致的非计划停手术病例。

首次承担市医管局护士规范化培训理论考试考场，医院一阶段65人、二阶段49人均通过考核。

接收进修护士201人，接收专科护士学员280人。选派25人参加中华护理学会及北京护理学会11个专业的专科护士学习；至年底，共有169人参加专科护士学习，并取得相应资格。承担医学院校在读、临床实习160人，毕业72人。

科研工作 申报课题322项，其中国家级150项，省部级100项。获局级以上科技主管部门资助科研项目93项，获批科研经费3917.8万元。其中国家级项目33项，获经费2030.1万元；省部级项目23项，获经费458.7万元；局级项目37项，获经费1429万元。获国家自然科学基金资助24项，获经费812.4万元，项目数连续3年位居首都医科大学附属医院之首。在研各级各类课题412项，局级以上课题结题76项。

“基于提高心脏骤停救治成功率对心肺复苏术的应用机制研究”获北京市科学技术奖三等奖，“胸腔积液病因学诊断的关键技术及其临床应用”“心衰与相关疾病的遗传免疫学机制及临床治疗研究”获中华医学科技奖二等奖，“腹腔镜上尿路手术创新及应用”获华夏医学科技奖二等奖，“牙周炎与慢性阻塞性肺疾病相关关系的临床与基础研究”获中华口腔医学会科技奖三等奖。

获发明专利3项：气囊教学模型、单腔高流量鼻导管、制备人妊娠特异性糖蛋白9的方法；获实用新型专利9项：深静脉栓塞防治设备、口腔吸痰管、气管插管的气囊滞留物收集装置、胸腔积液收集装置、用于全膝关节置换术的后交叉韧带保护装置、横联式肋骨加强钩、液压生长棒矫形装置、可充气扩张式镜鞘、具有散点式呼气阀的医用呼吸面罩。

有国家卫生计生委（原卫生部）国家临床重点专科8个：重症医学科、麻醉科、心血管内科、职业病科、临床护理专业、呼吸内科、急诊医学科、检验科。北京市重点实验室3个：高血压病研究北京市重点实验室、心肺脑复苏北京市重点实验室和北京市呼吸和肺循环疾病重点实验室。北京市重点工程中心1个：北京市呼吸与危重症诊治工程技术研究中心。北京市国际科学技术合作基地1个：妇产科疾病免疫学转化研究北京市国际科技合作基地。

医学教育　承担首都医科大学临床医学专业2009级、2011级、2012级、2013级五年制及七年制的理论授课、见习、毕业实习的教学任务，以及国际学院2011级毕业实习的教学任务。

在首都医科大学第八届青年教师教学基本功比赛中获一等奖。招收统招博士研究生23人、在职博士研究生60人、统招硕士研究生120人、在职硕士研究生47人。有229名医务人员脱产学习。

10月，疝和腹壁外科被选为亚洲太平洋疝外科协会（APHS）中国唯一的培训基地。

学术交流　11月14～15日，由医院和中华医学会北京分会、首都医科大学、北京大学医学部联合主办的“2016朝阳国际医学大会”在北京国际会议中心召开，大会主题是“精准医疗与大数据的新时代”。会议邀请了国外40余位各专业领域专家以及国内数位院士及国内近200名专家，并组织了十个专题分论坛，来自全国各地的参会者3000余人。

7月，承办全国医院管理进修培训班授课，培训200余人。举办美国梅奥医院管理研讨会，美国梅奥诊所创新中心持续护理前医学顾问尼古拉斯·拉鲁索和梅奥诊所健康生活中心首席战略官、梅奥诊所创新中心原主任芭芭拉·斯普瑞尔就医学管理创新等领域问题与医院专家进行交流研讨。12月，承办“中国标杆医院学习之旅——大型公立医院精细化管理实践”学习班，培训270余人。

信息化建设　年度信息化建设总投入2326.6万元。全面推进非急诊全面预约工作，门诊大厅安装30台自助机，实现微信端预约挂号和支付功能。形成以电子病历系统为核心，贯穿整个医疗过程的临床信息系统体系。建设完成远程会诊系统、手术示教系统、病案归档系统、手术麻醉系统、日间手术系统、合理用药系统、危急值预警系统、住院预交金系统、精细化管理系统、人事系统、科研管理系统、药物临床实验系统、自动化办公系统、不良事件管理系统。提升医院网络硬件配备和网络整体性能。信息系统等级保护从二级提升到三级，HIS服务器由小型机更换成PC机，维护成本降低50%，系统运行效率提高一倍。完善统计对外上报平台和院内查询平台建设，同时推进统计工作过程的信息化、推进精细化管理平台应用和培训，利用统计学方法开展DRGs数据统计分析。

基本建设　6月，申报东院建设工程项目可行性研究报告；7月上报规划设计方案，项目建筑面积约19.5万平方米，工程投资估算约19亿元。6月8日，医院东广场地面及绿化改造工程竣工验收。10月30日，完成工字楼（D楼、E楼、F楼）约4000平方米彩钢板换顶工作。12月30日，妇产科病房装修改造工程完工。总装修改造（含新建连廊）建筑面积约1400平方米。

（撰稿：赵宇晴　审核：梁金凤）

领导名单

党委书记、理事长　封国生
执行院长　陈　勇
副书记　陈　勇　梁金凤
纪委书记　梁金凤
副院长　高　黎　童朝晖　马迎民
邢念增　李德令
李晓北（试用期1年）
西院党总支书记　马迎民

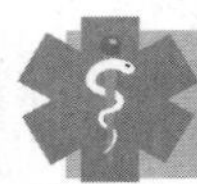

首都医科大学附属北京同仁医院

东区：东城区崇文门内大街8号（100730） 电话：58269911
西区：东城区东交民巷1号（100730） 电话：58269911
南区：经济技术开发区西环南路2号（100176） 电话：58266699
网址：www.trhos.com

基本情况 卫技人员3033人，包括正高级职称207人数、副高级职称313人、中级职称1278人、初级师957人、初级士278人。

年底医疗设备净值124262.97万元。年内新购医用设备总金额9594.91万元，其中乙类医用设备2台。

机构设置 4月，成立普外三科。

改革与管理 制定改善门诊医疗秩序五项措施，挖掘内部潜力，统筹调剂2个国家重点学科普通号资源，延长眼科专家门诊出诊时间。加强号源统一管理，严格加号管理，统一复诊患者约号，前移门诊窗口导诊服务；推出知名专家团队服务模式，建立7个专家层级转诊团队，形成普通门诊到团队成员、团队成员到知名专家的双向转诊机制，形成层级转诊模式；利用移动互联技术开拓新的预约途径，通过京医通、微信公众号和自助机等渠道开展初诊预约服务。实现移动支付功能。取消医保患者院内就诊卡，实现患者门诊一卡就诊；通过设置综合服务窗口、设置手机预约服务站、加强宣传和现场引导等措施，倡导使用自助服务，窗口资源优先老年、残疾等特殊群体。

医联体建设。上半年，在东城区、大兴区及通州区卫生计生委指导下，医院分别建立了东城区、大兴区、通州区区域医联体。东城区医联体合作医院包括普仁医院、建国门社区卫生服务中心和东华门社区卫生服务站，大兴区医联体合作医院包括大兴区人民医院、红星医院、亦庄医院、旧宫医院、瀛海镇中心卫生院及青云店镇中心，通州区医联体合作医院包括通州区老年病医院、通州区第二医院、大杜社卫生院、于家务卫生院、觅子店卫生院、永乐店卫生院。逐步探索建立“基层首诊、双向转诊、急慢分治、上下联动”的分级诊疗模式，通过学科建设和人才培养，提高医联体内合作医院的医疗服务能力和核心竞争力。建立医联体慢病专家团队，探索社区卫生服务机构与三级医院之间的分级诊疗机制，医联体内医院组成专家团队分级协同1+N服务模式，领衔专家对成员医生起到传、帮、带作用。

人才引进。依托“海聚工程”第十二批海外高层次人才引进平台，引进海聚人才长期和短期项目各1人。推进“人才强院”战略，完成青年拔尖人才培养计划、高端标识人才推进计划、领军人才团队支持计划、学科骨干人才发展计划和临床专家培养计划等一揽子人才管理制度，健全医院人才工作机制，初步形成人才开发工程体系。

医疗工作 出院89437人次，床位周转57.29次，床位使用率98.98%，平均住院日6.33天。住院手术63707例，剖宫产率37.9%。无孕产妇死亡，新生儿死亡率0.7‰，围产儿死亡率3.6‰。实施临床路径共24个科室48个病种，入径14849例。临床用红细胞7775单位，手术室自体输血率19%，自体回输血量535单位。

预约挂号管理。实行非急诊全面预约挂号，通过电话、移动平台、网站、医生工作站、医院自助机具、医联体内社区医生终端等多种方式进行实名制预约挂号，拓展APP、微信等基于移动互联技术的预约渠道。预约挂号1680924人次，占门诊总人次的74.97%。

药物管理。门诊药占比35%，住院药占比23%。门诊抗菌药物使用率29.51%，急诊抗菌药物使用率20.46%，住院患者抗菌药物使用率30.53%。

医保工作。医保出院26079人次，总费用50251.64万元。

医疗支援。2月，派出1名眼科医师作为北京市第八批援疆干部，到新疆和田地区人民医院进行为期1年的援疆任务。与内蒙古乌兰察布市中心医院及包头市眼科医院分别签署了《2016—2020年度京蒙省际医院对口支援框架协议书》及《对口支援协议书》，协助受援医院建立眼整形科、眼角膜病科，使其具备相关疾病的诊治能力；选派专家到受援医院开展以学科建设、人才培养、诊疗服务等形式的帮扶工作；为受援医院提供免费、优先的进修绿色通道；建立疑难重症会诊、转诊绿色通道。6月，第十四批24名医师完成赴基层工作，共计完成教学查房675次，会诊638次，手术示范267例，病例讨论307次，门诊1839天，共接诊患者20506人次，举办专题讲座培训医务人员1038人次，技术培训605人次，参加巡回医疗、健康教育和公共卫生服务等义诊56次。7月，派出第十五批21名医师赴大兴基层工作。

突发事件伤病员紧急医疗救治。3月9日，承接北京市卫计委应急办及大兴区卫生局应急办车祸群体伤救治工作；10月，2016年世界机器人大会会议期间共接诊患者4例。

1月8日，由同仁医院19名员工组建的中国第二十五批援助几内亚医疗队从北京出发，赴几内亚开展为期一年半的援非任务。11月14～28日，根据国家卫生计生委3年“对口医院”援几内亚合作项目方案，帮助中几友好医院建立重症医学中心，医院邀请中几友好医院8名医护人员来华培训，并邀请中几友好医院院长卡马拉和财务总监莫里先生来华进行短期培训。

医疗纠纷处理。参加医责险1600人，总费用305.13万元。发生医疗纠纷53件，其中调解28件、诉讼22件、院内协议3件。年度赔付总金额226.13万元。

护理工作 护士1432人，其中研究生3人、本科715人、大专628人、中专44人。医护比1∶1.39。三区共有ICU床位53张。

开展延伸护理服务，设立延伸护理专项基金，分三年对医院75个护理单元设置延伸护理启动基金，年内有25个护理单元提出申请并开展工作，增设了眼肿瘤患儿玩具图书柜，制定了日间手术患者健康教育手册。继续开展出院随访及访视工作，规范PICC管理，加强医患活动及出院患者健康指导。

落实护理岗位责任制，根据患者的疾病特点，生理、心理和社会需求，规范提供身心整体护理。落实护理分级制度，对重点患者实施全面评估，根据评估情况予以必要的专业照护。不良事件上报率100%、整改率100%。实施目标管理，落实护理质量委员会职能。

组织全员培训4个项目8场，N1-N4分层培训6项12场。以临床需求为导向安排培训课程，并采用西南区同步现场转播、网络视频学习的方式提高参训率。外派培训146人次。接收来自22个省市的进修护士41人，主要在眼科、耳鼻喉科、手术室等科室进修。接收中华护理学会及北京护理学会学员88人，包括13名糖尿病健康教育师、43名ICU专科护士人、23名急诊专科护士、9名手术室专科护士。

选拔、新聘理论授课教师13人、临床带教教师33人。遴选首都医科大学本科生临床带教教师46人、首医本科生科研训练指导教师37人。

科研工作 申报各类科研课题354项，获批154项，获批经费3013.25万元，其中获批国家自然科学基金课题10项，获批经费702万元。在研课题591项，结题114项。

张罗教授牵头的“过敏性鼻炎治疗技术的创新与应用”项目获北京市科学技术奖一等奖。眼科吕岚教授牵头的“下颌下腺移植治疗重症干眼关键技术体系的创建及应用”项目获教育部科学技术进步奖二等奖和华夏医学科技奖一等奖。年内获授权职务发明专利5项，其中发明专利2项（熊瑛、王宁利等发明的“眼保健操穴位定位按摩眼罩”，朱思泉、赵阳等发明的“一种用于防治后发性白内障的人工晶状体及其制备方法”），实用新型专利3项（王宁利发明的“微型光学导管”，黄馨颖、朱思泉等发明的“一种带有滑轨装置的眼科手术床组”和“一种显微镜用手机定位拍摄辅助装置”）。

医院有国家级实验室1个（耳鼻咽喉头颈科学教育部重点实验室）及市级重点实验室5个（北京市眼科学与视觉科学重点实验室、鼻病研究北京市重点实验室、糖尿病防治研究北京市重点实验室、头颈部分子病理诊断北京市重点实验室、眼内肿瘤诊治研究北京市重点实验室），国家重点专科3个（耳鼻咽喉科学重点学科、眼科学国家重点学科、中医眼科学重点学科）。

医学教育 承担首都医科大学及北京卫生学院的课堂教育及带教实习、见习任务，有教师231人，其中教授70人、副教授95人。承担663名学生的教学任务。有硕士生培养点28个、博士研究生培养点13个；硕士研究生导师107人，博士研究生导师37人。本教学年度共接收实习生243人次，见习生138人次。

4月，代表首都医科大学参加第七届全国高等医学院校大学生临床技能竞赛华北赛区比赛荣获第一名；5月，参加全国总决赛荣获二等奖。录取研究生115人，其中硕士94人、博士21人。外出进修10人次，专科护士认证培训19人次。

学术交流 接待美国、加拿大、德国、英国、日本、比利时、新加坡等10余个国家，以及中国台湾、香港地区的来访外宾百余人次。因公出国（出境）62批94人次，其中执行赴港澳计划团组46项，双跨团组9项、单列计划团组7项，援外任务1项。邀请海聚工程引进专家——比利时根特大学Claus Bachert教授，美国NIH心肺中心主任萧镭教授、俄亥俄大学徐立教授、JACI主编Donald Leung教授、知名听力学家、International Journal of Audiology主编 Jackie Clark

教授等来华交流讲学，并制定《海外专家聘用方案》。继续聘请Claus Bachert、萧镭、徐立为客座教授。年初，邀请美国约翰霍普金斯大学威尔默眼科中心教授兼Dana预防眼科中心主任、公共卫生学院教授David Friedman教授来院进行学术交流，并聘其为同仁眼科中心国际指导委员会成员。7月，德国护理学会会长Wagner 先生来院，就护理管理工作以及中德国际伤口师（北京）培训学校的工作进行了交流。

1月16日，与北京市耳鼻咽喉科研究所、WHO防聋合作中心及中华耳鼻咽喉头颈外科杂志联合主办“2016北京听力论坛”，论坛主题为“人工听觉技术及耳鸣”。会议邀请国内知名专家，围绕人工听觉植入技术、听觉及言语评估技术、WHO防聋新进展、新生儿耳聋基因筛查，耳鸣的诊疗规范、发病机制、综合评估及干预策略等热点内容进行专题演讲和圆桌讨论，来自全国各地的听力学、耳鼻喉科及言语康复等领域的50余位专家学者参会。

4月15～16日，举办“2016同仁国际鼻科学论坛暨第一届中韩过敏科学峰会”，韩国代表团由韩国过敏科学和临床免疫学会国际委员会主席首尔国立大学的Yoon Seok Chang教授领衔，成员来自首尔国立大学和成均馆大学，包括Kangmo Ahn教授、Dong Young Kim教授和Woo-Jung Song教授，均为韩国鼻科学和过敏科学领域的知名学者。中方代表包括国家自然科学基金杰出青年基金获得者华中科技大学同济医院刘争教授、上海交通大学附属新华医院李华斌教授和北京同仁医院娄鸿飞博士。会议还邀请JACI主编Donald Leung教授（美国）、韩德民院士、许庚教授、程雷教授、周兵教授，以及来自全国鼻科和过敏科学领域的10余位知名专家，共计80余人参会。

10月19～20日，举办“健康快车/同仁医院小儿眼科国际高峰论坛”，会议邀请英国、美国、澳大利亚和加拿大的15位眼科专家，就小儿眼病与斜弱视及糖尿病视网膜病变进行学术讲座，共计100余人参会。

10月23日，主办“首都医科大学眼科学院学术年会”，会议以“开放思维、引智创新”为主题，包括24家首都医科大学系统单位及14家全国科研教学基地的眼科医师和研究生，共计280余人参会。

11月18～20日，举办第一届同仁眼科新技术论坛，80多位国内外眼科专家做学术演讲，700多位眼科医生参会。

信息化建设 完成医院三区HIS系统的全面统一，临床数据中心项目建设，新物流系统建设，三区非急诊全面预约信息系统改造。建立微信公众服务号，实时发布健康科普知识及医院动态，并开展网络健康咨询。

基本建设 2月，得到院区扩建项目具备施工条件所需相关文件批复，完成扩建项目主体工程施工和监理招标。2月4日，同仁医院北京经济技术开发区院区正式破土，开启南区二期扩建工程；年内完成临时动力中心工程、迁移原动力中心内的热力系统、制冷系统和电力系统工程、消防水池及泵房工程。

（撰稿：郑　洁　审核：王宁利）

领导名单

党委书记 张　罗
院　　长 王宁利
副 书 记 王宁利　刘　雁
纪委书记 刘　雁
副 院 长 黄志刚　张　罗　王　宇　段金宁

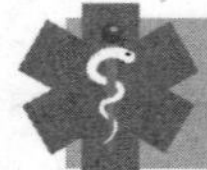

首都医科大学附属北京天坛医院

地址：东城区天坛西里6号（100050）　电话：67096611
网址：www.bjtth.org

基本情况 卫技人员1653人，其中高级职称493人、中级职称617人、初级职称543人。

年底医疗设备净值25535.42万元，年内新购医疗设备总值8148.01万元。

机构设置 6月，市医管局批复同意医院增设全科医疗科，同时将体检科并入全科医疗科。8月17日，关闭门诊输液室。

改革与管理 3月，作为市医管局第一批非急诊全面预约挂号试点单位，自助挂号率和自助缴费率分别达到44.9%和23.7%。承担市医管局首批知名专家团队服务试点工作，推出王拥军教授、张俊廷教授、冯涛教授、张东教授4个知名专家团队，从3月1日起正式运行。进一步开展辅助检查电子预约。12月12日正式启动医联体慢病专家团队服务试点工作，制定了高血压、糖尿病、冠心病、脑血管病四种慢病转诊标准；组建了5个慢病专家团队，包括陈步星冠心病团队、郭彩霞高血压团队、马锐华脑血管病团队、钟历勇糖尿病团队、马力全科医学团队，每个团队由一个领衔专家、一个高级职称专科医生、一个社区全科医生组成，领衔专家负责团队技术层面的运行、质量保证和转诊，高级职称专科医生负责门诊双向转诊的执行和患者协调，社区全科医生负责社区双向转诊和患者随访。继续加强京津冀协作医院的管理，北京天坛医院（张家口）脑科中心共诊治门诊患者16550例，收治患者5746例。牵头制定《天坛丰台医联体的工作方案及工作流程》。

医疗工作　出院41972人次，床位周转36.03次，床位使用率94.15%，平均住院日9.56天，住院手术23298例。剖宫产率44.58%，无孕产妇死亡，新生儿死亡率0.63‰，围产儿死亡率0.12‰。102个病种实施临床路径管理。全年临床用血9150单位，自体采全血55人次19800 ml，回收血液877人次484612 ml。

预约挂号管理。可通过现场预约、114电话/网络预约、京医通微信预约、自助机具预约的方式进行预约挂号。全年预约挂号942791人次，占门诊比例67.57%。

新技术、新疗法。申报新技术、新项目12项，批准开展7项。定期对2014年、2015年院内开展的24项新技术和新项目进行监控。年内，医院医疗机构执业许可证增加重点医疗技术包括：肿瘤消融治疗技术，颅底肿瘤（颅内外沟通肿瘤）切除术技术，颅内重要功能区及大型血管畸形切除术，头、面、颈部（巨大）神经纤维瘤切除及成形术。

药物管理。门诊药占比43.44%，住院药占比18.79%。门诊抗菌药物使用率4.94%，急诊抗菌药物使用率20.17%，住院患者抗菌药物使用率42.79%。

医保工作。向市人力社保局申请提供医保PSAM卡，实现医保患者自助机具缴费功能。如期通过个人账户刷卡实时结算现场验收工作，为个人账户封闭做好先期准备。继续总额预付、DRGs付费和医药分开、“互联互通”试点工作。加强医保管理，减少违规诊疗行为的发生。医保出院15460人次，总费用27128.78万元，次均费用17547元。

医疗支援。与内蒙古民族大学附属医院建立对口支援，3月25、26日派急诊介入科、神经内科、神经介入科医师参加脑血管介入绿色通道启动仪式及介入治疗新进展学术活动。派1名神经内科副主任医师赴内蒙古林业总医院工作，接收1名内蒙古国际蒙医院主治医师在神经重症科培训。派出骨科大夫李家谋援疆，放射科大夫荆利娜援藏。

城乡对口支援。有31位医生前往顺义区空港医院，开展技术支援，共服务900余工作日。在医院疼痛科的带教领导下，空港医院成功开展顺义区第一例臭氧髓核溶解术、第一例腰交感神经化学毁损术、第一例神经根射频消融术、第一例胶原酶溶盘术、第一例椎间孔镜下椎间盘摘除术、第一例癌痛患者的吗啡泵鞘内植入术。6月，空港医院疼痛科挂牌“北京天坛医院疼痛诊疗中心顺义分中心”。医院先后安排骨科和普通外科医生常驻空港医院挂职，外科顺利完成了分科分组，并成立了“空港医院甲状腺诊疗中心”，免费为辖区居民筛查甲状腺疾病，顺利完成了甲状腺次全切除术及甲状腺癌根治术。医院麻醉科免费接收顺义空港医院医务人员来院神经内科、肌电图室、教育处、脑电图、神经放射科、病案科进修。

京津冀地区合作项目。加强“天坛·燕达脑科中心”合作，打造重点临床支柱学科，神经外科、神经内科在门诊量、住院量、手术量、手术类型、诊疗水平等方面得到显著提升。重视北京天坛医院（河北省张家口）脑科中心合作建设，常年派驻专家，共诊治门诊患者16550例。本院和张家口市第一医院作为试点，首先使用了北京市医院管理局远程转诊预约挂号平台，医院开设了独立号池以保证张家口地区患者能够约到3天以内的专家号。

1月成功救助1名台湾患者，并协助北京市台湾事务办公室将患者转运回台湾。3月22～23日，参加河南省驻马店应急救援；6月24～29日，赴江苏省盐城市救治龙卷风受伤患者；7月16～22日，赴西藏救治北京援藏干部。

医疗纠纷处理。发生纠纷35件，解决27件；解决以往遗留案例19件。年度赔付465万元。

护理工作　护士1044人，其中本科438人、研究生及以上13人。医护比1：1.27。ICU床位57张。

继续推行“133工程”活动，确立“重视关键环节，落实患者身份识别”护理主题，重修了重点环节管理制度37项，督导临床核对729次，组织了2次安全用药讨论会。不良事件上报率100%、整改率100%。

实现了pad在线质量检查据汇总和分析。输血环节追踪、手术患者三方核查、手术患者交接核查、急诊和手术室护理记录、手术病理标本扫码等电子信息化。建立了危急值、检验标本闭合管理、输血规范的日追踪机制。调整和修改了压疮危险因素评估表，改良预警评分系统实施了计算机直接读取体征数据，后台自动计算分值。开展"压疮"主题月活动，进行压疮前沿知识培训、皮肤问题案例分析。38个品管圈开展了与质量相关的整改活动，加强急诊平车与检查搬运的整顿工作，维护了患者利益。

外送203人次参加院外各类培训。专科护士培训与认证14人。组织4次护士岗位培训和考核，分阶段完成了护理管理岗位的培训。完成4项国家级继续教育项目，共参会836人次，覆盖全国15省市。首批规范化培训护士全部通过北京市医管局验收考核，开展了床旁心电监测技术等6项护理操作技能全员培训和考核工作，接收外院进修护士94人（23个省市自治区）、基地学员125人，为新华医院代培50名护士。

承担首医护理学院临床实习带教高职护生37人、本科生20人。接收首都铁路卫生职业学校70位护士见习。承担首医护理学院以及首医药学系的授课任务55人，授课273学时。

科研工作 申报上级课题350余项，中标课题149项，其中国家级课题26项，获经费6981万元；省部级课题29项，获经费2797万元；局级课题94项，获经费3908万元。在研课题312项，结题60项。

王拥军团队的"高危非致残性脑血管病及其防控关键技术与应用"获批国家科学技术进步奖二等奖，张力伟团队的"脑干胶质瘤诊疗关键技术的集成创新和应用"获得北京市科学技术进步奖二等奖，张力伟团队的"北京地区颅底疾病多学科协作平台的建立"获得北京医学科技奖三等奖，赵志刚团队的"北京市基层医疗机构药物合理使用与评价体系的构建及应用"获得中国医药教育协会科学技术奖三等奖。获得实用新型专利4项，外观设计专利2项。

"高危非致残性脑血管病及其防控关键技术与应用"项目在国际上首先提出了高危非致残性缺血性脑血管病（HR-NICE）的新分类。项目组以降低脑血管病复发率和致残率为目标，从解决上述关键理论技术问题入手，历时12年，取得多项科技创新。该项目发表SCI文章116篇，获国家药物发明专利1项并进入临床应用，软件著作权4项。主笔1项行业标准和4项国家指南，主编专著18部。应邀作国际大会报告19次，主办国际脑血管病会议17场。在全国建立以省级医院为核心的推广应用示范基地391家，累计培训专业骨干5万余人次，相关成果已被600余家国内外不同级别医疗机构采纳和应用。获得首批科技部"重点领域优秀创新团队"，获得省部级一等奖3项。

有北京市重点实验室3个：脑血管病转化医学北京市重点实验室，脑可塑性与脑功能重建新技术北京市重点实验室，脑肿瘤分子显像研究与转化北京市国际科技合作基地；北京市工程中心3个：北京市免疫试剂临床工程技术研究中心，北京市神经系统3D打印临床医学转化工程技术研究中心，北京市神经介入工程技术研究中心；教育部工程研究中心1个：医疗信息化技术教育部工程研究中心脑血管病分中心。

医学教育 完成本、专科医学教育各项教学任务，做好2012级七年制临床医学学生参加全国临床技能大赛准备工作。

录取博士25人，硕士71人，长学制硕士阶段30人，留学生博士1人，留学生硕士1人。

学术交流 执行因公临时出国计划35个团组58人次，出国单列计划2个团组4人次，因公临时赴港澳计划3个团组4人次。随市医管局和市卫生计生委团组随团出访5个团组6人次，参加由中国对外友好协会组织的双跨团执行中日政府间友好交流访问1人。其中，赴境外学习21个团组，参加国际会议31人次。

信息化建设 完成京医通配套的各项信息化改造工作，率先实现了114预约自助机取号、自助机挂号缴费、医生诊室扣费功能，自助机挂号率超过窗口，开通了和河北省张家口等合作医院以及多家社区医院的转诊业务。作为市卫生计生委三项改革的信息化改造牵头单位，起草了信息化配套改造技术方案，为全市医院进行培训。电子病历的数字签名居国内领先，参与国家与北京市相关标准制定。6月1日正式上线使用病案打印功能。完成移动OA程序试点应用。远程会诊会员医院超过1200家，包括对口支援医院7家，新增合作医院36家。完成新院智能化系统设计方案技术文档、预算及深化设计图纸。

基本建设 新院迁建项目，二次结构砌筑、机电管线、装饰装修等各项工程施工均已全面开始实施。组织临床科室、职能处室等代表前往现场，对不同区域、不同功能的样板间装修效果进行确认。截至年底，10项医疗专项招标工作除弱电工程，已基本完成。

（撰稿：郝 蕊 审核：宋茂民）

领导名单

党委书记 宋茂民
院　　长 王 晨
副 书 记 肖淑萍
副 院 长 宋茂民 王拥军 张力伟 周建新 巢仰云

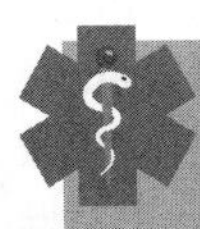

首都医科大学附属北京安贞医院 北京市心肺血管疾病研究所

地址：朝阳区安定门外安贞路2号（100029） 电话：64412431
网址：www.anzhen.org

基本情况 卫技人员3670人，包括正高级职称234人、副高级职称446人、中级职称888人、初级师1474人、初级士557人、未定职称71人。

医疗设备净值44047.96万元，其中甲类医用设备2台、乙类医用设备25台。年内新购医用设备总价值5233.69万元，其中甲类医用设备2台、乙类2台。完成财政采购项目33项，金额4224.81万元；自筹资金采购项目74项，金额1008.88万元。

机构设置 12月，将原心内科二十一分为心内科二十一（1）和心内科二十一（2）两个科室，原病区分为二十一病房A区和二十一病房B区。

改革与管理 12月，胸痛中心正式通过国际权威机构美国心血管患者管理协会（SCPC）的认证，成为国内第一批通过美国胸痛中心最新V5标准认证的医院。加强医联体建设，在安贞社区、左家庄社区、酒仙桥社区、将台社区、东风社区、平房社区、崔各庄社区、金盏社区、金盏第二社区落实社区责任主任工作，提高基层管理水平和业务技能，进行质控督导及业务考核，组织业务培训，扩大社区影响，参加社区义诊咨询活动，初步形成“危急重症转安贞，慢病康复去基层”的局面。安贞医院医师在外院多点执业114人，聘请外院多点执业医师3人。

为推进京津冀一体化建设，7月26日，首都医科大学北京安贞医院曹妃甸合作医院暨心血管疾病介入诊疗中心开诊仪式在河北省唐山市曹妃甸区医院举行。接收曹妃甸区医院进修人员8人，专业涉及心内、呼吸、影像、超声、口腔、导管室和手术室；安排胸外科医师来院参加学术会议；远程会诊2例心外科重症患者，绿色通道转诊1名主动脉夹层患者；外派心内专家到区医院协助开展心内介入技术，年内完成冠状动脉造影108例，PCI 33例。年内组织心内、心外专家团队在区医院开展义诊活动，义诊咨询62人次，进行冠状动脉造影检查6例。

人才引进。精准医学中心李林忆、急诊王晓获北京市优秀青年人才培养资助。引进“第十一批海聚人才”胎儿超声心动专业葛舒平教授，与遗传性心律失常专业严干新、泌尿系统肿瘤诊疗机制专业陆群、血小板生物学专业王迎春3名海外高层次人才签署正式工作合同。从阜外医院引进核医学专业张晓丽主任医师/教授团队。

医疗工作 出院69197人次，床位周转48次，床位使用率98.41%，平均住院日7.5天。住院手术22156例，心脏外科手术11325例、PCI手术12666例。剖宫产率52.96%，孕产妇死亡率1.3/10万，新生儿死亡率1‰，围产儿死亡率3‰。

临床路径管理。有42个科室52个病种实施临床路径，入径26665例，入径率83.72%，完成率98.88%。

预约挂号管理。预约挂号方式包括：114电话、市预约挂号统一平台、京医通微信预约、自助机预约、诊间预约、特需预约、住院患者复诊预约、社区患者社区转诊等。预约就诊率79.85%，复诊预约率79.37%。12月23日，安贞医院京医通平台（微信、自助机）正式上线，至年底共计预约7237人次。

全年临床用血50762单位，比上年下降9.4%，其中红细胞制品30823单位、血浆制品17870单位、血小板2069单位。输血科自体采血2644单位、麻醉科自体采血42055单位，全院自体输血率61%。

新技术、新疗法。全年新技术、新项目审查11项。1月，引进达芬奇手术机器人，用于心脏外科、泌尿外科、耳鼻咽喉头颈外科、妇产科等微创手术。自行开展嗅觉诱发电位检查、术中影像导航系统、经导管介入人工心脏瓣膜系统临床应用研究、凝血和血小板功能分析仪、人类EGFR基因突变监测、荧光染色法检测真菌、DNA测序、生殖道病原体核酸测定

（5项）\B族、DNA序列测定（遗传性耳聋基因、呼吸道病原菌核酸、精准多药合用基因检测）、基于串联质谱技术检测（类固醇激素15项、儿茶酚胺检测、25-羟基维生素D的检测、遗传代谢病检测、血浆中的RAS）。

药物管理。全院药占比34.6%，其中门诊药占比64.20%，住院药占比20.28%。门诊抗菌药物使用率6.62%，急诊抗菌药物使用率24.14%，住院患者抗菌药物使用率36.27%。

医保工作。全年出院69179人次，住院总收入298260.68万元，其中医保出院26011人次，总费用79217.22万元。全年医保基金总额实际控制在10.22亿元。门诊次均费用505.6元，住院次均费用42459.72元。新签约5家商业医疗保险服务公司和代理公司，商保业务量比上年增加32.7%。

三级医疗。年内，朝阳急诊抢救中心、华信医院、煤炭总医院、北亚医院、藏医院转入本院患者375人次，本院转出患者377人次。与社区双向转诊173人次，其中社区上转108人次，医院下转65人次。

医疗支援。102名医师赴远郊区开展下乡支援。结束了对内蒙古巴彦淖尔市临河区和阿拉善盟的对口支援；新增内蒙古乌兰察布市凉城县医院、赤峰市第二医院、阿尔科鲁沁旗医院、内蒙古民族大学附属医院对口支援，并签署了框架协议，安排人员进行支援帮扶。为落实《京津冀互派干部挂职工作方案》，接收河北省儿童医院1人来医务部进行为期1个月的轮训。接收进修人员5人，其中湖北省十堰市人民医院2名骨干医师到心外科、心内科进行为期48天的学习，西藏拉萨市人民医院1名医师到超声科进行为期半年的学习。

年内，开展“心明眼亮”拉萨、和田地区义诊公益活动，院庆32周年免费救治西藏那曲13名先心病患儿，完成“心之爱”新疆和田地区11名贫困家庭儿童先心病免费救治。

医疗纠纷处理。投保医责险1242人，保费397.71万元，保额550万元。全年发生医疗纠纷117件，其中当场调解31件、医调委调解58件、诉讼21件、处理中7件。赔付总额598万元，其中医院承担178万元。

护理工作　护士1839人，其中合同护士868人。护理人员中本科学历984人、硕士学历2人。医护比1：0.69。ICU床位110张。

配合落实北京市医院管理局非急诊全面预约挂号的重点工作，完善门急诊、手术室服务流程，改善患者就医环境。加强护理不良事件的管理工作，编写了护理不良事件原因分析要素集。组织质控员进行终末病历质量督查，并将结果纳入院级绩效考核。年内护理不良事件及隐患事件上报206例，比上年下降80例，全年不良事件上报率100%，整改率100%。开展第二届护理“品管圈”活动，全年成功组圈65个，圈员涉及全院所有护理单元。依托朝阳区北部医疗联合体开展大手拉小手活动，通过入社区义诊、组织基层护理人员培训、参与基层医院督导检查等举措，开展护理延伸服务。

选送15名临床护理骨干参加专科护士培养。开办危重症学习班和静脉输液培训班，共培养院内危重症专科护士53人，静脉输液证书护士48人。成立危重症、静脉治疗、伤口造口、急诊急救、疼痛、糖尿病健康教育、消毒供应及人文护理等8个护理专业组，开展教育培训、临床问题改进、标准制定及科学研究等工作。

接收全国专科护士培训实习106人。有进修护士140人，其中对口支援9人。进修护士涉及全院26个科室。

科研工作　科研项目中标84项，获资助经费5182.95万元，其中国家级课题30项，获资助经费4049万元；省部级课题20项，获资助经费559万元；局级课题22项，获资助经费535万；其他课题12项，获资助经费39.95万元。国家级课题中国家重点研发计划3项、国家自然科学基金面上项目15项、青年项目7项、应急项目5项。在研课题400余项；结题59项，其中科技部、科委21项，自然基金38项。发明专利1项，实用新型专利3项。

共有教育部重点实验室1个，北京市重点实验室3个，北京市教委北京实验室1个（建设周期3年，每年给予800万元的经费支持）。周玉杰教授领衔的冠心病精准治疗实验室入选2016年度北京市重点实验室。

医学教育　承担首都医科大学、北京市心肺血管疾病研究所本科生和研究生教育教学工作。有首都医科大学博士研究生培养点16个，博士生导师51人；硕士研究生培养点25个，硕士生导师121人。招收研究生175人，其中统招博士26人，在职博士44人，统招硕士71人，在职硕士19人，七年制学生15人。北京市心肺血管疾病研究所硕士生导师34人，统招硕士10人。在培研究生、本科生、护理实习生1273人。

内科成为住院医师规范化培训基地，2016届住院医师本院轮转25人、外院送培住院医师21人。脱产学习6人次，外出进修135人次。中法急救与灾害医学合作中心荣获第五届中法地方政府合作高层论坛“中法合作奖”。举办27场培训1338人次；公益心肺复苏培训400余人次。与吴英恺医学发展基金会合作，派出12名青年业务骨干到世界知名医学院校及机构学习进修。

学术交流 1月28日，意大利卫生部部长罗伦辛（Beatrice Lorenzin）女士、意大利驻华大使谢国谊（Ettore F.Sequi）先生、意大利内阁成员Giuseppe Chiné先生以及其他7位意大利卫生部官员来院参观访问。4月20日，中法急救与灾难医学合作中心2016年管理委员会会议在医院召开。5月17日，国家行政学院“香港医疗界专业人士国情研修班”32名学员来院参观座谈。10月13～16日，举办北京五洲国际心血管病会议，作为长城心脏病学会议的分论坛，五洲国际心血管病会议举办了21个论坛，邀请嘉宾21人次，现场交流15000余人。

信息化建设 全年信息化建设总投入3720.70万元。完成“非急诊全面预约”工作，通过安装服务器、部署自助机网络环境、升级卡机具等硬件设备以及挂号信息系统改造，经过测试于12月23日上线。在系统中完成了专家团队双向预约挂号的实施工作。完成与市医管局医改监测平台的接口开发工作，上传门急诊信息和住院信息。完成望海物资管理系统的对接工作。实现医院无线网全覆盖，针对业务应用和互联网应用分为内、外网，外网不仅为员工访问互联网服务，同时也为患者营造了互联网访问环境；内网为移动应用业务提供服务。从落实网信办任务、加强制度建设、加强边界防御和纵深防御、加强信息安全管理、加强安全意识教育、开展等保测评、加强高风险查询监测7个方面加强信息安全建设。院长基金项目由探索阶段进入应用阶段，在保证信息不泄漏的前提下，通过云桌面、虚拟机、白名单等技术，实现远程运维，提高运维的时效性，远程访问内网供应商系统，将高值耗材条码打印等工作前移给供应商，解决工作瓶颈问题；远程访问个人收入系统和人力资源系统，减少了硬件成本的投入。对病理报告实施数字认证与电子签名，报告打印可以直接由病房进行，升级了院感、体检系统；完善了消毒供应系统；改进了危急值预警系统；完成PACS系统的实施和验收。安装自助打片机和服务器，实现影像自助打片。

编辑出版 继续承担《中华胸心血管外科杂志》《心肺血管病杂志》《中国医药》《北京生物医学工程》等杂志编辑部工作。

基本建设 开展改造工程共计14项，包括图书馆屋顶绿化工程、心外大楼机器人手术室工程、心外大楼CT及DR机房工程、核医学科西门子SPECT机房工程、健康体检病房电梯工程、综合病房楼B座核磁及DR机房工程、心外大楼一层候诊厅工程、心内科十五病房工程、门诊综合楼地下三层造影机房工程、血管外科病房工程、激光美容中心病房工程、回旋加速器机房工程、心外特需病房工程、二十八病房工程，改造面积7095平方米，投资约3734万元。

年内，北京市政府决定在通州区潞城镇建设北京安贞医院通州院区，用地22.4公顷，建设规模约46万平方米，投资估算约46亿元。年 开展了相关基建工作。

（撰稿：丁红雨　审核：陈晶晶）

领导名单

党委书记 金春明
院　　长 魏永祥
副 书 记 魏永祥　江宏才
副 院 长 周玉杰　孔晴宇　张宏家　李　昕

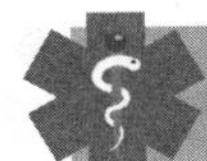

首都医科大学附属复兴医院

地址：西城区复兴门外大街甲20号（100038）　电话：88062035
网址：www.bj-fxh.com

基本情况 职工1905人（在编1538人、合同制367人），其中卫技人员1667人，包括正高级职称77人、副高级职称146人、中级职称528人、初级师491人、初级士425人。

年底医疗设备净值9243.66万元。年内新购医用设备总值3411.02万元，其中乙类医用设备1台。

改革与管理 加强精细化管理，修订完善医疗质量安全委员会、药事管理委员会等33个专业委员的管理制度和工作职责。修订管理岗位职责，加强依法依规管理。

加强院长行政查房和现场办公；心内科、宫腔镜中心增加专家门诊出诊人数，提升门诊诊疗能力；打通门诊中西药房，形成通柜取药服务模式，减少患者二次排队等候时间；开展医疗器械专项调查清理工作，所有科室完成了医用耗材采购、医疗合作项目等自查。停止不合理使用设备；完善科室建设，增设临床心理专业。

以构建紧密型医联体为工作核心，以管理一体化、基本医疗一体化、公共卫生一体化为目标，不断加强相关制度建设。推进医院与社区中心间紧密型医联体建设，完善双向转诊流程。以高血压、糖尿病等疾病为试点，下沉专家号源到社区中心，开展预约挂号工作。推进与协作单位间的医联体建设，派专家到医联体成员单位进行出诊、带教，提升医联体成员单位的服务能力，接收医联体成员单位医务人员来院进行培训和进修。定期派医学影像科专家到展览路医院开展技术指导。8月为广外医院提供病理诊断技术服务。

完成医药分开、医疗服务价格调整和药品阳光采购三项改革的数据测算、实施工作方案等工作，确保医改工作顺利实施。

医疗工作 出院26213人，床位周转32.5次，床位使用率87.4%，平均住院日9.81天，住院手术13205例。剖宫产率30.76%。无孕产妇死亡，围产儿死亡率0.05‰。全年临床用血3675单位，自体回输20人次3500 ml。

临床路径管理。有19个专业100个病种进入临床路径管理，完成临床路径7780例，入径率96%，完成率91%。

预约挂号管理。增设宫腔镜诊治中心分时段预约就诊。加大北京市预约挂号统一平台号源的投放量，尝试采用微信平台进行预约挂号。门诊预约挂号545709人次，占门诊总人次的57.53%。

新技术、新疗法。消化内科开展了内镜下食管静脉曲张硬化剂套扎治疗术，胃镜下胃底静脉曲张组织胶注射治疗术，超声引导下肝组织活检穿刺术，超声引导下经皮经肝胆管穿刺置管引流术（PTBD）；干保科开展了老年综合评估；透析室开展了钝针穿刺；骨科开展了颈椎前路减压融合固定术，颈椎后路单开门术，局麻下拇外翻矫正术，胸椎后路减压融合固定术，腰椎后路减压融合固定术；眼科开展了视网膜电流图；麻醉科开展了可插管双腔喉罩的通气技术，双腔喉罩的通气技术，TCI（靶浓度控制输注）技术，电子微量泵镇痛技术，术中血液动力学监测技术，麻醉深度监测技术，可视气管插管技术；检验科开展了肌酸激酶同工酶MB（CK-MB）。月坛中心社区卫生服务中心开展了微量元素快速检测。

药物管理。医院药占比55.27%，其中门诊药占比66.14%、住院药占比42.10%。抗菌药物使用率46.71%，抗菌药物使用强度41.62。

医保工作。医保出院13404人次，总费用19990.62万元，次均费用14913.92元。加强医保总额预付管理，每月对门诊及住院指标完成情况以及单病种付费、住院数据、拒付费用等情况进行全院通报。建立住院费用审核程序，每季度定期进行审核。

医疗支援。1月与内蒙古赤峰克什克腾旗医院、赤峰翁牛特旗医院建立对口支援关系。年内派出对口支援人员17人次，其中内蒙古两家医院5人、门头沟斋堂医院8人、武警六支队4人。组织医疗专家组到武警六支队进行巡诊6次，开展健康宣教4次。选派1名超声影像科医生赴西藏支援，选派神经外科、皮肤科技术骨干赴青海玉树地区开展为期三年的对口支援工作。接收河南三家医院3名主治医师及内蒙古2名护士来院进修。

医疗纠纷处理。参加医责险1307人，总费用90.04万元。发生医疗纠纷13件，其中调解10件，诉讼3件。年内赔付总额88.30万元。

护理工作 护士830人，其中合同护士320人。护理人员中本科学历255人。医护比1∶1.68，床护比1∶0.69。ICU床位24张。

深化优质护理服务，增加人力资源配置。不良事件上报率100%，整改率100%。

完成首都医科大学护理学院复兴护理学系的教学任务，护理专科毕业生理论考试成绩排名第一。参加首都医科大学青年教师授课比赛，获得临床组一等奖。

护理科研立项局级科研项目1项。培养专科护士12人。外派护理专业学习培训286人次。

科研工作 在研科研课题135项，包括新立项24项，结题26项，执行81项，延期4项；国家级5项；省部级项目26项；局级项目56项；局以下级项目48项；人才培养类项目57项。新立项24项，包括省部级7项，局级7项，局以下10项；新获批经费374万元，其中省部级以上经费274万元。

医学教育 新增首都医科大学学生126人，录取研究生25人，其中硕士研究生22人、博士研究生3人。危重症医学、神经外科获批成为博士后流动站。新增博士生导师1人，硕士生导师2人。获校长基金项目5项。

完善住院医师规范培训基地建设，举办北京市全科住院医师规范化培训结业考试学员临床技能强化班。制定全科住院医师轮转细则修改方案。开展国家卫计委2016年住院医师规范化培训基地动态评估自评工作。

2011级本科生参加临床技能会考暨技能大赛，获得集体三等奖，个人一等奖1人、二等奖2人、三等奖5人。2013级护理高职生在首医毕业理论统考中排名第一，在“2016年首都医科大学护理学院第一届天使英姿技能大赛”中获得二等奖。

获批国家级继续医学教育项目5项，市级继续医学教育项目11项，区级继续医学教育项目52项。实施国家级继续医学教育项目8项次，北京市级继续教育项目7项。

职工外出进修及岗位培训共19人；新入学进修在职博士学位5人，在职硕士学位10人。职工外出参加学术会议及“四新”培训154人次。接收院外进修、参观学习170人。

信息化建设 信息化建设投入509.6万元，完成新版信息系统上线工作。完成专网光纤施工及防毒软件测试。建立了基于电子病历（EMR）的医院信息平台，通过医院信息平台完善医院接口系统，实现接口由平台统一整合及管理，达到区域卫生信息化和社区共享平台标准化接口要求。实施新信息系统上线工作，完成新、旧信息系统的切换和使用。

基本建设 完成西配楼改造项目。

（撰稿：张　岩　审核：周庚堂）

领导名单

党委书记 李东霞
院　　长 席修明（至8月）　李东霞（自8月）
副 书 记 惠春霞
纪检书记 张　键
副 院 长 张进生　罗　雯　杨　明　周庚堂

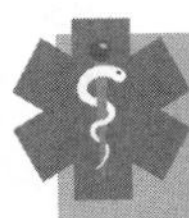

首都医科大学附属北京佑安医院
北京市肝病研究所

地址：丰台区右安门外西头条8号（100069）　电话：83997000
网址：www.bjyah.com

基本情况 有卫技人员1349人，包括正高级职称86人、副高级职称137人、中级职称310人、初级师594人、初级士211人、未聘11人。

年底医疗设备净值19058.60万元，其中乙类医用设备4台。本年度新购置医用设备6206.41万元，其中乙类医用设备1台。

机构设置 5月，医务处设立产科质量管理办公室设立，加强产科建档、产前筛查、高危孕产妇转会诊与抢救等工作的管理，协调扩展产科床位及接诊能力，为全面两孩政策的实施提供医疗保障。12月，开设旅游门诊。

改革与管理 规范各科室住院总医师及三线医师的岗位设置及管理，明确职责。8月，临检中心通过ISO9000-15189评审。

佑安医疗联盟发展新联盟单位2家（新疆和田地区传染病医院和西藏自治区第三人民医院），联盟单位涉及25个省市地区，共78家。

对慢性肝病患者进行标准化、系统化的会员式管理，新入会员2934人，累计会员1.13万人。完成1400余例门诊会员和1600余例住院会员随访。7～12月，电话随访门诊会员1400例，住院会员2263例。

加强全院医疗设备配置论证，论证设备60余台（套）、医用耗材4个品规，审核单价10万以下设备申请表20余份；加大医用耗材（含高值耗材）的新增论证管理；对医院4台乙类设备进行效益分析评价；将医疗设备数据导入市医管局数据分析平台系统；统计200万元以上设备的年均检查人次和检查阳性率；全年上报医疗器械不良事件52例。

为市卫生计生委医疗废物巡查组组长单位及市医管局专业技术工作组医疗废物管理组组长单位，承担市卫生计生委医疗废物管理委托项目。

医疗工作 出院21752人次，床位周转30.64次，床位使用率101.81%，平均住院日12.13天。住院手术3343人次，其中肝癌切除手术212例、肝脏移植78例、妇科腔镜手术386例、五官科手术360例、泌尿科手术1079例，艾滋病患者手术515例。剖宫产率46.02%，孕产妇死亡率40/10万，无新生儿死亡，围产儿死亡率2.3‰。全年临床用红细胞悬液7304单位、血小板747单位、血浆31201单位。

有11个病种纳入临床路径管理；进行自主研发网络化的慢病随访体系，探索形成以循证为基础的单病种、个体化、综合性诊断治疗临床路径。

预约挂号管理。有北京通·京医通官方挂号平台自助机预约、手机微信预约、门诊医生诊间预约、医院窗口预约、北京市预约挂号统一平台、医院预约电话专线、出院预约、各护士分诊台预约、患者服务中心预约、114电话预约共10种预约方式。预约挂号462702人次，预约就诊率73.8%。

新技术、新疗法。新开展染色体核型分析、肌钙蛋白I、分子生物学病理诊断（甲型/乙型流感病毒）（探针）、结核杆菌抗体试验、小密低密度脂蛋白、超氧化物歧化酶（SOD）、脉冲振荡肺功能检查、二氧化碳反应曲线测定、分子生物学病理诊断（探针）（华法林）、彩超检查（胎儿生物物理评分、宫颈管长度、子宫前壁下段厚度、胎儿NT检查）、胎儿超声心动检查等检验检查项目。

药物管理。开展处方审核及点评、药品动态监测及超常预警、血药浓度监测等工作。全院药占比59.48%，门诊药占比64.99%，住院药占比53.65%。门诊患者抗菌药物使用率1.82%、住院患者抗菌药物使用率44.23%。

医保工作。医保出院7037人次，总费用18738.50万元，次均费用26608元。

医疗支援。全年派出专家570人次赴大兴区人民医院、河北省邯郸市传染病医院等医院，进行门诊、查房、会诊、讲座等支援工作。派出杜晓菲副主任医师赴新疆和田传染病医院执行援疆任务1年，胡建华主任医师、张莉莉副主任护师赴西藏拉萨市人民医院执行援藏任务1年，胡中杰主任医师赴青海省传染病医院执行援青海任务1年。接诊河北省固安县丙肝群体患者2526人，门诊共接诊28203人次，住院511人次；与保定市传染病医院之间的远程可视化互动会诊10例次。参与“光彩·西藏和四川省藏区母婴健康行动”，免费为藏区1名肝包虫病患儿进行手术治疗。

医疗纠纷处理。医院临床、医技科室医务人员全部投保医责险，总费用80.91万元。全年受理各类纠纷争议投诉46件，解决45件。全年总计赔付35.40万元，医院承担5.40万元。

护理工作 护士686人，其中硕士学历1人、本科学历228人、大专学历402人、中专学历55人。临床科室医护比为1∶1.9。有ICU床位11张，感染科抢救床6张。

深化优质护理服务，100%开展责任制护理，为患者提供全程、连续、专业的护理服务，实行母婴同室。完成医生对护士、护士对绩效考核、护士对本职工作满意度调查2次，平均满意度分别为100%、80.07%、83.26%。继续加强对不良事件的监管，共上报不良事件154例，包括管路滑脱、用药错误、压疮、跌倒、坠床等，并对不良事件进行分析。

举办了国家级继续教育项目——感染与传染病新进展护理培训班、肿瘤微创介入治疗规范化护理学术大会、血液传播疾病孕产妇护理与母婴阻断培训班，共培训学员509人。

选派10人参加专科护士培训并获资格认证书，其中PICC2人、造口1人、手术室1人、糖尿病1人、血液净化1人、ICU3人、供应室1人。医院共有专科护士65人。外出进修1人。选派20余人参加中华护理学会、北京护理学会等专业组织举办的护理专题培训班。

全年共接收19名进修护士，以及北大方正技术学校30名护理专科生的临床实习。

科研工作 获批各级科研课题49项，科研经费2320.80万元。其中，国家自然科学基金5项，获经费196.80万元；国家重大科研装备研制项目子课题1项，获经费160万元；北京市科技计划课题5项，获经费700万元；北京市自然科学基金1项，获经费18万元；北京市科委首都临床特色研究课题4项，获经费147万元；市卫生计生委首发专项4项，获经费484万元；北京市卫生系统高层次卫生技术人才培养计划7项，获资助经费147万元；北京市外专局引智项目1项，获经费15万元；北京市医管局“扬帆计划”2项、“青苗计划”2项、培育计划4项，获经费412万元；北京市中医管理局科技计划课题1项，获经费7万元；首都医科大学基础-临床合作等课题6项，获经费29.50万元；丰台区卫生系统科研项目6项，获经费4.50万元。另院内设立青年科研骨干孵育课题，新增孵育课题8项，重点实验室开放课题6项。在研局级以上课题134项，结题局级以上课题34项。

获华夏医学科技奖二等奖及卫生管理奖各1项，中国中西医结合学会科学技术奖三等奖1项，北京市科委创新型科技进展奖1项。

有国家中医药管理局网络三级重点实验室2个：免疫（传染病）实验室、分子生物学（传染病）实验室；北京市重点实验室4个：乙型肝炎与肝癌转化医学研究北京市重点实验室、艾滋病研究北京市重点实验室、传染病及相关疾病生物标志物北京市重点实验室、肝衰竭与人工肝治疗研究北京市重点实验室（2016年度新增）；北京市工程中心1个：北京市肝炎与肝癌精准医疗及转化工程技术研究中心（2016年度新增）。

2016年度是医院全面建设临床、科研、教学三位一体综合性医学中心的关键时期，学科发展以创新驱动发展为引领，以发展、巩固、提高为目标，通过深化临床转化医学研究、拓展国内国际合作交流、科学运用绩效管理工具、强调全过程式科研管理、注重培育新型科研人才、高度重视实验室和生物安全管理，实现临床医疗与临床研究相融合的临床科研一体化，科学运用绩效管理工具，综合提升医院整体科研实力。

生物医学信息中心建设。医院在市科委的批准和部分资助下建设了两大样本资源库（北京乙肝临床数据与样本资源库和北京艾滋病临床数据与样本资源库），为了更好地对两个资源库进行管理以及更好地利用资源库资源开展系列临床与转化医学研究，特成立生物医学信息中心（一级科室），负责资源库相关全面工作。截至年底，乙肝临床数据与样本资源库入库血液标本60万份，北京艾滋病临床数据与样本资源库入库血液标本50万份。

医学教育 增加了影像医学与核医学博士培养点、肿瘤学和危重症医学硕士培养点，有研究生培养点11个；有研究生导师41人，其中博士生导师15人。毕业研究生22人，其中博士生5人、硕士生17人。招收研究生28人，包括统招博士生5人、硕士生23人。共有在读研究生139人，包括统招博士生22人、硕士生63人、长学制学生3人，非全日制博士生26人、硕士生25人。完成首都医科大学596名临床医学专业本科生的传染病学教学，84名临床医学专业国际学院留学本科生的传染病学全英文教学，60名医学实验专业和卫生管理专业本科生的临床医学概论教学，35名四年制医学检验专业本科生的传染病学教学，34名四年制护理本科生临床医学内科学、外科学（含眼、耳鼻咽喉、口腔、皮肤性病）、妇产科学、儿科学及辅助诊断学（含放射、B超、心电图、检验）、临床药物治疗学6门课程教学。完成国家级继续医学教育项目15项、市级项目2项、区级项目41项。完成了北京地区116名住院医师第一阶段规范化培训中感染科培训以及全国传染病医师进修班74名学员的临床培训任务。

制定国家卫生计生委预防医学住院医师规范化培训大纲，完成医院感染专业理论考核命题；举办第十一期全国传染病医院感染控制专职人员培训班；承担中国医院协会传染病医院管理分会医院感染预防与控制专业学组工作，并组织39种法定传染病医院感染防控要点等内容的编写；承担北京市公共卫生医师轮转工作。

赴院外短期学习、进修145人，出国培训学习21人。

学术交流 5月19日，与中国疾控中心、英国大使馆、贝利马丁基金会联合在京主办了题为“风雨同舟20年”——贝利马丁基金会关爱中国艾滋病防治20年学术研讨会，来自英国大使馆、中国疾控中心性病艾滋病预防与控制中心、北京市卫生计生委、北京市医管局，以及全国各地的艾滋病研究、诊疗领域的专家学者，历届荣获贝利马丁奖的获奖代表和英国艾滋病防治领域的学者等近200余人参加研讨会。同时，佑安医院院长李宁荣获第十七届贝利马丁奖。

9月，与医科院院长曹雪涛教授团队结成战略合作伙伴，共同建设中英CAMS-OXFORD（中国医学科学院-牛津）临床研究中心。在此基础上通过联合合作、协同创新模式，拓展与英国牛津大学，美国华盛顿大学、哥伦比亚大学，加拿大麦吉尔大学、卡尔加里大学等国际顶尖专家及团队在科学研究、人才培养、成果转化、学术交流方面的合作与交流；建立协同创新研究课题，引进国际T细胞DNA甲基化（加拿大麦吉尔大学）、microRNA（美国杜克大学）、蛋白芯片（军事医学科学院）等高通量检测技术。邀请国际／国内本领域著名专家来院交流20余人次。11月，医院的北京市传染病国际合作基地顺利通过北京市科委的复核评审。

年内，办理因公出国（出境）16批32人次，赴美国、德国、法国、澳大利亚、韩国等国家以及中国香港和台湾地区，参加国际会议、交流学习和科研课题合作研究。

信息化建设 全年信息化建设投入近660万元。

研发智能化的随访呼叫中心，用于定期随访康乐家园患者健康情况并记录在案，督促提醒患者复查；与网络公司合作完成手机APP平台（191健康）研发，为医院所有患者提供化验检查结果查询；允许出诊医师在为患者面对面诊疗后，再提供一次免费线上交流。通过购买机器人“小白”，为佑安医疗联盟成员之间实现远程医疗会诊搭建了桥梁。

佑安医院官方网站改版上线，增加多项展示和服务平台，上传稿件600余篇，内容更新5800余次，总浏览量近1000万人次，日平均访问量16000人次。微博粉丝突破3.21万人。建立官方微信和微官网，每天推送健康科普、医疗技术信息等。

基本建设 完成儿科门诊和传染病筛查中心楼工程，建筑面积5225平方米，投资2846万元。2月，B楼门头工程竣工，建筑面积154平方米。

肝病研究所工作 科研课题获批北京市自然科学基金1项，经费18万元；首都特色2项，经费31万元；北京市院所试点项目1项，经费1369万元；2017年国家自然基金3项，经费94万元。科研成果获华夏医学科技奖二等奖1项。

新开设首都医科大学研究生“转化医学临床研究”课程和专升本“生物化学”的理论教学，继续承担研究生“感染与传染性疾病诊断新技术进展”的理论课和实验课教学；新获批硕士研究生导师4人。

8月，与北京协同创新研究院成功申请共建北京市转化工程技术研究中心。与天津金虹生物科技开发有限公司合作，将GP73（高尔基体蛋白）测定试剂盒（酶联免疫法）申报注册国家食品药品监督管理总局三类医疗器械；与北京三元基因药业公司合作，将肝癌早期标志物蛋白芯片检测进行转化。

新增北京市卫生系统高层次卫生技术人才学科骨干2人。举办第四届全国乙肝、丙肝和艾滋病病毒载量及耐药检测培训班。

（撰稿：张鸣旭　审核：向海平）

领导名单

党委书记　李玉梅
院　　长　李　宁
副 书 记　向海平
副 院 长　段钟平　金荣华　孙桂珍　刘香玉

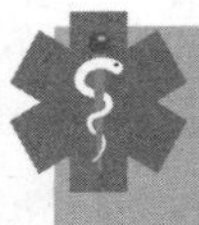

北京市结核病胸部肿瘤研究所 首都医科大学附属北京胸科医院

地址：通州区北关大街9号（101149）　电话：89509000
网址：www.bjxkyy.cn

基本情况 有专业技术人员790人，包括正高级职称63人、副高级职称89人、中级职称314人、初级师272人、初级士52人。

医疗设备净值10342万元，其中乙类医用设备7台。年内新购置医用设备总价值2460万元。

机构设置 4月14日，成立微创诊疗中心。7月8日，成立肺结节诊治中心，同时开设肺结节门诊。9月，成立医疗质控中心、中医科。

改革与管理 开展“进一步改善医疗服务行动计划”，优化诊室布局，推进预约诊疗，实行非急诊全面预约，有效分流就诊患者，调配诊疗资源，畅通急诊绿色通道。

继续完善患者服务中心与住院服务中心职能，在履行患者门诊预约、住院预约、宣教、导医、咨询、接诊等职能的基础上，加强对结核病患者的宣教。

推行民主管理和院务公开。召开第四届二次职工代表大会、院务公开督导自查工作会，维护职工合法权益。通过多种途径，公开所院重大决策、人事调配、重大项目安排以及大额度资金使用等情况，建立领导与职工的双向沟通。

引进心内科带头人1人，引进结核专业青年正高人才1人。年内，入选北京市医管局“青苗计划”4人，获北京市留学人员择优资助1人，获国家公派留学基金1人。

医疗工作 出院11572人次，床位周转21.71次，床位使用率95.16%，平均住院日16.07天，住院手术1407例。全年临床用血3169单位，未开展自体采血输血、自体回输工作。

临床路径管理。继续推广临床路径工作，对临床路径的变异进行分析，提出整改举措，并将临床路径完成情况纳入每月医疗质量绩效考核。全年完成12个病种的临床路径2375例，入径率37.65%，完成率93.25%。

预约挂号管理。继续分时段预约就诊，患者可通过现场预约、医生工作站预约、医院网站预约、114电话、北京市预约挂号统一平台、"京医通"微信预约6种方式预约就诊。预约挂号212946人次，占门诊总人次的76.93%。

新技术、新疗法。年内，开展CT引导下经皮肺病损氩氦刀冷冻术、乳腺病变定位穿刺活检术、γ-干扰素释放试验（ELISA方法）、人体成分分析和代谢状态监测技术在结核患者中的应用、经皮穿刺椎体成形术/经皮椎体后凸成形术、临床过敏原检测及脱敏治疗、自身免疫性疾病抗体检测、内镜下食管支架置入术、气道覆膜硅酮支架置入术、骨动力系统的使用、细胞因子检测、结核分枝杆菌耐药突变检测12项新技术和新项目，均为一类医院自管技术。

药物管理。全院药占比52.94%，门诊药占比62.57%，住院药占比47.54%。加强抗菌药物合理应用管理，严格使用审批，定期对用量进行公示，对超常药品限采限用。制定药品阳光采购目录和应急方案。门诊患者抗菌药物使用率14%、急诊患者抗菌药物使用率41%、住院患者抗菌药物使用率55%。

医保工作。医保出院3740人次，总费用10710.71万元，次均费用28638元。

医疗支援。结核科医师王庆枫参加北京市第八批第三期援疆医疗队，赴新疆和田地区传染病医院执行为期1年的援疆任务。继续对延庆区医院进行对口支援工作，安排胸外科、骨科、结核科和肿瘤内科医师前往支援，共计接诊519人次，会诊22人次。与新疆和田传染病医院结成一对一帮扶关系，与和田传染病医院开通远程医疗会诊服务。完成对陕西省结核病防治院、贵州省贵阳市公共卫生救治中心、黑龙江省佳木斯市肿瘤结核医院、河北省张家口市肺科医院、青海省第四人民医院、北京地坛医院等协作医院的医师出诊、院际会诊、培训等工作。与河北省廊坊市传染病医院开展协作，接受其医生、护士来院进修。与内蒙古自治区第四医院、赤峰市阿鲁科尔沁旗医院签订为期5年的京蒙援建协议，开展专家讲座10余次，现场指导2次，远程会诊4次，转收患者6人次。

医疗纠纷处理。参加医责险730人，保险费85.58万元。发生医疗纠纷78件，其中解决72件（医调委调解7件、诉讼3件、和解62件），未结案6件。年度赔偿170.15万元，其中医院承担69.27万元。

护理工作 护士382人，其中本科学历217人、研究生及以上学历4人。医护比例1：2.08。ICU床位11张。

开展"一科一举措"服务患者，包括开展出院患者电话随访，达到对出院患者连续性、不间断的治疗目的；借助"结核医生"和"结核助手"APP，对住院和出院患者进行健康教育；建立出院患者微信互动群，定时提醒患者复查、服药；完善健康教育内容，责任护士对患者开展健康教育和康复指导，并提供心理护理；走进社区进行义诊及抗癌科普宣传等活动。

实行护理部横向调配机制，在科室间横向调配护士，确保病区工作顺利进行。建立护士绩效考评机制和分配制度，根据护士的岗位职责、工作数量和质量、患者满意度对护士进行考核，并将考评结果与护士的收入、评优、晋升相结合，调动护士积极性。不良事件上报率100%，整改率100%。

选派临床护理骨干14人参加北京护理学会专科认证并取得证书。到外院进修3人。接收外院进修护士5人。作为北京护理学会肿瘤专科认证基地，为外院培养2名肿瘤专科护士。

作为北京卫生职业学院教学医院，继续承担2个中专护士班、1个大专护士班共135人的临床教学和毕业实习。

科研工作 申报课题122项，中标36项，其中国家级5项、省部级6项、市局级25项，获批经费552.94万元。在研课题94项，结题18项。

获发明专利2项：一种检测来源于结核分枝杆菌的待测DNA分子中SNP（单核苷酸多态性）位点的试剂盒，UROD（尿卟啉原脱羧酶）自身抗体识别的抗原多肽。

有市科委重点实验室1个——耐药结核病研究北京市重点实验室。

医学教育 录取研究生24人，其中硕士18人、博士6人。在读硕士44人、博士18人，授予硕士学位12人、博士学位5人。

完成32名住院医师规范化培训，其中15人参加基地培训、17人在本院参加住院医师规范化第二阶段培训；6人完成第二阶段培训，获国家卫生计生委住院医师规范化培训合格证书。

派出1人赴意大利参加中长期临床学习，5人赴美国参加中长期进修、讲学，4人赴美国参加短期培训，1人赴英国参加短期培训，1人赴日本参加短期交流，1人赴香港进行短期学习，3人赴台湾进行短期学习、交流。

学术交流 全年参加国际学术会议22人次，包括赴美国参加美国免疫学者年会2人次，第一百一十六届美国微生物学会年会2人次，疾病防治中心肺结核病试验联盟会议1人次，赴德国参加国际生物和环境样本资源库协会年会4人次，赴英国参加第四十七届世界肺部健康大会7人次，赴泰国参加第十六届WHO亚太地区伦理委员会学术年会4人次，赴奥地利参加世界肺癌大会2人次。

4月，举办了2期中华医学会结核病学分会-礼来耐多药结核病全球合作项目的耐多药结核病规范化诊疗培训班，东部和中部地区18个省的300名临床医生参加培训。

6月，由医院与中国疾病预防控制中心结核病防治临床中心等联合主办的以“全社会参与结核病防治”为主题的2016年全国结核病学术大会在江西省南昌市召开。全国34个省市自治区及港澳台441家单位的1288名代表参会，大会共设3个大会场和10个分会场，来自美国、瑞典、新加坡及国内共100余位专家做了报告。

9月，举办第二届北京国际结核病论坛，来自美国国立卫生研究所（NIH）、WHO、盖茨基金会、哈佛大学、美国疾病预防控制中心、美国家庭健康国际360（FHI360）及国内结核病定点医疗机构等近200余名专家就结核病预防、控制、基础与临床方面的进展进行探讨与交流。

全国结核病临床试验合作中心（CTCTC）建设。邀请美国阿肯色大学以及FHI360的实验室专家对深圳市第三人民医院、长沙市中心医院、郑州市第六人民医院等CTCTC单位进行现场评估和实验室培训。启动CTCTC青年研究者精英培训项目，对7名CTCTC单位优秀青年医生进行为期1年的科研思维和科研方法的培训。更新了CTCTC章程和专家组。

信息化建设 全年信息化建设投入606万元。对影像科PACS进行了硬件升级，以保障影像科在未来3～5年内IT硬件的正常运转；完成市医管局京医通项目在医院上线；加快推进医院数据统一应用平台建设。继续建设“结核帮”微信公众号，全年拥有超过5.9万次的关注量，阅读量近206万次，成为国内影响力最大的结核病专业领域信息平台；国内8000余名医生注册使用医院的“结核医生”（医生APP）。

继续扩大全国结核病远程咨询和培训平台的覆盖，加入平台的用户覆盖全国31个省市自治区的145个结核病医疗和防治机构。年内，共开展远程活动51次，参加培训7500余人次。其中，对新疆维吾尔自治区胸科医院和西藏自治区第三人民医院的结核病临床医务人员进行了结核病诊疗技术方面的远程培训。

基本建设 全年投资1000余万元，完成改建、装修工程14项，包括装修改造结核一科、结核二科、气管镜检查室、医学工程部、氧气站、职工食堂等，修缮粉刷院区建筑外墙。

举办大型活动 “3·24”世界防治结核病日和“4·15”全国肿瘤防治宣传周，开展大型专家义诊宣传和义诊周系列活动，专家通过现场义诊、电视台、广播、社区服务、网络微访谈等形式为百姓提供服务。年内，组织专家前往通州区万达广场、北苑街道及富河园社区进行义诊活动，并对山西省吕梁市兴县的中小学生及家长开展结核巡诊活动。

（撰稿：孟纪蕊　审核：杜　建）

领导名单

党委书记　陈兴德
院（所）长　许绍发
副书记　李艳红
副院（所）长　李　亮　张宗德　蔡　超

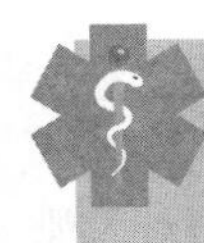

首都医科大学附属北京地坛医院 北京市病毒传染病防治研究中心 北京市艾滋病临床研究中心

本部：朝阳区京顺东街8号（100015） 电话：84322000
顺义院区：顺义区李遂镇799号（101300） 电话：80400088
网址：www.bjdth.com

基本情况 卫技人员1075人，包括正高级职称66人、副高级职称105人、中级职称283人、初级师454人、初级士167人。

年底医疗设备净值16939.78万元，年内新购置医用设备总金额2931.14万元。

院本部床位由600张增至758张，顺义院区注册登记400张。完成“重症医学科”诊疗科目注册，新增牙科椅至9张。完成“胸痛中心”朝阳区认证，开辟了急性心肌梗死救治绿色通道。

顺义院区于7月4日开始收治妇科合并肝病的患者，暂住骨科病区；7月7日综合科开科，正式收治妇产科患者。8月2日开放肝病门诊。10月27日开放Ⅰ期药物试验病房。

机构设置 将肾内科、内分泌科纳入心内科管理；成立检验中心，包括检验科、输血科、病理科3个科室；将医患关系管理办公室纳入门诊部管理，疾病预防控制处纳入医务处管理；将图书馆、编辑部由科教处中分离，作为医疗发展部的班组。设立静脉采血中心。

改革与管理 10月，启动非急诊全面预约工作，院本部于12月24日顺利上线、顺义院区于12月25日顺利上线，12月29日取消所有窗口“挂号”标识。

建立药品阳光采购运行机制，在药事管理委员会下成立药品遴选委员会，组建专家库，试运行阳光采购药品遴选打分方法。召开2次药品遴选工作会议，沿用品种760种、替换品种38种、临采转正品种20种。

医联体建设。医院参与由首都儿科研究所牵头的东部医联体及北京安贞医院牵头负责的北部医联体、小汤山医院牵头的康复医联体、北京老年医院牵头的老年康复医联体、中日友好医院牵头的呼吸专科医联体。全年接收东部医联体转入患者9人、北部医联体转入患者13人、呼吸医联体转入患者2人。作为北京安定医院对口受援单位，每月两次门诊。

人才引进。新聘任86人（其中本部71人、顺义院区15人）为医院新一届中层干部。院本部招聘78人，顺义院区招聘4人。

医疗工作 出院27816人次，床位周转46.52次，床位使用率125.96%，平均住院日9.87天，住院手术9583例。剖宫产率36.04%。无孕产妇与新生儿死亡，围产儿死亡率0.53%。11个科室开展16个病种临床路径工作。年内共用血浆4900单位，RH（+）红细胞悬液3857单位、RH（-）红细胞悬液10单位，洗涤红细胞10单位，血小板257治疗量；术中回收血液12862单位，回输红细胞悬液655单位。

顺义院区年门诊48830人次，急诊2160人次，出院870人次，床位使用率53.17%，平均住院日16.02天，住院手术25例。

预约挂号管理。开放诊间预约、窗口预约、114电话及网络预约、京医通微信公众号预约、北京通·京医通自助服务机预约，预约挂号491920人次，占门诊总人次的71.53%。

新技术、新疗法。准入医疗技术10项，由科室合作开展1项。

药物管理。药占比55.38%，其中门诊68.22%、住院44.22%。门诊抗菌药物使用率3.46%、急诊抗菌药物使用率24.88%、住院患者抗菌药物使用率38.36%。

医保工作。本部出院10318人次，总费用14816.79万元。顺义院区出院450人，总费用500.50万元。

三级医疗。接收来自社区转诊140例。

医疗支援。援疆1人、援藏1人，新增京蒙对口支援项目，与通辽市传染病医院建立协作支援关系，新签协作医院8家。接待协作医院交流8次，赴密云石城镇卫生院义诊28次。

医疗纠纷处理。参加医责险863人，总费用153.26万元。发生医疗纠纷25件，其中调解11件、诉讼10件、调解转诉讼4件。年度赔付总金额101.03万元。

护理工作 护士522人，本科、研究生及以上266人（本科264人、研究生2人）。医护比1∶1.5。ICU床位20张。

推进优质护理，加强护理专业化建设。在全院护理中落实责任制整体护理，部分科室试运行护理部垂直管理模式。成立造口组、静疗组等护理各专科技术小组，开展全院护理会诊，深化岗位管理。重新修订了护理质控检查标准及护理常规。通过实地督导调研发现问题，临床科室简化流程，统一标准。住院患者身份识别“病案号”，门急诊患者识别“登记号”。取消产房、儿科、急诊患者手写腕带，全部保证机打腕带。统一全院护理规范，包括抢救车使用、危急值登记、毒麻药品管理、除颤仪监测、护理安全标识、病情汇报等护理规范。不良事件上报率100%、整改率100%。

接收护士进修20人，进行专科护士培训3人。承担湖南环境生物职业技术学院护士实习32人。

科研工作 新立项课题127项（包含院内项目58项），获经费1989万元。获批3项首都特色重点项目及1项科委培育计划项目，获经费265万元。在研项目266项，经费总额6882万元。

医学教育 承担首都医科大学、北京大学医学部及北京中医药大学教学任务。录取研究生33人，其中硕士生27人、博士生6人。脱产学习12人，其中出国长期进修2人。

学术交流 10月31日，非洲第一夫人抗击艾滋病联合会（OAFLA）副主席、马拉维第一夫人格特鲁德·穆塔里卡（Gertrude Mutharika）来院访问并参观北京红丝带之家。开展亚太HIV研究协作TREAT Asia HIV观察性数据库项目。接待国外来访交流1次。出国访问20人次，其中参加国际会议10人次、交流访问5人次、长期进修5人次。赴中国香港交流3人次、赴澳门交流11人次。

信息化建设 全年信息化建设总投入997.47万元。完成医院膳食管理系统建设。开设了新发、突发传染病远程会诊、神经内科癫痫远程会诊中心。

编辑出版 承办中华医学会主办的《中华实验和临床感染病杂志》电子期刊，年内发行6期。承办由国家卫生计生委主管、人民卫生出版社主办的《中国肝脏病杂志》电子期刊，年内发行4期。

基本建设 完成感染中心急诊筛查病原实验室、急诊抢救室、集中抽血室、X光室辐射防护和核磁室屏蔽改造等。

（撰稿：姜心言　审核：李　昂）

领导名单

党委书记 陈　航
院　　长 李　昂
副 书 记 贾王彦
副 院 长 成　军　李秀兰　吴国安　崔若虹

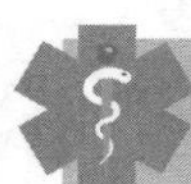

首都医科大学附属北京儿童医院

地址：西城区南礼士路56号（100045）　电话：59616161
网址：www.bch.com.cn

基本情况 卫技人员2318人，包括正高级职称160人、副高级职称201人、中级职称557人、初级师1033人、初级士367人。

年底医疗设备净值27792.16万元，年内新购置医用设备总金额6802.42万元。

医院荣获中国医学科学院2016年度中国医院科技影响力排行榜（儿科学）第一名。贾立群被评为全国优秀共产党员，钱素云荣获首都劳动奖章、北京市三八红旗奖章，吴沪生荣获中华医学会第四届儿科医师终身成就奖，王天有荣获中华医学会第四届儿科医师奖，杨永弘被第八届亚洲儿科感染性疾病大会组委会授予杰出贡献奖。

机构设置 1月，成立精准医学中心；3月，药物临床试验机构办公室调整为一级科室；6月，成立成果转化办公室；9月，由功能神经外科和康复科联合成立脑瘫诊疗中心；10月，取消重大项目办公室；11月，由口腔科与耳鼻咽喉头颈外科联合成立整形重建与颅颌面中心；12月，感染管理科更名为感染管理办公室。

改革与管理 医院成立医药分开领导小组及医药分开改革项目小组，完成阳光采购药品遴选工作。开设综合服务窗口。建立住院突发传染病应急处理机制，启用感染管理日常工作检查指导记录。7月开始向全院推广使用住院电子病历。建立医疗机构间层级转诊网络。开展知名专家团队层级诊疗模式试点，推出倪鑫教授儿童耳鼻咽喉头颈外科专家团队、马琳教授儿童皮科综合病专家团队、孙宁教授儿童泌尿外科专家团队，提高疑难疾病患者就诊效率。8月，福棠儿童医学发展研究中心由民政部批准成立，成为全国首家从事儿童医学发展研究的非营利性社会服务活动组织，接受民政部监督管理，其前身为北京儿童医院集团。10月，医院通过了ISO15189医学实验室认可专家组现场监督审查。

6月，医院成为中国-中东欧国家医院合作联盟成员。年内，济南市儿童医院、乌鲁木齐儿童医院先后加入北京儿童医院集团，集团成员总数达20家，覆盖基层医联体单位885家。组织专家巡讲28次161人次。新建口腔舒适化治疗和髋关节脱位规范化治疗协作组，集团内临床协作组总数达16个。成立护理专业委员会并召开第一次委员会议。举办第一期基层医生培训班，来自内蒙古、贵州等6个省（市、自治区）25家基层医院的26位学员在医院完成为期2个月的培训学习。

4月，启动贵阳市儿童医院血液科的托管工作，成立北京儿童医院血液肿瘤中心贵州省分中心。5月，与山东省即墨市人民医院建立长期技术指导与协作关系，由北京儿童医院与南京市儿童医院共同给予技术支持。6月，与山东省临沂市妇女儿童医院（临沂市妇幼保健院）合作成立北京儿童医院集团临沂儿童国际医疗部。11月，与新疆乌鲁木齐儿童医院签订泌尿外科托管协议。12月，北京儿童医院集团烟台医院开诊。与北京儿童健康基金会等七方共同开展“爱目行动第二季·爱的承诺”大型公益项目，为期6天的义诊活动为河北省巨鹿、曲阳等9个县市的1500余名儿童进行免费视力筛查和健康宣教，总行程1600公里。与华东师范大学合作共建罕见病医疗平台。

北京儿童医院顺义妇儿医院托管工作。年内，开展头颈外科手术、新生儿脐静脉置管、皮肤科理疗、儿保科心理行为早期干预等手术及治疗，成立成人及新生儿重症监护室，开设儿外科门诊及胎儿超声心动图检查门诊。累计派出专家108人892人次，诊治患者44587人次，手术597例，转诊患儿23人，双向转诊患儿2人，开展专科查房、讲课50次。接收进修医师2人。举办首届顺义妇幼产科热点问题研讨会、第二届北京顺义妇幼发展论坛及首届亲子运动会。

北京儿童医院河北省保定医院托管工作。年内，成立门诊部、物价管理小组及采购议价小组。设立住院总，实行月科主任例会、门诊连班及药师下病房等制度。新增8个内科专业门诊、7个外科专业门诊，开设夜间门诊，实行门诊“一卡通”。设立呼吸内科、新生儿内科、PICU、泌尿外科、新生儿外科、口腔科6个重点学科，神经内科、血液内科、耳鼻喉科3个支持学科。累计派出专家85人586人次，诊治患者2378人次，手术2254例，转诊患儿226人次。开展新技术、新项目29项，专家讲课、疑难病例及死亡病例讨论155次。安排接收20名医师进行临床、医技专业进修，科主任及护士长进修学习50余人次。与保定市清苑区妇幼保健院、定州市人民医院、易县妇幼保健院、易县第三人民医院和顺平兴和医院签订合作协议。

2012年以来，共有238人办理多点执业。

引进人才3人：眼科专业引进前任天津市眼科医院斜视与小儿眼二科主任、天津市眼科研究所常务副所长李宁东；口腔颌面外科专业引进主任医师赵振民，任口腔科主任；心脏外科专业引进主任医师李志强，任心脏外科副主任。

医疗工作 出院73782人次，床位周转74.00次，床位使用率122.07%，平均住院日5.97天。住院手术21702例。有17个科室21个专业44个病种开展临床路径，入径7387例，入径率75.77%，完成率99.44%。全年用血红细胞11719 U、血浆1228050 ml、血小板4316治疗量，自体输血394人次122204 ml。

预约挂号管理。自4月1日起停止使用磁条就诊卡，更换为芯片卡，增加自助机医保功能。9月1日起全面取消现场人工窗口挂号，患者可通过手机APP、微信、电话、网络、窗口、医师工作站及自助机等多种方式进行预约。同时，取消手写加号条，增加微信支付和支付宝支付功能。预约挂号2733168人次，占门诊总人次的94.4%。

新技术、新疗法。年内，获市卫生计生委批准颅底肿瘤（颅内外沟通肿瘤）切除术、人工耳蜗植入术、大气道肿瘤切除及重建术、头面颈部（巨大）神经纤维瘤切除及成形技术、心脏导管消融技术、先心病介入诊疗技术、支气管/血管成形肺叶切除术、肾血管重建技术等8项重点技术。医院审批通过DNA序列测定（先天性小睑裂综合征-FOLX2基因Sanger测序）、雷帕霉素测定试剂盒（化学发光微粒子免疫检测法）、甲型肝炎病毒IgM抗体测定、维生素14项测定、白细胞介素6、血红蛋白电泳、供受者Rh血型分型（五型）及配合性输血、HLA-Ⅰ类血清单分型（血小板抗体检测）、笑气镇静技术在儿童口腔治疗中的应用、超声引导下临时起搏器安装术、新型超声生物显微镜（UBM）在儿童眼前节疾病中的临床应用、近红外脑功能成像、MR在婴幼儿分娩性臂丛神经损伤中的临床应用、尿崩症基因检测、应用磁共振扩散张量纤维束成像（DTT）重建视觉纤维治疗视路胶质瘤、头皮标记MARK定位引导颅内病变切除活检术、视频头脉冲实验、前庭诱发肌源性电位（VEMP）检查、体外膜式人工肺氧合治疗、床边正中神经短潜伏期体感诱发电位（SLSEP）、微导管辅助360度小梁切开术、IOL-MASTER在儿童白内障手术中的应用、新生儿连续性血液净化术、B超引导下关节腔穿刺给药技术等24项新技术新项目。

药物管理。药占比40.86%，门诊药占比45.97%，住院药占比34.41%。门诊患者抗菌药物处方比例15.89%，急诊患者抗菌药物处方比例29.77%，住院患者抗菌药物使用率42.44%，抗菌药物使用强度23.70。

医保工作。医保出院8161人次，总费用7656.48万元，次均费用9381.79元。加强特殊疾病的审批管理，对血液科、肿瘤科、肾病科医生进行资质备案及相关培训。

三级医疗。制定、修改《分级诊疗体系转诊绿色通道工作办法》《分级诊疗体系转诊质量评价标准》，8月开始在托管医院间试运行分级诊疗系统。接收上转患者249例，下转140例。医院新生儿中心获批北京市危重新生儿抢救指定医院，成为北京市及西城区两级危重新生儿转会诊中心，年内完成新生儿上转180余例，其中与其他医院双向转运8例，由顺义妇幼保健院自行转运至儿童医院新生儿中心的病例24例，由保定儿童医院自行转运至儿童医院新生儿中心的病例2例。空中转运3例。

医疗支援。支援内蒙古赤峰市林西县医院、包头市第四医院、赤峰市宁城县中心医院、通辽市人民医院等4家医疗机构，外派医务人员27人次，接诊门急诊患者7700余人次，住院患儿1339人，会诊156人次，累计进行手术示教演示15次，帮扶开展新技术3项，举办10余场专题讲座，累计受众417人次；接收内蒙古林西县医院、包头市第四医院、宁城县中心医院9名医务人员进修学习。继续支援大兴区人民医院、顺义区妇幼保健院，外派医务人员56人次，累计服务6000余天；接收大兴区人民医院1人、顺义区妇幼保健院2人来院进修。承接宁夏、新疆委托培养骨干医师2人。接收10名内蒙古自治区医疗卫生紧缺人才和学科骨干来院培训，2名新疆乌鲁木齐市医疗卫生骨干来院挂职锻炼，3名“西部之光”访问学者来院进修学习。心脏内科高路参加市医管局第八批援藏医疗队赴拉萨市人民医院进行为期1年的医疗援助，呼吸科秦强参加市卫生系统第八批第三期援疆医疗队赴和田地区人民医院开展为期1年的医疗支援工，耳鼻咽喉头颈外科葛文彤完成3年援青任务返回医院。呼吸二科副主任医师杨海明在拉萨市人民医院援助期间，成功实施了西藏地区首例儿童气管镜取异物术，建立起西藏地区第一家儿童气管镜中心。

医疗纠纷处理。参加医疗责任保险2226人，总费用272.96万元。发生医疗纠纷85件，其中调解78件、诉讼7件。年度赔付总额187.22万元，其中医院承担25.09万元。

护理工作　护士1142人，其中本科423人、硕士研究生9人。医护比例1：1.51。ICU床位43张。

开展优质护理工作。医院实现肛表无汞化，引入临床压疮护理材料，探索建立儿科护理敏感质量指标。落实责任制整体护理，对患儿提供个性化的护理。继续开展以家庭为中心的护理模式，强调家长有效参与护理决策及护理过程，让患儿得到从医院到家庭的连续照顾。建立护士长、部长质控考评制度，明确夜班护士长检查考核内容，监控督查夜班护理质量，统一住院患儿身份唯一标识。不良事件上报率100%，整改率100%。

建立新护士培训导师制度，进行一对一个体化带教。选派护理人员参加各类培训、学术会议及进修169人次，专科护士认证18人，出国（境）交流、进修4人次。全年接收各级护理进修人员187人次，专科护士实习206人次。

承担首都医科大学大专、本科、七年制研究生及北京城市学院、北京中医药大学、长春中医药大学的护理本科的教学。护理教学理论授课90课时，临床见习291人次，临床实习221人次，专科护士临床实习212人次。

年内，获得国家卫生计生委护理管理研究所委托课题“儿科护理质量敏感指标的建立”，首都医科大学护理学院子课题“基于现代医学模式的儿科护理质量和水平评价指标体系建立”。内分泌遗传代谢科“应用糖宝随访APP提高1型糖尿病患儿的生存质量”获国家卫生计生委医院管理研究所儿科优质护理服务改善项目优秀奖。

科研工作 全年申报课题205项，中标课题81项，获资助3794.66万元。其中国家级项目22项，获资助2312.18万元；省部级项目19项，获资助351.63万元；局级项目40项，获资助1130.85万元。在研课题241项，结题27项。

张潍平主持的“重度尿道下裂的治疗方法”获北京医学科技奖，杨永弘主持的“我国儿童肺炎链球菌疾病和分离菌株特性的研究”获华夏医学科技奖三等奖。获得专利2项。

医院拥有儿科重大疾病研究教育部重点实验室，儿童呼吸道感染性疾病研究、儿童耳鼻咽喉头颈外科疾病、儿童血液病与肿瘤分子分型、儿童慢性肾脏病与血液净化等4个北京市重点实验室和北京市儿童外科矫形器具工程技术研究中心，小儿呼吸、儿科重症、中西医结合儿科、小儿外科和临床护理等5个国家临床重点专科建设项目。牵头开展国家呼吸系统疾病临床医学研究中心基层儿科培训项目，累计培训儿科医师3.4万人次，覆盖全国近500家地市级及县级医院。顺利通过儿科重大疾病研究教育部重点实验室5年工作评估。“儿童重大疾病国际科技合作基地”获科技部国际合作司批准为示范型国家国际科技合作基地。

医学教育 医院承担护理大专、临床医学本科、长年制、留学生、硕士及博士研究生、毕业后医学教育、继续医学教育等多层次临床教学任务。本年度新招收研究生103人，其中硕士研究生66人、博士研究生37人。承担本科生理论授课实习499人，总课时874学时，64名长学制本科生进入二级学科轮转阶段。新招收住院医师规范化培训学员51人，其中社会化培训医师（单位人）33人，共65人取得住院医师规范化培训证书。护理大专班毕业44人，招生36人。外出进修半年以上6人、短期进修9人。

学术交流 接待来自美国、俄罗斯、德国、法国、日本等20多个国家的来宾110余人次。4月18日，捷克卫生部副部长Radek Polica一行来院访问；4月26日，柬埔寨奉辛比克党主席诺罗敦·拉那烈亲王一行来院访问。9月14日，秘鲁第一夫人Sra. Nancy Lange Kuczynski一行来院访问。

办理因公出国（出境）任务66批117人次，其中参加国际会议65人次、进修27人次、合作交流17人次、培训7人次、访问1人次。获批国家外专局项目7项，其中获国家局资助6项、市局资助1项，位列市卫生计生委系统首位。举办第三届北京儿童医院集团儿童风湿免疫性疾病新进展国际论坛暨第九届全国儿童风湿免疫性疾病学习班和第一届北京儿童医院集团心血管疾病超声国际论坛暨胎儿及小儿心血管疾病超声心动图诊断进展学习班。

与美国纽约摩根士丹利儿童医院合作。医院派出耳鼻咽喉头颈外科、急诊科、风湿免疫科、新生儿外科和护理部等科室的3批11人赴美进修学习。4月，倪鑫院长率队赴该医院访问，对项目的后续开展提出建设性意见。

与美国波士顿儿童医院合作。医院遗传代谢、重症医学和神经内科的3名医生获得该医院Adrian Cheng Scholarship Award奖学金，将于2017年赴该医院进行为期8周的观摩学习。

与捷中友好合作协会的合作。4月18～22日，来自捷克Motol大学医院的10名护士长来院进行为期1周的交流访问，并体验了拔罐、敷贴、中药泡洗等中医治疗方法。8月，医院2名医生和2名护士随40名北京儿童赴捷克进行温泉疗养，完成医疗保障任务。

与俄罗斯圣彼得堡巴斯德研究所合作。开展“基于大数据的肺炎患儿病原体快速鉴定和耐药性分析”合作项目，初步建立了儿童呼吸道感染性疾病病原微生物多样性鉴定高通量测序技术，涉及病原微生物分类、物种系统分类树构建、物种间差异性分析、样品间差异比较等内容。

与俄罗斯医学科学院合作。开展“大环内酯类抗生素在肺炎感染儿童中的药代动力学-药效学与安全性研究”合作项目，初步建立了儿童群体药代动力学研究方案，初步掌握了遗传基因组预测和分析技术，预测细菌耐药性，为指导临床合理选用抗生素提供理论依据。

接待国内来访15个单位120余人次。1人次赴香港、2人次赴台湾参加学术会议。7月，倪鑫院长等一行3人访问香港大学医学院、香港大学玛丽医院，明确双方合作方向。

信息化建设 全年信息化总投入1867.70万元。完成HIS小型机的更新及HIS数据库由Oracle 10 g到Oracle 11 g、服务器虚拟化系统等升级工作，远程医疗平台的显示设备升级及多次国际级远程医疗培训，国内远程医疗会诊16家医院22个专业385例。完成新核心机房建设方案的确认，通过HIS信息系统安全等级保护三级评测；自主完成“非急诊全预约”全面改造、分级诊疗平台全面建设、收费处MIS系统全面改造建设、中西药底方合并、门诊脱机应急系统上线、特需输液系统上线、医改监测平台、医价平台等16个项目的建设；合作完成住院及急诊电子病历、输血管理系统、处方点评系统、新病理系统、院感监测系统、医护安防系统、患者满意度系统的全面上线，手机APP、手术麻醉系统的全面升级改造，智能药柜系统在PICU病房的试点上线，全院范围的不良事件管理系统的初步建设。

编辑出版 承办国家卫生计生委主管的《医学参考报》儿科学频道（2015年10月创刊），双月刊，每期8版，张金哲教授任名誉主编、院长倪鑫任主编。以“全面快速报道全球医学科研、临床、教学信息资源，搭建与全球医学科技信息同步交流的平台”为宗旨，筛选和加工全球医学领域最新、最有价值的信息，为儿科同道提供学习和交流的途径，成为国内外儿科学术交流活动的一个权威报道平台。全国免费发行，每期发行3000份，涵盖全国主要儿童医院和综合医院儿科。

基本建设 医院急救中心大楼二层装修改造项目和医院旧楼加固改造项目预算及施工图纸上报市医管局审核。

（撰稿：刘京艳　审核：倪　鑫）

领导名单

党委书记 王天有
院　　长 倪　鑫
副 书 记 倪　鑫　丁枭伟
纪委书记 丁枭伟
副 院 长 王天有　谢向辉　穆　毅　葛文彤

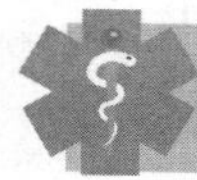

首都医科大学附属北京口腔医院

天坛部：东城区天坛西里4号（100050） 电话：57099114
王府井部：东城区锡拉胡同11号（100006） 电话：57099618
网址：www.dentist.org.cn

基本情况 职工1171人（在编653人、劳务派遣518人），其中卫技人员953人，包括正高级职称80人、副高级职称82人、中级职称191人、初级师373人、初级士227人。

医疗设备净值24921.45万元，年内新购医疗设备2364.86万元。

机构设置 4月21日，调整了职能部门设置，规范了23个职能处室名称，将原设备处与采购中心合并成立医学工程处，将信息中心由医技部门二级科室调整为职能部门的一级科室。5月30日，门诊部挂牌成立患者投诉中心。8月4日，调整21个临床医技科室名称，门诊部下新设立医患关系协调办公室。

改革与管理 6月21日，正式上线非急诊全面预约；7月1日，上线微信预约，推广多渠道预约方式，取消窗口现场排队挂号。同时优化挂号流程和医疗门诊秩序，开设综合服务窗口，方便老年人、残疾人挂号。特诊特需科成立医学美容门诊。口腔修复工艺中心整体搬迁至王府井部，原房屋用于成立口腔无痛治疗中心，隶属于麻醉科管理。

依据市委组织部第八批“人才京郊行”工作安排，医院选派郑颖医师赴良乡医院挂职副院长，主管口腔学科建设以及科研和教学工作。

医疗工作 出院2263人次，床位周转36.50次，床位使用率89.93%，平均住院日9.02天，住院手术2129例。

医院5个科室11个病种开展临床路径管理，入径1410例，入径率50.6%，完成率98.9%。37名患者使用119单位红细胞悬液、4单位少白红细胞、23单位普通冰冻血浆、1单位机采血小板。

预约挂号管理。预约方式有“京医通”微信和自助机预约、114电话和网络预约、跨科预约、层级预约、医生工作站预约等方式。自6月21日实行非急诊全面预约。

新技术、新疗法。牙体牙髓科开展SDR龈下边缘提升技术、生物陶瓷材料单尖充填技术、生物陶瓷材料活髓保存技术和生物陶瓷材料根尖屏障技术等新技术，牙周科新开展牙周膜龈手术治疗，口腔种植科开展数字化导板辅助倾斜上颌窦底经牙槽嵴顶提升和上颌种植杆覆盖义齿治疗技术。经卫计委审批的新项目有：美格真钛膜引导骨再生和多能基台螺丝固位单冠。

药物管理。门诊药占比2.80%，住院药占比24.10%。设置2名临床药师，定期参与查房、协助医师制定给药方案，并加强患者用药指导。定期开展处方点评、用药动态监测和预警等工作，并将结果与临床科室绩效相关。门诊、急诊、住院患者抗菌药物使用率分别为5.85%、17.46%、34.73%。

医保工作。医保患者出院868人次，总费用635.24万元，次均费用7318.48元。

医疗支援。口腔黏膜科、牙体牙髓科、急诊诊疗中心共接收东、西城区社区转诊患者7例。有外省市医疗技术协作单位16家。与2家单位新签署技术协作协议：5月25日，与赤峰学院附属医院签署对口支援项目协议书，正式建立了对口支援协作关系，协议期3年，支援项目包括新技术推广与学术支持、教学体系建设、双向转诊及会诊机制建立、牙防项目推进、人才培养及学科建设等五个方面；10月25日，与承德市口腔医院签署技术帮扶协议，合作年限暂定为4年。完成对外省10家协作单位的帮扶，派出24位正、副高级和主治医师参与协议支援工作，总计授课33天，会诊患者600余人次，手术试教59人次，健康教育讲课6次，受益人群1083人。另派出5位医生前往怀柔牙防所、西红门医院、顺义区医院，帮扶诊治患者1357人次，疑难会诊61人次，培训讲座12次，完成手术112例。医院派出老年科主治医师徐颖赴新疆和田地区人民医院，完成了为期1年的援疆工作。接收新疆、内蒙古自治区骨干医师培养2人。

医疗纠纷处理。投保医责险399人，总费用44.59万元。发生医疗纠纷302件，新增医疗诉讼5件，再审医疗诉讼1件。年度赔偿总额158530.31元，包括当年赔偿153130.31元，历年积案赔偿5400元；其中医院承担44773元。

护理工作　护士373人，其中本科学历67人。医护比为1∶0.96。ICU床位6张。

口腔颌面头颈肿瘤外科及整形创伤外科病房均实施责任制护理，设护理责任组长1人，每名护士（包括组长）分管6名患者；住院患者均执行腕带打印，并根据质量管理要求，对头颈肿瘤科开展科室责任制护理情况专项督导。开展优质护理服务工作，通过定期召开座谈会，加强与患者及家属的沟通，介绍疾病相关知识，发放宣教资料；在门诊候诊室举办健康教育讲座，发放加尼康教育处方等形式的口腔健康教育活动。全院护理不良事件上报率100%、整改率100%。

对新入职的16名护士开展为期1个月的口腔专科基础知识及技能岗前培训，通过理论及操作考核，进入科室轮转。13名参加半脱产学历教育的护士完成颌面外科病房临床实习。年内派出91人次参加护理管理、质量改进、护理科研、技能培训等学习班18项。安排21名工作4年以上的护士进行科室轮转。5月25～27日举办国家级继续教育——口腔专科医院护理人员岗位管理及专业培训学习班，培训学员70余人次。接收进修护士10人。

科研工作　申报各类课题160余项，立项43项，经费总计1736.69万元。其中国家自然科学基金资助11项，共获批经费678万元（范志朋教授获杰出青年科学基金1项，直接经费350万元；重大研究计划培育项目1项，直接经费60万元；面上项目3项，直接经费167万元；青年科学基金项目6项，直接经费101万元）；国家重点研发计划子课题1项，获经费145万元；北京市自然科学基金资助4项，获经费60万元；北京市科委科技计划项目4项，获经费63万元；北京市科委科普项目1项，获经费18万元；教委科技计划项目-面上项目1项，获资助15万元；北京市优秀人才培养资助-青年拔尖团队、青年骨干个人项目各1项，获经费分别为200万元和4万元；局级课题18项，获经费542.69万元；横向合作课题1项，获经费10万元。在研课题147项（含31项院学科建设基金和6项出国研修专项），结题75项（含27项院学科建设基金）。"基于宿主免疫调节的颅颌骨修复再生研究"获北京医学科技奖二等奖。获发明专利1项、实用新型专利6项。

医院拥有1所北京市重点实验室-全牙再生与口腔组织功能重建北京市重点实验室。拥有国家临床重点专科4个，分别为口腔颌面外科专业、牙体牙髓专业、口腔修复专业、口腔正畸专业。口腔颌面外科专业中设立了医学美容门诊，配备1名副主任医师专职美容整形门诊，新购置激光整形美容设备1台。

医学教育　承担首都医科大学口腔医学专业五年制、"5+3"一体化、口腔医学技术高职班的理论授课及实习带教工作，研究生、博士后各阶段的培养。录取统招研究生40人，其中硕士33人、博士7人。本科生就业率89.5%，七年制就业率100%，研究生就业率97.06%。派出7人赴美国及德国进行科研及临床方面的进修和学习。

学术交流　接待来自美国、德国、丹麦等国家近20名专家来院参观、讲学、探讨合作项目，介绍国际上先进的诊疗技术、科研新方法及教学管理等，并对研究生进行指导。9月，口腔医学院与英国普利茅斯大学签署谅解备忘录，双方拟在口腔教育、研究领域开展探索与合作，通过师生交换项目，增进双方的交流与理解。因公出国（出境）自组团组39批99人次，赴美国、日本、法国、英国等国家参加国际会议和学术交流访问。3人随团赴美国、日本、英国参加医院管理培训项目。

接待中国台湾和中国香港2名教授进行学术讲座。公派5人次赴中国台湾参加“2016年国际性组织工程与再生医学亚太会议与两岸会议”，1人次随团赴中国香港参加护理管理培训项目。接待南昌大学附属口腔医院、赤峰学院附属口腔医院、西藏堆龙德庆区卫生局、河北医科大学口腔医学院等15个院校和单位共60余人次来访。

信息化建设 信息化建设总投入约700万元。完成信息安全等级保护项目三级要求。完成PACS项目实施，实现院内设备全连接，临床科室实时调阅影像。完成非急诊全面预约接口系统改造、流程再造、测试、上线维护。完成非急诊全面预约多渠道取号，实现114预约号自助机取号。取消诊间手工加号条，全面采用电子病历预约功能进行加号及复诊预约。按照市人社局要求，完成医保个人账户封闭改造。

编辑出版 《北京口腔医学》全年收到稿件350篇，刊登稿件101篇，发行量1000册，影响因子0.351，总被引频次438次，基金论文比0.56。

基本建设 完成王府井部二期二、三层临床科室改造及特诊科VIP诊室改造。完成正畸科数字化诊室及候诊大厅改造。完成天坛部楼顶防水大面积修缮工程，教学楼教室、办公室、实习室、气泵房等系列改造。新院址初步确定丰台区花乡樊家村地块，面积6.5万平方米。

牙病防治 组织全市16个区为适龄儿童提供免费窝沟封闭预防龋齿，共为307007名儿童免费窝沟封闭恒磨牙375698颗。为学龄前儿童提供免费氟化泡沫预防龋齿服务594326人次。参加流动科普车进陕北、进西藏、“国家流动科技馆进辽宁”及2016年全国科普日东城区主场活动，举办健康大讲堂和科普知识讲座28场。

公益活动 派出2名高级职称医师参加中华医学会的“西部行”志愿者活动，分别支援内蒙古通辽市职业学院附属口腔医院和西宁市口腔医院。为东城区24家社区服务站的老年人进行口腔健康体检13000余人次，举办朝阳门社区中心培训讲课4次，为西城社区卫生服务中心的社区居民及青少年进行健康讲座3次。

（撰稿：李丽璇　审核：白玉兴）

领导名单

党委书记　郑东翔

院　　长　白玉兴

副 书 记　白玉兴　吴缦莉

纪委书记　吴缦莉

副 院 长　赵广鸣　刘淑敏　厉　松

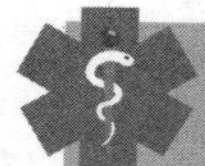

首都医科大学附属北京安定医院

地址：西城区德外安康胡同5号（100088）　电话：58303078

网址：www.bjad.com.cn

基本情况 卫技人员707人，其中正高级职称29人、副高级职称44人、中级职称247人、初级师299人、初级士88人。

年底医疗设备总值13391.43万元。年内新购医用设备总金额4810.38万元，其中乙类医用设备2台。

机构设置 4月25日，社会工作部更名为医患关系协调办公室；3月7日，综合采购供应处更名为医学工程处；5月5日，分子生物学实验室划归重点实验室；6月1日，取消临床大科编制，成立十三病区；8月22日，药事部由一级业务科室调整为一级职能科室，下设二级业务科室药剂科；9月5日，药事部下属二级科室药理基地更名为药物实验机构，且不再隶属于药事部。

改革与管理 开展非急诊全面预约挂号。组建了

5支知名专家团队和各亚专科门诊诊疗团队，院内号源统一管理，严格加号，合理放号。完成信息系统对接、开辟建卡窗口、医保关联等项工作，启用京医通自助挂号系统。单独设立专家分诊台；区分专家候诊区和普通候诊区，完善分诊叫号系统；增设门诊大厅座椅，改善患者就医感受。继续推进以医疗质量为核心、以科学管理和系统化建设为内涵的全面质量管理。全面修订医疗规章制度，强化职工法律意识；强化不良事件管理，对死亡病例实行根因分析；加强病历首页审查，严格医疗质量督导和病案管理，规范医疗行为；开展DRGs分析与培训；加强急救生命支持类设备的质量控制检测，规范日常维护制度；加强危急值管理、危化品管理、便携式血糖仪管理；进一步开展临床药师工作和适宜性临床药学服务，以用药咨询中心等软件建设为基础，加强临床药师处方与医嘱点评的力度，开展临床日常用药的回顾性监控及超常预警工作。

引进海外高层次人才1人。

医疗工作 出院7399人次，床位周转9.61次，床位使用率98.13%，平均住院日34.28天。实施临床路径的科室15个5种病种。

预约挂号管理。有114电话、北京市预约挂号统一平台、京医通平台手机APP、医生工作站等预约方式。预约挂号431910人次，占门诊总人次的93.44%。

药物管理。加强药品在采购、验收、储存、养护、效期管理，用药交代等环节的质量监管。定期对各药房、药库的药品质量进行检查。年内发生158次调价，其中西药品种70种、草药品种88种。全科中级职称以上药师和临床药师每月人均出药物咨询门诊2～4次，全年填写用药咨询档案及电子用药咨询记录496份。撰写及修订了药事管理委员会职责、阳光采购及新药遴选制度、病区备用药管理办法、不良反应管理办法等，规范了医院的药事管理制度体系。门诊药占比89.51%，住院药占比12.76%。门急诊抗菌药物使用率0，住院患者抗菌药物使用率2.19%。

医保工作。医保出院2077人次，总费用3870.83万元。建立住院患者转院立等结算工作流程，新农合患者费用核查工作流程；与上级医保中心联系，确定行为矫正治疗的可支付规范。

医疗支援。与湖北十堰中医医院签署合作协议，副院长郑毅带队到十堰中医医院进行专家查房、讲学等工作，并接收该院进修医生到本院轮转进修。与内蒙古通辽精神卫生中心签署合作协议及远程医疗补充协议。4月与北京市16家区县精保院签订协议进行对接，完善双向转诊流程和工作制度，完成教学查房等工作。

医疗纠纷处理。成立患者投诉中心。参加医责保险600人，总费用45.62万元。发生医疗纠纷23件，其中调解11件、诉讼12件。年内赔付总金额6.78万元。

护理工作 护士399人，其中本科111人、研究生2人。医护比1：1.72。

全面开展优质护理服务，覆盖率100%。推行临床护士对患者的扁平责任制整体护理，全面履行责任护理职责，为患者提供连续、整体、优质的护理服务。完善患者转交接制度，无抽出电休克治疗护理转交接记录单和门急诊患者入院记录单，确保患者身份识别的正确、规范、安全。电子化护理病历于6月全面铺开，缩短了护理病历书写时间。编纂《标准化健康教育手册》，人手一册。强化责任护士对患者及家属开展健康教育的效果评价。不良事件上报率、整改率均为100%。

完成中华护理学会精神卫生专科护士77人进修工作。

护士长参加市内外学习41人次，其中17人参加北京清华长庚海峡两岸护理高峰论坛，5人参加北京护理管理高峰论坛，2人参加品管圈学习。护士参加市内、外培训学习71人次，其中2人参加中华护理学学会精神卫生专科护士取证学习；1人参加宣武医院急诊进修学习。

4人参加中华护理学会2016全国精神科护理学术交流会议，2人参加第四届全国护士发展论坛，4人参加第七届全国心理卫生学术大会。29名临床带教老师参加协和护理学院举办的临床带教护士教学能力初阶培训，9人参加宣武医院举办的师资授课能力培训专题讲座。

科研工作 申报课题57项；中标课题20项，包括国家科技部2项、国家重点研发计划2项、国家自然科学基金项目2项、市科委脑科学专项1项、市自然科学基金项目1项、市科委首都临床特色应用研究专项4项、首发专项1项、市医管局7项，获批经费1795万元。在研课题65项，结题20项。

王刚教授团队获批市科委创新奖1项。

医学教育 完成首医临床医学五年制、预防、临床医学七年制16个班的常规教学任务，全年565人次，理论授课448学时、临床见习416学时。完成院外本科生来院进行精神病学学习、见习、实习等工作，全年共接待来自北京大学、北京师范大学、首都师范大学、中华女子学院、中国青年政治学院、北京理工大学、宣武夜大、友谊夜大等院校学生在本院进行的精神病学学习和见习工作，年内共接待外院教学581人次，理论授课80学时、临床见习300学时。北京师范大学与医院签署心理学专业学位硕士研究生精神病学见习培养协议，年内完成北师大心理学系研究生63人的精神病学培养工作，共计104学时。培养来院进修的北京市全科医师65人次，理论授课560学时、实习20周。

招录全日制硕士研究生15人、博士研究生4人。毕业硕士研究生12人、博士研究生1人，学位取得率100%。

出版全国高等学校精神医学专业国家卫生计生委“十三五”规划教材3部：郑毅教授主编的《儿童精神病学》、李占江教授作为副主编编著的《精神病学》、王传跃教授作为副主编编著的《精神药理学》。贾竑晓教授主编1部全国高等中医院校创新教材：《神志病中西医结合诊断学》。

学术交流 与美国罗斯坎普研究所、耶鲁大学儿童研究中心，英国巴斯大学，加拿大蒙特利尔大学医学院等6个研究中心和医学院加强交流与合作，建立了人才培养相互交流的合作关系。郑毅教授、王刚教授分别在第二十二届国际儿童青少年精神医学及相关学科大会、美国精神病学年会、世界双相情感障碍大会上做了专题报告，并与国外专家学者做了交流讨论。

继续开展中国—挪威精神分析心理治疗师与督导师、中国-贝克认知行为治疗连续培训项目；与英国安娜弗洛伊德中心师资合作举办了“中英精神分析取向儿童青少年心理治疗学院制项目”培训，首次引进并举办了国际认证的短程动力学培训项目“动力人际治疗连续培训项目”。

信息化建设 年度医院信息化总投入253.99万元。医院“十三五”信息化建设的主要目标是建设以患者为中心的智慧医院信息系统，加强临床质量管理与控制，提高临床工作效率，改善综合运营管理，提升决策分析能力，支持科研和教学，实现医院业务“信息化、规范化、精细化”。已有各类有线网络6个（办公内网、外网、医保网、财务专网、党员信息网、科研管理网），在建无线网络2个（无线医护、无线WIFI），共有各类工作站、外网用机850台。完成了护理管理、院感疾控管理、物流管理等信息系统建设，以及非急诊全面预约、京医通项目、医改监测平台接口开发等工作。

基本建设 完成病房楼地下一层部分区域改建成放射影像中心工程。完成将原门诊大厅改造为精神科临床技能考核中心项目，改造建设包括：一层为阶梯教室和小教室，二层为临床技能训练室、考核室、计算机教室，三层为教研室和教学管理用房等。为解决医院规培学生及住院医师的宿舍问题，将北锣鼓巷38号院部分有危险点的房屋进行修缮，加固部分老化的木结构，新做防水，并更新室内用电线路。

（撰稿：蔡　笑　审核：张瑞美）

领导名单

党委书记　滕红红
院　　长　王　刚
副 书 记　王　刚　孟庆玲
副 院 长　滕红红　李占江　郑　毅

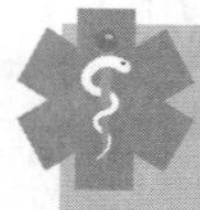

首都医科大学附属北京妇产医院 北京妇幼保健院

东院区：朝阳区姚家园路251号（100026）　电话：52276666
西院区：东城区骑河楼17号（100006）　电话：52277666
网址：www.bjogh.com.cn

基本情况 有卫技人员1305人，包括正高级职称85人、副高级职称103人、中级职称353人、初级师747人、初级士17人。

年底医疗设备净值17984.97万元。年内新购医用设备总值4695.65万元，其中乙类医用设备3台。

机构设置 4月7日，采购中心与医学工程处合并为医学工程处，为二级科室；医患关系协调办公室、宣传中心为一级职能科室。12月5日，遗传代谢实验室并入检验科，隶属检验科。

改革与管理 与河北省曹妃甸医院签订技术合作协议书，与石家庄第四医院和天津市中心妇产科医院、北京市怀柔区政府达成合作意向。与朝阳中西医结合急诊抢救中心合作，租赁该院妇产科相关场地，开设南院区，12月1日，南院区举行揭幕剪彩仪式，正式开始试运行，开设妇科病房，是医院提升应对二孩生育高峰的生育全过程服务能力的一项重要举措。帮助北京爱育华妇儿医院开通高危孕产妇会诊绿色通道和产前诊断、产前筛查会诊绿色通道。

2月5日，国家卫计委副主任王国强、王培安，妇幼健康服务司司长秦耕等领导来院慰问医护人员，调研全面放开二胎政策后医院的应对情况。

医疗工作 出院41229人次，床位周转81.15次，床位使用率108.01%，平均住院日4.81天。住院手术34730例。剖宫产率32.45%，无孕产妇死亡，新生儿死亡率0.72‰，围产儿死亡率4.8‰。临床用悬浮红细胞1606单位、新鲜冰冻血浆124800毫升、单采血小板43治疗量；特殊备血158人次，自体输血13027毫升。实施临床路径管理5个科室6个病种。

9月9日，完成中国首例冻存卵巢组织移植手术。

预约挂号管理。预约方式包括院外预约（114、网络、京医通微信平台）和院内预约（窗口、自助机、医生工作站）。预约挂号1163448人次，占门诊总人次的84.86%。

新技术、新疗法。开展电刺激治疗外阴皮内非瘤样病变、外阴癌腹腔镜下腹股沟淋巴结清扫术、宫腔镜荧光示踪技术对子宫内膜癌前哨淋巴结检测价值的研究、肢体动脉检测家测量、BoB技术检测、胎儿游离DNA无创基因检测、孕早期薛晴筛查胎儿染色体非整倍数、气相色质谱联用仪遗传代谢病分析诊断系统、超生下宫腔注射治疗、人类辅助生育技术中开展胚胎囊胚培养项目、胚胎玻璃化冷冻解冻项目、卵子玻璃化冷冻解冻项目、精子DNA碎片化率检测、血栓弹力图相关检验、血尿淀粉酶测定、药物基因检测与个体化精准药学服务、FloTrac在产科危重抢救中的应用、术中回收式自体输血应用于高出血风险剖宫产手术的前瞻性随机对照临床研究等新技术、新项目19项。

药物管理。门诊药占比29.71%，住院药占比28.87%。门诊抗菌药物使用率4.56%，急诊抗菌药物使用率3.62%，住院患者抗菌药物使用率45.18%。

医保工作。医保总额预付基金10800万元，实际医保基金申报11400万元。医保出院13500人次，总费用8236.65万元，次均费用6104元，医保住院基金支出4627.36万元。医保门诊572621人次，总费用18500万元，次均费用323元，门诊医保基金6444.48万元。

三级医疗开展情况。转出患者66人次，转入患者74人次。

医疗支援。选派1名医生援疆、1名医生援藏。免费接收新疆、内蒙古等地进修医生6人。选派10名医师支援内蒙古、宁夏等地区医院。派出27名医师对口支援平谷妇幼保健院、通州妇幼保健院、昌平妇幼保健院、顺义妇幼保健院、怀柔第一医院、房山妇幼保健院、安贞社区卫生服务中心。

医疗纠纷处理。参加医责险1279人，总费用212.31万元。发生医疗纠纷67件，其中调解12件、诉讼8件、自行和解45件。赔付总额186万元。

护理工作 护士105人，其中本科6人。医护比例1∶1.5。NICU床位30张。

优质护理示范病房覆盖率100%。护理不良事件42例，上报率100%，整改率100%。

增开孕妇学校上午课程，举办母乳喂养周活动，大厅义务咨询500人次，组织母乳喂养宣传情景剧表演，促进母乳喂养。探索按PDCA方法与护理绩效紧密结合。

举办首期助产士规范化学习班，与北京大学第三医院助产士规范化培训基地联合招生第一批助产士58人，承接第一批助产专业护生临床实习。接收护理进修人员82人（其中共建项目21人）、中华助产班学员47人、实习生59人、见习生257人、首届助产规培人员29人。

科研工作 申报课题137项，获局级以上课题立项67项，获资助7575.48万元，首次获批国家重点研发计划重大专项。在研局级以上课题141项，结题27项。

多功能培养箱内的婴儿气管插管固定装置、一种早产儿复苏保暖包、一种气管插管和固定管的组合装置3项获实用新型专利。

国家药物临床试验机构（GCP）通过国家食品药品监督管理总局（CFDA）检查组复核检查，医院伦理委员会和妇科计划生育专业获得CFDA颁发的药物临床试验资格认定证书。

医院2人入选北京市海外高层次人才项目（海聚工程）。引进海外留学就业人员2人，接收博士后3人，调入19人，派遣转编43人。

与圣释生物集团、吉源生物集团分别签约，共建再生医学空间、联合实验室，制定和完善脐带、脐带血等生物样本采集流程，双方根据需要独立或合作开展干细胞相关研究。

中国医学科学院医学信息研究所发布的中国医院科技影响力排行，本院位列妇产科学影响力第十名。

医学教育 录取研究生57人，其中全日制硕士生

（含并轨七年制）28人、全日制博士生5人，在职硕士生13人、在职博士生11人；17人获得（或预授予）硕士学位，7人获得博士学位。作为国家级及北京地区妇产科住院医师培训基地，培训住院医师19人。完成北京地区妇产科住院医师临床技能考核。完成国家级培训项目13项，培训2995人次；完成市级培训项目13项，培训3867人次。

聘请俞卫锋、姚尚龙、王嵬、金征宇、丛笑梅（美国）、周春晓（美国）、Thomas Roemer（德国）、Joo-Hyun Nam（韩国）8名教授为客座教授。

学术交流 举办大型学术会议8次、全国学术研讨会6次。邀请来自美国、德国、英国、澳大利亚等12个国家39位国际知名专家进行讲学及科技合作，在临床教学、科研合作、疑难病症会诊、授课等方面交流。4月7日，德国宫腔镜专家托马斯·罗默（Thomas Roemer）为医院进行微型宫腔镜培训，这是其团队首次为中方合作单位培训相关技术人员。10月17日，院长严松彪与德国图宾根大学妇产医院Diethelm Wallwiener院长代表双方医院签订友好合作协议书，这是医院历史上第一次走出国门与发达国家正式签订合作协议。

派出31批49人分赴美国、德国、意大利、日本、澳大利亚、加拿大、瑞士、西班牙等多个国家，参加国际学术会议、短期培训及合作项目交流等。

信息化建设 年度信息化建设总投入1993.64万元。完成医院HIS大版本改造20余项，电子签名系统、无线护理系统、医改监测平台系统、京医通二期和三期系统等11个新系统上线实施，实现自助预约、挂号与取号功能，增加微信等移动支付途径。完成东院新机房扩建与配套设施改建、核心服务器等设备安装。

基本建设 完成团结湖办公区装修改造。完成NICU、特需门诊、急诊改造工程。推进西院区抗震加固及综合改造项目，合理布局业务用房。

妇幼保健 全市剖宫产率下降至38.75%。组织专家开展北京市产科质量督导工作，提升危重孕产妇抢救能力。完成助产资源调查，通过补贴产科床位、建立助产人员培训基地等方式应对生育高峰。

完善出生缺陷三级预防体系。采取婚前医学检查一站式服务等措施，落实孕前保健服务项目。完成婚前保健机构的三年复审工作，现场审核验收8家婚检机构。落实无创产前基因检测的技术规范，实现全市产前筛查与诊断一体化区域管理。完成第三次全国产前筛查与诊断机构调查。召开出生缺陷市级评审会1次。推广新生儿疾病筛查病种，加强新筛公众宣教，提高患儿家长治疗的依从性。

规范儿童保健。搭建北京市危重新生儿转会诊网络，确定7家市级抢救指定医院和8家具有新生儿特殊专病救治能力市级会诊指定医院。起草《北京市卫生和计划生育委员会关于加强北京市危重新生儿转会诊工作的通知》。修订《北京市散居儿童保健工作常规》。修订北京市0～6岁儿童听力与耳聋基因联合筛查相关制度。首次进行区级丹佛发育筛查（DDST）技术师资培训。

加强妇女保健。开展妇女病防治和两癌筛查工作。完成筛查各专业技术人员培训千余人次，考核细胞学、超声、乳腺X线摄影人员430人。把控宫颈细胞学和HPV检测两项筛查的关键环节，确保筛查质量。对社区开展计划生育技术服务人员避孕咨询指导技能培训200人。将计划生育技术服务管理工作纳入区级妇幼卫生绩效考核。拓展青春期生殖健康项目点至8个区。

完善信息化工作。开展妇幼二期信息系统应用的运维管理，700人次接受市级妇幼二期系统应用培训。启动妇幼三期建设工作，开展业务需求调研。开展三网监测工作。加强对活产信息质量的质控审核，通过比对核查，探索精准、高效的信息质控方法。修订《北京市出生医学证明管理规范》，督导全市16区的出生医学证明管理工作。

健康教育。形成“孕妇学校”标准化课件（教师版）。举办北京市妇幼健康教育及孕妇学校师资培训，670人参加。开展北京市“健康孕育”科普征文活动。与中国妇女发展基金会联合开展“守护童年·中国辣妈优生计划”公益项目。与疾控中心联合举办母婴免疫关爱课堂16场。开展“世界睡眠日—关注婴儿睡眠健康宣传活动”。举办全国孕期体操指导师精品培训及全国围产营养项目总结会。

新生儿疾病筛查。全市共筛查新生儿245914人，覆盖率98.4%。确诊CH患者140人，高TSH血症46人，PKU54人。逐步推广“扩大新生儿疾病筛查项目”，筛查病种由2种扩大至26种。举办2期PKU患儿家长培训。

全市共为259926名适龄妇女提供免费宫颈癌筛查，检出宫颈癌前病变555人、宫颈微小浸润癌4例、宫颈浸润癌17例。为277933名适龄妇女提供免费乳腺癌筛查，检出乳腺癌前病变17人、乳腺微小浸润癌21例、乳腺浸润癌135例。

全市免费婚前检查共筛查34502人，其中HIV感染1人（男性）。孕产期保健共对275852名孕产妇进行了HIV、梅毒和乙肝检测，检测率为99.999%。确诊HIV感染产妇36例，其中35例应用了抗病毒药物；分娩活产36例，全部应用抗病毒药物。确诊梅毒感染产妇283例，其中应用抗生素治疗235例；所娩儿童中212例需要预防性治疗，实施预防性治疗162例；乙肝表面抗原阳性孕产妇活产8193人，其中抗病毒药物治疗率99.88%。共向41706名妇女发放了叶酸，服药率和服药依从率分别为97.00%和79.04%。

（撰稿：刘雪姣　潘　迎　审核：张兰月）

领导名单

党委书记　陈　静
院　　长　严松彪
副 书 记　任　静
副 院 长　赵　娟　王建东　阴赪宏

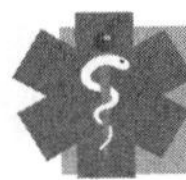

首都医科大学附属北京中医医院

地址：东城区美术馆后街23号（100010）　电话：52176677
网址：www.bjzhongyi.com

基本情况　卫技人员1333人，其中正高级职称134人、副高级职称159人、中级职称407人、初级师489人、初级士144人。

医疗设备净值21220万元，其中乙类医用设备8台。本年度新购医用设备总额5483万元。

机构设置　1月24日，成立临床药学科、重症医学科（包含重症医学科病房）、物价与成本管理办公室。

9月5日，举行“宽街明医”院级工作室揭牌仪式。肖淑琴、夏军、吴育宁、王麟鹏、程海英、许昕工作室成为首批院级师承工作室，使医院具有了国家级、市级、院级三位一体的中医药室站传承模式。

改革与管理　深化DRGs在医院绩效管理与考核中的应用，定期对全院DRGs相关数据做全面分析并与临床有针对性沟通，准确评估与引导临床工作。通过绩效手段鼓励临床中药院内制剂的应用，坚持中医特色与本院特色，院内制剂的使用情况比上一年度大幅提升。成立物价与成本办公室进行成本管理，加强费用控制，在月考核外进行费用控制的单项奖罚，门诊次均费用下降2.3%，住院次均费用涨幅比往年明显下降。门诊鼓励并突出优势病种的诊疗，将专病建设列入月考核与年考核，专病门诊已在各科全面开展。加强科学、精细化管理，建立以DRGs为工具的科学、客观的科室、主诊医师团队、个人评价方法模型，并应用于医院管理中。在原有主诊医师负责制试点的基础上，继续推进病房主诊医师负责制，完善主诊医师负责制管理制度，合理评价主诊团队绩效，调动人员积极性，提高工作效率，引导主诊团队的良性竞争。加强优势病种患者的收治与管理，提高疑难、危重、优势病种收治比例。完善质控管理体系，已建立医院医疗质量管理委员会-质控办-科室安全与医疗质量管理小组三级质控网络，建立医疗管理与质控相结合的绩效考核方案，对医疗、质控、绩效实施一体化的管理与考核。住培医师、实习医师、进修医师出科前不记名对三级医师的业务查房落实情况打分。根据打分对科室进行反馈，酌情对不合格人员进行查房培训。中医特色质控方面，开展“特色之星”评选，促进中医药特色优势发挥。对饮片处方比例、中药特色处方比例、非药物治疗比例等中医指标进行监控。完善了POCT管理制度和流程，实行动态管理；按照质控要求全员培训和每日开机质控对比。统一医疗安全（不良）事件上报渠道，通过新OA系统上报；定期召开医疗例会，通报医疗安全不良事件管理情况。开展多学科诊疗（MDT）8次，涉及肿瘤、疮疡、普外、肾病、肛肠、口腔等专业，开展远程会诊2次，分别与顺义医院和河北省张家口中医院对接。

全年共引进人才121人，其中招聘应届毕业105人，调入16人。

医疗工作　出院21006人次，床位周转34.66次，床位使用率103.17%，平均住院日10.88天。住院手术6176例。

1月1日，医院首次开展电子乳腺导管内窥镜检查及治疗，全年检查及治疗200例，发现导管内肿瘤近百例，通过乳管镜引导放置定位导丝微创切除乳管内肿瘤数十例。4月13日，开展首例乳腺微创旋切手术，全年手术20例，通过3毫米切口切除乳腺良性肿物，开启了医院乳腺良性肿物切除的微创时代。

临床路径管理。全年16个科室共实施46个病种的临床路径。

预约挂号管理。预约方式为京医通预约（自助机）、北京市预约挂号统一平台预约（网站、114电话）、微信预约、医生工作站复诊预约、医生工作站现场加号。全年预约挂号1515341人次，占门诊总人次的71.02%。

药物管理。全年药占比62.10%，其中门诊药占比75.05%、住院药占比31.74%。门诊患者抗菌药物使用率1.59%，急诊患者抗菌药物使用率22.19%，住院患者抗菌药物使用率23.06%。

医保工作。医保出院14473人次，同比增长12.85%，总费用26647.00万元，同比增长14.95%。自11月起，特殊病种的审批、注销等工作由医院医疗保险办公室负责，患者可以不用到所属单位或街道及经办机构进行盖章、审核。接收医联体内上转患者38人次、下转医联体内患者11人次。

医疗支援。参加第四届北京中医药专家宁夏行活动，开展义诊500余人次。参加中蒙中医药对口支援签约仪式，与内蒙古奈曼旗、扎兰屯医院签署第二期对口支援协议。与河北省承德市中医院签署对口帮扶协议。配合市中医管理局和各专家团队完成健康乡村工作，共义诊患者2000余人、开展健康宣教活动20余场、赠送健康科普资料6000余份。

医疗纠纷处理。参加医责险1019人，保费98.40万元。发生医疗纠纷18件，结案12件，其中和解2件、诉讼1件。年度赔付总金额9.99万元，其中医院承担6.47万元。

护理工作 注册护士491人，其中合同制231人。护理人员中本科学历161人、研究生学历4人。医护比为1：0.88。ICU床位10张。

病房推行责任制整体护理模式，实施每位责任护士分管8～10名患者，优化护理工作流程，增加护士责任感及患者归属感，提高患者满意度。门急诊、手术室、消毒供应中心启动优质护理服务，实现优质护理服务100%的全覆盖。开展“微笑天使在您身边”的服务之星评选活动，改善患者就医感受，提高患者满意度。推进中医护理的规范化，开展中医辨证施护。组织护理骨干梳理医院33项中医特色护理操作技术规范、流程和评价标准；优化中医优势病种护理方案、制定具有中医特色的健康教育方案及健康教育效果落实评价表，鼓励无责上报，上报率、整改率达到100%。

护理管理新举措。健全三级护理管理体系，实现护理部主任负责制，护理人员层级管理，明确岗位职责及工作规范，落实健全三级管理体系。修订护理质控标准及质控模式，细化相关规章制度及工作规范；加强重点科室、重点环节、重点人群的质量控制，加强对全过程的监控。建立并完善中医护理质量评价标准，制定中医护理质量奖惩措施与绩效考核挂钩，推进中医护理的规范化，提高中医护理质量和中医护理服务能力。护理部设立专职质控组对护理质量及不良事件督导和管理，应用如根因分析法、品管圈等，强化过程管理与持续改进，促进护理管理的精细化，提高管理人员素质。

完善护理人员的规范化培训，对2014年来院护士进行轮转，对2年内护士进行急救训练及考核；对转正定科护士进行理论、操作考核；对护士进行理论考核。组织第九期中医基础知识培训班，针对西医院校毕业的护理人员进行中医基础知识培训。选派护士长参加护理学会护理管理培训班；选派2人参加国家中医药管理局的中医护理骨干人才培养项目；李倩、关丽、刘丽娟、岳丽娜、杜红燕6名国家级中医护理骨干通过答辩结业。外派10人参加护理学会组织的ICU、急诊、肿瘤、手术室、糖尿病、PICC、造口护士等专科护士培训班。我院已有专科护士62人。建立“桂梅芬护理老专家传承工作室”，遴选12名传承人，梳理制定了工作职责和管理制度；开展“辨证施护”讲座；制定临证护理观察表，便于临床经验的收集。承担北京中医药大学规范护理临床带教工作培训内容以临床基础护理技术、规章制度、中医护理文化、临床护理安全为内容的课堂教学工作，缩短院校与临床护理的缝隙。接收北京中医药大学等医学院校护理主专业实习生76人，举办实习生岗前培训四期、完成新生临床观察及考核60余人。

科研工作 全年共申报科研课题201项，中标纵向课题91项，其中国家级课题19项，省部级课题24项，局级课题48项。国家自然科学基金中标17项，包括面上项目10项、青年科学基金项目7项。获批科研经费2494.37万元，其中纵向课题经费2284.37万元、北京市重点学科经费210万元。在纵向课题经费中，国家级课题849.3万元，省部级课题810.305万元，局级课题624.767万元。在研课题188项，课题结题41项。获实用新型专利15项，申请发明专利14项。

“朱红膏治疗慢性皮肤溃疡疗效机制、安全性评价及应用”获北京市科学技术奖三等奖，“贺氏火针疗法及临床应用研究”获中华医学科技奖三等奖，“中华针灸宝库·贺普仁临床点评本（明清卷）”获中华中医药学会学术著作奖一等奖，“郁仁存中西医结合肿瘤学”获中华中医药学会学术著作奖二等奖，“消化病特色专科实用手册”获中华中医药学会学术著作奖三等奖，“心血管疾病中成药辩证应用指南”获中华中医药学会学术著作奖三等奖、“市、区、镇、村一体化中医医联体对推进分级诊疗的研究”获中华中医药学会政策研究奖，“刘存志创新人才”获中华中医药学会中青年创新人才及优秀管理人才，“贺氏火针疗法及临床应用研究”获中国针灸学会科学技术奖二等奖，“朱红膏治疗慢性皮肤溃疡疗效机制、安全性评价及应用”获“华夏医学科技奖三等”奖。

医院拥有两个北京市科委重点实验室：中医感染性疾病基础研究北京市重点实验室及银屑病中医临床基础研究北京市重点实验室。

医学教育 12月6日，与北京中医药大学签署了共建北京中医药大学北京中医临床医学院合作协议，正式成为北京中医药大学北京中医临床医学院。

完成首都医科大学2011级40人本科生毕业考试、临床技能考核、毕业论文评阅等教务工作；完成2012级39人本科生第八、九学期教学计划，共12门课程，理论授课503学时，临床见习191学时及第十学期毕业实习轮转安排及考核；完成2013级42人本科生第七学期教学计划，共计5门课程，153学时授课，107学时见习，北京中医药大学2013级京华传承班30人第六、七学期教学计划，共8门课程，理论授课490学时，临床见习176学时及期末考试等考务工作；完成北京中医药大学2015级京华班44人中医诊断学见习16学时；完成北京中医药大学临床特色模块2011级长学制双选课程72人8周、5个模块，各授课24学时，小讲座16学时，见习12学时，实习8周；完成首都医科大学留学生96人临床见习8学时；完成北京中医药大学人文学院2012级医学英语专业14人临床见习4周及完成北京卫生职业学院、东方学院、城市学院等高校中医学、中药制剂、中药学、医学影像、医学检验、医学英语、卫生事业管理等专业的391名学生临床实习任务。年内新晋首都医科大学硕士生导师10人、博士生导师3人，北京中医药大学八年制导师7人。招录首都医科大学和北京中医药大学博士研究生10人、硕士研究生58人。招录中医规范化培训住院医师64人，出站82人。招录专业学位研究生56人，出站30人。毕业研究生26人，其中硕士23人、博士3人，本科生39人（含1名台湾生）。

学术交流 全年接待来自瑞典、瑞士、美国、德国等国来宾学习、参观共计20批320余人次。组织或承办各级各类培训班，包括捷克针灸培训班7人，来自尼泊尔、巴勒斯坦等国的商务部发展中国家保健技术培训班20人，来自14个国家约60人的欧亚国家保健技术培训班；组织承办医院管理培训班3期，来自蒙古、老挝、菲律宾等国家约152人。办理因公出团组24个43人次，出访国家有美国、奥地利、西班牙、捷克、俄罗斯、瑞典、加拿大、英国、日本等。

信息化建设 医院信息化建设总投入952.04万元，其中购买设备及软件869.08万元，服务及线路租用费用支出82.96万元。完成非急诊全预约项目、绿通项目、医保基金个人账户封闭项目的建设。完成由财政资金支持的医院核心硬件升级改造项目，项目涉及2台小型机、10台服务器和多个网络设备，并且对HIS数据库进行了升级。完成第二机房的设备集成，并且投入使用；更新2台核心交换机，对PACS进行扩容，使系统运行更加稳定。加强信息安全建设，内外网之间增加网闸，内外网隔离区（DMZ）增加防毒墙，并且对互联网接入的策略进行调整。完成移动护士工作站和移动医生工作站的开发，在2个科室进行了试运行。利用现有远程会诊系统，开展多次远程会诊工作。对体检系统、高值耗材管理系统和OA系统进行升级，完成了上线抗菌药物和医学工程部设备管理系统。建立了患者无线互联网接入管理系统，患者可以在医院使用就诊卡，信息实名登录互联网，在门诊大厅建立出诊资源大屏和宣教屏，方便患者就诊。

基本建设 办理北京中医医院垡头院区（朝阳区东南侧王四营乡）建设的前期手续，总建设用地面积99913.70平方米，按照1000张床位规模进行建设。

甲子论坛 5月6～7日，医院建院60周年之际，以“回顾、传承、创新、发展”为主题的北京中医医院甲子论坛在北京会议中心举行。甲子论坛分为院士讲坛、国医名家讲坛、南顾北赵讲坛和京沈御医讲坛4个分论坛，邀请了中国工程院、中国科学院的院士，本院国家级、省部级名老中医，辽宁省、上海市、本院流派传承人等出席，参会人员800余人次。

（撰稿：芦云珊　审核：王　鹏）

领导名单

党委书记　信　彬
院　　长　刘清泉
副 书 记　刘清泉　程　军
纪委书记　程　军
副 院 长　王大仟　王笑民　王国玮
徐春军　刘东国

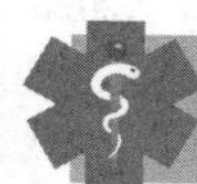

首都医科大学附属北京世纪坛医院

地址：海淀区羊坊店铁医路10号（100038） 电话：63925588
网址：www.bjsjth.com.cn

基本情况 卫技人员2335人，包括正高级职称122人、副高级职称199人、中级职称621人、初级师1055人、初级士338人。

年底医疗设备净值20112.38万元，其中甲类医用设备1台、乙类13台。本年度新购置医用设备总金额4967.23万元，其中甲类医用设备1台、乙类3台。

改革与管理 从6月开始，开展知名专家团队诊疗模式，最大限度地满足患者的就医需求。11月，门诊全面上线二级分诊叫号系统，优化服务流程。扩大多学科诊疗（MDT）管理范围，结合患者的个体情况制定诊疗方案，使患者得到“最佳治疗、最大收益”。医院成立日间病房30张，推进日间手术模式，打造全新立体化、多学科交叉的病房管理平台。世纪坛医院医联体有2家三级医院、2家二级医院、8家区卫生服务中心，成员单位组建4个慢病管理团队，实现上下联动、双向转诊、医疗资源下沉的目标。

人才引进。引进淋巴瘤诊治专家张伟京担任淋巴肿瘤科主任。

医疗工作 出院45992人次，床位周转44.44次，床位使用率95.93%，平均住院日7.91天，住院手术16284例。剖宫产率22.51%，无孕产妇死亡，围产儿死亡率0.11%，新生儿死亡率0.08%。实施临床路径管理的有32个科室159个病种。全年使用红细胞悬液8094单位、血浆6314单位、血小板637单位；术中回输自体血60324 ml，术后回输自体血7470 ml，预存式自体血16800 ml。

预约挂号管理。患者可以通过114电话预约、北京市预约挂号统一平台预约、京医通微信预约、医生工作站复诊预约、院内电话预约及自助机具挂号等方式进行预约。预约挂号1240917人次，占门诊总人次的83.02%。

新技术、新疗法。新技术准入委员会评审后同意开展26项，25项完成程序交付临床应用，1项待伦理委员会通过后下发。

药物管理。门诊药占比61.24%，住院药占比37.68%。加强监管抗菌药物使用情况，落实处方点评制度，发挥临床药师作用，促进临床合理用药。门诊患者抗菌药物使用率9.15%，急诊患者抗菌药物使用率32.05%，住院患者抗菌药物使用率38.95%。

医保工作。全年医保总费用76566.60万元，医保出院18181人次（包括门诊）。医院与哈尔滨医保开通门诊实时结算服务，制定《医疗保险临床实用手册2016年版》。

三级医疗。医联体内社区卫生服务中心上转门诊患者524人，医院下转康复期患者至社区卫生服务中心68人。

医疗支援。与河北省青县人民医院、肃宁县人民医院、邯郸市人民医院、霸州市中医医院、雄县医院签订对口支援协议；与房山区良乡医院、昌平区南口铁路医院签订对口支援协议；与内蒙古通辽市奈曼旗人民医院、内蒙古赤峰学院第二附属医院、内蒙古巴彦淖尔市医院签订对口支援协议。7月，由医院负责组建的国家第四批援特立尼达和多巴哥医疗队10人完成援助任务归国。

医疗纠纷处理。参加医疗责任保险1897人，总费用168.41万元。发生医疗纠纷186件，其中调解41件、诉讼22件。年度赔付总额511.27万元。

护理工作 护士1039人，其中本科508人、硕士4人。医护比1：1.57。ICU床位63张。

完善护士岗位管理，加强护理学科建设人才培养，修订护士岗位职责及护士弹性排班制度，建立人性化调节机制，满足护士及护理工作的需求。选派3名护理人员赴英国、法国、香港参加护理临床教学交流项目参加护理临床教学交流项目。探索院内“针刺伤零容忍”管理新模式，进行前期调研、数据收集、人员培训，按照PDCA管理模式持续改进。不良事件上报率100%，整改率100%。

参加专科护士培训29人，外出进修14人。

承担首都医科大学临床医学专业及护理学专业教

学及实习工作、北京城市学院护理学专业教学及实习工作。

科研工作 申报院外课题256项，中标66项，获经费1191.82万元。其中国家级课题2项，经费74.53万元；省部级课题25项，经费724.75万元；校局级及其他课题17项，经费201.56万元；院外协作课题22项，经费190.98万元。在研课题72项，结题24项。

获专利6项：血样中微量伊马替尼测定方法及在零期临床试验中的应用，可回收腔静脉滤器，一种手术室局部空气净化系统，医用CT检测模体通用支架及模体调整方法，一种牵引钩针装置，一种术中肿瘤污染防护装置。

有市级实验室3个：肿瘤治疗性疫苗实验室，尿液细胞分子诊断实验室，临床合理用药生物特征谱学评价实验室；国家临床重点专科建设项目2个：中医内分泌专科，变态反应科。其中，中医内分泌专科制定了重点疾病临床治疗优选方案，以北京市中西医结合肿瘤研究所与北京市中西医结合肿瘤诊疗中心为发展契机，开展中西医结合肿瘤防治制剂研发的前期临床观察准备工作；变态反应科根据国家临床重点专科建设项目规划内容，完成花粉监测网络工作检查及花粉症流行病学调查数据总结。

医学教育 承担北京大学医学部预防系、首都医科大学本科教学。录取研究生50人，其中硕士生43人、博士生7人。

本年度到院外进修49人，出国进修8人。

学术交流 外国专家学者来院参观讲学4次。出国考察、参加国际学术会议27次。参加国内学术会议253人次，港澳台交流5次。

信息化建设 全年信息化建设投入1693.03万元。完成国家卫生计生委医院质量数据上报系统对接，推进慢病管理项目建设，开发物流耗材管理信息系统，完成医院感染管理系统建设、二次分诊叫号系统的需求论证及项目实施，推进院内科研大数据平台的建设。消化内科、儿科、变态反应科等11个科室开展了远程会诊项目。

基本建设 完成院内改造工程17项，包括呼吸科病房改造、口腔科牙种植中心改造、门诊投诉中心改造、胃肠肿瘤外科病房简单装修、发热门诊改造、儿科门诊改造、同位素机房改造、CAR-T实验室改造、血液肾内科病房及层流病房改造、心内科病房改造、手术室顶层生活区改造、妇产科门诊改造、内外科门诊改造、传染病房楼电缆敷设等工程。

（撰稿：王　维　审核：李　凯）

领导名单

党委书记　李天佐
院　　长　徐建立
副 书 记　吴　静
副 院 长　尹金淑　闫　勇　张能维　王江宁

首都医科大学附属北京潞河医院

地址：通州区新华南路82号（101149）　电话：69543901
网址：www.luhehospital.com

基本情况 卫技人员1983人，包括正高级职称77人、副高级职称176人、中级职称594人、初级师857人、初级士279人。

年底医疗设备净值51195.91万元，年内新购医疗设备总值13673.38万元。

机构设置 4月12日，造口护理门诊开诊；4月20日，心律失常门诊开诊；12月13日，妇产科营养门诊、神经介入门诊开诊。

改革与管理 门诊综合楼启用，医院“一个中心两个园区”（临床中心、教育和科研园区）的布局初步建成。器官系统学科建设全面启动，5个中心（骨科、内分泌科、神经科、心内科、普外科）研究生基地通过验收。形成潞河独有的“家文化”，标准学院型医院的格局与平台搭建完成。院长行政查房，带动行政部门联合办公，各类审批流程实现一站式服务；推行值班院长带队协同总值班与临床总值班夜巡查的联动机制，医院日常管理中的细节问题得到及时解决。全院全员推开“以器官系统为基础，以疾病为核心”的学科建设，28个中心从框架推进至内涵，形成新的院内疾病诊疗指南。确立26条绿色通道，成立34个症状门诊。依据器官系统学科改革的空间布局，启动各中心内涵建设，梳理交叉疾病谱和诊疗规范。

医联体建设。医院为北京市本科医师培训基地、北京市全科医师培训基地、区域疑难重症治疗中心、会诊中心、急救中心、卫生部临床路径试点医院、优质护理服务试点医院、数字化试点医院。内分泌科与同仁医院合作成立首都医科大学糖尿病研究所，北京市糖尿病重点试验室；神经内科与宣武医院合作成为宣武潞河神经诊疗中心，哈佛大学医学院，首医宣武首医潞河中美神经学科研究所，并成立了功能神经科癫痫中心；普外科与友谊医院成立友谊潞河普外诊疗中心；消化科与友谊医院成立消化病诊治中心；心内科与安贞医院成立安贞潞河心律失常联合诊治中心；血液科与朝阳医院成立多发性骨髓瘤医疗研究中心；骨科与积水潭医院成立北京积水潭骨科联合体；呼吸科与朝阳医院成立呼吸疾病研究中心。以上8个重点学科通过医联体建设的模式，实现了专家、高端技术、病源、资源、教育、科研、防病的共享。

实施引进一批、转化一批、联合一批、培养一批、启动一批的“3+2”人才发展战略，年内引进肾病和儿童中心学科领军人各1名，引进临床药学中心主任、检验中心副研究员、基础科研博士后等高端人才；将美国斯坦福大学、韦恩州立大学、哈佛大学，比利时国家研究院，中科院及共同体学科带头人等一批院士、学者转化为潞河医院员工，实施弹性工作；启动一批次级学科带头人和青年骨干人才任学科和亚专业负责人，并在国内国外进行能力培养。

医疗工作 出院41334人次，床位周转38.47次，床位使用率93.74%，平均住院日8.88天。住院手术28394例。剖宫产率58.74%，无孕产妇和新生儿死亡，围产儿死亡率4.5‰。实施临床路径的科室18个，入径9981例。临床用红细胞7867.5单位、血浆5427.5单位、血小板2201个治疗量，自体采血输血26人、回输605单位。

预约挂号管理。实现114电话预约、北京市预约挂号统一平台预约及院内窗口预约挂号，预约挂号182453人次，占门诊总人次的8.1%。

新技术、新疗法。18个临床科室开展32项新技术、新业务。神经中心开展脑动脉机械取栓、胶质瘤微创治疗技术；消化中心开展腹腔镜下减重，半肝、胰体尾、脾、双镜胆道等快速康复外科技术，ESE、POEM等内镜治疗技术；呼吸中心开展床旁气管镜、高流量氧疗治疗ARDS、电视胸腔镜下肺叶切除术；骨中心开展液态人工骨植骨治疗股骨颈骨折、椎间盘射频消融等技术；内分泌中心开展糖尿病联合治疗，甲状腺细针穿刺，甲状旁腺和甲状腺癌根治技术，腹主动脉瘤、髂静脉阻塞综合征等介入治疗技术；心血管中心开展OCT，逆行途径行前降支CTO开通，微创冠脉搭桥，二尖瓣置换及房颤射频消融术；泌尿生殖中心重症尿毒症治疗，前列腺和尿路结石的微创技术；妇产生殖中心开展早期卵巢交界性、恶性肿瘤、瘢痕妊娠，疑难危重症孕产妇生产及团队联合抢救难治性产后出血技术；肛肠外科潜毛窦皮瓣推移术；肿瘤中心肠道支架治疗、经皮穿刺活检诊断技术；麻醉疼痛中心的超声下动静脉穿刺、臂丛神经阻滞、BIS麻醉深度监测等技术。

药物管理。数字化药物管理配送系统、中心配液、临床药物动力学和基因学检测，临床药师的处方点评等为临床合理用药奠定了基础。药占比45.54%。门诊抗菌药物使用率15.49%，急诊抗菌药物使用率35.12%，住院患者抗菌药物使用率47.11%。

医保工作。医保出院14759人次，总费用2745.91万元。

医疗支援。泌尿外科李鑫赴新疆开展援疆医疗工作。

医疗纠纷处理。发生医疗纠纷41件，其中协调36件、诉讼5件。年度赔付总金额60.39万元。

护理工作 护士1060人，其中本科347人、研究生及以上学历5人。医护比1∶1.4。ICU床位22张。不良事件上报率和整改率100%。

护理在垂直管理的基础上横向开展医护共同查房，增强护士参与临床医疗的能力。持续改进护理质量，以品管圈为载体，完成47个品管圈流程，制订应急预案3项，修订护理制度11项、考核标准8项。选派3名护士长、1名护理骨干出国进修。成为首都医科大学护理学院第八临床部。注重护理的职业化规划，设立护理门诊和以护理为主体的职业化护理岗位，建立护士长和护理能力的测评机制，完善绩效管理。成立中国南丁格尔志愿服务总队首都医科大学附属北京潞河医院分队。

科研工作 年内获批省、市级以上课题22项，其中国家自然科学基金2项、首都临床特色项目1项、北京市自然科学基金2项、首发专项2项、首医护理研究专项重点项目1项。在研项目182项，其中国家自然基金项目6项、北京市自然科学基金2项、国家卫生计生委项目2项、市局级以上课题75项。获通州区科技进步奖一等奖2项、二等奖2项、三等奖4项。

依托糖尿病研究所、中美神经科学研究所和医院公共实验平台，开展慢病防控、急危重症绿色通道、精准医疗、大气污染等专项课题。院内中美神经研究所的远隔缺血适应治疗症状性颅内动脉粥样硬化性狭窄、首都医科大学糖尿病研究所的HDL通过SR-BI调节造血干细胞抑制动脉粥样硬化等多项研究转化为临床核心技术，院外10项科研成果应用于临床，形成了多项核心技术。

医学教育 通过首都医科大学研究生院对硕士生培养点的评估，骨科、内分泌科、神经科、心内科、普外科成为第一批硕士点，有硕士生导师16人，完成全日制理论授课1704学时、课件见习891学时。外出参加培训班及其他学术活动274人次，外出进修16人次，外出学习培训50人次。作为通州区卫生人才培养基地，有5000余人次基层医疗机构医务人员参加了医院的学术会议。申报首医校长基金6项，其中医学影像教研获批首都医科大学促进高校内涵发展建设项目。

信息化建设 门诊实现“无纸化”办公，完成门诊工作站改造。建设完成医院智能采血系统、门诊输液系统、病区医护呼叫对讲系统、病历质控与资料管理系统、远程会诊系统、计算机网络系统、一体化监控中心等系统。

基本建设 4月2日，医院门诊综合楼正式启用，旧门诊楼拆除，医院四期工程即通科病房楼和地下停车场动工建设；门诊综合楼地下停车场和11层会议室及楼宇食堂启用，医疗垃圾和太平间转入地下。

（撰稿：赵　娜　审核：李志敏）

领导名单

党委书记 纪福民
院　　长 纪智礼
副 书 记 纪智礼　杜会山
副 院 长 赵京红　李晓辉　陈学明　王喜红

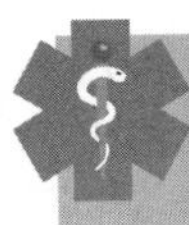

北京积水潭医院
北京大学第四临床医学院
北京市创伤骨科研究所

新街口院区：西城区新街口东街31号（100035）　电话：58516688
回龙观院区：昌平区回龙观镇回南北路68号（100096）　电话：58516688
网址：www.jst-hosp.com.cn

基本情况 职工2998人（在编2706人、编外292人），其中卫技人员2440人，包括正高级职称117人、副高级职称267人、中级职称641人、初级职称及以下1415人。

年底医疗设备总值126704万元。年内新购医疗设备总值5440.47万元，其中甲类医用设备1台。

机构设置 3月，回龙观院区开设心律失常专科门诊。8月，撤销基建处，原基建处职责归并总务处，总务处编制调整为24人，领导职数1正2副。

改革与管理 按照北京市人社局关于机关事业单位养老保险入库的统一部署，完成894名退休职工信息采集识别入库工作，自9月开始退休职工的绝大部分退休金从市社保中心领取。11月，中药房预调配发药系统上线，“中药饮片及代煎剂惠民到家便民服务”工作正式启动。发挥“一站式”后勤服务中心作用，在后勤管理平台实现报修工作全部电子化，并开始运行设备巡检及订餐服务。

2月28日，北京积水潭医院张家口合作医院揭牌仪式暨合作签约仪式在河北省张家口市第二医院举行。4月，医院挂牌中国肌骨超声培训基地，检验科被评为昌平区质控中心；7月医院被评选为北京市骨科质量控制与改进中心组长单位。11月26日，主办中国非公立医疗机构协会骨科专业委员会筹备会议。

医疗工作 出院57152人次，床位周转40.69次，床位使用率90.53%，平均住院日8.14天，住院手术39553例。剖宫产率34.02%、无孕产妇和新生儿死亡，围产儿死亡率2.40‰。全年临床用血25921单位。临床路径病种增至103个，覆盖率增至17.55%，覆盖率超过30%的科室达到8个（妇产科、泌尿外科、眼科、脊柱外科、矫形骨科、内分泌科、神经内科、血液内科）。

预约挂号管理。开通京医通自助挂号，5月31日自助挂号机上线试行，6月16日微信端上线试行，11月22日实现多渠道取号功能上线，114电话预约、网络预约、诊间预约、加号等全部实现自助机取号。12月28日，人工挂号窗口关闭。全年预约挂号1420889人次，占门诊总人次的78.8%。

新技术、新疗法。5月、12月，召开两次新技术评审会，通过16项新技术。6月23日，神经外科成功实施我院首例DREZ（脊髓后根入髓区）切开术治疗马尾神经损伤后的顽固性疼痛。10月14日，手外科团队成功完成世界首例骨科手术机器人辅助带血管游离腓骨移植治疗股骨头缺血性坏死病例。12月7日，血管外科、泌尿外科等多科室专家协作，在国际上首次采用腹腔镜辅助腔内技术成功完成下腔静脉滤器回收手术。

医联体工作。2014年4月，北京积水潭医院骨科科医联体正式成立，积水潭医院为牵头医院。2015年，北京积水潭医院烧伤医联体成立。医联体医院一年一审核，合同一年一签。2016年度医联体成员单位有：北京朝阳急诊抢救中心、北京朝阳中西医结合急诊抢救中心、北京水利医院、年轮中医骨科医院、廊坊城南医院、深圳市第二人民医院、河北张家口市第二医院、河北张家口崇礼县医院、北京丰台右安门医院（烧伤）、河北友爱医院（烧伤）。1月28日，召开骨科医联体放射学科沟通会，加强以医院为主导的骨科医联体间的合作。

药物管理。门诊药占比49.08%，住院药占比13.49%。住院患者抗菌药物使用率65.82%。

医保工作。年内共收治医保患者128.48万人次，门急诊全险种医保患者125.59万人次；医保出院24391人次，总费用54744.99万元，次均费用22444.75元。

医疗支援。外派医疗队支援、应对各类突发事件：1月银川公交车纵火案；6月江苏盐城龙卷风灾害救援；12月内蒙古自治区赤峰市特别重大瓦斯爆炸事故。心内科范军参加组团式援藏工作，为拉萨市人民医院开创多项新技术，并带领团队承接了国家级科研课题，提升拉萨市人民医院心内科的诊疗学术水平；妇产科张丽丽随北京市第八批援藏医疗队赴藏，进行为期1年的医疗技术援助；手外科李玉成医师参加第八批“人才京郊行”，于2月赴房山区第一医院工作。接收进修医师包括：京蒙1人、和田骨干培训2人、乌鲁木齐来京挂职1人、新疆特培3人、河南南水北调来京学习1人、内蒙古乌兰察布进修2人、西部之光访问学者1人。对口支援延庆县医院、延庆永宁镇医院、内蒙古包钢医院、内蒙古医科大学第二附属医院、武警北京总队医院、河北省张家口市第二医院、张家口市崇礼县人民医院，共派驻251人。

医疗纠纷处理。投保医责险1005人，总费用318.04万元。全年发生纠纷99件，调解63件、诉讼10件。年度赔付总额3209560元。

护理工作　护士1203人，其中本科学历398人、研究生学历6人。医护比1：1.48。重症医学科床位53张。

继续开展优质护理服务，进行护理管理质量制度培训24次。年内不良事件共上报132件。修订护士分层及培训目标，完成新版CPR培训及考核1123人。开展皮肤管理，制作术中皮肤重点保护部位的模板、压疮各期应用产品表以及带有医院标识的伤口尺。增加了伤口造口培训基地（北京护理学会伤口造口学校、优玛·积水潭伤口学校、北京大学第一医院EWMA伤口治疗师学校临床教学实践基地、北京大学医学部造口治疗师学校临床教学实践基地）。接收门头沟中医医院2名进修生。

5月15～17日，手术室举办第五期人工关节手术室护士配合培训班，培训学员22人。6月17日，举办2016积水潭疼痛管理护理培训班，培训学员120人。

加强护理教学管理，制定教学质控考核标准，初步建立教学管理体系。带实习生147人，其中北京卫生职业学院97人、北京中医药大学13人、北京大学医学部12人、贵州省遵义医学院25人。接收全国骨科进修护士81人。作为专科护士培训基地，培训专科护士134人，其中重症医学科专科13人、手术室专科56人、急诊专科18人、骨科专科35人、伤口造口失禁专科12人。

科研工作　科研立项国家级8项、省部级12项、局级13项。田伟获科技部立项国家重点研究计划“数字诊疗装备研发——融合多模影响与机器人技术的骨科精确治疗解决方案研究”。科研项目“复杂肘关节损伤的系统临床研究——规范化诊疗策略的建立及应用”获华夏医学科技奖三等奖，“骨巨细胞瘤的外科治疗及临床研究”获中国抗癌协会科技奖三等奖。蒋协远主持的“复杂肘关节损伤的系统临床研究”、程晓光主持的“骨密度测量的临床应用与技术创新”、陈山林主持的“数字化技术在舟骨骨折治疗中的研究及应用”获2015年北京医学科技奖三等奖。田伟荣获何梁何利基金科学与技术进步奖。获专利14项。

国家临床重点专科建设。烧伤科组织了“第二期重症烧伤培班”，选派7名医师赴美国参加国际烧伤会议，新增4台设备，经费基本完成使用。运动医学科选派4名医师赴香港参加亚太膝关节、关节镜和运动医学会议。

年内，获批“北京市重点实验室-智能骨科实验室”。

医学教育 承担北京大学医学部138名本科生教学任务。北京大学医学部在读研究生43人，其中统招在读19人、统招新生10人、在职在读6人、药学临床实践5人、在职新生3人。有北京大学医学部博士生导师7人、硕士生导师32人。清华大学在读研究生5人，其中博士4人、新生1人。清华大学博士生导师6人，硕士生导师9人。临床检验诊断学获硕士培养点资格。3月26日，麻醉科成为首个亚澳区域阻滞培训中心。

住院医师规范化培训。在培105人（本院医师38人），新招录培训40人（本院22人）。7月，接受国家卫生计生委住院医师规范化培训现场评估。11月，外科、全科、急诊、麻醉、超声5个专业基地通过北京市卫生计生委检查。

接受进修学员787人，外派进修7人。

1月26日，烧伤科主办第二届全国水动力清创技术（水刀）培训班，培训学员60人；3月17～19日，烧伤科举办第二期难愈性创面修复新技术培训班，培训学员50人；6月24日，烧伤科举办重症烧伤诊疗第二期培训班，培训学员60人；7月11日，举办第五十三期全国骨科医师进修班，接收进修学员83人；7月15～16日，麻醉科主办“第一届积水潭医院喉罩气道管理学习班”，培训学员30人；9月8～9日，麻醉科举办“精准吸入麻醉学习班”，培训学员32人；

学术交流 3月21～24日，麻醉科举办第一届亚太周围神经阻滞高级研修班；9月2日，由美国托马斯杰斐逊大学医院病理系副主任Peter M. McCue教授带队的美国病理医师代表团来医院病理科参观交流；10月22日，主办2016世界机器人大会医用机器人关键技术与临床应用论坛；11月17～20日，参与主办中华医学会第十八届骨科学术会议暨第十一届 COA（Chinese Orthopaedic Association）国际学术大会，近2万名国内外骨科医生及骨科相关行业人员参会。办理科研人员出访国际及港澳台68批次。

4月22～24日，主办“积水潭论坛”，4000余位国内外专家参会；5月7日，组织骨科专家参加贵阳第二届骨科高峰论坛；7月6日，举办积水潭医院第三届多学科合作青年医师论坛，暨社区VTE防治协作和糖尿病足治疗小组成立启动会；9月2～3日，主办中华预防医学会骨与关节病预防与控制专业委员会成立大会暨首届学术会议；9月8～9日，组织医院专家参加郑州骨科院际交流；10月29日，主办北京生物医学工程学会第十二届学术交流年会；10月31日，联合巴德外周学院，依托医院血管外科实力团队，举办积水潭医院下腔静脉滤器规范化应用高级研讨班；12月11日，妇产科倡导及承办的第一届京北地区妇产科主题论坛（产科热点），近200人参会交流。

信息化建设 年度信息化建设总投入1680万元。完成虚拟化服务器与应用系统迁移，两院区PACS存储扩容2次，应用服务器扩内存1次。实现门诊电子病历上线运行；更换输血科与红十字会约血VPN设备，提高了约血效率；更新图书馆和研究所VPN设备；完成第三级等级保护整改项目申报。

骨科手术机器人系统 骨科手术机器人由医院院长、脊柱外科教授田伟为领衔专家，通过“医工企”联合研发，历经十余年，具有完全自主知识产权，是国际上唯一能够开展脊柱全节段（颈椎、胸椎、腰椎、骶椎）、骨盆及四肢骨科手术的骨科机器人系统。骨科手术机器人的开发突破了多模图像配准、机器人控制、患者实时跟踪和路径自动补偿等关键技术，填补了上颈椎手术机器人的国际空白。11月18日，田伟教授主持了最新一代“天玑”骨科手术机器人成果发布仪式，标志着骨科手术正式进入智能化、精准化、微创化时代。

6月1～7日，国家“十二五”科技创新成就展在北京展览馆举办，由医院产学研团队研发的第三代骨科手术机器人系统作为国家“十二五”期间13项重大标志性科技成果之一，也是医药领域的唯一代表，受到国家领导人的关注和肯定。6月3日，中共中央总书记、国家主席习近平，国务院总理李克强等党和国家领导人参观了骨科手术机器人。9月24日，“创科博览2016”在香港会展中心开幕，医院研发的第三代骨科手术机器人系统作为医药领域的杰出代表进行了展示，田伟教授以设备演示和手术实况视频的方式向董建华先生进行了汇报。并先后接待了国家卫计委主任李斌、科技部社会发展科技司司长陈传宏、院士钟世镇等领导来院考察骨科手术机器人系统。

编辑出版 11月16日，《骨科临床与研究杂志》在北京国家会议中心举行创刊发布会暨第一届编委会会议，院长田伟担任杂志总编辑。该杂志是由北京市卫生计生委主管、北京积水潭医院和北京科学技术出版社主办的骨科专业学术期刊，国内外公开发行，双月刊。

基本建设 筹备新街口院区南门外改造工程。开展新街口院区核医学科改造工程；完成回龙观院区妇产科改造工程，妇产科面积由200余平方米增至500余平方米。回龙观院区在滚动电梯下加建步行楼梯，通至地下一层。

（撰稿：常 青 审核：李 爽）

领导名单

党委书记 卢 平
院 长 田 伟
副 书 记 田 伟 赵晓兰
副 院 长 贺 良 蒋协远 赵兴山 冯国平

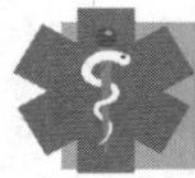

首都儿科研究所附属儿童医院

地址：朝阳区雅宝路2号（100020） 电话：85695555
网址：www.shouer.com.cn

基本情况 职工1857人（在编1227人、合同制及派遣制630人）。其中卫技人员901人，包括正高级职称43人、副高级职称68人、中级职称310人、初级职称431人、未定级49人；其他技术人员16人；科研人员118人。

年底医院医疗设备净值20001.19万元、研究所1169.63万元。年内医院新购医疗设备总值5188.71万元、研究所1528.91万元。

机构设置 7月1日，成立“叶辉工作室”。临床专家工作室的成立将会为患儿提供更优质的医疗服务，同时通过工作室传、帮、带的方式，进一步培养科室的学科骨干及带头人。

改革与管理 完善和修订各项工作制度34项。进行医院范围的病历首页培训；组织专业病历质控员进行病历检查和点评；每月组织退休老专家、院级死亡评审专家对进行当月死亡病历评审。修订危急值管理相关制度文件，对临床危急值的报告流程，包括分类登记、相关医嘱、护理记录、病历记录等内容进行追踪管理，使用PDCA工具进行改进。修订手术部位识别标识、手术安全核查、手术风险评估等相关制度；修订外科相关质控检查表单和流程，采用跟踪式检查方法，保证反馈及时，提升专科能力。5月，病案室病历架开始进行整体更换，新改造的病案室在一定程度上改善病历储存和查阅。

流行病学研究室牵头成立中国儿童青少年体成分与营养状况合作联盟，覆盖全国10省市自治区18家儿科医疗机构参加，创建中国儿童营养健康大数据。6月16日，与拉萨市人民医院共同建立“首都儿科研究所拉萨高原工作站”，开展高原儿童体格和生理发育的特点研究、儿童重大发育性疾病的机制探讨、高原地区儿童常见疾病与遗传病因特点分析；同时，结合藏区饮食文化特点，进行高原儿童保健适宜技术的示范与推广。与中国医学科学院基础医学研究所签订战略合作协议，成立“中国医学科学院儿童发育与疾病研究中心”，10月举行挂牌仪式，中心将聚焦儿科疾病的发生机制、示范干预和国家儿童发育保障服务核心技术发展需求，开展系列合作研究。

9月，神经外科成功开展全国首例颈椎管内外神经母细胞瘤切除、PEEK材料人工锥体置换手术；心脏外科逐步开展小年龄、低体重、疑难危重患儿诊治工作，建立了先心病全方位综合治疗体系；随着首儿所移植仓的扩建，血液科造血干细胞移植数目显著增加，在白血病、遗传代谢病如黏多糖等疾病移植方面，积累了临床经验。

历时十余年的修订工作，出版了《儿心量表2016版》，该量表是由首都发展基金、“十二五”支撑计划子课题以及北京市残联等单位资金支持，作为我国发育行为儿科评估方法，在儿科、儿童保健及相关领域正式启用。

医疗工作 门急诊234.13万人次，日最高门诊9005人次。出院28703人次，床位周转68.09次，床位使用率138.60%，平均住院日6.4天。住院手术9362例。全年临床用红细胞3696单位、血小板1793治疗量、血浆441900 ml，自体血回收133人次。

临床路径管理。实施临床路径69个病种，入径10420例，入径率83%，完成率100%。

预约挂号管理。6月6日起实行非急诊全面预约挂号，有复诊（门诊、出院）预约、平台（电话、网络）预约、窗口预约、医联体及社区转诊预约、京医通微信及自助机预约等预约挂号服务。继续实施按专业、分时段预约就诊。全年预约就诊1901796人次，预约就诊率77.95%。

新技术、新疗法。通过新流程准入临床新技术20项、检验项目14项。其中结核分枝杆菌DNA测定的开展使分子检测迈向新的台阶；心功能室开展超声心动图儿童冠脉探查新方法。

药物管理。药占比41.75%，其中门诊药占比52.19%、住院药占比27.82%。住院患者抗菌药物使用率38.73%，门诊患者抗菌药物使用率14.01%，急诊患者抗菌药物使用率30.15%。完善药事会制度，制定药品阳光采购和内部遴选制度；成立医院药品遴选工作专业委员会，制定药品遴选与采购管理办法，确定医院药品遴选专家库。

医保工作。医保出院7593人次，总费用7616.14万元，医保垫付3733.95万元。

三级医疗。2月17日和2月24日，经区、市两级卫计委检查，通过评审成为朝阳区和北京市级危重新生儿抢救指定医院。年内共转运患儿137人次。

医疗支援。医院先后与32家医院和妇幼保健院签订技术支援与合作项目，其中本市23家、外省市9家。合作单位不仅有公立医院及妇幼保健院，还与河北燕达国际医院、爱育华妇儿医院等民营医院开展合作。年内，与拉萨市人民医院、内蒙古包钢集团第三职工医院、内蒙古卓资县医院、北京首儿窦店儿童医院、新疆乌鲁木齐儿童医院等医院签订了合作协议。与浦发银行、上海儿童健康基金会合作，开展“逐梦萤火虫-西部地区儿科医护人员进修百人计划”，第一批接收西部贫困地区27名学员进修。1月，呼吸内科副主任医师常丽到门头沟妇幼保健院挂职；6月，重症医学科梁金鑫作为第八批卫生专业技术人员进行援藏工作；8月，组团式援藏干部侯文英和第七批第三期援藏干部冯翠竹回京。接待内蒙古来京进修人员2人。11月，风湿免疫科赖建明参加第九批人才京郊行，支援平谷区妇幼保健院。

医疗纠纷处理。投保医责险1440人，总费用24.48万元。全年接待处理投诉1213件，其中有效投诉141件，医调委解决12件，诉讼9件。尚未结案9件。医疗赔偿34.22万元，其中医院承担7.22万元。

护理工作　护士662人，其中合同护士388人。护理人员中本科学历194人。医护比1：1.6。ICU床位22张，新生儿NICU10张，普外NICU10张。

重新调整质控组，增设燕达部护理质控组，落实二级管理者追踪制度。病房扩展健康教育方式，包括电话随访、开展微官网、增加APP康复助手、与家长建立慢病微信群、开展健康课堂、微信公众号、微课堂、建立QQ群；12月，输液室增加输液叫号系统；设置门诊治疗中心化疗药配置室，7月开始集中接收各病房临时化疗药的配置。

接收实习生55人、见习生210人次。

科研工作　在研课题125项，获研究经费8057.19万元。新增课题41项，获经费2128.52万元。申报各类课题108项。获批市医管局“扬帆计划”临床创新项目1项，经费93万元；获北京市属医学科研院所公益发展改革试点项目，经费1380万元。

李龙团队“小儿消化道与泌尿道畸形的外科治疗技术创新及推广”获北京市科技进步二等奖、华夏医学二等奖，孙红妹团队“肺炎支原体流行特征监测及耐药和血清学检测方法研究”获北京市科技进步三等奖，张霆团队“营养素叶酸预防出生缺陷的表现遗传机制研究”获中国出生缺陷干预救助基金会科学技术成果奖。原细菌研究室曹玉璞教授获第四届“中国儿科医师终身成就奖”，曹春梅获得第十九届茅以升北京青年科技奖和北京市百千万工程领军人才。

医学教育　医院在培住院医师282人，其中规范化培训医师160人，包括儿内科专业基地113人（本院82人、委托培养的外院住院医师28人、自主培训3人），儿外科专业基地17人，送外单位培训30人；专科医师培训122人，包括儿内科77人，儿外科14人，其他专业31人。年内新入规培住院医师37人，其中儿内科23人（本院14人，委托培训8人，自主培训1人），儿外科7人，送外院培训7人。规培结束返回医院21人。

承担北京大学医学部、首都医科大学等本科与大专学生儿科临床及护理学教学，北京协和医学院本科教学，北京卫生职业学院药剂、医学检验、医学影像专业的临床教学任务。

在读研究生107人，其中硕士生86人、博士生21人。通过研究生毕业答辩26人，其中博士生4人、硕士生22人。接收国内进修92人。

12月26日，医院科研人员70余人参加北京市实验动物从业人员上岗证培训班。

学术交流　公派出国69人次，其中赴国外进修2人、参加国际会议55人次、考察访问1人次、国际会议和考察访问3人次、外专局出国培训项目8人次。接待外宾参观访问3批次9人次。办理外国人来华2批3人次进行科研、临床交流学习。

10月27日，与北京儿童医院联合举办出国人员交流分享会，吕岩玉副研究员汇报了“加拿大新生儿协作网工作学习见闻”。11月11～13日，主办“首儿2016神经论坛”，来自全国12个省、市自治区的百余名医务人员参加。

信息化建设 年度信息化建设总投入1298.91万元。更新计算机终端，完成中心机房扩充改造，通过信息安全三级检查；规范基础数据标准，统一管理指标统计口径；补充临床信息系统，完善医嘱闭环管理；落实不良事件上报、处方点评等系统的应用；完成非急诊全面预约（一期）、医改监测分析平台等各项政策类项目程序升级及接口改造。

基本建设 完成细胞培养超净间平台建设，实验动物室平台建设，病房楼5、6层装修改造项目。获批门诊楼抗震节能综合改造和病房楼装修改造项目。科研楼东扩、病房楼改造施工节能工程，以及后勤维护节能施工，成功申报“北京市能效领跑者”，并取得第二名的成绩。首儿所分院建设被列入北京城市副中心规划及《北京市“十三五”时期卫生计生事业发展规划》。

（撰稿：马慧娟　审核：班雁萍）

领导名单

党委书记　刘中勋
所　　长　罗　毅
副 书 记　杨　健
副 所 长　陈博文　吴建新　谷庆隆

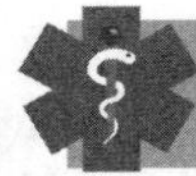

北京老年医院

地址：海淀区温泉路118号（100095）　电话：62456644
网址：www.lnyy.com.cn

基本情况 职工1067（在编768人、合同制299人），其中卫技人员903人，包括正高级职称37人、副高级职称78人、中级职称273人、初级师268人、初级士247人；其他专业技术人员79人。

年底医疗设备净值24856.94万元。年内新购置医疗设备总值12731.73万元，其中乙类设备2台。

机构设置 1月4日，成立中医科病房；11月14日，成立长照病房。11月25日，核医学科正式启用，开始筹备放疗科，科研实验中心（基础实验室）建设基本完成。

改革与管理 2月1日，在北京市卫生局党校召开中共北京老年医院第一次代表大会，产生了中共北京老年医院第一届委员会委员和第一届纪律检查委员会委员。完成《北京老年医院“十三五”规划》《北京老年医院中长期规划》。7月，被海淀区确立为医养结合试点单位。完善北京市老年健康服务体系建设、老年中期照护、长期照护、临终关怀的基本标准和服务规范的制定。创建示范性“老年友善医院”，编制了老年友善医院评审标准、创建方案，印刷发放老年友善医院系列宣传折页6000册。

人才建设。从美国招聘海聚人才于佳，任老年病临床与康复研究所副所长；精神心理二科主任吕继辉、耳鼻喉科主任李长青从美国进修回院；启动第二届“525”人才工作评审计划，遴选专家层、骨干层和后备层优秀人才6人。设置提拔总护士长3人，新任用干部7人。年内招聘、引进硕士毕业生18人。

医联体建设。5月6日，以北京老年医院和小汤山医院为龙头，12家市属综合医院为成员组成医管局系统内的康复医联体，并签署了《北京市属医院康复患者双向转诊协议书》。8月31日，召开市属医院集团康复医联体康复研讨会第二次会议。年内完成康复转诊患者125例。发挥海淀区老年康复医联体核心单位作用，年内深入15家成员单位进行协调沟通、交流经验和业务指导，开展宣传、义诊、健康大讲堂及各种培训，完成双向转诊600例，接收成员单位进修人员4人。

年内办理内科、口腔、眼耳口鼻及影像专业多点执业医师手续26人。

医疗工作 出院11815人次，床位周转21.02次，床位使用率93.26%，平均住院日15.99天。住院手术1368例。全年临床用血1231单位。

临床路径管理。实施临床路径管理的科室有内分泌科、心内科、妇科、普外科、感染疾病科、神经外科、卒中一科、卒中二科、骨一科9个科室13个病种，入径138例，入径率49.29%，完成率34.29%。

预约挂号管理。采用114电话预约、网络预约、医生工作站诊间预约、现场预约（窗口预约及院内电话预约）、出院复诊预约等多种方式。预约挂号274648人次，占门诊总人次的87.58%。

新技术、新疗法。心内科首次应用冠状动脉血流储备分数（FFR）技术对冠脉狭窄患者行介入治疗进行辅助评估、放射科首例颅内肿瘤动脉血管介入栓塞、超声科开展颈动脉血管SMI及造影技术、口腔科专用无痛治疗仪的应用等。

药物管理。通过合理用药干预、绩效质控等方式控制药占比。医院药占比48.27%。抗菌药物使用强度36.04，抗菌药物使用率为门诊6.47%、急诊22.61%、住院47.02%。

医保工作。医保出院8085人次，平均住院日16.45天，次均费用25800元，出院医保总费用19971.40万元。

医疗支援。心内科王媛完成援藏任务回院；3月4日，选派医学工程处贾炳泉赴新疆和田地区人民医院援疆。新增内蒙古兴和县医院和达拉特旗人民医院为京蒙对口支援医院，继续对乌海市海南区人民医院和密云结研所的医疗支援。年内派出行政管理、医学专家共计47人次，完成对口支援医院的门诊出诊、教学查房、业务培训、疑难病例会诊等工作。

医疗纠纷处理。761名医护人员投保医责险，总费用30.28万元。发生医疗纠纷16件，化解率100%。以往积案诉讼5件。年赔付总金额1363元，为保险公司赔付。

护理工作　临床护理岗位护士480人，其中合同护士208人。护理人员中本科学历176人、研究生2人。医护比1∶1.76。ICU床位10张。

病房实施责任制整体护理，责任护士全面落实护理职责，根据患者需求提供适宜的健康指导。

6月28日，成为北京大学护理学院老年护理教学基地。9月20日，被市卫生计生委、北京护理学会授予“北京地区老年护理专科护士临床教学基地”。

接收护理实习生124人次，接收外地医院进修学习13人次。培养专科护士15人。

科研工作　实现国家自然科学基金的零突破。年内申报局级以上科研课题25项，获批8项，经费296万元。申报院内科研课题22项，获批11项，经费8.2万元。在研课题院外21项、院内21项，结题数院外5项。北京老年医院老年病临床与康复研究所组织实施老年卫生公益项目7项，获经费143.4万元。伦理审查科研项目22项。获专利2项。

医学教育　完成首都体育学院、邢台医专、北京卫生职业学院83人次的临床实习，培养北京卫生职业学院康疗班在读学生39人，接收临床及康复专业进修21人次。完成25名临床住院医师第二阶段规范化培训、5名住院医师第二阶段技能考核，以及9名住院医师进入基地培训的申报、前期培训、院内教育等。外出参加境内各类短期培训183人次、进修学习3人次。

学术交流　接待意大利、美国等专家学者来访交流3批9人次。选派业务骨干、管理人员6批16人次前往美国、日本等国家，以及中国台湾地区进行学习研修。5月29日，院长陈峥与市卫生计生委副主任耿玉田等一行10余人赴台湾，进行为期一周的老年医学考察学习，并与台湾龙潭敏盛医院院长邱献章一起举办合作医院揭牌仪式。5月31日，耳鼻喉科主任李长青赴美国堪萨斯大学医学中心进行为期3个月的学习研修。8月2日，呼吸科医生王璐赴日本参加市医管局青年医务工作者赴日交流。8月20日，副院长刘运湖赴美国梅奥医学中心进行短期卫生管理研讨。11月27日，党委书记田喜慧率5名护士长赴日本医科大学千叶北总医院进行老年护理管理短期培训。年内接待非洲奥姆得曼友谊医院、清华大学选派悉尼留学生等来院参观学习25人次。

3月15日，举行北京市老年中期照护服务推动策略研讨会暨老年医院医疗综合楼启动仪式。

北京老年医院老年病临床与康复研究所举办老年综合评估技术的应用与推广、老年中期照护关键技术、老年病多学科整合管理、老年衰弱的评估与干预、老年营养不良的评估与干预、临终关怀与舒缓治疗关键技术方法等国家级或市级继续教育项目6项，共举办培训班14期，培训1719人。举办北京市老年中期照护服务推动策略研讨会、2016年老年中期照护推动策略国际研讨会、海峡两岸中期照护临床实践高级培训班、临终关怀体系建设研讨会等大型学术会议，参会人员近1000人。协助市卫生计生委接待四川省委组织部第七期递进班党政干部综合班来京调研，协助市卫生计生委安排宁夏卫生精准帮扶护理骨干培训班来院参观交流。

信息化建设　全年信息化建设总投入499万元。完成了移动护理信息、人力资源、手术麻醉管理、手机APP预约挂号等新系统的上线运行，配合医改按时完成接口改造、上报及相关工作。发布微博文章1326

篇；搜狐健康自媒体发布科普文章860篇，阅读量达628万次。

编辑出版 3月，医院参编的《老年人家庭保健与照护指南》出版。8月，由邓宝凤主编的《老年常见病照护》出版。护理部完成参编《中国老年医疗照护》《居家老年人照护知识技能培训教材》《中国大百科全书（第三版）》《医疗护理员标准》的编写。

基本建设 市财政拨款380万元，完成了医院围墙和大门口改造以及部分院内道路铺设；编制完成医院康复护理综合楼项目建议书，建筑面积4.5万平方米，估算总投资4亿元；自筹资金140万元，装修改造九病区及感染门诊，建筑面积2040平方米；完成医疗用房抗震加固综合改造工程的施工设计和预算编制，建筑面积10952平方米，预算造价8200万元。

（撰稿：李保英　审核：宋惠平）

领导名单

党委书记 田喜慧
院　　长 陈　峥
副 书 记 陈　峥　张翠香
副 院 长 田喜慧　杨　兵　王玉波　刘运湖

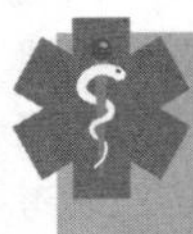

北京回龙观医院
北京大学回龙观临床医学院
北京心理危机研究与干预中心

地址：昌平区回龙观南店路7号（100096）　电话：62715511
网址：www.bhlgh.com

基本情况 职工1192人（在编1012人、合同制180人），其中卫技人员847人，包括正高级职称40人、副高级职称69人、中级职称410人、初级师266人、初级士57人、未定级5人；其他专业技术人员85人。

年底医疗设备净值4882.71万元。年内新购置医疗设备总金额2771.18万元，其中乙类医用设备1台（西门子MAGNETOM 3.0T核磁）。

机构设置 医患关系协调办公室由二级科室改为一级科室，下设患者投诉中心。10月20日，门诊搬迁至新门诊楼，增加了精神康复、心身医学、心理减压、抑郁症门诊和认知行为治疗室，由21个诊室增加到33个诊室。

门急诊综合楼不仅提供普通精神科门诊、专家门诊及特色门诊服务，还开设了物理治疗中心、中西医结合治疗中心、心理调适减压治疗中心、睡眠医学中心、日间康复治疗中心以及远程精神医学中心六大特色诊疗区域。

改革与管理 围绕市医管局绩效考核指标进行医院绩效管理，将医疗、护理、党建、基础运行、行风建设等指标与日常绩效分配结合，统筹绩效考核及奖励分配。优化岗位设置，临床岗位优化再造，非临床岗位减员分流。对科研奖励政策进行调整，制定科研人员考核管理办法，细化对科研人员的考核内容。制定医药分开、价格调整、阳光采购“三项改革”的实施方案，建立部门间的联动机制。

昌平区卫生计生委将“昌平区精神卫生质量控制和改进中心”设在医院。医院在昌平区医联体中开展区域内精神卫生业务指导、双向转诊等工作。

医疗工作 出院5831人次，平均住院日87.21天，床位周转4.63次，床位使用率108.31%。精神医学司法鉴定392例。收治外籍精神病患者17例。

临床路径管理。8个病种实施临床路径管理，入径1253人，入径率21.49%。

预约挂号管理。开通非急诊全面预约京医通专线，可通过电话和网络预约挂号，取消医生手工加号。12月18日，完成非急诊全面预约信息系统改造项目，安装自助机挂号22台，实际启用2台。在门诊楼开通免费WiFi服务。预约挂号120265次，占门诊总人次的88.99%。

药物管理。医院药占比20.72%，其中门诊药占比

80.61%、住院药占比6.35%。住院患者抗菌药物使用率5.49%。

医保工作。医保出院3944人次，总费用15878.17万元，次均费用40259.05元。

三级医疗。接收上转患者7人，下转患者16人。

对口支援。启动京蒙精神卫生对口帮扶工程，2月26日，与呼伦贝尔市精神卫生中心召开省际医院对口支援工作相关部署座谈会，对医院管理、对口支援、专科建设、继续教育、人才培养、远程会诊等达成共识并签署协议。加强与天津市、河北省精神卫生机构合作，与黑龙江省大庆第三医院、山东省枣庄市精神卫生中心、潍坊市精神卫生中心等医疗机构继续签订技术合作协议。与北京市密云区、昌平区、通州区、延庆区、平谷区等精神卫生保健院开展城乡对口支援。协助北京同仁医院、北京佑安医院开展精神科学科建设。年内派出专家在市里对口支援单位出诊65人次889天，门诊诊疗4246人次，学术讲座47次，业务培训2540人次，教学查房246人次，疑难病例会诊146例，义诊350人次。7月6日，彭旭、张东、童永胜3名心理专家分别赴湖北、湖南、安徽参与指导防汛抗洪卫生应急工作。

医疗纠纷处理。投保医责险692人，总费用21.25万元。发生医疗纠纷40件，化解37件，市医调委调解1件，第三方化解2件。赔付总额38.03万元。通过法院诉讼追偿债务2件。

护理工作　以PDCA方式进行安全及护理质量管理。推行多元化排班模式，打破以往3人夜班的单一排班模式，建立2人一组夜班，增加两头班排班模式。细化了无抽搐电休克治疗的交接流程及评估内容。修订保护性医疗措施管理办法。推行全员精神康复措施，有针对性对患者进行康复期出院前指导及院外培训等职业康复训练。开设院外延展服务及微信公众号。开放病区为患者举办读书会，制定健康教育内容。

护士外出参加培训44人次。完成高等院校和中等专业学校护理526人次的临床见习、实习，接收进修护士47人次。完成北京卫生职业学院、海淀卫生学校、北京大学医学部护理学院、首都医科大学的精神科护理教学授课1608学时。参与北京广播电视大学毕业论文指导6人。

参与人民卫生出版社《精神科护理学》、第二军医大学出版社《精神科护理学》、中国医药科技出版社《精神科康复规范操作指南》和《居家老年护理》等4部教材的编写。

科研工作　在研课题71项，结题11项。申报科研课题68项，中标19项，获资助780.45万元。参加国内横向科研项目13项，获经费147.10万元。年内获得各类科研经费927.55万元。

邀请国内外精神卫生领域专家来院进行交流与合作。成立了由国内外精神卫生领域及其他相关专业专家组成的“北京回龙观医院学科建设与医院发展顾问委员会”。庞宇、边云入选市医管局第二批“青苗”人才培养计划。

3月18日，由北京回龙观医院、美国马里兰大学和西门子（中国）有限公司三方合作，成立“精神医学人类脑计划合作中心”。中心将针对国内外脑影像学研究的现状和发展趋势，探索疾病发生、发展的神经机制，为精神疾病的客观诊断、疗效评价指标及疗效和预后预测工具的研发提供保障，对于促进精神医学研究以及精神疾病临床诊断和治疗水平的提高，推进有关科研成果的临床转化具有重要作用。

医学教育　独立承担北京大学医学部研究生院的人际关系心理学（技能培训）课程。有在读统招研究生26人、在职硕士研究生44人，其中新录取在职硕士研究生24人。毕业硕士生12人，其中1人继续就读医学博士，11人在专业医疗卫生机构工作。医院职工在首都医科大学读在职博士研究生2人、在职护理研究生1人。医院有教授1人、副教授9人，博士生导师资格2人、硕士生导师资格5人。

成为北京市精神科医师转岗培训基地。成立北京大学回龙观临床医学院教学研究室。第二阶段住院医师规范化培训纳入北京大学医学部二阶段培训系统。招收住院医师培训20人；参加住院医师一阶段结业考试10人，通过考试9人；参加住院医师二阶段结业考试7人，通过考试5人。接收进修学员114人、医学院校精神病学实习172人、心理学短期见习394人。外出参加住院医师国家级、市级培训项目培训24人次。

心理危机干预　为北京市高等院校学生提供心理咨询服务和绿色通道会诊服务；参加高校的心理危机案例研讨会，参与撰写《北京高校学生心理危机事件100例》。参与市总工会全市职工心理健康调查；为市总工会提供团体箱庭心理辅导6次，为团体箱庭技能培训100余人。为北京市公安政法系统的高危及遇害干警、法官和家属进行电话、现场心理辅导。参加京津冀卫生应急救援演练，参与石家庄市心理救援演练的筹划和张家口市心理救援演练。对上海市和杭州市心理援助热线做现场评估督导。为兰州市、大连市、哈尔滨市和保定市的心理援助热线人员进行热线和心理危机干预培训。举办了12期全国心理援助热线、认知行为治疗培训班。

北京心理援助热线全年接听24038例。评估15439

例，有不同程度自杀危险的电话8048例。完成预约高危随访电话2301次，完成率78.6%。组织开展自杀者亲友小组活动，建立自杀亲友小组微信群，为小组成员提供心理支持与干预服务。

健康宣教 以“大精神健康”为方向，通过电视台、电台、报纸、杂志、网站、微信公众号等媒体平台向大众科普精神健康知识，与微信“悦悦来了”公众号、新浪“健康频道”、“健康加油站”、网易客户端、新浪网和“北京时间”直播平台合作，直播无抽搐电痉挛治疗、催眠放松、中医针灸减压、舞蹈治疗以及心理测查等治疗和检查项目，同时在线回复网友咨询。全年医院微信公众号推送信息213条，官方微博发布信息282条。

7月，在国家卫生计生委主管的《医学参考报》上创刊《精神医学频道》，面向全国出版发行，年内出版6期，免费订阅。

学术交流 成立国际温尼科特协会中国分会。与法国巴黎狄德罗大学精神分析博士学院签订协议，联合培养精神分析方向硕士研究生。接待美国、法国、德国、韩国等国专家7批14人次。邀请美国、法国、巴西等国14名专家来华为医院举办的精神分析、认知行为治疗和心理咨询培训班授课并进行个案督导。赴国外参加学术交流5人次、合作科研课题2人、短期学习2人。举办国际培训班项目7期，其中“中美认知行为治疗培训班”3期、“全国儿童青少年心理咨询和治疗高级培训班暨中法精神分析取向治疗师连续培训项目”2期、“中国—巴西温尼科特精神分析取向心理咨询师培训班”2期。承办了“第四届国际音乐与医学大会”。

信息化建设 年度信息化建设总投入493.59万元。完成了医院信息系统等级保护改建工程和门急诊综合楼配套计算机中心机房迁移及硬件设备项目。完成了非急诊全面预约HIS接口改造、医改监测平台接口改造。安装门诊电子排队叫号系统，其中包括挂号处号源数量显示、分诊台诊室二级候诊叫号、药房发药叫号共54块网络终端显示器。

基本建设 完成门急诊综合楼建筑工程，总建筑面积22052平方米，10月20日门急诊综合楼正式启用。开通医院（北门）消防应急通道。将全院所有自来水龙头及洗浴龙头加装节水器具。更新改造2号病房楼和3号病房楼的供水管线、雨污水管线和供暖分支管线。完成一号病房楼修缮改造和道路修缮工程。

（撰稿：彭守文　审核：杨甫德）

领导名单

党委书记　辛衍涛
院　　长　杨甫德
副 书 记　杨甫德　刘　静
副 院 长　辛衍涛　王绍礼　庞　宇　谭云龙

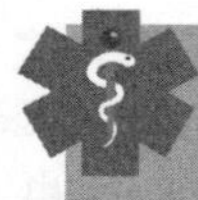

北京小汤山医院
北京小汤山疗养院
北京市小汤山康复医院
北京市健康管理促进中心

地址：昌平区小汤山镇温泉街390号（102211）　电话：61781818
网址：www.xtshos.com.cn

基本情况 有卫技人员391人，其中正高级职称14人、副高级职称37人、中级职称108人、初级师133人、初级士99人。

医疗设备总价值净值21687.75万元，年内新购医疗设备总值2174.68万元。

全院占地面积315730.79平方米，建筑面积81739平方米。

机构设置 3月30日，成立医患关系协调办公室

（简称医患办），为二级部门，挂靠医务处。3月7日，机能科更名为超声科。4月7日，医院康复中心下设二级部门，包括神经康复病区、心肺康复病区、ICU、脊柱脊髓损伤康复病区、骨与关节康复病区、综合康复病区、中西医康复病区、肿瘤与皮肤病康复病区、中医传统康复治疗病区（包括北京市中西医结合慢病康复研究所）、物理治疗室等10个病区（室）。7月18日，成立医院发展协调办公室；调整药学部设置，由原隶属于医务处的二级职能部门调整为一级职能部门，职责不变。

探索公立护理院运行机制、服务流程及双向转诊流程，开设小汤山医院护理中心，设床位22张。10月18日开始收治患者，年内共收治患者16人次，并制定了相应的工作制度、流程。

改革与管理 按照《北京医院管理局关于在市属医院试点建立康复医联体的通知》要求，推进落实康复医联体双向转诊工作，建立了康复患者双向转诊协作关系。5月，与12家试点综合医院分别签订了《北京市市属医院康复医联体双向转诊协议书》，明确双向转诊内容与执行标准，以及医联体内试点医院和康复医院的权利与义务。制定了《北京小汤山医院康复医联体双向转诊工作实施方案》，建立健全会诊指导工作机制，促进医院向三级专科康复医院转型。全年，从外院转入患者550人次，其中康复医联体内为335人次，康复医联体外转入患者215人次。

3月23日，选举产生了中国共产党北京小汤山医院第一届纪律检查委员会委员、纪委书记、副书记，以及中国共产党北京小汤山医院第一届委员会委员、书记、副书记。

12月，被中央保健委员会定为全国唯一的预防保健基地；12月13日，被市总工会定为首都劳动模范疗休养基地。

医疗工作 年出院1609人次，床位周转73.77次，床位使用率47.02%，平均住院日36.89天。

预约挂号管理。预约方式包括电话预约、网上预约、窗口预约及自助机挂号预约。预约挂号49689人次，占门诊总量的70.99%。12月24日，实现了门诊非急诊全面预约挂号。

新技术、新疗法。年内，新增第一类医疗技术7项（影像尿流动力学检查、25-羟维生素D3检测、脉图、微循环检查、计算机模拟诊断、中医疾病诊断仪和红外线照射），暂停2项（脑循环动力学检测和乳腺红外线检查）。

药物管理。医院药占比51.71%，其中门诊药占比79.28%，住院药占比35.72%。门诊抗菌药物使用率7.34%，住院抗菌药物使用率17.46%。每月对抗菌药物使用数量及销售金额进行动态监测和点评，对超常使用抗菌药物的科室进行监督。每月安排专人对医生开具的处方和医嘱进行点评。

医保工作。医保出院689人次，门诊及住院医保总费用5842.50万元。医保门诊次均费用411元，住院次均费用28569元。

三级医疗工作。全年共接收转诊550人次，接收上转患者114人，接收下转患者436人。

医疗支援。继续对口支援昌平区南口铁路医院、朝阳区南磨房社区卫生服务中心与太阳宫社区卫生服务中心的工作，与各医院及社区卫生服务中心在康复医学、内科等学科进行合作与沟通，通过出诊、讲课、协助体检等形式开展支援。1月26日与内蒙古自治区第四医院、5月24日与阿拉善盟中心医院签订《京蒙省际医院对口支援项目协议书》，协助受援医院完善学科建设及人才培养，接收第四医院进修29人，主要进行康复诊疗的培训；阿拉善盟中心医院进修9人，主要进行健康管理的学习与实践。

医疗纠纷处理。为69名临床一线医师投保医责险，共缴纳保费25796.68元。全年发生医疗纠纷2件，调解2件。年度赔付总金额88670.53元。

护理工作 护士153人，其中本科学历25人、研究生学历1人。医护比1：1.32。

针对上年市卫生计生委组织的优质护理服务工作检查提出的问题进行了一系列整改。制定《护理部与职能部门及相关科室联席管理制度》，全年共计召开优质护理服务工作联席会议6次。7月，院长办公会通过了优质护理服务绩效工资分配方案。按照《北京小汤山医院护理质量评价》手册，全年完成护理质量检查12次。不良事件上报率100%、整改率100%。

护士长、护理骨干参加各种学习班25人次。培训专科护士1人。织全院护士理论考试2次、操作考试12次。完成新入职护士培训24人，包括岗前培训、入职3个月后的理论考核和技术操作考核。

接收院外进修护士25人。

科研工作 全年发表SCI论文1篇，发表科技部统计源期刊论文17篇。申报各类课题44项，中标18项，获经费36.5万元。院内科研立项18项，资助经费22.3万元。医院康复中心主任武亮入选北京市百千万人才工程，其申报的科研项目“生物反馈疗法对缺血性脑卒中患者心率变异性影响的研究”获得经费资助。

医学教育 接收外院医技进修人员46人，其中医师12人、技师34人。接收实习生87人，其中本科生16人、专科生71人。泰山医学院、包头医学院、锡林郭勒职业学院、山东医学专科学校、北京职业技术学院、湖北职业技术学院医学分院和乌兰察布职业学院的42名同学在医院进行毕业实习。录取硕士研究生18人。

医院作为北京市康复治疗师培训基地，完成了对13名基层单位康复人员为期10周的康复实践培训。

外出开会、学习、培训85人，外出进修12人。

学术交流 4月，和中国医院协会疾病与健康管理专业委员会、北京市健康管理学会联合举办“院前预康复与院后康复营养支持解决方案学术研讨会”，医院2人参加了研讨。

以色列大使馆于4月14日主办以“中国—以色列—健康老年，优质生活”为主题的研讨会，主要内容是老年医学及社区的医疗管理，邀请了医院党委书记许峻峰、传统医学部主任娄彦梅、健康体检部主任吴站蓉、内科主任王伟力及内科护士长张燕超参加研讨。

8月2～6日，医院康复中心青年医生孙洁随市医管局团组赴日本进行交流。

10月，医院组织医护人员2人参加市卫生计生委举办的中法老年医疗护理康复培训班，了解法国老年医疗康复护理系统的组织、发展和现状。培训专家有法国卫生福利部研究员丛汇泉，法国卫生福利部战略司副司长M Eric Trottmann，法国贝桑松大学教学医院总院长Chantal Carroger、副院长Macha Woronof-Lemsi，法国坎城教学医院集团教授Pablo Descatoire。

11月14～19日，医院党委书记许峻峰陪同市卫生计生委副主任雷海潮赴以色列，落实中以政府间合作项目，商签合作谅解备忘录，并就老年医学及社区医疗管理项目进行交流。

信息化建设 全年信息化投入56.61万元。对无线互联网络接入部署WiFi弹窗，东华HIS于10月24日上线；非急诊全面预约工作于12月24日正式启动；向市经信委申报了医院电子病历及集成平台建设项目；做好医院信息化绩效检查评审的各项准备工作；将无线互联网网速由150 M带宽升级到200 M带宽，对检验中心及园林绿化处进行无线设施部署。

基本建设 完成了院区房屋装修改造工程项目，2015年年底追加项目D区监护室病房修缮改造工作，家属区6、7号楼屋面防水维修项目，2017年医院抗震加固改造项目方案设计，院区小型项目维修工程招标，院区内部建筑设计单位招标等。全年医院建设项目投资567.30万元，其中市财政资金535.27万元，医院自筹资金32.03万元。

开展“煤改气”一期工程，获得市财政拨付整改专款1863.23万元。首次开展文物保护工作，经向昌平区文化委员会申请，获批明清文物修缮专项资金80.00万元。

历时13年的“二部”征地工作得到了市医管局、昌平区政府、小汤山镇政府等相关部门的支持，取得进展。12月19日，医院与小汤山镇小汤山村和后牛坊村、兴寿镇肖村签订《征地补偿安置协议书》；12月23日，向3个村支付土地补偿款5224.00万元。

（撰稿：单　丹　审核：康晓平）

领导名单

党委书记　许峻峰

院　　长　平　昭

副 书 记　平　昭　朱江华

副 院 长　许峻峰　孙增艳　梁　英

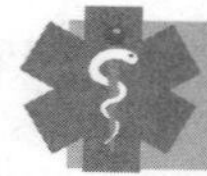

北京清华长庚医院

地址：昌平区立汤路168号（102218）　电话：56118899

网址：www.btch.edu.cn

基本情况 卫技人员507人，包括正高级职称28人、副高级职称41人、中级职称111人、初级职称327人。

年底医疗设备总价值45200万元，其中乙类医用设备11台。年内新增购设备总金额12000万元。

8月，妇产科主任廖秦平获得中国医师协会第五届“妇产科好医生·林巧稚杯”奖。11月，泌尿外科主任李建兴在第二十三届全国泌尿外科学术会议（CUA）上获2016年度中华医学会泌尿外科学分会尿路结石领域专项奖“钻石奖”。

机构设置 9月27日，成立全科医学科，与预防保健科、健康管理科，组建成全科与健康医学部。11月17日，成立医院品质管理中心。12月15日，成立审计办公室、对外合作发展办公室。12月27日，设立肝胆胰中心，下设肝胆胰外科、肝胆内科、肝胆介入科；设立消化中心，下设消化内科、胃肠外科。

改革与管理 3月9日，神经外科开通脊柱脊髓联合门诊，集神经外科、神经内科、骨科脊柱专业、疼痛科、康复医学科，联合问诊、治疗，促进脊柱脊髓类疾病系统化诊疗，重点针对颈椎病、腰椎病、脊柱骨折、脊髓损伤、脊髓肿瘤、脊髓空洞和难治性颈腰疼等患者，建立以疾病为中心的整合医疗模式。针对脊髓脊柱急重症患者，开通会诊、急诊、门诊绿色通道。5月，成立心脑血管病救治中心，建立整合式快速急救体系的绿色通道，涵盖了神经中心、心脏血管中心、急重症中心、医学影像、检验、信息资讯、介入导管室，以及医事、财管、后勤等临床及行政部门，以抢救患者的生命为最高职责，围绕急重症病患，多学科密切合作、实现急救无缝连接。

7月26日，以医院肝胆胰中心为首，成立清华长庚国际肝胆云医院联盟。该联盟首批汇集26家省级医院，覆盖北京、广州、海南、新疆、湖南、山东、宁夏、四川，以及兰州、南京等省市，目标整合各级医院肝胆疾病医疗资源，构建肝胆疾病分级诊疗和健康管理体系，是国内首个肝胆病互联网医院。

11月，正式启动运营日间手术中心，患者在入院前完成术前检查及麻醉评估，预约手术时间，当天住院、当日手术、24小时内出院。普通外科、肝胆胰外科、骨科、泌尿外科、血管外科、妇产科、耳鼻咽喉头颈外科、眼科等科室均开展了日间手术。

开设专病及症状门诊（含中医症候门诊），以患者某一疾病或症状为中心，为患者提供更方便、精准、系统的诊疗服务。年内，开设了35个专病门诊，如儿童生长发育门诊、妇科恶性肿瘤门诊、肥胖门诊、甲状腺结节门诊、高血压门诊、睡眠障碍门诊等。涉及产科、儿科、耳鼻咽喉头颈外科、妇科、肝胆内科、骨科、内分泌科、皮肤科、普通外科、神经内科、神经外科、肾脏内科、心脏内科、血管外科及眼科等15个科室。

3月25日，启动清华长庚医院社会服务基金项目，接受海润影视制作有限公司捐赠的首批款项50万元，用于医院发展公益事业。5月7日，被授予国家卫生计生委脑卒中筛查与防治基地。9月25日，医院发起“永庆杯”路跑活动，推进健康社区、健康中国建设，台湾台北、高雄、嘉义，福建厦门与北京，“两岸五地”的数万同胞一同开跑。11月28日，与同方股份有限公司签订战略合作框架协议，将围绕清华大学医疗学科发展需要、市政府医疗改革试点政策要求、同方股份大医疗健康产业发展，开展系列合作。

医疗工作 出院13297人次，比上年增长179.88%；床位周转19.7次，床位使用率82.7%，平均住院日9.7天。住院手术8058例。剖宫产率40.3%。全年临床用血7270单位，全部为成分血；自体输血175人次、274单位。

预约挂号管理。预约方式包括：医院官方预约平台、京医通预约平台、手机APP预约、114电话及网络预约、自助服务机、柜台人工及医师复诊预约等。全年预约挂号220294人次，占门诊总人次的55%。

新技术、新疗法。新开展心血管疾病介入诊疗技术（冠心病介入、起搏器植入、射频消融诊疗）、三级以上外周血管介入诊疗技术。5月20日，骨科主任肖嵩华团队成功为骶1-2骨巨细胞瘤患者实施根治术，该手术精准化整块（en-bloc）切除高位骶骨肿瘤，并植入3D打印个体化适型假体，重建脊柱骨盆稳定性，成功为患者保住下肢及二便功能，为世界首例。

药物管理。医院药占比27.52%，其中门诊药占比36.03%、住院药占比22.81%。门诊患者抗菌药物使用率6.04%，急诊患者抗菌药物使用率31.63%，住院患者抗菌药物使用率49.32%。

医保工作。医保出院6532人次，总费用19778万元。现实与黑龙江哈尔滨和山西吕梁地区的异地医保实时结算。

医疗支援。3月，普外科医师霍东方赴新疆进行为期1年的医疗支援；与青海大学附属医院合作建立包虫病研究中心。7月，妇产科医师吕涛赴藏支援1年。定点帮扶内蒙古卓资县医院、克什克腾旗医院，以及云南省大理州南涧彝族自治县人民政府，并积极参加“同心·共铸中国心”公益项目。

医疗纠纷处理。参加医责险656人，总费用42.02万元。发生医疗纠纷33件，其中调解12件。年内赔付37.10万元。

护理工作 护士642人，其中事业编161人，合同制481人。护理人员中本科245人、硕士3人。医护比1：2.3。ICU床位16张。开放普通护理站13个，合计550床。

不良事件上报110例，包括压疮、跌倒、管路滑脱、给药异常、意外事件。异常事件上报率、整改率均100%。

新护理信息系统增加护理管理、健康教育、不良事件提报模块，以利临床护理及管理工作的信息整合。

接收护理实习生12人、护理进修生8人。派出16名护理人员外出进行专项学习及培训，其中14人取得专科护士证照。

科研工作 申报课题89项，中标17项，其中国家级课题3项、省部级项目5项、局级项目9项，获经费696.99万元，医院匹配研究经费（含自筹）457.09万元。申报局级以上各级人才项目40项，获立项7项，获财政支持经费32万元，其中"青苗计划"4人、"青年骨干个人"2人、"北京市优秀青年人才"1人。

加大投入院内自主项目，首次启动护理研究基金、软科学研究基金，共立项35项。医院精准医学研究基金与市医管局培育计划项目合并申报，申报市医管局8项，立项5项，批准经费50万元；青年启动基金立项14项医疗类项目、10项护理类项目；软科学研究基金立项6项，医院自主资助基金91万元。

泌尿外科李建兴团队完成的"超声定位两步法标准通道经皮肾镜技术规范和标准的研究"获2015年度北京医学科技奖二等奖、2016年度华夏医学科技奖一等奖、2016年度中华医学会泌尿外科学分会尿路结石领域专项奖"钻石奖"。

3月，清华大学精准医学研究院成立，医院执行院长董家鸿担任院长。完成清华长庚公共实验室一期工程，实验设备陆续进场。筹建GCP基地，完成申报材料汇整，临床生物样本库开放运行平稳。

医学教育 新增博士生导师2人、硕士生导师3人。共有在职研究生导师23人，其中博士生导师10人、硕士生导师13人。8月17日，医院执行院长董家鸿教授获聘香港大学荣誉教授。

招收研究生17人，其中博士研究生7人（直博生2人、统招博士生4人、论文博士1人）、硕士研究生10人（学术型硕士生2人、专业型硕士生8人）。接收美国西雅图华盛顿大学神经外科住院医师2人及来自加拿大蒙特利尔大学1人来院进修学习。

作为临床培养单位，完成清华大学"清华医学英才"项目首次招生面试工作。该项目是在清华大学住院-专科医师一体化培养方案的基础上，对入选人员提供个性化的培养与强化训练，实行全程导师组制，包括科研导师与临床导师，培养期间可提供国际培训交流机会。

外出培训215人次，外出参加学术会议131人次。

学术交流 出国考察、参加国际学术会议43人次。11月1日，主办第二届清华—长庚—梅奥医学论坛，以"医疗质量与患者安全管理"为主题，来自清华大学、台湾长庚纪念医院、美国梅奥诊所等多方代表分享实践经验与思考。11月5日，与中国研究性医院学会肝胆胰专业委员会联合举办海峡两岸肝脏移植与健康论坛。11月27日，举行首届清华长庚海峡两岸护理高峰论坛，邀请台湾及国内护理专家来院授课及交流，围绕护理管理及临床护理两个主题，进行护理管理交流，来自全国的240多名护理管理者、护理专家及护理骨干参加。

先后与清华大学医院，河北怀来县医院，河南焦作市第一人民医院、第二人民医院签订技术合作协议。接待国内参观访问团体30批次。

信息化建设 在信息化基础设施、信息设备、软件开发、系统运维等方面投入1331万元。完成清华大学校医院放射科前置客户端程序开发，完成患者建档及RIS申请服务开发，完成影像数据清洗功能，与清华大学医院进行影像会诊信息调试。

基本建设 1号楼12层新增PCR实验室工程，建筑面积101平方米，主要用于检验、病理等进行临床实验，投资47万元；1号楼10层脑卒中病房改造工程，建筑面积78平方米，主要用于神经内科脑卒中病房使用，投资33.5万元；1号楼3层日间手术病房改造工程，建筑面积180平方米，投资38万元；1号楼B1层新增核磁工程，建筑面积130平方米，投资100万元；1号楼1层新增CT工程，建筑面积65平方米，投资50万元；3号楼2层公共实验平台一期改造工程，建筑面积420平方米，用于医院学科建设及对外交流，投资50万元。远程医疗中心新建工程，建筑面积180平方米，主要用于远程医疗教学与会诊，投资50万元。

（撰稿：刘珊珊　审核：周月红）

领导名单

党委书记 周月红
执行院长 董家鸿
总执行长 郭明和（台湾）
副书记 陈旭岩　赵　刚
副总执行长 周月红　赵　刚
副院长 王　劲　徐沪济

北京市和平里医院

地址：东城区和平里北街18号（100013） 电话：58043023
网址：www.hplyy.com

基本情况 卫技人员704人，其中正高级职称27人、副高级职称64人、中级职称199人、初级师203人、初级士211人。

年底医疗设备净值8380.92万元。年内新购置医用设备总金额819.84万元，其中乙类医用设备1台。

改革与管理 加强对临床科室医疗核心制度的落实、执行情况的督查，每月召开院长参加的医疗工作会，联合门办、医保、院感等职能部门共同对服务质量、入院患者情况、病历处方质量、抗菌药物管理、传染病管理等方面进行总结分析，对存在的问题及时反馈，限期整改，从而加大对临床科室的管理力度。

为适应国家分级诊疗政策的推行，医院分别与北京协和医院、东直门医院、中日友好医院、东城区社区卫生服务管理中心建立了医联体。与北京协和医院骨科、内分泌科、普外科等科室开展合作，北京协和医院骨科主任翁习生教授来院出专家门诊，双方麻醉科开展培训和交流。与东直门医院在消化科、皮科、儿科开展合作，8名东直门医院专家相继来院出诊。与东城区社区卫生服务管理中心下属的8个社区卫生服务站建立了联合与协作，制定了《北京市和平里医院与辖区内社区卫生服务站协作工作方案（试行）》，实现预约诊疗和相互转诊的绿色通道，医院医生轮转下沉社区，为社区居民提供咨询和诊疗。

以重点专科建设为核心，发挥中医药特色优势。强化重点专科中医特色治疗技术的临床应用，突出中西医结合，传承名老中医学术思想，提高重点专科发挥中医药特色的能力。神经内科、内分泌科、骨科3个“十二五”重点专科顺利完成重点专科验收。消化科、呼吸科被评为东城区中医重点专科。

优化服务流程，改善患者就医体验。合并中成药与西药窗口，避免二次排队；服务窗口实行弹性排班，保证患者等候时间不超过15分钟；对急危重症患者简化住院手续，实施绿色通道就医；为行动不便的住院患者提供全程陪检服务。实行费用清单制和费用查询制，医疗服务项目、收费标准、药品耗材价格等信息全部公开。

医师多点执业情况。主职业地点在本院的医师289人，本院医师在外院多点执业的医师14人，外院医师在本院多点执业的11人。

人才引进。引进学科带头人2人；公开招聘应届毕业生39人，其中临床医生14人，博士研究生1人、硕士研究生13人。

医疗工作 出院7802人次，床位周转19.35次，床位使用率83.14%，平均住院日15.68天。住院手术1681例。实施临床路径管理的有9个科室7个病种。全年用血362单位，自体输血49单位。

预约挂号管理。预约方式包含电话预约、网络预约、诊间预约、窗口预约。预约挂号4378人次，占门诊总人次的0.86%。

药物管理。门诊药占比75%，住院药占比49%。住院患者抗菌药物使用率40.48%，门诊患者抗菌药物处方比例9.95%，急诊患者抗菌药物处方比例31.82%，抗菌药物使用强度DDD平均值39.67。药剂科对医院使用量排名前五位的药物的合理性进行分析，进行重点药学监测，提醒临床医生及时调整医嘱。

医保工作。医保出院5617人次，总费用10975.87万元，基金支付9399.98万元。

三级医疗。接收上转患者30人，下转患者30人。

医疗支援。继续开展对口支援，根据受援单位不同学科的技术水平和专业特点，安排具有中级及以上专业技术职称的卫技人员到对口支援的医疗机构开展工作，并开展了急诊急救、气管插管、中医针灸、拔罐技术等培训。派6人到平谷区黄松峪乡卫生院及熊耳寨乡卫生院开展为期8个月的卫生支农，门诊患者1358人次，培训受援乡卫生院医务人员48人次。结合卫生院的实际情况，医院帮管理、传技术，组织医疗队到卫生院开展义诊服务。全年投入对口支援经费2万元。10月，医院加入中国卒中学会红手环志愿单位团队和首批东城健康卫士“青年突击队”，也是东城区卫生系统唯一一家入选医疗单位。

为响应京津冀医疗融合协同发展的号召，12月3日，医院与河北省张家口市宣化区医院签订了对口支援协议。

医疗纠纷处理。投保医责险539人，总费用14.08万元。发生医疗纠纷10件，其中调解5件、诉讼1件。年度赔付总额45.69万元，其中医院承担19.51万元。

护理工作 护士318人，其中本科67人。医护比1：1.22。ICU床位13张。

落实护理分级制度，加强基础护理及专科护理，实行“分床到护，责任到人”的临床护理模式。继续推行中西医结合优质护理服务，在门急诊、手术室、透析室、体检中心等所有护理单元均开展优质护理服务。对昏迷、意识不清的患者开展“呼唤式服务”；针对患者的年龄层次、文化层次、住院时间长短、疾病特点的不同，进行分段式健康教育。不良事件上报率100%、整改率100%。

护理管理实行目标管理责任制度，将护理工作重要指标列入目标管理，确保各项措施执行到位；在强化护理“三基”的基础上，增加对护理人员中医理论和技能的培训及考核力度。有针对性地落实中医护理方案36个，开展中医护理适宜技术32项；对新入职护士实施规范化培训，岗前完成近2个月的半脱产理论培训；大力培养专科护士，推进专科护理建设，组建6个护理专业小组（静脉治疗组、压疮造口组、礼仪培训组、科研组、疼痛护理组、药品管理组），明确各专业小组的工作职责和工作要求。

选送护士进修2人，专科护士培训取证3人，1人参加国家中医药管理局组织的中医护理骨干人才培养，2人参加北京市中医管理局组织的中医护理骨干人才培养。

接收98名护理专业实习生，其中城市学院大专生9人、北京卫生职业学院中专生37人、首都铁路卫生学校中专生15人、昌平卫生学校中专生8人、协和医学院护理学院社区实习本科生29人。

科研工作 申报北京市中医药科技发展资金项目10项；北京市科协金桥工程种子资金项目14项；东城区科技计划项目2项，中标1项；国家卫生计生委医药卫生科技发展研究中心项目1项，中标1项，获资助经费20万元；院级科研立项29项，资助经费33万元。在研课题46项，其中市级4项、区级3项、院级39项。结题13项。

医学教育 接收实习生78人，其中护理68人、医技10人。见习护生46人。录取研究生15人，其中硕士14人、博士1人。

脱产学习37人，其中6人参加北京市区级医院骨干医师培养、1人参加北京市中医管理局“西学中”高级研究班、30人参加住院医师规范化培训。

信息化建设 本年度医院信息化建设总投入802.54万元。完成医院信息虚拟化平台建设。升级改造信息化系统，以电子病历系统为核心的新型HIS系统采用了适合医院扩展的以临床为主的架构体系，为医院后续的电子病历等系统软件搭建了基础，方便后续临床信息系统的扩展与更新；对于医院经营管理者，新的报表系统可以让管理者了解医院的经营状况，做出相应的决策与分析；新的物流管理系统可以精确监控各个科室的医疗耗材使用状况。

与中国电信签订合作协议，开发移动护理系统。护士可以方便调取病历、化验报告、检查影像；闭环条码化跟踪管理患者、标本、药品，实时记录所有临床护理操作；利用各种移动终端方便完成医嘱执行、床前护理文书录入等护理操作。

远程医疗。呼吸科与中日友好医院进行远程会诊系统对接，与东直门医院和东城区卫生管理中心建立了医联体协作系统。

基本建设 2014年启动医院病房楼局部内装修工程（包括病房楼卫生间、洗漱间、治疗室、污物间），2015年6月开始实施，2016年5月完工，总投资291万元。7月启动并完成医院屋顶防水工程，总投资29万元。7月启动院区地下管道和路面改造工程与门诊楼楼内插座线路改造工程，11月完工，总投资295万元。10月启动蒸汽锅炉低氮改造工程，更换2台燃烧机和更换1台锅炉，总投资176万元。

（撰稿：阙慧娟　审核：代　瑾）

领导名单

党委书记　刘　东
院　　长　王建辉
副书记、纪委书记　侯　波
副 院 长　姚计文　吴春军

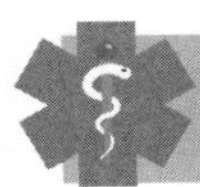

北京市宣武中医医院

地址：西城区万明路13号（100050） 电话：63038881
网址：www.xwzy.com.cn

基本情况 职工425人（事业编制355人、合同制70人），其中卫技人员375人，包括正高级职称14人、副高级职称34人、中级职称113人、初级职称214人。

年底医疗设备净值4291万元。年内新购医疗设备总值711万元。

改革与管理 推动分级诊疗制度，实施社区一体管理，推进医教研一体化发展，加强信息文化内涵建设，提升中医药基础服务能力。护理人员从5月10日起不再佩戴护士帽。9月，通过了京津冀三地医疗机构检验结果互认的检查验收；从10月1日起，三地132家医疗机构27项临床检验结果开始实施互认。10月，举行庆祝建院110周年系列活动，包括义诊、院庆开放日等活动。11月，第四届职工代表大会第七次会议审议通过了医院《“十三五”发展规划》《“十三五”人才发展规划》。

医疗工作 出院3579人次，床位周转19.04次，床位使用率93.47%，平均住院日18.01天，住院手术158例。全年医院门诊量519386人次，健康检查5849人次。完成各项应急保障任务21次，派出人员105人。有8个病种实施临床路径管理。全年临床用红细胞悬液32单位、血小板1治疗量。

门诊非药物中医技术治疗率35%，中药占门诊处方比例59.7%，中药饮片占门诊处方比例26.7%。医师人均每日担负诊疗13.94人次，医师人均每日担负住院1.18床日。继续开展中医药适宜技术推广，举办适宜技术讲座5次，培训1000人次，推广适宜技术11种。

预约挂号管理。全年114预约挂号8989人次，占门诊总人次的1.73%。投放号源中普通号占47%、专家号占53%，实际预约挂号中普通号占30%、专家号占70%。

推进合作医联体工作，接受友谊医院转诊急诊310人次、住院45人次。

重点专科建设。4月，肺病科获批了北京市西城区重点专科；10月，国家级重点专科脾胃病科和周围血管病科完成重点专科的项目验收。

对口支援。8月，由7人组成的医疗队抵达内蒙古乌拉特后旗蒙医院，开展了为期1周的对口医疗支援工作，诊治牧区患者150余人、病房会诊15次、讲课培训7次。

医保工作。医保门诊354887人次，次均费用487元；医保出院2892人次，次均费用21459元。完成医保总额23709.64万元。

医疗纠纷处理。参加医责险330人，总费用8.82万元。年内未发生医疗纠纷案件。

护理工作 护士156人，其中派遣护士50人。大专以上学历142人，其中本科学历44人。全院共有12个护理单元，包括门诊、急诊、透析、手术室、供应室及7个病区，床护比1∶0.46，医护比1∶1.05。

修订《中医护理技术流程及考核标准》《中医护理方案》等4项规定。各临床科室制定护理质量管理目标，持续改进护理工作。护理不良事件管理实行网上实时上报，全年共上报不良事件246例。

按照护士不同层级进行培训考核。选送护理骨干参加北京市中医管理局中医护理骨干人才培养2人、国家中医局护理骨干人才培养1人。护士长、护理骨干参加外出培训学习64人次。

中医护理。开展中医护理操作项目33项，落实中医护理方案，覆盖34个病种。完成中医基础理论培训18次，1196人次参加。

科研工作 获批市科委“首都临床特色应用项目”1项，市中医管理局“北京市中医药科技发展资金项目”1项，西城区可持续发展项目1项，西城区科技计划项目1项，西城区优秀人才项目2项，全国中药特色技术传承人才1人。完成2015年度“院长基金”项目立项评审，支持立项12项，获资助金额总计7.5万元。

5月，在中国中西医结合学会烧伤专业委员会举办的“第十四届全国烧伤创疡学术会议暨第二届国际烧伤创疡学术大会”上，外科刘柳洪的“5级糖尿病足的病例汇报”获大会创疡明星金奖。

2012年北京市中医药科技项目结题验收2项、2013年北京市中医药科技发展项目中期验收2项、2012年西城区“科技新星”结题1项、第三批全国优秀中医临床人才研修项目结题。

医学教育 6月，举行“北京中医药薪火传承‘3+3’工程建设单位—晁恩祥名医传承工作站—北京市宣武中医医院分站”的揭牌仪式。7月，在北京市中医管理局“陈彤云诊治损美性皮肤病教学体系构建”推广基地挂牌仪式上，医院皮肤科成为第一批推广基地。医院名老中医邓贵成在河北永清县中医院建立邓贵成名老中医学术传承基地，于8月“京廊中医药协同发展工程”启动会上进行了授牌。

完成首都医科大学中医药学院中药系12名学生、北京联合大学特教学院推拿专业5名学生和石家庄医学高等专科学校8名学生的实习带教工作。接收留学生针灸实习80人次。7月，医院6名全国第五批全国名老中医学术继承人中有5人获北京中医药大学博士学位、1人获中医科学院硕士学位。

外派3名主治、住院医师进修学习。11月，派出9位医技人员参加市卫生计生委应急培训班。

学术交流 1月，美国哈佛医学院包括微循环实验研究室主任在内的3名教授来院就中西医结合再生医疗技术进行学术交流。9月，韩国保健福祉部官方代表团一行7人来院访问。

1月，举办中国中西医结合学会再生医疗技术医师培训班首期课程。5月，第二次承办由北京中医药学会主办的“辛开苦降法经典与临床高级研修班”，来自全国各地的100余人参加学习。

8月，针灸科主任杨光在“世界针灸学会联合会‘一带一路’中医针灸风采行”系列活动中，作为主考官主持了瑞典首次国际针灸医师的水平考试，并被聘为世界针联团体会员瑞典针灸学术研究学会名誉会长。

信息化建设 全年信息化建设总投入176.6万元。5月，PACS、RIS系统上线运行，放射科、超声室、内镜室的7台医学影像设备接入系统。11月，医保业务管理分析系统上线运行。12月，实施内外网边界安全项目，防火墙、网闸、VPN设备等网络安全设备投入使用。

基本建设 4月，完成病房照明系统节能改造。8月，启动行政楼和制剂楼及多功能厅的防水工程、教学楼上下水及供暖系统更新工程、锅炉房水系统更新工程，完成针灸科通风系统工程的改造。完成锅炉房改造及设施管道维修公开招标，共计164.76万元。

（撰稿：高健超　审核：李宏燕）

领导名单

院　　长　郑　义
党委书记　李晓晖（自5月）
副 书 记　高尔勤　田燕洁（至5月）
副 院 长　李淑兰　沈　文　赵力波

北京市回民医院

南院区：西城区右安门内大街11号（100054）　电话：83912808
北院区：西城区长椿街34号（100053）　电话：63150679

基本情况 卫技人员405人，包括正高级职称9人、副高级职称31人、中级职称136人、初级师111人、初级士118人。

年底医疗设备净值7627.81万元，年内新购置医用设备总价值614.70万元。

机构设置 临床科室18个、医技科室9个、职能科室17个。

改革与管理 为加强中西医结合民族医医院内涵建设，提高中药饮片使用率，制定了临床科室协定处方34个，其中内科17个、外科2个、妇产科3个、眼科4个、口腔科4个、耳鼻喉科4个。加强中医监测数据质控，整理中医诊疗技术项目目录共8大类47种，以提高中医诊疗技术的应用和开展。提高中药饮片使用率，将业务收入的2%作为中医药发展专项经费，以满足医院中西医结合发展需求。

与宣武医院、广安门医院开展医联体工作，但还只限于与个别科室之间的转会诊合作。年内，为8人办理多点执业，其中诊断科副主任医师1人、耳鼻喉科主任医师1人、中医妇科副主任医师1人、主治医师3人、麻醉科主任医师2人。引进妇产科副主任医师1人。

医疗工作 出院4502人次，床位周转17.02次，床位使用率68.8%，平均住院日14.76天，住院手术914例。剖宫产率23.29%，无孕产妇死亡和围产儿死亡，新生儿死亡率0.017‰。实施临床路径管理的有7个科室12个病种。全年临床用血236 U，其中红细胞149 U、血浆6900 ml、血小板18治疗量。

预约挂号管理。预约方式有现场预约、电话预约、网上预约、诊间预约、双向转诊预约。预约挂号人次占门诊总人次的0.51%。

新技术、新疗法。开展新技术2个：液氮冷冻治疗、高能二氧化碳激光治疗。

药物管理。药占比62.46%，其中门诊药占比74.67%、病房药占比41.95%。住院抗菌药物使用率47.98%，急诊抗菌药物使用率22.87%，门诊抗菌药物使用率6.68%。

医保工作。医保出院2888人次，总费用6350.48万元，次均费用2.19万元。

三级医疗。接收宣武医院下转患者57人。

医疗支援。对口支援延庆区千家店社区卫生服务中心8人，支援新疆和田地区人民医院1人。

医疗纠纷处理。参加医责险363人，总费用21.47万元。发生医疗纠纷10件，调解5件。年度医院赔付13.58万元，保险公司赔付9.7万元。

护理工作 护士182人，其中本科41人。医护比1：1.08。ICU床位6张。

优质护理服务覆盖率100%。病房实施“以患者为中心”的责任制整体护理模式，每位护士负责患者最多8人，责任护士根据患者具体情况进行评估，对患者实施个性化健康教育，运用中医护理知识实施有针对性的饮食护理及情志护理。不良事件上报率100%，整改率100%。

实施护士长目标管理，护理质量管理数字化；举办护士长管理培训班，提高护士长管理水平；举办中医护理知识培训班，提升护士中医护理水平；完善护士岗位管理，细化绩效考核指标；开展健康教育竞赛，提升护士健康教育水平；举办卒中沙龙系列讲座，促进新技术、新理论应用；拓展护理志愿服务内涵，启动“关爱母婴志愿行”。

护士培训工作年内共完成培训47次，培训率61%。护士进修86人次。承担2名北大方正软件技术学院大专毕业生、5名辽宁省阜新卫生学校中专毕业生实习工作。

科研工作 首发科研项目“回医药‘参樱回豆汤’逆转糖尿病前期的推广性研究”获市级立项，总经费14.9万元（上级下拨经费9.9万元）；西城区卫生计生委青年科技人才科研项目“康复新液在急性重症脑卒中急性胃粘膜病变伴出血预防和治疗中的作用”批准立项，总经费6万元（上级下拨经费3万元）。院级课题“别的西荅儿对小鼠脑缺血再灌注损伤模型的影响”批准立项，经费6.5万元。在研课题4项，其中市级1项、区级1项、院级1项，与外院合作1项。2014年度区级青年科技人才科研项目“重症脑损伤患者脑功能综合评估系统的建立”结题。

医学教育 2015年8月成为宁夏医科大学教学医院，2016年承接宁夏医科大学中医专业本科实习生4人。8月25日，与宁夏医科大学签署合作框架协议书，按照“优势互补、重点推进、互利共赢”原则，建立长期稳定合作关系。

外出参培住院医师10人。录取研究生8人，其中硕士7人、博士1人。脑病一科杨玲继续攻读中国中医科学院脑病专业博士，脑病一科何延波攻读首都医科大学神经病学专业博士（全脱产），信息科张艳萍攻读河北科技师范学院信息化工程硕士（半脱产）；民族医学科肖剑锋师承本院“双百工程”指导老师王春生学习（半脱产），药剂科郭跃山师承宣武中医医院中医药专家赵京春学习（半脱产）。

举办中医服务能力提升培训班，请中医专家授课，采取模块式教学方式，注重理论与实战技术相结合，提高医务人员中医药服务能力和管理水平。

学术交流 第四届中国（北京）国际服务贸易交易会期间，接待摩洛哥、沙特阿拉伯等国人员参观交流，双方就中医药发展、回医药与现代医学融合等进行了探讨。

民族医学科参加肌筋膜疼痛康复系列课程、中医超细埋线针技术培训班学，康复科参加神经内科疾病中西医结合新思路与新方法学习班，妇产科参加中国女性生殖整复激光技术培训及产科高级技能模拟培训班。

信息化建设 医院信息化建设总投入150万元。完成数据库容灾、业务终端服务外包加云桌面管理系统、信息加工层建设等项目。

基本建设 由区财政投资877.62万元，对医院门窗、供应室及室外管线进行改造，并于年内全部完成。12月12日，医院门诊区病房区修缮工程项目获西城区发展改革委批准立项，该项目改造总建筑面积23074.92平方米，总投资8592.31万元。

（撰稿：张　举　审核：孙　存）

领导名单

党委书记 朱　钢
院　　长 张力新
副书记、纪委书记 王大军
副 院 长 张建强　穆　静　张　娜

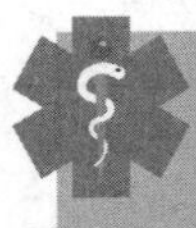

北京市肛肠医院（北京市二龙路医院）

北院：西城区德外大街16号（100120）　电话：57763114
南院：西城区下岗胡同1号（100032）　电话：66014447
网址：www.ellhospital.com

基本情况 卫技人员378人，包括正高级职称6人、副高级职称32人、中级职称105人、初级师145人、初级士90人。

年底医疗设备净值3110.84万元，年内新购置医用设备总金额640.89万元。

改革与管理 医院向专病专治方向开展业务，于10月开展结直肠肛门肿瘤专病门诊、肛瘘术后调理专病门诊、肛周瘙痒专病门诊、便秘专病门诊、疼痛门诊、更年期专病门诊、失眠专病门诊、胃炎专病门诊、耳鸣耳聋专病门诊、内分泌专病门诊、心血管内科专病门诊、干眼症专病门诊、炎症性肠病（内科）专病门诊、炎症性肠病（外科）专病门诊、合理用药咨询门诊共15个专病门诊。

3月28日，市发改委医改办处长隆学文、王若蒙、王学文，市卫生计生委医改办常务副主任高星等一行6人来院调研医院转型和精细化管理经验，并听取了区和医院对如何落实医改方案的意见与建议。调研组参观了医院的京津冀会诊中心、名老中医工作室、洁净手术部、全消化道内镜中心、特需病房等科室，随后听取了医院发展转型和实施“驱动型”绩效管理的工作汇报，西城区卫生计生委、区财政局、区人力社保局等相关领导对方案落实情况进行了交流和座谈。

有多点执业医师1人。年内引进3名硕士研究生。

医疗工作 出院11392人次，床位周转33.41次，床位使用率85.71%，平均住院日9.44天，住院手术10247例。临床用悬浮红细胞46单位、血小板3个治疗量、血浆3400 ml。

临床路径管理。有6个病区4个病种实施临床路径管理，入径3889例。

预约挂号管理。预约方式为114平台；预约挂号11686人次，占门诊总人次的12.31%。

新技术、新疗法。年内，医院自行开展的新项目有：炎性肠病外科治疗（外一），括约肌间瘘管结扎术（外二），肛门括约肌修复手术、改良肛瘘栓填塞治疗高位复杂性肛瘘（外三），二次换药（中医化腐清创治疗）（外四），冷热湿敷（外五、特需），血栓弹力图、幽门螺旋杆菌（吹气）（检验）等。

药物管理。药占比54.05%，其中门诊药占比67.60%、住院药占比45.24%。抗菌药物使用率：门诊3.88%、急诊为0.32%、住院为96.49%。

医保工作。医保出院8465人次，总费用12091.31万元。

医疗支援。与延庆区大庄科乡社区卫生服务中心和八达岭镇社区卫生服务中心签订对口支援协议书。10月，组织2支医疗小分队10余名专家分别到八达岭镇卫生服务中心、大庄科卫生服务中心进行义诊、健康咨询，并捐赠器械药品约1万元。

医疗纠纷处理。投医责险357人，总费用22.73万元。发生纠纷17件，其中调解1件。年度赔付8.99万元。

护理工作 护士186人，其中本科62人。医护比1∶1.3。ICU床位8张。

全面开展优质护理服务。改变临床护理模式，实施护理弹性排班，落实护士责任制整体护理。为缓解护理队伍人员紧缺，制定《监护室储备人员管理和使用规定（试行）》，在科室人员出现相对短缺时，统筹安排，确保医疗质量和护理安全。加强病房管理，完善各护理单元报废被服、敷料的处理及请领的相关规定和流程。制定开展护理延伸服务工作方案及患者随访制度，修订医嘱处理流程、护理质控方案及10项考核评价标准、护理质量安全管理委员会及护理管理组织体系相关内容、突发公共卫生事件护理应急预案、科室信息瘫痪处理流程、半导体激光治疗机操作指南及使用流程、空气消毒机使用说明、故障分析及排除方法、护理绩效考核管理指导方案等。落实护理轮转制度，年内轮转护士12人次。派出1名手术室护士到首都儿科研究所附属儿童医院进修学习6个月。

上报护理不良事件20件，对发生的护理不良事件有原因分析、整改措施及护理部追踪评价意见。

护士规范化培训和继续教育讲课6次，并在每次培训后进行考试。中医护理方案、核心制度、中医基础知识考试2次。

科研工作 中标课题6项，其中，市卫生计生委首发专项1项（“基于‘风能胜湿’理论探讨‘风药’对溃疡性结肠炎癌变相关因素治疗的增效作用”），市中医管理局中医药科技项目2项（“粪菌移植联合美沙拉嗪治疗大肠湿热型溃疡性结肠炎的综合方案”获资助14万元，“紫草软膏的稳定性研究”获资助15万元），市科委首都临床特色应用研究项目1项（“括约肌间瘘管结扎术在肛瘘治疗中的前瞻性随机对照研究”获资助24.8万元），区科技新星培养项目2项（“局部浸润麻醉对肛瘘术后镇痛影响的前瞻性随机对照研究”获资助6万元，“部分瘘管切开联合肛瘘栓填塞治疗括约肌上型肛瘘的前瞻性研究”获资助6万元）。在研课题20项，其中院外10项、院内10项。市科委首都临床特色应用研究课题“视频与肌电同步介导生物反馈治疗功能性排便障碍疗效观察”于10月结题。

医学教育 录取研究生1人，脱产学习2人，外出进修3人。

接收进修医生40余人。

学术交流 5月6～8日，承办了第十九届中国中西医结合学会大肠肛门病专业委员会学术会议，来自全国28个省市包括香港、台湾地区，以及日本等国内外专家学者，共计500余人参加会议。会议以“携手八方精英、再创行业辉煌”为主题，分为专家论坛、大肠肿瘤、肛肠良性病、炎性肠病、便秘和手术视频展示几个板块，就如何促进中西医结合肛肠学科持续健康发展，加强国际学术交流等方面展开研讨。

10月14～16日，由中国人民大学医改研究中心、北京中医药学会、北京中西医结合学会、二龙路医院共同举办的“驱动型”医院绩效管理实践与应用培训研讨会在二龙路医院召开。中国人民大学医改研究中心教授王虎峰、市中医管理局医政处副处长王欣等专家进行了演讲。来自全国10余个省市60余家医院170余名医院管理者参加了研讨会。本次研讨会主要围绕医药卫生改革及医院管理的发展新趋势，内容涉及公立医院绩效评价政策精神、北京市中医药规划评述、区域公立医院绩效考核的实践、“驱动型”绩效管理理论体系及实施路径、难点分析，同时以二龙路医院作为案例实体，通过“驱动型”绩效管理为理论主轴，绩效管理实际操作案例剖析，对“驱动型”绩效管理课题研究进行了分享。

继续与北京迪安临床检验所合作检验项目。

信息化建设 年度信息化总投入338.44万元。完成住院医生化验单直接打印和化验单电子印章的使用；启用新数据库，完成新老系统切换与数据导入；完成入职体检系统建设，南、北院区数据库整合，HIS门诊、住院流程的系统更新；完成病案同仁系统的中医病案首页升级改造，同仁系统与HIS、EMR接口，EMR的首页更新和与HIS接口更新；完成官方网站上线、数据平台一期建设、绩效系统一期建设。

编辑出版 7月，原病理科主任陈希琳主编的《肛肠疾病外科病理学图谱》由人民卫生出版社出版。该书为国内首部肛肠疾病的病理学图谱，涵盖了结直肠、骶尾部及肛周间隙、肛管肛门等常见良恶性疾病的临床病理表现和诊断标准，并配有300余幅彩图。

（撰稿：马　洁　审核：关　颖）

领导名单

党委书记　张燕丽
院　　长　张　秀
副 书 记　张　秀　李金刚
副 院 长　何金哲　安少雄　安　宇　冯　亿

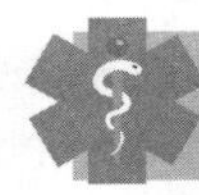

北京市垂杨柳医院

本院区：朝阳区垂杨柳南街2号（100022） 电话：67700622
东院区：朝阳区东三环南路54号（100022） 电话：67700927
管庄院区：朝阳区三间房西村甲479号（100024） 电话：65762310
网址：www.cylh.com

基本情况 卫技人员838人，包括正高级职称29人、副高级职称72人、中级职称262人、初级师313人、初级士116人、见习期46人。

年底医疗设备净值8909.50万元。年内新购医疗设备总值5567.97万元，其中乙类医用设备1台。

改革与管理 1月初，医院迁入新门诊和住院楼。每季度召开一次医院质量持续改进会议，利用DRGs全面分析医院各科室质量管理情况，查找问题，持续改进；召开一次经济运营分析会，发挥绩效管理的引擎作用；召开一次服务持续改进会议，不断提升服务水平。5月23～25日，特邀国家医院管理研究所专家一行6人来院进行为期3天的医院管理基线调查，共分为医疗、护理、院感、管理一组、管理二组、药事组6个组，通过查看资料、抽调病历、现场考查、访谈询问、个案追踪等对医院的各个方面进行了考核，以此督促各科室持续整改提高。医院还借助医联体内部的绩效考核和远程会诊，不断探索推进医联体分级诊疗新模式。

医疗工作 出院18791人次，床位使用率77.32%，平均住院日7.5天。住院手术6873例。剖宫产率41.76%，无孕产妇、围产儿及新生儿死亡。全年临床用悬浮红细胞1266单位、血浆1586单位、机采血小板147治疗量，成分输血率100%。

临床路径管理。实施临床路径的科室28个，涉及病种133个，全年入径5917人次，完成率80.66%。

预约挂号管理。进一步扩大预约挂号范畴，预约方式包括网络预约、电话预约、窗口预约、诊后预约、社区转诊预约等，专家号源、普通门诊（含专科）号源全部投放，工作日、节假日号源全部投放，全年门诊（不含急诊、节假日门诊）756056人次，预约挂号149931人次，预约挂号率19.83%。

新技术、新疗法。申报并审批通过新技术、新项目34项，涉及14个临床医技科室。包括血管科的下肢静脉曲张硬化治疗，人工血管动静脉内瘘修补术，自体血管动静脉内瘘修补术，经颈静脉肝内门体分流术（TIPPS），经皮经肝胃冠状静脉栓塞术（PTVE），静脉曲张射频治疗；产科的新生儿血气分析，叶酸检测，阴道炎联合检测；骨科的骨盆/髋臼骨折的闭合复位、经皮微创螺钉内固定技术，关节周围骨折脱位的韧带修复重建技术，一种新的膝前部手术入路方法——股内肌间分离法；心内科的运用冠脉血流储备分数（FFR）指导冠脉介入术，运用冠状动脉血管内超声（IVUS）检查技术指导冠脉介入术，心衰超滤脱水治疗；神内科的急性缺血性卒中血管内介入治疗，气压循环泵，肌电生物反馈仪，24小时动态视频脑电图仪；血液科的融合基因检测；眼科的激光周边虹膜成形术，眼科干眼门诊SPA治疗；妇科的物理治疗女性盆腔炎症，宫腔输卵管超声造影检查；消化科的血清胃功能检测；呼吸科的B超引导下肺穿刺活检，支气管静脉栓塞（血管外科）；麻醉科的肌张力测定；感染科的艰难梭菌毒素检测试剂盒（酶联免疫层析法），呼吸道病原快速检测；老年病科的经颅彩色多普勒（TCD），LDG-3型高级电脑立体动态干扰电疗仪，多普勒血流探测仪，血管神经病变治疗仪；普外科的完全腹膜外修补术（TEP），创面综合治疗。

药物管理。药占比51.67%，其中门诊药占比60.56%、住院药占比38.18%。门诊抗菌药物使用率9.04%，急诊抗菌药物使用率35.85%，住院抗菌药物使用率47.72%；一类切口手术抗菌药物预防使用率17.40%，术前30分钟～1小时用药率85%。

医保工作。医保出院8771人次，总费用13809.69万元，次均费用15718元。

医疗支援。普外科医生杨志勇、儿科医生于海梅对口支援西藏拉萨市堆龙德庆区人民医院1年；同时接收该院来京进修人员4人，包括妇科、产科、普外科和急诊科专业。眼科王红星主任参加“健康快车”，为贵州当地群众实施白内障手术600余例。全年12个科室派出支援怀柔区第二医院、怀柔区怀北镇卫生院共126人次。

医疗纠纷处理。全员参加医疗责任保险。发生医疗纠纷17件，其中调解13件，已结案；法院诉讼4件。年度赔付总额66.03万元。

护理工作 护士370人，其中合同护士204人。护理人员中本科学历131人、研究生学历1人。医护比1∶1.02。ICU床位13张。

迁入新病房楼后，实行统一规范化管理，修订护理相关制度标准、规范流程、应急预案等共174项，新增59项，开展系列培训规范操作要求。加大对重点科室、重点环节、重点时段、重点人群的管理力度，逐步完善专科质量管理。持续推进优质护理服务，建立优质护理长效奖励机制，开展延伸护理服务，将养老护理服务、医养融合建设融入优质护理，借助信息化推进“移动护理工作站”，护理质量得到持续改进。注重护理文化建设，开展“创新模式、优化流程、舒适服务”护理先行活动。

开展分层分类培训，提高整体素质，外请专家授课3项、主任护师讲座4项，副主任护师讲座5项，主管护师讲座20项，其中市级2项、区级23项、院级9项，参加培训人员累计4028人次。送外院进修4人。参加北京市ICU资格认证2人，接收外院进修护士4人。组织全员参加心肺复苏培训并考核。

科研工作 全年申报各类各级科研项目52项，中标18项，资助经费75万元；其中申报首发专项课题19项，中标1项，资助经费15万元。在研课题39项，中期评估与结题10项。

医学教育 7月13日，签约成为华北理工大学教学医院，拟于下年度正式招收临床五年制本科见习实习生。本年度录取硕士研究生4人。全年脱产学习20人，到院外进修20人，出国进修4人。

学术交流 3月28日，美国众议员助手代表团来院对产科、儿科进行实地考察访问并进行会谈。9月9日，美国疾病控制与预防中心专家组来院实地考察食源性疾病监测情况，参观考察肠道门诊和检验科。

国内交流62人次。6月12日，医院主办、北京市医学会眼科分会协办“青少年近视防控讲座”；8月17～18日，医院与朝阳区医学会、石景山医院联合主办“全科医师血管疾病微创诊疗思维培训班”；8月26～27日，医院药学中心承办、朝阳医学会主办北京药学会第五届社区药学服务实践技能培训班暨朝阳区医学会第一届“用药安全论坛”；9月3日，医院主办“第一届清华大学附属北京市垂杨柳医院种植研习班”；9月10～11日，医院主办“现代麻醉学理论与临床的培训、考试及新思维”学习班；11月8日，医院承办、朝阳区医学会主办“朝阳区医学会第十五届护理学术年会”；11月25～26日，医院和北京医学会皮肤性病学分会联合主办“第二届清华大学附属北京市垂杨柳医院皮肤病高峰论坛”；12月9～10日，医院在内蒙古乌海市主办国家级继续教育项目——第八届Ilizarov技术与骨关节修复重建、康复技术培训班。

信息化建设 本年度信息化建设投入864万元。完成内镜系统建设、重症监护系统验收、200多个工作站的电子病历系统升级改造；完成眼科、耳鼻喉科、体检及超声放射科等等科室共计11个设备的PACS影像传输及报告管理工作，实现了全院所有科室影像检查的全院级应用及存储。下半年启动移动医疗项目、门诊自助设备升级增加支付宝及微信等多种支付方式、药房发药系统、合理用药系统的升级、新建采血系统、医保个人账户认证及相关改造、医联体分级诊疗系统改造、医院信息系统安全建设等工作。

基本建设 年内，新院建设配套站房（包括锅炉房、液氧站和污水处理站房）设施完工。新院主体建设工程9月开工，年底护坡桩、围幕桩已施工完成，土方开挖完成80%，工程桩接近完工，主楼部分区域开始施工垫层、防水。

（撰稿：王　娜　审核：任龙喜）

领导名单

党委书记、副院长　张新庆
院　长　、副　书　记　任龙喜
副　　院　　长　王永光（常务）　夏文斌
柳德元

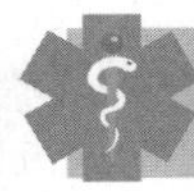

北京市第一中西医结合医院

本部：朝阳区金台路13号内2号（100026） 电话：85993431
东坝院区：朝阳区东坝乡东风大队二条（100018） 电话：84318600
网址：www.bjcyey.com

基本情况 卫技人员852人，包括正高级职称14人、副高级职称54人、中级职称267人、初级师359人、初级士158人。

医疗设备净值7697.77万元。年内新购置医用设备总额3565.67万元，其中乙类医用设备1台。

机构设置 年内新增职能科室3个：科教科、东区行政综合办公室、东区业务综合办公室。东坝院区新增胃镜室，开设消化门诊。

改革与管理 参照《三级甲等中西医结合医院评审标准》，推进整改工作，设立院级质量监控机构质控办，建立项目进度推进表，建立督查考察机制，并将整改工作纳入目标管理考核。

3月，根据“双向选择、竞聘上岗、量才使用、适才适岗”原则，面向全体干部职工开展管理岗位竞聘工作。7月，医院开始新绩效考核。根据《全成本管理实施操作方案》要求，对成本核算数据进行分析，将分析结果运用到临床工作中，指导科室合理领取各项支出，提高科室效益；加强对非临床科室的成本管理，降低医院的管理成本，减少不必要的支出和浪费。

利用中西医结合优势，联合区域内11家社区卫生服务中心，成立了“朝阳区中西医结合医疗联盟”，并于9月2日试运行，可为联盟内社区卫生服务中心的患者提供临床检验、检查委托、患者双向转诊、疑难病会诊等医疗服务。

医院成立中西医结合心血管疑难病会诊中心，利用远程会诊系统，为辖区、市内、外埠等基层医疗机构的心血管疑难病患者提供医疗资源和帮助。

全年办理多点执业医师6人，其中主任医师1人、副主任医师5人、中医专业医师2人。

人才引进。年内共引进副主任医师6人，其中针灸科2人，主要研究脑血管病及脊髓神经损伤性疾病；眼科1人，主要开展白内障超声乳化手术；精神心理科1人，主要开展心理咨询与心理治疗；心内科、超声影像科各1人。

医疗工作 出院11394人次，床位周转37.24次，床位使用率89.21%，平均住院日8.71天。住院手术3246例。剖宫产率43.99%，无孕产妇死亡，新生儿死亡率0.31‰，围产儿死亡率0.19‰。两院区共计输血629 U，手术科室红细胞312 U、血浆159 U、血小板35 U，非手术科室用红细胞60 U、血浆36 U、血小板27 U，用血量比上年提高65%，成分血使用率100%。两院区共开展了9个专业13个病种的临床路径。

预约挂号管理。有114电话及网络平台预约、电话预约、窗口预约（现场预约）、诊间预约等方式。开放号源比例30%，预约挂号占门诊总量的2.38%。

新技术、新疗法。申请新技术、新项目16项，审核通过11项：腹腔镜下疝修补术、胸腔镜下肺大泡切除术、胸腔镜下食管平滑肌瘤切除术、MatriRib内固定系统治疗多发肋骨骨折、输卵管整形术、胎儿纤维粘连蛋白检测、无托槽隐形矫治技术、光学相干断层扫描、加温毯在临床麻醉中的应用、心理测评系统—单机版（医院用）、血栓弹力图试验。

药物管理。门诊药占比64.82%，住院药占比34.98%。住院患者抗菌药物使用率45.94%，门诊患者抗菌药物处方比例10.84%，急诊患者抗菌药物处方比例25.75%。接受抗菌药物治疗住院患者微生物检验样本送检率79.99%，接受限制使用抗菌药物治疗住院患者微生物检验样本送检率88.18%，接受特殊使用抗菌药物治疗住院患者微生物检验样本送检率97.89%。

医保工作。全年医保出院6423人次，总费用8845.72万元。从11月1日起，特殊病备案流程简化，患者只需持社保卡在选定的特殊病定点医疗机构进行备案即可。

医疗支援。医院共派驻受援单位主治以上医务人员19人，支援北京市怀柔镇社区卫生服务中心和九渡河卫生院。派出12名医护人员前往内蒙古自治区乌海市、青海省玉树市、云南省昆明市，以及西藏、新疆等地进行对口支援工作。接收河南、云南及新疆等地共9名医师来院进行3～6个月的进修。

医疗纠纷处理。投保医责险469人，费用33万元。发生医疗纠纷4件，调解4件，遗留案件诉讼1件。全年赔偿19.83万元，其中医院承担4.45万元。

护理工作 护士378人，其中本科生115人。医护比1：1.2。ICU床位6张。

继续实施一院两区统一管理模式，全面开展优质护理服务，落实责任制整体护理。为18名住院患者赠送生日贺卡及生日面，受到患者及家属的好评。护理不良事件上报率100%。

组织中西医护理操作培训共3次；安排护士长及护理骨干参加院外培训共78人次；邀请护理专家对282名护理人员进行了大型医院巡查的培训。接收6名实习生的临床实习，来自北京市海淀卫生学校、北大方正软件技术学院。

科研工作 年内申报课题数43项，中标数28项，资金总额180万元（专项经费138万元、匹配经费42万元）。立项项目具体为：中医基础理论研究所第十批（2016年度）自主选题“院所协同创新科研专项基金”22项，专项经费20万元，单位匹配13万元；北京市朝阳区科技计划项目1项，专项经费30万元，单位匹配5万元；北京市中医药科技发展资金项目3项，专项经费13万元，单位匹配13万元；首发专项项目1项，专项经费35万元，单位匹配11万元；北京市科技计划项目1项，专项经费40万元。在研课题63项，结题6项。

市级重点专科建设情况：心血管内科（心脏康复中心）通过加强心内科中西医结合专科建设，形成中西医康复治疗特色诊疗中心，并逐步开发心脏康复中心智慧管理与随访系统。有本学科高级职称11人，博士生导师5人、硕士生导师3人，博士3人、硕士10人。有科研课题11项。1月28日，北京市中西医结合心脏康复中心“过好支架人生”俱乐部成立，为冠心病支架术后患者和有冠心病危险因素患者搭建起沟通、学习和交流的平台，为患者提供全面全程、专业化疾病管理指导与服务，打造中西医结合心脏康复“4S”店。内分泌科筹备建立代谢病研究室，使中医特色、临床诊疗水平和综合服务能力都得到加强，对糖尿病周围神经病变、糖尿病肾病、肥胖为中心的亚健康干预等研究稳步开展。有科研课题8项，有高级职称1人，硕士4人。骨伤科开设无假日骨伤科门诊、专病门诊（骨关节炎专病门诊、腰腿痛专病门诊）等，打造骨伤科一站式诊疗平台，逐步开展自制药剂的研发，并注重创新能力建设积极应用非药物疗法，以中西医结合微创治疗为亮点，打造骨伤科微创品牌。有科研课题4项，选派3人赴上级医院进行创伤专科、关节专科、康复专科短短期学习培训，引进硕士以上医师2人。

医学教育 录取研究生49人，其中硕士研究生45人，博士研究生4人。到院外进修16人。

12月10日，国医大师刘柏龄二级工作站在医院骨伤科揭牌。

学术交流 25人次参加国内学术交流。

9月2日，举办2016年CBD健康论坛暨北京市第一中西医结合医院建院80周年活动。本次论坛围绕“整合医学　健康促进”主题，开辟多个分会场，特邀国医大师金世元、王硕仁、史大卓、袁凤兰和李瑞杰等专家进行30场讲座，内容涵盖中西医结合医院管理、健康管理、心脏康复等领域。

信息化建设 全年医院信息化建设投入189万元，完成了体检系统的升级改造、医院疑难病会诊心启用了远程会诊系统、精神科采购启用成人版与儿童版专业测评软件、启用了药房排队、杏林院感、医院客户服务管理平台（回访系统）、对机房进行了电力扩容改造、进行了内外网物理隔离的网络改造、东坝院区机房建设了HIS及EMR的灾备系统、启用了网络监控管理系统，有效提升网络运行维护的效率。

基本建设 改扩建项目8项，包括：CBD院区食堂改造、CBD院区住院楼西侧电梯拆除、CBD院区门诊楼门头字改造、东坝院区房屋防水工程、东坝院区核磁用房改造、东坝院区路面改造、东坝院区行政办公用房改造、东坝院区内镜中心用房改造。基建项目面积5030平方米，改建房屋面积680平方米。全年完成投资额505万元，其中财政投资191万元，单位自筹资金314万元。

12月16日，医院举行来广营院区项目工程启动仪式，项目建设用地29900平方米，总建筑面积52100平方米，第一期设400张病床。工程建设包括医技综合楼、后勤辅助用房、地下车库等配套设施。

（撰稿：贺　蕾　审核：黄　耆）

领导名单

党委书记　董逸平
院长、副书记　李瑞杰
副院长　朱克文　郭　敏　黄　耆　张记玲　杨顺利

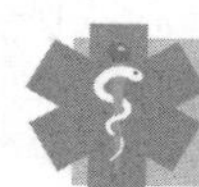

北京市海淀医院

地址：海淀区中关村大街29号（100080） 电话：62583004
网址：www.hdhospital.com

基本情况 有卫技人员1325人，包括正高级职称54人、副高级职称144人、中级职称441人、初级师385人、初级士238人，见习63人。

医疗设备总值39391万元，净值12547万元。年内新购医用设备总值6753万元，其中乙类医用设备2台。

机构设置 1月，撤销接诊室，开设神经内科三病区和普通内科病区；10月，将医院感染管理科（疾病控制科）分为医院感染管理科和疾病控制科。

改革与管理 深化与北京大学第三医院的合作，建设区域医疗健康中心。两院合作临床科室达21个，三院选派10名学科带头人到本院指导工作，选派50余名专家到本院出诊、手术及查房，开设三院专家门诊；开展新技术25项，完成会诊、业务指导、康复治疗及手术800余次，其中手术500人次；本院常态化选派临床和职能科室的青年骨干、护士长、护士到三院进行培训。

医联体建设。以医联体为载体，加强成员单位医疗层面密切融合，推进分级诊疗。成立分级诊疗工作小组，成立医疗质控、院感、护理专业小组帮扶社区各项管理工作。编制《海淀医院医联体工作手册》，完善门急诊检查化验及急重症患者的转诊绿色通道；全面梳理医疗工作流程，借助与三院深度合作的优质医疗资源优势，发挥医联体核心单位的作用；组织医院慢病管理专家授课，开展社区慢病管理论坛。社区患者上转预约挂号、急诊患者上转通道、慢病患者下转流程畅通。

办理医师多点执业42人。

医疗工作 出院22907人次，床位周转30.78次，床位使用率90.5%，平均住院日10.7天。住院手术7039例。剖宫产率36.96%，无孕产妇及新生儿死亡。输血治疗942人1818人次，用红细胞2916U、血浆208100ml、血小板245治疗量，输血不良反应1例；术中血回输196人次44118 ml。

预约挂号管理。有电话、网络、诊间及窗口4种预约挂号形式，全年预约挂号135482人次，占门诊总量的9.7%。

临床路径管理。开展临床路径科室14个，病种17个，入径病例900例，入径率75%，完成率93%。

新技术、新疗法。本年度院内审批新技术、新疗法66项。

药物管理。全院药品比50.8%，门诊药品比62.1%，住院药品比34.6%，门诊抗菌药物使用率14.33%，急诊抗菌药物使用率28.44%，住院患者抗菌药物使用率49.32%。

医保工作。医保门诊1063890人次，总费用35979.76万元，次均费用338.19元；医保住院20436人次，总费用29921.61万元，次均费用14642.62元。

三级医疗工作。接收下级医院上转门诊患者5383人次，下转患者1569人次。

医疗支援。本年度与北京市通州区甘棠卫生院、西集卫生院、瀰县卫生院确立对口支援关系，从传技术、扶学科、帮管理、促健康、带人才等五个方面开展对口支援。与海淀区卫生计生委社管中心下属的9家社区卫生服务单位重新签订对口支援协议，根据支援单位的需求开展多种形式帮扶，共诊疗患者2354人次，培训医务人员750人次，影像检查阅片4300余人次，协助开展大型义诊、健康体检、健康讲座等。对西藏拉萨市当雄县人民医院开展医疗援助，制定工作方案，签署对口帮扶责任书，选派内科医师杜锦权、外科医师贾利猛赴当雄县医院开展医疗帮扶，捐赠图书20万册，实现远程会诊、远程视频。与北京大学第三医院专家共同举办大型联合义诊4次。与海淀街道党工委联手启动“移动健康快车、助力健康海淀”系列活动，与附近社区建立长期联系，将医疗健康服务直接送到社区居民身边。

医疗纠纷处理。参加医责险1260人，总费用138.24万元。本年度处理患者来访、来电、12320、12345信访等投诉共112件；新发生医疗纠纷12件，其中诉讼4件。年度赔偿总额193.81万元。

护理工作 护士690人，其中本科学历229人、研究生及以上学历3人。医护比1：0.63。有重症监护床位12张。

优质护理的覆盖率100%，并全面贯彻落实责任制整体护理。不良事件上报率100%、整改率100%。

创新护理管理理念，在护士长管理、护理教学和质控方面不断改进，派送护士长外出进修，出京培训10余人次，参加北京地区培训班100余人次。护士、护士长外出进修64人次，接收外院护士进修13人次。新增专科护士7人，共有专科护士60人，涉及急诊、ICU、手术室、造口等专业。开设专科门诊，由具备静脉输液治疗、造口等专业专科资质的护士担任相应专科门诊的工作。血透室承担中华护理学会专科护士培训基地工作。创新教学管理，对教学科室总带教老师进行竞聘，对不同学历护生进行分层级带教，改革护理查房形式。全年共接收海淀区见习护生144人，接收北京、山西、内蒙古、山东、河南等省市高校的实习护生122人，接收本科学历实习护生占22.95%。

改善和延伸护理服务，开设PICC护理门诊，方便PICC置管患者；举办“假如我是一名患者”体验活动，开展换位思考，细化了38项工作流程、完善了6项工作制度、改进了19项患者服务措施。利用信息系统完善各项质控工作、优化护理流程、开展各种满意度调查等。统一治疗室、处置室、护士站区域护理标识，新增部分护理标识，提高安全意识。

科研工作 全年申报科研项目34项，其中市级15项、院级19项。科研项目立项19项，其中市级2项，总经费83万元；在研课题55项，结题11项。

医学教育 录取硕士研究生2人。脱产学习57人。外派进修8人次，其中1人出国进修1年、2人短期出国进修。

学术交流 卫技人员外出参加各类专业学术会议405人次。

5月8日，邀请台湾亚东纪念医院教授徐荣城来院诊疗；8月17日，邀请台中荣民总医院心血管介入专业教授李文领来院诊疗。

信息化建设 本年度医院信息化建设总投入500万元，完成两院合作的信息化建设，实现了与北京大学第三医院的网络连通。“智慧卫生”海淀医院部分基本完成，门诊系统稳定运行，通过分诊叫号、自动摆药机等改善就诊环境。

编辑出版 年内，胸外科主任医师黄宇清为副主编《肺癌常见急症诊治手册》由辽宁科学技术出版社出版。

基本建设 由区政府固定资产投资的医院改扩建医技综合楼工程，建筑面积45188平方米，项目总投资36146.86万元，年内完成基坑建设，进入基础底板施工阶段。由区政府固定资产投资220万元，完成医院门诊楼自动扶梯加装改造工程，并在扶梯上部设置透明玻璃雨罩，已投入使用。由区财政投资93万元，完成医院体检科布局优化调整工程，包括拆除工程、装饰工程、强弱电工程、消防电工程、给排水工程、通风工程、消防水工程的整体改造，改造面积约600平方米，已投入使用。投资230万元（其中区财政拨款179万元），完成医院老年内科病房改造工程，包括拆除工程、装饰工程、强弱电工程、消防电工程、给排水工程、消防水工程等，改造面积1780平方米，已投入使用。由区财政投资109万元，完成医院门诊楼二层药房改造项目，包括拆除工程、装饰工程、强电工程、弱电工程、消防电工程、喷淋工程、通风空调工程等，改造面积550平方米，已投入使用。医院投资202万元，完成发热门诊防火改造项目，改造面积1000平方米。

（撰稿：孙丹丹　审核：武海萍）

领导名单

院长	张福春
党委书记	刘兰英
副书记、纪委书记	张立军
副院长	刘兰英　周洪柱　吴红金 黄慧贤　马潞林　丁士刚 周　瑞　戴　铁
副书记	刘梦清

北京市丰台中西医结合医院

地址：丰台区长辛店东山坡三里甲60号（100072） 电话：83876520
网址：www.bjsftzxyjhyy.com

基本情况 职工559人（在编297人、合同制262人），其中卫技人员475人，包括正高级职称12人、副高级职称34人、中级职称126人、初级师157人、初级士150人。

年底医疗设备净值5135.22万元，其中乙类医疗医用设备2台。年内新购置医用设备总金额1397.90万元，其中乙类医用设备1台。

改革与管理 引入台湾绩效考核团队，实施“以工作量核算为基础，以质量控制为重点，以综合评价为手段”的绩效奖金管理模式，达到精细化管理，促进医院全面发展。

医疗工作 出院7764人次，床位周转19.41次，床位使用率68.9%，平均住院日12.94天。住院手术1880例。剖宫产率41.95%，无孕产妇、新生儿及围产儿死亡。全年共使用悬浮红细胞621 U，血浆19600 ml，血小板17治疗量。

顺利完成市中医管理局“十二五”重点专科骨科、脑病科、心血管内科建设的验收、答辩工作；并在院内开展重点专科评选，经考核论证，最终确立肺病科、急诊科、康复医学科为院级重点专科，并以重点专科管理为抓手，形成以点带面的格局，提升医院核心竞争力。

临床路径管理。实施临床路径管理的科室10个，设计病种10种，入径率3%。借助信息化改造工程，初步实现中医临床路径的电子化操作和管理，同时将临床路径管理纳入医院绩效考核。

预约挂号管理。实施114电话预约、北京市预约挂号统一平台、医院微信公众平台预约挂号，以及诊间预约4种预约方式。预约挂号1537人次，占门诊总量的0.3%。

新技术、新疗法。年内，开展胆道镜、皮肤镜、低温等离子技术、脊柱内镜技术等共计14项新技术、新项目。

药物管理。医院药占比67.16%，其中门诊药占比79.95%、住院药占比63.28%。抗生素药物门诊使用率8.7%、急诊使用率24.1%、住院使用率55.3%。开展全院医师“抗菌药物合理应用”考试，并根据考试结果，依照抗菌药物的分级管理制度，分别授予医师不同的抗菌药物应用权限，并在系统上设置权限及预防使用抗菌药物的时限。

医保工作。医保总额预付指标完成99.61%，医保住院6816人次，医保门诊345824人次，共计16145.09万元，住院费用7449.00万元，医保总费用23594.09万元。新农合住院1474人次、门诊13567人次，门诊费用1058.82万元，住院费用2315.69万元，新农合总费用共计3374.51万元。门诊次均费用508元，住院均费用15955元。

三级医疗。接收上转患者102人次，下转患者213人次。

医疗支援。与北京市房山区窦店社区卫生服务中心和青龙湖社区卫生服务中心建立长期对口支援协作关系。完成“园博园彩色跑”“北京马拉松”“卢沟桥醒狮跑活动”“新春游园”“北京铁人三项”、中（高）考等应急医疗保障任务20余次。开展义诊活动6次，接待咨询治疗800余人次。

开展全院“急诊会诊演练”及“公共卫生应急演练”3次，全院共计18个临床科室参加。

医疗纠纷处理。参加医责险206人，总费用36.93万元。发生医疗纠纷101件，其中院内调解82件、医调委调解13件、诉讼6件。年度赔付总额69.93万元。

护理工作 护士225人，其中本科53人、大专128人。医护比1：1.09。ICU床位6张。不良事件上报率100%，整改率100%。

落实“以患者为中心”的整体护理工作模式。落实护理岗位管理，开展护理绩效考核。年内，评选出优秀护士12人、护理服务之星2人。全面开展优质护理服务，优质护理服务扩展到急诊、手术室。

接收护理实习生47人，完成新入职护士岗前培训21人。每季度对各级护理人员进行“三基”训练和中西医专科技能培训。

科研工作 顺利通过北京市中医类别全科医生规范化培训基地评估，9月开始招收首批中医全科医生，6人进入基地开展培训。

获批北京市中医药发展项目青年项目1项，获资助3万元；中国科学研究院基础理论研究所协同创新自主选题12项，获资助20万元；丰台区科委科技新星项目1项，获资助10万元；丰台区卫生系统科研2项，获资助3万元。横向合作研究为中国科学研究院基础理论研究所“973”计划项目分中心，获经费3万元。

聘请中国科学研究院基础理论研究所科研处专家进行科研申报及科研开展相关培训2次；组织2015年中国科学研究院基础理论研究所科协同创新自主选题阶段总结会1次。

医学教育 接收医疗类实习生38人，其中河北北方学院及内蒙古医科大学中医类别本科生19人，河北北方学院及其他院校临床专业19人；接收河北北方学院中医类别本科见习生24人。

开展丰台区“基层常见病症中医诊疗常规”及适宜技术培训班，培训区内医务人员368人次。开展肺病专业及脾胃病专业市级中医药继续教育培训班2期，培训医务人员600余人次；承办北京市中医药“百场讲座”系列培训7次，培训医务人员1700余人次。

派出14名医师参加中医住院医师规范化培训。选送6人至北京大学第一医院、友谊医院进修。外出参加学术会议、专题培训20余人次。

学术交流 4月12日，承办北京中西医结合学会院长联席会议。6月25日，举办“第一届京西超声论坛”。9月2～5日，举办北京中西医结合学会呼吸专业委员会2016年暨慢阻肺诊疗新进展培训班，国医大师王琪教授、北京朝阳医院童朝晖教授参会。

信息化建设 先后投入近1000万元进行医院信息化整体升级改造，2月26日成功切换新的HIS系统，并陆续将电子病历、PACS、LIS、体检中心、导医分诊、OA等44个应用模块上线。

基本建设 完成锅炉房1号锅炉低氮改造工程，完成体检中心与总务库前铺设沥青路面工程，完成门诊楼、住院楼和办公区卫生间下水改造工程。8月15日，与冠京投资管理有限公司签署《房屋租赁合同》，租用冠京投资管理有限公司房屋16000平方米作为二期工程期间周转用房。

（撰稿：张春蕾　审核：张永斌）

领导名单

党委书记 宋雄英
院　　长 卢守华（至8月） 何学松（自11月）
副 院 长 张永斌　王燕丽　王小刚

北京市房山区中医医院

地址：房山区城关保健路4号（102400） 电话：69314902
网址：www.fszyy.com

基本情况 卫技人员1036人，包括正高级职称32人、副高级职称55人、中级职称260人、初级师508人、初级士181人。

年底医疗设备净值5136.28万元，年内新购置医用设备总金额1044.77万元。

改革与管理 为提升基层中医药服务能力，开展房山区基层中医药人才培养计划即“春苗培育计划”，形成以16名师承导师为核心，辐射24个乡镇卫生院及社区卫生服务中心的82名继承人的全方位基层中医药人才培养模式。12月22日，房山区基层中医药人才培养暨“春苗计划”拜师会在房山区中医医院举行。

加强基层“治未病”服务指导工作，提供中医健康体检、中医体质辨识及调养、慢病防治以及中医适宜技术等治未病项目推广，为辖区内22个乡镇卫生院及社区服务中心提供咨询指导和技术培训。

参加北京中医药大学师资教学考核，获北京中医药大学教师讲课比赛团体三等奖。继续实施京西南中医药文化发展计划，通过河北省涿州、涞水等8个区域电视台宣传医院名医、名科，树立医院品牌，并与河北省高碑店市中医医院签订中医药协同发展协议。

3月11日，举行“许心如名老中医工作室-房山区中医医院分站”揭牌仪式。

5月19日，房山区政府原则同意医院迁址新建规划建设方案。

8月12日，召开房山区中医医联体工作会暨开展上下联动慢病防治研究方案研讨会，通过了医院申报的区级课题“区域性上下联动培养基层中医药人才建立全区中医健康管理模式探讨研究”。10月18～19日，举办“上下联动人才培养启动仪式暨中医适宜技术健康管理”培训班，培训业务骨干69人及房山区中医医院低年资医师50余人。年内，组织中医技术培训18期，培训基层（乡村）医生874人次。派月华分院中医主治医师魏宏到青龙湖社区卫生服务中心多点执业，西门分院中医副主任医师王素梅到窦店社区卫生服务中心多点执业。

引进副高级职称1人。医院发展中还存在人员结构不够优化，科室中医特色不够突出、重点专科引领作用不明显，缺乏学术领军人才等问题。

医疗工作 出院19635次，床位周转22.7次，床位使用率79.02%，平均住院日12.76天，住院手术2400例。剖宫产率49.9%。围产儿死亡率5.78‰。实施临床路径管理的有19个科室41个病种，入径2794例，入径率72.99%，完成率84.32%。全年临床用红细胞1163.5U、血浆40800 ml、血小板58治疗量。

预约挂号管理。预约挂号方式有北京市预约挂号统一平台、114电话预约、诊间预约、挂号室现场预约、微信预约。预约挂号1289人次，占门诊总人次的1.59%。

新技术、新疗法。疼痛科开展了体外冲击波技术。

药物管理。门诊药占比72.53%，住院药占比47.26%。门诊患者抗菌药物处方比例8.1%，急诊患者抗菌药物处方比例20.22%，抗菌药物住院患者使用率53.82%。

医保工作。医保出院6585人次，总费用7636.82万元，次均费用11596元。1月1日起农村合作医疗与中国人民健康保险股份有限公司北京分公司合作，由保险公司负责报销入院费用，在医院开展“共保联办”的工作形式。10月，顺利通过个人账户结算验收。

加强门诊医生站的建设与管理。从信息系统入手加大对处方的管理，从源头上杜绝重复开药、超量开药及非适应证用药的问题，避免或减少不合理大处方的出现。

三级医疗。接收上转患者4人、下转患者2人。

医疗支援。派出主治医师王福科作为第三批援藏干部奔赴尼木县医院进行为期1年的援藏工作；8月，与河北高碑店市中医医院签署协同发展协议，利用出诊、指导、培训、进修等方式建立协同发展合作关系；9月，与湖北巴东县中医医院签署对口支援协议，安排2名骨干医师到该院对口支援，进行精准帮扶；与湖北十堰市房县中医院建立对口协作关系，派3名骨干医师进行为期3个月的援助任务，并免费接收该院妇产科、内科、针灸科共4人来院进修；选派3名专家参加到四川甘孜“共铸中国心”公益行活动，为期5天，共义诊900余人次。

医疗纠纷处理。参加医责险751人，总费用48.66万元。发生医疗纠纷11件，其中调解8件、诉讼3件。赔付总金额32.92万元。

护理工作 护士469人，其中本科210人。医护比1：0.84。ICU床位4张。

全面开展优质护理。于3月21日成立了急诊急救培训基地，共完成112人的礼仪培训、18人的技能培训、38人的急救技能培训。开展护士站前移工作，每名护士负责一定数量患者的治疗护理，主动帮助患者解决生活所需，全面实施整体护理，开展静音病房，实现零灯率。不良事件上报率100%、整改率100%。积极参加中医护理国际化推进会，会后市中医管理局负责人带领西班牙护理专家就本院妇产科开展的中医护理特色进行了参观和学习。加强“6S管理”实践，在原有结石病科等5个科室开展的基础上，又增加了脾胃病科等6个科室，通过开展“6S管理”，打造有内涵、有品质、有深度的优秀护理团队。

选派护理骨干外出参加专科护理培训班，3人取得ICU专科证书，1人取得供应室专科证书，1人取得血透室专科证书，1人获得全国中医护理骨干人才培训合格证书。

承担现代管理大学国际护理学院授课任务。接收医学院校护理实习生34人。

科研工作 科研课题市级立项6项，获资助经费81万元；区级立项1项，获资助经费50万元；院级立项13项，资助经费20万元。在研项目49项，结题9项。

医学教育 接收江西中医药大学、山东省齐鲁医药学院、北京卫生职业学院等院校实习生53人；北京中医药大学集中见习生21人，中医诊断学课间见习生708人，公共事业管理课间见习生59人。脱产学习28人，外出进修5人。

3月11日，举行“许心如名老中医工作室-房山区中医医院分站”揭牌仪式。

学术交流 5月12～18日，4人赴台湾参加由国家中医药管理局组织的海峡两岸医疗机构医护管理模式高级研修班。

信息化建设 年度信息化建设总投入194.8万元。继续进行信息安全等级保护保护工作，完成了业务网络升级改造及老旧服务器升级改造、医保个人账号改造、LIS与PACS电子签名改造。优化医院微信服务号功能，增加普通科室预约挂号功能。

基本建设 医院建设工程项目总5项，其中属于医院直接发包的项目4项：矿机分院阳光棚、室内外彩钢工程，手术室三通道装修改造工程，候诊大厅、通道装修改造工程，教学基地改造工程；公开招标的项目1个：康复医院迁建改造工程。

（撰稿：郭春香　审核：傅春江）

领导名单

党委书记、院长　徐希胜
副书记、纪委书记　张仕萍
副　院　长　张　红　傅春江　毛廷森　杨景柳　张新荣

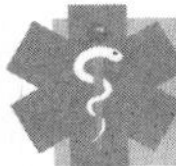

北京市房山区良乡医院

地址：房山区拱辰街道拱辰北大街45号（102401）　电话：81356000
网址：www.bjfslxyy.com

基本情况 职工2034人（在编1084人、合同制950人），其中卫技人员1695人，包括正高级职称68人、副高级职称124人、中级职称615人、初级职称772人、未定级116人。

年底医疗设备净值11672.09万元。年内新购设备总价值6522.00万元，其中乙类医用设备2台。

改革与管理 继续完善紧密型医联体建设，强化对医联体内成员单位长阳院区定期进行业务指导、业务培训、质量安全监控、人员交流培养的垂直管理模式，实施分级诊疗、双向转诊。医联体长阳院区年内收治住院患者440人次，门急诊8.49万余人次，放射和超声等辅助检查4182人次；上转门诊患者2824人次，接收良乡医院门诊下转患者493人次；上转住院患者35人次，接收良乡医院下转住院患者48人次。

医学影像诊断与会诊中心成员单位增至12家卫生院，年内为基层卫生院患者提供诊断与会诊服务6700余人次。在区域内为14家基层卫生院安装良乡医院预约挂号系统，预约挂号930余人次。

医院管理以稳定增长、调整结构、提高效率为目标，在经营管理中发挥精细化管理和绩效考核的杠杆作用，在业务量平稳增长中实现结构更优、效率更佳、服务更好的目标。在绩效考核体系中突出医疗质量安全指标，加大住院系统考核权重。引入DRGs管理工具，评价医院医疗质量及薄弱学科。加快推动学科建设和专业发展，成立了跨专业的神经系统疾病诊疗团队和心胸系统疾病诊疗团队。

建立工作督查机制，健全督办工作制度，对医院决议事项及各职能部门的工作进行督查。发挥ISO质量管理体系作用，对医院质量目标完成情况进行动态监测及督促整改。

按计划逐步遴选、引进学科带头人和业务骨干，年内招聘各层次人才98人。

医疗工作 出院34502人次，床位周转40.12次，床位使用率81.95%，平均住院日8.02天。住院手术9170例。剖宫产率42%，无孕产妇死亡率，围产儿死亡率2.9‰。有53个病种进入临床路径管理，入径5880例。临床用血2513单位。

预约挂号管理。实现网络预约、电话预约、微信预约、诊间预约、社区转诊预约等多种途径预约挂号，预约挂号196506人次，占门诊总人次的15.69%。

新技术、新疗法。开展了半月板缝合、子宫肌瘤介入治疗、超声引导下输卵管造影术等17项新技术。

药物管理。从临床需求出发，严格管理中成药及辅助药物的使用，中成药使用总金额下降3.37%。门诊药占比60.91%，住院药占比35.16%。严格抗菌药物使用管理，抗菌药物使用强度降至41.5 DDD，门诊患者抗菌药物处方率11.42%、住院患者抗菌药物使用率45.03%。

医保工作。医保出院11571人次，总金额15540.57万元，次均费用13419元。医保总额预付管理指标使用率超出2.59%。

医疗支援。继续完成对史家营卫生院、河北卫生院的对口支援任务。对口帮扶拉萨尼木县人民医院，派驻学科骨干和管理人员，重点帮扶业务能力和医院管理，逐步完善业务培训、人才培养长效机制。继续做好新疆建设兵团十四师二二四团医院的对口帮扶工作。与河北涞源县人民医院签订协同发展协议，加强医疗服务、人才培养等方面的合作建设。开展义诊、健康讲座等公益活动。

医院各社区站以慢性病管理为切入点，开展定期随访，利用体检、健康讲座等完善健康档案，促进慢性病管理。社区卫生服务中心在档慢性病患者3.49万人，建立电子家庭档案7.58万户，电子个人档案16.81万份，家庭医生式服务累积签约5.13万人。

医疗纠纷处理。投保医责险640人，总费用112.26万元。处理医疗纠纷40件，其中往年积案17件、新案23件。通过市医调委调解29件，结案20件；诉讼11件，结案5件。赔付3件，赔付总金额159.25万元。

护理工作 有护理人员764人（含社区36人、体检中心9人、防保科11人），其中合同护士397人。护理人员中有本科学历308人。医护比1∶1.25。重症医学科设床位10张，有专科护士15人。

推行护理6S管理，对护理质量进行全面监测。科学实施目标管理，不断完善护理管理体系。扩大优质护理覆盖面，将供应室、介入室、内镜中心等7个护理单元纳入优质护理服务体系。临床科室主动上报护理不良事件118件，整改率100%。

外出参加护士长管理及专业技术培训班100人次，派出护理骨干参加护理专业技术学习25人次。

有26名护理人员通过首医支教团考评，承担首都医科大学燕京医学院三年制临床医学专业25名医学生、首都医科大学燕京医学院夜大学生158名护士授课任务，以及31名护理实习生的教学工作。

科研工作 院内课题库共申报课题29项，中标10项，医院共为该10项课题拨付经费31.3万元。申报房山区科技计划项目1项（“影响房山区常见病患者生活质量的相关要素分析”），获经费50万元。在研课题15项，结题2项。与外院合作科研项目14项。

医学教育 完成首都医科大学燕京医学院3个年级77名学生和成人教育5个年级187名学生的理论、见习教学工作。派出71人参加住院医师培训、38人外出进修学习、43人外出参加短期培训。

信息化建设 全年信息化建设投入929万元。完成PACS系统服务器存储及内存的扩容，手术麻醉系统正式投入使用，完成病房电视系统（IPTV）、移动医护系统的前期部署准备工作。

基本建设 外科综合楼工程主体结构封顶，并多次对工程二次结构的设计进行修改、优化，筹划后期的各项功能性建设。对加速器机房、百级手术间、感染性疾病科等多处用房进行改造，为透析中心和口腔科的外迁扩建做前期准备。

（撰稿：王　莉　审核：杨晓梅）

领导名单

党委书记　许钧平
院　　长　谢宝元
副 院 长　杨晓梅
纪委书记　杨大庆

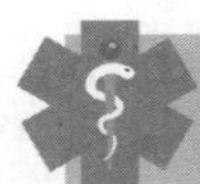

北京市顺义区医院

地址：顺义区光明南街3号（101300）电话：69444548
网址：www.hospitalshy.com

基本情况 职工2114人（在编1608人，合同制471人），其中卫技人员1842人（正高级职称63人、副高级职称151人、中级职称647人、初级师676人、初级士165人），其他专业技术61人，管理24人，工勤187人。

年底医疗设备总值20218万元。年内新购设备8916万元，其中乙类设备2台。

机构设置 1月，成立对外联络办公室和医疗器械临床使用安全管理委员会；4月，成立教学科研综合楼委员会。

改革与管理 完成对传染病医院的托管工作。4

月26日，东院区在完成对原传染病医院的功能改造后正式开诊接待患者。成立东院区领导班子，下设办公室、医护办、后勤保障科和财务科4个行政科室，选派经验丰富的本部医生出诊，一体化管理。

引进全自动采血生成系统，启用新采血流程，实现叫号采血，采血效率提高了2倍多。

打造顺畅就医流程。6月底，门诊三层诊区投入使用，新诊区扩大了近1000平方米的诊疗面积；成立神经系统中心、消化系统中心、心胸系统中心和骨科中心，设置内分泌科、呼吸内科等专科疾病诊区，有效整合医疗资源，提高就诊效率。8月，新内镜中心投入使用，面积增加了100多平方米，并更新设备、开展新项目、缩短预约时间。10月，中医科新诊区正式启用，380平方米的诊区将针灸、治疗、推拿、理疗、牵引等医疗功能合理分区，更好地保护患者隐私，体现人性化管理。

开设外聘专家门诊，为疑难病患者诊疗创造方便。心脏内科、神经内科、血液科、呼吸科、内分泌科、风湿免疫科、中医科、胸外科等8个科室聘请了三甲医院专家定期出诊，神经内一科每月开设疑难病会诊。

医疗工作 全年门急诊量212.43万人次，急诊抢救12179人次，抢救成功率99.69%。出院3.51万人次，床位使用率86.33%。手术1.3万例。剖宫产1220例，剖宫产率49.9%。无围产儿死亡。

临床路径管理。实施临床路径管理的病种57种，进入临床路径的病例数为9744例，完成临床路径病例数为9007例，入组率62.99%，完成率92.43%。

预约挂号管理。有网络预约挂号、电话预约挂号、门诊复诊预约挂号、出院复诊预约挂号和转诊预约挂号5种方式。门诊预约挂号率23.45%，出院复诊预约率46.83%，专家门诊预约率35.04%。

4月，在全市三级医院DRGs单项指标排名中，医院的学科均衡性排名仅次于北京协和医院和宣武医院，无缺失和低分专业。

有25个科室被评为区级临床重点专科和特色专科，10个科室被评为院级重点专科。心脏内科开展并推广了经桡动脉介入治疗、冠状动脉内溶栓及血栓抽吸、主动脉内球囊反博、起搏器植入等业务，介入手术共887例，同比增长32%。呼吸内科开展了CT引导下经皮肺穿刺活检、气管镜下治疗、气道激发试验、过敏原检测等多项业务，完成大咯血患者肺动脉介入栓塞治疗5例。普外一科开展了半肝、胰十二指肠、肝尾状叶切除以及高位胆管癌根治等手术。骨外二科开展了复杂股骨近端骨折、复杂肘关节骨折、人工肩关节及肘关节置换术等13项新业务。新开展分子病理学诊断，利用PCR技术进行病原学诊断。检验科通过了北京市医学检验质量管理与改进中心的评审，成为北京市第一批69家京津冀地区检验结果互认单位。

26个科室与三甲医院对应科室签署战略合作协议，其中神经内科、重症医学科分别与宣武医院、北京协和医院的对应科室签订了合作协议。落实外聘专家百人工程，有350名三甲医院专家来院进行出诊、授课、查房、手术，累计2136人次，诊治患者15000余人次。

对有条件的科室实施专业组管理，包括肝胆外科、疝与腹壁外科、脊柱外科等17个专业组。分组管理后，提升了各专业组的数据指标，加快了新技术的开展，提高了疑难重症的诊治水平。其中骨外一科全年手术1818例，同比增长55.7%；其中三四级手术1378例，同比增加216%。

药物管理。医院药占比例47.65%，同比下降0.98个百分点。

医保工作。医保患者17286人次，同比增长3260人次；新农合患者10524人次，同比增长1951人次；民政爱心卡患者302人次，同比增长69人次。

医疗支援。7月，与区内26家社区卫生服务中心建立了区域内对口支援协作关系；12月，与其中5家服务中心签订协议，将其纳入医疗联合体系中并予以授牌，将区镇村三级诊疗制度落到实处。与河南省西峡医院、内蒙古自治区巴林左旗医院、宁夏回族自治区盐池县医院签订对口支援协议，开展精准帮扶，共捐赠救护车、X线机、空气消毒机以及心电图仪等医疗设备12（台）件，总价值141万元。接收来院进修15人。1名援疆干部于3月初赴疆。

医疗纠纷处理。接到各种投诉60件，比上年上升13%；其中构成医疗纠纷51件，比上年上升16%。院内协商10件，上报调解中心32件，法院诉讼2件。解决新发生及既往投诉共计35件。

护理工作 注册护士900人，医护比1∶0.67，ICU床位20张。

加强护理质量控制和患者安全管理。修订《病区质量检查标准》，加强对护理质量的检查力度；制定深静脉血栓评估表、上报制度和流程，严格监控不良事件，加强风险评估；进行突发事件应急演练，提高护理人员的反应和救护能力。34个病区、11个护理单元全部开展优质护理服务，通过落实责任制整体护理，采取分级分层管理、延伸护理、满意度调查、重点专科协同建设等措施，对患者提供连续、全程的护理服务。神经内二科王成英护士长荣获2016年度北京市优秀护士称号。

上报新项目33项，经过评审立项25项，完成22

项。心内科赵瑞青的“规范化急性心肌梗死患者急救护理流程在心内科的应用”上报区科委申请立项。

科研工作 全院卫生专业技术人员共发表论文264篇，其中医疗、医技118篇，护理145篇，行政1篇，在医院指定核心期刊目录杂志上发表82篇，其中医疗医技64篇，护理17篇、行政1篇。全院在中华医学会主办的中华级杂志上发表论文4篇。

医学教育 共举办市级项目6项，参加人员1022人次；区级项目107次，参加人员15632人次；传染病知识师资培训10次，参加人员914人次。

信息化建设 建设微信平台，患者通过关注医院微信公众号，就能获取初诊、导诊、预约挂号、检验报告、健康资讯等信息。启动医院网站重建工作，新网站不仅在发文管理等模块上有所改变，在医疗服务功能性模块、微信联动等方面也有所创新。完成银医通二期工程及门诊电子叫号系统升级改造，上线微信支付功能、处方点评系统、新版电子病历，完成远程卒中中心二期项目建设。

基本建设 医院科研教学楼项目是顺义区医疗卫生“三年提升计划”的重点建设工程之一，是全面提升区域医疗中心和重点专科能力建设的基本条件。1月21日正式开工建设，建筑面积14996平方米，主体结构于10月完成封顶，二次结构完成总工程量的95%，水、电、空调、消防、电梯、弱电等相关专业根据工程进度陆续进场，同步施工。

（撰稿：姚燕明　审核：沈　新）

领导名单

院　长　王　飞

副院长　沈建新　赵跃华　郑雷文　房　宇

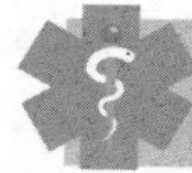

北京中医医院顺义医院

南院区：顺义区站前东街5号（101300）　电话：89413333

北院区：顺义区牛栏山镇府前街13号（130131）　电话：52135333

网址：www.bjsyzy.com

基本情况 卫技人员828人，包括正高级职称9人、副高级职称56人、中级职称208人、初级师303人、初级士135人、未定级117人。

医疗设备净值5795.96万元，其中乙类医用设备3台。年内新购置设备总值1912.90万元。

机构设置 2月，成立医改办公室、风湿病科、老年病科、疼痛科，脑病一科和脑病二科合并为脑病科。

改革与管理 制定医院“十三五”发展规划，完善顶层设计。优化就医流程，开展便民服务：5月30日，开通支付宝自助缴费功能，成为北京市首家开通支付宝实时分解缴纳医保医疗费用的医院；7月1日，与顺丰速运公司合作，开展草药免费配送，截至年底，快递药品22021件；开展家医团队服务新模式，依托微信平台，为患者提供预约挂号、预约检查、预约住院、双向转诊等服务。存在着发展空间制约医院业务发展，科室与人才梯队建设不完善，重点专科学科建设发展缓慢，科研、教育工作基础薄弱等问题。

医联体建设。板桥、木林、南法信社区卫生服务中心加入北京中医医院顺义区中医医联体，医联体成员单位达到7家。医联体内一级机构总收入8675.13万元，同比增长31.92%；总诊疗700316人次，同比增长29.49%。“健康顺义—中西结合1+1家医团队创新服务”试点工作在牛栏山社区卫生服务中心率先开展，组建家医团队22个，建立家医微信群43个，服务人群410人。市、区、镇、村一体化中医医联体建设项目获批北京市中医药科技发展资金项目，获市中医管理局拨款7万元，顺义区卫生计生委匹配资金7万元。顺义区科技三项费项目立项，获批经费顺义区科委拨款3万元。

本院在外院多点执业医师10人，外院在本院多点执业医师22人。

年内，引进中医皮肤科副主任医师张雪松、眼科主任医师赵玲。

医疗工作 全年出院13005人次，床位周转28.98次，床位使用率85.21%，平均住院日9.62天，死亡率1.20%。全年住院手术3189例。剖宫产率36.15%，无孕产妇和新生儿死亡，围产儿死亡1人、死亡率4.75‰。实施临床路径管理的病种34个，入组2595例，入经率55.2%，完成率82.00%。全年临床用血451 U。

预约挂号管理。有诊间、微信、114电话3种预约挂号方式，预约挂号467825人次，占门诊总人次的31.88%。

新技术、新疗法。新开展临床医技项目30个，包括平衡火罐、中药热熨敷、冰消散外敷、埋针疗法、中药外敷5项中医适宜技术。

药物管理。药占比65.79%，其中门诊药占比75.68%，住院药占比45.57%。门诊抗菌药使用率16.10%，急诊抗菌药物使用率24.42%，住院抗菌药物使用率35.85%。

医保工作。医保出院7550人次，总费用7767.46万元。9月1日，北院区6个社区服务站率先在全区实现农合直报。10月，完成医保个人账户持卡实时结算改造，并通过了市医保办和首信公司的验收。自11月起，特殊病审批由医保中心改为定点医院医保办，86名医保透析患者在本院办理了特病审批手续。

医联体内双向转诊109人次，其中上转至北京中医医院38人次，接收基层上转42人次，接收北京中医医院下转11人次，下转基层18人次。

组织院内联合会诊4次、院际多学科会诊23次，名老中医查房144次，并与北京中医医院开展多学科远程会诊。引进结构化电子病历。年内，新增专病专台3个，专病专台达41个，涵盖15个科室。完成“中医流动医院”的前期筹备工作，包括确定巡诊工作的实施方案，购置巡诊车辆，人员培训及仪器的配置，设备的安装调试及药品的准备，巡诊站的实地考察调研等。

医疗支援。放射科副主任医师李春海赴新疆和田墨玉县人民医院参加北京市第八期援疆工作。同南法信社区卫生服务中心签订对口支援协议书，并纳入顺义区中医医联体。对口支援单位有板桥、木林、北石槽、牛栏山、龙湾屯、南法信、南彩共7家社区卫生服务中心，其中在板桥社区卫生服务中心重点打造肛肠专科，在木林社区卫生服务中心开展中医药养生旅游文化基地建设项目，在南彩社区卫生服务中心重点建设疮疡专科。

医疗纠纷处理。为590名医务人员和27名多地点执业人员投保医责险，总费用78.49万元。医疗投诉64件，其中市医调委调解12件、院内调解47件、诉讼2件，解决58件。年度赔偿195.70万元，其中保险公司支付81.66万元。

护理工作　护士359人，其中本科148人。医护比1∶1.11。ICU床位5张。

优质护理服务病区、门诊实现全覆盖，有优质护理服务示范病房10个。病区全面落实责任制整体护理，每名责任护士负责6～8名患者。护理不良事件上报57例，上报率100%；利用根因分析法对不良事件进行根本原因分析，整改率100%。

护理质控按照PDCA的方式进行闭环管理，并将晨交班情况、出院随访率等纳入质控检查内容。落实院级—大科—科室三级护理持续性改进。

2人通过国家中医药管理局对骨干人才培养对象的考核，2人成为北京市第一批中医护理骨干人才培养对象。8人取得重症监护、骨科、糖尿病健康教育护理师等专科护士资格证。83人参加中华护理学会、北京护理学会、三甲医院举办的培训班。

7月11日，长春中医药大学护理实习基地揭牌仪式暨第一届护理本科实习生迎新大会在北院区召开，接收第一批本科护理毕业实习生9人。本年度共计接收长春中医药大学本科实习生44人。

接收北京市昌平卫生学校等院校护理实习生37人。

科研工作　纵向课题立项30项，其中省部级课题3项、市局级课题6项、区级课题21项，获得外来资金97万元，医院匹配资金253.5万元。横向合作课题9项，其中国家级2项、省部级3项、市局级3项、区级1项，获得经费24.4万元。在研课题92项，结题16项。

与北京中医医院、顺义区卫计委申报“通过中医医联体建设构建市、区、镇、村一体化中医医疗服务体系对推进分级诊疗的研究”获中华中医药学会政策研究奖。

市级重点专科：脑病科、心血管科、康复科、呼吸科、护理学、风湿病诊疗中心6个通过验收，并确定内分泌科、骨伤科、脾胃病科、妇产科、临床药学，5个“十三五”院级重点专科。针灸科、皮肤科获批第二批区级特色专科。

医学教育　中医药传承，形成国家级、市级、区级、院级四级师承人才体系，各级师承专项拨款全年累计近900万元。国家级名老中医1人、国家级基层名老中医1人、市级名老中医4人、全国中药特色技术传承人才1人、北京市复合型中医药学术带头人培养对象1人、北京中药骨干人才1人、北京市“125”人才3人。国家级名老中医工作室1个，国家级基层名老中医传承工作室1个，北京中医药薪火传承“3+3”工程工作室4个。引进外省、外院国家级名老中医分工作室2个，北京中医药薪火传承“3+3”工程分工作室3个。3月15日，北京中医医院顺义医院举行崔德成全国基层名老中医药专家传承工作室建设项目启动仪式；7月13日，引进首个跨省国家级分工作室“柴瑞霭国家级名老中医药专家传承工作室北京中医医院顺义医院分工作室”，同时建立“黄丽娟北京中医药薪火传承‘3+3’工程名中医传承工作室北京中医医院顺义医院分站”并启动；10月13日，建立“许心如北京中医药薪火传承‘3+3’工程名中医传承工作室北京中医医院顺义医院分站”；11月18日，引进“臧福科国家级名老中医药专家传承工作室北京中医医院顺义医院分工作室”，同时建立“周德安北京中医药薪火传承‘3+3’工程名中医传承工作室北京中医医院顺义医院分站”。

细化原有的7个一级教研室，设置13个一级教研室、22个二级教研室，完成教研室主任及教学秘书遴选和任命。5人获批长春中医药大学硕士研究生导师资格。4～6月，骨伤医学教研室完成北京中医药大学东方学院骨伤专业授课任务；7月，长春中医药大学护理实习基地揭牌，接收中医学专业16人和针灸推拿学专业实习生19人。录取研究生31人，其中博士生10人、硕士生21人。

参加短期培训87人次。外派至北京中医医院、宣武医院、中日友好医院、北京大学人民医院、解放军304医院等三甲医院进修8人。

学术交流 11月12日，主任医师王洪、主任医师马万千、主任医师周滔副、副主任医师邱新萍参加在新西兰奥克兰举办的第十三届世界中医药大会暨“一带一路”中医药文化周活动，进行学术交流。

信息化建设 年度信息化建设总投入179.66万元。1月，与北京天宇电通科技发展有限公司签订《病案统计系统服务合同》，投资9600元；与创业软件股份有限公司就医院业务系统签订《软件售后服务合同》，投资17.5万元。4月，进行备用机房和大报告厅网络光缆布线及机房整理工程，投资5.2万元。5月，与北京融威众邦电子技术有限公司签订《互联网支付平台业务系统采购合同》，投资32.5万元，7月验收；门诊叫号系统开始升级改造，投资6万元；热敏自助打印机开始升级改造，投资3.6万元。6月，与首都信息发展股份有限公司签订《医保系统网络安全项目合同》，以实现移动医疗车内医保实时结算功能，投资26万元。8月，与创业软件股份有限公司就和仁云医院平台接口程序，签订《软件产品补充合同》，投入资金33万元；与北京天宇电通科技发展有限公司签订《病案统计系统接口合同》，投资1.9万元；与北京汇声天雅视听技术有限公司签订《音响及多媒体改造合同》，投资25万元。9月，因医保封闭账户系统改造需要，与创业软件股份有限公司签订《软件产品补充合同》，投资7万元；与北京融威众邦电子技术有限公司签订《销售合同》，投资6万元；与北京同迈科技有限公司签订《网络安全升级项目采购合同》，投资15万元。11月，与挂号网（杭州）科技有限公司就合作开展预约挂号等事项签订《合作协议》，使用微信预约挂号。

基本建设 医院迁建项目于12月8日举行工程启动仪式，建设用地面积59472平方米，新建总建筑面积137500平方米，其中地上79500平方米、地下58000平方米，包括医疗综合楼、中药制剂楼、锅炉房、液氧站、污水处理站等，同步实施室外综合管线、道路广场铺装、绿化、照明、围墙等配套工程。项目总投资97379万元，其中市政府固定资产投资66150万元，其余由顺义区自筹解决。工程施工周期约935天。

（撰稿：单春香　审核：梁　妍）

领导名单

院　　长 刘清泉
执行院长 王　洪
党委书记 魏　青
副 院 长 魏　青　王继东　刘文广　张　勇

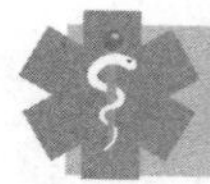

北京市大兴区人民医院

地址：大兴区黄村西大街26号（102600）　电话：69208013
网址：www.dxqyy.com

基本情况 职工2208人（在编1618人、合同制563人、返聘27人），其中区人民医院1568人、林校路街道社区卫生服务中心41人、区牙病防治所2人、区卫生计生委医疗器械修理所7人。有卫技人员1801人，包括正高级职称75人、副高级职称155人、中级职称589人、初级师623人、初级士359人。

专用设备净值13257.84万元，其中乙类医用设备7台。新购置医疗设备总值4825.14万元。

机构设置 2月，将普外一、二两个病区合并为普外科，按照学科专业划分为乳甲、肝胆、胃肠3个专业组。10月，成立中医病房和营养科。

改革与管理 强化疑难危重患者入院、会诊、转诊制度落实。全年组织院内疑难病例、死亡病例讨论60余次，组织院级疑难病例讨论3次。推进院内肿瘤会诊中心机制，完善肿瘤患者多学科综合诊疗机制：联合肿瘤内科、消化内科和普外科，建立消化系统肿瘤联合会诊机制，全年会诊135人次，收入院治疗70人，其中手术43例；联合呼吸科、胸外科、肿瘤内科、放射科、病理科，建立呼吸系统肿瘤联合会诊机制，给予患者合理、有效治疗。加强医技科室危急值管理，提高危重患者救治率；检验科危急值报告实行网络信息化上报，形成闭环管理。制定国家级、市级、区级等相关科研项目申报目录，包括申报时间、资助范围、立项程序、相关条件等。完成医院发展战略规划，征集科室和职工意见，撰写岗位说明书和岗位职责。建立新型绩效考核体系，引入RBRVS积分、DRGs权重、手术分级等考核指标进行综合考核；制定新绩效分配制度，重点向临床一线、关键岗位、风险系数高的人员倾斜。聘请市级专家开展模拟评审，48项核心条款达到C级标准，印发《医院工作制度》和《医院工作流程》，制定《医疗安全（不良）事件报告制度》和《医疗安全（不良）事件分析制度》。建立科室主动改善服务品质的长效机制，13个科室参与品管圈活动，共组办11个圈（围绕优质护理服务目标开展）。开展合理用药专项检查和耐药菌多部门联合管理，建立临床药师参与临床工作机制。实现投诉归口管理。

医联体建设。5月31日，与北京同仁医院签订医联体协议书，成为北京同仁医院医联体成员之一。同时，以本院为核心，成立包含大兴区妇幼保健院、西红门镇社区卫生服务中心、榆垡镇中心卫生院、安定镇中心卫生院、北臧村镇中心卫生院、西红门镇金星卫生院、兴丰街道社区卫生服务中心在内的区域医疗联合体。11月17日，与北京安贞医院就心脏学科医联体建设达成合作意向，成立大兴区首个心脏学科医联体——北京安贞医院心脏学科医联体，下设“首都医科大学附属北京安贞医院 北京市大兴区人民医院心血管疾病诊疗中心”。

人才引进。引进高级人才4人，其中博士1人、本科3人，主任医师1人、副主任医师3人。

医疗工作 出院41469人次，床位周转43.95次，床位使用率93.13%，平均住院日7.81天。住院手术15721例。剖宫产率47.03%，无孕产妇死亡，新生儿死亡率0.5‰，围产儿死亡率3.1‰。有19个专业106个病种纳入临床路径管理，入径12292例，完成10831例，退出1448例。全年用血：红细胞5389U、血浆6924 ml、血小板489治疗量，自体血回收共计111729 ml。

预约挂号管理。采用北京市预约挂号统一平台、114电话预约、人工窗口预约、自助机预约、诊间预约方式，预约挂号281614人次，占门诊总人次的14.69%。

新技术、新疗法。开展院内新技术20项。

药物管理。门诊药占比56.94%，住院药占比35.54%，全院药占比48.12%。门诊患者抗菌药物使用率13.97%，住院患者抗菌药物使用率55.18%。

医保工作。医保门急诊1373133人次，总费用49328.93万元；医保出院20098人次，总费用25095.68万元。调整医保总额预付考核指标，加大药占比考核力度，提高住院指标增长比例；9月，完成北京市医疗保险个人账户持卡实时结算的院端验收；11月1日起，调整北京市基本医疗保险特殊病种备案流程。

三级医疗。接收基层医疗机构上转患者508人，下转基层医疗机构患者4人。

医疗支援。757名医务人员参加对5家区域内一级卫生院的对口支援，其中正高级职称58人、副高级职称141人、中级职称506人、初级职称52人。4月，选派31名医护人员组成医疗团队，以“协同京津冀 共铸中国心”为主题前往河北省张家口市康保县开展义诊活动。接收5名来自西藏拉萨市医疗学员来院进行为期75天的对口支援省（市）医疗骨干人员培训。4月，与内蒙古突泉县医院签订为期3年的对口帮扶协议。5月，对宁夏固原市原州区人民医院开展医疗精准帮扶，签订了为期5年的帮扶协议；8～9月，选派心内科、普外科医生进行帮扶支援。选派妇产科马丽丽、检验科陈景芝赴新疆墨玉县妇幼保健院和墨玉县疾病预防控制中心进行为期一年的援疆工作。

医疗纠纷处理。发生医疗纠纷43件，其中调解37件、诉讼3件、待处理3件。年度医院赔付257.29万元。

护理工作 护士936人，其中本科472人、研究生2人。医护比1：1.45。ICU床位23张，其中综合ICU15张、妇儿ICU2张、急诊ICU6张。

优质护理服务，每月评出获奖科室，每季度进行优质护理服务亮点汇报。制定常收治病种护理计划单以及危重患者护理计划单，体现个性化护理措施，满足患者个性化需求。创建微信平台，拓宽延续护理方式。推进责任制整体护理模式，实施责任护士床位包干制。全年上报不良事件422例（含院外压疮204例）。

修订完善护理各项规章制度，包括人员管理、临床工作、质量及风险管理、教育及科研、优质护理服务、重点环节应急管理、特殊科室的护理制度和护理操作流程，以及各项操作的并发症、预防与处理。加强风险评估，在落实压疮、深静脉血栓、管路滑脱、跌倒/坠床4项风险评估的基础上，实施格拉斯哥昏迷评定分表、保护性约束评估表、保护性约束告知书及难免压疮告知书。成立静脉治疗、压疮管理与危重患者护理专科小组。在药品安全规范管理基础上，增加抗生素给药时间管理、药品近效期管理与自备药管理。

对护理人员进行分层培训。举办科研培训班，培训文献检索、研究方法、研究工具、统计、论文撰写等；举办基本统计学方法培训。短期培训护士77人次，外出进修17人。

开展全区三基三严培训，100余人参加培训。在全区范围内举办护理科研培训班与危重症管理培训班，260余人参加培训。承担首都医科大学临床大专班36学时的“常用社区护理技术”教学任务。接收实习生82人、进修护士15人。

科研工作 获批北京市教委首都全科医学研究专项课题“以试题试卷分析为切入点探讨促进多个教学单位‘3+2’助理全科医师培训临床综合课程教学效果整体提高的研究”，获批经费1.5万元，匹配经费1.5万元；立项市科委推广项目“大兴区关于‘脑卒中社区康复技术’等相关技术的推广应用研究”，经费30万元。获批区级以上课题10项。25项科研项目结题验收，其中2项为首发专项课题。

医学教育 派出进修人员34人，中层干部进修2人，骨干培养5人。承担首都医科大学全日制临床医学专业专科生的理论授课、课间见习、临床实习等教学任务。

学术交流 院长马秀华随大兴区卫生计生委考察团赴比利时、荷兰等国家，对老年康复与护理（双向转诊）系统及老年人医疗保障系统进行考察；院长助理韩磊先后赴美国、西班牙参加美国肿瘤年会及欧洲肿瘤年会。

张东海副教授赴台湾参加台湾家庭医学会30周年庆祝会，并对基层全科医学开展情况进行考察。医院选派6名护理和管理人员赴台湾台北市立万芳医院、童综合医院、嘉义圣马尔定医院等进行学习交流。

信息化建设 年度信息化建设总投入740余万元，包括信息化运行维护费、信息网络构建费等。8月，实施门诊医嘱核销，实现材料网上计划申领、报销审批，完成二级库管理；检验科危急值管理系统上线试运行。11月17日，上线运行重症监护系统，并与医院HIS、LIS、PACS系统建立数据接口。11月，完成电子签名系统的1500个数字证书的制作和二次医师信息采集，门诊住院重点科室数字证书全部配置。

基本建设 7号病房楼、传染病房楼及综合楼装修改造工程于1月开工，8月完工验收并交付使用，装修改造面积共计28131.88平方米，工程总投资1840.25万元。医院基础设施消防改造工程于5月开工，8月12日完工验收并交付使用，总建筑面积约1100平方米，工程总投资202万元。

（撰稿：郝素娟　审核：李红艳）

领导名单

院　　长　马秀华
党委书记　孙翰林
副 书 记　谷玉凤
纪委书记　李雅琴
副 院 长　刘菊梅　赵留庄　张锐文　曹树军

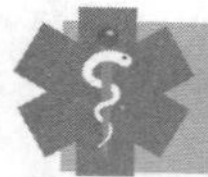

北京市昌平区医院

地址：昌平区鼓楼北街9号（102200）　电话：69742328
网址：www.bjcpqyy.com.cn

基本情况 卫技人员1119人，包括正高级职称44人、副高级职称66人、中级职称385人、初级师355

人、初级士269人。

年底医疗设备净值5539.28万元，年内新购医用设备总金额2357.86万元。

内科主任李向欣获全国五一劳动奖章。

机构设置 1月18日，成立中医康复病区并开始收治住院患者；3月，恢复妇科病房。

改革与管理 编制医院“十三五”发展规划，作为未来五年发展与学科建设的指南。根据医院三年规划，制定标准化绩效考核目标与标准化管理体系设置，推动标准化管理年的各项工作。

医联体工作。医联体上转患者5195人次，下转患者44人次。制定双向转诊工作流程和慢性病双向转诊流程，逐步形成基层首诊、双向转诊、急慢分治、上下联动的分级诊疗模式。建立以四类慢病为核心的双向转诊模式，医联体核心医院与16家社区签约，提升签约率。成立病理质控中心和影像学质控中心，对辖区内28家医联体成员单位的影像从业人员和设备情况进行调研。举办昌平区医联体超声专业技术培训班和区医联体第一届学术年会。

医疗工作 出院22276人次，床位周转33.75次，床位使用率81.35%，平均住院日8.79天，住院手术6655例。剖宫产率39.60%。孕产妇死亡率0.4/10万，新生儿死亡率1.6‰，围产儿死亡率8.9‰。实施临床路径管理的有20个科室62个病种。全年用血2818单位；自体采血、输血378单位，其中术前贮血37单位、血液稀释288单位、血液回收53单位，自身输血198人。

预约挂号管理。采用窗口预约、医院电话预约、医生诊间预约、网络预约和114电话预约等5种预约方式。预约挂号123356人次，占门诊总人次的12.71%。

新技术、新疗法。开展心肺运动功能测试及心脏康复治疗，冠状动脉旋磨术，ERCP技术（十二指肠镜下逆行胰胆管造影术），机器人导航辅助髓芯减压治疗早期股骨头坏死的临床研究，高速磨钻结合脊柱内窥镜治疗老年腰椎管狭窄症，玻璃体切除术联合硅油填充术、硅油取出术，胸腔镜下肺部卫星病灶的外科治疗，微创慢性阻塞性非均质性肺气肿减容术等新技术、新疗法29项。

药物管理。药占比54.38%，其中门诊药占比64.87%、住院药占比35.70%。加大对一类手术切口抗生素的监测，微生物送检率60%，一类切口手术预防使用抗菌药物比例17.10%，门诊抗菌药物使用率12%、急诊抗菌药物使用率35%、住院患者抗菌药物使用率51%。

医保工作。医保出院12236人次，总费用14999.6万元。接收上转患者9人，下转患者44人。

医疗支援。医院共有区级对口支援单位6家，分别为：城区社区服务中心、延寿社区卫生中心、十三陵卫生社区服务中心、南口医院、昌平区结防所、昌平区妇幼保健院；京外对口支援单位4家，分别为：内蒙古卓资县人民医院及科左中旗人民医院、宁夏隆德县人民医院、河南栾川县人民医院。8月29日，第一批医疗队到达宁夏固原市隆德县人民医院，先后进驻3批专家开展精准医疗帮扶。共派驻支援人员18人次，累计支援112天，诊疗患者96人次，接收进修人员11人，手术示教46次，疑难病例会诊51次，教学查房18次，学术讲座41次，业务培训71人次，义诊患者70人次。组织专家到延寿社区卫生服务中开展大型义诊活动。消化内科主治医师刘雅静赴新疆和田洛浦县医院工作1年。

受援。人民医院共有9人来院支援，诊疗门诊890人次，急诊980人次，完成手术25例，手术示教19次，疑难病会诊42次，教学查房103次，学术讲座48次，业务培训3045人次，义诊130人次。

医疗纠纷处理。参加医责险906人，总费用114.52万元。发生医疗纠纷11件，其中市医调委调解9件、诉讼1件。年内医院赔付28.81万元。

护理工作 护士551人，其中本科122人。医护比1∶1.39。ICU床位10张。

护士弹性排班，为患者提供人性化服务。优质护理服务病区体现专科特色，依据科室特点丰富服务内涵，如内分泌护理健康门诊、肿瘤病房“隐形的翅膀”癌友会、儿科病房六一送患儿礼物等。

开展延续护理，如电话随访、院外换管等；落实责任制整体护理，实现责任到人，病区尽可能做到护理分层使用，每位责任护士平均负责最多8位患者。不良事件上报率93.33%、整改率100%。

外送护士长学习48人次；护士进修2人，每人3个月；专科护士培训2人，其中ICU专科、手术室各1人。

科研工作 昌平区卫生发展科研专项立项8项，6项自筹，获经费30万元；昌平区科委科普推广项目1项，获经费10万元；市科委首都十大疾病推广项目5项，获经费40万元。在研课题中，全科医学专项1项，市教委项目1项，横向合作项目4项，参与863计划中的子课题和教育部“十三五”规划研究项目2项。结题项目中，首都医科大学校长基金项目1项，2014年市科委“首都十大疾病推广项目”5项，昌平区科委科普推广项目1项。

与北京中医医院合作北京地区流感病症特征监测及中医预警指标体系建设；与中日友好医院合作综合医院肺炎动态病原学监测和鉴别路径研究；与北京地

坛医院合作非流感病毒性肺炎新型治疗方法研究；与北京大学第一医院合作重度大气污染下慢性阻塞性肺疾病拯救性干预的多中心随机对照研究。与中生北控生物科技股份有限公司合作863计划课题“人体维生素与抗氧化能力检测系统及配套试剂的开发”。与北京大学合作教育部“十三五”规划研究项目中国严重创伤的区域性救治体系建设。

医学教育 承担全日制（3年制）71名学生教学工作，完成授课546学时、课间见习363学时。承担3+2助理全科医师52人的教学工作，其中2016级33人参加了助理执业医师考试。

参加第三届青年临床教师教学基本功比赛，获得二等奖、三等奖各1人。接收沧州医学高等专科学校口腔专业实习生9人，其他实习生8人。

住院医师规范化培训工作，送出住院医师12人，完成培训返回2人。

学术交流 承办第三届天坛医院全科医师论坛，与中国医师协会超声医师分会联合举办昌平区医联体超声专业技术培训班，与昌平区卫生计生委共同承办中华医学会呼吸病学分会的“基层呼吸疾病规范防治系列讲坛”，协助北京积水潭医院回龙观院区承办北京医学会检验医学分会的“携手同行·检验基层培训计划—北京积水潭医院—昌平区医院检验基层培训计划”，联合北京心血管病中青年工作者论坛、北京地区基层心血管病防治联盟主办“分级诊疗，关注慢病”昌平区医联体第一届学术年会，召开昌平区影像质量控制与改进中心成立大会暨第一次学术会。

信息化建设 全年信息化建设投入324.27万元。自主开发投诉信息报告系统、医疗安全报告系统、输血不良事件上报系统，建立门诊就诊、取药、检查患者流量的统计报表分析程序，通过检查报告筛选疑似传染病患者的程序；自主开发自动升级系统、信息维护管理系统；实施反统方系统，对信息系统中的药品等敏感数据进行审计查询、统计监督；完成临床路径系统、医保系统专线的升级改造。对昌平区人口健康信息平台进行接口改造，实现了区卫生计生委与昌平区医院的信息交互。通过手机微信方式，进行预约挂号，检查、检验报告查询，就诊、取药、检查的排队提醒。完成了公众号的申请，网络的联通，接口的改造，准备上线。

基本建设 医院门急诊综合楼新建及改建工程完成主楼部分地上七层主体结构施工。

（撰稿：徽路平　审核：孙向群）

领导名单

党委书记、院长　朱平辉
副　书　记　毛　新
副　院　长　袁　成　荣绍远
　　　　　　聂增尧　李向欣

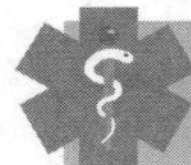

北京市昌平区中医医院

地址：昌平区东环路南段（102200）　电话：69742196
网址：www.cpzyy.com

基本情况 卫技人员768人，包括正高级职称38人、副高级职称74人、中级职称254人、初级师220人、初级士182人。

年底医疗设备净值21293.21万元。年内新购置医用设备总金额3053.83万元。

机构设置 1月27日，新建国医堂门诊；3月1日，新建用药咨询室；3月初，开设胸痛门诊。

改革与管理 完成中医绩效考核、三好一满意、北京市大型中医医院巡查等工作。继医学影像学科群组组建后，组建了消化、妇儿、骨伤和心脏学科群组，各学科群组开展学术研讨、病例讨论、跨学科会诊等活动67次，申报区级课题3项。按照“全面提升学术水平，创建学习型医院”要求，各科室形成了比知识广博、比业务精湛、比学术造诣的良好风尚，各临床科室开展以本学科业务新进展为主题的各类专题讲座350场次。创建节约型医院，加强增收节支的成本意识。年内固定资产增加3053万元，报废资产703.96万元，将固定资产的动态管理纳入各科室成本核算中。

7月28日，被昌平区卫生计生委设立为昌平区内分泌质量控制和改进中心。

公开招聘专业技术人员10人，其中硕士6人、本科4人。1名主任医师入选“北京首期仲景国医传人”精英班，4人成为北京中医药传承“双百工程”学员。1名全国第五批师承学员、1名全国第三批优秀人才、3名北京市第四批师承学员、3名北京市“125”人才完成培训计划，顺利结业。

医疗工作　出院8576人次，床位周转23.96次，床位使用率69.9%，平均住院日10.3天，住院手术1772例。剖宫产率41%，围产儿死亡3例。实施临床路径的病种26个。全年临床用血876个单位。

预约挂号管理。采取现场预约、114电话和网络平台预约及诊间预约方式，预约挂号27.4万人次，占门诊总人次的34.5%。

新技术、新疗法。骨伤科开展了踝关节镜技术和脑室腹腔分流术，妇产科开展了宫腹腔镜联合手术，疼痛科开展了低温等离子射频消融髓核成形术和椎间孔镜下腰椎间盘切吸术，心血管病科开展了体内自动除颤器植入术，冠心病介入治疗科开展了药物球囊治疗冠脉病变术，外科开展了胰十二指肠切除术，口腔科开展了腮腺肿瘤切除术，医学影像科开展了原发性肝癌介入治疗术。

药物管理。药占比39.87%，其中门诊药占比37%、住院药占比42.74%。门诊患者抗菌药物处方比例10%，急诊患者抗菌药物处方比例30%，住院患者抗菌药物使用率45%。

医保工作。医保出院6098人次，总费用8368.49万元。

三级医疗。接收北京大学国际医院转来患者1例。

医疗支援。援助昌平区兴寿、阳坊、沙河和马池口4个社区卫生服务中心共188人次，授课22次，诊疗患者564人次。举办中医适宜技术推广培训9场次，开展乡村医生培训7场次。与内蒙古卓资县人民医院、河北沽源县中医院建立对口支援关系。完成对新疆洛浦县人民医院为期1年的医疗援助工作。按照市中医管理局《基层中医流动医院工作方案》要求，继续开展中医流动医院工作，共巡诊26次，覆盖7个乡镇20个行政村，参加巡诊医务人员431人次，诊疗患者673人次。

医疗纠纷处理。参加医责险648人，总费用75.95万元。发生医疗纠纷25件，其中院内调解13件、市医调委调解12件。年度赔付98.2万元。

护理工作　护士338人，其中本科100人。医护比1：1.2。ICU床位7张。

按照分层分级管理要求落实责任制，患者由责任护士负责其在院期间的所有基础护理、治疗、健康宣教等。并按照护士能级管理制度，依据患者护理级别责任划分，履行优质护理服务承诺。不良事件上报率100%，整改率100%。修改完善护士执业管理规定、交接班相关规定、护理中医绩效考核细则、科室中医特色质量护理考核评分标准、继续教育学分规定、质控员管理办法、护士进修管理办法、带教老师管理办法，以及压疮、跌倒坠床、走失、窒息、导管滑脱、下肢深静脉血栓等各种风险评估表。修订护理质量管理委员会管理规定。

外出进修6人次，专科护士培训2人次，参加短期学习班37人次、护理管理高级研修班4人次，北京市中医管理局第一批护理骨干人才培养2人次。接收昌平卫校实习生13人、见习生100人，在昌平区卫生学校讲课184人次。肺病科、心血管病科和冠心病介入科成功申报区级科研课题。

科研工作　申报市级科研课题4项，立项2项；申报区级科研课题18项，立项12项；获联合项目3项。结题12项，其中市级3项、区级6项、联合项目3项。在研课题10项，其中市级3项、区级7项。

医学教育　接收北京中医药大学基础学院14名学生见习8周，支出教学经费12900元。承担北京中医药大学16名学生在妇产科进行中医产科选修课的教学实习任务，支出教学经费16480元。承担昌平区卫生学校免疫检验技术、临床检验技术、微生物检验技术、生物化学检验技术4门课程的教学工作，共计648学时。与华中理工大学冀唐学院、北京卫生职业学院、昌平区卫生学校签订实习协议，承担学生实习任务，接收实习学生39人。

3月25日，由昌平区卫生计生委主办、医院承办的昌平区第一届中医药学术交流会召开，医院4位老中医入选昌平区首批名老中医，分别是老中医工作室李葆富教授、国医堂魏增敏主任医师、王朝民副主任医师、外科周洪主任医师。8月3日，通过了北京市中医管理局中医全科医生规范化培训基地复审，成为北京市第一批区县中医全科医生规范化培训基地，招收第一批学员3人。

学术交流　7月7日，邀请台湾花莲慈济医院副院长、心血管病专家王志鸿教授来院，进行冠脉高难、复杂病例介入手术交流。7月15日，接待捷克卡洛维瓦理州政府代表团来院进行中医药项目交流。

信息化建设　全年信息化建设总投入267万元。增加健康管理中心微信平台和护理部管理系统，完成了药学部编码统一联网，实现了二维码扫描入库。对统计平台、医生工作站等11个系统进行了升级，在医院推行电子病历系统（EMR）。

基本建设 住院楼新建项目二期工程计划投资6210万元，该工程主体结构为地上6层，地下2层，建筑面积9353.46平方米，于5月31日正式开工。完成10.5米深基坑的挖掘、基坑护坡桩、基坑的土方工程、混凝土垫层、筏板、钢筋绑扎和主体结构等施工。截至年底，共投资2170万元，完成地下2层和地上4层的结构施工。

医院迁建工程于5月取得市发展改革委的批复，工程总建筑面积11.40万平方米，总投资8.35亿元，其中市政府固定资产投资5.84亿元、区财政自筹2.51亿元。截至年底，取得了昌平区规划分局核发的建设项目选址意见书，启动项目设计、工程勘察招标工作。

（撰稿：孙萍萍　审核：王　凤）

领导名单

党委书记、院长　刘保坚

副　书　记　王　凤

副　院　长　王　凤　刘晓宇　田小飞　王志鹏

北京市昌平区中西医结合医院

地址：昌平区黄平路219号（102208）　电话：58596001

网址：www.changpingquzhongxiyijieheyiyuan.com

基本情况 职工1506人（在编799人、返聘49人），其中卫技人员1148人，包括正高级职称20人、副高级职称55人、中级职称233人、初级师392人、初级士361人、未定级87人。

年底医疗设备总值21634万元，净值8149.38万元。年内新购置医用设备总金额2103.00万元，其中乙类医用设备3台。

改革与管理 加强专科建设和科研工作，启动第一批院级重点专科项目和院级科研项目的遴选，最终有8名院级知名专家和10名中青年专家入选。加强科室绩效管理，成立质量管理领导小组和考核小组，制定科室综合目标考核标准，以科室成本核算作为基础，把质量管理和成本核算结合起来，形成全面的绩效管理考核方案。突出中西医结合办院方向，把各科的特色病症中医治疗率、中医参与治疗率、中药饮片使用率、辨证论治优良率、辨证使用中成药率、上级医师指导优良率、中药饮片使用率、中医适宜技术操作开展情况等作为主要评价指标，特别是把中药饮片使用率、中医适宜技术操作开展、中医优势病种诊疗方案和中医临床路径开展情况作为评价指标来判断科室的中医特色落实情况，强化中医特色的检查标准。3月，医院成为昌平区病案质控中心主任委员单位。

在巩固与北京大学人民医院医联体工作基础上，开展了昌平区内医联体工作，和积水潭医院回龙观分院、东小口社区卫生服务中心、北七家社区卫生服务中心、小汤山社区卫生服务中心建立了昌平区内医联体关系。在与人民医院医联体建设中，共对794名患者进行了远程预约挂号。

年内，外院专家在本院多点执业24人，其中儿科专业1人，精神卫生专业8人，内科2人、病理1人、中西医结合2人、中医专业10人。

医疗工作 出院13262人次，床位周转6.22次，床位使用率91.35%，平均住院日53.5天。住院手术3138例。剖宫产率36.20%，无孕产妇和新生儿死亡，围产儿死亡率2.8‰。全年用血浆4200 ml、红细胞悬液179单位、血小板4个治疗量，自体血回输2860 ml。

临床路径管理。开展临床路径管理21个病种，入径1466例，入径率78%，完成率75%。

预约挂号管理。包括电话预约、网络预约和现场预约。预约挂号9920人次，占门诊总人次的1.17%。

新技术、新疗法。透析室开展中心静脉导管溶栓治疗，针灸科开展温阳止痛方（隔药灸疗法）治疗寒湿痹痛，治未病科开展刃针减肥，外科开展自动痔疮套扎术（RPH）治疗痔病、输尿管镜下碎石术，妇产科开展腹腔镜下输卵管线形切开取胚术，功能科开展超声引导下穿刺活检、抽液、超声诊断肺部疾病，以及放射科开展磁共振内耳水成像等12项新技术、新项目。

药物管理。药占比52.65%，其中门诊药占比67.34%、住院药占比35.79%。门诊患者抗菌药物使用率9.39%，急诊患者抗菌药物使用率33.79%，住院患者抗菌药物使用率51.08%。

医保工作。医保出院3737人次，总费用16257.42万元。门诊医保接诊468815人次，总费用23897.99万元。

三级医疗。接收上转患者3人次，下转患者5人次。

医疗支援。对口支援新疆和田洛浦县人民医院1人。对口支援东小口、北七家、小汤山3个社区卫生服务中心共计1560人次。

医疗纠纷处理。参加医责险959人，总费用70万元。发生医疗纠纷68件，其中调解6件、诉讼13件、院内投诉49件。年度赔偿总金额36.60万元。

护理工作 护士632人，其中本科以上学历97人。医护比1：1.4。ICU床位10张。不良事件上报率100%、整改率100%。

开展以“夯实基础护理，提供满意服务”为主题的“优质护理服务示范工程”活动，落实“以患者为中心”的整体护理工作模式，实行整体责任制护理。落实护理岗位管理，开展护理绩效考核。做到护理岗位弹性排班，合理调配护士，落实护理公示制度。按照护士分级原则，明确各类岗位责任。改进服务流程，加强护理质量控制，重视护理骨干培养，优化护理队伍。综合病区优质护理全覆盖；北院区13个精神病区，除2个救助病区、1个刚转型为社会病区以及精神病合并结核病区外，其余9个病区全部开展优质护理服务。

派出8名护士长参加北京市护理学会、回龙观医院、安定医院组织的培训班学习，组织53名护士参观进修学习。选送11名护士参加专科护士培训，其中急诊1人、ICU2人、骨科1人、血液净化4人、手术室1人、老年护理1人、消毒供应1人。

接收护理实习生77人，完成新入职护士岗前培训70人。举办中医护理工作交流培训会，内容包括针对中医护理科研工作开展相关培训、科室中医护理新技术分享、外出培训的收获成果三方面进行交流培训。

修订《中医护理方案丛书》《中医护理技术操作手册及考核标准》，作为临床开展中医护理工作的指导性丛书。制作电子版中医护理方案路径管理档案，便于临床中医护理方案执行的大数据统计分析。

创建医院中医特色护理示范病房4个：脑病科、骨伤科、精神病合并躯体病一科、精神六科。

科研工作 申报课题33项，中标16项。其中首发专项1项，获经费30万元；北京市中医药科技发展资金项目1项，获经费6万元；昌平区卫生科技发展专项4项，获经费20万元；院级项目10项，资助经费12万元。在研项目15项，结题项目4项。

重点专科建设。北京市中医药薪火传承“3+3”工程建设项目“董福慧名老中医传承工作室”顺利通过市中医管理局评估验收。脑病科、精神病合并躯体一科、眼科通过市中医管理局“十二五”重点专科验收。儿科通过市中医管理局“十二五”儿科诊疗中心验收。启动院级重点专科遴选工作，遴选出儿科、内三科、精神病合并躯体二科3个院级重点专科。

医学教育 接收临床专业实习生37人，其中长春中医药大学36人、唐山职业学院1人。接收医技专业实习生14人，其中昌平卫校8人、北京卫生职业学院4人、北华大学医学检验学院1人、武汉生物工程学院1人。派出16名医师院外进修培训；派出3名新入职医师参加住院医师规范化培训。接收外院进修3人。

4月，经市中医管理局评估，医院成为中医类别全科医生规范化培训基地；9月，接收中医类别全科医生规范化培训学员2人。

学术交流 8月26日，承办了国家中医药管理局“天池”伤科流派学术思想传承暨国医大师刘柏龄学术经验交流高峰论坛，来自北京市多家二、三级中医、中西医结合医院骨科专业80余人参加会议。

信息化建设 年度信息化建设总投入471.47万元。完成12次医保升级和4次公费医疗软件升级。完善内网管理系统，增加硬件病毒防火墙及上网行为管理硬件防火墙，对宽带进行了升级改造。

基本建设 新住院楼工程于1月27日取得市中医管理局批复，11月24日取得建设项目规划审批，工程建筑面积27802.80平方米，地上11层、地下2层，建筑高度45米，预计投资2亿元。完成体检中心改造，改造面积1037平方米，投资205万元。完成重症监护中心改造，改造面积700平方米，投资422万元。

（撰稿：聂　昕　审核：杨　林）

领导名单

党总支书记、院长　王春生
副　书　记　王继革
副　院　长　潘贵超（常务）　高淑英　杨　林　顾丽丽

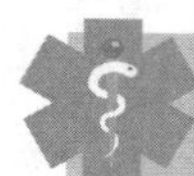

北京市平谷区医院

地址：平谷区新平北路59号（101200） 电话：89992001
网址：www.pgyy.com

基本情况 卫技人员1193人，包括正高级职称49人、副高级职称110人、中级职称506人、初级师453人、初级士75人。

年底医疗设备净值10258.53万元，年内新购置医用设备总金额498.70万元。

4月8日，平谷区政府、北京市医管局与首都医科大学附属北京友谊医院正式签订协议，委托北京友谊医院对平谷区医院进行全面管理，保留"平谷区医院"原名称，增加"首都医科大学附属北京友谊医院平谷医院"名称。

机构设置 9月8日，撤销科教处及下设的教学办公室、科研管理办公室，成立教育处、科研处；11月21日，内镜中心增设内镜预约室，普外科增设肝胆、疝门诊，胃肠外科门诊；11月25日，神经内科三个科室合并为神经内科，分为神经内科一区、神经内科二区；神经外科两个科室合并为神经外科，分为神经外科一区、神经外科二区。

改革与管理 4月8日，北京友谊医院对平谷医院进行全面管理。友谊管理团队对医院进行了全面摸底和现状分析。制定院务委员会制度，调整院领导分工及管理责任区，强化领导班子责任意识和集体决策职能。借助友谊医院平台，规范财务审批流程，重新审议医院预算项目。以计划推进预算项目，以执行效果评价管理。派出管理干部赴友谊医院，从医疗过程管理、财务运营管理、人才培养及学科建设等全方位进行对接、观摩、学习和交流。自5月起，每周二、三、五友谊医院肿瘤科、眼科、消化内科、胸外科、肾内科专家来院出诊、手术，心内科、脑外科不定期来院指导工作，泌尿科、影像科、普外科连续派驻执行主任，康复科连续派驻专家指导。各临床、医技科室及管理部门对接顺利，门诊、手术、查房、讲课呈现常态化，开启了两个院区一个学科的全面帮扶模式。完成神经内科、神经外科、眼科、放射科的整合工作。完成纪检监察、工会、门诊部和平医兴物业管理公司等管理岗位的公开竞聘选拔。

年内引进人才3人，均为研究生学历。

医疗工作 出院36430人次，床位周转39.4次，床位使用率90.74%，平均住院日8.45天，住院手术11020例，剖宫产率44.50%。无孕产妇及新生儿死亡，围产儿死亡率0.26‰。23个科室114个病种实施临床路径管理，入径19403例，入径率99.71%，完成率93.73%。全年临床输血932人，用红细胞悬液3819单位、全血400 ml、血浆628200 ml、血小板503治疗量；自体输血53600 ml，互助献血红细胞1340单位。

预约挂号管理。预约方式有114电话预约、北京市预约挂号统一平台预约和诊间预约。全年预约挂号79176人次，占门诊总人数的5.65%。

新技术、新疗法。开展新技术、新疗法3项：人工髋关节置换技术、神经系统介入诊疗技术、冠心病介入诊疗技术，并完成网上登记备案。

药物管理。门诊药占比56.39%，住院药占比32.83%。门诊和急诊患者抗菌药物使用率10.1%，住院患者抗菌药物使用率51.0%，使用强度43.7 DDD。

医保工作。医保出院18722人次，总费用17011.7万元。

医疗支援。11月，与北京协和医院签署对口支援框架协议，协和医院内分泌科、眼科、呼吸科、病理科等专家来院支援23次。医院对平谷区马坊、峪口、大华山、马昌营、王辛庄、镇罗营、大兴庄、刘家店及熊儿寨共9个社区卫生服务中心支援专家634人次、诊疗患者4686人次、专科培训389人次、技术指导587人次、临床带教375人次。5月26日，与宁夏吴忠市红寺堡区人民医院签署帮扶协议书；6月28日，医院主管院长随北京市卫生计生委领导赴宁夏参加"京宁医疗卫生精准帮扶与合作启动大会"，并赴红寺堡区人民医院进行现场调研；8月25～27日，由院长刘力戈、党委书记魏广林领队赴红寺堡区进行义诊，诊疗患者200余人次，专题讲座3次，业务查房64人次。妇科副主任医师高凤霞参加援疆医疗工作。

医疗纠纷处理。参加医责险988人，总费用166.1万元。发生医疗纠纷41件，其中调解35件、诉讼6件。年内赔付总金额230.27万元。

护理工作 护士691人，其中本科学历289人。医护比1：1.82。ICU床位14张。

推行护理岗位管理，明确岗位类别，对全院护理岗位进行梳理，设置78个护理岗位，明确职责；开展延伸护理服务，由责任护士对出院患者进行电话回访，回访率在50%以上，提供居家护理，上门更换尿管、胃管；护士分层使用，对不同层级护士有培训重点，有细致明确的晋级标准。不良事件上报率、整改率100%。

动态调整护理人员，按照科室的实际住院患者数和床位使用率，结合科室分级和工作量，对全院每个科室进行人员配置，机动人员由护理部调配。

按照不同层级护理人员制定培训计划并落实，建立不同层级护士的培训档案。选派护士长外出进修学习、参加短期护理管理学习班26人次；选送6名护士到友谊医院进修，6名护士到协和医院进修。年内培养专科护士认证6人。

承担首都医科大学燕京医学院2015级三年制临床医学专业的理论授课18学时，见习27次81学时；承担首都医科大学燕京医学院成人学历教育2013级护理学专业的理论授课232学时、实验20学时；承担燕京医学院护理学系2015级护理学专业50人144学时的见习工作；承担昌平卫校、海淀卫校、首都铁路卫校、天津中医药大学、北京北大方正软件技术学院、湖北中医药高等专科学校共计53人11个月的临床实习工作，其中本科1人、大专4人、中专48人。

科研工作 申报课题4项，其中北京市科委课题2项、北京市自然科学基金课题2项。中标北京市自然科学基金课题1项，获资助20万元。结题1项：北京市科委的“首都十大疾病科技成果推广应用研究”。在研课题1项：北京市科委的“首都临床特色应用研究成果推广”。

医学教育 在职研究生共40人参加全国统考，包括英语和西医综合两门课程，30人全部通过。完成护理专科、护理专升本、临床专升本120人的教学任务。外送进修22人，其中到友谊医院进修14人，其他市三甲医院进修8人

信息化建设 完成发改委机房空调节能改造项目，对HIS系统、电子病历系统、LIS、PSCS、心电网络系统等接口进行持续优化。与联通公司协商开通免费无线WiFi。推进信息安全等级保护三级建设，推进内外网融和，测试堡垒机、防统方等相关安全设备。完成电子入院申请、电子会诊、场外营养会诊、影像条码管理等一批系统功能的开发。完成输血系统的验收、体检系统的实施、OA系统的版本升级、微信企业号、手术护理、药品不良事件、医保个人账户系统改造等。推行自助服务，申请开通微信服务号，完成微信自助服务平台的系统开发并开始内部测试。完成与友谊医院的远程网络链路建设。

（撰稿：徐小婧　审核：史培娜）

领导名单

党委书记　魏广林
执行院长　刘力戈（自4月）
纪委书记　王金丽
副 院 长　杨　增　狄长安　张保华
　　　　　王建云　王慧英（自4月）

北京市平谷区中医医院

地址：平谷区平谷镇平翔路6号（101200）　电话：69970900
网址：www.pgzyy.com

基本情况 职工848人（在编426人、合同制422人），其中卫技人员671人，包括正高级职称11人、副高级职称39人、中级职称149人、初级师293人、初级士128人、无职称51人。卫技人员中执业医师和执业助理医师共213人。

年底折专用设备净值7627.44万元，其中乙类医用设备3台。年内新购医疗设备总金额4028.45万元。

机构设置 2月16日，成立纪检监察科；7月21日，

成立保卫安全科。

改革与管理 构建医院绩效考核指标体系，建立月考核、半年考核的绩效考核制度，优化药品收入结构，提高中草药的使用，发挥中医药医疗技术优势，降低西药和中成药比重。确保医院中成药辨证使用率大于90%，急重症中医治疗率大于30%，急诊应用中医诊疗技术大于3项。择期手术患者平均住院日3天，院内急会诊到位时间10分钟，急诊留观时间小于48小时。大型X光机检查阳性率大于70%，CT检查阳性率大于70%，成分输血率大于85%，输血适应证合格率大于90%，重大医疗过失行为和医疗事故报告率100%。

加强科室建设，巩固和发展国家级农村医疗机构针灸理疗康复特色科室和市级重点专科（骨伤科）的建设，支持国家级重点专科培育项目（康复科）和市级重点专科（脑病科、内分泌科、骨伤科）的建设。

开展中医治未病工作，开展中医针刺、熏蒸、贴敷、艾灸等综合治疗手段，腹诊疗法、益肾通窍针刺法、黄元御偏瘫熏蒸方、颈斑消穴位贴膏、热敏灸等，其中热敏灸填补了医院灸法诊疗领域的缺陷。

医院有20名医师开展多点执业，包括中医专业、内科专业、口腔专业和医学影像专业。有25名外院医师来院执业，涉及内科、外科、妇科、五官科、检验科和医学影像科等。

人才引进。年内引进非北京生源毕业生7人，其中博士1人、硕士6人。

2月18日，中共北京市平谷区纪律检查委员会发文给予医院党委副书记、院长赵义德开除党籍处分。

医疗工作 出院11057人次，床位周转27.44次，床位使用率91.62%，平均住院日12.25天。住院手术2148人次。临床使用悬红细胞331单位、血浆21700毫升、血小板22治疗量，自体回输70例14450毫升。

临床路径管理。实施临床路径管理的有12个科室14个病种，入径1203例。

预约挂号管理。预约方式有114电话预约和北京市预约挂号统一平台预约。年内预约27178人次，占门诊量的4%，专家号预约占比99%，普通号预约占比1%。

新技术、新疗法。针灸科许世闻主任开展了王居易经络诊察，外二科刘小宇开展双镜联合治疗肝胆管结石。

药物管理。医院药占比43.82%，其中门诊药占比54.42%、住院药占比33.23%。住院患者抗菌药物使用率39.86%，门诊患者使用抗菌药物处方比率3.58%，急诊患者使用抗菌药物处方比率31.01%。接受抗菌药物治疗住院患者微生物检验样本送检率26.52%，接受限制使用抗菌药物治疗住院患者微生物检验样本送检率26.18%，接受特殊使用抗菌药物治疗住院患者微生物检验样本送检率76.09%。全年送检4374例，阳性率26.3%；全年微生物室报告多重耐药菌感染病例28例。

医保工作。医保总费用20779万元。门诊478929人次，次均费用324元；出院5141人次，次均费用9739元。

医疗支援。北京医院脑病科、内分泌科、麻醉科、康复科等科室专家150余人次来院传授新的诊疗知识和技术；与东直门医院签订对口支援协议，全年专家来院门诊、查房、会诊、手术、讲课142人次。派出中医骨干人员到基层开展医疗、指导、培训和中医药适宜技术推广630人次，诊疗患者7560余人次；接收基层卫生人员来院进修5人。

医疗纠纷处理。投保医责险564人，总费用82.8万元。接到有效投诉11件。调解7件、诉讼4件。年度赔偿50万元。

护理工作 护士322人，其中合同护士164人。护理人员中本科学历82人。新招护士21人。医护比1：1.51。ICU床位8张。

医院成立了以主管院长、主任、护理组长以上人员为成员的护理质控委员会，加强临床护理质控督查。临床护士接收中医基础知识的培训与参考率95.5%，合格率100%。

选派7名护士赴北京医院进修学习，26名护理骨干及护士长参加市内外的护理学术交流，2名护士长被选为北京市中医护理骨干人才培训项目培养对象；培养专科护士2人。4月，邀请北京护理学会中医、中西医专业委员会一行14人来院指导护理交班和护理查房。5月，邀请北京医院糖尿病、静疗、伤口造瘘专科护士来院进行专科会诊和指导。各科室开展不少于3个病种的中医护理方案和4项中医护理适宜技术。试运行电子护理病历。

继续开展护理之星评选，在“5·12”国际护士节时对30名优秀护士、10名年度护理之星、7名优秀带教老师、5名优秀护士长、3个优秀集体、4名30年护龄工作者进行表彰和奖励。

科研工作 针灸科开展北京市中医药科技项目“中药颗粒剂降浊方联合生活方式指导对单纯肥胖症痰湿体质的干预研究”；与东直门医院医疗管理集团科研交流合作项目2项，与市三甲医院合作项目4项。医院的首项省部级科研项目结题——市科委科研项目“身边的科学——桃树与健康”。“一对一结合看图对话互动式健康教育对2型糖尿病患者自我管理能力的影响研究”获得区卫生计生委立项，“药棒技术在中风恢复期肢体拘挛患者的临床应用性研究”获得北京市中医药科技项目立项。

医学教育 加强薪火传承“3+3”工程于增瑞基层老中医传承工作室、刘福奇基层老中医传承工作室滚动建设，对新增的7名继承人加强培养。大力支持于增瑞及刘福奇为指导老师的北京中医药传承“双百工程”建设。加强于增瑞全国基层名老中医药专家传承工作室建设，对继承人严格督导考核。4月20日，国家级名老中医黄丽娟名医传承工作站平谷中医院分站揭牌。

聘请市级名老中医、知名专家讲授中医药适宜技术、心脑血管疾病、糖尿病、肺病、骨伤、脊柱关节等相关专业知识。组织全员大型心肺复苏培训、考核。外出参加短期培训130人次，选送15人到北京医院进修学习。接收进修人员5人，实习、见习学生15人。选送13名住院医师参加规范化培训。

招聘研究生7人，本、专科生14人；招聘护理人员21人。

科普宣传 书记见国繁受央视CCTV10科教频道“健康之路”栏目组邀约，录制“调脊柱保健康——颈椎、胸椎、腰椎”系列节目3期。与平谷区电视台合作，录制《节气养生》等中医养生保健题材新闻短片14次。开通“平谷治未病”微信公众号，推送养生保健题材文章100余篇。

信息化建设 全年信息化建设总投入83万元。配合一卡通项目推进，改造HIS系统；开发完成住院电子病历，包括护理部分和医生部分；完成门诊电子病历系统及临床路径系统的需求调研及方案确认，以及手术麻醉系统的需求调研；完成新楼机房的建设方案；通过了医保账户封闭验收；上线反统方系统。

基本建设 完成新建综合楼及附属设施室内装饰和室外工程；完成综合楼净化区域、放射科二次深化设计与招标；完成电梯工程验收；完成护士站及办公家具招标；兴谷街道办事处办公楼正式划归医院使用，开始内装修；设计完成医院三期工程2万平方米康复楼初步方案。

（撰稿：贾纯玲　审核：付艳艳）

领导名单

党委书记 见国繁
副 院 长 徐寅平　李晓翠　刘沛新　马建文　狄长安

航空总医院

地址：朝阳区安外北苑3号院（100012） 电话：59520406
网址：www.hkzyy.com.cn

基本情况 卫技人员1038人，其中正高级职称62人、副高级职称149人、中级职称341人、初级师339人、初级士及以下147人。

年底医疗设备净值12567.91万元。年内新购医用设备总价值3646.62万元，其中乙类医用设备1台（数字平板血管造影系统）。

机构设置 2月23日，成立干部管理办公室，隶属于人力资源处；原功能神经外一科更名为神经外一科（综合神经外科病区），原功能神经外二科更名为神经外二科（功能神经外科病区），原创伤脑血管病神经外科更名为神经外三科（创伤脑血管病神经外科病区），原内镜微创神经外科更名为神经外四科（内镜微创神经外科病区），原脑脊液病神经外科更名为神经外五科（脑脊液病神经外科病区）；撤销癫痫诊疗组，成立神经外六科（癫痫病神经外科病区），隶属于神经医学中心。3月30日，成立天九医务室，隶属于天通苑门诊部。4月7日，恢复120北苑急救站，隶属于急诊科，纳入北京急救中心120急救网络。4月25日，成立肿瘤营养期刊编辑部，隶属于党政办公室。5月4日，成立效能监察办公室，隶属于纪检监察处；撤销颅脑功能检查室，成立神经电生理室，隶属于神经医学中心，下设脑电组、肌电组、TCD（经颅多普勒）组。

改革与管理 调整组织架构，规范干部管理。以“服务战略、职能清晰、机构精简、运行高效”为目标，参照“大部制、项目制”等管理方法，年初调整完成，行政后勤部门从16个缩减到11个，职能管理处室设1办1部9处，服务保障处室设“四大中心”，业务科室分6个系统；实施第三轮中干岗位竞聘和主任助理岗位竞聘。

改善经营管理。对绩效、经营状况、关键指标（KPI）运行趋势等进行适时调整，遵循向高风险、关键岗位、优秀人才以及临床一线倾斜的原则。对绩效分配方案进行微调，以医院中长期发展目标为导向，增加科室难度系数（CMI）、药占比、材占比、平均住院日等目标管理考核内容，重奖励轻处罚；适度调整护理职系中临床与非临床、病区与非病区的绩效差距。促进社区医疗与医院本部之间的双向转诊。加大对人力成本、节能减排、新购设备效益评估的管控力度。

改进医疗管理。加强对医疗质量缺陷管理，建立健全院、科两级质控管理组织，明确兼职质控员职责并给予专项津贴；创建医疗质量缺陷库管模式，将检查结果与KPI考核挂钩；完善急救体系，构建心脑血管急救绿色通道，建立MDT（多学科诊疗模式）急救协作机制，将急性缺血性脑卒中患者到院至静脉溶栓时间由"控制60分钟内"降至"平均37分钟"；推行舒适医疗服务，开展术后镇痛、无痛人流、无痛胃肠镜等常规服务项目，推广无痛分娩、无痛拔牙和种植牙。

加快学科建设。启动"阎小萍名医传承工作站航空总医院分站"建设；成为中国民族医药学会风湿病分会常务理事单位；开设特色专病门诊，盆底和生殖内分泌科开设尿失禁门诊、更年期门诊，肿瘤内科新增生酮门诊，临床营养科新增医学减重门诊；中医科开设夜间门诊等。

推进医联体建设。与天九幸福集团合作设立"航空总医院天九医务室"，筹建中航工业总部新址医务室、中航技亦庄办公区医务室、中国航发总部医务室；与河北省张家口市宣化区医院、泰康燕园康复医院建立跨区域医联体；与内蒙古敖汉旗医院、江西永新县中医院建立对口支援关系；成为首批京津冀临床检验结果互认试点医院。

推进管理创新。年内，医院通过中航工业6S管理银牌验收；为推广6S管理成功经验，承办了"《健康界》北斗学院·走进标杆医院"学习交流活动，"清华大学医学发展与管理高级研修班"和"清华大学领导干部公共医疗卫生专题培训班"现场教学活动；举办"首届中国现代医院6S管理内审员特训班"等医院管理相关国家级继教项目，承办第十届中国医院院长年会管理创新专场案例公开课。

探索和引进社会力量参与改善医疗服务。通过网络、微信、海报、社区宣讲等形式，招募以北京邮电大学、基督教会朝阳堂和周边社区居民为主的志愿者157人，建立志愿者自主管理和服务保障机制，开展社区义诊、病房理发、钢琴演奏、儿科陪诊、心理疏导等。

医师多点执业。有第二执业地点为本院的医师4人，第一执业地点为本院并登记第二执业地点23人。

人才引进。引进高级职称人员10人，其中有国外留学或工作经历者3人、副教授2人；招聘应届毕业生30人，其中博士6人、硕士23人。

医疗工作 出院27083人次，床位周转33.6次，床位使用率87.82%，平均住院日8.88天，住院手术12909例。剖宫产率24.66%。无孕产妇死亡，新生儿死亡率0.18‰，围产儿死亡率2.15‰。实施临床路径管理的有9个专业15个科室，入径546例，完成临床路径524例。全年临床用红细胞2366单位、血小板175治疗量、血浆160600 ml；手术室采用回收式自体回输，自体回输率32.6%。

预约挂号管理。预约挂号方式包括网上预约、电话预约、自助一体机预约、医生诊间预约、出诊患者复诊预约，新增微医预约方式。全年门诊预约160478人次，预约就诊率89.67%。

新技术、新疗法。审核新技术、新项目42项，经讨论许可开展33项，其中创伤神经外科完成颈动脉内膜剥脱术，癫痫病神经外科完成立体定向脑电图技术（SEEG），胸外科完成首例腹腔镜联合胸腔镜贲门癌根治术，骨科完成微创单髁置换术，普外科完成肝门部胆管癌手术，消化内科完成早癌患者内镜黏膜下剥离术，康复科引进韩国悬吊技术等外科手术与超声内镜检查治疗等操作项目。

药物管理。药占比37.24%，门诊药占比40.31%、住院药占比33.59%。门诊抗菌药物使用率7.84%，急诊抗菌药物使用率27.72%，住院患者抗菌药物使用率47.26%。

医保工作。医保出院12513人次，总费用18139.68万元，次均费用14497元；医保门诊530983人次，总费用17386.23万元，次均费用327元。建立医保管理体系和检查考核机制的基础上，依靠大数据分析平台，实时监控医保业务运行。

三级医疗。接收上转患者406人，下转患者327人。

医疗支援。与江西省永新县中医院、内蒙古自治区敖汉旗医院签订对口支援协议。抽调9名医务人员到敖汉旗医院开展对口支援，接诊1261人次、专题讲座13场、教学查房8次、手术示教4次、疑难病例讨论6例；接收敖汉旗医院选派进修生5人。与内蒙古自治区扎鲁特旗医院、山东省曲阜市红十字医院达成对口支援意向；持续对陕西省延长县医院、宁夏回族自治区西吉县医院和隆德县医院进行对口支援。

6月21日，奥运经济对接产业资本——2016张家口市（北京）投资推介会在京举行。会上，举行了29家进驻张家口市重点企业投资项目签约仪式，航空总医院与张家口市宣化区医院建立跨区域医联体，作为张家口市对接奥运经济推介项目签署了协议书，也是唯一一个公益性医疗合作项目。

医疗纠纷处理。投保医责险1311人，总费用98.97万元。发生医疗纠纷10件，其中诉讼3件、调解7件。年度赔偿12.57万元，其中保险公司赔付7.59万元。

护理工作 注册护士661人，其中本科174人、研究生及以上1人。医护比1：1.25。ICU床位9张。

优质护理服务全覆盖；成立以主管院领导为组长的优质护理工作领导小组，修订优质护理联席会议制度；设优质护理活动专项基金；口腔科护理团队参加全国口腔专业优质护理情景展示竞赛，获二等奖。

各护理单元均开展了责任制整体护理，明确护理岗位类型、合理配置人力资源，落实护理垂直管理，平均每名护士负责6～8名患者。护理不良事件上报180例，漏报2例。

选派9人参加专科护士培训，涉及急诊、ICU、新生儿、骨科、血透、手术室、供应室共7个护理专业。外院参加短期培训班35人次；举办院内护理安全管理培训班、新聘护士长岗前培训；新入职护士岗前培训，理论培训15项，操作培训17项。成立院内慢性伤口治疗小组。开展专科护士工作坊。接收外院护理进修7人次。

与辽宁医药职业学院、锦州医科大学、北大方正软件技术学院护理分院等院校签订联合办学协议，14人获得北大方正教育集团兼职授课教师资格。接收236人来院实习。

申报院级护理产学研项目14项，其中“一种护栏便于护理的医用转运床”获国家专利证书。申报院级科研课题1项。

科研工作 申报课题40余项，获批5项，其中国家自然基金2项、北京自然基金1项、朝阳区课题1项、北京力生心血管健康基金会领航基金课题1项，获资助169万元。在研课题9项，结题1项。

医院与中国科学院合作开展的“中国人群前瞻性生物样本库建设”项目——中国北方健康人群生物样本库建设完成首轮样本采集8319例，第二轮顺利启动。肿瘤医学中心获科协“全国规范化肿瘤营养治疗示范病房”，甄别并绘制出Lynch综合征（遗传性非息肉病性结直肠癌）患者家族遗传谱系。

医学教育 接收24所高校的本、专科临床实习生279人。录取研究生4人，其中硕士3人、博士1人。接收来院进修74人；接收对口支援单位进修52人次，其中内蒙古赤峰敖汉旗医院3人，医疗联合体协议单位宣化区医院19人。接收7名蒙古国医生进修消化内科。选送20名医技人员外出进修。

学术交流 邀请美国杜兰大学结构与细胞生物学系3位教授来院讲座和交流，日本消化内镜专家傅光义来院进行消化内镜诊疗技术交流，与美国康奈尔大学联合承办神经医学高级研修班。12月16日，医院与国际应急管理学会医学委员会签署战略合作框架协议。

承办2016中国国际肿瘤营养学论坛、第一届中国国际精准肿瘤营养学术会议、第二届海峡两岸肿瘤营养高峰论坛、第四届全国肿瘤营养与支持治疗学术会议，举办首届中航骨科国际学术高峰论坛、全国规范化肿瘤营养培训项目——肿瘤目标营养疗法培训班（GNT）、首届消化道早癌诊治进展研讨会等学术会议。

10月14～16日，承办中国微循环学会神经变性病专业委员会第四届学术年会暨首届北京国际神经变性病学术大会，主题为“科学发展领航未来”，国内外知名院士、专家学者及神经学领域同仁500余人到会交流，探讨神经变性病相关领域最新研究进展。

编辑出版 由医院担任主编单位的《肿瘤代谢与营养电子杂志》于10月被收录为中国科技核心期刊。该杂志是国家卫生计生委主管、人民卫生出版社主办的多媒体光盘配纸质导读学术期刊，是国际第一本肿瘤代谢与营养专业刊物，是中国抗癌协会肿瘤营养与支持治疗专业委员会官方学术期刊。全年收稿171篇，发表61篇，发行10500册。发表文章中基金论文占77.04%。

信息化建设 年度信息化建设总投入531.02万元。4月1日，医院新信息系统一期上线，包括门诊住院医生站、护士站、药房管理系统、物资管理系统，以及超声、LIS等医技模块。完成移动护理PDA的使用，移动医护无线网络的基础建设，反统方系统的上线；对药物咨询及用药安全监测软件升级更新；全面更换医院就诊卡。

基本建设 年度基本建设总投入1060.85万元。改建医疗垃圾用房，扩建牙科修正室、病理玻片储存室、病案室、电子阅读室等共计914平方米；租用北苑4号院，改造行政办公楼、学生宿舍、停车场；完成天通苑门诊部、长空门诊部装修水电改造等项目。

（撰稿：徐　巍　审核：田雪艳）

领导名单

党委书记、院长　王文标
副　书　记　陈国强
副　院　长　路树强　王希利　安建雄

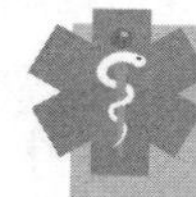

北京华信医院
清华大学第一附属医院

地址：朝阳区酒仙桥一街坊6号（100016） 电话：64361322
网址：www.tufh.com.cn

基本信息 职工1475人（在编857人、合同制618人），其中卫技人员1255人，包括正高级职务27人、副高级职称136人、中级职称354人、初级及未定级738人。

年底医疗设备净值5526.5万元。年内新增仪器设备总价值885.72万元，其中乙类医用设备2台。

机构设置 8月，成立心律失常诊治中心；11月，中国首家"共铸中国心"复杂先心病救助中心在医院挂牌成立。

改革与管理 10月起，改变现场周会形式，通过OA平台实现周会内容共享和传达。修订医疗核心制度和医疗质量评价考核标准，执行奖惩制度。组织院级疑难病例讨论，促进科室交流，制定最优治疗方案。加强门急诊管理，规范诊疗行为，开展百日优质服务竞赛和医学基础知识、礼仪服务等进行培训。首次被列为食源性疾病的哨点监测医院。

招录51人，本科及以上学历占93%；6名合同制人员选聘进入事业编制。

12月3日，在中国医药卫生事业发展基金会人民好医生组委会组织的"2016人民好医生"评选活动中，心脏中心李小梅、泌尿外科李胜文获德技双馨"人民好医生"荣誉称号。

医疗工作 出院21595人次，床位周转28.05次，床位使用率85.20%，平均住院日11.14天，住院手术6021例。剖宫产率37%。无孕产妇死亡，新生儿死亡率0.08‰，围产儿死亡率2.23‰。全年临床用血9063 U，自体采血3650 ml，自体血回输1768 U。14个病种实施临床路径管理，入径1327例。医疗安全（不良）事件全年共52例。

儿科作为朝阳区高危围产儿救治中心，被纳入市级新生儿会诊中心，转运救治危重新生儿909例；产科作为朝阳区危重孕产妇救治中心，危重孕产妇转会诊94例，其中转诊52例、会诊42例。11月22日，中国复杂先心病救助中心在医院挂牌成立。

预约挂号管理。简化预约流程，拓宽患者预约挂号渠道，在114电话预约、窗口预约、医生工作站预约的基础上，新增网络预约平台。预约挂号54907人次，占门诊总人次的5.26%。

新技术、新疗法。申报26项新技术。心脏中心首次成功完成全超声引导下的先心病封堵手术。心脏中心外科开展经腋下小切口微创先心病手术。心脏儿科完成国内儿科首例接受Reveal LINQ植入，也是接受Reveal LINQ植入的最小年龄。李小梅教授带领的小儿电生理团队应用UNIVU技术进行了射频消融手术，这也是在国内率先应用UNIVU技术实现儿童电生理低辐射。心脏中心内科在医院首次成功运用光学相干断层成像技术（OCT）指导精准冠心病介入治疗。普外科与清华大学临床医学中心细胞免疫治疗研究所合作，推进临床数据库的建立。消化内科采用超声内镜对结、直肠癌进行TNM分期，提高了消化道早期癌症诊断率；开展经内镜逆行性胰胆管造影术（ERCP）下胆道支架植入术和24小时PH检测等新技术。泌尿外科通过微创手术成功切除肾上腺巨大肿瘤。肾内科开设了高尿酸血症专病门诊。麻醉科疼痛门诊开展三叉神经射频热凝术、颈椎腰椎间盘低温等离子射频术、椎间孔镜术、微创神经介入镇痛术及颈椎腰椎置管松解术等新手术项目。胸外科完成医院首例胸腹腔镜联合食管癌切除术。超声科新开展了造影剂增强血管超声检查，在评估颈动脉粥样硬化斑块性质方面取得成效。检验科在北京市第三家实现血细胞分析全自动化。眼科新开展玻璃体切割手术。耳鼻喉科开展下咽癌根治术，利用射频消融治疗喉狭窄。

药物管理。药占比50.82%，其中门诊药占比67.82%、住院药占比33.99%。建立药品遴选专业委员会。门诊患者抗菌药物处方比例8.79%，急诊患者抗菌药物处方比例19.62%，住院患者抗菌药物使用率49.59%。

医保工作。医保出院12625人次，总费用28100万元。与北京医家福健康科技股份有限公司签署远程会诊及转诊服务协议，与山西三生康医疗信息技术有限公司签署异地就医服务平台协议，与山西省吕梁市基本医疗保险定点医疗机构签署服务协议。

医疗支援。选派普外科、耳鼻喉科、骨外科6人次到内蒙古科左后旗医院进行人才培养和专业技术培训。接收对口医院儿科、妇产科骨干医师2人进修学习。参与国家民委组织的“中华民族一家亲”送医下乡义诊活动，在广西柳江、云南贡山独龙族和怒族自治县、宁夏西吉县和同心县、重庆市石柱县和开州区进行大型义诊。

护理工作 护士669人，其中本科209人、硕士2人。医护比1：1.60。ICU床位47张。

优质护理服务全覆盖，实行责任制整体护理，加强健康宣教。终末病历交接由手工登记改为信息系统扫码。重视不良事件的整改落实，查找护理缺陷，及时启动预警制度。

派出护士进修学习27人，其中专科培训5人。接收大专、本科实习生142人。

科研工作 立项资助课题3项，获55万元，其中首都临床特色应用研究专项（省部级）2项、中华医学会麻醉学分会项目1项。在研课题15项，结题2项。

医学教育 接收清华大学医学中心19名医学硕士来院参加为期3年的学习、培训。成为山西医科大学第一附属医院教学医院，同时承担山东滨州医学院临床教学任务，共招录实习生63人。录取研究生5人，其中硕士4人、博士研究生1人。外出进修2人，其中呼吸科1人到北大国际医院进修3个月，口腔科1人到北京口腔医院进修半年。

学术交流 院长吴清玉先后应邀9次出席国内外重要学术会议和活动并作大会报告，包括第二十四届亚洲心胸血管外科学会年会、第十九届小儿心脏病治疗新进展研讨会等。心脏中心副主任、超声科主任王廉一参加世界先心病学会规范化命名委员会年会。10月14～15日邀请日本草津心脏中心院长许永胜来院进行手术演示；11月9日，CCU和EICU面向广大专科及住院医师联合举办第一届心力衰竭学术论坛；11月19日，举办“复杂冠脉病变的易化措施与策略”研讨会。

骨科组织了华信-南加大康复学术交流研讨会、开办实用石膏课程、与和睦家医院家庭医学部联合开展骨质疏松性疾病研讨会。药学部承办2016年北京药学会“分享同行”第一期活动。血管科举办了清华大学第三届颈部血管疾病研讨会。肾内科主办了2016北京血液净化发展论坛。

信息化建设 全年信息化建设总投入300.5万元。完成远程诊疗培训教育系统建设；报教育部的网络基础改造项目通过专家评审；升级HIS系统，提供自助预约挂号、缴费等服务；开展银医卡项目准备工作；完成OA项目建设；升级电子病历版本，解决住院医生站和住院护士站使用过程中的问题；研发医务管理系统，提高管理效率。

基本建设 完成新感染科楼、外科楼一层新住院超声室、CT楼二层新采血室改造及外连廊通道、新中心药房改造，投入使用。二期综合楼建设项目取得教育部立项批复并报市建委备案。完成外科病房楼外立面及屋面修缮工程。通过清华大学申报2017～2019中央高校改善基本办学条件专项资金6项。

公益慈善活动 依托清华大学继续教育学院、清华大学校地合作办公室，加强与地方政府合作，先后与云南大理白族自治州、普洱市景东县，四川甘孜藏族自治州、达州市、广元市，贵州水城县，青海海西蒙古族藏族自治州，内蒙古克什克腾旗，吉林前郭县，宁夏吴忠市红寺堡区，西藏当雄等地合作，进行先心病筛查以及医疗救助活动。联合慈善机构与地方政府大力推广先心病三方救助的“大理模式”，年内为家庭贫困的先心病患儿346人申请获得基金救助，累计获得基金救助622.28万元。与年内建立合作的中华儿慈会祝福宝贝专项基金和彩虹桥基金会分别在山西运城进行学龄儿童的先心病筛查和儿童脊柱侧弯筛查以及内蒙古杭锦旗的先心病筛查，派出医务人员6人次，累计完成近7000人次的初步筛查工作。深入朝阳区周边5个街乡，开展科普讲座49次，受益群众1万余人次。

（撰稿：冯　遥　李绍飞　审核：类延旭）

领导名单

院长、党委副书记	吴清玉
党委书记	类延旭
副院长	类延旭　朱栓立
	张东亚　税朝祥
纪委书记	陈淑芊

煤炭总医院

地址：朝阳区西坝河南里29号（100028） 电话：64667755
网址：www.mtzyy.com.cn

基本情况 职工985人（在编613人、合同制372人），其中卫技人员768人，包括正高级职称68人、副高级职称119人、中级职称211人、初级师172人、初级士198人。

年底医疗设备总值23559万元。年内新购医用设备总额3007万元，其中乙类医用设备1台。

改革与管理 加强门诊流程监管，组织开展门诊预约流程调研，取消门诊输液，合理调整急诊科、儿科及注射室布局，增加急诊科输液观察室及抢救床位。做好总局保健工作，优化服务项目。细化药品管理，及时发布药品变更及退货信息，保证临床用药需求；开展药品配送到病区活动；药物临床试验（GCP）机构工作得到市科委肯定，并获奖励资金25万元。

医联体建设。与安贞医院、地坛医院、朝阳急救中心、北京藏医院、华信医院、北亚医院、和睦家医院以及10家基层卫生服务中心共同组成北京市朝阳区北部医联体，各成员单位床位累计达4000张。

先后与来自北京市23家大型三甲医院的160多名专家签订了医师多点执业合作意向书。

医疗工作 出院11529人次，床位周转12.50次，床位使用率81.33%，平均住院日11.79天，住院手术6058例，剖宫产率64.8%。无孕产妇死亡，新生儿死亡率2.6‰，围产儿死亡率4.9‰。13个科室73个病种实施临床路径管理。全年用血4019单位。

预约挂号管理。预约方式有电话预约和网络预约。预约挂号240587人次，占门诊总人次的34%。

新技术、新疗法。学术委员会组织审查一类新技术10项，外协科研项目2项。

药物管理。药占比56.64%，其中门诊药占比66.24%、住院药占比40.39%。调整抗菌药物目录，将“非限制使用级”的品种上调为“限制使用级”，“限制使用级”的品种上调为“特殊使用级”管理，禁止下调抗菌药物管理级别。对抗菌药物供应目录进行动态管理，清退存在安全隐患、疗效不确定、耐药严重、性价比差和违规使用的抗菌药物品种和品规。定期调整抗菌药物供应目录，调整周期为2年，最短不少于1年。严格控制抗菌药物购用品种品规数量，严格限制临时采购抗菌药物品种和数量。对不同管理级别的抗菌药物处方权进行严格限定，明确各级医师使用抗菌药物的处方权限，杜绝医师违规越级开具处方。抗菌药使用率分别为：门诊34%、急诊52%、住院68.4%。

医保工作。完成医师服务费及部分收费项目的结算分解测试、收退费测试及跨省异地结算住院费用直接结算等任务。加强医保总控管理，指标使用率97.52%；医保拒付160人次共计37万元，比上年分别下降54.69%、45.84%。医保出院9685人次，总费用53645万元。

三级医疗。接收上转患者1876人次，下转患者468人次。

医疗支援。加强对口支援与合作，分别与3家对口支援医院达成了支援协议，与积水潭医院签订了合作协议。开展对内蒙古的对口支援工作，接受进修人员，派出医疗队及医疗扶贫人员到受援医院实施支援。

医疗纠纷处理。参加医责险737人，总费用29万元。发生医疗纠纷51件，其中调解8件、诉讼8件。年内赔付总金额40万元。

护理工作 护士380人，其中本科学历103人、研究生学历15人。医护比1：0.5，ICU床位15张。

开展优质护理服务，注重加强护理制度建设，修订完善住院患者分级护理实施办法、护士继续教育学分管理及护士规范化培训等9项制度规定。定期考评急诊压疮上报流程、除颤仪紧急调配等制度的执行情况，对责任制整体化护理及扁平化护理模式的落实情况进行检查，并抓好持续改进工作。加强护理质控，常规质控检查490余人次。加强护理队伍建设，组织护理常规技术操作考核，开展院级护理带教工作，先后组织了76项4500余人次的护理继续教育和低年资护士规范化培训。组织开展志愿者服务、健康教育讲座等系列活动。全年上报不良事件385件、整改率97%。

科研工作 修订《煤炭总医院科技成果使用、处置和收益管理办法》，加强对科研项目的全过程管理。申报各类基金项目9项；申报院级科研立项20项，获助资金60万元；顺利完成12项科技成果奖申报工作，审批科研经费共41.4万元。注重发挥伦理和学术委员会作用，严格项目管理和审查。伦理委员会组织审查GCP项目7项，科研项目3项，修正案审查6项，跟踪审查7项，备案73项。学术委员会对申报北京市青年拔尖个人项目的3名人选进行了评审。

规范住院医师规培工作。完成23名本科生、29名硕士生和22名进修医师培训任务。1人被聘为华北理工大学硕士生导师。

信息化建设 信息化建设总投入400万元。完成信息系统改造和相关数据准备，确保按时高效切换。积极应对勒索病毒风险考验，及时发布病毒信息和防范对策，为每一台电脑加装防勒索软件，规避感染风险。

基本建设 完成病房楼、医技楼、综合楼屋面防水工程以及8部电梯年检、260余台空调维修和20个气、电水炉的拆旧换新等任务。

（撰稿：李　鹏　审核：张　帆）

领导名单

党委书记、代院长 曾庆玉
副　　书　　记 安国柱
副　　院　　长 张　斌　屈　正　王洪武

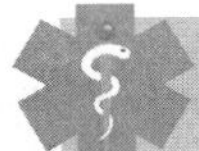

民航总医院

地址：朝阳区高井甲1号（100123）　电话：85762244
网址：www.mhzyy.cn

基本情况 卫技人员1148人，正高级职称38人，副高级职称91人，中级职称327人，初级师481人，初级士211人。

医疗设备净值3688.82万元，年内新购置医用设备总额1096.10万元。

机构设置 2月22日，成立重症医学科。

改革与管理 与周边10个社区卫生服务中心和3个助产机构建立了妇幼民航片区专科化医联体，为辖区内的孕产妇就诊提供全程服务。联合周边8个社区卫生服务中心，成立了“民航总医院胸痛救治中心”。

为3名外院医师办理来院多点执业的手续。从天坛医院引进重症医学科学科带头人副主任医师郑一。

航空医学 年内，体检鉴定所完成体检22070人次，招飞首次体检6149人次，飞行学员复查5594人次，招乘体检1729人次，军转民体检8人次，延飞体检31人次，外籍招飞体检673人次。受国家民航局飞行标准司委派，体检鉴定所于4～12月对7家航空公司和1家空管站进行体检鉴定专项工作检查。完成全国1132名40岁以上飞行员的脑核磁排查工作。

5月7～8日，由中国药品生物制品检定所、中国医学科学院药物研究所和北京市疾控中心3名专家组成的评审组对医学中心毒理药理实验室和航空环境与卫生实验室进行了CNAS（中国合格评定国家认可委员会）&CMA（中国计量认证）定期监督/扩项评审，专家组对机构管理体系的全部过程和申请认可的项目进行了评审，项目原有5类83项、又扩项2类56项全部获得确认。毒理药理研究室对6739例空勤人员和空中交通管制员进行了违禁药物、抗精神疾病类药物、降糖和降压药物检测，完成民用航空器事故/事故征候医学调查1例，完成飞行员入职、现役飞行员常用降糖、降压药物检测18例。航空心理研究室完成全国93家航空单位26822名现役飞行员和4288名在校飞行学生的心理健康测试及结果评判；完成招飞心理健康评定测试初检21372人，复检面试、笔试405人；完成60周岁以上飞行员认知功能检测39人次，特许飞行员认知功能检测67人次；完成机务维修新员工职业适应性测试

246人。环境卫生研究室与5家航空公司签订了飞机座舱环境卫生检测委托合同，全年共完成15架次飞机的座舱环境空气质量检测和1架次机上饮用水水质检测。

医疗工作 出院17638人次，床位周转37.85次，床位使用率90.87%，平均住院日8.76天。住院手术7181例。剖宫产率49.8%，无孕产妇和新生儿死亡，围产儿死亡率1.7‰。15个科室72个病种实施临床路径管理。全年临床用血量4552单位，自体血回输142人499单位。

预约挂号管理。预约挂号包括114电话或网络预约挂号、窗口预约、诊间预约等多种方式。全年预约挂号181792人次，占门诊总人次的13.8%。

新技术、新疗法。心内科开展房间隔穿刺技术、冠状动脉旋磨术；空干科开展老年记忆认知障碍和痴呆筛查；神经内科成立神经电生理室，开展针极肌电图、神经传导速度、体感诱发电位计数字视频脑电图等多项检查；消化科开展消化道早癌早期诊断；骨科开展腰椎间盘突出症患者的侧路镜微创手术治疗，并和心胸外科联合开展肺癌脊柱转移椎弓根钉棒固定支撑加冷冻减瘤术；泌尿外科开展经腹腔镜输尿管下段切除加经尿道膀胱钬激光输尿管口袖状切除加输尿管膀胱再植术、根治性膀胱全切术加改良式可控乙状结肠代膀胱术、经尿道膀胱尿道镜下尿道肉阜电切术、经阴道前壁经毕孔尿道中段悬吊术；神经外科开展小儿脑瘫、小儿癫痫、小儿神经系统肿瘤的外科手术治疗；妇产科开展胎盘生长因子检测技术；耳鼻咽喉头颈外科开展全喉全下咽全食管切除、胃代食管、胸骨劈开术、上纵隔淋巴清扫术；中医科开展灸疗、电针治疗；物理诊断开展先天性髋关节发育不良（DDH）超声筛查、超声诊断肋骨骨折及术中超声引导下肋骨内固定及术中超声引导下输尿管软镜取出肾结石；检验科开展超氧化物歧化酶实验；药剂科开展万古霉素血药浓度的测定。

药物管理。药占比51.82%，其中门诊药占比40.07%、住院药占比11.75%。调整院内抗菌药物使用目录。门诊患者抗菌药物使用率15.17%、急诊患者抗菌药物使用率30.85%、住院患者抗菌药物使用率55.76%。

医保工作。医保出院10830人次，总费用19038.02万元。医保参保人的个人账户封闭信息系统改造并通过验收。

三级医疗。接收片区危重孕产妇及高危围产儿救治网络上转患者116次（其中门诊96人次、病房20人次）。

医疗支援。4月，与内蒙古扎赉特旗人民医院签署为期4年的对口支援协议。内蒙古土右旗中蒙医院神经内科、检验科、影像科共3人来院进修，内蒙古扎赉特旗人民医院1名主治医师、5名医师来院进修。7月，书记丁跃率队赴新疆和田地区策勒县达玛沟乡吉勒铁日千村进行帮扶工作。9月，院长李松林率队赴内蒙古扎赉特旗人民医院为医务人员进行培训。医院影像医学专家赵旭完成了由中组部、共青团中央组织的博士团在青海大学附属医院挂职锻炼回院。

医疗纠纷处理。参加医责险951人，总费用106.63万元。年内发生医疗纠纷21件，其中调解5件、诉讼16件。年内赔付总金额185.86万元（总计14件，其中本年度8件）。

护理工作 护士494人，其中本科及以上学历201人。医护比1：1.13。ICU床位24张。

继续深化优质护理服务，10个病区全部落实责任制整体护理。护理不良事件上报率100%、整改率100%。规范医疗和护理行为，制定《新护士差异化培训手册》。成功申办北京大学第一医院、积水潭医院的优玛伤口学校护士培训基地。

接收实习生32人、进修生60人。到院外参加学术交流150人次。参加中华护理学会及北京护理学会专科护士资质认证ICU2人、手术室专科1人、血液净化专科1人、静疗专科护士1人、伤口造口1人。

科研工作 申报首都特色课题9项，立项3项，其中“超声新技术对高危妊娠胎儿和婴儿心脏结构和功能的研究”获资助经费25万元、“长链非编码RNA-00707在乳腺癌组织中的表达及预后相关因素分析”获资助经费30万元、“产单核细胞李斯特菌孕产妇感染临床与分子生物学特征及预警机制研究”获资助经费30万元。申报国家自然基金项目5项，立项1项，为“跨时区飞行对民航空勤人员高血压发病风险评估的队列研究”，资助经费36万元。民航局科技项目立项1项，为“航空人—机—环系统安全风险控制关键技术研究”，资助经费359万元。在研课题70项，其中纵向课题19项，横向课题17项，院级课题34项。“一种高效液相-高分辨率飞行时间串联质谱法检测血液中降血糖以及降血压药物的方法”和“神经元与神经胶质细胞有序共培养装置、制备方法及神经元与神经胶质细胞有序共培养方法”获国家专利。

医学教育 承担北京大学医学部本科生教学任务，完成了本科生4个年级82人的教学工作，合计9972课时。内分泌科成功申请为硕士生培养点（内分泌与代谢病）。新增硕士生导师3人。新招研究生2人，其中临床硕士1人；毕业研究生1人。

在职研究生脱产学习2人，外院进修16人。组织各类航空医学培训班19期，培训学员868人次。完成住院医师规范化培训68人（含一、二阶段学员），内外科基地招录新学员9人，在培人员合计28人。

学术交流 4月5～6日，民航医学中心航空卫生办公室副主任杨剑赴加拿大蒙特利尔参加国际民航组织航空疲劳风险管理会议，并作主题发言。4月24～28日，民航医学中心副主任王树明、航空研究所副所长祁妍敏赴美国参加第八十七届美国航空航天医学会学术年会，祁妍敏在“空勤人员神经生理学”分会场作了2个分会报告。11月5～11日，民航医学中心主任李松林率团赴印度新德里参加第六十四届国际航空航天医学会学术年会，泌尿外科副主任崔亮做了大会发言。11月15～18日，民航医学中心航空研究所公共卫生研究室副主任邱兵赴泰国曼谷参加国际民航组织第八届亚太地区民航公共卫生预防与管理会议暨第六届全球民航公共卫生预防与管理项目合作会议。

7月23日，首次承办“吸入治疗在儿科的发展与应用研讨会”，河北省、山东省、北京市儿科及全科医生300余人参加。11月24～25日，副院长彭定琼、季汉华率队赴上海仁济医院，对日间病房、日间手术相关工作进行学习交流。

信息化建设 年度信息化建设总体投入128万元。成立民航总医院网络信息安全领导小组。实现门诊放射科胶片自助打印；在医嘱系统中添加智能绑定采血管和医嘱模板功能；自行设计开发OA办公系统，增加职工体检报告和职工薪金自助查询功能；通过OA系统与HIS系统对接，实现医生停诊一体化网上工作流程；完成新大楼网络机房运行环境的设计和配套设备的安装。移动护理信息系统实现全面应用，从患者身份识别、生命体征采集、用药核查、标本采集、体温单、评估单、护理记录单、交班报告到查房巡视记录等各环节均得到控制。护理管理信息系统经过近6个月的本地化研发，完成护士长手册模块。

基本建设 继续航空医学大楼及附属工程，年内投资6227万元，完成楼内精装修；配合新建航空医学大楼进行连廊改造工程，建筑面积400平方米，总投资额160万元。动力能源中心和修建食堂工程，完成主体与精装修工作，厨房设备安装完毕，锅炉安装并调试进入试运行。新变配电室建设完成并投入使用，完成了正式高压双路供电及总、分配电室发电，电量由2500 KVA增加到9700 KVA。完成氧气班供氧和负压工程改造、污水处理改造工程。实施新老配电室低压电缆引接工程，总投资196万元。

（撰稿：马倩怡　审核：马秀利）

领导名单

党委书记　丁　跃

院长　李松林

副书记、纪委书记　苏凤兰（自6月）

副院长　彭定琼　万　刚　季汉华　徐先发　王树明（至10月）

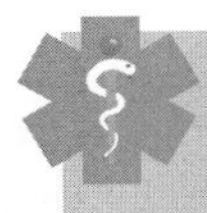

北京市红十字会急诊抢救中心 北京市红十字会创伤医院

地址：朝阳区德外清河东路1号（100192）　电话：82891812

网址：www.beijing999.com.cn

基本情况 职工1477人，其中医生568人，护士612人，医技人员126人。高级职称51人、中级职称156人、初级职称697人。

年底医疗设备净值58838万元。年内新购设备总值29970万元，其中数字减影血管造影X线机1台。

机构设置 3月1日，成立科研处。

改革与管理 正式成为北京积水潭医院技术支持医疗机构，与北京医院、中日友好医院成立医连体，在学术讲座、手术指导、双向转诊、技术支持、医学科研合作、专科学术活动、专科医生进修等方面开展合作。

医疗工作 门诊17009人次，急诊34075人次，急诊抢救2859人次，抢救成功率97%。编制床位311张，开放床位500张。出院20238人次，床位周转32.9次，床位使用率113%，平均住院日12.29天。住院手术6252

例。全年临床使用红细胞4686单位、血浆282500 ml、血小板254治疗量，自体采血1249人次，自体输血1278单位。

9月，检验科通过首批涵盖27个项目的京津冀一体化互认飞行检查。

药物管理。住院患者抗菌药物使用率58%，急诊患者处方比例5%，接受抗菌药物治疗住院患者微生物送检率49%。

医保工作。门诊医保患者63474人次，结算总金额984.64万元，次均费用155.12元。住院医保患者2824人次，结算总金额8314.68万元，次均费用2.94万元。10月12日，通过了市医保中心个人账户的验收。

医疗支援。选派6人参加致公党北京市委朝阳区委天露工程的援藏工作，接诊、救治患者2000余人次。

医疗纠纷处理。发生医疗纠纷12件，其中诉讼2件、医调委调解1件、自行解决9件。年度赔付32.2万元。

护理工作 护士612人，其中本科288人、研究生66人。ICU床位22张。医护比1：2。

开展优质护理服务，并落实责任制整体护理，责任到人，每季度进行满意度调查，评选服务之星；运行PDCA循环，便于护理工作持续改进。年内护理不良事件上报32例，上报率100%、整改率100%。

组织护理培训38次，参加2700人次。护士外出培训89人次。护士进修18人次，其中到煤炭总医院学习5人。培养专科护士3人。

科研工作 与外院合作在研课题8项，包括：与人民医院合作进行“急性冠脉综合征院前急救的优化及院内急救的衔接”“脊柱脊髓损伤院前院内急救方案和规范研究”“北京市严重创伤区域性救治体系建设”，与宣武医院合作“缺血性卒中急性期血管内治疗技术研究”，与安贞医院合作“心血管疾病防控数据平台建设与应用示范研究”，与积水潭医院合作“区域性严重创伤救治体系建设”，与武警总医院合作“急性心肌梗死北京西部地区网络化、智能化协同救治体系的建立和评估”“突发公共事件卫生应急救援现场关键技术、流程规范应用型研究”。

医学教育 举办公开课87次，参加22997人次；举办美国心脏协会培训16次；举办16学时应急救护取证班47次1613人次。完成对外培训123次24975人次。

新员工岗前培训5次，307人次参加。聘请北京外国语大学志愿者授课20节，65人次参加。外派进修学习21人，其中骨科13人、神外2人、重症2人、内科2人、影像2人。

信息化建设 年度医院信息化建设总投入410万元。引进危急值系统、身份证识别系统、人事系统；开发手机查询系统；完成医保持卡实时结算个人账户封闭功能改造；升级医院信息管理系统，细化药品、物品管理系统；升级电子病历系统，完善门诊电子病历功能；升级医保系统，完善费用分解功能；升级报告厅会议系统；上线移动护理系统、手机版HIS系统统计功能。通过VPN连接方式，新增3个医疗中心的医保和PACS数据，以及LIS数据与中心院区的交互和远程会诊。

基本建设 扩建装修3190平方米。手术室扩建700平方米，并增设百级洁净手术间。

（撰稿：张德志　审核：李立兵）

领导名单

党总支书记　刘秀华
院　　　长　李立兵
副　院　长　霍明立　马圣奎
　　　　　　王美玲　程艳芳

北京京城皮肤病医院

地址：朝阳区德胜门外双泉堡甲4号（100101）　电话：64870888
网址：www.pf110.com

基本情况 卫技人员112人，包括正高级职称4人、副高级职称8人、中级职称20人、初级职称80人。其中硕士2人、博士1人。

年底医疗设备总值折旧后价值1662.21万元，年内新购医用设备总金额139.23万元。

8月，医院成为国内首家通过国际JCI认证的皮肤病专科医院。

机构设置　10月，增设口腔科。

改革与管理　8月，医院挂牌成为朝阳区皮肤病与性病临床医师培训基地，并举办了2期皮肤病与性病临床医师培训班。与区域内多家医疗卫生机构建立联系，为医联体建设打下基础。有多点执业医师9人。

与深圳市太平投资有限公司签订协议，满足其海外客户治疗皮肤疾病的需求。

医疗工作　出院1378人次，床位周转13.83次，床位使用率63%，平均住院日16.3天。制定了10种皮肤病临床路径管理方案，实施5种。

预约挂号管理。主要采取网络预约和电话预约的方式，预约人次占门诊总人次的35%。

新技术、新疗法。新增医疗服务项目20余项，包括桥粒芯蛋白3（Dsg3）抗体、BP180抗体、数字化摄影（DR、CR）三项、L流式尿沉渣全自动分析、免疫组化染色等检查项目，特高频治疗、脉冲磁疗、气压式血液循环驱动治疗、会阴擦洗、膀胱冲洗、微电脑疼痛治疗、黄金微针面部治疗、黄金微针腋臭治疗、紫外光准分子治疗等治疗项目。

药物管理。药占比47.1%，其中门诊药占比37.1%、住院药占比67.3%。门诊和住院患者抗菌药物使用率分别为10.1%及19.41%。

医保工作。医保出院825人次，总费用1696.56万元。制定《北京京城皮肤医院医保服务医师处罚管理规定》《北京京城皮肤医院跨省异地就医住院费用直接结算工作应急预案》。

医疗纠纷处理。30名执业医师参加了医疗责任保险，总费用3.62万元。未发生大的医疗纠纷，无赔付。

护理工作　护士58人，其中本科16人。医护比1∶1.4。

树立"以患者为中心"的指导思想，全面实施优质护理服务，确立了以患者满意为目标的服务理念。加强核心制度建设，落实护理安全措施；推行体验式护理服务，提高服务质量；落实责任制整体护理，加强患者健康教育、用药指导；为患者提供连续性、无缝隙、优质周到的护理服务。

开展无菌技术、心肺复苏、健康教育及专科知识等的培训，使操作标准化、流程化、合理化；组织急救演练，使护士更加熟练地配合抢救；为年轻护士提供网络教育学习平台，与北大医学网络教育部合作，参加网络教育学习10余人次。

医学教育　2人脱产到北大医院皮肤科进修学习。7人外出参加全国学术交流会。

学术交流　9月17日，由医院主办，朝阳区医学会、祥云医疗集团协办的第十届皮肤病性病高峰论坛在国家会议中心举行，来自全国各地的皮肤病领域专家及医师代表近400人参加了会议，针对各种皮肤病的最新诊疗技术手段进行了交流。

信息化建设　投入200余万元进行信息系统的改造升级。5月，新版医院管理系统上线，重点对门诊和住院流程的规范性进行研究，完善各医疗表单的规范性，强化信息系统在诊疗过程中的作用，利用信息系统提升诊疗行为的规范化、专业化，并基本实现了院内就诊流程的全程信息化管理。年内，拟定了远程医疗等方案。

（撰稿：刘新梅　审核：胡聪明）

领导名单

总　经　理　林雄心
院长、党支部副书记　潘红梅
党支部书记、副院长　胡聪明

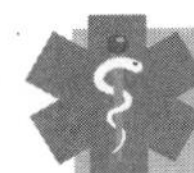

航天中心医院

地址：海淀区玉泉路15号（100049）　电话：59971199
网址：www.asch.net.cn

基本情况　卫技人员1735人，包括正高级职称61人、副高级职称170人、中级职称369人、初级师732人、初级士403人。

医疗设备净值9861.11万元。年内新购置医用设备总金额3445.36万元。

机构设置 4月1日，人事劳动处更名为人力资源处；取消医院评审办公室建制，成立评审评价处；调整客服组隶属关系，由公众健康促进部调整至党委工作处。

改革与管理 顺利通过市卫生计生委大型医院巡查现场检查。在医联体信息化建设、资源共享、双向转诊等方面取得突出成绩，作为海淀区唯一代表，成为北京市“医联体有关推进政策试点核心医院”。建成了线上学术交流、远程影像会诊、双向转诊等3个信息平台，与医联体单位间实现上转患者210人次，下转患者378人次，双向转诊患者数量持续保持海淀区各医联体前列。

5月26日，医院托管承德市第六医院签约揭牌仪式在河北省承德市营子区举行。7月13日，响应国家“一带一路”倡议，与蒙古国第三医院签署合作前置协议，在医疗服务、人员培养、健康管理等多方面与蒙古国开展医疗合作。10月25日，京冀承医疗卫生协同发展框架协议在河北承德签订，医院作为执行京津冀协同发展政府指派任务的第一家行业医院，参加了签约仪式并与承德市第六医院签订了医疗合作协议。

医疗工作 年出院39717人次，床位周转次数37.87，床位使用率94.8%，平均住院日8.84天。住院手术16392例。剖宫产率26.7%，无孕产妇、新生儿、围产儿死亡。实施临床路径的科室22个，病种103个。全年用血35588单位，自体采血回输2499单位。

预约挂号管理。挂号预约方式包括：窗口预约、自助机预约、医生工作站预约、微信预约、114网络及电话预约。预约挂号占总门诊量的46%。

新技术、新疗法。开展市卫生计生委审批的新技术、新疗法7项：人工膝关节置换术、冠心病介入诊疗技术、起搏器介入诊疗技术、心脏导管消融技术、神经系统介入诊疗技术、人工髋关节置换技术、颅底肿瘤（颅内外沟通肿瘤）切除术，医院自行开展44项。

药物管理。药占比44.4%，其中门诊药占比60.9%，住院药占比36.1%。抗菌药物使用率门诊为11.9%、急诊为36.2%、住院患者为47.0%。

医保工作。医保出院14549人次，次均费用27211元，住院药占比35.2%。

医疗支援。医联体上转患者210人次，下转378人次；第二门诊部和社区卫生服务中心上转674人次。5月，成功托管河北省承德市第六医院，在医院管理、学科交流、专家出诊、患者转诊等多方面开展合作。完成了对云南富源县中医院，辽宁沈阳739医院，内蒙古乌海市人民医院、察右前旗医院、巴林右旗医院、宁城蒙医中医院等医院的对口帮扶工作任务，共派出专家28批49人次。9月22日，完成对口支援单位内蒙古巴林右旗医院6年的帮扶工作，巴林右旗医院顺利评为二级甲等医院。

承担国家工信部、国防科工局、航天科工集团的各项保障工作，组织各类临时性医疗保障任务70次，派出医护人员130余人次，救护车26车次。

护理工作 注册护士1064人，其中本科学历310人、硕士研究生及以上11人。医护比1∶1.79。ICU床位17张。

首次采用多站式考核模式（OSCE）对新入职护士进行临床综合能力测评，考核100%达标。引入标准化沟通模式和迷你临床演练评估模式，不断提升护士业务技能。全年不良事件上报率100%，整改率100%。

培养、认证市级专科护士32人，其中急诊专科、糖尿病健康教育护理师专科、骨科专科、消毒供应中心专科护士各1人，ICU专科护士12人，肿瘤专科护士5人，血液净化专科护士3人，老年专科护士4人，伤口造口失禁性皮炎专科护士4人。接收护理实习生190人、外院进修46人，作为北京地区血液净化专科护士临床教学基地培训专科护士6人，作为北京市血液透析专业培训基地培训护士长8人。承担北京大学医学部本科护理实践课，完成各国留学生以及中国港、澳、台地区共计27人28学时的教学任务。

科研工作 全年申报院外课题45项，获批23项，资助118.96万元。在研课题31项，结题18项。获得实用新型专利2项：泌尿外科“一种可接负压析因及测压装置的输尿管软镜鞘”、中医科“一种针灸支架”；获技术推广应用1项：“前牙复合树脂贴面美容修复技术”。

医学教育 完成北京大学医学部临床2个专业5个班级147名学生6294.5学时的教学任务，2010级毕业考试理论及操作的成绩均在同学制院校前列。

新增北医硕士研究生培养点1个、北医硕士研究生导师2人，录取北京大学医学部硕士研究生8人。年内获批市卫生计生委教学改革课题1项。

参加各类培训学习、进修、在职读学历等专业技术人员及管理人员共计580余人，其中院外进修31人次。

学术交流 组织双语病例讨论24场，住院医师沙龙14次，教学沙龙6次，PBL（基于问题的学习）科研沙龙6次，连续12年举办全国心血管医师规范化培训班。

5月，泰国医学委员会来院参观访问，并了解北京大学医学部临床教学医院的教学及管理情况。

信息化建设 年度信息化建设总投入1608万元，初步完成了信息安全等级保护的体系建设及硬件建设，提高了医院信息安全建设的整体水平；完善并推广掌上医院APP的使用；推进医联体管理、门诊管理、教学管理、护理管理等方面的信息化建设，与4家医联体单位实现信息互联。

编辑出版 医院下设医学杂志编辑部，出版正式刊物《中国航天临床医学》，季刊，截至年底，总共发行24期。

基本建设 完成永定路社区卫生服务中心、中草药房、院区草坪砖及医院三期绿化、家属区地下管线改造工程。

（撰稿：程 明 审核：王 冠）

领导名单

党委书记 张向群
院　　长 杜继臣
副 书 记 杜继臣 杨姝雅
副 院 长 张向群 郭 君 刘宗明
李甲辰 李继来
纪委书记 杨姝雅
总会计师 许绍青

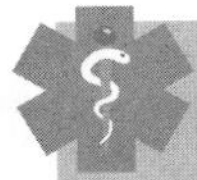

中国康复研究中心 北京博爱医院

地址：丰台区角门北路10号（100068） 电话：67563322
网址：www.crrc.com.cn

基本情况 职工1774人（在编1094人、合同制680人），其中卫技人员1281人，包括正高级职称47人、副高级职称93人、中级职称370人、初级师428人、初级士343人。

医疗设备净值26225.02万元，年内新购医用设备总额3450.73万元。

机构设置 7月，增设离退休老干部处。

改革与管理 制定《北京博爱医院大型医院巡查准备工作方案》，明确组织架构、工作安排、内容及要求，顺利通过了北京市大型医院巡查。

康复质控中心工作。继续承担北京市康复质控中心工作，开展标准制定，康复培训，举办了9期康复治疗技术培训班，为北京市各单位培养康复治疗人才100余人。组织北京国际康复论坛康复医疗质量控制与改进分论坛，邀请国内70余名康复质量控制专家学者进行大会交流。对北京市9个区13家康复医疗相关机构开展康复质量考核，合格率100%；对北京市残疾儿童少年康复服务定点机构进行复审；组织编写《北京市康复医学科门诊康复病历书写规范》。

全年招聘124人，其中正式干部41人、合同制及劳务人员83人。

医疗工作 出院10860人次，床位周转12.33次，床位使用率120.78%，平均住院日40.05天。住院手术1779例。全年共输注异体红细胞923单位、血浆53200 ml，预储式自体输血20600 ml，术中回收回输血液24900 ml。

8月，里约残奥会期间，医院为中国体育代表团提供了医疗保障，中心主任李建军担任代表团首席医疗官，圆满完成了保障任务。

临床路径管理。实施临床路径的科室20个，病种64个，入径2203例，完成率81.4%。

预约挂号管理。预约方式有电话预约、网上预约、窗口预约、诊间预约、出院患者复诊预约，开放号源比例47.5%，预约挂号9412人次，占门诊总人次的2.07%。

新技术、新疗法。完成1项心内科血管内超声应用技术的审核准入。

药物管理。门诊患者药占比69.7%，住院患者药占比42.2%。加强抗菌药物专项管理，严格一类切口抗菌药物使用管理。门诊患者抗菌药物使用率8.12%，比上年下降0.14个百分点；急诊患者抗菌药物使用率27.88%，比上年上升0.64个百分点；住院患者抗菌药物使用率51.3%，比上年下降1.3个百分点。

医保工作。医保出院4461人次，结算总费用12629.60万元。11月，门诊特殊病审批制度修改，由原来的期限审批改为医院备案制，医院及时进行了本院门诊特殊病管理制度的修订。制定《北京博爱医院跨省异地就医住院医疗费用直接结算实施方案》。

医疗支援。接待京蒙对口支援医院来访2次，赴内蒙古乌兰察布市察右后旗医院调研2次，并签订对口支援框架协议及补充协议，接收对口支援医院2人来院进修。

医疗纠纷处理。参加医责险1324人，总费用125.81万元。发生医疗纠纷88件，其中调解7件、诉讼13件。年度赔付总金额32.34万元，其中医院承担10.06万元。

护理工作 护士605人，其中合同护士347人。本科及研究生共297人，其中本科292人、研究生5人。医护比1：1.76。ICU床位10张。

落实责任制整体护理，优质护理服务病房全覆盖。延伸护理服务，成立患者出院随访小组，进行个性化随访。制定补充康复护理技术操作规程和考核评分标准。开展卒中患者吞咽功能、认知功能筛查及外科患者疼痛评估、老年患者便秘筛查、重症患者镇痛与镇静评估。推动创优活动，评选5个优秀护理集体及35名服务之星。开展首届护士手工创意大赛及康复护理知识竞赛。医院护士长及护理骨干参与CCTV12社会与法频道《平安365》栏目拍摄录制《南丁格尔的誓言》纪录片、新华网《健康解码》栏目录制、网易新闻拍摄并直播主题为《神经康复中心女护师的日常》。开展患者、医生、护士3个维度优质护理服务满意度调查2次，共发放问卷658份，其中患者满意度98.06%。

加强护理质量和安全管理，完善三级护理管理组织体系，落实患者安全目标。加强科室危险化学品管理，修订危险化学品管理规定、伤害清单、使用与应急处理，规范科室统一放置区域，专人管理，建立危险化学品领取与使用台账。

制定《护士管理规定》。建立由部分护士长、护理骨干组成的护理文件修订小组，将79条制度、31个护理工作流程、49个应急预案、18个岗位职责、241个疾病护理常规进行修订完善整理成册。创新护理健康教育形式，部分科室患者入院即关注或扫码建康教育微信，患者随时知晓健康教育内容。

加强护理不良事件三级管理，运用管理工具对不良事件进行分析。制定患者"跌倒、坠床、压疮评估"风险标识使用规定。加强患者危急值管理。全年共上报不良事件211件。

接收进修护士33人、临床护理实习生48人。选派72名护士长及护理骨干参加院外组织的各类培训班及学术活动，培养专科认证护士6人。完成燕京医学院、协和护理学院康复护理教学授课任务。

科研工作 科研课题立项43项，获经费712万元。其中省部级课题2项，获经费585万元；局级课题41项，获经费127万元。在研课题198项，经费3979万元。获国家发明专利2项、实用新型专利3项、软件著作权5项。

重点专科建设。2014年医院被北京市卫计委批准成为北京市国家临床重点专科—康复医学科建设项目单位，项目建设周期3年。通过国家临床重点专科康复医学科的建设，进一步提升了康复临床服务能力。2016年9月21日，国家重点临床专科康复医学学科建设项目暨假肢矫形器计算机辅助设计与加工中心揭牌。

医学教育 有首都医科大学康复医学院在校研究生50人，其中博士生7人、硕士生43人；在校本科生112人，包括康复治疗学专业（四年制）和假肢矫形工程专业（四年制）。毕业44人，其中博士生1人、硕士生16人、本科生27人。获批首都医科大学校长基金课题2项。

在职参加学历教育6人，其中获博士学位1人、学士学位5人。外出专业进修5人，参加短期培训或其他学术活动114人次。举办短期康复医学和技术培训11期，共培训1831人次。

在外院参加北京市住院医师规范化培训27人，结业24人。康复医学培训基地在培住院医师8人，结业11人。

学术交流 接待11个国家和地区52个团组188人次外宾来访。邀请德国、法国、日本、美国等国家和地区的12名专家来中心授课。派出12个团组24人次赴英国、美国、日本等9个国家及地区参加学术年会等短期交流活动。配合中国残联做好康复国际第二十三届世界大会组团工作。新增公派留学人员2人，分别赴日本藤田医疗保健大学和日本国际医疗福祉大学攻读康复医学博士和假肢矫形器专业硕士学位。

12月3～4日，举办第十一届北京国际康复论坛，来自中国、美国、加拿大、日本、挪威、荷兰、蒙古、中国香港等11个国家和地区近800位专家学者、康复工作者围绕33个专业方向的最新研究成果进行了广泛深入地交流和探讨。开拓合作渠道，组织开展留学基金委、藤田医疗保健大学等新项目。继续做好世界物理治疗联盟课程认证、残疾管理认证、神经生理疗法培训班等项目。

信息化建设 康复医疗信息平台建设信息化建设投入500万元。完善门诊应急与HIS系统容灾备份方案，完善门诊流程管理及门诊预约诊疗服务；开展处方点评系统、临床路径工作、单病种质量管理信息系统测试；进一步规范住院、转诊、转科服务流程管理，通过完善门急诊电子病历模块，开展电子病案管理与持续性改进；完善创业医院信息系统V2.75实验室信息系统和天健医学影像存储与传输系统A5，开展临床检验、医学影像管理与持续改进工作。

根据中国残联和市卫生计生委有关信息安全建设要求，完成北京地区人口健康行业关键信息基础设施检查表的填报，加强网站与信息系统信息安全保障。

编辑出版 继续与中国残疾人康复协会和中国医师协会一起主办《中国康复理论与实践》（月刊），全年来稿1649篇，刊发330篇，发行3.6万册。

基本建设 西区教育基地项目结构施工完毕，进入装修阶段，总投资2.1723亿元。

（撰稿：李沁燚　审核：陈　迪）

领导名单

党委书记 吴世彩

主　　任 李建军

副 主 任 董　浩　张　通　孔德明　密忠祥

副 书 记 李建军　张冬梅　刘　境

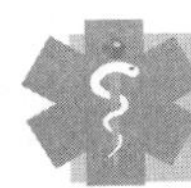

国家电网公司北京电力医院

地址：丰台区太平桥西里甲1号（100073）　电话：63502868

网址：hospital.nc.sgcc.com.cn

基本情况 卫技人员1113人，其中正高级职称75人、副高级职称136人、中级职称334人、初级师243人、初级士325人。

年底医疗设备总价值58552.58万元。年内新购医用设备总计6459.53万元，其中乙类医用设备2台。

5月18日，医院名称由华北电网有限公司北京电力医院变更为国家电网公司北京电力医院，隶属单位由华北电网有限公司变更为国家电网公司。医院占地面积40209.0平方米，医疗用地161687.82平方米。

机构设置 4月，综合科更名为肿瘤科。

改革与管理 引入国家卫生计生委医院管理研究所辅导项目，健全医疗质量与安全管理体系，建立门诊、医技、病房全方位质控体系，严格落实18项核心制度责任督导，优化关键环节服务流程。完善医院治理结构，坚持“三重一大”制度，加强督查督办及信息反馈，建立建账销号、内部公示机制，保证工作落实。加强人才建设，编制落实“双百人才”发展规划，搭建骨干人才短期出国培训平台。开展医院3年来经营情况分析，研究患者来源、门急诊及住院工作量等重要指标分布情况，指导学科建设及重点专业发展。开展设备使用情况分析，研究建立改进机制，健全设备全寿命周期管理体系，提高设备使用效率。完善年度综合目标考核方案，优化激励约束机制。开展资产清查，逐步实施全成本管理，提质增效。以健康管理部为试点开展独立经营、单独核算。

6月，开展首届“德艺双馨”医务工作者评选活动，评出10名“德艺双馨”医务工作者。8月，举行首届质量与安全管理持续改进PDCA主题竞赛，收集73个案例，10个获奖案例，其中6个入选国家卫生计生委医院管理研究所《从经验管理走向科学管理——第二期案例》。

受国家卫生计生委医院管理研究所委托，2016年11月24日承办第二期医院管理持续改进示范医院现场观摩会，北京市第六医院、河北燕达医院等观摩团来院交流学习。2016年12月29日承办第三期医院管理持续改进示范医院现场观摩会，来自北京市20余所医疗机构的院级领导和中层管理人员80余人参加观摩会。

引进编制内专家人才6人，其中离职1人；引进编制外专家人才3人，其中离职1人。由于知名专家人才紧缺，医院病种以常见病、多发病居多，高等级手术少，专科特色不突出。

医疗工作 出院17698人次，床位周转32.18次，床位使用率101.16%，平均住院日11.41天，住院手术4870例。剖宫产率29.3%。无孕产妇、新生儿和围产儿死亡。实施临床路径管理的科室13个、病种55个。全年临床用血3319单位，其中红细胞2072单位、血浆1019单位、血小板228治疗量，术中自体血回输91932 ml。

预约挂号管理。采用114预约、网络预约、诊间预约、出院后预约等方式预约挂号。预约挂号占门诊总人次的6.21%。

新技术、新疗法。开展新技术2项：粒子植入术和神经血管介入。

药物管理。门诊药占比67.31%，住院药占比37.39%。门诊抗菌药物使用率11%，急诊抗菌药物使用率32%，住院患者抗菌药物使用率47.37%。

医保工作。医保出院12188人次，医保结算总金额5.90亿元。利用信息化手段控制费用、控制拒付，使医保费用管理做到数据化、精细化。

医疗支援。对口支援昌平区沙河医院。

医疗纠纷处理。调解纠纷11件，诉讼5件。年度赔付总金额194.92万元。

护理工作 护士563人，其中本科236人、研究生5人。医护比1∶1.37。ICU床位14张。

全面开展优质护理，落实责任制护理模式，完善各项便民措施，做好出院患者电话回访，在肿瘤科开展姑息护理，在手术室开展温馨护理服务。在门诊为患者提供咨询、导诊工作，增加个性化服务项目。完善护理质量控制标准，根据实际工作情况及“三甲”评审要求，补充修改制定了10项护理工作制度及流程；制定抢救车使用及管理制度，规范全院抢救车配置。

落实、修订、持续改进护理不良事件发生后的解决措施，及时上报、分析护理不良事件，全年护理不良事件上报登记253例；举办全院护理不良事件分析会4次；护理不良事件上报率100%，整改率100%。

伤口护理、静脉输液、ICU、手术室、急诊、消毒供应中心、骨科、血液净化专科护士培训13人。

科研工作 全年申报课题67项，中标课题7项（国家级1项、市级2项、区级4项），横向项目2项，资助经费222.5万元。在研课题14项，结题8项。科研课题数获全国电力职工技术成果奖二等奖2项、三等奖3项，中国人民解放军总医院科技成果二等奖1项。

医学教育 录取硕士研究生3人。脱产学习257人次，到院外进修5人。出国进修1人。

信息化建设 加快建设一体化信息平台，科研管理、移动医生工作站、人力资源等39套系统顺利上线，启动HIS2.0、处方点评等12套系统建设。

基本建设 投资265万元维修医疗用房6200平方米。

（撰稿：王　佟　审核：孙　琰）

领导名单

院　　长 林方才
党委副书记 姜　梅
副 院 长 姜　梅　温智勇　李俊杰
辛利平　钱　勇　朵皓英

北京国丹白癜风医院

地址：丰台区太平桥路17号（100074）　电话：88999957
网址：www.88995799.com

基本情况 卫技人员71人，包括副高级职称5人、中级职称6人、初级师8人、初级士52人。

医疗设备净值286.36万元，年内新购医用设备总值19.00万元。

改革与管理 开展医疗质量安全年活动，加大监管力度，每月进行医疗质控检查。邀请市药品不良反应监测中心专家在全院开展医疗器械不良反应监测培训，提高医疗器械不良反应监测水平。推广首诊医师负责制，加强院科两级管理，坚持每周一次院领导参加的科主任查房制度。开展职工全员综合素质培训、岗位技能培训，打造学习型医院。

医疗工作 出院2584人次，床位周转25次，床位使用率47%，平均住院日5天。

预约挂号管理。设有电话预约、窗口预约、诊间预约、网络预约共4种途径。预约挂号2441人次，占门诊总人次的10%。

新技术、新疗法。在国内及北京市率先开展白癜风疾病的精准医疗，针对白癜风疾病的病因病机和靶点，从脏腑、血液和表皮白斑入手，自内而外治疗、调理。涵盖白癜风临床检测、诊断、治疗、用药，心理干预、康复跟踪等方面。

药物管理。门诊患者药占比21%、抗菌药物使用率0.01%，住院患者药占比35%，抗菌药物使用率3%。

医疗支援。进社区义诊24次。4月，配合中国儿童少年基金会白癜风“告白行动”——全国青少年白癜风援助专项基金临床治疗白癜风患儿362例。8月26日、9月18日、11月26日，院长高毓梅带专家团队分赴宁夏银川、山东济南、河北石家庄开展白癜风学术讲座，传授白癜风诊疗经验、思路、方法，指导基层白癜风防治工作，并为当地患者义诊200余人次。

医疗纠纷处理。年内未发生医疗纠纷。

护理工作　护士48人，其中本科学历2人。医护比1∶3。

坚持院领导、护理部、护士长行政查房与护理业务查房制度，落实病区护理质量周检、月检工作，持续质量改进，实现护理服务由粗放式服务转变为规范、标准、连续、优质、高效的细节服务。护理不良事件上报率100%，整改率100%。医院实行护理分层管理模式，根据科室情况把护理人员分为3个护理责任小组，每组设组长1名，负责病区1/3患者的管理。

每月由科室组织业务学习及一项操作技术培训和考核，成绩纳入个人档案，作为个人考评依据。每月评选两名“优质服务明星护士”，并予以奖励，以调动护理人员的积极性。

学术交流　1月29日，美国互联网医疗咨询公司MORE Health·爱一传递首席市场官Jeff Leader先生、旧金山市长驻华办公室北京项目主管Sam Dreiman先生一行来医院考察、交流。医院与MORE Health·爱一传递达成战略合作协议，共同搭建中美国际白癜风会诊中心，通过开展远程医疗会诊的形式，为白癜风患者提供中美两国白癜风专家的联合会诊，探讨更精准治疗方案，同时开展相关领域的医学交流与合作，加快推动中医药走向世界。

5月，经中国品牌创新发展工程组委会遴选推荐，院长高毓梅受邀代表医院参加“中国品牌美国行”活动，走进纽约联合国总部，出席“中国品牌走进联合国”活动暨“中国品牌文化与全球商业发展”论坛，围绕全球知名品牌与中国品牌发展现状对比，品牌发展与文化传承等话题进行分析与交流，代表中国民族医疗品牌发声。

9月21日，医院被北京市皮肤病专家会诊中心确定为定点医院，开展皮肤病交流合作。12月27日，中国中医药研究促进会在北京中国科技会堂主办第三届全国中西医疑难病临床诊疗学术报告会，副院长李毅冰出席并开展白癜风学术交流研讨。

信息化建设　全年医院信息化建设总投入15万元，用于购买设备及软件、租用服务及线路，医院医政管理门户系统、药品管理信息系统、患者信息管理系统、网络预约挂号系统得到升级改造。1月，与MORE Health·爱一传递达成战略合作，建设远程医疗会诊系统，实现白癜风疾病的远程会诊，并可举办专家在线医学会议。

（撰稿：陈丽敏　审核：高毓梅）

领导名单

党支部书记、院长　高毓梅
副　　院　　长　李毅冰　刘德润

北京首大耳鼻喉医院

地址：丰台区成寿寺路33号（100078）　电话：57026621
网址：www.60606161.com

基本情况　卫技人员116人，其中正高级职称33人、副高级职称31人、中级职称33人、初级师17人、初级士2人。有多点执业医师60人。

医疗设备总价值705.65万元。新购置医用设备总金额328.83万元。

机构设置　6月，新增疼痛科；8月，新增中西医结合科。

医疗工作　出院3144人次，床位周转2.1次，床位使用率61%，平均住院日8.2天，住院手术2183例。全年临床用血2000 ml。

预约挂号管理。预约方式为114电话预约，预约挂号占门诊总人次的42.5%。

药物管理。药占比33.79%。门诊患者抗菌药物使用率14.55%，住院患者抗菌药物使用率64.18%。

医保工作。医保出院1848人次、总费用3330.46万元。

医疗纠纷处理。参加医责险58人，总费用1.39万元。发生医疗纠纷10件，调解10件。年度赔付总金额18000元。

护理工作 护士52人，其中本科学历15人。医护比1：2。

全院开展优质护理服务，按岗位职责落实整体护理。修改全院护理管理质控标准，责任到人，突出护理安全管理和细节管理。

派人员参加北京同仁医院主办的全国耳鼻喉专科护理培训。

学术交流 4月9日，举办第六届耳鼻咽喉头颈外科研修班，来自全国各地的14名耳鼻喉专家参与授课，共300余人参加培训。5月27～29日，由北京友谊医院耳鼻咽喉头颈外科和ENT MASTERCLASS®合作主办，北京首大耳鼻喉医院协办，首次将ENT MASTERCLASS®带到中国大陆，向国内耳鼻咽喉头颈外科医师提供免费学术交流及专业培训。7月9日，举办第七届北京首大耳鼻喉医院耳鼻咽喉头颈外科研修班。11月11日，由北京天坛医院耳鼻喉科和北京首大耳鼻喉医院联合主办的第二届天坛侧颅底显微外科技术学习班在北京举办。

（撰稿：陈小青 审核：沈雁英）

领导名单

院　　长 沈雁英

业务院长 路　虹

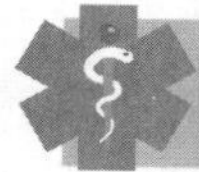

北京京煤集团总医院

地址：门头沟区黑山大街18号（102300） 电话：69842525

网址：www.jmhospital.com.cn

基本情况 卫技人员997人，包括医生331人（主任医师25人、副主任医师50人、主治医师109人、医师86人、医士3人、无职称58人），护理人员500人（副主任护师3人、主管护师183人、护师164人、护士91人、无职称59人），药剂人员54人（主任药师2人、主管药师20人、药师16人、药士9人、无职称7人），医技人员112人（副主任技师5人、主管技师38人、技师28人、技士12人、无职称29人）。

年底医疗设备净值8210万元，其中乙类医疗设备4台。年内新购医疗设备总值2349.81万元，其中乙类医疗设备1台（MR750）。

改革与管理 完善三级质量监控体系，完善质量监测数据指标项目，监测项目调整至422项，并依从PDCA改进模式持续改进。继续实施7S管理（整理、整顿、清理、清洁、素养、安全、节约），促进医院整体精细化管理与人员良好工作习惯的养成及工作效率提高。加强合理用药及临床药师干预，增加静脉配置工作，保证用药安全。利用信息化手段建立医院异常事件报告系统，年内异常事件上报2629例。

建立医院患者安全十项目标的核心质量管理，制定政策、流程及评价标准，提高临床、护理、行政管理、风险管理等方面的能力，全年开展QCC项目30个、开展FMEA（失效模式及影响效应分析）3项、利用HVA（灾害脆弱性分析）、RCA（根本原因分析）等工具对医院风险点进行识别与改进，完善《北京京煤集团总医院应急预案（2016版）》与安全计划；进行各类应急预案演练12次，CPR演习4次。

以“八大医学中心”建设为龙头，提升学科能力。急救重症医学中心：装修改建CCU、RICU，危急重症的综合救治能力有所提升；远程心电与社区和救护车对接，缩短了急性心梗与脑卒中的溶栓、PCI时间；重症抢救人次同比提升13.0%，业务收入增长14.4%。腔镜中心：发展微创、腔镜手术，全年腔镜手术936例，同比增长33.91%；普外科开展腹腔镜下门脉高压断流+脾切除术、胰腺肿瘤联合脾切除术，骨科开展椎间孔镜微创手术，泌尿外科开展经皮肾镜下肾部分切除术及肾盂成型术、软性输尿管镜手术，妇产科开展宫腔镜下子宫完全纵隔切除术、全子宫双附件大网膜切除淋巴清扫术，耳鼻喉科依托低温等离子射频消融系统开展电视鼻内镜下鼻腔肿瘤摘除术、功能性鼻窦开放术、电视耳内镜下鼓膜置管术、支撑喉镜下咽喉肿物摘除术；呼吸科开展氩气刀、氩氦刀、冷冻激光、热成型技术。介入中心：以心、脑、周围血管为主的介入治疗，年介入治疗1731例，同比增加11.2%；心血管内科开展心脏射频消融术、经皮冠状动脉腔内旋磨术，消化内科开展经颈静脉肝内门体分流术（TIPSS）。脑病中心：是中国卒中联盟认定的第一批卒中中心；相继开设精神心理门诊和多学科协作的眩晕诊疗中心，联合急救、介入、康复、营养完善了急性脑卒中“卒中单元”一体化治疗体系；神经外科成功开展机器人下立体定位定向功能的脑肿瘤切除手术。呼吸疾病治疗中心：在重症抢救、呼吸介入、过敏性疾病、风湿亚专业、肺癌治疗、慢阻肺管理等方面形成团队特色；完成第六例支气管热成型手术；建立肺癌多中心平台（影像、病理、药学等参与），第一次应用了化疗联合重组人血管内皮抑制素治疗方案；建立风湿病多学科会诊平台，促进了风湿免疫标记物检测、关节B超、双源CT、双腕增强MRI、骶髂MRI、唇腺活检等技术的发展及多学科合作；对慢阻肺、哮喘、间质性肺病等慢性肺病开展了呼吸康复与家庭管理，创建呼吸慢病管理中心，共同管理院外患者20多例，实现了远程数据化指导与管理。骨科创伤中心：是市卫生计生委批准进行全髋和全膝关节置换的19家医院之一；以微创、关节镜、介入为发展方向，开展了颈椎病的前后路手术治疗、颈椎人工间盘置换术、肩关节置换术、关节镜下膝关节交叉韧带重建术等新技术、新业务。眼科中心：开展眼底荧光血管造影、脉络膜造影、OCT、角膜地形图、眼前节分析、动态视野等检查，继续保持在白内障、糖尿病视网膜病变、老年黄斑病变等防盲治疗领域的技术优势；人工晶体悬吊、玻璃体切割在治疗严重增殖性玻璃体视网膜病变等技术有所突破；建立干眼症与屈光不正、斜弱视的规范化诊疗体系；开展基层相关卫生技术人员培训，初步建立区域内眼病转诊机制。康复中心：能开展物理治疗、运动治疗、作业治疗、言语治疗、认知训练、吞咽训练等治疗项目，为患者提供全面的功能评定和康复治疗；是北京市首家社区残疾人体育服务试验基地试点合作医院，为残疾人提供康复服务同时，参加了中国特殊奥林匹克智障患者进行康复治疗与后续干预的国际项目。儿科是门头沟区卫生计生委指定的儿科危重症抢救中心，妇产科是门头沟区卫计委指定的专科危重症抢救中心。

医疗工作　出院19081人次，床位周转25.72次，床位使用率93.27%，平均住院日13.26天。住院手术3959例。剖宫产率26%，无孕产妇、新生儿死亡，围产儿死亡率2.8‰。全年临床用血1357.5 U，其中红细胞悬液1174 U、血浆109.5 U、血小板74治疗量，自体采血、输血78人次109 U。

临床路径管理。全年单病种6个病种，开展143例。临床路径开展61个病种，入径3180例，入径率70.45%，完成率92.77%。

预约挂号管理。采用电话预约、窗口预约、114预约等方式。全年预约挂号36028人次，占门诊总人次的4.18%。

新技术、新业务。全年开展新技术、新业务62项，如：消化肿瘤内科新开展了EUS（超声胃镜）及EUS-FNA（超声引导下细针穿刺活检）、ESD（内镜下黏膜剥脱术）等治疗技术项目，皮肤科开展了斑贴实验、点阵红宝石激光等新技术，神经内科开展颅内动脉瘤栓塞术等。

药物管理。药占比48.70%，其中门诊药占比61.68%、住院药占比33.44%。门诊患者抗菌药物使用率14.04%，急诊患者抗菌药物使用率22.71%，住院患者抗菌药物使用率49.58%。

医保工作。医保出院8920人次，总费用16078.64万元，次均费用18026元。

医疗支援。派出2批10人次对口支援内蒙古阿荣旗医院。17人支援北京市农村卫生院（军庄、永定），接收永定卫生院进修1人。安排16人支援社区卫生服务中心（站）（高层、中门花园、东辛房）。派出30余位专家及282人的医疗团队，深入山区、解放军导弹营、八方达公交公司、学校、社区及乡镇卫生院等，开展“光明行”“慢病俱乐部”“全民健康行动”“急救科普惠万家”“不忘初心、医泽百姓”等特色公益性活动；分别到41个社区及基层医疗机构，开展健康讲座35场次，义诊33场次，服务百姓3600余人，免费测血压869人次、测血糖578人次、眼裂隙灯检查297人次、心电图82人次、肺功能检测40人次。启动了医院光明慈善工程，免费为8位革命老区、光荣院老人做白内障手术。

医疗纠纷处理。参加医责险511人，总费用60.89万元。发生医疗纠纷12件，其中调解11件。年度医院赔偿26.55万元，保险公司赔偿220.51万元。

护理工作　护理人员中有本科学历141人。医护比1∶1.51。ICU床位12张。上报护理不良事件358例，不良事件上报率100%、整改率100%。

深化落实7S管理及优质护理服务内涵，创新服务模式，开展护理质量改进项目。修订完善星级护士评价标准，评选出8名“五星级护士”、17名“四星级护士”、38名“三星级护士”，并给予奖励表彰。心血管内科护士长杜武英荣获第四届“北京市优秀护士”称号。

完成对新入职护士、实习护士岗前教育培训共计18次，急救队员培训1次。外派急诊科2人、ICU1人、产科1人、手术室1人、肿瘤护理1人、静疗2人、伤口造口失禁专科护理1人参加专科护士认证培训。

科研工作 2项科研成果获京煤集团优秀技术创新成果奖。

医学教育 年内举办各种学术会议33场，比上年增长106.25%。接收华北理工大学冀唐学院临床医学专业本科实习生32人、医学影像专业本科实习生7人，北京城市学院药学专业本科实习生3人。

学术交流 5月24日，骨科邀请美国脊柱外科教授Christoph Meyer来院，就脊柱疾病国际最新进展及发展方向进行交流，尤其在脊柱退变性疾病的诊断与治疗方面进行了探讨。

8月6～7日，康复医学中心特邀台湾吴东升教授来院传授副木治疗技术与足部矫形技术。

出国参加国际学术交流3人，在国内参加国际学术交流44人。

信息化建设 年度信息化建设总投入440万元。新LIS系统上线，配合检验科流水线的使用；远程影像诊断系统实现各分院与总院链接，提升分院诊断水平；配合医联体建设远程心电系统与分院、社区、999及120救护车的心电设备联网。ERP系统人力、财务及物资采购模块上线，并与集团完成对接；完成容灾备份和服务器虚拟化；移动护理随基建完成二期上线。实现了手机APP报告单查询功能及门诊微信预约挂号。

基本建设 完成新门急诊楼改扩建工程面积14329平方米。完成10千伏高压供电及配电室工程。全年安全保卫资金投入97万元，包括消防、监控、报警设施维护保养等。

（撰稿：张　娇　审核：吕　兵）

领导名单

院　　长　张　威
党委书记　李清华
执行院长　戴　莉
副 院 长　毛经民（常务）　李清华
　　　　　秦　鼎　刘国宾
副 书 记　孙香云

北京燕化医院

地址：房山区燕山迎风街15号（102500）　电话：80345566
网址：www.bjyhyy.com

基本情况 有卫技人员956人，其中正高级职称29人、副高级职称67人、中级职称269人、初级师311人、初级士208人，无职称72人。

年底医疗设备净值7247.6万元，本年度新购置医用设备总价值831.5万元。

1月22日，由凤凰医疗集团与英国牛津血液肿瘤中心肿瘤服务委员会共同合作成立的凤凰牛津肿瘤中心在燕化医院揭牌。9月，医院通过了JCI认证复审。

机构设置 2月，成立慢病管理中心；11月，成立身心疾病科，开展与身心疾病相关的心理、精神及睡眠障碍等诊疗服务；12月，成立国际医疗合作部，将质量管理部与评审办公室合并为质量管理与评审部。

改革与管理 3月，与燕山社区卫生服务中心成立燕山地区医联体。确定了双向转诊，预约挂号，远程会诊，专家社区出诊，患者住院绿色通道，医学影像、检验、心电共享等机制。年内，接收2人来院进修3个月，确定眼科医师到社区出诊，明确了双向转诊联系人和流程，开始建设远程心电诊断系统。

年内，9人办理多点执业手续，涉及的专业包括精神科、中医科和外科。

医疗工作 年出院17921人次，床位周转27.03

次，床位使用率103.07%，平均住院日13.96天，死亡率2.02%。住院手术2607例。剖宫产率47.79%，孕产妇死亡率0.72/10万，无新生儿死亡，围产儿死亡率3.01‰。实施临床路径的科室19个、病种69个。

全年手术用血524单位，术中回输44人次49.25单位，自体回输率13.1%。

预约挂号管理。预约方式有电话预约、网络预约、现场预约、微信预约、诊间预约，预约挂号占门诊总人次的4.8%。

新技术、新疗法。检验科、骨科和康复医学科共开展新技术和新疗法9项。

药物管理。门诊药占比69.95%，住院药占比42.77%。门诊、急诊、住院患者抗菌药物使用率分别为10.1%、18.31%、54.13%，抗菌药物使用强度为31.38 DDD。

医保工作。医保出院8831人次，总费用17998.52万元。医保门诊741272人次，总费用35776.34万元。

医联体中转入、转出患者320人。

医疗支援。接收内蒙古鄂伦春自治旗人民医院进修2人，外派妇产科主任到受援医院进行对口支援。

医疗纠纷处理。参加医责险791人（含多点执业人员14人），总费用46.02万元。发生医疗纠纷5件，其中调解1件、诉讼4件。年度赔付总金额5000元。

护理工作 护士501人，其中本科及研究生学历155人。医护比1：0.66。有重症监护床位10张。合理分配护理人力资源，弹性调配工作。落实护士分层及培训考核工作，全年共组织培训30余次，培训率95%。开展管路居家护理，上门为长期带有管路的患者更换、维护管路共133人次。对全院住院患者开设糖尿病健康知识讲座夜校，每周一次。不良事件上报率、整改率均100%。

移动护理、配液系统上线。运用品管圈进行护理质量持续改进，各科室上报品管圈改善项目31个。

选派护理人员外出学习90余人次，培训新入职护士50人、专科护士21人。组织全院护理人员业务学习10次，1～3年护士培训9次，护士长管理培训5次，各层级护士理论考试10余次。举行护士长竞聘2次。

完成来自5个学校的护理实习生75人的临床实习带教工作。

科研工作 全年申报课题14项，中标1项，资助经费16.5万元。在研项目10项，结题17项。

骨科刘跃华作为副主编，编撰出版了《常见外科疾病临床表现与治疗》。

医学教育 参加短期培训共计87人次，外出进修3人次。

承担河北北方学院本科生51人、山东医学高等专科学校专科生12人、北京现代管理大学国际护理学院专科生7人、山西忻州职业技术学院专科生4人、北京城市学校本科生6人，共计80人的毕业实习任务。

学术交流 7月9日，医院承办的凤凰牛津肿瘤中心第一届高峰论坛在京举行，论坛以“精准个性化，创新多学科”为主题，从肿瘤治疗个性化出发，围绕为肿瘤患者提供精准治疗进行学术交流及研讨。牛津大学肿瘤药理学终身教授大卫·科尔等共300人出席论坛。11月6日，北京燕化医院承办的凤凰牛津肿瘤中心第一届肺癌国际论坛在京举行，会议主题是“全球肺癌关注月”重视肺癌预防、提高抗癌意识，中外专家160人参加了论坛。

7月14日、11月9日，凤凰牛津肿瘤中心首席专家、牛津大学大卫·科尔教授在燕化医院为肿瘤患者免费义诊。

10月27～29日，执行院长俞红霞率医院6人赴迪拜参加IFQCC（国际癌症诊疗质量论坛）论坛。12月16～18日，医院胸心外科技术院长和肿瘤科主任赴沙特阿拉伯参加第三届MEAN（中东和北非地区）区域NCCN（美国国立综合癌症网络）指南研讨会。

信息化建设 本年度信息化建设总投入483.30万元，其中移动医疗投入305万元（包括移动护理项目275万元、微信预约缴费项目30万元），远程医疗投入178.30万元（包括健康区域一体化项目158.30万元、远程心电诊断系统项目18万元、VPN项目2万元）。其中移动护理项目已验收，微信已实现线上预约挂号、缴纳挂号费。凤凰健康云APP已上线，患者通过可穿戴设备将生命体征数据传输到云服务器，实时监控患者的生命体征，自动预警危急值等服务；医患可以通过APP进行语音、视频通话，病情问诊等。基于VPN技术远程心电图像传输，能够让总院为社区、分院进行远程心电诊断。

基本建设 投资117.16万元，完成门诊楼、制剂楼等供水主管、暖气主管更新；投资58.68万元，完成病房配楼消防管线的更新；投资220.65万元，完成内外墙的粉刷、维修；投资35.08万元，完成部分病房防水项目；新建凤凰牛津肿瘤中心用房项目已投资17.40万元，尚未完工。

社区工作 辖区人口44198人，建立居民电子健康档案35656份，建档率80.67%；65岁以上老年人6403人，体检4162人；高血压患者12340人，管理5066人，规范管理2578人；糖尿病患者3183人，管理1986人，规范管理1102人；家庭医生签约13842户28003人。免疫规范化门诊管理学龄前儿童2453人、在校学生1157人，计划免疫接种4889针次，包括一类疫苗3048针次、二类疫苗439针次，外来务工麻疹、流脑接种2人，流感疫苗接种1399人次。入户访视儿童212人、产妇209人。在档精神疾病患者202人，规范管理187人，在管患者稳定率100%。精神疾病患者免费服药64人，体检47人。开展5类健康知识讲座13场，受众720人次；举办家庭医生义诊宣传19场，受众1625人次。上转患者60人次。

（撰稿：谷文霞　审核：杜晨涛）

领导名单

总经理、院长　陈前进
副总经理　金　诺
执行院长　俞红霞
党委书记　梁建业
副院长　赵克建（常务）　杨金龙
财务总监　李一梅

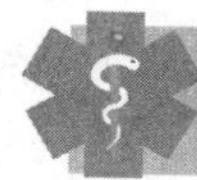

北京方舟皮肤病医院

地址：顺义区天竺空港经济开发B区裕东路3号院（101318）　电话：67621717
网址：www.fangzhoupfb.com

基本情况　卫技人员95人，包括正高职称2人，副高职称10人，中级职称8人，初级职称75人。

年底医疗设备总值1060万元，年内新购置设备总金额600万元。房屋总建筑面积3.02万平方米，其中业务用房1.53万平方米。

全年业务总收入1408.5万元，其中医疗收入422.55万元；总支出1015.5万元。

改革与管理　树立以患者为中心的服务理念，以“坚持以人为本、提高服务质量，规范医疗行为、保证医疗安全，优化诊疗环境、加快建设发展，加强科学管理、提高两个效益，为百姓提供安全、有效、方便、廉洁的医疗服务，积极创建全国诚信民营医院”为总体工作方针，推动医院各项工作全面发展。

加强医院文化建设，确定医院院训：诚信、团队、特色、创新；医院宗旨：大医精诚博爱天下、悬壶济世术精洁行；经营理念：源于民而用于民；医院愿景：民营医院的典范，健康美丽的使者。

调整和成立医院管理相关委员会，发挥专业管理团队作用；成立医院专家委员会和专家顾问医疗团队，参与医院战略规划，促进医院在医、教、研三个方面协同发展；修定医院《医疗质量管理实施细则》《急危重病人的管理规定》《病案管理质控规定》。

建立院科两级质量管理体系，落实首诊负责制，完善三级查房制度，坚持急、危、重病例会诊讨论制度和围手术期管理等核心制度。规范药品耗材管理，严把进药关；降低消耗，盘活库存，力争效益最大化，成本最低化。规范医学美容学科建设，对医学美容中心医务人员进行专业、系统的基础培训，并制定服务流程和管理体系。

10月，借助院庆一周年之际，特聘皮肤病诊治领域的京城知名专家为医院专家顾问委员会专家，定期来院会诊、讲课和指导工作。选派人员外出学习新业务、新技术；有计划地组织新知识、新技术、核心制度的学习与考试，积极开展业务训练与技能比赛活动，提高整体业务技能。

医疗工作　门诊14031人次。出院1019人次，床位周转10.12人次，床位使用率24.19%，平均住院7.08天；住院患者治愈率78%，好转率100%。全年住院手术176例，其中全麻50例，局麻126例。

临床路径管理。实施临床路径3个病种（白癜风、银屑病、过敏性皮炎），入径病历982，入径率96%，完成率90%。

预约挂号管理。实施网上和电话预约，预约挂号8365人次，占门诊总人次的62.4%。

新技术、新疗法。新开展白癜风红紫光治疗和异体表皮移植2例，自体表皮培养生物工程移植，银屑病的生物医学治疗。

药物管理。药占比30%，其中门诊药占比30.02%、住院药占比29.99%。门诊患者抗菌药物使用率0.5%，住院患者抗菌药物使用率17%。

医疗支援。成立医院救援医疗队，院长任队长，队员12人，分成医疗组、护理组、保障组、车辆2辆。根据上级卫生部门的部署要求，对突发事件负担应急救援任务。

医疗纠纷处理。启动申办医责险工作。年内发生医疗纠纷1件，院内协商解决，无赔付。

护理工作 注册护士40人，均为合同制。其中高级职称1人，中级职称2人。医护比例1：2。未设ICU病床。

实施责任制护理，暂未开展优质护理。以表格形式简化护理病历的书写内容，主要采用《ADL评定量表》《住院患者跌倒坠床风险评估》。手术患者交接时填写《手术室病房交接记录单》，全麻术后的患者使用《Braden压疮风险评估护理单》。按照最新的护理分级进行分级护理。

不良事件上报6例，上报率95%，整改率100%。

对患者实施全程健康教育，患者入院、住院三天、住院一周、手术前、手术后、出院均有健康指导。

护理培训每月2次，一次理论、一次实际操作。月底考核。

医学教育 脱产学习3人。

信息化建设 实现全院无线网覆盖。12月，完成医院信息安全等级保护工作的检查和对HIS系统的安全评估。完成微信平台的开发。年度信息化工作总投入经费26.4万元。

公益活动 本着“源于民而用于民”的经营理念，积极参加慈善公益活动，把救助贫困患者作为医院战略发展的重要一环。3月，被中国初级卫生保健基金会和中国红十字基金会确定为“全国白癜风、银屑病专项资助”定点医院。3月4日，在北京方舟皮肤病医院门诊楼前，举行了“全国白癜风/银屑病患者救助计划”定点合作医院挂牌仪式。

7月6日，由北京华夏中医药发展基金会发起，医院承办了“全国疑难皮肤病中西医诊疗学术报告会暨‘大爱方舟·寻找白天使’”公益救助活动。原卫生部副部长曹荣桂，原卫生部副部长孙隆椿、殷大奎，北京友谊医院皮肤科教授李邻峰，国医大师孙光荣，以及媒体代表等150余人应邀出席活动。

院庆 10月12日，医院举办建院一周年庆典活动，中华医学会北京分会秘书长刘湘，中国非公立医疗机构协会医院管理分会副会长、北京市非公立医院协会副会长赵锡银，中国初级卫生保健基金会东方关爱公益基金综合行政部部长杨雯利、中国红十字基金会智源博爱基金管委会副主任郑文捷等领导应邀出席活动。

同日，医院召开皮肤病医院改革与发展座谈会，广安门医院主任医师李博鉴，空军总医院全军皮肤病性病研究所主任医师赵广，北京中医医院皮肤科主任医师王萍，北京友谊医院皮肤科主任医师李邻峰，北京协和医院皮肤科主任医师孙秋宁，护国寺中医医院皮肤科主任医师张小薇，海军总医院皮肤科主任医师刘元林等皮肤科专家参加座谈。

（撰稿：许丹丹　审核：王海涛）

领导名单

院　　长　马春林
业务院长　赵　广
执行院长　王海涛

北京爱育华妇儿医院

地址：经济技术开发区景园南街2号（100176）　电话：69079666
网址：www.aiyuhua.com

基本情况 卫技人员208人，包括正高级职称17人、副高级职称20人、中级职称50人、初级师84人、初级士37人。

年底医疗设备净值4879.69万元。年内新购医疗设备总值176.56万元，其中甲类医用设备2台。

历史沿革 医院于2014年12月26日开业，占地面积3.8万平方米，建筑面积7.3万平方米。设有儿内科、儿外科、儿童保健科、妇科、产科等23个临床学科的43个专业（儿内科、儿外科、急诊、儿童保健、耳鼻喉、眼科、口腔、呼吸内科、消化内科、肾内科、心脏内科、神经内科、内分泌科、骨科、外科、泌尿外科、新生儿科等）。首任院长范茂槐。医院是北京市国有资产经营有限责任公司主导投资，集医疗、教学、科研、预防为一体的妇儿一体化三级专科医院。

机构设置 设有20个临床科室：预防医学科、全科医学科、内科、外科、妇产科、妇女保健科、儿科、小儿外科、儿童保健科、眼科、耳鼻咽喉科、口腔科、皮肤科、传染科、急诊科、康复医学科、麻醉科、疼痛科、重症医学科、中医科等。7个医技科室：放射科、超声科、检验科、病理科、输血科、药剂科、消毒供应室。16个职能部门：综合管理办公室、人力资源部、战略发展部、财务管理部、会计核算部、医务部、护理部、院感与疾控办、教学科研部、医学工程部、信息技术部、市场部、客服部、销售部、后勤部、采购部。

改革与管理 重点从提升医疗服务品质及经营效益两个方面着手，逐步构建和完善各方面的运营管理体系。建立JCI标准评审筹备小组，参照JCI标准相关要求改善工作，以提高医疗工作的标准化及医疗质量管理水平；建立经营分析机制，定期开展医院及各科室经营分析，推动经营工作的精细化，提高资源配置的科学性，同时策划绩效管理体系改革，初步搭建适合医院的绩效管理架构，利用目标引导、激励驱动、教育反馈等机制，推动绩效持续改善。

通过引进外部专家来院多点执业，提高医院业务能力及医疗水平。共60多位知名专家在院多点执业。

4月8日，市卫生计生委召开政府购买民营机构助产服务工作会，落实优质民营医疗资源对猴年和二胎放开生育高峰的保障工作，形成对公立助产医疗资源的有效补充。本院作为主管部门选定的首批12家合作机构之一，也是大兴区唯一的入选机构，应邀出席会议。

医疗工作 出院1343人次，床位周转15.8次，床位使用率17.8%，平均住院日4.1天，住院手术317例，剖宫产率37.3%，无孕产妇、新生儿及围产儿死亡。全年临床用新鲜冰冻血浆4400 ml、悬浮红细胞38单位、机采血小板1治疗量。

预约挂号管理。预约挂号的方式有：电话预约挂号和网络预约挂号。预约挂号27860人次，占门诊总人次的63%。

药物管理。药占比9.78%，其中门诊12.73%、急诊18.47%、住院6.19%。抗菌药物使用率门诊10.59%、急诊18.1%、住院24.47%。

医疗纠纷处理。参加医责险208人，总费用2.94万元。发生医疗纠纷78件，调解成功率100%。年度医院赔付600元。

护理工作 护士140人，其中本科54人。医护比1:2.69。NICU床位6张。

全面开展优质护理。病房实行责任制整体护理，护士与患者比例为1：1～1：3，达到优质护理服务标准。护理不良事件上报率100%、整改率100%，无护理责任事故。

定期举行护理质量安全检查，针对发现问题及时提出整改方案。配备陪检、送检人员，减轻护理工作量，让护理人员更好地服务于患者。

外派1名护士到首都儿科研究所附属儿童医院哮喘防治与教育中心进修3个月。外送2名护士取得静脉输液治疗专科护士资格证书。接收石家庄柯棣华学校实习护士3人轮转实习。

医学教育 3月17～19日，举办小儿呼吸道疾病诊治新进展学习班，来自全市多家三甲公立医院和约40家非公立医疗机构的200多名儿科医护人员参加培训。

学术交流 6月，邀请美国哈佛大学教授、波士顿儿童医院儿科呼吸科专家Gray Visner 教授来京，参加医院与首都儿科研究所联合举办的国家级“全国小儿肺部疑难病及间质病学习班”，做了“小儿间质性肺疾病”和“骨髓移植后肺部并发症及胶原血管病的肺部合并症”两个主题报告，来自全国的儿科呼吸专家约200人参加学习。

6月19日，与首都儿科研究所联合举办“全国儿童弥漫性肺实质疾病/肺间质疾病暨呼吸系统疑难病症学术论坛”“第二届全国儿童肺功能检测与临床研讨班”，来自全国各地的150多名儿科呼吸专业医生、护士以及肺功能专业人员就儿童弥漫性肺实质疾病/肺间质疾病暨呼吸系统疑难病的诊断治疗、儿童肺功能检测进行了探讨与学术交流。

信息化建设 医院信息化建设自2013年5月由首都信息发展股份有限公司总包承建，尚未完成终验，共计7.11万元。医院系统建设项目包括基础设施与支撑平台建设和应用软件系统建设两大部分，其中基础设施与支撑平台建设主要涉及中心机房、网络安全、服务器、存储及终端建设等；应用软件系统包括OA、HIS、EMR、PACS、LIS、血库系统、儿童健康管理系统、医院资源规划系统（HRP）、客户关系管理系统（CRM）、医院门户、产后康复管理系统、综合信息发布系统、视频会议系统、呼叫中心、电子沙盘、电子邮件共计16个系统151个功能模块。

（撰稿：杨一美　审核：文　凤）

领导名单

党支部书记　罗毓芬
董事长、总经理　范子田
院　　长　范茂槐
副 院 长　陈宝英　张　渺
副总经理　柳默潮

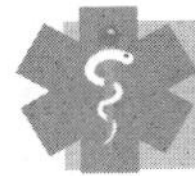

北京京都儿童医院

地址：昌平区回龙观东大街308号（102208）　电话：69787777
网址：www.jdetyy.com

基本情况　职工617人（全职512人、兼职105人），其中临床医疗180人、临床护理192人、医技83人、行政95人、医辅67人。博士15人、硕士28人、本科226人、大专266人。有高级职称41人、副高级职称46人、中级职称68人、初级职称245人。年内，新入职员工370人，其中医疗人员76人、医技人员36人、护理人员131人、行政后勤人员65人、医疗辅助人员62人；离职员工230人，其中医疗41人、医技21人、护理92人、行政后勤30人、医辅46人。

医疗设备净值2696.71万元，其中乙类医用设备2台。年内，完成药品采购28720374元、医用耗材采购9095463元、医疗设备采购4725750元、非医用固定资产采购611205元。

机构设置　新增管理科室4个：质量管理部、医患办、科教部、党工团办。新增临床科室1个：神经康复科。

改革与管理　4月18日，医院获授"爱婴医院"牌匾，成为全国首家通过评审的民营医疗机构。7月14日，医院通过北京市卫生计生委关于增设精神科诊疗科目（精神卫生、康复、临床心理专业）申请的实地考核，成为全国首家开设精神卫生专业的儿童医院。10月13日，通过了北京市和昌平区卫生计生委领导对医院危重新生儿转会诊工作的考核，成为北京市危重新生儿转会诊网络指定医院。12月16日，医院加入昌平区区域医疗联合体。

医疗工作　出院4525人次，床位周转22.6次，床位使用率60.1%。手术530例。平均住院日9.77天，平均住院费用13958元。全年临床用血271732 U，其中成分血输血率99.85%。

血液肿瘤科为医院重点科室，开展儿童血液肿瘤及免疫系统疾病的诊疗，其中造血干细胞移植累计生存率达70%以上。开院以来，血液肿瘤科共收治患儿1190人次，完成移植手术88人次。孙媛主任当选为国际组织细胞协会委员。

ICU于5月18日开始收治第一例患儿，截至12月共收治急重症患儿62人，使用呼吸机治疗9人次，其中有创呼吸机使用5人次。被北京市及昌平区列为危重新生儿转会诊中心。

临床路径管理。制定了新生儿高胆红素血症、支气管肺炎、儿童抑郁症、唇腭裂、特发性血小板减少性紫癜、新生儿呼吸窘迫综合征等病种的临床路径。

实行全程导医服务，暂未开展预约挂号。医院药占比为41.26%。

医保工作。10月，医保办启动医保前期工作，编制各项医保工作制度、职责，在全院普及医保政策知识。

医疗纠纷处理。投保医责险332人，其中多点执业70人、普通医责险262人，总费用25.33万元。全年处理纠纷33件，投诉12件。年度赔付总金额67万元，其中医院承担48万元。

护理工作　有护理人员196人，大专以上护士占75.5%。床护比1∶0.63，医护比1∶0.63。

全年共举办护理专业讲座18次，护理基础理论考试12次，参加考试187人，平均分82分。

落实市卫生计生委不良事件主动上报制度，全年共报护理不良事件33件。

医学教育　6月7日，医院取得了北京市医师定期考核独立考核单位资格。11月5日，承办了昌平区南部地区医师定期考核的考点工作。

10月18日，与山东省济宁医学院正式签约，成为济宁医学院教学医院，成为济宁医学院附属医院规培基地的协作单位。

组织院内业务培训50次，其中医院专家授课44次、外院专家授课6次

学术交流 血液肿瘤中心主任孙媛受邀参加在爱尔兰首都都柏林召开的2016年国际组织细胞学术会议。国际组织细胞协会主席Milen Minkov教授来院参观访问，与孙媛就造血干细胞移植领域的学术研究及临床治疗问题进行了沟通。

信息化建设 信息化建设总投入金额30.35万元，完成全院计算机网络化管理，门诊大厅安装电脑显示屏公布各项收费标准。目前医院已安装业务用计算机（内网）259台，新增31台；办公用计算机（外网）155台，新增26台；打印设备263台，新增30台；已开通电话377部，新增12部；机房核心设备16台（包括应用服务器、交换机和存储器等），新增4台。

社会公益活动 全年开展院内大型义诊4场、社区健康大课堂专题讲座共30次，受众1742人次。院内讲座3场，参加312人次。义诊847人次。举办大型健康宣教活动4次，受众1112人次。利用传统媒体和新媒体进行健康知识普及，撰写各类文章共505篇（微信434篇、官网71篇），浏览114676人次。

（撰稿：徐卫华　李　慧　审核：童　奔）

领导名单

院　长　童　奔

副院长　宋国维　刘　强　孙绪丁

医学科研与教育机构工作

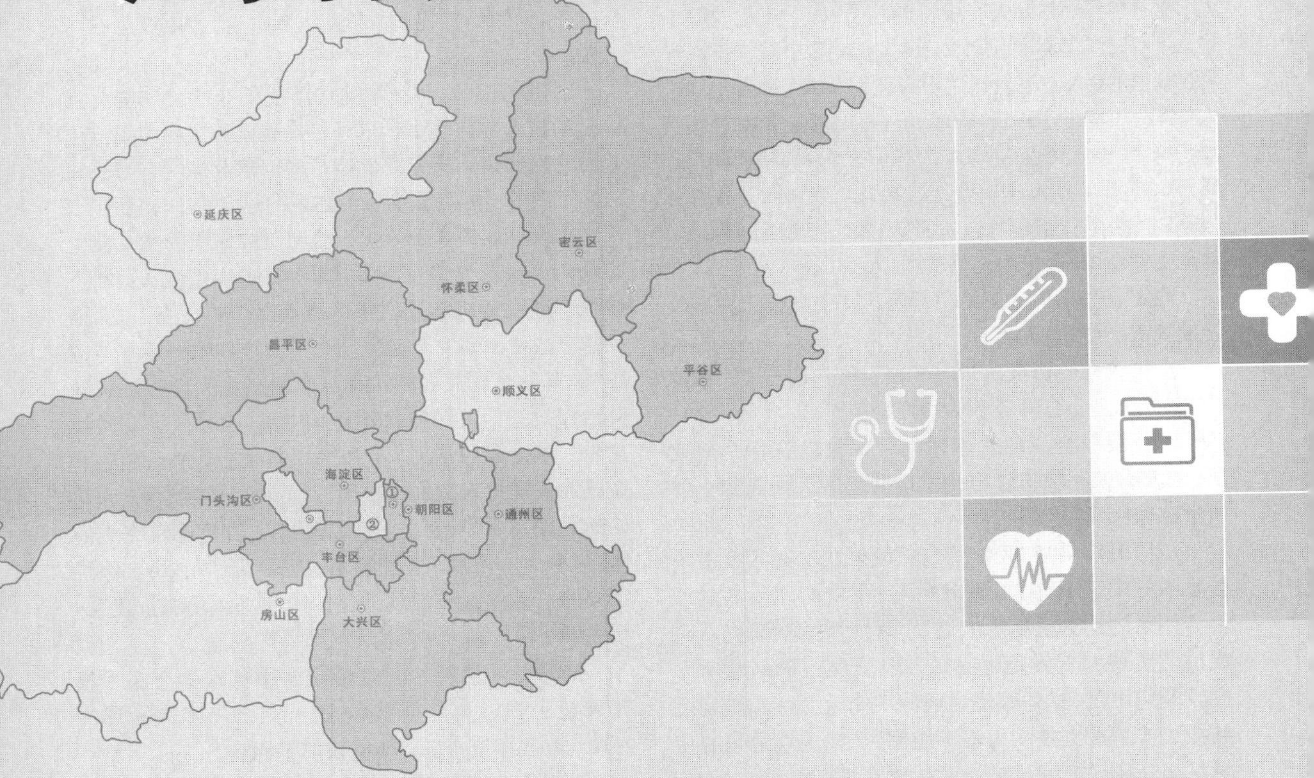

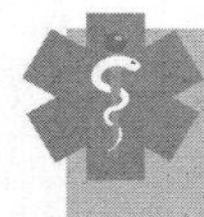

中国医学科学院 北京协和医学院

地址：东城区东单三条9号（100730） 电话：65105915
网址：www.cams.ac.cn或www.pumc.edu.cn

基本情况 教职工14055人，其中专任教师1465人，包括教授877人、副教授456人，博士生导师756人、硕士生导师396人，中科院院士7人、工程院院士17人。“长江学者奖励计划”特聘教授20人、长江学者讲座教授3人、中组部“千人计划”18人、青年“千人计划”15人，国家和省部级有突出贡献专家123人、杰出青年基金获得者41人，享受政府特殊津贴专家581人，“百千万人才工程”国家级人选56人，教育部“长江学者奖励计划”创新团队12个、国家自然科学基金委创新团队4个。外籍教师1人。

固定资产总值60382.70万元，其中教学、科研仪器设备资产13707.44万元。

全年教育经费投入47054.80万元，其中国家拨款40726.70万元、自筹经费6328万元。

实行院校合一的管理体制。院校设有19个研究所、7家临床医院（含与北京市共建的天坛医院）、6所学院和1个研究生院。

1月30日，协和医学院11项成果获2015年度中华医学科技奖。其中，协和医学院完成的“胰岛素瘤诊治体系的建立及临床应用”，病原生物学研究所完成的“重要和新发现呼吸道及肠道病毒的病原学研究及其应用”，阜外医院完成的“非缺血性心肌病磁共振成像的关键技术与临床应用”“我国规范化心血管疾病临床研究评价体系的构建及推广”4项成果获二等奖；医学实验动物研究所完成的“APP，PS-1，α-synuclein等基因相关神经退行性疾病动物模型的建立及应用”，血液病医院完成的“骨髓增生异常综合征发病机制研究与诊断治疗新方法的创建和应用”，协和医院完成的“原发性胆汁性肝硬化发病机制、临床诊断与治疗的研究”“感染性休克的机制研究及血流动力学治疗体系的建立与应用”“放射性碘-131靶向治疗甲状腺疾病的分子及临床特征系列研究”，阜外医院完成的“心血管CT精准检查与诊断关键技术规范化应用及推广”，肿瘤医院完成的“乳腺癌个体化诊疗关键技术研究及应用”7项成果获三等奖。

2月19日，协和医学院10项成果获2015年度北京市科学技术奖。其中，阜外医院完成的“我国规范化心血管疾病临床研究评价体系的构建及推广”与协和医院完成的“胰岛素瘤诊治体系的建立及临床应用”2项成果获科技进步一等奖；协和医院完成的“女性生殖道畸形矫正策略及新术式研究与应用”“原发性干燥综合征发病机制及临床多器官损伤的研究”“感染性休克的机制研究及血流动力学治疗体系的建立与应用”，阜外医院完成的“提高紫绀型先天性心脏病外科治疗效果的关键技术建立和应用”4项成果获科技进步二等奖；阜外医院完成的“非缺血性心肌病磁共振成像关键技术及临床应用”“心血管CT精准检查与诊断关键技术规范化应用及推广”，肿瘤医院完成的“乳腺癌个体化诊疗关键技术研究及应用”，协和医院完成的“垂体腺瘤的规范化诊治和垂体功能重建”4项成果获科技进步三等奖。

12月，原副院校长董炳琨获中华医学会医学教育分会医学教育终身成就奖。生物所寸韡被评为2014～2015年度全国青年岗位能手标兵。

编制了《中国医学科学院北京协和医学院“十三五”发展规划》，并于12月正式发布。“十三五”期间，继续强化院校“医教研产防”一体化优势，建设独具特色的国家医学科技创新、医学教育与医疗卫生服务的综合体系，提升医学科技原始创新能力，增强医学科技国际竞争优势，全面建设世界一流的医学院校和世界一流的医学学科，全面建设中国医学科技创新体系的核心基地，为保障人民健康、推动经济社会发展、健康中国建设和全面建成小康社会服务。

教学工作　毕业生1631人，其中学历教育学生中全日制研究生1045人（博士生578人、硕士生467人），普通本、专科生138人（本科生65人、专科生73人），成人教育448人。招生1987人，其中学历教育学生中全日制研究生1360人（博士生593人、硕士生767人），普通本、专科生225人（本科生172人、专科生53人），成人教育402人。高考北京地区提档线临床本科理科680分、护理本科理科574分。在校生6245人，其中学历教育学生中全日制研究生4131人（博士生1921人、硕士生2210人），普通本、专科生867人（本科生693人、专科生174人），成人教育1247人。

图书馆建筑面积15905平方米，纸质藏书281万册、电子图书24万册。

有国家一级重点学科2个、二级重点学科8个、国家重点（培育）学科1个，省部级一级重点学科4个、二级重点学科3个，国家实验室1个、国家重点实验室5个，国家工程研究中心1个、国家工程实验室1个，国家工程技术研究中心2个，省部级研究中心、实验室31个。

具有一级学科博士点8个，博士学位授权学科、专业58个，硕士学位授权一级学科3个，硕士学位授权学科、专业66个；博士后流动站6个。

科研工作　1月，由于德泉院士领衔、药物研究所牵头的研究团队完成的"人工麝香研制及其产业化"项目，肿瘤医院作为第二完成单位、北京协和医院作为第四完成单位与8家企业和单位合作完成的"小分子靶向抗癌药盐酸埃克替尼开发研究、产业化和推广应用"项目荣获2015年度国家科学技术进步奖一等奖。

4月7日，中国医学科学院李立明教授与英国牛津大学陈铮鸣教授共同领衔的中国慢性病前瞻性研究（China Kadoorie Biobank，CKB）项目团队在国际权威医学期刊《新英格兰医学杂志》（*New England Medical Journal*）上发表了杜怀东作为第一作者撰写的研究论文"中国新鲜水果摄入与主要心血管疾病"（Fresh Fruit Consumption and Major Cardiovascular Disease in China）。

中国医学科学院/北京协和医学院基础医学研究所黄波团队发现包裹化疗药物的肿瘤细胞来源的微颗粒（一种100～1000纳米的囊泡）能够有效地逆转肿瘤再生细胞的耐药性，为目前克服临床肿瘤耐药性提供了潜在手段，并为肿瘤生物治疗开辟了新途径，相关研究结果以题为"Reversing drug resistance of soft tumor-repopulating cells by tumor cell-derived chemotherapeutic microparticles"的论文于5月10日在*Cell Research*杂志在线刊出，院校的两名博士后马婧薇和张一为本文的第一和并列第一作者。

10月25日，医科院医学与健康科技创新工程作为构建国家医学科技创新体系重大项目列入《"健康中国2030"规划纲要》，并启动实施。

国际权威期刊《细胞》杂志发表了中国医学科学院药物研究所天然药物活性物质与功能国家重点实验室李平平教授研究团队的最新研究成果——半乳糖苷凝集素Galectin-3（Gal3）作为巨噬细胞分泌的炎性因子，与胰岛素受体结合并干扰其信号通路，直接导致胰岛素抵抗。这项研究提出了慢性炎症导致胰岛素抵抗的新机制，加深了对炎症致胰岛素抵抗理论的认识。此外，这项研究也有一定的临床意义，研究发现肥胖患者血液中Gal3水平显著增加，与胰岛素抵抗指数HOMA-IR呈正相关，且Gal3也能在人肌肉细胞诱发胰岛素抵抗。这些结果都表明Gal3在肥胖患者可直接诱发胰岛素抵抗。鉴于Gal3导致胰岛素抵抗这一发现，李平平团队进而研究了抑制Gal3对胰岛素抵抗的改善作用。无论基因敲除Gal3还是给予Gal3抑制剂都能明显改善肥胖小鼠的胰岛素抵抗，提示Gal3可作为治疗胰岛素抵抗和糖尿病的有效药靶。

学术交流　10月28日，举行国际医学科技创新战略峰会，邀请部分政府部门相关负责人和国内外著名研究机构领导人共同探讨中长期国际医学科技创新的战略。

10月30～31日，《柳叶刀》杂志和中国医学科学院共同主办的"柳叶刀－中国医学科学院医学科学峰会"于北京召开。中国医学科学院/北京协和医学院院校长曹雪涛、副院校长张抒扬，Elsevier出版社科技部总经理Philippe Terhegge博士，《柳叶刀》杂志主编Richard Horton博士、执行主编Bill Summerskill博士，英国牛津大学教授Richard Peto爵士，美国哈佛大学公共卫生学院前院长Barry Bloom教授、美国国立卫生研究院福格迪国际中心主任Roger Glass博士等多位国内外专家和代表参加了峰会。峰会以健康为主题，对妇幼健康、移民与城市化健康、临床医学、医学教育、传染病、公共卫生和老龄化与健康进行了深入探讨。

10月31日，医科院60周年庆系列学术活动——中国医学科学院/北京协和医学院科技创新会议暨第三届科技奖励大会在北京举行。

11月2日，国际医学前沿发展论坛暨第三届中国医学科学发展论坛在北京举行。论坛特邀4位诺贝尔奖获得者及6位国际知名专家学者聚焦医学发展前沿，与院校师生进行交流。

12月20日，由医科院主办、医科院医学信息研究所承办的“2016年度中国医院科技影响力排行榜发布仪式暨第四届中国医学科学发展论坛”在医科院礼堂举行。科技部社会发展科技司司长吴远彬、国家卫生计生委科技教育司副司长吴沛新、中国科学报社社长陈鹏、中国医师协会常务副会长兼秘书长杨民等出席。国家心血管病中心主任、阜外医院院长胡盛寿，北京协和医学院副院校长张抒扬，北京大学第三医院院长乔杰到会并围绕医院科研能力及临床医学学科建设做了专题报告。来自全国三级医院、科研机构等的领导、专家学者约300人参加了会议。

院校举办或承办多个国内外会议。健康中国行—协和大讲堂“互联网+医疗”健康系列全国巡讲活动，宣讲如何利用互联网、大数据与医疗卫生融合，推动互联网形势下医院创新发展，促进新时期医疗变革，倡导健康的新理念，传播健康知识，培养健康生活方式，有效提高大众健康素养水平；2016寻找最佳医疗实践—健康界医院院长峰会，以寻找最佳医疗实践为宗旨，是国内最高端、前沿、务实的国际化医院管理者交流平台；CAMS-NIAID感染与免疫联合研讨会，邀请中外专家学者就感染、过敏和遗传性疾病免疫学最新研究进展及前沿领域做报告并进行学术交流；国际耐药结核病诊治高端论坛，邀请国内外结核病诊治领域的近百名专家和学者，采用专题报告和专家引导式深度讨论的模式，交流和探讨结核病临床诊治领域的焦点内容，分享国内外最新研究进展和成果；首届中德个体化医学研讨会，邀请中德双方25位院士、教授就个体化医学的概念、生物大数据、基因组学、药物基因组学、代谢组学、肿瘤免疫、表观遗传学等在个体化医学中的应用进行了交流；第一届以离子通道为靶标的新药研发高峰论坛，围绕“离子通道药物研发领域面临的机遇、挑战及未来发展方向”，结合国内外离子通道药物的研发现状，探讨和交流了近年来国内外在该研究领域的最新研究成果，希望通过加快以离子通道为靶标的新药研发，进一步完善离子通道结构与功能研究的平台建设，并建议成立离子通道药物的产学研联盟及相关的样品库，实现靶向离子通道药物研发的源头创新，促进药学事业发展；“靶向AMPK：基础研究和药物发现”第二届北京高端国际学术研讨会，邀请国内外AMPK基础研究和药物发现领域的专家学者做专题报告，交流和探讨本领域基础和应用研究中存在的重大科学问题和应用开发技术瓶颈；第六届全国药物分析大会，主题为“交叉融合、创新驱动”，邀请全国各地科研院所、高等学府及相关企业的400余名代表参加大会；创新药技术转移大会，在科研院所项目路演的基础上邀请业内知名专家现场对每个路演项目进行针对性点评，制药企业及投资公司针对其需求点现场提问，实现科研院所与企业深度碰撞实时对接的全新模式；临床路径实施管理论坛，来自国家卫生计生委和地方卫生计生委的领导嘉宾，以及全国50余家三级、二级医院的500余名医务管理、临床医护专家，探讨临床路径管理最新进展及今后发展方向；标准化患者应用研讨会，以“标准化患者师资队伍建设：创建与发展”为主题，邀请来自复旦大学、四川大学华西临床医学院、北京协和医院等73家单位229名相关领域的专家及近40名SP老师代表参加。

信息化建设 有计算机1165台，信息化设备资产6568.98万元，网络信息点数6116个，校园网出口总带宽6553 Mbps，电子邮件系统用户2042个，管理信息系统数据总量33.6 GB。

编辑出版 编辑出版《中国肿瘤》《抗癌之窗》《医学研究杂志》《中国卫生政策研究》《医学信息学杂志》《中国医药导报》《中国现代医生》《中国分子心脏病学杂志》《癌症进展》《血管与腔内血管外科杂志》《中华骨与关节外科杂志》《世界复合医学》《中国医学科学院学报（中文版）》《中国医学科学杂志（英文版）》《中华骨质疏松和骨矿盐疾病杂志》《协和医学杂志》《中华临床免疫和变态反应》。

基本建设 占地面积87.59万平方米，建筑面积95.32万平方米。

（撰稿：王卓然　审核：朱成斌）

领导名单

党委书记　李国勤
院（校）长　曹雪涛
副书记　姚龙山　王云峰
副院（校）长　李国勤　郑忠伟　张　勤
　张抒扬　张　学

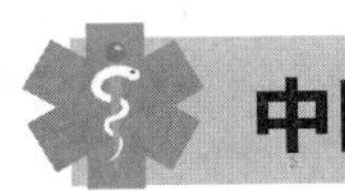

中国中医科学院

地址：东城区东直门内南小街16号（100700） 电话：64014356
网址：www.cacms.ac.cn

基本情况 职工6181人，其中正式职工3798人。专业技术人员3587人，其中正高级职称547人、副高级职称789人、中级职称1421人、初级职称683人、其他147人。管理人员664人，其中技术人员549人。有博士生导师223人、硕士生导师330人，两院院士5人，国医大师4人，首席研究员28人，客座研究员69人。

改革与管理 在抓“贯彻落实年”的整体思路推动下，按照“推倒围墙、整合资源、优势互补、和合共进”的发展思路，围绕国家重大需求，把推进中医药事业发展的“三好工程”作为“十三五”规划的核心内容，并制定具体措施。9月，“十三五”规划经国家中医药管理局党组会议审定通过。

制定《中国中医科学院科技改革若干措施》，于12月1日召开2016科技创新大会，以“深化改革激活力创新驱动促发展”为主题，总结“十二五”科技工作，部署“十三五”科技发展任务。

加快青蒿素研究中心建设，成立中国中医科学院屠呦呦研究员保障工作领导小组，设立了屠呦呦中药创新奖励基金。2月6日，在原有青蒿素研发中心的基础上，更名成立了中国中医科学院青蒿素研究中心，成功申报了国家重大新药创制专项青蒿素及其衍生物创新药物研究项目，重大新药创制专项由国务院批准，国家科技部、国家发展改革委和财政部组织实施。双氢青蒿素片作为治疗红斑狼疮药物获临床试验批件，与昆药集团签署转让协议。

落实《中医药健康服务发展规划》和《中药材保护和发展规划》，以项目为驱动，开展中医药健康服务推进情况调研，形成政策建议。建设中药资源普查标本实物库，升级中药资源普查信息管理系统，落实“野生中药材资源保护工程”任务。制定《中药材种子种苗管理办法》，启动中药材种子种苗标准制定和实物信息数据库建设，落实“优质中药材生产工程”任务。启动了监测系统2.0升级项目和监测站加盟工作，落实“中药材生产服务体系”任务。积极探索开展中药材检验检测实验室建设，进行常用中药材商品规格等级标准的制定，落实中药材质量保障体系、组织创新、现代流通体系建设。

深化科技体制改革，完善中医药创新平台建设，开展抗生素的中药替代研究。策划了抗生素的中医药替代研究重大项目，基本完成前期设计，进入实施方案论证完善阶段。以项目实施为抓手，创新科研管理机制，整合调动全院优势资源，建立项目为牵引的院内所间联动机制，探索建立协同攻关、协同创新的新时期科技管理举国体制。

启动以“继承好、发展好、利用好”为核心的一系列重点工作。国家重点实验室筹建工作取得新进展。中药临床疗效和安全性评价国家工程实验室项目正式启动，是国家发改委批准的唯一一家在医院设立的中药临床疗效和安全性评价相关的国家工程实验室。道地药材国家重点实验室培育基地通过科技部与国家中医药管理局组织的验收。

国家中医肿瘤中心、国家中医康复中心、国际针灸研究中心筹建工作。推进国家中医肿瘤中心建设；扩大望京医院康复科规模，增设康复二科，编纂中医康复特色病历；策划整合针灸研究所和天津中医药大学第一附属医院的科研力量，启动筹建国际针灸研究中心。

中药资源中心建设。稳步推进第四次全国中药资源普查，加快成果整理和转化。开通了中药资源动态监测网络视频系统。升级改造中药资源标本馆，新增整理标本实物5.5万份。开展了中药动态监测2.0的研制，获得软件著作权4项，研究成果获中国中西医结合学会科学技术一等奖。加强谢宗万、胡世林等传承工作室和金世元名医工作室的建设，开展金氏道地药材标本库建设。

中医药数据中心强化临床数据资源与技术平台建设。完成“全国中医医疗与临床科研信息共享关键技术及应用研究”项目验收，汇交存储了国家中医临床研究基地及局属直管医院等20家14个重点病种10余万临床科研病历。指导578家单位1496个重点专科完成季度数据直报。申报国家发改委“中医医疗大数据应用技术研究室”重点工程实验室。

·分院建设。江苏分院通过与总院联合开展国家科研项目申报，中标国家自然基金20项、省自然科学基金9项，中标率39.1%，同比增长10%。广东分院获批成为国家卫生计生委备案的干细胞临床研究机构，携手生物芯片上海国家工程研究中心建设的全国首家“生物芯片上海国家工程研究中心生物样本库分中心”揭牌。联合举办首届传统医学（中医药）指南与标准国际研讨会，促进了中医药临床实践指南的质量提升与国际传播。

医学实验中心与中药研究所、中医基础理论研究所等院内单位建立科研伙伴关系，实现资源共享；中医基础理论研究所与医学实验中心、西苑医院探讨共建研究室，心血管病、消化病、老年病等有望成为基础临床协同创新的合作点；院内多家科研机构和医疗机构强强联合，协同申报重大科研项目和奖项。

中医基础理论研究所深化与北京市第一中西医结合医院、丰台区中西医结合医院、江苏分院的合作，设立院所协同创新科研专项，提升了医院科研立项能力。眼科医院继续推进中医眼科技术协作网络工程建设向“京津冀”区域及“一带一路”沿线地区延伸，已挂牌技术协作医院50余家，通过技术帮扶带动协作医院眼科发展。中医药信息研究所拓展信息服务模式和服务水平，为国内20余家科研院所和研究机构提供了信息支撑与服务。医史文献研究所与北京康益德中西医结合肺科医院开展战略合作。中医临床基础医学研究所与中科院微电子所签订中医智能设备研发合作战略协议，与北京师范大学脑与认知科学研究院共同建设北京脑健康联合实验室。

中药科技园区建设获得北京市规划委员会建设项目规划条件的批件，明确建设用地性质为科研设计用地。可行性研究报告（代项目建设书）、环境影响报告已编制完成。

科研工作　确定“十三五”首批重点领域和研究方向20个，基本科研业务费中拨付1270万元，启动“十三五”重点领域重大项目的研究。

屠呦呦获得2016年国家最高科学技术奖，是中医药行业首次获得此项殊荣。截至年底，全院获得省部级以上科技奖励38项，其他各级各类奖励70项。其中，广安门医院牵头完成的“中医治疗非小细胞肺癌体系的创建与应用”、中药所“中草药DNA条形码物种鉴定体系”获2016年度国家科技进步二等奖。

双氢青蒿素片、舒咽片、黄连解毒丸、金草片和金草提取物5个新药获得临床研究批件。中药研究所签署技术服务合同89项、技术转让协议2份，合同总额1.48亿元，到位经费6834万元。获得专利62项。全院共发表学术论文2819篇，其中SCI收录428篇，影响因子大于5者65篇，最高影响因子16.59。出版专著166部。

全院申报各级各类科技项目755项，中标285项，获资助总额13788万元。申报国家自然科学基金349项，中标91项（含重点项目和特别资助项目各1项），经费3952万元。在研课题1323项，其中国家级课题488项、部局级课题369项，合同总额12.13亿元。

西苑医院、广安门医院、望京医院、眼科医院等4家基地建设单位通过了国家中医临床研究基地综合验收。

重大新药创制项目取得重要突破。“基于中医临床转化的中药创新品种研发”项目通过验收，获得新药证书1项，申请新药证书和临床批件各3项。“中药新药安全性检测技术与标准研究”完成全部研究工作，建立了有毒中药的限量标准131项；完成58种中药、中药提取物、中成药及其粉末的中药国际质量标准研究，其中7项被美国药典正式采纳；3项递交至美国药典并通过形式审查；5项进入美国药典审核程序；5项质量标准草案撰写完成，待提交至欧盟药典委员会；38项质量标准草案撰写完成，待提交至美国药典委员会；建立DNA分子鉴定标准共计209项。

重大传染病防治专项“中医药延缓HIV感染者发病、促进免疫重建及降低耐药的临床研究”通过技术验收。项目形成安全有效的中医药优化治疗方案，证实中药防治艾滋病，能有效降低“两率”和HIV耐药率，促进免疫重建，提高生存质量。

国家科技支撑计划针灸临床评价研究项目，证实了针灸治疗严重功能性便秘、围绝经综合征和女性压力性尿失禁等病的有效性和安全性。其中由国内15家医院共同完成的1075例“针刺治疗慢性难治性功能性便秘随机对照试验”，研究结果首登国际权威医学期刊《内科学年鉴》。

国家出版基金重大项目、国家重点图书出版规划项目《海外中医珍善本古籍丛刊》由中华书局出版，全书403册，收录散佚海外的珍稀中医古籍427种，多为国内已经失传或存藏极少的珍稀版本。

自主选题重点项目“百年中医史研究”成果，《百年中医史》正式出版。全书250余万字，首次全面、系统地论述了1912年～2015年间国内外中医药各个领域的事业发展和学术进步。

中医药传统知识保护技术研究，在全国31个省、市、自治区累计登记5917项，其中3323项已通过片区分中心专家组筛选确认。首批收录方剂类古籍4万余种已进入中医药传统知识保护名录数据库。老官山汉墓出土医简及医药文物整理研究，完成出土全部700余枚汉代医简的释文工作，约2.5万字。

中医药国际标准工作取得进展。牵头的“中药材商品规格等级通则”，获ISO中医药国际标准正式立项，进入研制阶段。“中药材农药残留量的测定”“中药材二氧化硫残留量的测定”“针刺安全使用风险控制通则”3项提案进入国际标准立项阶段。“中医临床术语分类框架”进入国际标准出版阶段。

医疗工作 全院门急诊938万人次，比上年增长4.33%；出院7.47万人次，比上年增长8.49%；医疗业务总收入57.30亿元，比上年增长12.48%。药占比（不含饮片）比上年下降3.98%，饮片占药品收入比上年增长6.55%。

立项开展DGRs优势病种及付费模式研究，建立适合中医院的病种付费数据模型，开展推行约100个DRG病组的试点工作。推动各医疗机构开展医疗联合体建设，分级诊疗与双向转诊，促进优质医疗资源下沉。推动探索中医诊疗模式创新，西苑医院、望京医院入选国家中医药管理局第二批中医诊疗模式创新试点单位。

医疗机构全部开辟了手机APP、诊间预约等至少3种以上挂号预约渠道，使预约服务比率明显提高；推进分时段预约。

开展首届“大医精诚”医德医风先进个人和标兵推选活动，麻柔等12人被评为医德医风标兵，巢国俊等29人被评为医德医风先进个人。推选了3名“首都十大健康卫士”、3名中华中医药学会“最美中医”候选人。

扎实推进援疆、援藏、卫生扶贫等对口支援工作。制定《中国中医科学院2016年对口支援工作要点》，承办新疆中医、民族医院医师规范化培训师资培训班，为新疆“一带一路”科技项目选派专家指导。落实健康扶贫，4家医院分别与山西省忻州市五寨县人民医院、中医院签订了对口帮扶协议。

人事工作 强化干部队伍建设，推进院直机关干部深入基层学习锻炼。创新人才引进机制，引进和调入人才32人，其中留学归国人员5人，具有高级职称7人，博士后17人。推荐第三届国医大师候选人2人、全国名中医候选人4人。推荐9人作为留学人员科技活动项目择优资助候选人。王永炎、仝小林、许家松获得高等中医药教育60年60名教学名师表彰。青蒿素研究中心被全国总工会评为“全国工人先锋号”、广安门医院院长王阶荣获全国总工会授予的“全国五一劳动奖章”、中医临床基础医学研究所谢雁鸣被全国妇联评为“全国三八红旗手”。中医科学院入选科技部“创新人才培养示范基地”，为入选单位中唯一的中医药科研院所。

探索中药临床药师培养模式，启动“名医工程”遴选工作，推进全院人才培养和梯队建设。举办中国医院协会中医分会年会暨2016年中医院长论坛、第四期中医医院职业化管理高级研修班，不断提升全国中医医院职业化管理水平。

系统总结名医名家传承项目工作经验和研究成果，完成第二、三批项目的结题组织工作。完成8个“全国名老中医药专家传承工作室”和清宫正骨流派、沈氏女科学术流派两个“全国中医学术流派传承工作室”验收。稳步推进全国中药特色技术传承人才培训项目。

医学教育 继续教育基地入选中医药行业唯一的“国家级专业技术人员继续教育基地”。加强对院11个国家优势学科继续教育基地、国家中医药优势特色教育培训基地和中医住院医师、全科医生规范化培训（培养）基地的指导监督和过程管理。举办12期全国中药特色技术传承人才游学轮转培训。

深化研究生教育改革。争取教育部支持增加50名研究生招生指标，增幅近30%。优化招生选拔机制，完善推免生选拔机制，探索尝试博士生申请审核制度。以中医药学方法论和中国传统文化课程为切入点，开展教学内容与课程体系改革。实施“春蕾计划”，开展研究生海外访学交流；落实“园丁计划”，举办中青年教师授课竞赛，组织研究生教育管理干部培训。建立长期、稳健的国际人才培养机制，落实研究生国际双学位制度。与日本东京药科大学建立双学位制度，联合培养研究生。

国际合作与交流 与奥地利、荷兰、澳大利亚等10余个国家签署合作协议28项。与荷兰莱顿大学共建欧中中医药与天然产物研究中心、荷兰中药园，与奥地利欧亚太平洋大学学术网共建中奥中医药合作中心，与德国汉诺威医科大学共建临床研究中心，与瑞典卡洛琳斯卡大学共建联合实验室等。接待来访外宾（含港澳台）800余人次，其中副部级及以上代表团3批。主办、承办国际会议22次。邀请12名海外学者来院讲学及开展合作，派出18名科研人员赴美国、日本、挪威等国培训。

申请科技部、外交部等部委国际合作项目60项，承担6项商务部、科技部援外培训项目150余人，其他短期培训60余人。

保障工作 加强财务监督，开展财经纪律重点检查。加强对二级院所财务及内部控制审计工作，发挥内部审计的监督和服务职能。完成研究生院宿舍改造等4项工程项目的结算审计，送审总金额2760万元。

加强对产业单位的监督和管理，推进实验药厂和华神公司的整合重组。与北京航天产业投资基金（有限合伙）签署了产学研战略框架协议和合作协议。12月，华神公司的股东变更为中国中医科学院，解决了自1995年以来一直存在的股东缺位问题。

院协同办公系统二期、科研项目管理系统、财务内控系统和博士后管理系统正式上线运行，启动院协同办公系统三期和院本级内控系统的建设，促进管理水平和服务能力的提升。

（撰稿：李爱军　审核：曹　炜）

领导名单

党委书记	王　炼
院　　长	张伯礼
常务副院长	黄璐琦
副书记、纪委书记	武　东
副　院　长	王　炼　范吉平（至11月） 王　申　杨龙会（自12月）

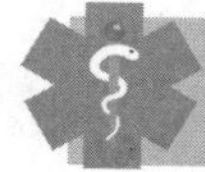

北京市眼科研究所

地址：东城区崇内大街后沟胡同17号（100005）　电话：58265900
网址：www.bjio.org

基本情况 职工69人，其中科研人员及医师系列42人，包括正高级职称12人、副高级职称12人、中级职称9人、初级职称9人；其他系列27人，包括技术人员24人、行政人员3人。

固定资产净值1127.19万元，其中100万元以上设备4台。年内，购置医疗及科研设备总值289万元。

王宁利再次被*The Ophthalmologists*杂志评为全球最有影响力100名眼科医师之一。游启生入选“北京市高层次创新创业人才支持计划青年拔尖人才”。

机构设置 在北京同仁眼科中心成立了临床研究中心，依托于北京市眼科研究所运行。临床研究中心关注本领域疾病防治研究重点，重点开展多中心大规模研究，发布眼科学领域疾病的诊疗规范指南，为国家医疗发展和改革提供技术支持。

改革与管理 制定《大型科研仪器设备共享管理制度（草案）》《财政科研项目差旅费管理办法（试行）》《财政科研项目会议费管理办法（试行）》《财政科研项目咨询费管理办法（试行）》《教学科研人员外出参会管理办法（试行）》。

启动县级医院眼健康团队培养项目。该项目由政府主导、社会参与、以公益为导向，目标是通过对贫困县级医院眼科团队的培训，加强贫困县级医院眼科基本服务能力，落实“十三五”精准扶贫理念。

医疗工作 全年低视力门诊6000余人次。

科研工作 全年申报各级各类科研课题41项，立项7项，包括国家级1项、省部级5项，共获经费1772.6万元。其中国家自然科学基金1项、北京市自然科学基金3项、北京市优秀人才培养专项1项、北京市属医学科研院所公益发展改革试点项目1项。横向课题立项1项，获企业支持经费1万元。在研课题14项，结题8项。9月，签约美国霍普金斯大学教授David Fridman为特聘教授。

完成眼科研究所学科引领计划的中期汇报工作。

眼科学与视觉科学实验室通过了市教委组织的“北京市重点实验室建设计划项目”验收（2010—2015），评估优秀，申请“教育部重点实验室”。与美国加州大学Hamilton青光眼中心合作成立“同仁-夏米尔顿青光眼合作研究中心”，该中心由北京市眼科研究所所长、中华医学会眼科分会主任委员王宁利教授担任中方主任，Hamilton青光眼中心主任Robert Weinreb教授担任美方主任，完成fRPE移植治疗RP的小动物实验、灵长类大动物实验，并由合作单位开展了6例患者的临床试验，成为全国开展细胞移植治疗眼底病临床试验的第二个团队。与新加坡国立眼科中心Tin Aung教授合作进行GWAS研究，确定了原发性闭角型青光眼的5个新的易感位点，文章发表在*Nature Genetics*杂志上，王宁利为共同通讯作者。

实验室共培养博士研究生5人、硕士研究生6人，并作为指导科学家单位，指导两名高中学生参加中国科协和教育部共同主办的“明天小小科学家”活动。2016年设立重点实验室开放课题5项，带动各附属医院眼科及各科研基地的整体发展。接待外宾专家来访9人次。

全年发表学术论文112篇，其中SCI收录43篇。出版专著7部：《远程眼科学》《近视眼防控与防盲模式蓝皮书（2015）》《白内障防控与防盲模式蓝皮书（2015）》《青光眼防控与防盲模式蓝皮书（2015）》《公民科学素质蓝皮书-中国公民科学素质报告（2015—2016）》《图解青光眼手术操作与技巧》《视路疾病与视野改变》。

北京眼病研究始于2001年，是全球第三个长期随诊的眼科流行病学研究，拟合了先进的眼科检查手段，并将心血管疾病、神经系统疾病也纳入研究范围。与国际合作组成联盟研究，其成果发表在*Lancet*、*Nature Genetics*等杂志。

检测出携带线粒体DNA突变Leber遗传性视神经萎缩患者600余人，携带OPA1基因突变的常染色体显性视神经萎缩患者140余人，为临床医生正确诊治提供依据。完成研发手机防蓝光护眼贴膜、基于手机的眼病白内障筛查系统、OCT图像智能分析系统、DR眼底照片智能分析系统、眼底照片视网膜血管智能分析系统、家用眼压计及青光眼眼压管理APP、智能白内障超声乳化仪、青光眼诊断的内窥光学相干断层成像及手术系统8个新产品的研制。新增在研产品包括：青光眼盘沿形态辅助分析软件、基于虚拟现实技术的视野计。申报专利6项，其中发明专利3项。干眼熏蒸治疗项目新申请发明专利3项，全年治疗干眼患者3800余人次。

医学教育　录取研究生14人，其中硕士生10人、博士生4人。毕业研究生11人，其中硕士生6人、博士生5人。在读硕士生27人、博士生10人。在站博士后3人。本所游启生医生赴美国加州大学圣地亚哥分校眼科医院进修1年。举办北京市继续医学教育学习班——眼科影像诊断读片会，参会300余人。4月20～22日，全国防盲技术指导组办公室与弗雷德·霍洛基金会合作举办全国防盲管理课程培训班，来自全国省（区、市）防盲技术指导组负责人或技术骨干40人参加了培训。

学术交流　主办以“开放思维、引智创新”为主题的首都医科大学眼科学院学术年会，内容涵盖材料学、生物感应科学、神经科学等领域，邀请了纳米材料领军人物范守善院士、生物磁感应受体提出者谢灿教授、国际人类脑图谱学会理事高家红教授以及干细胞眼科临床转化推动者范国平教授等相关领域知名专家，旨在开放科学新视野，实现前沿领域成果与视觉科学相结合。

11月24日，国家卫生计生委医政医管局召开2016“十三五”眼健康规划政策解读培训班，来自全国33个省/市、建设兵团的卫生计生委领导及全国防盲技术指导组委员，国家卫生计生委直属单位和非政府组织代表近100人参加了培训。

世界青光眼联合会执行理事、澳大利亚昆士兰大学青光眼科主任、原国际眼科地理流行病学学会主席、原印度青光眼学会主席Ravi Thomas教授对邯郸眼病研究、安阳眼病研究以及眼科研究所部分人员负责的临床试验进行技术指导，并对年轻医生临床基本技能、统计分析、临床科研等方面开展学术讲座，指导年轻医生进行青光眼患者的查体，协助邯郸眼病青光眼阅片。

信息化建设　完善苹果IPAD系统、安卓平板电脑系统医生端，手机APP医生和患者端、筛查系统，完成首都科技平台大型仪器开放共享填报系统。

编辑出版　编辑出版《眼科》和《国际眼科纵览》核心期刊。

（撰稿：李　静　审核：王丹丹）

领导名单

党支部书记　王　爽
所　　　长　王宁利
副　所　长　胡爱莲

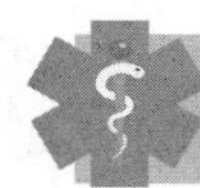

北京市耳鼻咽喉科研究所

地址：东城区崇内大街后沟胡同17号（100005） 电话：65288432

基本情况 职工60人，其中正高级职称7人、副高级职称10人、中级职称20人、初级职称19人。

固定资产总值1497.70万元，本年度购置医疗及科研设备总值887万元。

改革与管理 制定“十三五”科技发展规划，确立了以国际知名、国内领先水平的临床研究型科研机构为研究所的发展定位、“十三五”工作重点和改革举措。制定耳研所《科技成果转化及激励制度》，修订《科研项目经费管理制度》。制定与全所规划匹配的预算方案，督促协调所内各部门预算的申报、执行和监督、管理。拟定《耳研所平台开放与共享制度》和实施方案。

科研工作 中标科研课题17项，其中国家级2项、省部级3项、局级12项，获课题经费1137万元。在研课题9项，结题4项。“过敏性鼻炎治疗技术的创新与应用”获北京市科技进步一等奖。

拥有省部级重点实验室2个，其中教育部重点实验室1个、北京市重点实验室1个。

发表科研论文46篇，其中SCI论文14篇、中华4篇。出版学术专著2部。

完成手持式医用雾化器产品的研发，是首个可以针对气道不同部位进行治疗的雾化器，适用于咽炎、鼻炎和哮喘人群。

张罗教授当选国际鼻过敏及免疫学会（ISIAN）候任主委，王向东当选中华医学会学组委员，张伟新任亚洲鼻科学杂志编辑、JACI审稿人。张罗教授入选第二批国家万人计划，王硕、亓贝尔入选卫生系统高层次人才，李景云入选医院青年拔尖人才计划。推动听力学方向科学学位攻读博士学位培养路径。

临床平台建设与服务。耳研所各项听力检测数据比上年平均增长3.3%。人工听觉接诊人数比上年下降4.0%。配合完成院士体检的听力学测试部分。完成北京市残联听力残疾儿童康复评估，配合评估系统升级，完成评估和信息录入工作。

全年鼻过敏科门诊接诊24138人次，比上年增长1.3%。尘螨特异性皮下免疫治疗135人次，比上年增长62.7%。尘螨特异性舌下免疫治疗275人次，比上年增长61.8%。

西区内耳病门诊10356人次，比上年下降11.5%（与4月开始的医院门诊系统调整有关）。

继续与河南省安阳市妇幼保健院、北京市上地医院以及北京同仁医院产科保持合作关系，全年完成新生儿听力筛查2.1万人次。儿童听力诊断门诊接诊3600余人次。

学术交流 韩德民院士被WHO第三次任命为WHO防聋合作中心（WHO Collaborating Center for the Prevention of Deafness）主任，任期4年。

邀请比利时根特大学Claus Bachert教授，美国NIH心肺中心主任萧镭教授，俄亥俄大学徐立教授，*JACI*杂志主编Donald Leung教授，美国知名听力学家、*HEARING*杂志主编Clark教授等多次来华指导课题和论文。制定耳研所《海外专家聘用方案》，续聘Claus Bachert、萧镭、徐立为客座教授。6名来自比利时根特大学医学7年制本科生到耳研所参加为期3个月的学术交流，在眼科、耳鼻喉科、中医科等部门轮转交流。

参加第二届WHO合作中心西太平洋区域论坛（菲律宾马尼拉），约10个成员国超过150家WHO合作中心的200多位代表参会。与丹麦瑞声达听力集团签署全球研究合作伙伴协议，将在耳研所建立长期研究基地。与瑞士索诺瓦听力集团在京共同签署全球战略合作框架，并为全球战略合作基地揭牌。

全年派出14人次参加国际大型学术会议并做专题发言。12月6日，WHO西太区多国耳与听力保健工作研讨会在北京召开，防聋办公室主任黄丽辉和秘书傅新星参会。拟定与澳大利亚耳科学研究所建立合作关系，共同推进听力学及相关技术领域的人力资源培训。

举办2016同仁国际鼻科学论坛暨第一届中韩过敏

科学峰会、2016同仁国际鼻科学论坛暨东亚鼻科学论坛、2016北京听力论坛、第十三届听力眩晕疾病诊疗技术研讨班等学术会议7次，累计参加学员1000余人次。

12月4日，与中国疾控中心职业卫生与中毒控制所举行学术交流会，达成在职业噪声方面的合作意向：拟通过噪声暴露量测定以及纯音测听开展职业噪声的流行病学调查，如探讨在纯音测听的基础上，加测耳声发射和声导抗，研究职业噪声早期发现的敏感方法；拟开展不同强度和频率噪声导致噪声性聋的机制研究，并对职业噪声致聋的风险进行评估；开展耳聋基因在噪声暴露人群中的作用研究，针对耳鸣人群进行问卷随访研究。

12月8日，国家卫生计生委和全国防聋治聋技术指导组办公室举办2016年全国防聋治聋工作培训班，WHO防聋技术官员Shelly Chadha博士和中心主任韩德民院士应国家卫生计生委邀请出席会议并大会发言。

医学教育 全年毕业生32人，其中统招博士生6人、统招硕士生15人、七年制1人、在职硕士9人、在职博士1人。协助首都医科大学耳鼻喉科学院和耳鼻咽喉头颈外科中心完成研究生143人（在读111人、毕业32人）54学时、本科生145人85学时的教学任务。

听力学教育本科毕业生10人，在读本科生7人。硕士毕业生7人，在读研究生13人。全年按要求完成本科生教学任务，其中理论课320学时、实习课220学时。在市教委等部门主办的2016年北京市属高校"创想杯"多媒体课件制作与微课程应用大奖赛中，听力学教师王硕制作的微课"中耳传声功能——阻抗匹配"获微课比赛二等奖。

医疗支援与健康教育 与山东省德州市人民医院、聊城市东昌府区妇幼保健院、淄博市第三人民医院暨妇幼保健院等多家医疗机构开展临床科研合作。

3月3日，第十七个全国爱耳日，在北京同仁医院报告厅举办了主题科普讲座，参加活动的儿童家长和社区居民将近300人。活动邀请了新华社、中新社2家新闻社，中央电视台、北京电视台、北京人民广播电台、中国国际广播电台等4家广播电视类媒体，以及光明日报、科技日报、健康报、北京日报、北京晚报等14家平面媒体，搜狐健康等4家网络媒体。各媒体平台共发布相关新闻20条，专题科普网页1个，微信科普4条。

编辑出版 全面推行网络远程稿件处理系统，建立微信公众服务号。"重点号"专题：中国听力学教育20年巡礼、突发性聋、皮瓣修复、影像学、儿童疾病、病理学、儿童耳科学、喉癌、免疫治疗、慢性鼻-鼻窦炎、眩晕；发表指南与共识2项：《过敏性鼻炎皮下免疫治疗专家共识2015》和《分泌性中耳炎临床应用指南（2004版修订）》。

8月12日，主任医师黄丽辉、副研究员亓贝尔、助理研究员傅新星一行3人赴内蒙古锡林郭勒盟医院为患者免费义诊。

（撰稿：李晓檬　审核：吴媛媛）

领导名单

党支部书记 亓贝尔
所　　长 张　罗
副 所 长 刘　博

北京市中医研究所

地址：东城区美术馆后街23号（100010） 电话：52176951

基本情况 职工36人，其中正高级职称（研究员、主任药师、主任医师）5人、副高级职称（副研究员、副主任技师）10人、中级职称10人、初级职称11人。

固定资产总值4313.04万元，其中100万元以上设备12台。年内新购固定资产总值916.92万元，其中100万元以上设备3台。

科研工作 申报各类课题33项。中标各类课题21项，其中国家自然基金5项、国家社科基金1项、北京市自然基金1项、北京市教委3项、北京市科技新星项目1项、北京市卫生计生委215人才学科骨干项目1项、北京市中医管理局3项、首医基础临床科研合作基金

1项、研究所苗圃课题5项，共获经费489万元。在研项目24项，其中国家自然基金13项、北京市自然基金3项、北京市科委专项1项、北京市中医药科技项目5项、北京市教委创新项目2项。完成课题6项，其中国家自然基金1项、北京市科委项目3项、北京市中医药科技项目2项。

2月，疮疡生肌重点研究室通过国家中医药管理局重点研究室2016年度考核。4月，中医感染性疾病基础研究北京市重点实验室和银屑病中医临床基础研究北京市重点实验室通过市科委重点实验室2016年度考核。

发表论文45篇，SCI论文8篇，国内核心期刊37篇，国际会议论文4篇。申请专利8项，授权专利9项。出版著作2部。研发新制剂3种。

医学教育 录取研究生4人，其中硕士3人、博士1人。在读硕士生12人、博士生4人。招收博士后2人。与法国巴黎第十二大学联合培养博士生，接收法方博士生1人。与哈佛大学贝斯以色列血管中心建立合作关系，外派访问学者1人。作为市教委翱翔计划基地，培养翱翔计划学员2人。

受商业部委托，分别于4～6月、8～9月、11～12月举办发展中国家传统医学保健技术培训班、发展中国家传统医学管理研修班，30个国家的94名学员参加学习并参与临床实践。

学术交流 参加国内学术会议35人次，会议报告6人次；参加国际学术会议5人次，学术成果以壁报形式展出4人次。资助国外访学1人次。参加国内培训18人次，参加国内学术交流6人次。

公益活动 开展中医文化进校园活动，承担市教委、市科委“雏鹰计划”“中医药资源课程化转化与开发的实践”项目8项，经费共计400余万元。将中医资源转化为教育资源，指导小学、中学教师形成“中医文化”课程，并分别在史家小学、北京四中、大峪中学、育才学校、宏志中学、北京五中、亚太实验学校推进中医文化进校园的讲座，共180余课时。承担初中生开放性课程项目开发及培训，为市教委开发中医药开放性课程11项，完成培训48学时。

（撰稿：赵京霞 审核：李 萍）

领导名单

所 长 刘清泉
副所长 李 萍

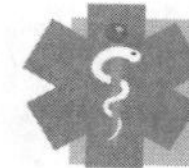

北京市神经外科研究所

地址：东城区天坛西里6号（100050） 电话：67096713
网址：www.bjni.org.cn

基本情况 职工149人，其中科技人员121人。高级职称55人，中级职称53人，初级职称31人，其他10人。

固定资产净值12992.70万元，年内新购科研设备总值3339.43万元。

机构设置 党支部改建为党总支，翟晶任党总支书记，刘红梅任党总支副书记。总支下设两个党支部，翟晶任第一党支部书记，刘红梅任第二党支部书记。

改革与管理 正式启动《研究所科研管理平台系统》中的“科研经费”模块，对2016年开始的课题经费支出执行系统填报，实现科研管理办公“一体化”。

制定了《行业定额管理办法》《结余资金管理办法》《差旅费管理办法》《会议费管理办法》《咨询费标准》。

接受市、区公安局，环保局等上级主管部门对研究所剧毒品等涉危方面的检查9次，完善研究所危险化学品管理办法。

科研工作 申报课题71项，中标25项，获资助经费3596.5万元。其中国家自然科学基金9项、北京市自然科学基金2项、首发专项1项、北京市科技计划课题1项、北京脑科学研究2项、市属医学科研院所科技发展项目1项、市重点实验室2016年度科技创新基地培育与发展工程子专项1项、市医管局“青苗计划”1项、科技新星1项、高层次人才1项、高创计划1项、其他课题4项。

在研课题112项，其中国家级47项、部市级32项、局级7项、公司合作4项，所青年22项。结题28项，其中国家级15项、部市级6项、局级4项、公司合作项目3项。

神经介入姜除寒团队“硬脑膜动静脉瘘血管内综合治疗的临床研究”荣获华夏医学科技奖三等奖。

所长张亚卓获批市属医学科研院所公益发展改革试点项目“基于整合组学的脑肿瘤分子亚型识别体系的建立及其临床应用”，市科委项目“人脑重要功能重塑惊喜动态图谱的构建”。功能神经外科研究室主任张建国获批北京市科技计划课题北京脑科学研究“脑功能性疾病外科诊疗精准定位与反馈式神经调控新技术研究”。神经介入室主任李佑祥获批北京市科技计划课题北京脑科学研究“新型脑血管介入辅助机器人系统医学评价与临床方案研究”，首发重点攻关项目“脑动静脉畸形微创治疗的综合研究”。副院长张力伟获批2016年度科技创新基地培育与发展工程子专项“脑干肿瘤的基础研究与诊疗新技术研发”。高华获批北京市卫生系统第五批高层次人才学科骨干，谢微嫣获批北京市高层次创新创业人才支持计划青年拔尖人才，保肇实获批北京市科技新星，冯洁获批“青苗计划”。

有3个北京市重点实验室：神经电刺激治疗与研究北京市重点实验室、中枢神经系统损伤研究北京市重点实验室、脑肿瘤研究北京市重点实验室。

3月26～27日，神经电生理室在贵阳举办第八届全国神经电生理术中监测学习班（国家级继续教育项目），邀请国内外10余名专家讲课，参会学员120人。神经电生理室接待全国各地各类电生理进修人员47人。

8月19日，神经分子病理室举办第二届全国脑胶质瘤分子病理与综合治疗学习班，参会200余人。11月4～6日，神经病理室举办第七期全国神经系统肿瘤临床病理诊断培训班（国家级医学继续教育项目），参会学员50人。

全年发表论文171篇，其中核心期刊63篇、SCI收录116篇。参编书籍1部。获得授权专利1项：发明专利——一种垂体瘤致病基因CCNB1及其应用。

医疗工作　神经影像中心检查17.17万人次。伽玛刀室诊疗1159例，复诊、随访3000余例。神经电生理室视频脑电监测622人次，各种手术监测2911人次，肌电图和各项诱发电位4395人次，脑电图和脑电地形图1526人次，24小时脑电监测1413人次，床旁脑电监测2人次。

神经介入室手术3905例，其中动脉瘤756例、畸形117例、动静脉瘘109例、绿色通道343例。胶质瘤治疗中心手术552例、化疗65例。内镜手术720例。功能神经外科研究室手术686例。神经病理室发出诊断报告8201例，免疫组织化学染色3.09万片，冰冻快速诊断报告998例，分子病理报告598例，会诊疑难病例400余例。超微病理室完成电镜观察发出诊断报告364例，制作半薄及超薄切片2655张，照相20060张。

细胞生物研究室利用激光显微切割设备进行了组织切片成像分析和对进行离体培养的活细胞的单细胞提取，为筛选垂体腺瘤细胞系奠定了前期基础，对获取的微量组织检测了其mRNA表达水平；在染色切片进行显微特征提取，开展垂体腺瘤的表观遗传学研究的前期工作。利用组织芯片仪和全自动免疫组化系统和一体化扫描系统对不同研究目的的系列芯片展开工作，为“863”计划“基于临床信息的垂体腺瘤分子网络构建”结题奠定了基础，进行免疫组化染色切片3000余张，染色指标80余个，培养细胞1000余瓶，进行肿瘤原代培养50余例。扩繁一种转基因动物模型，进行动物实验400余只。

损伤修复室继续协助海外引进人才刘松教授开展研究和探索面神经损伤的修复方法及技术，特需门诊病历100余例，面瘫吻合术44例，骶神经电刺激器植入术1例。

病理生理研究室本年星形胶质细胞原代培养用新生大鼠（出生1天）110只，开展谷氨酸引起星形胶质细胞肿胀的研究；SH-SY5Y神经细胞系1株，SD雄性大鼠（220～250 g）6只，开展等离子体对神经保护的研究。

颅脑创伤室成功建立啮齿类动物神经创伤模型百余只，研究颅脑创伤后锌离子抑制剂及酸性保护液的脑保护机制和神经血管单元的改变，以及创伤半暗带的病理生理研究。

功能神经外科研究室同北京航空航天大学合作共同开发国产神经外科手术机器人，目前处于临床前试验阶段。进一步深入研究影像后处理在癫痫术前评估过程中的临床应用，已取得初步成果。与美国及法国相关实验室合作开展基于颅内脑电的神经科学研究工作，目前有序进展。在国产神经调控相关仪器设备研发、临床应用方面，与清华大学已联合研制了具有远程程控功能的脑起搏器，临床试验已结束并提交药监局报批，目前正在研发的项目还有可兼容3.0T核磁的脑深部电刺激系统、闭环脑深部电刺激系统，变频刺激新疗法临床试验也将在近期启动，以上正在研发的项目均属国际首创。

功能神经影像研究室配合研究所承担国家“863”

课题“脑神经多模态定量化关键技术的应用研究”和北京市神经外科研究所青年创新基金“吗啡慢性依赖大鼠戒断后VTA-NAc神经投射的多模态影像学研究”。年内完成患者3.0T磁共振扫描1076人次，动物7.0T高场强磁共振扫描1237只次。

动物实验室通过市科委实验动物管理办组织的年度安全检查，完成实验动物使用许可证的年审。协助院所科室开展各类动物实验工作，完成实验动物3442只，实验室使用率100%。动物福利伦理审查委员会共受理动物实验相关福利伦理申请22份，审查通过并新开展的实验项目共计22项。

医学教育 研究生教育。有博士生导师13人、硕士生导师7人。首都医科大学研究生培养：招收研究生21人，其中博士生8人、硕士生13人；毕业研究生29人，其中博士生14人、硕士生15人；在读研究生75人，其中博士生23人、硕士生52人。在站博士后4人，出站1人。清华大学医学院博士生培养：在读博士生1人。

本科教育。北京神经外科学院录取一年制学员23人。五年制毕业4人，一年制毕业18人。在读25人，其中五年制2人、一年制23人。

举办神经内镜基地培训班5期，培训47人次。到院外进修3人，出国进修学习3人。

学术交流 5月6～8日，协同北京市王忠诚医学基金会、天津医科大学总医院神经外科在天津举办第七届世界华人神经外科学术大会，美国、英国、加拿大、德国、日本、马来西亚等国家及中国香港、台湾的专家学者共150多人参加大会，2700余人参加会议。6月24～26日，全国脑血管病防治研究办公室作为协办单位与北京天坛医院合作在北京举办2016天坛国际脑血管病会议，国内外有约8000名学者参加会议。

因公出国交流及学习16人次，其中参加国际会议12人次，包括第四十六届神经科学学会年会、2016年北美放射学年会、第十届世界卒中大会、第二十九届欧洲核医学协会、第九届国际癫痫讨论会、美国核医学年会；进修学习4人次，赴法国巴黎南大学混合实验室结合小分子神经活性物质显微外科重建运动和感觉神经传导通路的课题开展合作研究、赴美国华盛顿大学医学中心临床交流、赴美国匹兹堡大学医学中心神经外科颅底外科中心临床交流。邀请外国专家来华讲课28人次。

信息化建设 图书馆信息化建设投入8.55万元，用于购买中、外文数据库。全年网上检索下载文献4403篇。

编辑出版 《中华神经外科杂志》全年出版12期，再次入选中国精品科技期刊，即“中国精品科技期刊顶尖学术论文（F5000）”项目来源期刊。

基本建设 完成角门北路8号院2号楼电梯更换、各楼层的漏水点防水作业、激光共聚焦显微镜室基础改造等7项工程，共24.35万元。

癫痫及脑血管病防治 国家癫痫项目办公室挂靠在全国脑血管病防治研究办公室（简称脑防办），癫痫防治管理项目全年国家拨付项目经费2000万元，项目执行累计18个省，覆盖人口约1.2亿，管理癫痫患者近10万人。

5月4～7日，国家癫痫项目办公室在湖南长沙召开“农村癫痫防治管理项目”年度工作总结会议及培训，80余人参加。

11月3～6日，国家癫痫项目办公室在广西北海市主办全国癫痫防治管理项目培训班，18个省参会代表90余人。项目办组织督导组专家对广西、青海、湖北、辽宁、四川、山西等6个省检查评估。

6月16～17日，全国脑防办作为大会支持单位之一同其他单位联合在北京举办2016中国慢病管理大会，3000余人参会。

9月1～4日，全国脑防办与颅内血肿微创清除技术全国研究与推广协作组在陕西省西安市主办第九届全国颅内血肿微创穿刺清除术研讨会暨出血性脑血管病高峰论坛。300余人参会。

10月29日，全国脑防办继续与中国卒中学会合作，在北京西山国家森林公园共同主办了“红手环走进第十一个世界卒中日全国健康科普公益行动”，开展世界卒中日主题宣传活动。

12月，全国脑防办与全国颅内血肿微创穿刺技术推广协作组合作，在北京举办了全国第六十三期颅内血肿微创清除技术培训班，100余人参训。

（撰稿：韩鸿敏　审核：刘红梅）

领导名单

党总支书记 翟　晶
所　　　长 张亚卓
副　书　记 刘红梅
副　所　长 江　涛

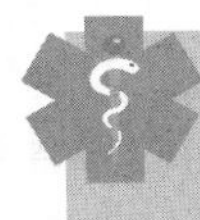

北京市卫生局临床药学研究所 北京市中药研究所

地址：西城区新街口水车胡同13号（100035） 电话：83229447

基本情况 职工48人，其中专业技术人员41人，包括高级职称9人、中级职称9人、初级职称23人。

固定资产总值824.2万元，年内新购固定资产总值148.8万元。

科研工作 科研及制剂研发创收2467万元。年内新签科研协作项目18项，合同金额共300.7万元；中试加工项目8项，合同金额共37.8万元。在研纵向课题11项。以首都医科大学为依托单位申报国家自然科学基金青年项目“中药小样本代谢组生物标志物可靠辨识方法研究”，获资助17万元。与临床医院合作申报北京市科技计划“十病十药”专项4项，获立项资助1项。年内发表科技论文7篇，其中中文核心期刊2篇、SCI论文4篇。协助北京市中医管理局举办北京市中医药“十病十药”成药性研究项目结题验收评审会。

制剂中试生产部全年完成医院制剂88个品种914个批次的配制。7月17日～8月25日，配合市中医管理局开展北京中医药冬病夏治三伏贴工作，配制配送三伏贴803万贴，覆盖全市16个区县541个社区及医疗机构。

9月2日，受市中医管理局委托承担的市政府科技攻关专项“金花清感颗粒”取得新药证书。

学术交流 5月28日～6月1日，受邀参展第四届中国（北京）国际服务贸易交易会（京交会）。通过京交会平台向公众展示推广科研成果和健康用药常识，增进同行业间的学习交流，并推介新药注册研发、中药资源研究等领域的优势资源。展会期间接待来访洽谈者百余人次，有20余家企事业单位表示有深度合作意向，并开始进一步的沟通。

8月，中药资源研究中心副研究员丛悦受邀参加军科院2016中医药学术报告会，做了题为“基于甾体皂苷生物活性的目标化合物发现与药理机制”的报告。

基本建设 完成中试基地锅炉煤改气项目的评审立项及招投标工作，完成对制剂成品库、粉碎车间改造、配电室增容等10项基础设施的建设。

（撰稿：雷 烁 姜雷鸣 审核：杜燕华）

领导名单

所长 刘清泉
常务副所长 王大仟
党支部书记、副所长 张金霞

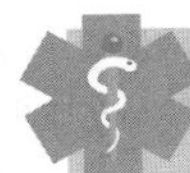

北京市儿科研究所

地址：西城区南礼士路56号（100045） 电话：59616990

基本情况 职工72人（在编63人，合同制9人），其中卫生技术人员23人（副高级职称2人、中级职称8人、初级职称3人），研究系列人员49人（正高级职称11人、副高级职称12人、中级职称14人、初级职称12人）。有博士生导师5人、硕士生导师8人（含兼博士生导师3人）。

固定资产总值8758.2万元，其中仪器设备8646.3万元。本年度新购设备总值5275.3万元。

改革与管理 配合北京儿童医院获批“国家儿童医学中心”的主体大平台，开展遗传病基因解析及致病机理、儿童呼吸道感染的诊断及相关疾病机理、儿童营养及营养性疾病、儿童耳鼻咽喉头颈疾病的诊断和发病机理、免疫相关性疾病的诊断和病因学研究，为儿童重大出生缺陷、严重儿童呼吸系统疾病、母源性肿瘤、免疫系统相关疾病及儿童临床营养性疾病等七大临床学科诊治和发病机理研究。细化研究所的管理体制和财务管理运行模式，引进优秀中、青年科研工作者，增加部分科技考核指标与体系，建立健全科技成果推广机制。同时，利用市财政经费重点建设遗传学检测平台和细胞生物学分析平台，完善了免疫室的流式细胞分析和分选平台、肿瘤分子生物学分析平台等，并依托该平台，由医学遗传中心牵头，联合免疫研究室、北京儿童医院内分泌遗传代谢科、肿瘤外科共同申报遗传性出生缺陷精准医学研究北京市重点实验室，以“良好”结果完成现场评估。样本库在扩容和管理方面得到加强，建立了临床数据库。12月，临床数据和标本资源库于样本库领域率先通过ISO9001：2015改版审核。

本年度引进7名具有博士及博士后学位的青年科研人员。副所长李巍获北京市人社局“百千万”人才工程项目资助，焦伟伟获得北京市优秀人才“拔尖个人项目”资助，郝婵娟获得北京市医管局“青苗”人才项目资助，牟文君、吴逊尧获北京市优秀人才“青年骨干个人项目”资助，郝婵娟、焦伟伟、朱云、于永波获北京儿童医院“苗圃”人才项目。

科研工作 申报及在研课题70项，获批各类基金项目27项，其中国家级课题8项（科技部重大研究计划课题1项，子课题2项；国家自然基金面上2项，青年3项，累计经费789万元），省部级及其他课题10项，各级人才项目9项，累计到位经费973万元。全年发表论文70篇，其中SCI论文34篇、统计源期刊36篇。出版专著及参编译著2部。申请科研专利3项，“儿童活动性结核病蛋白特征谱及其构建方法”获实用新型专利。“我国儿童肺炎链球菌疾病和分离株特性的研究”以第一完成单位获得华夏医学奖三等奖，“重要和新发现呼吸道及肠道病毒的病原学研究及其应用”获北京市科技进步奖。主导编写《儿童非肿瘤性EBV感染相关主要疾病的诊断和治疗原则建议》，参与编写《自噬分析的应用与解读指南（第三版）》。耳鼻咽喉头颈外科研究室建立肿瘤深度测序研究平台，对儿童耳鼻喉头颈实体瘤进行全基因组筛查，分析研究儿童头颈肿瘤的发生发展、诊断治疗及预后相关的遗传分子学研究。呼吸感染疾病研究室开展病原分子生物学诊断技术平台建设，搭建蛋白质组学诊断技术和儿童呼吸道感染病原体的早期检测及耐药预测平台，构建起儿童呼吸道病原体监测预警体系。医学遗传中心通过儿科重大疾病研究教育部重点实验室的评估。单独或与第三方合作开展了15个儿童遗传基因研究相关科研项目和24项儿童遗传疾病的早期筛查检测，逐步建立起独具特色的儿童遗传性出生缺陷精准医学研究。

面向16个儿童疾病临床部门建立科学研究合作关系，新增15项新技术项目服务，实现科研转化为临床服务约50万人次左右，完成检测和特检总收入4000万元，转化收入比上年增加约10.6%，项目涉及感染病原学（包括微生物、呼吸道细菌、支原体和病毒）、风湿及自身免疫性疾病、骨髓移植配型、内分泌、遗传代谢病和出生缺陷相关基因检测、儿童临床营养、外科病原体等共七大类近百种分项检测。

医学教育 在读研究生26人，其中博士研究生12人、硕士研究生14人。医学遗传中心齐展博士完成在美国犹他大学医学院（University of Utah school of medicine）分子遗传学与基因组学ARUP实验室就常见遗传代谢病以及呼吸道常见疾病的分子诊断、质量控制和报告解读、高通量测序数据的分析筛选为期3个月的学习。耳鼻咽喉头颈外科实验室鲁洁副研究员赴宾夕法尼亚大学医学院微生物系就肺炎感染后的损伤修复相关研究进行访问学习。

学术交流 邀请俄罗斯圣彼得堡巴斯德研究所的Igor Mokrousov教授和俄罗斯医学科学院实验医学研究所Alexander V. Dmitriev博士来研究所进行为期2个月和2周的学术交流，就病原微生物研究领域课题进行指导和合作洽谈。

5月，医学遗传中心主任李巍教授主持中国医疗保健国际交流促进会出生缺陷精准医学分会高峰论坛。9月，主办第三届儿童EB病毒感染相关疾病及实验室诊断学习班暨首届全国儿童EB病毒感染协作组学术会议，第三届儿童营养及营养性疾病进展学习班。11月，与儿童医院联合举办2016年全国儿科常见感染性疾病诊断及耐药研究新进展学习班。召开儿童呼吸道感染性疾病研究北京市重点实验室2015年度学术总结大会。举办儿科疾病高峰论坛、儿童呼吸道感染性疾病研究北京市重点实验室学术论坛。与北京儿童医院科研处联合举办第五期儿科高峰论坛，参会人员来自全国50多家医科院所的百余位儿科感染、保健、营养、遗传基因与分子生物研究及临床医疗工作者。

信息化建设 依托首都科技共享平台设立账号开展科技资源对外共享服务。全年完成对外共享145348例次。

基本建设 继续优化各实验室面积，加大零散空间改造，开放共享各实验室科研设备，节省研究所办公室办公区域，开拓出研究生科研学习区，在现有条件下提高了科研有效工作空间。

（撰稿：张 琪 郝婵娟 审核：李 巍 倪 鑫）

领导名单

所 长 倪 鑫
副所长 李 巍

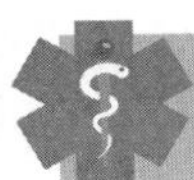

北京热带医学研究所

地址：西城区永安路95号（100050） 电话：63138567

基本情况 职工25人，其中科研人员24人，包括正高级职称3人、副高级职称3人、中级职称13人、初级职称5人。

固定资产总值1500万元，本年度新增250万元的科研仪器设备。

研究所的主要研究方向为：麻风病发病机制和早期诊断的基础和现场应用研究，热带病和寄生虫病的基础、临床和流行病学研究，病原微生物的监测、防控、临床和基础研究。

机构设置 设3个研究室：麻风病研究室、寄生虫病研究室、微生物研究室。

改革与管理 重视人才引进和青年骨干培养，在引进1名博士后和1名博士毕业生来所工作的基础上，又引进留学归国副研究员来所工作，加强了科研平台建设。按照李桓英医学基金会择优标准，选派1名中级人员赴美国传染病研究所（美国西雅图）开展为期1年的访问学习。

科研工作 立项课题5项，在研课题11项，共16项。其中国家自然科学基金1项，经费70万元；北京市自然科学基金1项，经费14万元；国家卫生计生委项目1项，经费20万元；北京市科委项目4项，经费96万元；首医基础与临床研究4项，经费24万元；热带病防治研究北京市重点实验室开放课题3项，经费20万元；院级基金2项，经费6万元。

2008年获评国家中医药管理局病原生物学三级实验室，2011年获评热带病防治研究北京市重点实验室。重点实验室除完成各自的科研立项课题外，围绕本实验室研究方向设立开放课题。

医疗工作 主要承担热带病门诊，门诊工作量稳步上升，外埠患者85%以上。开展传染病自查，每月月底自查门诊及病房患者传染病上报情况，门诊涉及的传染病主要为疟疾、登革热、布氏杆菌病、血吸虫病、肝吸虫病。

承担的临床诊疗及检验工作主要包括：热带病门诊和病房医疗，寄生虫检验、卡氏肺孢子虫病诊治等。

除完成热带病检验任务，逐步开展新的实验室检验项目，包括粪便隐孢子虫和贾第鞭毛虫抗原联合快速检测，血液非洲锥虫病IgM，IgG和IgA3种抗体快速检测，寨卡病毒IgM和IgG抗体检测，隐孢子虫分子生物学检测方法。布氏杆菌分子生物学检测方法和卡氏肺孢子虫LAMP方法建立中。

医学教育 承担首都医科大学热带医学临床教学任务，开展首医大五年制、七年制、三年制、夜大专升本的传染病教学工作，参与临床专业人才培养。本年度录取硕士研究生2人。出国进修1人。

完成继续医学教育项目2项：举办国家级继续医学教育——第八届北京热带医学和寄生虫学论坛、第九届北京市麻风病诊断技术培训班。

学术交流 参加的学术会议有：全国麻风病防治管理信息系统会议，全国麻风病防治管理信息系统技术培训班，中国麻协第七届常务理事会，中国麻协第七届常务理事会扩大会议，中国麻协第七届理事会第二次会议，第十九届国际麻风大会，第八届热带病论坛，中华医学会热带病和寄生虫分会，中国动物学会寄生虫分会，中华医学会微生物学会，2016年度北京传染病学会会议，北京市CDC食源性疾病的监测方案制定，全国寄生虫病知识培训班。

开展的国际交流活动有：美国德克萨斯大学MD安德森癌症中心韩向阳教授到访热研所，就“麻风菌新种的发现和鉴定，分枝杆菌的鉴定”为主题展开学术交流；台湾台北医学大学医学系寄生虫科和国际热带医学中心范家坤教授，探讨寄生虫相关主题；非洲疟疾研修班——2016非洲常见传染病预防和控制官员研修班来访参观并开展学术交流。

信息化建设 投入网络建设、计算机购置等信息建设约5万元。加强对信息化设备的使用管理，对已有设备的配置和使用情况进行评估，保证信息系统的正常运行，为科研和临床服务。

（撰稿：辛德莉　温　艳　审核：谷俊朝）

领导名单

所　　长　辛有清

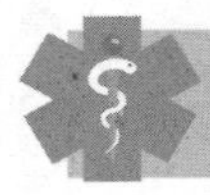

北京大学医学部

地址：海淀区学院路38号（100191）　电话：82801262

网址：www.bjmu.edu.cn

基本情况 教职工11376人，其中医学部本部1577人、附属医院9799人。有专任教师4504人，其中本部698人、附属医院3806人。专任教师中，有教授级1018人（其中本部186人），副教授级1271人（其中本部268人），讲师级1401人（其中本部240人），助教762人（其中本部4人），未定职称52人。中国科学院、中国工程院院士12人，“长江学者奖励计划”特聘教授16人、讲座教授3人、青年长江学者1人，海外高层次人才引进计划（“千人计划”）长期项目4人、短期项目1人、青年项目10人。

医学部下设5个学院（部）、6个附属医院、4个共建医院、22个机关职能部处（含群团组织）、10个直属单位、14个教学医院、16个教学基地及20个临床学系。

新增影像医学学系。新增西城区什刹海社区卫生服务中心、西城区展览路社区卫生服务中心、北京和睦家医院为北京大学医学部教学基地。成立眼视光学院、全科医学发展研究中心、卫生政策与技术评估中心、生殖健康研究中心、孤独症研究中心、药物评价中心。

医学部固定资产总值245421.18万元，其中教学、科研仪器设备资产总值142719.98万元。年内新购固定资产总值45740.55万元。

全年教育经费投入174295.36万元，其中财政补助收入89931.40万元、事业收入等其他收入共计84363.96万元。

1月，医学部行政班子换届；4月19日，医学部主任詹启敏、医学部党委书记刘玉村正式上任。

屠鹏飞获首届全国脱贫攻坚奖创新奖，并被评为2016最美生态公益人物。柯杨获颁英国伦敦国王学院荣誉博士学位。刘玉村荣获加拿大皇家内科及外科医师学院（RCPSC）荣誉院士。王杉获首都劳动奖章。

改革与管理 在“新途径”教育教学改革第二阶段工作的基础上，本着加强通识教育、课程融合、优化课程设置、改革教学方式的教改思路和原则，10月底，完成了2016版各专业培养方案的修订。结合医学部培养目标及教育教学改革要点，启动教学大纲梳理修订相关工作，梳理教学大纲的基本要求，通过表格化管理、细化培养目标要求，将课程设计与教育教学改革契合起来。

推进医教协同，落实专业学位研究生教育与行业接轨工作。联合在京4所高校共同向教育部申报了“北京市临床医学博士专业学位研究生教育综合改革试点”，尝试将博士专业学位研究生培养和专科医师规范化培训双向衔接，获得批准。制定《北京大学临床医学博士专业学位研究生教育综合改革试点方案》，做好临床医学博士专业学位培养与专科医师规范化培训过程有机衔接，强化临床能力训练，做好住院医师规范化培训与临床医学硕士专业学位研究生培养、专科医师规范化培训与临床医学博士专业学位研究生培养两个层面、双向衔接的医教协同工作。

开展专科医师培训试点，探索专科医师规范化培训模式。在落实专科医师规范化培训第一批试点、下发《北京大学医学部专科医师规范化培训登记和考核手册》（第一批试点各专科）的基础上，启动专科医师规范化培训第二批试点工作。确定了第二批试点专科、专家组成员以及组长单位，包括内科3个专业，外科4个专业，妇产科、儿科、麻醉科、精神科，以及口腔10个专业，修订专科医师规范化培训细则和考核手册，从2016年开始实施。年内，85名住院医师参加第一批专科培训试点，其中2015级36人、2016级49人。

教学工作　共有全日制在校学生8827人，其中博士生2246人、硕士生2584人、本科生3620人、留学生377人，台港澳侨学生162人；非全日制学生中，成人教育学生1739人、网络教育学生18705人。

设10个本科专业：临床医学、口腔医学、基础医学、药学、预防医学、护理学、英语（生物医学英语）、医学实验技术、医学检验技术、口腔医学技术。

录取本科生825人，其中一本728人、二本97人。本、专科毕业生681人（含春季毕业），其中本科毕业679人、专科毕业2人。临床、口腔八年制博士毕业生233人均获博士学位。授予662人全日制本科学士学位（包括长学制本科阶段学生、港澳台、留学生）。

在调研基础上，明确了本科生教育教学工作的重点内容：加强医学教育教学管理的科学化、规范化、制度化和信息化建设，强化教育教学的基础保障运行，巩固教育教学改革的成果，鼓励临床学院探索适宜的教学改革方法。调整本科教学指导委员会组成，成立本科教学评价委员会，探索建立北大医学内部质量保障体系。继续推进国家临床专业认证工作，组织安排13所医学院校的临床专业认证，完成2016版《中国本科医学教育标准—临床医学专业》的修订出版。组织教学专家完成了对北京大学第一医院等4家附属医院，积水潭医院等9家教学医院和基础医学院，公共卫生学院、药学院、护理学院等5家校内学院的实地考察，获得了各学院在教学运行、专业和课程建设、教学资源、师资队伍建设、考核评价、质量监控及教学档案收集等方面的一手资料。

研究生教育教学。医学部具有博士学位授权一级学科点11个、二级学科点64个，硕士学位授权一级学科点13个、二级学科点70个。接收硕士生773人，接收推荐免试硕士生218人。其中科学学位研究生333人、专业学位研究生440人。招收博士生480人，接收推荐免试直博生64人，校内研究生转博140人。其中科学学位研究生367人、临床/口腔医学专业学位研究生113人。毕业研究生1118人，其中博士生424人、硕士生694人。授予研究生学位919人，其中博士学位381人、硕士学位538人；向126名同等学力人员授予学位，其中博士学位59人、硕士学位67人。授予七年制公共卫生医学硕士学位19人，六年制药学理学硕士学位82人，八年制临床医学专业学位192人，八年制口腔医学专业学位37人，八年制基础医学科学学位31人，授予学士学位1149人。博士后进站41人，在站112人。

深化专业学位研究生教育综合改革，设立“健康传播学”硕士研究生（专业学位）培养项目，启动医学技术应用型人才培养试点：借力教育部专业学位综合改革，启动了包括眼视光、康复治疗、放射物理、呼吸治疗和口腔修复工艺5个领域在内的医学技术专业硕士培养项目，以及公共卫生（DrPH）和药学（Pharm D）高级应用型人才培养试点工作；与美国南加州大学和澳门理工学院分别签署协议正式启动康复医学研究生教育合作项目和药学专业硕士合作项目。拓宽考试科目，招录优秀交叉学科人才：配合教育部医学硕士研究生招生考试改革，为鼓励、吸引交叉学科考生，分别在临床医学和基础医学硕士研究生招生入学考试自命题的改革中设计了两套综合考试科目，以吸引不同学科背景的优秀考生。设立基础研究向临床应用转化合作的专项博士研究生（学术型）培养项目，并完成首批招生。改革博士研究生资格考试，建立淘汰补偿机制：在药学院试点博士研究生资格考试改革，建立淘汰补偿机制。

根据学科发展需要，完成基础医学下“系统生物医学”二级学科自主设置工作。完成2014年度学科自我评估报告，结合国内与国际研究生教育质量与各学科发展的调研结果，初步确立了医学部各二级学院与教学医院的学科特色与研究生质量持续改进的战略目标方向。完成基础医学院生物化学与分子生物学和神经生物学两个学科的国际评估分析，并提出国际一流学科建设的策略与方向。组织和参与了教育部全国一级学科排名评估及临床和口腔的专业排名评估的调研。

继续教育。北京回龙观医院新纳入医学部住院医师规范化培训管理体系，使培训医院总数达到17家，国家级住院医师规范化培训基地12家。北京肿瘤医院申请超声和核医学住院医师规范化培训基地获得批准，专业基地（包括协同基地）总数增至166个。接收来自国家部委、卫生厅（局）委托培养的国内访问学者及学科骨干共349人，接收单科和零散进修人员共3640人。举办国家级和市级继续医学教育项目549

个，对外培训74314人次。

留学生教育。招收留学生143人，台港澳学生43人。留学生本科毕结业50人，硕士研究生毕业并获学位5人；汉语预科班结业36人；进修生结业37人。台港澳学生本科毕业并获学位18人，硕士研究生毕业并获学位5人；进修生结业1人。注重以海外学生的学习管理、完善进修学习项目、组织课外活动、细化涉外管理等日常管理工作为抓手，提高留学生的培养质量和管理水平。做好海外留学生住宿管理工作，协调留学生到民航总医院、航天中心医院、首钢医院、人民医院学习临床医学课程。

图书馆建设。老号图书复本加工和添加馆藏工作基本完成，共添加馆藏约2万册。全年总借还92721册次，其中读者使用自助借还书机借还85519册次。全面实行通借通还，范围涉及北大中心馆、医学图书馆、6家附属医院图书馆。全年通借通还13082册。完成馆际互借79册次，文献传递1869篇，CALIS用户累计661个（包括机构和个人），BALIS用户累计831个（个人），CALIS服务馆（成员馆）达1072个，BALIS成员馆101个，文献满足率78.82%。一般图书藏书量48.57万册，另有电子图书163265册。

科研工作　医学部及其附属医院作为责任单位获批各类纵向科研项目/课题384项（其中8项为延续），经费40153.18万元。其中科技部项目/课题78项（其中8项为延续），经费20807万元。获批重点研发计划重点专项课题70项，获批中央财政经费18229万元；2015年立项的8个973/重大科学研究计划课题通过中期评估，获得后3年延续资助，经费（预算额）2578万元。国家自然科学基金303项、直接经费19043.5万元，研究类项目中，面上项目174项、重点项目6项、重大项目课题1项、重大研究计划项目7项（其中重大研究计划重点项目1项）、联合基金项目3项（其中重点联合项目1项）、国际（地区）合作与交流项目9项（其中重点国际合作项目2项）、应急管理项目22项；人才类项目中，青年科学基金项目70项、优秀青年科学基金项目4项、国家杰出青年科学基金4项、创新研究群体科学基金项目3项（其中新批1项、滚动支持2项）。其中200万元以上的高端项目18项，直接经费6598.35万元（占总经费34.65%）。教育部霍英东青年基金项目1项，经费18万元。北京市项目17项，经费658.68万元，其中北京市自然科学基金15项，经费374万元；北京市科委科技计划项目课题2项，经费284.68万元。黄晓军为学术带头人的“造血干细胞移植的应用基础研究”团队获创新研究群体项目资助，赵明辉领衔的“肾小球疾病免疫炎症发病机制的研究”团队获创新研究群体第三轮滚动支持。护理学院实现国家自然科学基金项目零的突破，获面上项目及青年科学基金项目各1项。杨莉、王辉、韩鸿宾和徐明获得杰出青年科学基金资助；金红芳、崔昭、李默、汪贻广获优秀青年科学基金资助。2011年立项的医学部专家作为首席科学家的4项国家重点基础研究计划/重大科学研究计划项目通过了验收。

完成科技成果登记27项，完成科技成果鉴定4项。共有37项成果获得各级各类科技奖励。黄晓军主持的“单倍体造血干细胞移植的关键技术建立及推广应用”和季加孚主持的“胃癌综合防治体系关键技术的创建及其应用”等2项成果获得教育部高等学校科学研究优秀成果奖（科学技术）科技进步一等奖和中华医学科技奖一等奖。屠鹏飞课题组的研究成果“管花肉苁蓉及其寄主柽柳高产稳产技术与大规模推广”获得教育部高等学校科学研究优秀成果奖（科学技术）科技进步奖推广类一等奖。韩鸿宾主持的“神经影像新技术研发及应用”、霍勇主持的“中国人群冠心病优化治疗的研究”、沈琳主持的“以分子分型为基础的晚期胃癌精准治疗体系的初步建立”、乔杰主持的“女性生殖细胞成熟及发育潜能的机制研究”和俞光岩主持的“下颌下腺移植治疗重症干眼关键技术体系的创建及应用”5项成果分获2015、2016年度华夏医学科技奖一等奖。

医学部现有国家重点实验室1个，国家工程实验室1个，国家临床医学研究中心3个，教育部重点实验室6个，卫生部重点实验室6个，国家中医药管理局重点研究室2个，国家中医药管理局实验室（三级）2个，教育部工程研究中心1个，卫生部工程技术研究中心1个，北京市重点实验室30个，北京市国际科技合作基地4个。年内，北京大学口腔医院获批成为国家口腔疾病临床医学研究中心的依托单位之一，结直肠癌诊疗研究北京市重点实验室、女性盆底疾病研究北京市重点实验室、神经退行性疾病生物标志物研究北京市重点实验室、眼部创伤的临床与基础研究北京市重点实验室4个北京市重点实验室获得认定。教育部转化医学与临床研究国际联合研究中心通过立项考察。成立北京大学临床医学+X委员会，积极促进和推动临床医学、基础医学和北京大学本部相关学科的交叉融合，以临床医学需求为牵引，搭建医学交叉平台，促进医工、医理、医生、医信等相关专业的跨学科合作，引领北大医学整体发展。成立北京大学健康医疗大数据研究中心，该中心将开展国家级重大医疗战略和公共卫生政策研究以及标志性示范性临床应用研究，同时将开发一整套高效成熟的健康医疗大数据技术平台。成立北京大学青年医学科技创新发展联盟，旨在建设北京大学青年医学科技工作者学术交流和创新发展的平台，以促进青年科研工作者之间的交流与合作，激发青年科研工作者的创新思维，提高青年科研工作者的创新能力。

围绕国家目标和社会需求，建设行业发展学术平台，发展和建立与国际接轨的临床研究高级专业人才培养体系，支撑高水平临床研究创新项目。在深圳成立北京大学临床研究所（深圳）分所。首次与深圳市卫生计生委合作举办临床研究方案设计国际训练营，与第三军医大学合作举办首届临床研究联合培训班。

年内，SCI数据库收录的以北京大学医学部为第一作者或通讯作者单位的文章2039篇，平均影响因子3.44，最高影响因子59.56。代表性论文包括：周德敏与张礼和课题组的突破性研究进展在国际顶级期刊*Science*发表，该成果在预防和治疗病毒性传染病方面具有重大医学价值和社会意义。多篇论文在*Science*、*New England Journal of Medicine*、*JAMA*、*Lancet*等著名期刊发表。

在2016年QS世界大学学科排名榜的医学领域中，北京大学医学学科综合排名进入全球前一百，其中牙医学全球排名第十六；药学与药理学全球排名第四十二；护理学全球排名第六十三，是中国大陆唯一进入百强的护理学科，在6个进入排行榜百强的中国大学（包括中国台湾、香港、澳门）护理学科中排名第四。

医疗管理　10家所属医院门诊总量17510781人次，急诊1368154人次，出院462083人次。首次设立北京大学临床医疗奖，35人获奖。国家医疗数据中心获建设资金700万元，完成数据接收模块的医院现场测试，分别对6家国内代表性医院的电子病历数据库进行现场测试；完成近百家大型三甲医院医疗服务评估报告。完成96家医院总体医疗服务评估报告、数据质量报告及84类病种、140类技术的评估报告；完善我国基于病案信息数据的评估模型，承担国家卫生计生委医疗管理服务指导中心6个评估模型研究的委托项目，共49万元资金。完成首个基于我国疾病谱的22组伴随疾病复杂指数研发工作。

学术交流　接待美国、澳大利亚、新加坡等20多个国家和中国台湾、香港、澳门地区人员279次。召开北京大学医学部-德国乌尔姆大学转化与临床医学研究联合中心第二次会议暨联合研究项目预启动会。立陶宛卫生部长Rimantė Šalaševiči ū tė一行9人访问北京大学医学部。英国曼彻斯特大学Bill Newman等专家一行到访并召开北医-曼彻斯特大学医学遗传联合中心第一次研讨会暨项目启动会。美国中华医学基金会主席Lincoln Chen访问北京大学医学部。诺贝尔化学奖得主Martin L. Chalfie教授访问北京大学医学部，并在医学部2016年开学典礼暨教师节庆祝表彰大会上做主题演讲。联合英国曼彻斯特大学医学院举办首届中英国际临床基因组学培训班。派出代表团赴海外知名高校和医疗、教育国际组织“走出去”访问交流：1月，访问芬兰赫尔辛基大学医学院，签署学术合作协议并召开联合研讨会；5月，访问挪威奥斯陆大学并召开联合研讨会；7月，随北京大学代表团参访美国医学院校；9月，访问日本顺天堂大学并召开联合研讨会；10月，赴美参加北京大学医学部-密歇根大学医学院转化医学与临床研究联合研究所第六届联合研讨会；10月，访问美国南加州大学并签署协议正式启动康复医学研究生教育合作项目，与阿德莱德大学在推进学生交流项目及在重点领域进行科研合作方面达成更多共识。互访过程中与海外院校共签署13项合作交流协议，根据协议，双方将在科研合作、人员互换、资源共享等方面开展合作。探索国际合作新机制，加强与海外院校成立联合研究所/研究中心项目管理办公室工作，加强沟通，促进合作。

信息化建设　校园网出口增容至3.4 G，比上年增长41.7%。启动无线网覆盖项目。新装无线接入点2800多个，调整接入点近300个，建设网络信息点4100个。建设完成后，医学部无线网在教学办公区域覆盖面积达70%。建设光缆配线间，重新规划机房布局，梳理设备摆放；供电冗余，UPS冗余配置，机柜实现2+2供电；空调增容并冗余，冷却气流优化；安装新风系统，安装软化水设施；更换为标准机柜，落地固定安装；更换地板、窗户、顶棚。接通学院路校区与生命科学园校区光缆，覆盖园区无线，开通有线无线网络；实现医学部电话异地服务，开通园区食堂校园卡消费。医学部综合网管系统，融合设备资产管理、设备运行监控、机房环境监控、虚拟化与服务器监控、智能报警系统为一体。监控近400台交换机、3300多个AP、40多个弱电间，虚拟化平台所有虚拟机设备，具备故障报警。持续推进医学部办公自动化建设。完成毕业生离校派遣系统。开发公文系统（OA）。全年学校信息化投入经费2138.6万元，其中运维费（带宽支出）219.4万元、设备购置费1919.2万元。上网课程123门。

基本建设　启动制定校园近期和中长期建设规划。医药科技综合楼一期工程初设及概算报国家发改委，该项目总投资60998万元。完成综合体育馆（含游泳馆）项目建设准备工作，该项目总建筑面积

22000平方米，建设新馆的同时完成老馆改造，形成一体化的综合性体育馆。项目建筑设计方案获得北京市规委批复后，陆续完成用地许可证、规划许可证、园林绿化、人防、消防、水务等前期审批工作。累计争取到1800万元资金支持。药学楼改造项目获得2000万元拨付资金。国际合作交流中心建设项目完成全部土建工程，开始室内装修。开发利用地热工程地热1号井钻探完成，2号井基本竣工，全面建成后能够提供优质清洁的地热资源。学生宿舍粉刷改造及设备设施更新一期、全校屋面防水维修项目一期、校园部分建筑消防及报警系统改造一期等专项修购工程按年度工作安排和投资计划实施，涉及资金总额约4600万元。完成医学部各类运行经费装修及各二级单位自筹装修改造项目25项，涉及资金约320万元。

校友捐赠 诺贝尔生理学或医学奖获得者屠呦呦在86岁生日前夕，向北京大学教育基金会捐资100万元，在医学部设立北京大学屠呦呦医药人才奖励基金，用以支持母校建设发展，鼓励青年追求卓越。北京凤凰健康公益基金会捐资300万元，设立北京大学医学部华润凤凰医疗眼视光医学发展基金，用于支持北京大学医学部眼视光学院的筹备建设及师资培训，奖励优秀医学生、研究生，青少年近视防治中心的建设与医疗、教学、科研工作以及眼视光学院开展的各项国际学术交流活动。北京凤凰联合医院管理咨询有限公司捐资200万元设立北京大学凤凰医疗全科医学发展基金，用于北京大学医学部全科医学发展研究中心的发展和建设相关的项目支出，奖励全科医学专业优秀医学生。上海郎泰健康护理有限公司捐资750万元设立北京大学郎泰护理发展基金，用于支持医学部开展家庭护理、老年护理、慢病管理、护理服务与管理队伍建设等社会急需的护理学科研项目研究，提升教师教学、科研和国际化水平，加强临床师资培养，激励优秀人才等工作。

（撰稿：利冠廷　审核：肖　渊）

领导名单

主　　任　詹启敏
党委书记　刘玉村
副 主 任　段丽萍　宝海荣　王维民
　　　　　冒大卫　肖　渊
副 书 记　李文胜　戴谷音　徐善东
纪委书记　范春梅

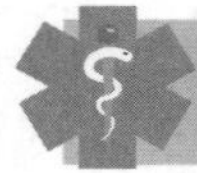

清华大学医学院

地址：海淀区清华大学医学科学楼（100084）　电话：62789513
网址：www.med.tsinghua.edu.cn

基本情况 教职工331人，专任教师95人，其中教研系列教师53人，包括长聘教授19人、教授4人、长聘副教授6人、准聘副教授14人、助理教授7人、过渡期3人；研究系列20人，包括研究员2人、副研究员12人、助理研究员5人；教学系列8人，包括教授1人、副教授4人、讲师4人；实验技术系列13人，包括高级工程师6人、工程师6人、实验师1人；教育职员1人。有诺贝尔奖获得者1人，院士2人，千人计划教授10人，青年千人计划引进7人，万人计划—领军人才1人，万人计划—青年拔尖人才1人，长江学者特聘教授7人，青年长江学者2人，国家杰出青年基金获得者6人，国家优秀青年科学基金6人。聘任外籍教师14人。

医学院下设2个系1个中心：基础医学系、生物医学工程系、公共健康研究中心，涵盖了细胞与分子生物学、免疫学、传染病学与微生物学、生物医学工程、神经科学和公共健康学六大学科。

除清华大学第一附属医院、第二附属医院、北京清华长庚医院之外，清华大学与北京协和医院、积水潭医院、中国人民解放军总医院、台湾长庚纪念医院、北京神经外科研究所开展教学合作。

固定资产总值18299.7万元，年内新购置固定资产总值1484.8万元。

改革与管理 基础医学系实行“轮转择导”的改

革机制，并优化了博士生资格考试制度；公共健康研究中心受教育部委托承办“来华留学高端硕士学位奖学金项目”，开设国际公共卫生硕士学位班。《医学院人事制度改革与教师聘任管理办法》于7月18日定稿。

教学工作 本科生教育教学。生物医学工程专业及医学实验班本科在籍306人。医学实验班（临床医学专业）招生26人；生物医学工程专业招生30人，其中留学生2人；生物医学工程专业本科毕业26人。生物医学工程（Biomedical Engineering，BME）学科是理、工、医、生物等学科高度交叉的新兴学科。该学科将物理、化学、数学、计算机科学和其他工程原理用于研究医学、生物学、行为和健康等领域，从分子、细胞、组织、系统等多层次发展这些领域的新概念、新知识、新方法，利用创新性的工程技术手段研制用于预防、诊断、治疗及改善健康的创新性医疗设备、生物制剂、生物材料、生物过程、植入设备。清华大学生物医学工程学科2001年被评为全国重点学科，2006年被评为国家重点一级学科。有全职教师22人，其中教授10人、副教授8人、教育部“长江特聘教授”2人、新世纪（跨世纪）人才2人，IEEE Fellow 2人，中国工程院院士1人，国家千人计划特聘教授1人。

研究生教育教学。研究生在籍666人，其中硕士生279人、博士生387人。本年招收硕士生74人、博士生116人，留学生23人。研究生毕业148人，其中1月毕业博士生8人、硕士生3人，7月毕业博士生49人、硕士生78人，10月毕业博士生8人、硕士生2人。基础医学（生物学）学科坚持开放式的学科发展模式，经过10年的发展，获得了基础医学一级学科硕士学位点。面向转化医学的发展趋势，基础医学系设置了分子与细胞生物学、免疫学、传染病学和神经科学4个重点发展方向。生物医学工程学科具有明显的理工专业特征，以医、工结合为思路，设置了生物医学影像、神经工程、微纳医学和医疗仪器4个重点方向，被评定为国家一级重点学科。清华—约翰霍普金斯大学生物医学工程联合研究中心、清华大学-哥伦比亚大学高等基因组技术联合研究中心及清华大学生物医学影像研究中心的成立为生物医学工程的学科发展提供了良好平台。2010年7月，清华大学成立公共健康研究中心，并挂靠在医学院；2011年10月，公共健康学科面向全国招收公共卫生专业硕士学位（MPH）研究生。2013年，公共健康研究中心受教育部委托培养国际公共卫生硕士研究生（IMPH），截至2016年9月，已经连续3年招收了23个亚非拉国家的53名学生。2016年起，医学院启动高级健康管理与转化医学（EMTM）硕士项目。

医学试验班采取“3+2+3”培养方案，第一阶段3年，学生在清华大学完成自然科学、生命科学、基础医学、人文社会科学等基础课程的学习，并安排“临床医学见习”等实践教学；学期中可申请进入医学院教授的课题组，参与科学研究。第二阶段2年，学生赴海外顶级实验室进行科研培训，已有五届学生赴美国匹兹堡大学医学院和澳大利亚墨尔本大学医学院学习，本阶段实行中、外双导师制，共同指导学生完成独立的课题研究并撰写论文，进行临床前模拟训练。第三阶段3年，学生回到国内在顶尖综合性医院学习临床医学课程，并进行内、外、妇、儿等临床科室系统性轮转实习。前三届学生在北京协和医院临床学习。

获得4项校级教学成果奖，8项本科教改项目资助。

科研工作 在研课题585项，其中延续项目486项。申报各级科研课题99项。其中国家科技支撑计划1项、国家科技部其他项目9项、国家基金32项、教育部科技项目2项、中央其他部委项目9项、北京市项目5项、国际合作项目18项、企事业单位委托项目21项、专项项目1项。申请国家自然科学基金获得资助22项，其中创新研究群体项目1项、重点项目7项、面上项目7项、青年科学基金项目7项，资助经费总额3532万元。

以清华大学为第一作者单位或通讯作者单位发表的SCI论文215篇，其中CNS共8篇（1篇*Cell*、2篇*Science*、5篇*Nature*），CNS子刊18篇。

学术交流 接待美国南加州大学、美国匹兹堡大学、美国华盛顿大学、韩国成均馆大学、英国华威大学、英国爱丁堡大学、荷兰特文特大学、印度尼西亚大学等来访。教职工出访127人次，学生出国交流168人次，外国专家来访105人次。

信息化建设 修改学院官网网页架构及页面设计，增设师生园地、合作转化、健康之窗等板块；在师资队伍板块，依据学科方向显示教研系列教师。建设学院内网，搭建会议室预订、安全教育测试、教师出国/境公示、行政指南及机构设置五大板块。

（撰稿：陈思静　审核：程　功）

领导名单

党委书记　洪　波
院　　长　董　晨
副 书 记　刘清飞　程　功
副 院 长　吴　励　祁　海　吴清玉
　　　　　董家鸿　张玉琪　张敬仁

北京中医药大学

地址：朝阳区北三环东路11号（100029） 电话：64286426
网址：www.bucm.edu.cn

基本情况 校本部教职工1231人。专任教师646人，其中教授191人、副教授244人。下设中医学院、中药学院、生命科学学院、针灸推拿学院、管理学院、护理学院、人文学院、国际学院、台港澳中医学部、继续教育学院、远程教育学院、国学院（中医文化研究院）和马克思主义学院13个二级学院。设有中医学、中药学、针灸推拿学、中药制药、公共事业（卫生事业）管理、工商管理、信息管理与信息系统、护理学、法学、英语、药学11个本科专业和护理（高职）、中药（高职）、公共卫生管理（高职）3个专科专业，其中中医学专业包括岐黄国医实验班九年制、中医学“5+3”一体化、中医学七年制（2012级起停招）和中医学五年制4种培养模式，中医学“5+3”一体化包括卓越中医师、卓越中西医结合医师、卓越针灸推拿医师、卓越针灸推拿对外医师、中医学（儿科方向），中医学专业五年制含中医学、中医学（实验班）。建有骨伤科研究所、科研实验中心、中医药传统疗法研究与交流中心、中医药文化研究与传播中心、养生学研究所、民族医药研究所、中药现代研究中心、循证医学中心、糖尿病研究中心和北京中医药大学海峡两岸中医药交流与合作研究所10个研究院所。另有临床医学院及直属附属医院3个，非直属附属医院12个，教学医院22个，教学医院建设单位2个。

固定资产总值111460.55万元，其中教学科研仪器设备总值37053.8万元。本年新购置固定资产总值3328.88万元。

全年教育经费投入99976.47万元，其中国家拨款64454.91万元（含基建）、自筹经费35521.56万元（含基建）。

10月13日，成立中医学院。10月29日，成立生命科学学院。

改革与管理 加固教学质量保障体系。加强教学质量监控；加强中期巡查，实现教学巡查常态化；完善教学质量信息的反馈机制；完善教学激励机制；建立教学督导常态化机制，发挥督导组对课堂教学的督促指导作用。

加强教学基本条件建设。4名教师荣获高等中医药院校国家级教学名师奖；推广BB教学平台的应用，促进线上学习模式的普及，提高教育信息化水平；完成校级多站化式考核中心建设，并建立国家级临床考试基地；13人获得全国中医药行业和卫生部高等教育“十三五”规划第二批教材主编资格；利用校外师资力量，举办北京中医药大学中医临床特聘专家系列讲座；良乡校区运行良好，办学空间不足的瓶颈问题得以初步解决。

深化教育教学改革。探索高等中医药人才培养模式，在新一轮培养方案修订过程中，将中医人才培养创新试验区作为优势经验应用于中医、针灸推拿、护理等专业；中医经典考级逐步实施；举办“创建一流中医药大学合作联盟-2016中医拔尖创新人才暑期夏令营”，推动落实创建世界一流中医药大学合作联盟及交流共享中医拔尖创新人才的培养经验；强化研究生理想信念教育，启动新生引航工程及毕业起航计划；精品慕课建设项目获得多项奖励；建立创新创业教育体系，开设大学生创新创业课程。

推进人事制度改革。制定《北京中医药大学青年教师研修管理办法》，提高青年教师教学、科研能力和学术水平，增强创新意识；制定《北京中医药大学选拔2017年度优秀应届毕业生赴海内外研修暂行办法》，修订《北京中医药大学博士后工作管理规定》；完善绩效考核制度，建立多元化、多层次、个性化的综合绩效分类考评体系。

教学工作 招生10349人，其中全日制博士生204人（包括留学生1人），硕士生1214人（包括留学生12人），普通本科生1563人（包括留学生107人）；成人教育本科生545人，专科生320人；网络教育本科生2942人，专科生3274人；非计划招生高等教育学生中在职人员攻读硕士学位88人。

在校生30031人，其中全日制博士生680人（包括留学生23人），硕士生3281人（包括留学生154人），普通本科生6289人（包括留学生445人），普通专科生346人；成人教育本科生1699人，专科生1343人；网络教育本科生8713人，专科生6942人；非计划招生高等教育学生中在职人员攻读硕士学位738人。

毕业生7589人，其中全日制博士生190人（包括留学生5人），硕士生999人（包括留学生19人），普通本科生1186人（包括留学生104人），普通专科生156人；成人教育本科生432人，专科生357人；网络教育本科生2555人，专科生1690人；非计划招生高等教育学生中在职人员攻读硕士学位24人。

图书馆藏书160.5267万册，其中纸质图书1119525册、电子图书485742册，中医古籍线装书3914种8179函39125册。

开设本科专业11个，其中中医学专业开办有岐黄班（5+4）和卓越班（5+3）两个长学制方向，中药学专业开办有时珍国药班（4+4）和卓越班（4+2）两个长学制方向。具有一级学科3个，一级学科博士点3个，学术博士学位授权点42个，专业博士学位授权点10个，学术硕士学位授权点45个和专业硕士学位授权点13个；博士后流动站3个，博士后研究人员出站12人、进站16人、在站68人；师承博士后在站12人。一级学科国家重点学科2个，二级学科国家重点学科15个，国家中医药管理局重点学科48个，一级学科北京市重点学科2个，二级学科北京市重点学科8个。

科研工作　中标课题908项，其中国家级课题67项、省部级课题17项。纵向课题中标经费约7305万元，横向合作课题经费2467万元，科研总经费9772万元，到位经费10295万元。

获中国中西医结合学会科学技术奖一等奖1项，华夏医疗保健国际交流促进科技奖一等奖1项。受理专利申请28项。发表SCI论文261篇，核心期刊1958篇，F5000文章17篇，论文被引6568次。

学术交流　7月3日，国务院副总理刘延东在俄罗斯圣彼得堡出席并见证“北京中医药大学圣彼得堡中医中心”揭牌。王朝阳教授被俄罗斯国家杜马传统医疗委员会主席授予荣誉勋章。

8月9日，中国驻澳大利亚联邦特命全权大使成竞业、澳大利亚经贸部部长助理与国会议员凯斯·皮特、北京中医药大学校长徐安龙和西悉尼大学校长巴尼·格罗夫为“澳大利亚中医中心”揭牌。

9月8～9日，由北京中医药大学主办的国际中医药创新发展论坛在和平校区召开，来自国内外的70余位中、西医专家和学校200余名师生参加了论坛。

12月10日，教育部副部长郝平、教育部前副部长刘利民、北京中医药大学党委书记吴建伟与国家汉办党委书记马箭飞为北京中医药大学“汉语国际推广中医药文化基地（北京）”揭牌。

12月17日，北京中医药大学美国中医中心落成暨中医药博物馆开业仪式在美国马里兰州举行。中国驻美国大使馆公使衔参赞兼总领事唐立、国际货币基金组织副总裁张涛、美国华盛顿中华医学研究所所长及白宫补充和替代医学政策委员会前委员田小明、北京中医药大学校长徐安龙为“北京中医药大学美国中医中心中医药博物馆”剪彩。

12月21日，北京中医药大学举办由国家留学基金管理委员会支持的“感知中国-中医药博士论坛”。

执行外专引智基地项目2个、海外名师项目3个、学校特色项目3个、学校重点项目12个、常规项目41个，共有来自10个国家的123人次专家学者来校交流，其中专业类122人次、语言类1人次。

信息化建设　信息化经费投入450万元。完成良乡校区基础医学院及形态学实验楼、中药学院及药学实验楼、医学实验楼、针灸推拿学院楼、护理学院楼的网络和校园一卡通建设。招生数据处理系统、数字化迎新系统、学生就业服务平台、一站式服务平台、数据中心平台上线运行。校园网出口总带宽5.1 G，其IPv4出口带宽4.1 G，IPv6出口带宽1 G。上网课程1231门。

编辑出版　编辑出版《北京中医药大学学报》《中医教育》《现代中医临床》《中医科学杂志（英文）》4本期刊，均为教育部主管、北京中医药大学主办的中医药科技刊物。

《北京中医药大学学报》收稿1500篇，发行6000册。《中医科学杂志》（英文）收稿158篇，全文网络开放获取。《中医教育》收稿528篇，发行4800册。《现代中医临床》收稿605篇，发行4700册。

基本建设　良乡校区完成基础医学院及形态学实验楼、中药学院及药学实验楼、医学实验楼、针灸推拿学院楼、护理学院楼、东院学生宿舍Ⅱ期项目等10.4万平方米建设项目的四方验收。8月29日，良乡校区学生活动中心项目开工建设，年底完成结构正负零。

（撰稿：李　元　张兰芹　审核：王　伟）

领导名单

党委书记　吴建伟
校　　长　徐安龙

副 书 记 靳 琦 林志华 翟双庆 翟双庆 王 伟
副 校 长 谷晓红 乔延江 郭国强
纪委书记 林志华

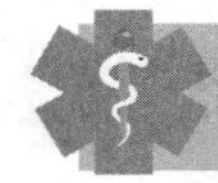

首都医科大学

地址：丰台区右安门外西头条10号（100069） 电话：63291983
网址：www.ccmu.edu.cn

基本情况 学校与附属医院共有教职员工和医务人员42467人，其中校本部1538人、附属医院40929人；院士7人、特聘顾问11人；正高级职称2315人，其中校本部111人、附属医院2204人；副高级职称3715人，其中校本部298人、附属医院3417人。专任教师2912人，其中教授769人（校本部105人、附属医院664人），副教授1172人（校本部246人、附属医院926人）。博士研究生导师567人、硕士研究生导师987人，"长江学者奖励计划"特聘教授3人，讲座教授1人，青年项目1人，"千人计划"创新人才长期项目2人、青年项目1人，外专"千人计划"1人。有国家突出贡献专家2人、省部级有突出贡献专家20人、享受政府特殊津贴专家106人。有外籍教师6人。

固定资产总值310955.63万元。本年度新购固定资产总值32150.17万元，其中100万元以上设备33台。

机构设置 7月8日，成立马克思主义学院，由卫生管理与教育学院哲学与社会科学学系、德育学系，燕京医学院公共教学部承担思想政治理论课教师组建。12月28日，马克思主义学院更名为马克思主义学部。8月30日，建立中共首都医科大学马克思主义学院总支部委员会，隶属学校党委领导。

改革与管理 4月，重新启动"十三五"规划制定工作，强化规划顶层设计，形成了新的征求意见稿，并在全校各个层面广泛征求意见建议。12月下旬，形成《首都医科大学发展战略规划体系（2016版·审议稿）》。

推进部委市共建项目。贯彻落实《北京市人民政府、国家卫生计生委、教育部关于共建首都医科大学的意见》，形成部委市共建工作任务具体项目22个和各项目论证报告，报市委。加入部委市共建高校联盟。

教学改革。落实"卓越医生"培养计划，推进医学专业学位"5+3"培养模式改革。完善落实长学制转"5+3"培养改革方案，首批2008级七年制转为"5+3"培养的学生毕业，100%取得"四证"；503名临床医学硕士专业学位研究生通过北京市卫生计生委组织的规培考核，29名中医学专业学位硕士研究生通过市中医管理局组织的规培考核，总体通过率93.8%。推进医学博士专业学位"5+3+X"的培养模式改革，获批临床医学博士专业学位培养改革试点，增补了34个临床医学专业学位博士招生名额；制定临床医学专业学位博士培养改革的方案框架；根据生源情况，2016级专业学位博士取得住院医师规范化培训合格证者与专科医师培训相衔接培养，未取得规培合格证者按照现行的专业学位博士培养方案进行培养。推进MD/PhD双学位拔尖创新人才培养模式的改革，规范基地班本硕博连读创新拔尖人才遴选机制，完成了基地班硕士研究生推荐免试攻读2017年博士的工作，共有15名学生进入学校拔尖创新人才培养行列。完成了2017届本科生、2011级长学制学生推荐免试硕士研究生工作，遴选出30名2017届本科生、30名2011级长学制学生进入基地班硕士阶段培养。推进"3+2"助理全科医师培养模式的建设：新增顺义、门头沟2家教学基地和3个基层实践基地，形成10个远郊区完整的基地体系。进一步推进助理全科医师规范化培训管理平台建设。建立培训结业考核、学历教育毕业考核、培训结业资格审核、学历教育毕业资格审核等工作机制，形成从招录到结业全程的管理机制。举办第一届助理全科医师规范化培训学员临床技能操作大赛。2013级学员毕业92人，学位授予率50%；2014级学员毕业144人，应届学位授予率36.11%。

继续深化第四轮教育教学改革。校长基金教研课题申报510项，批准立项219项；申报中华医学会医学教育分会和中国高等教育学会医学教育专业委员会医学教育研究课题40项，获批27项。继续支持师生第二课堂教学项目（申报240项，批复162项，参与学生1127人），继续支持学生科研创新项目（申报211项，批复188项，参与学生652人）。

落实北京市人才培养改革项目。外培计划：2016年招收基础医学专业（对应英国卡迪夫大学）16人、护理学专业（对应美国匹兹堡大学）16人；完成2016年在校生遴选，5个专业14人分别赴美国、英国、中国台湾进行为期1年的交流学习。双培计划：增加与北京航空航天大学联合培养的生物医学工程专业（高精尖项目），51名学生进入双培计划。启动了与北航、北中医“双培计划”虚拟教研室的建设。实培计划：申报2016年“实培计划”毕业设计（论文）项目10项、北京市大学生科研训练计划深化项目20项。2015年4个项目入选优秀案例。继续落实附属卫生学校护理八年本科班培养改革任务。

加强高层次人才选拔和学科人才培养工作。3人入选第二批国家“万人计划”科技创新领军人才，4人入选2015年、2016年科技部中青年科技创新领军人才，1人获批2016年“长江学者奖励计划”青年学者项目；2人获批第十二批北京市“海聚工程”短期项目；1人入选北京市“高创计划”杰出人才，1人入选北京市“高创计划”青年拔尖人才，3人入选北京市“高创计划”百千万工程领军人才；7人入选北京市优秀青年人才。

完善高精尖创新中心的组织管理和运行模式。脑重大疾病协同防治创新中心设立“科研促进项目”和国际合作种子基金项目。获批国家工程实验室1个。新增北京市重点实验室6个、北京市工程研究中心1个。3个重点实验室参加教育部评估，获得2个优秀、1个良好的成绩。完成国家第四轮学科评估11个学科信息的整合、核实、材料组织、论证和提交，向教育部提交临床医学、口腔医学博士专业学位授权点合格评估材料。完成了6个学科、专业的专项评估；基本完成10个一级学科、3个二级学科的学位授权学科合格评估。38个专科学院系完成了“十三五”学科发展规划。出台《首都医科大学临床诊疗与研究中心管理规定》，成立了首批12个临床诊疗与研究中心。继续推进以器官系统为基础以疾病为核心的学科改革。

后勤管理。深化食堂社会化改革建设，修订学校引入社会餐饮企业服务管理办法（试行）。趸租高米店家园公租房120套，出台了学校公共租赁房管理实施细则，共有115人入住该公租房。

教学工作 在校生15817人，其中学历教育学生中全日制研究生4138人（博士生862人、硕士生3276人），普通本、专科生6794人（本科生4931人、专科生1863人），成人教育本、专科生4300人（本科生3235人、专科生1065人）。毕业4565人，其中学历教育学生中全日制研究生1132人（博士生228人、硕士生904人），普通本、专科生1617人（本科生866人、专科生751人），成人教育1441人（本科878人、专科生563人）；以同等学力申请博士硕士学位340人（博士生110人、硕士生230人）。招生5405人，其中学历教育学生全日制研究生1417人（博士生257人、硕士生1160人），普通本、专科生1769人（本科生1098人、专科生671人），成人教育本、专科生1609人（本科生1272人、专科生337人）；以同等学力申请博士硕士学位541人（博士生416人、硕士生125人）。留学生毕业35人，招生119人，在校生585人。全年完成教学293795学时。

继续探索学科融合基础上的课程整合，扩大医学生理学整合课程的受益面；完善临床技能考核评价形式，形成了技能会考新方案；开拓教师视野，组织4个教育交流团赴美国、英国、澳大利亚和中国台湾，提高教学、科研、管理水平；进一步推进口腔、护理、中医学专业的认证建设。

本科生教学。组织完成4个新增本科专业即儿科学、精神医学、听力与言语康复学、护理学（助产方向）论证及申报。拓展学生网上学习资源，继续支持17门校级网络课程的建设，新增244门网络选修课。制订生物医学工程专业（高精尖项目）、中医药学院（加拿大）中医学的培养方案，调整医学检验技术、生工（双培计划）、三年制护理等专业的培养方案。

成人学历教育。为设立专科层次三年制临床医学（乡村医生）专业制定专业培养方案，全面建设教学计划、教学大纲、教学基地与师资队伍。利用互联网+，以混合式教学为手段，搭建多元化学习平台。获批国家级继续医学教育项目8项，年内执行国家级继续医学教育项目10期、北京市级继续医学教育项目13期。

学校和附属医院图书馆建筑面积25942平方米，共藏书153.48万册。其中学校图书馆建筑面积17901平方米，藏书88.81万册。

学生工作 推荐国家奖学金104人、国家励志奖学金236人，校级奖学金1721人、校级先进班集体24个，农村卫生人才专项奖学金60人。勤工助学1109人。

研究生开展主题为“加强诚信教育，提高综合素质”的六大品牌活动：合唱比赛、英语演讲比赛、研究生的一天、学术论坛、辩论赛、科普大赛。本、专科生实施“厚德通识、博学弘医”主题教育活动。推进学风建设，涵育学生行为养成，课前倡导学生早到五分钟，上课起立，向教师致敬；课中倡导创“三静”课堂；课后开展“课堂最美瞬间”征集活动，发现教师讲课闪光点。推进“学生党员先锋行”活动，由校院两级党委书记、党务部门干部、思政课教师、离退休教师组成的理论导师，对66个学生党支部进行思想引导、政治帮扶、人格塑造、心理健康、专业学习、职业生涯与发展规划等全方位的教育、引导、管理与服务，建立了学生理论学习的长效机制。学生党支部开展与社区基层的红色“1+1”共建。英才学校开展“礼敬经典，英才引航”系列活动。“破解知易行难，建砥身砺行优良学风”获第四届首都大学生思想政治教育工作实效一等奖。

国防教育。1762名2015级学生参加军训。

科研工作 申报自然类科技项目1354项，申报各类人文社科项目78项。开展了涉及9个校本部学院、18个附属医院1236项科研项目的年中检查。强化科研经费的规范使用管理，制定纵向科研项目经费、政府委托项目经费、横向科研项目经费、科研项目间接费用、科研项目结余经费等多类科研经费的管理办法。出台了《科学技术奖励办法》。

获批国家级和省部级科研项目633项，获批经费总计4.9亿元；获批的国家重点研发计划重点专项总数在全国高等院校中位居第九位。其中获批国家级科研项目316项，经费3.66亿元；获批省部级项目317项，经费1.27亿元。2015年被中国科技论文与引文数据库（CSTPCD）收录论文6161篇，居全国医药类高等院校之首，在全国高等院校排名第二名；国内期刊论文被引用22002次，居全国高等院校第三位。2015年科学引文索引扩展版（SCIE）收录论文1764篇，在全国高等院校中名列第二十五位。2006～2015年科学引文索引收录10190篇论文被引用54821次，在全国高等院校列第五十名。SCI学科影响因子前十分之一的期刊论文171篇，在全国高校排名第二十一位。作为第一作者的国际合著论文424篇，在全国高校排第二十九位。MEDLINE收录论文1903篇，居全国高等院校第九位。工程索引核心部分（EI）及科技会议录引文索引（CPCI-S）分别收录论文64篇、179篇。

完成转化培育库4个项目入库申报，遴选出1项待审批。成立转化医学研究院。推进成果转化平台药物临床研究中心、中试基地以及生物样本分析室的建设。逐步建立医学转化研究所，完成肝病转化医学研究所、口腔转化医学研究所、心血管疾病转化医学研究所、医学与康复工程技术转化研究所、遗传病转化医学研究的建设。建立移动医疗项目孵化基地。

获国家科技进步二等奖1项、北京市科技奖8项、中华医学科技奖6项。取得110项专利权，其中发明专利49项、实用新型专利59项、外观设计专利2项。

学术交流 经教育部推荐参加中俄大学校长论坛，并向中俄医科大学联盟青年联盟推荐理事1人。通过国家留学基金委、校际合作、国际组织合作等多种渠道，拓宽教师培训途径。开展了9类国内外奖学金、培训项目或交流团项目，派出教师35人。开展了涵盖临床医学、基础医学、护理、口腔、生工、儿科等专业的学生出国境学习交流，通过16个交流项目共选派135名学生出国境学习，其中本科生95人、硕士研究生26人、博士研究生14人。共接待来自19个国家和地区的外宾68批214人次。

编辑出版 与北京脑重大疾病研究院和高等教育出版社共同主办的《转化神经科学杂志》（*Journal of Translational Neuroscience*）于11月出刊并上线发行。

信息化建设 修订信息化建设方案。校移动服务平台上线运行。提升网络出口带宽达到3 G。完成基础科研楼数据中心机房建设。实现二教楼无线覆盖。

基本建设 完成临床科研楼消防验收、人防验收。完成国际学院2011年5个遗留项目的财政评审和1个新增项目的财政申报。11月，完成西区绿地认建认养专项资金1.5亿元的支付。推进基础科研楼、教学楼、顺义校区校舍扩建，风雨操场、南院市政等基建工程的结算及决算。

（撰稿：王于英　审核：方海侠）

领导名单

党委书记　李　明

校　　长　吕兆丰（至4月）　尚永丰（自9月）

副 书 记　冯喜春　刘　芳

副 校 长　王晓民　管仲军　王松灵
　　曹文军　孙力光（自5月）

纪委书记　侯　瑾

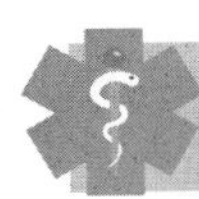

北京卫生职业学院

地址：西城区南横西街94号（100053） 电话：63209001
网址：www.bjwszyxy.com

基本情况 教职工649人，其中管理岗位68人、专业技术岗位431人、工勤岗位142人、不在岗职工8人。专任教师216人，包括高级讲师81人、讲师97人、助理讲师33人、无职称5人。博士2人，硕士94人。离休教职工20人，退休教职工392人。

固定资产总值32500.54万元，其中教学科研仪器设备总值11626.73万元。年内新购固定资产总值5112.4万元。

全年教育经费投入26571.36万元，其中国家拨款23797.82万元、自筹经费949.21万元、经营收入和预算外收入1824.33万元。

9月，药学系蒋爱品获得第十二届北京市高等学校教学名师奖，成为学院首位获此殊荣的专业教师。

机构设置 1月，实施以“院系（部）两级管理体制”为主要内容的改革，成立医学技术系、药学系、相关医学与管理系、护理系、中药与康复系和文化基础部。

改革与管理 制定学院制度建设工作实施方案，成立领导小组和工作小组，废止原有制度10个；修改各项制度80个；新建各项制度86个，保留原有制度47个；已通过学院党政联席会审议通过制度27个，完成《学院制度汇编》编纂工作。进行中层岗位聘任和全员岗位聘任工作，按照学院《院系（部）两级管理体制改革工作方案》的总体要求和工作部署，全院540名教职工全部聘任上岗，其中59人被任命为中层干部，83人被聘任为班组长、教研室主任。10月24日，召开干部宣布会，市卫生计生委副主任李彦梅宣读任职决定：黄惟清任北京卫生职业学院院长、党委副书记。

制定《北京卫生职业学院第一轮专业自评与诊断工作方案》及《北京卫生职业学院第一轮专业自评7个一级指标、21个二级指标体系》。采用“模糊评价法”对各专业开展了全部指标体系的集中自评与诊断工作。

完成“高等职业院校人才培养工作状态数据采集平台”数据采集与上报。完成学院适应社会需求能力评估数据上报和自评报告的撰写。

3月4日，学院加入京津冀协同发展口腔职业教育合作共同体，与华北理工大学等10所院校相关领导签署了合作备忘录。3月，经国家卫生计生委人才交流中心审核，批复北京卫生职业学院成为国家卫生计生委卫生行业职业技能鉴定试题开发命题基地，负责护理员、妇幼保健员和健康管理师3个职业工种的试题开发命题工作。

教学工作 全日制普通中专班85个3492人，其中医学技术系医学检验技术专业9个班388人，医学影像技术专业6个班255人；药学系药剂专业4个班179人，药学专业10个班446人；相关医学与管理系卫生信息管理专业4个班163人，口腔工艺技术4个班140人；护理系护理专业26个班1121人，助产专业3个班103人；中药与康复系中药专业11个班430人，中医康复保健专业4个班94人，中医护理专业1个班50人，康复治疗技术3个班122人。全日制高职班58个2189人，其中医学技术系医学检验技术专业5个班209人，医学影像技术专业5个班192人，医疗仪器维修技术专业2个班64人；药学系药学专业9个班339人，护理系护理专业19个班739人，助产专业2个班69人；中药与康复系中药专业10个班369人，康复治疗技术6个班208人。成人中专2个班19人。

组织护理、药学、中药、口腔修复工艺、检验、影像等专业学生参加由行业学会、北京市教育委员会和教育部主办的2016年全市及全国职业院校各类技能大赛。承办了北京市高职院校护理技能大赛、“工业分析与检测”技能竞赛和第二届医学院校病案信息管理技能大赛。

组织信息化教学设计大赛，包括教学医院在内的200余名教师参加了活动。选拔教师代表参加北京市高等职业院校信息化教学比赛。

学院共有馆藏图书444900册，合刊19604册。

学生工作 在全院学生中继续开展以“学会做人、文化素养、技能强化及角色转换”为主题的“文明修身”活动，此项活动获首都精神文明建设委员会办公室颁发的首都未成年人思想道德建设创新案例提名奖。开展专题礼仪知识系列讲座。参加北京学生海洋意识教育主题系列活动。

4月5日～6月底，组织学院职业素质技能大赛，5041名在校生参加了33个项赛，195人获一等奖，310人获二等奖，515人获三等奖。将大赛融入日常教学中，通过开展技能竞赛活动改进教学方法，强化技能教学，突出“做中学、学中做”的职业教育教学特色。

10月18日～12月30日，组织第四届学生文化艺术节活动。本届艺术节以“传精神·承使命·强素质·展风采”为主题，共开展了演讲比赛、知识竞赛、合唱比赛、歌舞、才艺、主持、书画摄影、视频展播等12大项50余场比赛，有920名个人、174个集体获得奖励。

科研工作 评审院级课题23项，其中一等奖1项、二等奖4项、三等奖4项。学院教师共撰写论文100余篇，经过评审推选出27篇院级优秀论文，其中一等奖5篇、二等奖8篇、三等奖14篇。举办了学院第三届学术年会，编制学院学术年会论文汇编。在中国职业技术教育学会卫生教育专业委员会2015年学术年会征文活动中共有11篇论文获奖，其中一等奖2篇、二等奖5篇、三等奖4篇。

推荐中华医学会医学教育分会和中国高等教育学会医学教育专业委员会2016年医学教育研究课题5项（其中4项被立项）、北京市教育科学“十三五”规划2016年度课题5项、中国职业技术教育学会科研规划项目课题2项、北京市中医管理局2016年北京市中医药科技发展资金项目1项、北京市教委北京市第十四届哲学社会科学优秀成果奖1项。

信息化建设 完成一院区网络中心机房改造、学院视频会议系统建设、3个院区的光纤专线互通互联、升级带宽到500 M等12项硬件建设工作。

完成了学院网络站群1个主站24个子站的建设、学院新OA系统及即时通讯系统的上线运行。完成学生管理系统和宿舍管理系统的开发和试运行，完成教学管理系统的开发和成绩管理模块的试运行。

基本建设 对一院区实验楼二、六层医学技术系、药学系实验室，三院区中药康复系实训室等进行装修改造，购置了医学影像实训、医学检验实训、中药与康复实训等教学设备，按期完成了学院实验实训室升级改造。对三院区学生教室进行粉刷，一院区装修新建了学生心理咨询室，完成3个院区教学楼屋面防水工程、院区办公用房装修改造、3个院区职工之家更新修缮。

（撰稿：邢　怡　审核：黄惟清）

领导名单

党委书记 董维春
院长、副书记 黄惟清
副院长 董维春　郭积燕　郝士军　王　梅

公共卫生及其他卫生计生机构工作

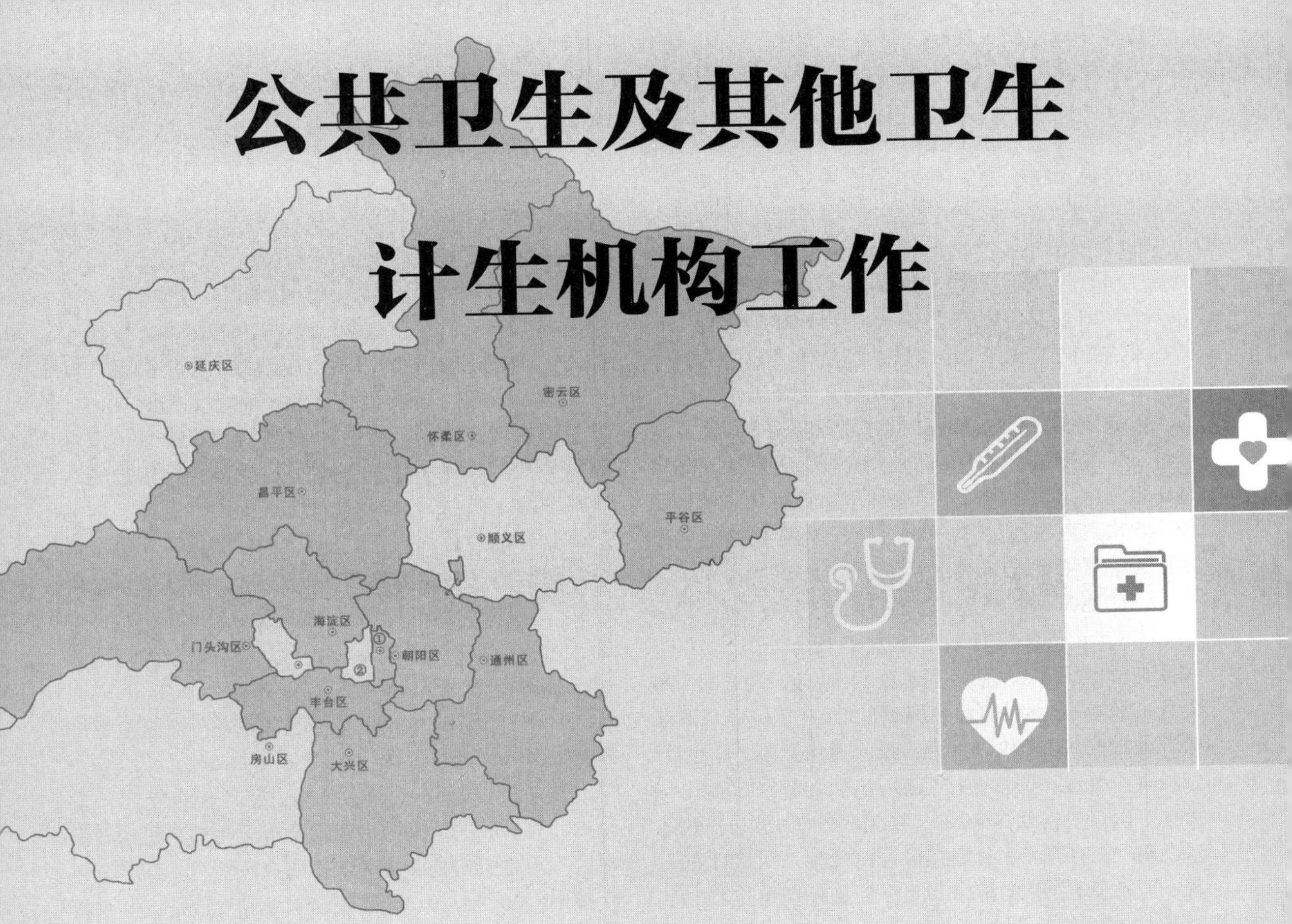

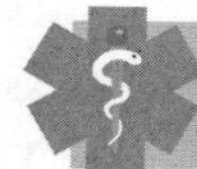

北京市卫生和计划生育监督所

地址：西城区赵登禹路277号（100034） 电话：83366800
网址：www.bjhi.gov.cn

基本情况 职工108人，其中正处级2人、副处级8人、副科（含副主任科员）级以上91人、科员4人、工勤人员3人。

固定资产总值6935.81万元。年内新购资产总值152.04万元。

12月22日，根据《北京市机构编制委员会办公室关于同意调整市卫生监督所名称及主要职责的函》，监督所更名为“北京市卫生和计划生育监督所”。

6月7日，“公共场所卫生监督实践培训基地”正式启动并授牌。6月，建成公共场所电子监管指挥中心；启用“扫一扫泳池水质我知晓”便民服务。

行政审批 行政许可职责为消毒产品生产企业卫生许可现场审核及涉水产品生产企业生产条件现场审核职责。全年消毒产品生产企业卫生许可现场审核受理54户次，审核通过31户次；涉水产品生产企业生产条件现场审核受理130件次，审核通过66件次。

行政处罚 全市卫生监督行政处罚8113起，罚款1496.85万元（含控烟）。其中公共场所处罚3327起，罚款478.75万元；生活饮用水处罚817起，罚款315.96万元；职业卫生处罚1起，罚款5万元；传染病与消毒处罚521起，罚款95.48万元，没收违法所得0.43万元；学校卫生警告160起；放射卫生处罚210起，罚款91.10万元；医疗机构处罚662起，罚款291.30万元，没收违法所得355.31万元；母婴保健处罚12起，罚款81.66万元，没收违法所得36.13万元；控烟处罚单位433家，罚款127.20万元；控烟处罚个人1970人，罚款10.40万元。

交流协作 9月20～22日，举办第五届卫生监督机构高层培训，来自北京、天津、河北、内蒙古赤峰市、湖北省十堰市的卫生监督机构党政领导干部和市卫生和计划生育监督所中层干部共85人参加。

日常监督检查 监督管理相对人（包括公共卫生、医疗卫生）65765户，监督覆盖率99.22%，共监督268696户次，监督频次4.09，监督合格率98.38%。

控烟监督执法。监督检查95255户次，发现不合格单位5547户次，责令整改5118户次，有433家单位被行政处罚，共罚款127.2万元。违法吸烟个人1970人，罚款10.405万元。11月1日，对因控烟不力、累计被投诉5次以上的大鸭梨、眉州东坡等13家连锁餐饮企业进行了集中约谈并曝光。

供水单位监督检查。对不同供水量的519家集中式供水单位进行监督检查，合格386家，合格率74.4%。其中城市设计日供水千吨以上水厂62家，城市其他水厂5家，农村设计日供水千吨以上水厂89家，监督抽检均合格，合格率100%。农村设计日供水百吨以上千吨以下水厂，监督抽检363家，合格230家，合格率63.4%，不合格单位均为无卫生许可证。辖区卫生监督机构对133家无卫生许可证的单位均给予责令限期改正。共监督检查159家二次供水单位，合格155家，合格率97.5%。不合格原因为未取得卫生许可证。对不合格的4家单位，给予警告并罚款的行政处罚，罚款共计7.7万元。

食品安全企业标准备案。完成食品安全企业标准备案420份，修改121份，注销119份。

预防接种监督。3月，山东非法经营疫苗事件发生后，针对相关线索立即组织全市卫生监督机构开展对医疗卫生机构预防接种工作的执法检查。开展全市疾控中心2014—2015两年疫苗购置和发放情况监督检查、国家二类疫苗预防接种监督专项检查、城乡接合部和农村、边远山区疫苗接种监督检查，北京市未发现疫苗问题。

专项监督检查 快捷酒店卫生专项监督检查。4～5月，监督检查884户，合格781户。对382家快捷酒店的公共用品进行了抽检，合格363家。对存在问题的快捷酒店责令其整改，并依法对其中93家单位做出了行政处罚，其中罚款65家，共计14.15万元。

游泳场所卫生专项监督检查。对636户营业性游泳场所进行了监督抽检，有392户全部抽检项目均合格，合格率61.64%。对不合格的单位及其存在的卫生问题责令整改，警告122户，罚款43户，罚款金额16.55万元。

学校直饮水水质监督检查。9月，开展学校直饮水的监督检查，全市各区开展饮水设备设施水质检测学校132所，合格率76.30%；水质检验微生物指标合格学校126所，合格率72.83%；责令改正学校7所。9月，针对学生饮水卫生状况开展随机监督抽检，涉及全市7个区19所中小学校，对检测结果不符合卫生要求的4家学校给予警告的行政处罚6户次。

整顿医疗秩序打击无证行医专项行动。共查处非法行医580户次，行政处罚299件，罚款169.77万元，没收器械2456件，没收药品722箱，没收非法所得330.15万元；移送公安机关案件18件。

打击无证行医“卫监利剑”集中行动。7月11日，对分布于昌平区燕丹村等28个无证行医重点地区的45家“黑诊所”进行集中查处。共查处无证行医45户，取缔43户（另外2户关门停业），立案10户，查获非法医疗器械92件、收缴药品78箱（约445公斤），摘除虚假医疗广告标识及广告牌36块，并向当地群众发放安全就医宣传材料。

“美丽盾牌”专项行动。4月，通过执法检查共完成各类涉及生活美容或医疗美容活动的行政处罚案件90件，累积罚没款35.22万元；全市举办各类专业培训会163场次，累计培训覆盖各类单位及个人11981户，签订卫生安全承诺书7518份，发放各类宣传材料52436份。

打击“号贩子”专项行动。1～5月，对6家医疗机构开展“号贩子”违法线索暗访摸排。通过开展网络舆情监测、评估，摸清“号贩子”违法行为的各种形式，及时依法、依职责开展查处和移送工作。

肠道门诊监督。全市有肠道门诊269家，除朝阳区有4家医疗机构装修改造、丰台1家医疗机构因设备原因未开诊外，其余全部按时开诊。卫生监督员对86家存在问题的医疗机构下达了卫生监督意见书，要求立即整改，并对整改后的情况进行复查，经查全部符合要求。

卫生监督抽检 公共用品用具消毒效果监督抽检。4～5月，全市共监督检查普通旅店、洗浴、理发美容场所778户，合格729户。抽检毛巾、梳子、剪刀、美容工具等公共用品用具样品5374件，检测的项目为细菌总数、大肠菌群和金黄色葡萄球菌，合格5251件。

游泳场所水质卫生抽检。对636户游泳场所的水质进行监督抽检，其中学校内游泳场所61户、其他游泳场所575户，抽检游泳池水、浸脚池水样品共2545件。其中游泳池水样品1907件，检测项目为细菌总数、大肠菌群、尿素、浑浊度、游离性余氯和pH值，共11442件项，合格10633件项；抽检浸脚池水样品638件，检测项目为游离性余氯，合格590件。9月1日，对77家连续两年在监督抽检中游泳池水尿素超标的单位进行了集中约谈。

室内空气质量监督抽检。4～8月，抽查商场超市、体育场馆、候车室以及影剧院等文化娱乐场所共739户，合格659户。检测项目为甲醛、二氧化碳、可吸入颗粒物（PM_{10}）。

集中空调通风系统卫生质量抽检。共抽检集中空调通风系统使用单位209户，合格189户。其中住宿场所79户、商场超市73户、游泳场所2户、其他场所55户，检测项目为风管内表面积尘量、细菌总数、真菌总数、冷却水嗜肺军团菌和冷凝水嗜肺军团菌。

涉水产品卫生监督抽检。共监督抽检涉水产品生产企业35家、经营单位5家、使用单位3家，共抽检涉水产品50件，不合格产品为管材1件、管件1件、饮水机1件，不合格原因均为金属超标，对于抽检不合格产品的生产企业均已立案查处。共检查现制现售饮用水自动售水机经营单位71家，索证全部合格，检测产品71件，合格70件。不合格样品为微生物超标，属地卫生监督机构对不合格单位罚款0.5万元。

消毒产品专项监督抽检。共监督检查消毒产品生产经营、使用单位72家，抽检湿巾48种、抗（抑）菌制剂17种、手消毒剂23种。经检验有2家生产企业的各1种湿巾产品细菌总数不符合《一次性使用卫生用品卫生标准》（GB15979—2002），分别处以0.3万元罚款的行政处罚。其余样品检测结果均合格。

传染病防治监督重点检查。5～9月，共监督检查医疗卫生机构3856家，其中对全市97家三级医疗机构、140家二级医疗机构、21家疾病预防控制中心全部进行了监督抽检，对3598家（占39.27%）基层医疗机构进行了监督检查，抽检消毒供应室（中心）的灭菌包574件均符合要求。共发现违法行为66户，已立案查处案件45起，其中警告43户次，罚款40户次，共计罚款13.3万元。

案件查处工作 处理媒体曝光案件及全力查办大要案。2016年，承接了“网络医托竞价排名买患者”“东北女孩怒斥北京医院票贩子”“魏则西事件始末”“海华医院坑骗脑瘫患儿”“通州120拒抬患者”“莆田系医院黑幕”“北京黎明医院坑骗哈萨克斯坦患儿”等一系列媒体曝光案件。承接北京市监察局驻委监察处移送7起案件，4月，对涉案的相关单位、人员进行了调查取证，共出动卫生监督执法人员26人次，制作询问笔录13份、现场笔录5份，调取病历复印件471份，先后将同仁医院屈光治疗中心主任周跃华、白内障中心主任朱思泉，友谊医院妇产科主任蔺莉利用职务之便、牟取其他不正当利益案查证属实并依法移送委医政医管处处理（启动医师定期考核程序）；对积水潭医院矫形骨科副主任李玉军、小儿骨科主治医生边臻、高雷利用职务之便，非法收受患者财物案查证属实依法给予警告的行政处罚，并于5月11日送达了行政处罚决定书同时移送委医政医管处处理；另对涉案的北京茗视光眼科诊所使用非卫生技术人员从事医疗卫生技术工作案，罚款0.5万元，并于5月27日送达了行政处罚决定书。

卫生监督稽查 5月25～27日，牵头举办了京津冀卫生计生行政处罚案卷评查工作会。会议分组审议了京津冀三地的60卷2015年度行政处罚案卷，最后以投票的方式评选出京津冀十大优秀案卷，其中北京市4卷、天津市2卷、河北省4卷。

突发公共卫生事件处理 全年共接到生活饮用水污染事件报告5起，影响9845户25250余人正常饮水，生活饮用水污染事件同比增加1起，影响户数同比增加5375户，影响人数同比增加1180人。5起事件涉及朝阳、丰台、延庆、昌平区，均得到及时有效处置，未造成人员发病。

投诉举报 全年共接到平台投诉18621件，处理18135件，办结17261件，办结率95%。其中医疗服务类2585件，占14%；公共场所卫生类1372件，占7%；生活饮用水卫生类1101件，占6%；控烟类13489件，占72%；其他类74件，占0.4%。接待来人来访6人次，受理3件，所长信箱回复220件，接投诉、咨询、回访电话2000余个，处理投诉信函2封。

大型活动卫生监督保障 完成北京市两会、全国两会、亚投行开业仪式系列活动、国际学生夏令营等4次重大活动的卫生监督保障工作。

卫生监督宣传 北京卫生监督网全年发布新闻约2000余条，图片新闻135条，视频新闻57条。北京卫生监督官方微信共完成微信群发19期，其中“北京市公共场所卫生知识普及试点活动”专题10期。新浪微博共发布微博近400条，积极参与市宣传部、市卫生计生委等部门组织的微博宣传活动，拥有粉丝1361522个；腾讯微博上拥有粉丝347272个，合计超过170万。

北京新闻广播“健康北京”专栏全年共制作栏目22期，稿件内容超过24000字，节目时长累计超过7小时。法制晚报专栏全年完成4期专版专栏，内容包括打击非法行医、控烟工作、泳池卫生安全等。

《北京卫生监督杂志》出版4期，共计编审论文270余篇次，刊登发表80篇学术论文，发行2400本。《卫生监督报》出版12期，共计编辑排版稿件200余篇，图片新闻宣传153篇，发行6000份。

信息化建设 完成双随机抽查工作系统的开发、运行和维护。开展“随机抽取检查对象，随机选派检查人员”的“双随机抽查”工作，多次与区县进行沟通、调研，最终确定了双随机抽查工作系统的需求。8月，完成了“双随机抽查”工作技术准备；8月29日，在测试平台上线；9月1日，完成了全市人员库的维护；10月，经过调试和修改完善，“双随机”系统正式在卫生监督平台上线。

北京卫生监督工作平台新建计划生育监督模块。11～12月，新建计划生育监督模块，实现计划生育三卡六表的信息化，三卡包括计划生育被监督单位信息卡、计划生育监督检查信息卡、计划生育监督案件查处信息卡，六表包括计划生育被监督单位信息汇总表、计划生育监督检查信息汇总表、计划生育监督检查内容信息汇总表、计划生育监督案件查处信息汇总表、计划生育监督查处案件违法事实信息汇总表、计划生育监督案件结案信息汇总表。

（撰稿：鲁齐阳子　审核：战　捷）

领导名单

所　长　李亚京

副书记　李亚京　曲新丽

副所长　刘劲松　王本进

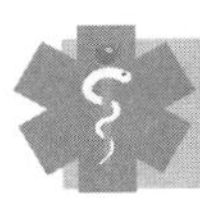

北京结核病控制研究所

地址：西城区新街口东光胡同5号（100035） 电话：59830810
网址：www.bjjks.org

基本情况 职工101人，其中在编98人。卫生专业技术人员64人，其中正高级职称6人、副高级职称4人、中级职称36人、初级职称18人。

固定资产总值4592万元，年内新购资产总值284万元。

改革与管理 全年公开招聘11人。完成本所及昌平区、海淀区和通州区结防机构共45名医师2015—2016年度医师定期考核工作。制定《进修人员管理制度》《医保工作制度》《患者投诉管理制度》《合同管理暂行办法》。

12月3日，市卫生计生委副主任李彦梅带队来所宣布领导干部任免决定。免去周峰北京结核病控制研究所党总支书记职务，另有任用；黄春任北京结核病控制研究所党总支书记。

结核病控制 以区为单位的现代结核病控制策略覆盖率100%；非结防机构报告现住址为北京的肺结核/疑似肺结核患者总体到位率89.5%；登记管理活动性肺结核6142例，登记率28.3/10万；活动性肺结核患者家庭密切接触者筛查率100%；2015年登记活动性肺结核治疗成功率90.2%。结防机构继续实施对初诊患者及登记管理肺结核患者的相关免费政策。

对495例学校肺结核患者的22771名接触者进行结核病筛查。组织全市各级各类学校对结核病防控工作进行全面自查。对部分高校开展了市级卫生和教育联合督导检查。在使用X线胸片进行新生入学体检并保证检查质量的高校中，试点停止新生PPD筛查，对79022万名大学新生实施免费结核菌素（PPD）监测及结核病筛查，为PPD强反应者开展进一步免费检查和预防性抗结核化疗，对筛查出的肺结核学生全部给予免费药物治疗。

继续实施北京市耐多药结核病控制项目。结防机构为疑似耐多药肺结核患者提供免费药敏试验，为确诊耐多药肺结核患者提供免费抗结核治疗及一定的生活、交通补助等。

继续和艾防机构合作开展结核菌/艾滋病毒（TB/HIV）双重感染控制工作。在全市新发现和随访的HIV/AIDS患者中，进行结核病检查（胸片或痰检）的比例为99.0%；结防机构对艾防机构转介到位患者提供免费结核病检查的比例为100%。

推进结核病专科医院和结防机构合作，实施专科医院收治肺结核患者的系统管理工作。提高收治患者系统管理率达85%。

组织市级培训17次，内容涉及结核病实验室检查新技术、结核病诊断技术、健康教育、耐多药肺结核控制、学校结核病控制、信息管理等结核病防治业务专项工作培训。授予继续教育学分1312人次，覆盖人群包括全市结防机构、定点医院及部分综合医院的医务人员。组织2轮次结核病防治综合业务督导及1轮次专项督导，根据督导结果完成了全市结核病防治督导总结报告和各区结核病控制工作督导反馈报告。

开展肺结核疫情监测及分析，每月完成1次全市肺结核疫情分析，每季度开展结核病防治工作进展情况季度分析。

以“3·24”世界防治结核病日主题宣传活动和日常宣传相结合的方式开展市级结核病健康促进工作。联合中国疾控中心和中国健教中心举办“世界防治结核病日”主题宣传活动。通过12320平台向200万公众发送结核病防治知识短信；通过北京广播电台以专题的形式制作播放2期节目；通过公交及地铁站台海报、地铁移动电视、长安街数字公交站亭、户外广告大屏、社区媒体等进行4次共4个月的日常宣传；在歌华有线及北京电视台发布开机广告及公益宣传短片；在全市241家医院的1197个医院电视，以及优酷、腾讯等视频网站播放结核病防治系列动画片；通过“首都结防联盟”微信公众平台在“3·24”期间组织“一战到底”一周有奖竞答活动。与北京市社区卫生协会合作，参与北京市科委2016年卫生科普进社区项目，组织专家撰写社区人群结核病防治宣传科普读本，并参与对全科医生的师资培训；参加9月17～23日全国科普周“健康伴我行”板块的“防痨小卫士”展台筹备与活动；继续推进百千万志愿者结核病防治知识传播行动，发布并实施《北京市百千万志愿者结核病防治知识传播行动方案（2016—2020年）》。

继续开展卡介苗预防接种工作。为全市274050名新生儿接种/补种卡介苗，新生儿卡介苗接种率97.7%。全市卡介苗接种12周阳转率98.2%，卡介苗合格接种率99.9%。9月起，全市近200家卡介苗补种单位均达到规范化免疫预防门诊要求。卡介苗冷链配送物流公司由1家增至3家，并直接冷链配送至各接种、补种单位，实现疫苗的全程冷链运输和温度监控。建立卡介苗进销存管理系统，实现了卡介苗采购、申领、存储、配送等信息化管理。

修订《北京市结核病防治工作规范》。

门诊工作 全年接诊10294人次，对247例肺结核及结核性胸膜炎患者进行登记管理。网络直报肺结核296例。登记管理MDR-TB患者63例。制定并实施“北京结控所门诊部结核病诊疗路径”考评方案。新增CT诊断项目。

实验室管理 完成对全市区级16个结防机构实验室的2轮评估和督导。组织本市17个结防机构实验室参加结核分枝杆菌分子生物学检查能力和质量评估活动。中心实验室实施轮岗机制。更新脉动真空灭菌器、全自动尿液分析系统、恒温设备安全监控报警系统、细菌超声分散计数仪、医用冰箱、生物安全柜设备。

科研工作 发表学术文章10篇。在研项目为首都卫生发展科研专项1项、北京市卫生系统高层次卫生技术人才培养计划1项。结题项目为首都卫生发展科研专项1项。

医学教育 举办市级继续医学教育项目9项、区级继续医学教育项目7项，参加培训1439人次。

组织全市结防系统临床技能竞赛。9月，北京市代表队参加全国结核病临床技能决赛，获团体优胜三等奖。

完成首都医科大学2012级预防医学专业本科生结核病控制课程的教学。接收人才培养和进修1人。

信息化建设 完成门诊系统新用户添加、日常系统运行维护、网络故障处理、服务器故障硬盘更换、医保药品维护及结算问题处理。完成中心实验室新增全自动尿液分析仪、全自动尿液生化分析仪的系统接入工作。完成医保个人账户封闭HIS改造及现场认证工作。完成因电力系统改造导致的机房设备停启及系统应急保障工作。

学术交流 4月25～26日，受澳门胸肺病暨防痨协会的邀请，赴澳门参加结核病感染控制专题研讨。10月25～31日，赴英国利物浦参加国际防痨与肺病联合会第四十七届全球肺部健康大会并进行学术交流。和北京防痨协会联合举办2016年华北地区结核病防治论坛，来自京津冀以及山西、内蒙古共98名结防医务人员参加学术交流。

编辑出版 出版所刊《北京结控》12期，发放至全国31个省市疾控中心，北京市、区两级疾控中心，卫生计生委，结防所，全市各大医院共3600份。

基本建设 完成配电室增容改造工程。完成食堂房屋、门诊楼屋顶、院内破损路面的修缮。完成抗震节能综合改造项目设计招标。

（撰稿：刘宇卓　审核：洪　峰）

领导名单

党总支书记 黄　春
所　　长 洪　峰
副 书 记 邱佰军
副 所 长 武文清　贺晓新

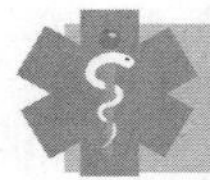

北京市精神卫生保健所

地址：西城区德外大街安康胡同5号（100088）电话：58303018

基本情况 职工13人，其中医疗卫生技术人员6人，包括正高级职称3人、中级职称2人、初级职称1人；其他专业技术人员7人，包括财务专业副高级职称1人、社会工作师中级职称2人、统计师中级职称1人、计算机工程师初级职称2人，专业技术职称未定1人。

固定资产原值370.3万元，本年度报废资产总值18.3万元，新购资产总值2.25万元。

机构设置 本年度新增信息监测科。形成所办公室、社区科、宣传培训科、信息监测科等一室三科的组织架构。

改革与管理 修订《精保所物资采购管理规定》等制度规定。修订《北京市精神卫生保健所经济活动内部控制指南》《北京市精神卫生保健所财务信息化管理规定》等财务管理制度。

协助市卫生计生委编制完成《北京市精神卫生工作规划（2016—2020年）》。协助市卫生计生委制定《严重精神障碍患者监护人申领看护管理补贴的暂行办法实施细则》等政策文件10余个，系统提出了做好严重精神障碍患者救治救助服务的措施和途径。

完善季度工作例会制度和信息定期通报制度，对全市精神卫生工作指标进行动态监测和管理，及时分析和解决工作中的薄弱环节。编制《北京市严重精神障碍信息管理报告》（年报、季报和月报）并通报各区和相关部门单位。强化部门间信息交流互通，协助市卫生计生委与公安、民政、残联、人力资源社会保障等部门进行严重精神障碍患者信息定期交换共享。

落实公共卫生服务项目 协助市卫生计生委，积极联系首都综治办、市公安局、市财政局、市民政局和市残联等相关部门，出台《严重精神障碍患者监护人申领看护管理补贴的暂行办法》，并制定实施细则，举办全市卫生系统培训会，开展督查指导，推进各区落实此项工作。同时做好政策宣传，在线下和线上进行多种形式的宣传。政策实施以来，全市新增患者5563人，同比提升了20.3%；有4956名原来在册但不愿接受社区管理服务的患者，因政策的实施重新自愿接受社区规范管理服务。截至年底，全市有39126名患者监护人申领看护补贴，占在册患者的60%，发放补助677万元，超额完成年内预定工作目标。

推动精神卫生综合管理工作国家级试点建设。重点围绕“召集协调会议、落实联合督导、整合救治救助、落实有奖监护、社区康复试点、提升服务水平、加强合作培训、突破难点问题”等8个国家要求，制定《2016年北京市开展国家精神卫生综合管理试点工作督导方案》，市卫生计生委、首都综治办、市公安局、市民政局、市残联等单位共同组成督导组，每季度通过日常督导、现场督导及信息督导等多种方式，对国家级精神卫生综合管理试点朝阳区和海淀区开展专项督导工作，切实推进试点工作的顺利进行。

落实阳光长城计划—心理健康促进行动（四心工程）。知心工程：制作北京市居民心理健康自评工具包，试点调查近4000名居民，了解首都居民心理健康水平、心理服务需求。明心工程：制定《社区心理健康宣传与教育技术指南（试行）》，招募组建了40余名心理卫生科普讲师团和组成300余名有心理学背景的心理志愿者服务队伍，在全市开展进学校、企业、社区、特殊群体等活动280场，大讲堂19场。舒心工程：在海淀等4个区开展试点，为老年人、大学生、孕产妇以及一线医务工作者等近400人开展常见心理问题的个体化干预服务。安心工程：推动“三社联动”工作机制，“三社联动”就是以政府购买服务为牵引，以社区为平台，以社会组织（民办社工机构）为载体，以社工为骨干，以满足居民需求为导向，通过社会组织引入外部资源和社会力量，通过社工提供专业化、针对性服务，把矛盾化解在社区，把多元服务供给实现在社区的一种新型社会治理模式、社会服务供给方式和全新社会动员机制。培养22名精神卫生专业社会工作者，通过购买服务项目，充实精神卫生防治队伍，帮助严重精神障碍患者得到更为全面的服务。研究制定严重精神障碍高风险评估工具，及时发现和处理高风险征兆。依靠北京安定医院的专业技术优势力量，探索适于北京本土化的社区主动式治疗技术（ACT）服务模式，并在西城等6个区应用和推广，为400名患者提供精准度高、主动性强的专业化连续性的服务。在通州等4个精神康复工作较薄弱的区推广精神分裂症社区康复适宜技术，为600名患者提供专业康复服务。

调整严重精神障碍患者免费服药政策免费药品目录。4月24日，中国心理卫生协会、北京市精神卫生保健所组织北京大学第六医院、北京安定医院、北京回龙观医院、部分区精神卫生保健所院临床专家和公共管理专家，共同召开北京市严重精神障碍患者药物选择与治疗研讨会，根据《北京市门诊使用免费基本药品治疗严重精神障碍实施办法（试行）》的规定，启动每3年对免费服药目录进行调整的程序，并根据经费可支持的幅度对因此带来的经济成本进行科学评估，以便更好地争取财政部门的支持；在服务流程的设计上尊重各区实际情况以及当地的服务能力。2016年，全市享受免费服药政策的严重精神障碍患者27296人，占在册患者的42.56%，较2015年增长16.29%，较2013年（政策实施起始年）增长118.65%，全年财政投入4049.97万元。

指导全市各区在全面落实国家基本和重大公共卫生服务项目基础上，将建档患者进行精细化管理分类，对在册高风险和零监护的患者增加访视频次，并提供更为精准的个性化服务，以改善患者的社区管理治疗效果和生活质量。全市发病报告42222人次，年度新增建档患者7827人，累计建档69872人，全市患者报告患病率2.981‰。全年开展危险度评估、分类干预和药物使用及康复指导等日常管理治疗服务295909人次。为19251名患者提供免费体检服务，协助区公安部门做好社区有肇事肇祸倾向精神病患者管理治疗工作，共开展社区医疗应急处置2133人次。严重精神障碍患者在册管理率92.78%，在册规范管理率86.18%，病情稳定率99.27%，规律服药率80.04%。各项管理指标均处于全国领先水平。

首届公共卫生医师精神卫生防治岗位技能竞赛 配合市人力资源社会保障局、市总工会和市卫生计生委，组织开展北京市首届公共卫生医师精神卫生防治岗位技能竞赛，同时作为2016年北京市第四届职业技能大赛活动之一。9月21日，通过初赛、复赛和决赛，历时4个多月的北京市第四届职业技能大赛公共卫生医师比赛暨首届精神卫生防治岗位技能竞赛落下帷幕。初赛覆盖全市16个区，545人参赛；61名选手晋级参加复赛，10名选手进入决赛；最终，昌平区小汤山社区卫生服务中心王鹏获一等奖。

精神卫生工作人员应急演练 市精保所牵头，围绕精神症状识别、患者沟通技巧、自我防护等内容，有针对性加强对基层民警、精防工作人员、居村委会工作人员等的专业培训，开展应急演练，切实提高排查发现和救治救助工作能力。组织基层精防工作人员对患者监护人、家属和密切接触人员加强护理教育，提高其及时发现和报告患者肇事肇祸苗头性信息和情况的能力。

对口指导与帮扶机制建设 强化市、区两级对口指导与帮扶机制建设，推动北京安定医院和北京回龙观医院与各自负责的8个区签订技术帮扶协议，将医院内有关医疗人员及防治管理人员组成若干工作团队，开展对口指导与帮扶，责任到人。指导各区精神卫生专业机构，对辖区内乡镇、社区进行划片，承担相应片区的疑似患者诊断、随访技术指导、应急医疗处置、人员培训、技术督导与质控等公共卫生任务。基本实现了专科医师与社区医生（包括乡镇卫生院医生、乡村医生）一对一或一对多的技术支持。

科普宣传 制作《心理健康，生命阳光》的科普动漫片等心理健康传播品牌和传播精品。利用睡眠日、精神卫生日等主题宣传活动日，组织精神卫生领域专家，线上在《养生堂》《北京时间》等媒体品牌栏目录制专题节目，线下深入社区、家庭为居家精神障碍患者开展咨询义诊和提供帮助，让公众走近精神障碍患者、了解精神卫生的服务内容，促进社会对精神卫生工作的理解与支持。

学术交流 5月16～19日，随北京市卫生计生委组织西城、海淀、丰台、房山4个区赴黑龙江省大庆市第三医院参观学习。7月26～28日，协助市卫生计生委承办全国精神卫生综合管理试点工作经验交流会，全国30个省市40个精神卫生综合管理试点区卫生、民政、残联的百余名代表与会并现场观摩，海淀区、朝阳区、房山区、大兴区各具特色的康复模式得到国家卫生计生委和其他省市同行的肯定。8月15～19日，美国华盛顿大学专家来北京16个区讲授ACT（Assertive Community Treatment，主动式社区治疗）在美国社区的应用，为北京市培养开展社区ACT项目团队，并现场为2名患者进行了心理督导。

（撰稿：王 彤 审核：闫 芳）

领导名单

所　长 王　刚

副所长 闫　芳　袁　红　黄庆之

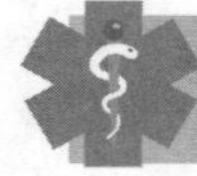

北京市疾病预防控制中心

地址：东城区和平里中街16号（100013） 电话：64407018

网址：www.bjcdc.org

基本情况 职工655人，其中专业技术人员615人，包括正高级职称65人、副高级职称107人、中级职称243人、初级职称200人；行政管理和工勤人员40人。

3人获批北京市优秀人才培养资助项目。发现并有效处置全国首例黄热病和裂谷热病例，有效应对“山东疫苗事件”影响，完成G20国际峰会公共卫生保障、2022年冬奥会前期筹备、援藏包虫病调查和援藏放射卫生监测等工作。

机构设置 中心下设19个专业科室、14个职能科室。专业科室取消了预防保健中心，新增了2个专业科室，职业健康体检中心和健康促进办公室（控烟办）。

传染病防治 全市报告法定传染病3类27种，报告发病121949例，报告死亡182人，报告发病率561.85/10万，报告死亡率0.84/10万。其中甲乙类传染病共报告19种29951例，报告死亡174人，报告发病率137.99/10万，报告死亡率0.80/10万。与上年比，新增传染病1种，为炭疽；鼠疫、传染性非典型肺炎、脊髓灰质炎、人感染高致病性禽流感、乙脑、流脑、白喉、新生儿破伤风和钩体病9个病种无发病、死亡病例报告。报告发病数居前十位的病种依次为：痢疾、肺结核、梅毒、病毒性肝炎、猩红热、淋病、麻疹、艾滋病、布病和百日咳，占甲乙类传染病报告发病数的99.73%。报告死亡病种8种，报告死亡数居前三位的病种依次为：病毒性肝炎、艾滋病、肺结核。

报告手足口病30240人次，发病率139.32/10万，其中重症55例。发生聚集性疫情1094起，其中暴发疫情10起。2016年全市流行的EV71毒株是C4a型，流行的CVA16毒株是B1型，均未发生大的变异。

报告其他感染性腹泻39154人次，发病率180.39/10万，其中死亡2例。发生聚集性疫情108起，其中暴发疫情11起。2016年全市流行的细菌性腹泻病原体主要为肠致泻性大肠杆菌、副溶血性弧菌和沙门菌；病毒性腹泻病原体主要为诺如病毒和轮状病毒，均未发生大的变异。

全市421家一级以上医院开展流感样病例监测。二级以上医院监测门急诊47996200人次，其中流感样病例632256人，占1.32%；15岁以下年龄组占57.69%。国家级网络实验室检测流感样病例标本12098件，分离到流感病毒1053株，阳性率8.70%。其中甲型H3N2亚型188株、甲型H1N1流感218株、乙型Victoria系586株、乙型Yamagata系61株。

发现1例本地和2例输入性人感染H7N9禽流感确诊病例，其中2例死亡，无聚集性疫情发生。此外，发现本市历史上首例人感染H9N2禽流感病例，病例痊愈。发现5例输入性黄热病病例，均来自安哥拉，其中死亡1例。发现3例输入性寨卡病毒病病例，均来自委内瑞拉。发现1例输入性裂谷热病例，来自安哥拉。报告1起本地炭疽暴发疫情，共发现炭疽病例10例，无死亡病例。报告2例外省输入人感染猪链球菌病病例。

发热门诊筛查鼠疫人间病例，全年未发现急热待查病例和疑似鼠疫病例。鼠间疫情监测捕获83只啮齿类动物，共包含了5种类型，其中社鼠46只（55.4%），褐家鼠29只（34.9%）、岩松鼠4只（4.8%）、大林姬鼠3只（3.6%）和棕背平1只（1.2%）。

艾滋病防治 新发现感染者和患者3844例。市级艾滋病监测哨点监测35970人，发现阳性感染者244例，阳性率0.68%。社区药物维持治疗门诊当年治疗1933人。接待艾滋病免费自愿咨询检测19387人，检出阳性879人，检测阳性率4.53%。免费抗病毒治疗定点医院累计治疗艾滋病患者14536人，其中外省市户籍8915人。

免疫规划 常住儿童建卡率100%，建证率100%。五苗基础免疫全程合格率99.05%，流脑基础免疫合格接种率99.81%，乙脑基础免疫合格接种率99.61%。四苗全程及时率91.73%，乙肝首针及时率98.11%。北京市免疫规划信息系统管理预防接种个案8408551人（含成人）。全市用工单位外来务工人员集中接种麻疹疫苗21.13万人次，A+C群流脑疫苗11.23万人次。调查外来儿童550152万人，补种脊髓灰质炎疫苗2869人次，补种麻疹、麻风腮、百白破、乙肝、乙脑、流脑疫苗4773人次。全市报告接种流感疫苗1233882支，包括免费流感疫苗1181298支，其中60岁以上老年人534103支、学生601207支、为两会保障人员和武警官兵接种52910支。报告确诊AFP 214例，本市15岁以下AFP报告发病率2.28/10万。报告麻疹1259例，风疹115例，流腮2228例，百日咳97例，狂犬病3例，无流脑、乙脑、新生儿破伤风、白喉病例。全市动物致伤200592人次。病毒性肝炎总发病率3.14/10万，其中甲肝、乙肝、丙肝、戊肝、未分型肝炎报告发病率分别为：0.65/10万、0.97/10万、0.29/10万、1.12/10万、0.12/10万（乙肝和丙肝的报告发病统计仅为新发病例）。建成规范化免疫预防门诊502家，其中AAA级门44家、AA级129家、A级311家、达标门诊18家。报告AEFI 2685例，启动市、区两级专家组调查诊断163例。

地方病防治 碘盐监测。监测居民户食盐样品4805件，其中碘盐4630件，碘盐覆盖率96.36%；不含碘食盐175件，不含碘食盐率3.64%；碘盐之中合格碘盐4459件，碘盐合格率96.31%，合格碘盐食用率92.80%，符合国家控制标准（大于90%）。本市作为防治碘缺乏病主要措施的食盐加碘工作得到持续有效落实。

人群碘营养状况。调查育龄妇女3235人，尿碘中位数157.5 μg/L；调查成年男性3239人，尿碘中位数154.0 μg/L；调查8～10岁学生3326人，尿碘中位数

176.0 μg/L；调查孕妇3306人，尿碘中位数147.9 μg/L。除孕妇人群外，各类碘缺乏病防控重点人群碘营养状况均处于适宜水平，孕妇人群碘营养状况略低于适宜水平下限，属于碘缺乏状态。

地方性氟中毒监测。枯水期、丰水期累计监测489井次，其中486井次水氟含量符合饮用水卫生标准，占99.39%；儿童氟斑牙调查1853名学生，氟斑牙患者53人，患病率2.86%。氟斑牙指数0.06，流行强度为阴性。

突发公共卫生事件及大型活动保障 全市突发公共卫生分级事件报告26起，均为一般级别，报告发病740人，死亡2人。完成突发公共卫生事件趋势分析，开展突发公共卫生事件风险隐患排查和防控。完成全国两会、北京市空气重污染预警期间，以及重大节日和活动期间卫生应急和生物反恐保障任务。参加2016年京津冀卫生综合应急演练。

消毒、杀虫、灭鼠 监测医疗机构1545家，监测样品28764件，合格率97.51%。监测托幼机构711家，监测样品10478件，合格率96.26%。监测学校36所，监测样品270件，合格率98.52%。

在16个区共设置病媒生物密度监测点473个，其中鼠类60个、蚊虫188个、蝇类109个、蟑螂116个。开展鼠密度监测12月次，捕鼠29只，年平均阳性率0.19%，其中地下管线平均阳性率最高。蚊密度监测18旬次，总计捕获成蚊13266只，年平均蚊密度1.27只/灯·小时，其中公园绿地成蚊密度最高。蝇密度监测21旬次，总计捕蝇23523只，年平均蝇密度4.27只/笼·天，其中公园绿地蝇密度最高。蟑螂密度监测12月次，共捕获蟑螂2534只，年平均蟑密度为0.045只/张·夜，其中农贸市场蟑螂密度最高，为0.154只/张；居民家庭蟑螂侵害率11.67%，较上年升高20.43%。

慢性病预防控制 新组建高血压患者自我管理小组839个，新增组员9101人，至少有一个高血压自我管理小组的村/居委会已覆盖全市所有村/居委会的61.7%。新培养糖尿病同伴支持小组组长1225人，新成立同伴支持小组580个，新增组员6319人。对2010—2012年“北京市社区脑卒中筛查及防控项目”中筛查出的脑卒中高危人群继续随访管理，随访率高于80%；对其中18180名高危人群免费进行血糖和血脂四项检测，作为队列长期追踪。验收合格各类全民健康生活方式行动示范机构152家，建成各类健康支持性环境68处；培训健康生活方式指导员3694人，累计培训16708人；开展各类现场活动与健康讲座5022场次，电视、广播等媒体报道255次；对各级各类工作人员进行健康生活方式业务能力培训97次5363人；开展全市评选优秀健康生活方式指导员活动，4700余名指导员参加评选；举办市级健康生活方式日大型活动1次，参与200余人；组织市级工作人员技术培训2次，参与200余人；制作《健康生活方式宣传动画片》8集；组织“万步有约”北京赛区活动，7个区22家机关企事业单位93小队1065人参加比赛。开展医疗机构门急诊伤害监测，完成84244人次医院伤害病例信息的收集。在6个区29个社区开展老年跌倒干预及预防，完成774名老年人跌倒运动干预指导与随访。开展国家脑卒中筛查和干预项目，共完成脑卒中筛查39774人，评估出高危人群6239人。

营养与食品卫生 完成常规食品、保健食品理化检验2664件样品、食品微生物检验15505项次，2起聚集性病例16株沙门氏菌PFGE分型分析。

完成16大类126细类1427件食品180个监测指标化学污染物及有害因素监测，12大类2652件食品12种致病菌和卫生指标食源性致病菌监测，完成804株菌株的血清型鉴定、药敏、耐药检测及MLVA、MLST、PFGE分析。报告食源性疾病事件32起，发病265人，无死亡病例。食源性疾病监测覆盖到139家二级以上医院，上报食源性疾病病例信息6483例，采集腹泻病例粪便或肛拭子标本6388份。报告食源性散发中毒病例69例。单增监测扩大到9个区21家医院，新发现24例单增感染病例。建立400余种农残快速筛查方法、甲硝唑等多种兽残联合测定方法，确诊3例婴儿肉毒中毒病例。完成196件茶叶中高氯酸盐、100件冰激凌中单增、水产品中河豚毒素、9例与小龙虾相关横纹肌溶解综合征应急扩大监测。完成《2015年食品安全风险监测技术分析报告》和《“十二五”期间北京市食品安全风险监测工作情况报告》。组织全市食品安全事故骨干培训和演练，参与和指导8起聚集性病例调查。组织全市开展食品安全周和全民营养周宣传活动，开展新版中国居民膳食指南系列宣教。

完成32个国家食品安全标准跟踪评价，对38个国家食品安全标准进行跟踪评价，咨询、指导30余个标准问题，完成2个北京市食品安全地方标准的分委会审议，参与多个国家标准的修订。

开展“营”在校园—北京市中小学生平衡膳食促进行动，开展“我是营养小达人”主题活动。完成2015年全市中小学生营养与健康状况监测报告。完成寄宿制学生餐营养改善试点工作和城市中小学生校园营养食育策略研究试点工作。

环境卫生 监测全市生活饮用水卫生，城市设置监测点456个，农村设置监测点752个。对出厂水、末梢水、二次供水及学校饮用水进行监测，末梢水监测点已覆盖全市所有街乡。在全市16个区开展住宿、文化娱乐、美容美发、游泳池、商业、影剧院等的6类场所23个卫生指标1420户的公共场所主动监测工作。

放射卫生 开展全市地表水、饮用水、土壤、粮食和雨雪水、空气气溶胶和室内外环境辐射剂量TLD样品放射性水平本底监测，结果未见异常。对1400余家放射工作单位的放射工作人员进行个人剂量监测约4.9万余人次，完成约200人次的大剂量核查，年剂量在1mSv以下的放射工作人员占监测人数的98.6%。对800余台（个）次各类辐射设备、设施和场所72个建设项目的职业病危害放射防护评价。开展全市食品风险监测、医疗机构辐射防护监测和放射性职业病监测与风险评估工作。完成联合国全面禁止核试验条约组织（CTBTO）放射性核素监测台站的监测任务。

健康教育 全年各医疗卫生机构共开展健康大课堂21539场，直接受众100余万人次，参与授课师资14523人次。在市疾控中心主任博客发表博文38篇，总浏览数25000余次。主任微博、北京健康教育官方微博矩阵累计粉丝约150万人，全年共发布微博4.5万余条，阅读量1000余万人次。北京健康教育官方微信订阅人数增加到2.1万人，共发布微信200余条，阅读量11万余人次。在北京12320发布短信100万条，发布公交候车亭公益广告100块。利用卫生日等开展健康中国行等大型主题宣传活动9次。完成《健康促进学校创建评定规范》研发，并获得通过。370家单位开展北京市控烟示范单位创建工作。完成全市第二次成人烟草调查，对全市72家戒烟门诊开展戒烟门诊的分级管理。5月，发布第二次全市城乡居民健康素养调查结果。完成第八届社区医生优秀健康师资评选大赛。开发制作《中国公民健康素养基本知识与技能》数码标准课件，举办全市健康教育系统健康素养技能大赛。完成中央补助地方健康素养促进项目，昌平、石景山通过了国家健康促进区验收；新创健康促进医院35家；完成8个国家点的健康素养监测；开展第二次中医健康素养监测工作。

学校卫生 完成全市“十三五”规划及工作方案的培训宣贯，下发《北京市学校卫生防病工作规划（2016—2020年）》。完成2015—2016学年120万名中小学生的健康监测；对690所中小学校的1264间教室进行了教学环境卫生监测；制定北京市地方标准《DB11/T 1326—2016中小学校晨午检管理规范》；进一步完善北京市中小学校晨午检报告管理系统；组织全市中小学校开展传染病管理状况调查，与2015年合并完成对全市所有中小学校监测；开展中小学生传染病相关知信行调查，覆盖16个区约11000名中小学生。同时，全面开展防近视、控肥胖专项行动，开展体育课运动负荷监测与评价，完成专家进校园健康大讲堂优秀课程评选，全年全市共385名专家面向家长、教师和学生讲授900余节健康教育大讲堂。完成第五届全国大中小学生控烟作品征集评选，在全国首创中学控烟志愿者联盟。在16个区873所学校食堂开展“北京市中小学校食堂及供餐情况”调查，并在全市范围继续开展中小学校健康食堂创建，配合市卫生计生委和市教委完成《北京市中小学校食堂规范化管理标准》讨论稿。

职业卫生 对56家企业进行职业病危害因素监测与评价。完成35448人次的职业健康检查与评价，诊断职业病3例。完成全市1214例职业病病例及366例农药中毒病例的报告审核。

在全市开展重点职业病监测与健康风险评估，收集2769家企业职业病危害申报信息和43895名接触职业病危害因素人群的健康检查资料，重点监测危害因素涉及煤尘（煤矽尘）、矽尘、苯、铅、噪声、布鲁氏菌、石棉等10余种。对海淀等13个重点区49家存在重金属污染企业开展监测，其中1家企业检测样品超出国家标准；对接触重金属污染作业的1896名劳动者进行职业健康检查，发现1例职业禁忌证，未发现疑似职业病。进一步推广北京市职业健康监护管理系统，完成全市126901名劳动者体检资料的上传与管理。

质量管理体系 发布实施第四版体系文件，由《质量管理手册》等共1208个文件组成，文件总字数逾百万，经实验室认可、检验检测机构资质认定现场评审和ISO9001质量体系审核，满足业务和行政管理需要。

实验室管理 检验检测能力包括40类1296项参数和9个判定标准检测能力。传染病地方病控制所、免疫预防所、性病艾滋病防治所、营养与食品卫生所、环境卫生所、职业卫生所、放射卫生防护所、卫生毒理所、中心实验室、预防保健中心共11个业务科所参加能力验证和实验室比对活动共51项，涉及103项检测能力。

科研与教学 获批国家自然科学基金5项、北京市自然科学基金3项、北京市科委科技计划项目8项、首都卫生发展科研专项5项。利用市科委公益院所改革与发展专项经费设立中心科研培育专项共计21项，增设青年科研专项与雾霾、健康专题两个类型。新增科研课题77项，其中省市级以上课题23项、人才培养项目9项，科研经费1839.69万元。获批北京市卫生系统高层次卫生技术人才学科骨干培养对象2名、北京市委组织部优秀人才培养资助7名。申请发明专利4

项；获批发明专利4项，实用新型专利1项。

在培公共卫生医师规范化培训46人，其中招收首都医科大学MPH研究生8人。完成北京大学公共卫生学院、四川大学华西公共卫生学院、首都师范大学等院校共21名学生的现场实习/毕业设计。接收各类进修23人。

信息化建设 3月，获批信息化与信息安全运维项目，财政评审批复522.62万元，完成项目招标和实施。

学术交流 因公出访18批37人次。接待斯里兰卡、法国参访团共3批49人次。

基本建设 在建工程合同总价2200万元，审定价2020万元，节余180万元。累计支付2015万元。完成职业卫生研究所检验楼、附属用房及室外大型修缮项目、科研平台改善项目下水管道改造，实验1、2号楼下水管道、行政楼抗震加固设计等4项工程设计、施工、监理招标，办理施工许可手续。

（撰稿：范晨阳　审核：邓　瑛）

领导名单

党委书记　黄　春
主　　任　邓　瑛
副 书 记　邓　瑛
副 主 任　黄　春　贺　雄　庞星火
　　　　　曾晓芃　黄若刚　娄　云

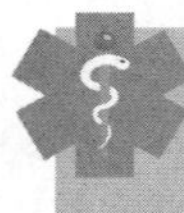

北京急救中心
北京紧急医疗救援中心

地址：西城区前门西大街103号（100031）　电话：66013877
网址：www.beijing120.com

基本情况 职工697人（含派遣制人员），其中卫生技术人员394人，包括正高级职称5人、副高级职称25人、中级职称116人、初级及以下人员248人，其他人员303人。

医疗设备总值9906.40万元。年内新购医疗设备总值3675.70万元。

改革与管理 实施北京市院前医疗急救服务价格改革。5月1日开始执行本市院前急救“院前危急重症抢救”和“救护车使用费”项目新标准。配合价格改革完成北京120急救网络360辆救护车计价器监测和安装，开展全市院前急救价格规范培训，对收费行为、收费过程、收费标准进行统一规范和监督管理。

医疗救护员试点运行。12月29日，北京市首批医疗救护员10车组上岗参与院前急救工作。前期组织医疗救护员进行岗前培训2批次177人。制定《北京急救中心医疗救护员管理办法》《北京急救中心医疗救护员工作流程》《北京急救中心医疗救护员装备配置标准》《北京急救中心医疗救护员出车记录单》等配套文件，出版《国家医疗救护员培训教程》。

建立院前急救定向生培养机制。与首都医科大学合作设立院前急救（北京急救中心）定向班，年内入学29人。建立三年制（专科）临床院前急救医生培养机制，每年招收定向生30人。

医疗工作 120电话呼入1627036个，受理呼救电话467395个；120出车346707次，现场出车65969次，救治患者25733人。中心直属站出车109144次，接诊患者94997人次，抢救危重患者10302人次。为危重患者建立绿色通道18614人次，现场救治率39.01%。

非紧急预约。受理预约服务3160次，其中非紧急预约3057次、呼吸机预约103次。

四台应急联动。与北京市公安局勤务指挥部（110）、（119）、（122）四台联动处置突发事件206次。

突发事件及灾害事故应急救援。120院前急救体系全年接警并处置北京地区各类突发公共事件1333起，救治和转运伤员5284人次，派出急救车千余车次。首次执行一类直升机航空救援任务，自河北承德坝上草原将一名骑马坠落伤者转送至北京大学第三医院。

应急演练。完成京津冀重大自然灾害卫生应急综合演练、北京市防灾减灾主题宣传日活动、北京市公安局消防局地铁火灾救援实战演练、食品药品突发事件应急演练等实战演练8次，出动各类型急救车辆63车次，参演急救人员224人次。

7月9～15日，选派12名医护人员代表北京市医疗卫生系统配合军队完成"海疆召唤-2016"的跨区支援海上医疗救护拉动演练，首次在舰艇上开展海水浸泡伤等海战伤救治及伤病员海上换乘等课目训练，对实战条件下伤病员接收、检伤分类、危重伤员紧急治疗等战时救护流程进行演练。

医疗保障。完成北京国际长跑节、田联挑战赛、网球公开赛、北京马拉松等6项国际大型赛事医疗保障任务，安排74车次302人次参与；执行全国及北京市两会等医疗保障任务571项，派出1048车次3148人次。

8月22日～9月7日，选派30辆急救车和104名急救人员组成医疗保障队，赴杭州执行G20峰会医疗保障任务。累计执行任务41次，接诊患者15人次，随团外出保障26车次。被国家卫生计生委评为G20峰会医疗卫生保障工作先进集体，刘红梅等7人被评为G20峰会医疗卫生保障工作先进个人。

感染防控。针对寨卡病毒、黄热病疫情制定相关防范和应对方案，开展相关知识、防护意识、防护技能培训，完成传染病知识答卷300份，全年下个站检查12次，接待上级检查2次。传染病转运组全年出车324次，呼吸机转运20人。

医疗纠纷处理。新发生医疗纠纷诉讼8件，在审案件13件。

科研工作 获首发青年专项课题1项、联合课题项目1项。承办北京市"技协杯"职业技能大赛暨第三届北京市120网络心电图技能大赛，全市120网络20支代表队参加比赛。

医学教育 接收全科医师实习197人，送往专业基地培训1人，专科医师第二阶段考核通过3人；安排6人到外院学习进修，40余人次参加京外学术会议，340人次参加本市会议。

急救网络管理 新建急救站3个，其中直属站1个、区属急救站点2个。120急救网络急救站总数达173个，其中直属急救站42个、区属急救站131个。

参与市政府关于优化急救网络布局折子工程研究工作，全年完成院前医疗急救网络规划布局等相关调研报告11份，对急救站建设申请、准入、审批、运行监管等进行流程梳理和机制设计。

开展全市120急救网络飞行检查，并固化为120行业管理的常态化手段。每季度组织120网络专家采取事先不通知、不定时间、不定路线、不定检查对象的检查模式，按值班车比例突击抽查各区值班车组。

组织各级各类培训18期，参训1000人次。运行急救站131个，120急救网络城区分中心出车94423次，郊区分中心出车143140次。

培训工作 拓展急救培训内容，开设老年急救护理课程。新建家居护理模拟教室和ICU抢救单元模拟教室。

急救导师师资培训。3名导师获得美国心脏协会（AHA）主任导师资格，2名导师获得美国心脏协会大中华区主任导师资格。开展全体导师《2015国际心肺复苏指南》更新。

培训基地建设。在大陆新建国际创伤生命支持（ITLS）培训基地3家，总数达14家。协助建设AHA培训基地3家。成立国际野外医学中国120培训总部，承担中国区域野外救援培训工作，并发展培训基地2家。在创伤基地建设中利用网路远程视频监控和现场督导教学相结合。

专业急救培训。开展急救专业技术培训6405人，其中国际创伤生命支持培训（ITLS）20期475人，AHA培训19期357人，国际野外医学协会课程3期52人，院前急救医护司岗前培训、120急救网络应急医疗救援能力培训、专业技术骨干培训、心电图大赛和急救学术年会17批次2373人次，其他专业培训25期3148人。

普及医学知识。出版《非紧急医疗救护培训教材》。协助电视台拍摄急救知识专题宣传节目31期，开展科普宣传周、宣传月、安全教育等大型公益活动，全年开展普及培训12651人，急救科技馆接待参观689人。在"5000名中学生的急救培训课堂"培训中，以4714名中学生同时学习儿童心肺复苏获吉尼斯世界纪录认证。

学术交流 代表亚洲地区赴美参加国际创伤生命支持协会核心理事会年度国际会议，赴香港参加AHA新指南地区导师资质更新教学会议。执行因公出访任务5人次，其中自组团4人次、随共青团中央团组1人次。随市卫生计生委团组赴台1人。接待立陶宛卫生部长外宾参观团组9人。

信息化建设 更新总务库房物资管理、电子病历安全管理、病案管理等信息化系统。完成官方网站改版，增加航空救援等新内容。通过官方网站、微信公众号等渠道新增急救车查询新栏目。

（撰稿：王　鑫　　审核：张文中）

领导名单

党委书记 姜 丽

主 任 张文中
副书记 张文中 王克英
副主任 朱亚斌 范 达 刘红梅 张 伟

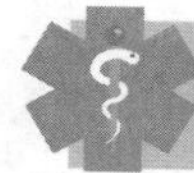

北京市红十字会紧急救援中心

地址：朝阳区德外清河东路2号（100192） 电话：62939999
网址：www.beijing999.com.cn

基本情况 职工917人，其中正高级职称1人、中级职称73人、初级职称235人。

有急救站点130个，各类急救车355辆。999急救车全部安装计价器，5月1日起，执行新的收费标准。

固定资产总值20905万元。本年度新购固定资产总值2105万元。

医疗工作 新建及调整急救站点9个。全年电话呼入243万次，出车32.56万次，救治患者33.05万人次。日均出车890次，单日最高出车1085次。全年参加大型应急救援演练21次。

应急演练。1月15日，参加在地铁14号线方庄站举行的地铁应急救援综合演练。7月27日，与北京大学第三医院、延庆区医院联合开展备战冬奥会空地一体医疗急救实战演练。8月3日，在首都机场参加航空器生物恐怖袭击事件救援演练。9月7～10日，在天津蓟县参加京津冀红十字救援队应急培训和实战演练。9月13日，参加在河北张家口中都草原举行的京津冀重大自然灾害卫生应急综合演练。9月20～25日，参加2016年中国红十字赈济救援队演练。12月2日，在房山区京昆高速，与市公安局交管局、警航总队联合开展应对重大突发事故应急救援演练，警用直升机、999医疗直升机双机联动，紧急开展勘查处置救助。12月15日，由北京市应急办、北京市交通委会同天津、河北相关部门开展了京津冀冰雪灾害天气交通保障应急联动综合演练，999派出专业航空医疗救援直升机1架、急救车3辆及医护人员5组分别在通州主会场和河北怀来分会场参与演练。

反恐维稳。分3批次在敏感地区、人群密集区、政治影响区增设29个维稳站点，参与反恐救援演练12次。

空中救援 全年空中急救转运、空地联合救援演练、医疗备勤及巡航等业务152次。

1月19日，999专业航空医疗救援固定翼飞机将一名重度脑出血、肺癌晚期患者从北京转运至广州，这是中国首架专业航空医疗救援固定翼飞机首次执行空中急救转运任务。

1月24日，999专业航空医疗救援固定翼飞机从俄罗斯转运一名旅游途中突发急性前壁心肌梗死、急性心衰的日籍患者返回日本东京治疗，这是中国首架专业航空医疗救援固定翼飞机首次执行国际转运任务。

2月25日，999航空医疗救援队与北京儿童医院新生儿科组成的医疗专家团队，搭乘999专业航空医疗救援固定翼飞机，从宁夏接一名气道狭窄、重症肺炎的新生儿回京治疗，这是中国首架专业航空医疗救援固定翼飞机首次进行新生儿转运任务。

4月19～20日，在河北张家口市崇礼区，京冀两地红十字会签署《京冀航空医疗救援创新合作发展联盟战略框架协议》，999与河北省43家航空医疗救援联盟医院签署了《航空医疗救援合作协议》，标志京冀一体化空中救援模式正式建成；并根据《北京冬奥组委2016—2017年冰雪季冰雪运动技能专业培训框架方案》，在北京市卫生计生委指导下，在冬奥会滑雪项目主要比赛场地太舞旅游度假有限公司对计划参与服务冬奥会的医务人员进行冰雪运动专业技能培训。

7月10日，中国赴南苏丹维和步兵营一辆装甲车在南苏丹被一发炮弹击中，2人牺牲、2人重伤、3人轻伤。由军队运输投送部门、军队医疗专家、999航空医疗救援专家共同组成医疗转运小组，于7月14日搭乘999专业航空医疗救援固定翼飞机，飞赴南苏丹接中国驻南苏丹维和部队遇袭的2名重伤员回国治疗，于17日安全到京，这是999专业航空医疗救援固定翼飞机飞行时间最长、跨越国家最多（不包含中国在内的10个国家）的一次飞行。

7月22日，北京市红十字会与内蒙古自治区红十字会签署了《京蒙协作推进对口帮扶工作战略框架协议》，999与内蒙古航空医疗救援联盟29家医院代表签署了《专业航空医疗救援合作协议》，标志着京蒙“空中生命急救走廊”正式启动。

8月27日～9月6日，999派遣一架专业航空医疗救援固定翼飞机，及与其配套的航空医疗救援专用救护车两辆，22人的急救保障队伍，在杭州萧山国际机场备勤值守，为G20杭州峰会提供航空医疗救援保障。

10月31日～11月2日，999与河北省邯郸市第一人民医院、武安市第一人民医院、沧州市人民医院，山东省德州市人民医院联合开展了多科目、跨省市、高效率、实战化的航空应急救援演练。

12月20日，中国民航大学在999急救中心举办了航空应急救援与航空医疗救护培训教学实习基地授牌仪式，999成为中国民航大学继续教育学院航空应急救援与航空医疗救护培训教学实习基地。

科研工作 在研课题8项：与人民医院合作“急性冠脉综合征院前急救的优化及与院内急救的衔接”“脊柱脊髓损伤院前院内急救方案和规范研究”“北京市严重创伤区域性救治体系建设”，与安贞医院共同承担“北京市心血管疾病防控数据平台建设与应用示范”，与宣武医院合作“缺血性卒中急性期血管内治疗技术研究”，与武警总医院合作“急性心肌梗死北京西部地区网络化、智能化协同救治体系的建立和评估”“突发公共事件卫生应急救援现场关键技术、流程规范应用型研究”，与积水潭医院合作“区域性严重创伤救治的体系建设”。

应急救护培训 全年完成对外培训14975人。完成临床（医疗、医技、护理）培训16808人次。

学术交流 全年接待来宾参观交流448次，其中外宾38次。

3月26日，全国人大常委会副委员长、中国红十字会会长陈竺陪同红十字会与红新月会国际联合会副主席、意大利红十字会会长罗卡到999参观访问，中国红十字会常务副会长徐科和副会长王海京，北京市人大常委会副主任孙康林，副市长、市红十字会会长林克庆等全程出席活动。4月11日，接待发展中国家灾害管理和人道主义救援研修班工作交流。5月19～22日，在河南郑州参加全国重症医学讨论会。6月30日～7月3日，在南京参加2016年中国国际第十四届现代救援医学论坛。7月8日，联合国秘书长潘基文一行到999考察访问，全国人大常委会副委员长、中国红十字会会长陈竺，副会长王平；市红十字会党组书记、常务副会长马润海和副会长吕仕杰、副巡视员张立军及相关部门负责同志参加活动。9月14日，接待欧洲航空安全局专家就航空医疗救援业务进行工作交流。10月18日，接待阿富汗灾害管理研修班工作交流。

信息化建设 完善999指挥调度系统功能，完成系统服务器及排队机软件更新升级。与110指挥中心实现短信平台对接，可实时短信报警，信息互通。完成999电话线路从配线架更换到更加稳定高效的光纤专线上，保证电话系统的稳定运行。完成应急保障专用系统研发，已正式启用。完成院前电子病历系统软件编写，已在20个急救站测试应用。

（撰稿：冯雪艳　审核：蒙　芹）

领导名单

党总支书记　张　静
主　　任　张进存
副 书 记　刘秀华
副 主 任　李立兵　张　静　田振彪　安　英

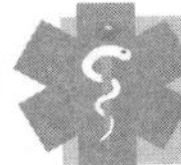

北京市红十字血液中心

地址：海淀区北三环中路37号（100088）　电话：62019573
网址：www.brcbc.org

基本情况 职工582人（含派遣制职工129人、退休返聘3人），其中卫生技术人员376人，包括正高级职称15人、副高级职称21人、中级职称122人、初级及以下职称218人；其他专业技术人员69人；行政、工勤人员137人。

固定资产价值33243.25万元，年内新增固定资产2158.23万元。

改革与管理 市献血办协助市卫生计生委联合市公安、市财政、市规划委、市市政市容委、市交通委、市社会建设工作办公室、市城市管理综合行政执法局等八部门联合下发了《关于印发〈北京市2016—2020年采血点设置指导意见〉的通知》。

全年中心自愿无偿献血率、合格血液发放率、采供血环节抽检合格率、血液制备环节抽检合格率、成分制剂常规抽检合格率等20余项质量目标达标。血液成分制备率99.7%，送血率73%。

全年审计经济合同303件，合同金额1.45亿元。制定、修订《招标采购管理办法》《物资采购管理办法》《物资采购流程》等。

采供血工作 采集全血462846单位，其中RH阴性血3009.45单位，比上年增长4%；机采血小板65837单位，比上年增长9.57%；浓缩血小板0；机采血浆8332单位，比上年增长87.19%。全年供应临床红细胞470387单位，其中全血2单位，比上年下降60%；悬浮红细胞303583单位，比上年增长5.5%；洗涤红细胞11046单位，比上年下降0.88%；去白红细胞155756单位，比上年下降3.79%；机采血小板75800单位，比上年增长9.57%；血浆469764.5单位，比上年下降4.20%。辐照血55166单位，比上年增长4.39%。

2016年与150余家临床供血医院签署《临床供血服务协议》。全年完成调配用血869次58052单位，其中调入22316单位、调出35736单位。向血液紧张的兄弟省市血液中心支援红细胞5084单位，其中浙江省血液中心3580单位、南宁市中心血站500单位、西藏自治区血液中心932单位、林芝市中心血站72单位。

研究所为临床送检标本进行疑难交叉配血，结果发放及时、无差错；完成送检的疑难献血者ABO血型定型复核确认、RhD阴性血液的确认工作、血型定型试剂的质量控制。完成了2000例中国造血干细胞志愿者资料库的HLA分型，以及为临床患者和造血干细胞供者提供的HLA高分辨率和低分辨率分型，为白血病患者的治疗和康复提供帮助；为血小板输注无效患者提供了血小板抗体检测服务，并为其中的抗体阳性患者提供了交叉配血服务，保障了临床输血安全。

献血招募 全年招募29.8万人次献血，成分献血者登记1.42万人次，稀有血型“爱心之家”注册献血者2560人。登记团体献血单位1000个，注册志愿者7665人，注册志愿服务团队53个，全年志愿服务6.4万小时。首都献血微博粉丝22万人。首都献血网注册会员11.3万人，实名会员1.5万人。

献血服务一科开展特色招募活动28次，发布微博200余篇，通过微博、微信公众号发布献血活动公告及献血常识。

宣传无偿献血 对街头所有献血点的宣传设施进行了统一的设计及更换。

世界献血者日，在全市开展了宣传月活动。利用北京电视台、公交车内电视、公交站台灯箱、卖场电视、楼宇电视等媒介多渠道发布。创新宣传形式，11月21日～12月15日，开展精准短信推动工作，在20个采血点，1公里范围内，对手机用户发送无偿献血宣传短信800万条。

党员职工志愿服务1031人次4210小时，职工参与率90%以上。职工献血105人次33200毫升。

信息化建设 血液管理信息系统升级改造通过终验，系统第三阶段的物料设备管理、核酸集中化检测、质控管理模块、北京市血液信息系统联网接口调试、上线。作为亚太血液联盟成员国，建立中国采供血机构执业比对信息管理系统，实现最佳执业实践和高效率管理措施，预测本地区的采供血业务发展和变化趋势，该系统于9月正式上线。12月15日，京津冀献血者信息共享数据库平台上线。

学术交流 组织急救专业培训2项，与北京999急救中心签订培训合同，107名职工参加初级急救员培训，15名职工参加美国心脏协会心血管高级急救培训，均取得国际认证急救培训证书。承担中国医学科学院输血研究所研究生培养任务，在职博士生2人。继续担任国家自然基金依托单位，完成北京市自然基金、北京市科技新星计划交叉学科合作课题、中国-捷克科技例会交流项目申报共3项。承担北京大学医学部和首都医科大学检验本科临床输血与检验专业课程的教学任务。举办2016年京津冀献血者体验之旅创新服务研讨会，15人参加中国输血协会第八届输血大会，2人参加全国第十届输血医学学术年会。

9月15日，中心代表团出访捷克俄斯特拉伐医科大学输血中心，与捷克布拉格血液中心签署输血医学合作备忘录，就血站相关业务、细胞治疗和科研等方面的合作达成协议。11月29日，匈牙利国家血液中心主任兼中东欧中医医疗培训研究中心非盈利有限公司首席顾问多纳特·德雷克斯乐博士一行4人来中心访问，希望就采供血输血工作达成合作协议。

基本建设 完成西客站地下应急医疗站、业务楼一层血库和待检库、辐照室加固改造，启动赵登禹路献血屋和考评中心楼改造施工。

增设街头采血点4个（朝阳奥体森林公园南门、平谷华联购物中心、海淀区西二旗地铁站、大兴龙湖时代天街）。增设北京西站北广场献血站、南站献血屋。

（撰稿：濮亚平　审核：刘　江）

领导名单

党委书记　姜东兰
主任、副书记　刘　江
副主任　姜东兰　王鸿捷　高　岩　邱　艳

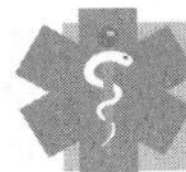

北京市体检中心

地址：丰台区南三环西路3号（100077）　电话：87298452
网址：www.bjtjzx.com

基本情况　职工204人（在编30人，合同制174人），其中卫技人员155人，包括正高级职称5人、副高级职称33人、中级职称77人、初级师28人、初级士12人。

全年总收入8203.39万元，其中事业收入6501.83万元、财政补助收入1515.71万元、其他收入185.85万元，比上年增加284.69万元。总支出9195.12万元，其中事业支出7946.40万元、项目支出1248.72万元，比上年增加3736.67万元。固定资产原值9888.5万元，其中专用设备8777.6万元、通用设备1029.6万元，比上年增加1266.1万元。固定资产净值3426.4万元。单价在50万元以上的设备55台。

专项体检　组织专家对承担中、高招体检的10家机构进行现场飞行检查；成立征兵体检抽、复查小组，对16个区1000余名合格兵员进行体格检查；做好体检数据筛查分析，促进体检质量。

配合国防部征兵办在全国范围内推动使用征兵体检信息化管理系统。为保障全国近3000个体检站点信息化工作顺利展开，中心组建了专家团队和信息保障队伍，公布了10部咨询电话，征兵体检期间赴12个省市，完成14次培训，培训1300余人。

健康体检　全年体检9.5万人次，取得体检业务收入6502万元，其中健康体检8.7万人次、专项体检0.8万人次。录用公务员体检2956人次，全市感染非典后遗症社会人员体检139人次，机动车驾驶员体检2811人次，其他专项体检502人次。

体检质量控制和改进　对全市新增申请开展健康体检服务的15家机构进行了现场审核，其中13家通过审核；11～12月，组织专家对34家体检机构开展健康体检质量抽查。北京市体检质控综合管理系统移动端于10月正式上线，用于规范日常体检医疗机构质量控制检查工作。完成《北京市健康体检报告基本规范》初稿，以提升健康体检行业规范化管理水平；推动地方标准《健康体检服务规范》项目的制定，基本完成初稿的修改工作。

推进脑卒中筛查专项体检。与北京市脑卒中诊疗质量控制和改进中心召开脑卒中筛查专项体检工作第二次工作会议，制定了《脑卒中筛查专项体检病史调查表》和《脑卒中筛查体检项目介绍》。联合北京市脑卒中诊疗质量控制和改进中心举办颈动脉超声培训班。

科研工作　中心与首都医科大学公共卫生学院和山东大学公共卫生学院签署科技合作协议，结成了科研联盟，共同推进健康管理特别是慢病评估模型的研究。获得"北京地区医疗卫生机构科技成果评价"等局级以上科研项目3个，并参与了"十三五"课题和北京国家自然重大课题的申报。

获批北京市科普基地。《健康体检100问》科普图书通过终审。为配合实现首都市民健康管理战略的研究，切实做好对健康体检大数据的应用，中心联合首都医科大学公共卫生学院完成《北京市2015年度体检统计资料报告》。

信息化建设　4月，上线新版北京体检网。启动北京市体检信息平台二期升级改造项目，完成了招标签约。调研北京市第一中西医结合医院、中关村医院、安贞医院、同仁医院的体检系统信息化，在此基础上，开发完成脑动脉粥样硬化筛查专项体检信息系统中病史采集、颈部血管彩超录入、健康体检数据抓取、数据上传及报告生成等各功能模块的建设。

公益活动 赴大兴区蒲公英中学捐学助教送健康，为300多名学生免费体检。组织业务骨干携带仪器设备为天安门国旗护卫队送医送药送健康。

（撰稿：崔　宇　审核：张静波）

领导名单

党支部书记、主任　张静波

副　　主　　任　钱文红　何远智

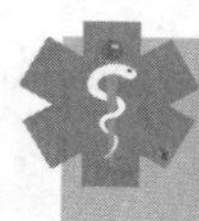

北京市公共卫生信息中心 北京市医院管理研究所

地址：西城区北纬路59号（100050）　电话：63020041

网址：www.phic.org.cn

基本情况 职工34人，其中专业技术人员24人，包括高级职称4人、中级职称8人、初级职称12人；见习期3人；管理人员9人；工勤人员1人。

固定资产总值2988.77万元，年内新购资产总值645.49万元。

信息化建设 完成市中医管理局顶层设计的工作方案、顶层设计相关调研表初稿，以及中医馆设计的初步技术方案。新启动项目8项，完成终验8项，初验4项，其中涉及入云项目2项，进一步加强项目管理的规范性。完成项目前置评审79项，报市经信委36项，通过经信委批复19项。

推进居民健康卡的发放工作，编写了统一的居民健康卡建设方案和建设策略。签署了《居民健康卡卡管系统接口扩展与数据交换工作任务委托协议书》。组织居民健康卡现状调查。全市16个区部署完成居民健康卡管理信息系统。居民健康卡批量发卡区3个，累计发卡53.87万张。

网络运维 与市公安局网安大队合作推进市卫生系统网络安全等级保护，并做好网络安全检查。按照国家信息安全等级保护相关工作要求，落实信息系统等级备案和互联网IP地址备案。将全市医疗卫生机构接入政务外网。对相关规章制度及操作手册按照新机房的情况进行了修改和更新。制定了流程图，让运维工作流程化、规范化。完成了中心机房搬迁及网络升级项目等工作。全年完成信息中心机房巡检1307次、中环机房巡检98次、卡节点巡检98次、LINUX系统巡检49次、瑞星服务器巡检49次、服务器巡检706次、网络设备巡检520次、灾备系统巡检24次、机房空调外机巡检682次、数据库软件巡检12次、安全设备巡检12次，漏洞扫描2次和渗透测试2次，共产出巡检报告1901份。发现并处理信息安全漏洞1421个。

卫生统计 完成全市2015～2018年卫生人才需求报表的采集和上报，发布《北京市卫生工作统计资料简编》《北京市卫生计生事业发展统计公报》《北京市卫生工作统计资料汇编》《2015年度全市医疗机构住院医疗服务绩效评价报告》《2015年北京市中医医院住院医疗服务绩效评估报告》等。

印发了《2015年全市住院病案首页信息督导检查总结报告》和《主要诊断填报指南（2016）》，并向166家接受检查的医疗机构印发了各医院督导检查反馈报告。对全市二级以上医院进行了住院病案首页上报信息质量督导检查，配合市医管局对22家市属医院的2016年死亡病历进行全面检查。

利用DRGs数据为国家卫生计生委撰写绩效评价分析报告，撰写了《基于DRGs的2014—2015年全国住院病案首页数据质量和分析报告》《全国各省住院医疗服务绩效评价初步报告》《各省部分综合医院绩效评价报告》《各省部分专科医院绩效评价报告》《2014—2015年各省收治患者来源分析报告》。

推动22个省（市、自治区）的DRGs协作工作，举办全国31个省、市、区的DRGs培训班5场。接收医院管理人员来中心进修，共计培养进修生8人、研究生2人。

开展DRGs付费试点改革。配合新农合支付方式改革，促进病案首页数据采集，在怀柔、平谷以及昌平区启动了应用DRGs开展新农合付费。

网站建设 完成市卫生计生委综合服务门户网站建设。同时建设了市卫生计生委官方APP，实现根据用户个性化习惯主动推送健康知识功能。全年共发布各类信息13364条，其中基层动态5462条、卫生新闻422条、卫生安全提示132条、公告通知168条、卫生监督71条。起草了《北京市卫生计生委网站管理办法》《北京市卫生计生系统网站信息报送及共享管理办法》。开展2016年度北京市医疗卫生行业网站考核评议工作，并组织网站建设培训班，对363家单位的网站进行了考核评议。

科研管理 开展北京市医院评价研究工作。开展“公立医院信息披露制度及方式研究”，完成了基于病历首页和死亡数据库的心脑血管病监测，完成第五次国家卫生服务调查（北京地区）数据分析和研究报告，开展“卫生系统绩效评估、突发生物危害数据获取与特征信息挖掘”的研究和区域中医发展综合评价项目。

培训工作 组织4期北京卫生信息化大讲堂，共计培训400余人。加强首都医科大学科研教学基地建设，继续医学教育项目的申报、管理与实施以及北京卫生信息职工技术协会工作。

编辑出版 完成《北京卫生和计划生育年鉴》的编纂，完成《中国卫生和计划生育年鉴》《北京年鉴》《北京信息化年鉴》的参编工作。协助市卫生计生委推动《北京卫生志》的编纂工作。按月编辑《北京市卫生计生委工作信息月报》。

（撰稿：王　琤　审核：琚文胜）

领导名单

主任、书记　琚文胜
副　主　任　谢学勤

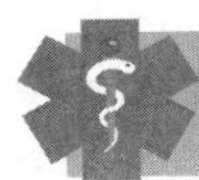

北京市人口和计划生育委员会信息中心

地址：西城区枣林前街70号中环办公楼B座1407（100053）　电话：83970817

基本情况 职工6人，其中副高级职称2人、初级职称2人。

固定资产总值1300万元。

信息化工作 2月和8月，两次协助市卫生计生委完成北京市人口计划生育行政区划代码调整集中变更的工作，变更了新的全市区划代码。

3月，在全员人口数据库的基础上，协调国家卫生计生委、委内有关处室及公司，开发完成了出生人口信息、计划生育信息互联互通信息化平台。通过互联互通信息化平台上报国家卫生计生委数据，共报送生育登记信息156927条，出生人口信息175957条。

11月，完成了中环办公区200余台终端计算机的正版化检查。12月，完成了全员人口信息系统升级改造项目的申报和资金落实。

完成统一认证管理系统、会议通知管理系统、领导决策服务平台、档案管理系统的运维工作，对各个系统安全巡检工作每月进行一次。

完成全员人口个案信息管理系统户籍管理子系统、流动人口管理子系统、决策支持子系统运维工作，全年受理服务请求11521个，其中技术咨询和业务咨询类4739个、网络故障类1299个。

完成信息中心所属的中环政务网络管理中心服务器机房的维护。包括：（13个机柜）及密云灾备中心服务器机房（1个机柜）、天湖大厦网络机房（2个机柜）、贵都国际大厦网络机房（1个机柜）、金工宏洋大厦网络机房（1个机柜）、槐柏树市府大楼机房（1个机柜）共19个机柜110台设备的运行维护。

学术交流 6月，参加中国人口与发展研究中心举办的人口信息化与决策支持研讨培训班。

参加北京地区卫生计生信息化顶层设计工作，参与项目的讨论、调研，并深入各区卫生计生部门开展调查研究工作。

（撰稿：任向群　审核：王进孝）

领导名单

党支部书记、主任　王进孝
副　　主　　任　赵国宏

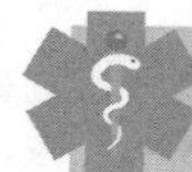

北京市社区卫生服务管理中心

地址：西城区广安门内大街315号信息大厦A座305室（100053） 电话：63691150
网址：www.bjchs.org.cn

基本情况 职工17人，其中主任1人、副主任2人、办公室3人、质量管理科5人、经济运行管理科2人、信息管理科4人。卫生管理研究专业副高级职称2人。

固定资产总价值91.38万元，年内新购资产总值4.28万元。

基本医疗和公共卫生服务 截至年底，全市运行社区卫生服务机构1950个，其中社区卫生服务中心335个、社区卫生服务站1615个。社区卫生服务机构诊疗5797.66万人次，比上年增长7%，其中门急诊5761.75万人次。家庭医生累计签约384.2万户771.1万人，签约率35.5%。其中65岁及以上老年人签约180.4万人、四种慢性病患者签约228.2万人。建立居民健康档案1754.5万份，其中电子健康档案1713.9万份，电子建档率79%；慢性病患者健康管理328万人，四种慢性病患者健康管理284万人；管理高血压患者162.28万人，规范管理率66.31%，血压控制率61.45%；管理糖尿病患者57.91万人，规范管理率70.85%，血糖控制率61.74%。

全年全市16个区完成强化培养2万名家庭保健员的任务，累计培养21.8万人。

绩效考核 制定了2016年度社区卫生绩效考核评估指标体系，继续开展第三方社区居民以及医务人员满意度评估。全年北京市社区卫生服务机构居民综合评价指数得分83分。开展全市范围的以当量、系数为基础的社区卫生服务机构的绩效管理，利用绩效管理综合措施提升全市社区卫生服务效能。

绩效工资。全年16个区社管中心上报政府办社区卫生机构人均绩效工资约11.12万元，比上年增长8.9%，但仍与二、三级医院有很大差距。

岗位练兵 开展以“竞技练兵，展我风采”为主题的2016年北京市基层卫生岗位练兵和技能竞赛活动。全市16个区社区卫生服务机构3348家参与活动，参与率100%；21663人参加，人员参与率99.3%。区级岗位练兵专项培训164场，培训1.6万人次；16个区累计举办各类基层卫生技能竞赛95场次，区级竞赛机构参与率98.9%。最终，在全国基层卫生岗位练兵和技能竞赛活动中，北京市获得3项个人一等奖和集体二等奖，市社管中心荣获特殊贡献奖。

学术交流 继续组织实施京港合作培训。10月18～20日，在丰台区方庄社区卫生服务中心完成第四期“社区医疗新世界”全科医学培训北京现场指导项目，邀请香港医院管理局6名资深家庭医生及2名护理专家授课，围绕全科医学临床施教技巧、全科医学思路及治疗过程、社区健康护理模式等内容开展系统培训，以此加强和培养学员全科医学思维、临床应诊技巧及社区健康护理应用能力。

科研工作 首次接受国家卫生计生委基层卫生司委托，承担制定全国家庭医生签约服务操作手册的任务。中心成立课题组，结合北京、上海、浙江、江苏等地区的工作经验，完成《家庭医生签约服务操作手册（2016年基层医疗卫生机构适用版）》。承担市医改办委托的《北京市家庭医生签约服务的实施意见（讨论稿）》的制定，为深化家庭医生签约服务提供支撑。

网站宣传 北京社区卫生服务网编发信息8884篇，出版《北京社区卫生信息》11期，推送微信32条，发布微博2746条。拍摄了北京市岗位练兵纪实宣传片——《淬炼》，制作了宣传画册——《北京市基层卫生岗位练兵和技能竞赛纪实》。

（撰稿：张　莉　审核：刘　钢）

领导名单

党支部书记、主任 刘　钢
副　　主　　任 张向东　张国红

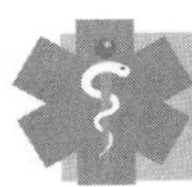

北京市医药集中采购服务中心

地址：西城区槐柏树街2号（100053） 电话：63016841
网址：www.bjmbc.org.cn

基本情况 职工24人，其中主任1人（正处级）、管理干部20人（1人为管理兼技术岗位）、专业技术干部3人，包括副高级职称1人、中级职称1人、初级职称1人。

固定资产总值195.17万元。

改革与管理 坚持重心向一线倾斜，把工作资源和人员配备向一线和专项业务工作倾斜。通过印制宣传折页、现场公示等多措并举，推进管理公开、服务公开、结果公开。落实“三重一大”事项集体研究决策制度，全程监督人事、采购、党务等重要决策及大额度资金使用事项。

坚持调查研究，建立QQ服务群、微信服务群，设立现场接待日和“一站式”便民服务机制，一对一解答医药企业、来访群众疑惑问题，宣讲相关政策，实时解决其诉求。在受理大厅设置群众意见箱，征求医疗卫生机构、相关政府部门以及医药生产经营企业的意见，及时反馈解决。

坚持精准培训，围绕岗位职责和工作需求，采取“请进来、走出去”的方式，每季度分别邀请北京世纪坛医院、西苑医院、安定医院药学专家传授医药专业知识；分8批次选派14名骨干，到上级机关或兄弟单位培训学习。

药品阳光采购工作 调整完善《短缺药品目录》，印制发放《医药信息变更平台使用指南》《药品阳光采购指南（医疗机构版）》。

阳光采购。3月22日，组织80余家药品配送企业，对阳光采购政策、交易系统操作及阳光采购工作进展等方面开展宣讲培训。指派专人与市医管局、朝阳区、延庆区等3家试点单位对接联络，协助制定方案规则，推进项目流程，培训平台操作，测算采购数据。完成中西药生产经营企业的申报、审核和挂网工作，建立近3000家生产企业4万余个产品的药品数据库。

药品信息数据分析。编制《药品阳光采购文件汇编》《阳光采购药品价格数据分析情况报告》《2015年药品集中采购分析报告》，完成近3000条候选低价药目录产品京津冀价格的复核，完成涉嫌违规企业的产品复审工作和举报药品的信访核查报告，完成短缺、断货登记、特殊药品登记、供应情况计分系统等平台数据的汇总、分析。

规范药品阳光采购日常动态调整变更工作，制定《药品价格日常动态联动原则和要求（试行）》《关于药品阳光采购企业产品基础信息日常更新的说明》。建立健全药品变更“一站式”服务机制，受理药品企业的《变更中标药品信息申请》400余份，通过医药信息变更平台实现对1000多条中标成交药品信息的变更调整和挂网公示，实现变更期间药品更替的无缝衔接。

筹备高值医用耗材集中采购。听取关于耗材设备采购平台和基础数据库建设理念的情况介绍，收集和分析省市高值医用耗材集中采购规则、技术参数标准、使用需求等数据信息，探索北京市高值医用耗材挂网采购办法。

建立短缺药品监测机制，与各级医疗卫生机构、社区卫生服务机构和配送商建立沟通联络机制，设立20家短缺药品监测点，定期召开监测点联席会议，完善短缺药品应急保障机制，常态化监测医院临床使用药品的质量情况、供应状况以及价格变化等，上报监测点药品700多条，收集省平台药品100多条，保障医疗机构短缺药品临床供应。

信息化建设 推进医药阳光采购平台规范化建设。全年投入148万元，构建北京市医药阳光采购遴选系统报价功能测试环境和专家评分系统，完善阳光采购综合管理平台、变更平台、监管平台、药品供应信息登记系统、处方信息上报系统等平台系统功能优化及日常维护。完成2016年北京市药品阳光采购左右联动调价工作价格申报及报价系统、北京市医疗机构常用低价药品采购综合管理信息系统、北京市药品价格库、北京市医疗机构处方信息上报系统。推进中心OA系统的完善和优化。

开展药品阳光采购系统培训。组织二级以上医疗机构、区属卫生行政机关11批次对遴选系统、交易系统进行实操培训，到昌平、延庆、朝阳、丰台、东城、怀柔、海淀等7个区卫生计生委、社管中心进行解读与帮教。完成《二级以上医疗机构及区县社区卫生医疗机构药品采购平台情况介绍》的报告，制作药品阳光采购宣传片《在路上》1部。

提升信息化软硬件服务效能。完成北京市药品采购供应信息登记系统12期的申报、数据整理、完善系统等工作。加强服务器托管、信息平台维护、互联网接入、数据库软件等项目建设，定期进行安全风险检测，排查防控网络安全隐患。

交流与合作 与天津、河北医药集中采购中心交流京津冀医药集中采购工作。参加京津冀三地医用耗材集中采购培训。开展京津冀三地医用耗材联合采购工作。参加广州药品交易中心交易年会，探讨“两票制”实施。参加国家卫生计生委信息统计中心国家药品管理平台对接培训会。9月，参加2016中国移动医疗产业论坛，邀请中信国安信息科技有限公司、上海药易供应链管理有限公司等9家医疗互联网企业来中心介绍经验。

（撰稿：陈海峰 审核：梁 丹）

领导名单

党支部书记、主任 梁 丹

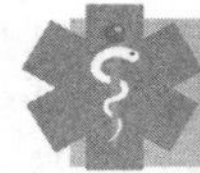

北京市卫生会计核算服务中心

地址：西城区红莲南里30号红莲大厦B座502室（100055） 电话：63291296
网址：www.wsjhszx.org.cn

基本情况 职工19人，其中高级职称3人、中级职称3人、初级职称13人。

固定资产总值917.90万元，年内新购固定资产11.91万元。

改革与管理 公开招聘硕士研究生1人、本科生1人。

内部审计。完成经济合同审计39份，全部符合中心“三重一大”集体决策要求，签署流程规范，审批手续齐全。

注册微信号“北京卫生财经”，设置微课堂、资讯、教育、问答、悦读、健康等8个专栏，推送信息近160条。

财务管理 完成8家代管单位以及中心的会计核算业务。完成2015年度核算中心整体支出绩效报告，最终评测结果优秀。完成2015年度财政部决算、全国卫生计生财务年报以及企业决算报表的收集汇总上报，组织相关培训会3场，集中会审3次，对本系统2015年度的财务收支等情况进行对比分析，汇总上报。

完成2017年预算报表的收集上报。配合市卫生计生委和市医管局完成60余家直属单位的预算报表审核与资料收集工作，并且协助市卫生计生委财务处完成机关处室项目在财政平台的录入、调整和上报。

完成2016年度财务月报报表任务制定及编制手册撰写。完成北京市医疗机构、卫生计生单位、基层社区、行政单位、科研单位、教育单位的财务月报报表任务制定，并将报表任务下发至各基层单位。完成上述机构一式6套报表编制手册撰写工作，修订修正基本平衡公式1765条、逻辑公式45条、核实公式14条。

收集市属单位64家768份财务月报表，含医院财务报表276份、卫生单位财务报表276份、科研单位财务报表192份、行政单位财务报表12份、教育单位财务报表12份。收集区县卫生计生委及其所属单位519家6228份财务月报表，含医院财务报表1140份、卫生单位财务报表1368份、基层社区财务报表3312份、行政单位财务报表408份。完成2016年度市直属单位、区县单位等80家单位各季度财务报表分析的评比工作。

配合市卫生计生委完成2015年度社区卫生绩效考核和基本公共卫生服务项目考核的资金检查、2015年度区县妇幼卫生工作绩效考核以及重大公共卫生项目督导的资金检查。

撰写系列财务年报资料手册。印制2014年度、2015年度《北京市卫生计生委财务年报资料（上、下册）》。印制《北京市卫生计生委财务年报资料（2011—2015年）简版》。开展《医院会计科目明细指南》编写工作，形成包含科目编码、科目名称、科目使用说明、应用示例的指南性文档初稿。

信息化建设 完成卫生单位成本核算软件研发及试点项目。根据4家试点单位（北京市疾病预防控制中心、北京急救中心、北京市红十字血液中心、北京市体检中心）成本核算方面的特点，完成卫生单位成本核算系统的研发，并形成《卫生事业单位成本核算办法（试行）》初稿。

完成医院物流管理软件研发及试点项目。完成医院物流管理软件研发，完成基于财务内部控制的物资准入、需求、采购、配送、入库、移库、出库、退库、退货、特殊业务等十大阶段15条业务的流程梳理，涵盖46个内控点。完成对医院物流管理软件研发物资编码的制定。完成4家试点医院的试运行，修订并下发了试运行手册及院长手册。

完成医疗服务项目价格信息管理平台运行维护项目。完成40家医院2015年数据采集、数据联调、院端上报程序调试、数据上报、局端综合分析平台数据年度对比分析等工作。

完成卫生计生经济指标平台运行维护项目。完成决算审核运维、与软件相关的功能纠错性维护以及完善性功能维护，完成局端财务分析报告等工作。

完成卫生计生单位财务核算系统运行维护项目。完成北京市316家单位的财务核算软件运行保障工作，完成财务月报数据内部逻辑校验工作。

完成市、区两级医院成本核算系统运行维护项目。形成《市属医院2015年科室成本分析报告》《市属医院2014年医疗服务项目成本分析报告》《区属医院2015年科室成本分析报告》《区属医院2014年医疗服务项目成本分析报告》《北京市市属医疗机构成本数据简明资料》《北京市区医院成本分析报告（简版）》。开展成本一体化试点工作，选取4家医院进行科室成本与医疗服务项目成本数据同步获取、同步校验软件功能的试点工作。

完成卫生计生财务管理信息系统日常和特定运行维护。完善北京市卫生财务管理信息系统运维（局端）平台分析功能，进行成本数据的多维度展示。

完成机房综合运行维护项目。搭建中心硬件资源云平台，以满足业务应用系统的要求，提高硬件资源设备利用率。

强化信息安全管理和VPN远程接入管理。按照中心机房安全等级保护制度，逐步完善第三方远程接入管理，建设完成VPN远程接入管理模块，目前正在试运行阶段。

加强微博管理，截至年底，发布微博1.2万余条。

学术交流 与国家卫生计生委发展研究中心及重庆市卫生计生委进行专业交流。

参加国家卫生计生委发展研究中心《全国公立医院成本管理办法》的研究与撰写，参加国家卫生计生委基层司《新农合支付方式改革操作指南》培训任务，参加中国卫生经济学会成本与价格专业委员会2016年全国医疗服务价格与成本监测培训任务，参加市卫生计生委、市医管局和北京市卫生经济学会市属公立医院成本管控指导研究等任务。

科研与教育 继续实施医药分开推广及医疗服务价格调整测算工作，设计《全市首批医疗服务价格改革测算方案》，组织相关测算工作，形成11版测算结果，结合测算结果分阶段撰写医药分开、医疗服务价格改革和药品阳光采购对患者影响分析以及综合分析等报告。

参加中国卫生经济学会课题“公立医院财务队伍配置和岗位管理研究”“公立医院财经管理大数据研究”。

会计人员继续教育。继续坚持网络培训与面授教育相结合的特色，对财务负责人、主管会计、审计人员分类分层培训，面授420人次；涉及市卫生计生委及其直属单位、市医管局及其直属单位、各区县卫生计生委及其直属单位300余家3400余人。完成年度继续教育备案及平台运维工作。创新课件形式，录制微课堂视频课件，在中心微信号中发布推广。

（撰稿：李慧娟　审核：王　成）

领导名单

主　任　许　涛
副主任　王　成

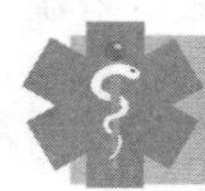

北京市卫生宣传中心

地址：西城区北纬路59号（100050） 电话：63028550

基本情况 职工9人，其中中级职称2人、初级职称3人；管理人员4人。

固定资产总值321.7万元。

摄影的电视专题片《克孝忠贞——记抗日英雄谢振平》获2016年行业电视节目展评纪录片类一等奖。

舆情监测 发布《每日卫生舆情报告》300余期，《每日卫生舆情快报》300余期，月报12期，群发短信预警23次。每季度发布《网络媒体传播效果评估报告》，报告从新闻媒体关注度、自媒体传播效果、优秀官方账号分析及微博微信运营等方面对各单位新媒体的传播效果进行了评估。结合社会舆情热点问题，编辑《号贩子综合治理》《各地学习全国卫生与健康大会情况》等专报19期。3月，举办全系统舆情监测管理及危机应对培训班，培训大家关键词搜索技巧及多种舆情监测的方法，以及对全媒体时代的突发事件处置与舆论引导方式。

新闻工作 参与组织新闻发布会5次，精神病患者奖励补助新闻发布会、北京市公立医院特许经营管理新闻发布会、控烟一周年新闻发布会、北京市卫生与人群健康状况新闻发布会等。邀请记者采访28次，京津冀一体化医疗外媒采访（燕达医院）、2016北京市卫生工作会、北京市疾控工作会、北京市妇幼健康工作会等。发布新闻通稿60次。受理记者采访60人次。策划、撰稿、拍摄、制作、播出《健康播报》47期，编辑《京华卫生》报纸12期。

自媒体和影像记录工作 全年摄像105次，摄影103次，包括对市卫生计生委领导民主生活会实况录制，跟随人大、政协督导组深入平谷、密云、延庆、怀柔等地对检查乡村卫生建设落实情况进行了3天拍摄，对首都卫生系统文明单位创建工作展评活动拍摄，深化医药卫生改革专题研讨班1周全程拍摄，12320服务热线培训班的4次培训全程拍摄，市卫生计生委庆七一大会全程拍摄，制作《2016京津冀重大自然灾害卫生应急综合演练纪实》《京津冀卫生协同惠民生》等电视专题片。全年拍摄制作专题片7部，汇报片、活动新闻小片、专家讲课、先进事迹报告会宣讲等电视片共29部。

完成《北京日报》两个整版的北京市卫生计生系统精神文明创建活动的报道。完成党建专题片《践行宗旨树形象，守护健康惠京华》，该片在北京市卫生计生委党委庆祝中国共产党成立95周年主题党日活动中播出。年初，到北京城的东、西、南、北4个极点，采访拍摄最基层的乡镇卫生院、村卫生室和村医，出版了2016《京华卫生》新年特刊，并在公众号推送，这是《京华卫生》报纸创刊以来第一次大篇幅、大力度报道村医。

4月，由中心主创的纪实摄影画册《平凡如歌》举行首发仪式。

6～8月，中心深入张家口、廊坊、保定、承德等地采访拍摄，用镜头和文字记录了京津冀医疗卫生协同发展的进程，撰写、编辑了多条新闻，在《北京青年报》《新京报》及北京电视台等多栏目刊登播出，并制作完成《京津冀卫生协同惠民生》等多部电视专题片，被市委组织部电教中心收录为基层教育短片。

打造歌华有线“健康专区” 全年“健康专区”页面累计曝光20304859次，日均曝光102034次，视频累计点播12698647次，日均点播63812次，视频累计点播时长1992461小时，日均点播时长10012小时。

与市卫生计生委联合制作了电视专题片《分级诊疗社区篇》《慢病治疗在社区》，在歌华有线健康专区等渠道上线。完成《免费婚检12项》《老年防跌倒》《儿童抽动症》《膳食平衡》等4部公益广告的制作。与视通公司合作制作公益广告《游泳馆水质》《如何鉴别假中医》《莫让微整形变“危”整形》《传染病防控网》等4部广告，在歌华平台陆续播出。

宣传展评活动和培训工作 举办第十五届卫生计生好新闻评选、第十一届卫生摄影大赛、第二十五届杏林杯电视片汇映。围绕3项活动开展培训4次，内容包括新媒体运维、新闻写作、电视片制作、摄影技巧等，约1400人次参加。

开展纪实摄影、电视片制作等方面的培训4次，培训近800人次。邀请暴风科技为学员讲授虚拟现实技术在医疗卫生领域中的应用，并讲解了虚拟现实技术作为未来媒介传播工具的理论和实践探索。

杏林杯电视片汇映122部；好新闻和杏林杯的作品征集都依托"丁香园"网络平台，同时建设品牌网页集中展示。

（撰稿：田　昀　审核：周　峰）

领导名单

书　记　张建利
主　任　周　峰

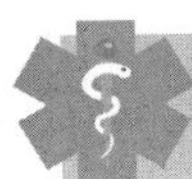

北京市人口和计划生育宣传教育中心

地址：西城区鸭子桥路41-1号（100055）　电话：51923661

基本情况　职工22人，其中主任（正处级）1人、副主任（副处级）2人、调研员1人、副调研员1人、科长1人、主任科员5人、副主任科员4人、工人4人、试用期未定职3人。

固定资产总值369.17万元。

改革与管理　确立主任办公会、工作例会、专题工作会、全体人员会和党员大会、支部支委会的会议制度。修订《宣教中心工作规则（修订）》《"三重一大"决策制度实施办法（修订）》。编写《宣教中心规章制度汇编》《北京市计划生育宣传文件汇编》。

计生宣传　全年推出4期展览，覆盖全市27家公园，宣传内容涉及"全面两孩"政策、中国公民健康素养、老年与妇幼健康、家庭人口文化等。

以幸福家庭大讲堂活动为核心，在全市开展"健康北京，幸福家庭"系列示范性宣传服务活动。大讲堂先后在延庆区张山营镇、门头沟区龙泉镇、密云区鼓楼街道、顺义区木林镇、海淀区工人文化宫、中国航空规划设计研究总院、河北易县北京部队、房山区良乡大学城、河北省兴隆县等地举办9次活动，参与群众近3000人，发放健康宣传品近6000件。参与国家卫生计生委第十一届"你在他乡还好吗"关爱流动人口、"新市民健康城市行"启动仪式等宣传服务活动，发放宣传资料2000余份。开展中国家庭幸福感热点问题调查问卷600份。发行《家庭历书（2017年版）》50万册。

联合北青社区传媒科技（北京）股份有限公司，在全市开展"健康北京·社区宣传服务联盟"走基层、进社区、送健康公益宣传服务活动。首期10场活动在东城、西城、朝阳、海淀和丰台举办，近千人参与，免费发放宣传品1000份。

制作广播电视节目。与电视台电台联手打造《健康北京》《健康加油站—人口直通车》《今夜私语时》等多档计划生育宣教栏目共156期。以"二胎时代"为主题制作10期《健康加油站—人口直通车》特别节目。制作健康科普系列宣传片《E点健康》15集，总数达33集。

举办第四届幸福家庭DV大赛。收到来自各区县卫生计生委、计生协、三级医院、直属单位的参赛作品47部，题材涉及亲情、友情、爱情、健康等多个领域。通过网站、微信展播投票，总点击量逾千万，投票333万票。综合大众投票和专家评选结果，评定出一等奖1名、二等奖3名、三等奖6名、优秀奖26名、组织奖3名以及鼓励奖若干。

网络媒体宣传。"健康北京，幸福家庭"宣传专栏运维改版，累计访问量1789万次。策划制作世界卫生日、世界无烟日、国际禁毒日、世界人口日等专题栏目，人民网增加优生优育、妇幼保健、两性健康3个栏目，中国网着力打造《首都健康专家系列访谈—e.健康》视频专栏。宣教中心官微"幸福家庭，健康生活"功能升级，涵盖信息发布、健康科普、资讯查询、便民服务等，粉丝8000余人，发稿344篇，阅读量113万次，药具领取8000余份。9月1日，主办的北京市计划生育网络宣教馆—"家庭健康e站"正式上线，其前身是设立于1989年位于中山公园西大殿的北京市计划生育宣教馆，实现了宣传资料线上线下共享，智能终端、PC端无障碍接入，集合了政策宣传、主题活动、健康知识、科普展览等板块，为社会公众提供计划生育服务。

承办第十五届中国人口文化奖文学美术摄影类评选活动北京地区参评作品征集报送工作。承办全国卫生计生标语口号和院训院歌院史征集活动北京地区征集报送工作。配合开展2015年度《人口和计划生育》杂志宣传工作先进集体和先进个人评选工作，成立《人口与计划生育》杂志北京市课题组。

组织召开《中国人口报》北京记者站业务培训会，起草《〈中国人口报〉北京记者站队伍建设管理办法》。

学术交流 6月，牵头成立《人口与计划生育》杂志北京市课题组，成员单位包括朝阳区卫生计生委、海淀区卫生计生委、市疾控中心健康教育所，市卫生计生委委员高小俊任组长，宣教中心主任王志洲任副组长。课题组形成了朝阳区卫生计生委《朝阳区打造“新风”系列人口文化风景线》《发挥示范作用，强化服务管理，促进民生幸福》、海淀区卫生计生委《以科技树品牌，以文化惠民生，创建新型海淀计生服务体系》《凝心聚力、攻坚克难、统筹推进健康海淀建设》、市疾控中心健康教育所《北京健康之星》《开办孕妇学校对医院妇幼保健工作的作用》等学术成果，并在《人口与计划生育》杂志增刊上发表。

信息化建设 全年网络媒体宣传经费177万元。继续与首都之窗、人民网、光明网、中国网、中国家庭网等国家或有影响力的网络平台合作开办宣传专栏；宣教中心官微实现功能升级，增加药具领取模块；北京市计划生育网络宣教馆—“家庭健康e站”正式上线，实现宣传资料线上线下共享。

（撰稿：朱妍郦　审核：王志洲）

领导名单

党支部书记、主任　王志洲
副　书　记　杨　成
副　主　任　杨　成　赵　勤

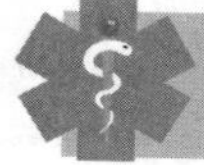

北京市公共卫生热线（12320）服务中心

地址：朝阳区静安里26号楼通成达大厦7层（100028）　电话：64468506
网址：www.bj12320.org

基本情况 职工74人，其中在编14人，包括正处级1人、副处级2人、正科级6人、副科级2人、科员3人；劳务派遣60人。

固定资产总值746.97万元，年内新购资产总值28.19万元。

改革与管理 规范运营管理，保证服务质量。改革运营班次，调整工作时间为早中晚三班制，完善备班机制，建立班级互助机制，确保中心接起率；精细班级管理，保证电话、工单的日清，结合咨询热点添加咨询分类、大屏显示和日报项目，建立新媒体监测与话务受理有效衔接机制。主动承担计生咨询服务，自1月1日计生新政实施以来，全年共受理计生政策咨询问题34975件，占咨询类来电的11.57%。强化应急管理，应对社会热点，问题疫苗事件曝出后，及时启动应急坐席，制定解答口径并全员培训，在官方网站、微博、微信上发布正规接种门诊信息；4月，魏则西事件发生后，及时将卫生计生委提供的解答口径放入知识库并组织培训，同时监测舆情及时上报。

落实市非紧急救助服务中心“三率”指标。统一解答口径并备案市非紧急救助服务中心，共同做好群众诉求的咨询、解答、受理、转办工作，确保高效解决；对全市网络单位进行“三率”考核指标再部署，每月通报各网络单位“三率”指标完成情况；召开市卫生计生委、市医管局、市中医管理局机关各处室联系人工作座谈会，结合市12345的群众诉求办理要求和考核指标，完善工作机制；编写《群众诉求办理优秀案例汇编》和《群众赞誉优秀案例汇编》；加强与网络单位交流，培训医患沟通技巧，强化工作要求。

夯实业务知识，提高工作成效。建立长效、系统的培训机制，实现质检→培训→运营的无缝衔接，对新员工增加标准话术、新媒体工作、沟通技巧、情景模拟等培训课程，强化管理人员的学习培训；强化日常管理，优化知识库支撑；强化监督反馈作用，通过日常录音质检和质检工作会，收集培训或接话模拟练习的典型案例进行分享。

拓展服务范围，深化服务内容。继续与北京健康管理协会合作，开展心理咨询热线工作；完成市卫生计生委委托的医调委工作满意度调查等工作；完成全市卫生计生委行政许可大厅工作满意度调查报告12期、医调委工作满意度调查报告1期。

加强舆情监测，发挥预警作用。及时上报“群众关注女孩怒斥号贩子事件”“22家市属医院将全面实行预约挂号后引百姓热议”“北京12320受理各地百姓关于媒体报道山东省非法经营疫苗案的相关咨询情况”等舆情30期，信息传递单114期，为政府科学决策提供依据。

做好控烟服务。全年受理控烟诉求17330件（其中知识咨询717件、政策咨询2900件、投诉举报13713件），进一步理顺部队、机场、铁路等特殊控烟投诉的转办工作机制；增强戒烟干预能力，与市社管中心开展试点社区转介综合戒烟干预服务取得良好效果，共完成474人戒烟干预，其中完成干预流程170人、两周戒烟129人。

日常工作　全年北京12320热线共受理各类服务请求483628件，其中电话呼入量301238件，呼出量47578件，语音自助服务、语音留言及传真服务86167件；短信、网站留言、邮件和在线回复16471件，微信32173件。

受理市非紧急救助服务中心（12345）转来各类诉求15005件，其中电子派单12748件、转来电话2257件。通过12320直接与来电人沟通化解的有4409件，形成工单8339件，直接化解率34.58%。妥善处理各类不稳定因素37件。

完成中心KPI关键考核指标：全年热线接起率94.91%、服务水平94.32%、不稳定因素前期处置率100%、诉求转办及时率100%、诉求按期办结率100%，群众挂机满意度99.12%。

每月配合卫生宣传日和群众关注热点，全年发送健康和职能短信1402万条；协助市卫生计生委维护“首都健康”微博，全年发布微博3977条，新浪、腾讯和人民网微博粉丝量分别为341.29万人、6.62万人和42.25万人。“北京12320在聆听”全年共发布微博3250条，新浪、腾讯微博粉丝量分别为180.83万人、1.05万人。新媒体共监测到舆情46件，全部妥善处理。创新微博服务形式，组织开展“如何戒烟专家说”“给糖友生活添点彩”“办公室脊椎拯救计划”等微访谈、微直播活动，关注最多的话题总阅读量达4800万次，被新浪官方列为当日6件“北京微头条”之一。微信推送健康宣传信息52篇，健康广播播报48期。

信息化建设　全年信息化建设投入83.08万元。精细化运维管理，进一步调整运维服务台制度及责任范围，完善科内责任分工，加强对运维公司的管理。完成了中心联通线路铜换光E1线路升级改造工作。重新梳理、完善、录制了IVR语音咨询内容，及时上线，提升夜间自助服务能力和水平。完善应急预案，有效应对系统突然故障和停电等突发事件。进行网络系统和业务系统的应急桌面推演，提高系统应急能力。

学术交流　发挥培训基地作用，促进京津冀一体化。签署《京津冀12320卫生热线协同发展合作协议》，接待廊坊12320共7批18人的学习培训。接待来自陕西榆林、西安、安徽铜陵、宿州、上海、山西12320等11批68人136天的学习。

其他工作　聘请社会监督员，加强社会监督，全年共收集落实监督意见40条；坚持开展一日体验活动，全年有17批135人参与体验。

文化建设。开展“十年，我们再启程”系列活动。通过开展“岗位技术练兵”，争做权威解答、专业解答、规范解答的岗位能手；通过开展演讲比赛、感恩节活动等，加强文化建设；建立减压室，设立母婴关爱室，推进热线“十个一”文化建设。形成内部职称初步方案，职称相关资金申请取得突破，员工职业生涯规划更趋完善。

（撰稿：张　晶　审核：张建国）

领导名单

党支部书记、主任　段长霞
副　　书　　记　张建国
副　　主　　任　张建国　胡　爽

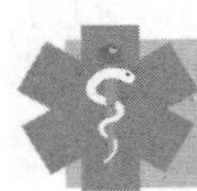

北京市卫生人才交流服务中心

西城区赵登禹路277号先锋商务写字楼（100034） 电话：83366903
西城区槐柏树街2号市府大楼（100052） 电话：63012674
网址：www.bjwsrc.org

基本情况 职工20人，其中管理岗位8人、工勤岗位1人、专业技术岗位11人（副高级职称2人、中级职称9人）。

固定资产总值1121万元，本年度新购资产总值72万元。

机构设置 新增项目开发部，负责中心对外的项目开发、人才派遣、公招考试等。

卫生人才管理 完成全国卫生专业技术资格考试、全国护士执业资格考试、全国医师资格考试、高级专业技术资格评审、管理职称考试与评审、未列入全国统考考试与评审等9项考试与评审，共6.7万余人次、近20万科次的考试与评审工作，为北京市卫生行业输送各类卫生人才近4万人次。

编制各项考试与评审的电子文件。在年度评审工作中提出网络缴费和无纸化评审的意见，成为北京市首家无纸化评审单位。配合国家卫生计生委考试改革，主动完成护考人机对话考试试点和医师资格考试计算机化考试扩大试点工作。

完成日常事务性工作，如医师资格证书丢失补办、医师资格信息补录、成绩单丢失补办、护考合格证书补办、电话咨询等业务。

存档单位49个，共存档案12286人，接收档案1168人，转出313人，净增855人。派遣人员存档364人，接收派遣档案60人，转出14人。接收散材料并入盒40000多份，整理新接档案1016册，重新整理库存档案3500多册。扫描档案2564册，扫描总页数259012页。借阅查阅档案8000余人次，网上传递电子档案材料300余人次，提供复印和各类证明等服务300余人次，受理各类来人来电咨询数百人次，代理7个局属小中心的工资工作，协调保障委组织人事处5个多月的档案整理和审核工作。

首次尝试档案扫描业务外包的形式，管理方式主要采取扫描按档案接收先后反序安排、档案出入库逐一核对、扫描数质量专人抽检把关等。

住院医师规范化培训管理 年初，完成2015年住院医师规范化培训的补招录工作，共招录培训人员200人。经过两批志愿填报及录取工作，共招录1816人，其中委托培训人员1548人、自主培训人员268人。全年经过两批志愿录取工作，未被录取需调剂的人员54人。

全年拨款6次。分别为：西医2013年招录在培人员及2015年第二批招录人员2015年10月—2016年9月生均定额补助及自主培训人员的基本劳动报酬经费；2015年第二批招录人员2015年10月—2016年9月培训基地带教经费。中央经费共计1807.87万元。西医在培人员2015年10月—2016年9月生均公用定额补助经费，教育经费共计9790.71万元。中医2013年招录在培人员2015年10月—2016年9月生均定额补助及自主培训人员的基本劳动报酬经费，中央经费共计195.38万元。中医在培人员2015年10月—2016年9月生均公用定额补助经费，教育经费共计2042.16万元。西医在培自主培训人员2016年10—12月基本劳动报酬经费，中央经费共计457.69万元。西医在培人员2016年10月—2017年9月生均定额补助及自主培训人员的基本劳动报酬经费。按调整后的标准（生均定额补助标准为每人每月3419.11元；自主培训人员的基本劳动报酬标准为本科学历3697.34元/月、硕士研究生学历4444.84元/月、博士研究生5128.67元/月）拨付给送出单位和培训基地，中央经费共计17538.05万元。

住院医师规范化培训结业笔试2次，结业笔试实考考生3385人，通过3188人，通过率94.18%。

12月24日，北京开展全国住院医师规范化培训结业笔试人机对话考试模拟考试。中心负责模拟考试报名、协调及管理工作。模拟考试采取自愿报名的原则，共计2875人报名。

承担北京市住院医师规范化培训基地动态评估中

人事管理方面评估工作。11月2日，召开人事管理动态评估工作布置会，此次评估工作分6个评估组，于11月7～25日对全部52家培训基地和全部专业基地进行实地评估。

市中医管理局首次委托中心承担中医结业笔试考务工作。于3月6日和4月9日进行了2次考试，分别有1008名考生和145名考生参加。

考试与招聘 公招考试工作。平均每月承接4个公招项目，共接收36家委托公招项目。首次接收外省市公招项目，涉及河北、山东、甘肃共5个公招项目。首次承接非公招类考试项目，如顺义CDC技术练兵、妇产医院派遣人员转正考试、房山社区及乡村医生技术比武等。

人才派遣工作。截至年底，派遣单位增加为13家，派遣人员增加至近900人。全年流水收入103.32万元。

招聘工作。受市卫生计生委委托，进行两轮乡村医生招募，利用中心网站、招聘平台、微信进行宣传。3～5月，与朝阳区卫生计生委共赴9省进行非京籍本科应届毕业生公招工作。5月30日，组织北京世纪坛医院、北京中医医院和北京清华长庚医院，到辽宁省大连市和沈阳市进行为期3天的招聘研讨。联合北京协和医学院、北京大学医学部、北京中医药大学、首都医科大学在北京高校毕业生就业指导中心举办2017届毕业生联合校园招聘会。

培训工作。与北京卫生职业学院合作开展管理研究系列职称考试培训，68人参加培训，通过率70%。与北京卫生继续教育协会合作开展高级职称评审培训。朝阳区卫生计生委所属事业单位人事管理干部培训，完成朝阳区卫生计生委所属事业单位人事管理干部培训，98人参加培训。

交流与合作 4月14～17日，受北京市外专局邀请，参加在深圳召开的第十四届中国国际人才交流大会，开启了与外专局的合作。起草了《建立北京市专科医师国际化规范培训模式的研究》，获市外专局项目支持，连续3年、每年资助15万元，并于10月邀请加拿大专家来京开展相关工作。

5月7日，与国家卫生计生委能力建设和继续教育中心共同举办2016年京津冀地区医疗协同医院院长论坛，解读京津冀协同发展战略规划，探讨京津冀协调发展政策，分享协同发展实践，并举办了院长沙龙。来自京津冀地区、内蒙古、山东等地的二级及以上医院院长及相关人员共300余人参加论坛。

12月，受北京世纪坛医院委托，对该院高层次人才进行评价，为该院制定了高层次人才阶段性考核方法及评价体系。

信息化建设 完成先锋写字楼办公环境信息化建设，包括办公环境的互联网光纤接入、财政网光纤接入、局域网布线、无线网架设、监控系统建设和大屏显示设备安装等。共布设外网光纤线路2条，无线接入点7个，楼层交换机6台，楼层入机房光纤线路3条、网线6条。实现了局域网独立架设，与其他单位物理隔离；一至三层办公区无线网覆盖；实现互联网、财政网、中心网站及业务系统同时正常运行。

经过3年的开发，完成了招聘平台建设。四校联合招聘会期间，包括参展单位线上报名、招聘平台微信公众号宣传、应聘者扫码入场、应聘者扫码投递简历等，将招聘会及用人单位的招聘工作与互联网进行了很好地结合。

（撰稿：魏　娜　审核：连　笠）

领导名单

党支部书记、主任 王　庆
副　书　记 杨让利
副　主　任 杨京利

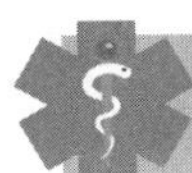

北京市计划生育药具管理站

地址：西城区广安门外大街南滨河路25号金工宏洋大厦B座11层（100055）　电话：51920255

基本情况 职工12人，其中站长1人、副站长1人、副调研员1人、综合科5人（包括2名司机）、计划质监科2人、发放管理科2人。副高级职称1人、中级职称5人、初级职称4人。

固定资产总值667.1万元，年内新购资产总值10982元。

改革与管理 根据全国药具采购体制改革，结合本市实际情况，选择了由国家卫生计生委药具管理中心代为组织实施，完成了年度药具采购工作。全年免费计划生育药具采购供应项目的总目标是1800万元，实际签订合同1457.9万元，包括27个品种，涉及14个供货商。截至年底，完成进货1397.7万元。

药具管理与服务 加强科学管理，提高药具的存管水平。对市级库房进行了改扩建，并按照新版《药品经营质量管理规范》要求配备人员、设施、设备。新建库房1500平方米，采用立体货架存储药具，共计货位517个，最大存储容量30780件，分为红、黄、绿3个功能区，保证药具的规范储存和安全。加强区级药具站库房的内涵建设，走优质、低耗、高效的质量效益型发展道路，实现科学化、规范化、法制化的管理。推进融合发展，提高药具综合服务能力。借助医疗、妇幼保健和计划生育技术服务平台，扩大药具发放服务网点，提升药具服务能力。将药具服务工作纳入创建全国计划生育优质服务先进单位重要内容，明确要求创建全国计划生育优质服务先进单位要满足的药具服务指标：社区免费避孕药具发放网点覆盖率达到100%，自取装置发放点达到30%以上，免费避孕药具发放服务目标人群获得率95%以上。

开展自查自纠，全年分两次开展了网络平台、自助发放机自查自纠，重点调查网络订单的及时性和药具有效期，调查解决自助发放机底数不清、损坏、闲置等情况导致的上线率不高，单台机器月发放量不高等问题。完成新增国家试点项目（众智天成公司）67台自助发放机的安装，使全市自助发放机增加到2404台。全年自助发放机发放和网络平台发放共计50万盒。自助发放机提供的药具数量占比逐步增大（有些区县已达到20%左右）。调查显示，利用人群主要是男性青壮年（75%），并以流动人口居多，外省流动人口使用自助机领取比例为90%左右。

宣传与倡导 利用各种宣传渠道特别是新媒体，加强计划生育药具宣传教育，提高育龄群众对免费药具政策、避孕节育知识、药具服务获取途径的知晓率。在全市公交车车载屏幕播放发放途径宣传信息88天，共计24000个公交电视终端，印刷了6500套《避孕药具知情选择实物图集》下发各区。各区多方位宣传，为目标人群能够及时获得药具提供保障，如朝阳区制作《健康关爱——避孕药具知情选择指南图籍》500册，供群众翻阅，在宣教网开辟药具宣传专栏，利用电子屏滚动信息告知群众药具发放网点设置及咨询电话，宣传效果明显。

信息化建设 投入39.3万元用于北京市免费药具综合信息服务平台和9·25网站的运维监控和开发。委托国家科研所开发北京市免费药具综合信息服务平台后台管理系统，实现北京标准平台的开发使用。推进市级药具新库房质量监控智能化建设。

至年底，北京市免费药具综合信息服务平台注册27547人，网上订购13959单。

“避孕·生育·健康”网站全年访问4345062人次。新浪同名微博更新400篇，完成90条爱问、162条微问问题。建立同名公众微信号，完成58期微信图文推送，有4097名用户关注。

（撰稿：龚伟明　审核：李　兵）

领导名单

站长、党支部书记　李　兵
副站长、副书记　赵　兰

学术团体和群众团体工作

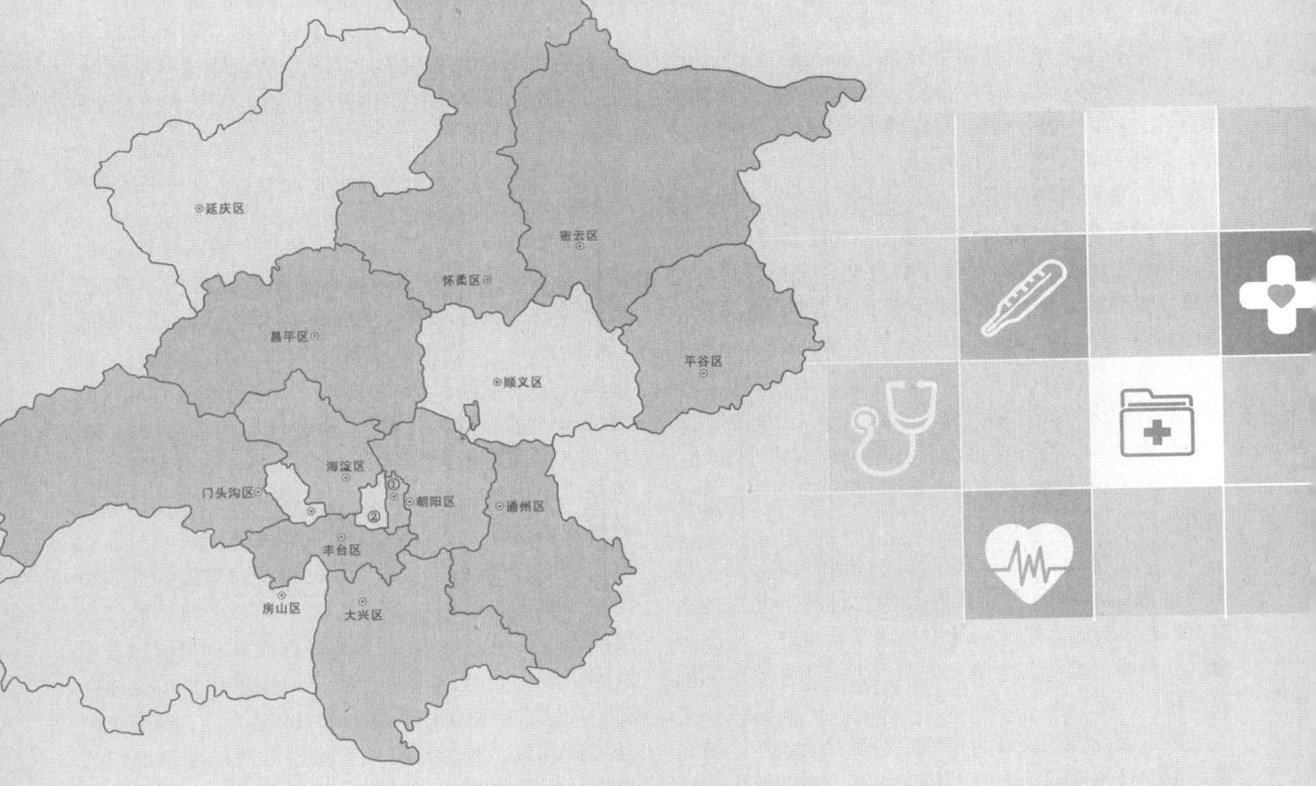

北京医学会

地址：东城区东单三条甲7号（100005） 电话：65134368
网址：www.bjyxh.org.cn

基本情况 会员32050人，团体会员单位146个。为五A级社会团体。

完成19个专科分会的换届改选，包括计划生育分会、血液学分会、眼科学分会、罕见病分会、放射技术分会、口腔医学分会、核医学分会、肝病分会、心脏外科学分会、皮肤性病学分会、医学美容分会、小儿外科学分会、创伤医学分会、病理学分会、运动医学分会、风湿病学分会、临床药学分会、心血管病分会、妇科肿瘤分会，共计943人。

成立显微外科分会、血栓与止血分会、手外科分会、乳腺疾病分会等4个专科分会，共计211人。

在9个专科分会成立青年委员会，包括外科学分会青年委员会、输血医学分会青年委员会、介入医学分会青年委员会、临床流行病学和循证医学分会青年委员会、乳腺疾病分会青年委员会、血栓与止血分会青年委员会、核医学分会青年委员会、妇科内镜分会青年委员会、男科学分会青年委员会，共计303人，完成胸外科分会青年委员会的换届改选工作，共计36人。

完成中华医学会病理学分会、超声医学分会、创伤学分会、风湿病学分会等21个专科分会北京地区214名委员推选工作，以及中华医学会变态反应学分会、儿科学分会等22个青年委员会22名青年委员的推荐工作。

被市委社会工委评为市级枢纽型社会组织，被北京市卫生计生委评为先进基层党组织，被北京市委社会工委列入“北京社会好人榜”。

学术活动 全年举办各类学术活动412场，其中学术年会62场。

学术年会。36000余人参会，收到论文5649篇，组织专题报告1398个。风湿病学分会第十六届学术年会以“关节炎和杂病”为主题，来自全国30个省市自治区的1800余名医务工作者参会，外地代表占65%；麻醉学分会学术年会以“开拓创新、携手共赢”为主题，2000余人参会，设7个分会场、20余个学术版块；超声医学分会学术年会分为心脏专业、腹部专业与介入专业、浅表器官和外周血管专业、妇产与儿科专业等4个分会场。

京津冀学术交流。组织大型学术交流活动24场。医学遗传学分会发起成立了京津冀医学遗传学联盟，三方代表共同签署《京津冀医学遗传学联盟备忘录》。首届京津冀心律失常联合论坛设立“京津冀心律失常介入发展现区域化差异”联合论坛，探讨三地发展现状和联动模式。

基层培训。以心脑血管、痛风、腹泻等常见病、慢性病的规范化治疗为重点，陆续在通州、顺义、昌平、门头沟、怀柔、大兴等远郊区县医院开展了“到基层去——腹泻病规范化诊治直通车活动”“基层医院痛风与高尿酸血症规范化诊治及患者社区管理论坛”等。“携手同行·检验基层培训活动”，由10家三甲医院和10家区县医院一对一结对帮带，一方面三甲医院检验技术骨干定期下沉到区县医院检验科室跟班作业，发现并帮助解决基层医院临床检验实际工作的问题；另一方面利用远程教学、网络课堂等费用低、易实施、传播快的现代化手段对基层检验人员进行培训。“大中小医院联合糖尿病管理系列活动”已连续举办2年，年内组织了60余场活动，29家三甲医院内分泌科和102家一、二级医院内分泌科参与，致力于将北京市中心医院专家的治疗理念及经验带到基层医疗单位，促进基层医疗单位糖尿病管理一体化。

对外协作。组织“健康义诊西部行系列活动——北京医疗专家援疆扶贫公益行活动”，远赴新疆开展义诊、查房、会诊、病例分析、手术示教等交流活动，涵盖了心内、心外、神经内科、神经外科、肿瘤科、妇产科等专业；麻醉学分会与新疆医学会麻醉学分会签署了《北京与新疆麻醉学会合作协议》，并于6月举办了北京-新疆心连心手拉手围术期医学论坛。

科普宣传 组织多名变态反应学专家前往锡林郭勒盟地区开展“关注草原地区人民健康，推动变态反应事业发展”公益内蒙行大型专家义诊活动暨百姓健康大讲堂活动，1500余名患者受益。糖尿病日举办义诊筛查公益活动，1500余名患者受益。早产儿营养策略学术交流会暨健康宣教主题活动，吸引了100余名早产儿家长参加。心身医学分会连续多年举办痴呆家属联谊会系列义诊及科普讲座，通过专家讲课、认知训练、团体干预等方式对痴呆患者家属进行专门培训，帮助家属将这些方法融入痴呆患者日常护理中。“健康北京人、健康北京城”名医进社区专家义诊、医疗咨询、科普宣传活动到大兴区长子营社区卫生服务中心、青云店社区卫生服务中心定期出专家门诊、一对一带教式帮扶专家6名，义诊帮扶180人次；11名专家到海淀区海淀镇卫生服务中心参与农民大体检活动，经过近1个月时间完成3800余人次的健康查体；中医、心血管、骨科、内分泌、消化科专家在海淀区四季青北坞社区卫生服务中心等开展专家医疗咨询和健康大讲堂活动4次。

培训工作 受国家质监局委托，举办特种设备作业人员上岗证考核培训班6期，全国28个省市647名专业人员获得氧舱维护R3上岗证书。受市卫生计生委委托，举办北京市医用氧舱从业人员上岗资格培训考核班，培训学员138人。受市卫生计生委委托，组织2016年度全国医用设备使用人员业务能力考评（北京考区），专业包括CDFI医师、CDFI技师、CT医师、CT技师等18个专业，报名3708人，通过资格审核1780人。

编辑出版 《中华医院管理杂志》全年收稿2006篇，刊稿309篇，其中有基金项目支持的论文140篇。杂志围绕医改重点与难点，组织了研究型医院实践探索专刊、改善医疗服务行动计划专刊、现代医院管理制度研究专刊。9月，杂志开通微信公众号。

《中华泌尿外科杂志》全年收稿725篇，刊稿282篇，其中述评、专家论坛文章8篇，重点专题3个共15篇文章。为庆祝梅骅教授和郭应禄院士从医执教60周年，编辑出版梅骅教授专辑和郭应禄院士专辑。

《北京医学》杂志全年收稿1158篇，刊稿452篇。杂志与北京医学会内分泌学分会、麻醉学分会、儿科学分会、老年医学分会等专科分会，以及北京佑安医院、北京妇产医院合作，出版专刊或约写述评文章，从各个层面对某一专科疾病的诊疗现状、诊疗方法及特点、临床经验总结等进行深入系统地报道，展现地区医学发展现状，传播医学学术研究新进展。

委托工作 受市卫生计生委委托，完成各类医疗技术和医疗机构现场审核项目86项，包括医疗机构校验20项、机构设置7项、级别核定6家、新增诊疗科目45项、增床位6项、新增执业地点2项，涉及三级以上综合医院21家、专科医院10家，二级综合医院10家、专科医院20家，门诊及诊所11家。

承接医疗事故技术鉴定11例，预防接种异常反应损害程度分级评定18例，医疗损害责任鉴定8例，医疗问题专家咨询3例。配合市政府拟定《关于完善社会矛盾多元调解体系的实施意见》，协助市卫生计生委完成《计划免疫规范化管理可行性报告》等。

人才评价与表彰 召开北京医学会首届年会，表彰检验学分会等38个先进专科分会，呼吸病学分会主任委员刘又宁教授等15位医学成就奖获得者，麻醉学分会前任主任委员黄宇光教授等57位突出贡献奖获得者。

评选北京医学科技奖。依据《北京医学科技奖奖励办法（试行）》，授予“消化内镜隧道技术治疗学的创建和推广应用”等3个项目为2015年度北京医学科技奖一等奖，“类风湿关节炎流行病学、病因及干预的系列研究”等5个项目为二等奖，“髁突骨折继发创伤性颞下颌关节强直的基础与临床研究”等10个项目为三等奖。

（撰稿：汪明慧　审核：田宝朋）

领导名单

名誉会长	郎景和　赵玉沛　高润霖
会　　长	金大鹏
副 会 长	王建业　田　伟　刘玉村　吕兆丰 那彦群　陈香美　郑静晨　魏丽惠 田宝朋
秘 书 长	田宝朋

北京护理学会

地址：东城区东单三条甲7号（100005） 电话：65258119
网址：www.bjhlxh.com

基本情况 有注册会员61411人，新发展会员4323人。其中，团体会员61201人、非团体会员210人；会员单位144个。第十届理事会共有理事109人，常务理事21人。设有工作委员会6个，专业委员会29个，专业学组7个。共有委员681人，青年委员38人。学会专职干部4人。驻会工作人员6人。为4A级社团。

6月16日，召开北京护理学会第十一届会员代表大会，选举产生第十一届理事会理事125人，常务理事31人。审议通过《北京护理学会章程（草案）》《会费收取和管理办法》。

学术活动 各专业委员会举办学术活动113次，交流论文260篇。

国内交流104次：学术沙龙38次、专题研讨18次、护理查房12次、病例讨论8次、参观交流20次、问卷调查8次，共11240人次参加。

国际及港澳台地区交流9次：第三届北京-国际静脉治疗大会、2016中美澳安全输液论坛、外周静脉血管通路最佳实践论坛、2016护理管理高峰论坛、中法医疗护理康复培训班、中美围手术期压疮预防高峰论坛、中美欧围术期体位并发症预防高峰论坛、失禁性皮炎最佳护理实践高峰论坛、中日护理学术交流，共计1730人次参加。

第二届北京护理学会科技进步奖评选工作，以“科技、创新、自主、开拓”为主题，促进护理科技成果推广与应用。评选出一等奖1项（北京协和医院“专病护理模式改善血友病患者整体生存状况的研究与实践”），二等奖2项（阜外医院“促进先天性心脏病患儿快速康复的护理实践研究”、北京协和医院“个体化早产儿经口喂养支持的研究与成效”），三等奖3项，优秀奖4项。

科普宣传 全年开展科普公益活动34项39次，受益6485人。其中，顺义区太阳村举办的科普进社区温暖太阳村活动，参加100人；北京和平里大酒店举办的“健康人生，关怀服务——公众急救知识普及”公益活动，参加150人；平谷区滨河街道府前社区老年活动中心举办的中医运动疗法进社区活动，参加75人；和熹会老年公寓举办的关爱老人健康生活活动，参加80人；通州区潞河医院和门头沟区医院举办的静疗公益行系列活动，参加500人；延庆区医院举办“牵手——2016年流动大讲堂”等宣传活动。

培训工作 设专题讲座主会场1个、分会场16个。举办学术专题讲座 79项196场次，听课39150人次。

举办国家级、市级继续教育项目学术会议、培训共23项，培训4037人次。

编辑出版 编辑出版《骨科专科护士技能操作与考评》《成人急性心力衰竭护理实践指南》，翻译、修订2016版INS《输液治疗实践标准》。

委托工作 专科护士培养。在原有9个专业（ICU、急诊、糖尿病、手术室、静脉输液治疗、骨科、供应室、血液净化、肿瘤）的基础上，启动伤口造口失禁、老年护理专科认证培养项目。4月，启动伤口造口失禁、老年护理专科护士临床基地评审，经专科认证工作委员会及相关专业委员会初评及基地实地评审，22家医院的29个基地综合成绩合格。自2002年以来，共建立北京地区40余家医疗机构的临床教学基地163个，规范专科护士技术操作标准与流程61项。全年举办专科护士培养11项12期，培训1186人，其中1169人取得资格证书。

10月24日，由市卫生计生委主办、北京护理学会承办了中法医疗护理康复培训班。旨在加强国际合作与交流，了解、借鉴法国在老年医疗、护理及康复等方面的理念、经验和做法。全市各医疗机构和15所老年护理专科护士临床培训基地的医护人员共300余人参加。

京宁医疗卫生精准帮扶。受市卫生计生委委托，11月14～25日，组织相关医疗护理专家对宁夏中南地区基层医院的40余名护理骨干进行培训。

北京市护理质量控制与改进中心工作。年内，北京市护理质量控制与改进中心主任委员单位正式变更为北京护理学会。2016年11月～2017年1月，组织第三方评价机构及护理评审专家对北京市52家三级医院进行优质护理服务评价。

“科学健康人”项目。完成“科学健康人班车”4场，线上线下互动、医科社团进社区4期。

北京青年护理工作者学术演讲比赛。根据市科协第十七届北京青年学术演讲比赛“心怀科学，拥抱世界——岂止于言”的主题精神，北京护理学会组织初赛，评选出一等奖1名、二等奖2名、三等奖3名、优秀奖6名，前三名选手推选至北京市科协参加复赛及决赛。最终，北京协和医院、解放军总医院选手分获总决赛一等奖和二等奖。

科技社团承接政府转移职能和购买服务评估工作。完成《2015年～2016年间承接政府转移职能情况工作总结》《搭建科技社团有序承接政府转移职能平台项目书》，并接受现场座谈评估。

京津冀协同发展调研对接落地项目。为配合北京市科协京津冀协同发展调研对接落地项目，举办了第二届京津冀内科护理学术论坛和2016京冀护理管理学术研讨会。

（撰稿：杜　鹃　审核：李春燕）

领导名单

会　长　吴欣娟

副会长　陈　静　丁炎明　李庆印　尚少梅　王建荣　应　岚　张洪君　张素秋

秘书长　李春燕

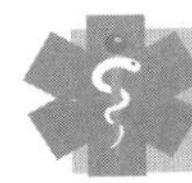

北京中医药学会

地址：东城区东单三条甲7号（100005）　电话：65223477

网址：www.bjacm.org

基本情况　会员6109人，团体会员140家，发展新会员287人。共52个专业委员会，新增5个专业委员会，成立7个专业委员会的青年委员会，变更1个专业委员会。被北京市社会团体管理办公室评为2016年度北京市市级社会组织评估4A级单位。

各专业委员情况　1. 药事管理专业委员会，主任委员李培红（西苑医院药剂科主任）；2. 骨伤科专业委员会，主任委员朱立国（望京医院院长）；3. 儿科专业委员会，主任委员冀晓华（西苑医院儿科主任）；4. 肺系专业委员会，主任委员张洪春（中日友好医院干部保健科主任）；5. 风湿病专业委员会，主任委员王玉明（北京中医医院风湿科主任）；6. 按摩专业委员会，代主任委员周小波（北京按摩医院副院长）7. 妇科专业委员会，主任委员赵瑞华（广安门医院妇科主任）；8. 肝病专业委员会，主任委员孙凤霞（北京中医医院肝病科主任）；9. 肛肠专业委员会，主任委员张书信（东直门医院肛肠科主任）；10. 急诊专业委员会，主任委员姚卫海（北京中医医院急诊科主任）；11. 心身医学专业委员会，主任委员赵志付（广安门医院心身医学科主任）；12. 科普专业委员会，主任委员唐旭东（西苑医院院长）；13. 老年病专业委员会，主任委员李怡（北京医院中医科主任）；14. 临床药学专业委员会，主任委员张学智（北京大学第一医院中医科主任）；15. 络病专业委员会，主任委员金玫（北京中医医院原副院长）；16. 男科专业委员会，主任委员李海松（东直门医院男科主任）；17. 脑病专业委员会，主任委员樊永平（北京天坛医院中医科主任）；18. 皮肤病专业委员会，主任委员李元文（东方医院副院长）；19. 脾胃病专业委员会，主任委员张声生（北京中医医院消化科主任）；20. 青年工作委员会，主任委员张苍（北京中医医院皮肤科副主任）；21. 肾病专业委员会，代主任委员王暴魁（东方医院肾病科主任）；22. 针刀医学专业委员会，主任委员郭长青（北京中医药大学针刀医学中心主任）；23. 中医检验专业委员会，主任委员寿好长（东方医院检验科主任）；24. 综合医院中医工作委员会，主任委员黄小波（宣武医院中医科主任）；25. 糖尿病专业委员会，主任委员冯兴中（北京世纪坛医院中医科主任）；26. 中医外科专业委员会，主任委员裴晓华（北京中医药大学第三附属医院外科主任）；27. 网络信息专业委员会，主任委员王映辉（中国中医科学院信息所所长）；28. 心血管病专业委员会，主任委员胡元会（广安门医院南区院长）；29. 眼科专业委员会，主任委员接传红（中国中医科学院眼科医院五病区主任）；30. 医院管理专业委员会，主任委员刘清泉（北京中医医院院长）；31. 基层卫生工作委员会，主任委员王建辉（北京市和平里医院院长）；32. 中药材炮制专业委员会，主任委员王志举（北京同仁堂参茸药材公司总经理）；33. 中药药理与中成药专业委员会，主任委员赵奎君（北京友谊医院药剂科主任）；34. 中药制剂专业委员会，主任委员王承华（西苑医院制剂室主任）；35. 中药资源与鉴定专业委员会，主任委员张继（中国生物制品鉴定所中药标本馆馆长）；36. 肿瘤专业委员会，主任委员王笑民（北京中医医院副院长）；37. 仲景学说专业委员会，主任委员冯学功（北京市中西医结合医院神经内科主任）；38. 周围血管病专业委员会，主任委员廖奕歆（航天中心医院中医科主任）；39. 民营医院专业委员会，主任委员石玉山（北京京师中医医院院长）；40. 师承工作委员会，主任委员王国玮（北京中医医院副院长）；41. 中药工作委员会，主任委员赵奎君（北京友谊医院药剂科主任）；42. 中药调剂专业委员会，主任委员郭桂明（北京中医医院药剂科主任）；43. 感染专业委员会，主任委员汪晓军（北京佑安医院感染中心副主任）；44. 医疗美容专业委员会，主任委员曲剑华（北京中医医院皮肤科副主任）；45. 养生康复专业委员会，主任委员衷敬柏（西苑医院学科办处长）；46. 中医护理专业委员会，主任委员郝丽（北京中医医院护理部主任）；47. 疼痛专业委员会，主任委员罗涛（东直门医院）。

新增5个专业委员会：1. 病案专业委员会，主任委员韦云；2. 宫廷医学研究专业委员会，主任委员张京春；3. 中医全科专业委员会，主任委员唐启盛；4. 生殖医学专业委员会，主任委员金哲；5. 中药临床药理专业委员会，主任委员高蕊。

成立7个青年委员会：急诊专业委员会青年委员会、肾病专业委员会青年委员会、糖尿病专业委员会青年委员会、医疗美容专业委员会青年委员会、疼痛专业委员会青年委员会、脑病专业委员会青年委员会、综合医院中医工作委员会青年委员会。

变更1个专业委员会：原社区卫生专业委员会变更为基层卫生工作委员会。

学术活动 由学会主办、依托各医院和各专业委员会承办各类学术活动81场次。其中，国医大师金世元传统技能传承暨医院药学人员基本技能培训班、全国名老中医张炳厚教授学术思想学习班、燕京外科名家学术经验传承研修班暨王玉章学术思想传承培训班、李光荣教授行医53周年经验传承研讨会、王应麟教授儿科临床经验学术专题会等系列活动18场，4000余人次参加。“2016中医传承·北京论坛”“传承、发展、创新中医护理高峰论坛”“京津冀学会协同发展·中医药文化‘寻根’活动”等学术会议63场，6000余人次参加。

科普宣传 承办北京市科学技术协会“科学健康人—健康班车”巡诊咨询活动，3月3日～4月27日，科学健康人班车分别到密云太师屯社区卫生服务中心、密云巨各庄塘子村、密云西田各庄疃里村义诊，培训密云太师屯社区卫生服务中心基层医生。3月8日，举办“关爱女性健康”健康科普义诊活动。3月10日，组织“肾病日—中医帮您呵护肾”健康科普义诊活动。8月14日，组织眼科名家在通州启动“健康中国·北京行”——“京津冀中医名家走基层‘惠眼’工程”，深入京津冀基层开展中医药人员技能培训、患者健康指导。派出心血管病、糖尿病、骨科、眼科、脾胃病、肾病、肝病、妇科、皮肤病等专家36人次开展诊疗指导，手把手辅导基层医务人员，为居民提供相关疾病诊治，600余名居民参与。

培训工作 完成固定基地继续教育项目百场讲座54场，培训中医药人员7000人次。举办市级培训班26场次，国家级继续教育项目6个，培训中医药人员3000余人次。完成大兴区红星医院、王府中西医结合医院、广外医院等转型医院的“西学中”培训。

编辑出版 主办《北京中医药》杂志，总发行量30000余册，收录稿件1600篇，刊出360篇。

委托工作 大型医院巡查与机构校验。组织北京地区大型中医医院巡查培训会，协助东直门医院进行国家中医药管理局大型医院巡查复核，组织126名专家完成北京市14家三级中医机构完成市级大型医院巡查，形成巡查问题通报，在市中医管理局半年工作会上向全市通报。完成25家中医机构校验与技术准入评审。

重点专科与质控中心管理。组织专家撰写北京市中医重点专科终期评估方案、评估标准，完成187个“十二五”市级重点专科评估数据审核及终期评估，形成评估报告上报委托单位；协助市中医管理局完成“十三五”重点专科规划的编写。完成10个质控中心工作评价。

西学中人才培养。协助市中医管理局完成第二届西学中高级研究班34名学员结业考核，组织临床实践、结业论文等资料收集汇总及临床技能考核、论文评阅和答辩。

中药人才培养。完成第一届中药饮片技术骨干人才培训及年度考核工作，通过理论培训、专题讲座，完成鉴定、炮制、调剂、中成药合理使用等4个专项学习，为中医机构输送一批中药理论功底更加扎实的中药人才。

中华中医药学会委托工作。配合中华中医药学会各专科分会换届，制定推荐专科分会委员管理办法，完成脑病分会、肺系病分会、眼科分会、护理分会等17个专科分会85名委员候选人的推荐；组织2项中华中医药学会科技奖项推荐，其中张允岭教授被评为优秀管理人才，北京中医医院与顺义区卫生计生委联合申报的“市、区、镇、村一体化中医医联体对推进分级诊疗的研究”获得政策管理奖。

（撰稿：杨　娜　审核：邓　娟）

领导名单

会　长　赵　静

副会长　边宝生　杨明会　梅　群　王　阶
唐旭东　朱立国　王耀献　张允岭
刘清泉　杨晋翔　陈　勇　黄璐琦
靳　琦　张宝军　王麟鹏　邓　娟

秘书长　邓　娟

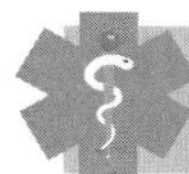

北京中西医结合学会

地址：东城区东单三条甲7号（100005）　电话：65250460
网址：www.bjatw.com

基本情况　团体会员5765人、个人会员867人，发展新会员294人。专业委员会54个，新增专业委员会2个（卒中专业委员会、核医学专业委员会）。完成肾病、妇产科、皮肤性病、临床营养治疗专业委员会的换届改选。

领导班子即第七届理事会，理事184人，常务理事57人，设立监事会，4个工作委员会（科普工作委员会、青年工作委员会、学术工作委员会、组织工作委员会）。驻会工作人员5人。为4A级社团。

学术活动　全年举办学术活动68次，其中学术年会3次。累计参加学术活动6000余人次，交流论文218篇。

4月1日，医学美容专业委员会年会暨中医、中西医结合医学美容行业自律研讨会在新北纬饭店召开。来自中西医学界医疗整形、医学美容等行业的专家学者200多人参加会议。会议以“携手共筑行业规范新长城”为主旨，发布《中医、中西医结合医学美容行业倡议书》，制定了《中医、中西医结合医学美容行业自律十条》及《十个中医美容诊疗规范》，并解读了“2016医学美容十大误区”。

5月26～28日，周围血管专业委员会中期学术交流会在北京友谊医院召开。会议邀请全国30余家医院及10余家北京三甲医院的专家学者300余人参加。主要议题是周围血管的中西医结合治疗，开展手术同步直播，将实际手术操作中会遇到的各种情况呈现出来，学员与台上术者进行现场互动交流。

6月23日，由消化内镜专业委员会主办的“京津冀激光共聚焦内镜临床应用沙龙”在东方医院消化内镜诊疗中心召开。与会者包括京津冀的医院，广州医科大学附属医院、江苏省中医院、沈阳军区总医院的专家及清华大学的共聚焦课题小组。

7月22～23日，精神卫生专业委员会在北京召开第二届京津冀中西医结合精神病学年会。参会200余人，会议主题是“厘清理论渊源，提供临床疗效”。会议特邀美国耶鲁大学精神科Barbara教授以及国内知名精神科专家进行学术交流，拓展了京津冀中西医结合精神病学术交流平台。

8月11～14日，心血管内科专业委员会在北京国家会议中心召开中国中西医结合心血管病论坛，参会200余人。

8月26～28日，普外科专业委员会主办了第十三届全国乳腺微创与功能大会，全国各地300余名专家及学者参加。专家们从不同层面及角度讲述了关于乳腺癌及乳腺非哺乳期乳腺炎诊治新进展、腔镜手术及乳腺癌再造手术及两者的结合，为乳腺微创与功能学的诊断、治疗拓展了思路。

科普宣传 承办北京健康医疗直通车活动。活动覆盖4个区，包含18个社区卫生服务站、卫生服务中心及医院。以服务社区、惠及居民为宗旨，开展健康大讲堂、健康咨询、专家义诊和基层医师培训等系列活动。为居民普及健康知识，提供常见病诊治服务及疑难病就医指导，使居民们掌握康复护理知识和方法，了解健康饮食及良好生活习惯的重要性。

培训工作 设"百场讲座"听课会场19个，比上年多4个。共举办128场次，听课人员累计7000余人次。举办7个市级学习班，培训学员1000余人。举办5个国家级学习班，培训学员700余人。

编辑出版 主办科技类核心期刊《北京中医药》，共12期。

委托工作 市中医管理局委托工作。完成2016年度北京地区中医住院医师规范化培训。承办第九届中医药文化宣传周，完成健康乡村系列活动。启动医养结合工程。

中国中西医结合学会委托工作。完成2016年度中国中西医结合学会科学技术奖的推荐、申报工作。

市科协委托工作。配合开展科技周活动。

（撰稿：商英播　审核：刘　刚）

领导名单

会　长　刘清泉

副会长　王笑民　陈　勇　范吉平　冯兴中　胡元会　吉训明　唐旭东　王　阶　王晓民　王耀献　杨晋翔　杨明会　姚树坤　张澍田　张允岭　赵锡银　朱立国　唐启盛　阴赪宏

秘书长　刘　刚

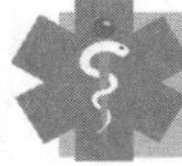

北京预防医学会

地址：东城区和平里中街16号（100013）　电话：64407288

基本情况 团体会员71个，个人会员2164人，有17个专业委员会。1月22日，召开第一次常务理事会，讨论学会秘书处对离退休干部管理的决议。4月11日，召开学会团体会员单位的联络秘书会议。

学术活动 5月16日，邀请北京、天津、河北、山东四省市疾控中心专家在京召开京津冀新发突发传染病及免疫规划工作经验交流研讨会，同时邀请湖北省十堰市疾控专家参加会议。会议就如何应对当前国内外新发突发传染病、做好京津冀地区联防联控工作进行研讨。国家疾控中心，北京市、天津市、河北省和山东省四省市疾控中心专家分别就国家免疫规划及联合疫苗、中国首例输入性黄热病病例的发现和应急、国家免疫规划新政下免疫规划门诊的规范、河北省疫苗接种不良反应案例介绍及五联疫苗使用、山东省人感染H7N9禽流感疫情防控措施进行了介绍和交流。

7月19日，与北京作物学会联合举办学术交流会，邀请作物学会专家做"鲜食玉米-兼具营养与美味的健康食品"及"以人体营养健康需求为导向的现代农业"的学术报告。疾控中心食品与营养卫生所专家解读了2016新版膳食指南。

11月15日，邀请国家卫生计生委规划司、市疾控中心的专家分别就《健康中国2030规划纲要》和《北京市卫生与人群健康状况报告》进行了讲解和梳理。

培训工作 5月18日，承担市科协科学健康人线上线下科普项目、科学健康人全科医生健康传播技能两期培训班。

6月3日，承担市卫生计生委2016年北京市重点传染病防控培训。举办黄热病、鼠疫、炭疽3种重点传染病应急处置及防控能力培训，邀请北京地坛医院、中国疾控中心传染病预防控制所专家分别讲授3种传染病相关知识。培训300余人。

7月26～28日，承担北京健康促进办北京市健康科普传播技能培训，邀请人民大学新闻学院教授讲授新媒体时代的健康传播。培训200人。

10月12日，承担市卫生计生委疾控处提高重点人群防控呼吸系统传染病及呼吸系统疾病防控技术培训班，邀请中日友好医院专家就疫苗在慢阻肺防控中的作用、北京医院专家就糖尿病与疫苗可预防感染性疾病、北京市疾控中心专家就流感的预防控制策略进行讲解。培训200人。

11月2～3日，承担市卫生计生委疾控处狂犬病暴露后预防处置及犬伤人突发公共卫生事件处置培训班，邀请中国疾控中心病毒所狂犬病室专家介绍全国狂犬病流行概况和实验室检测研究进展，人民医院及和平里医院的专家结合临床工作介绍了犬咬伤特点及狂犬病暴露后处置规范，市疾控中心专家对北京市狂犬病疫情、动物致伤与接种数据的监测情况进行了分析讲解，并强调了接种疫苗后的疑似异常反应的报告和处置，市农业局、市公安局专家分别介绍了北京市动物狂犬病防疫管理工作情况及犬伤人应急预案。181人参加培训。

12月12日，承担北京健康促进办第二次科普知识的培训，邀请协和医学院、中国科普研究所科普理论研究室专家分别对健康科普、人文建设及科普的理论建设进行讲解。培训100余人。

承担社区卫生培训，共完成23个专业45个学时的课程，培训24279人。完成学校卫生市级继续教育培训班，164人参加培训。

编辑出版 完成《首都公共卫生》杂志主编的更换、编委会的重组，建立杂志“网上采编系统”，分别召开北医系统编委、疾控系统编委座谈会，建立《首都公共卫生》杂志评刊会议制度。探讨建立鼓励优秀论文投稿的奖励机制。

委托工作 市科协委托工作。完成科学健康人线上线下科普项目、科学健康人健康科普宣传手册编辑制作项目、科学健康人全科医生健康传播技能两期培训班。

市卫生计生委委托工作。承担2016年健康示范单位创建项目。6月21～22日，举办北京市健康示范单位经验交流培训班，全市各区爱卫办主任、主管人员，各区疾控中心慢病所技术指导人员，各申报单位主管创建工作负责人，共计120余人参加培训。

9月19日，组织北京市健康示范单位验收工作会。会上各区爱卫办交流了辖区督导及区级评估工作，分享了创建工作中的经验及体会。

10月21日，召开北京市健康示范单位验收标准培训会。全市40余位验收专家进行了验收标准化培训。

11月18日，召开北京市健康示范单位验收工作情况汇总会，10位验收组组长逐个对验收单位进行验收情况反馈，挖掘典型经验案例，查找不足。最终确定53家单位创建成功。

其他工作 针对手足口病发病一直处于法定传染病的首位，7月29日，与市疾控中心联合主办北京市手足口病防控与EV71疫苗应用研讨会，就北京市手足口病的流行病学特征、疾病负担和防控策略，北京市手足口病流行的严重性，疫苗应用过程中与家长的风险沟通及健康教育，最新疫苗政策解读，《肠道病毒71型灭活疫苗使用技术指南》，EV71疫苗临床研究结果等进行研讨。130余人参加会议。

承担市卫生计生委全体医务人员传染病防治知识必修课的培训，累计培训225259人，医院感染预防与控制知识全员必修课的培训，累计培训222590人。培训利用远程教育的方式，使用统一学习平台，聘请顶尖专家授课，全员免费在线学习与考试同步进行，覆盖城市卫生专业人员，也覆盖了乡村医生，满足不同层次医务人员需求。

（撰稿：刘　枫　向世进　审核：孙贤理）

领导名单

会　长 孙贤理

副会长 马　辛　王　义　邓　瑛　伍冀湘　刘清华　刘清泉　孙志伟　师　伟　张永利　李　锋　杨晓明　庞星火　罗凤基　郑志伟　徐　露　彭智会　谢　辉

秘书长 庞星火

北京医师协会

地址：东城区安定门东大街28号雍和大厦A座510室（100007） 电话：64097256
网址：www.bjmda.com

基本情况 驻会工作人员11人。截至年底，协会有41个专科医师分会、66个专业专家委员会。

年内，成立介入专科医师分会、变态反应专科医师分会、新生儿专科医师分会和变态反应专业专家委员会。成立介入专科医师分会介入肿瘤学组和高血压专业专家委员会社区高血压工作委员会及妇产科专科医师分会青年委员会。肾内科专科医师分会、神经外科专科医师分会、感染专科医师分会、心内科专科医师分会、检验专科医（技）师分会和肾内科专家委员会、中西医结合专业专家委员会、神经外科专家委员会、感染科专家委员会完成换届调整。筹备成立老年专科医师分会、儿科专科医师分会、小儿外科专科医师分会和手术技艺青年委员会、疼痛专业委员会等。经过换届调整，使一批年轻学科带头人和学科骨干走上专科医师分会和专业专家委员会领导岗位。

学术活动 各专科医师分会和专业专家委员会共开展国家级继续教育项目10项、北京市级继续教育项目18项，组织各种会议培训54场，培训学员11864人次。

各专科医师分会和专业专家委员会先后召开工作会议30余次，举办学术论坛、健康讲座、专业培训等60余次。针对北京大学第三医院出现的医患纠纷，协会及时在网站上发表《法律为大，才能医患和谐》文章，维护医师权益。关心医务人员健康，推荐4名远郊区基层医务人员参加"中国医师协会以岭关爱医师健康专项"疗养活动。

委托工作 2015—2016年度医师定期考核工作。受市卫生计生委委托，组织开展2016年医师定期考核工作。考核办公室召开专题会议进行人员培训和工作布置，邀请专家筹备考核业务水平测试题库。对考核信息系统进行全面调整，保证了信息的完整性、准确性。为方便医师考核，将法律法规及内科试题作为网上考核的试点。2016年医师定期考核系统中有120941人，实际参加考核95102人。

急诊专科医师准入试点工作。配合国家临床重点专科建设，做好急诊专科医师准入试点工作。4月，召开急诊专科医师培训总结颁证会议，同时邀请普外科、妇产科、血液科、精神科、骨科、全科6个专科医师分会会长参加。会上为478名考试合格的急诊专科医师颁发荣誉证书。

医师多点执业调研。成立课题组，开展医师多点执业试点改革调研。通过医师多点执业现状调查，并研究国内外医师多点执业有关制度建设的经验，为市卫生计生委制定多点执业政策提供参考依据。

为贯彻京津冀协同发展纲要精神，组织医务人员积极参与政府委托的各项公益活动。支持妇产科、呼吸科、眼科、感染科等专科分会开展送医下乡、巡诊巡讲、查房培训、健康讲座等活动，帮助农村医师和社区医师开展医疗帮扶工作，促进基层预防医疗与健康管理水平不断提高。根据市卫生计生委要求，安排专家参与宁夏回族自治区县级院（局）长培训班讲课。成立专家审核组，做好北京市器官移植医师执业资格审核认定工作。

承担北京市对口支援与地域合作办公室委托的内蒙古自治区医疗卫生精准扶贫课题的调研。参加京津冀三地医师协会战略合作座谈会。

其他工作 与保险公司合作，推进医师个人医疗责任险工作。经会长办公会反复讨论修改医师保险方案，保险公司开始与地坛医院、世纪坛医院和全科医师分会等接洽，听取基层医务人员意见。与文化公司合作，启动医师与患者沟通技巧培训。

（撰稿：薛海静 审核：郭建平）

领导名单

会　长 郭积勇

副会长 王　杉　李　宁　许　朔　危天倪

刘清泉　谷　水　张永利　杜继臣
汪爱勤　罗　晓　周保利　姜玉新
赵艳华　项晓培　顾　晋　徐殿祥
倪　鑫　董家鸿　葛　强　路　明
魏永祥
秘书长　郭建平

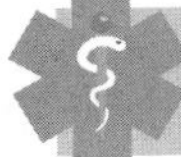

北京性病艾滋病防治协会

地址：东城区和平里中街16号（100013）　电话：84241190
网址：www.aidsonline.com.cn

基本情况　会员898人。协会有临床专业委员会、咨询专业委员会、预防专业委员会、医院管理专业委员会、学校专业委员会、健康教育专业委员会、志愿者专业委员会。4月，召开五届八次常务理事会。

交流学习　4月12～15日，组织社区小组骨干及部分疾控中心相关人员共17人赴云南昆明学习交流。同时，社区小组与当地疾控部门配合，在MSM中开展快检，由疾控部门派专业人员到小组采血，小组负责动员检测及对前来咨询的阳性人员进行医疗转介。在当地发现的阳性人群中，有三分之一为该小组发现。干预工作有序开展，为每位前来咨询检测人员提供全面服务，提升了干预工作的质量。

培训工作　开展各类相关培训及学习交流，提高社区小组参与艾滋病防治工作能力。与中国艾协联合举办艾滋病热线咨询员培训，邀请国家艾滋病参比实验室专家举办专业技术知识讲座，共有50多人参加培训。针对不同的人群分别举办心理培训、项目管理、感染者同伴教育员能力建设、MSM同伴教育员能力建设、数据收集与上报、女性感染者关怀（反歧视）、IDU法律援助知识、IDU纳洛酮急救知识等不同类型的能力建设培训班14期，共培训685人。

委托工作　市民政局项目。获批市民政局福彩公益金资助社会组织开展公益服务项目——“支持北京参与艾滋病防治社区组织发展项目”。项目周期2016年9月—2017年5月，经费18万元。项目于2016年10月全面启动，相继开展了一系列培训，包括干预工作的一般交流技巧，干预工作应注意的伦理学原则；男男干预工作技巧，如何发挥同伴教育员的作用有效地宣传行为改变的意义；社会工作的目标、对象及领域，社会工作价值观与专业伦理，小组工作方法，社区工作方法，社会政策与法规等相关内容。

市卫生计生委艾滋病项目。2016年，协会得到市卫生计生委艾滋病防控专项经费180万元，用于开展艾滋病宣传教育、目标人群干预的动员检测和感染者的关怀支持活动。支持“仁爱社区”在世界艾滋病日开展“牡丹园”健康教育文化节活动。支持北京佑安爱心家园，以“携手同行，向零艾滋迈进”为主题开展防治艾滋病知识宣传系列活动。第二十六个世界艾滋病日系列活动——走进“青春红丝带”防艾知识宣讲进校园活动，共举办5场。北京佑安医院爱心家园于11月21～24日月分别在首都医科大学、北京交通运输学院、北京航空航天大学、北京建筑大学、中国人民大学、北京劳动保障职业学院等高校开展防治艾滋病知识宣传系列活动。共有1000余名学生参加了宣传培训。

咨询热线和网站工作　全年人工热线共咨询3935人次（男3645人、女290人），语音咨询12023人次。协会网站继续更新栏目与内容，并在网页上开设“留言板”专栏，回答公众在性病、艾滋病方面的问题。

（撰稿：周　莉　审核：郑志伟）

领导名单

名誉会长　吕德仁
会　　长　郑志伟
副 会 长　马纯钢　邓　瑛　车志军　甘北林
刘　娜　刘　江　刘宝成　孙贤理
孙　正　师　伟　关宝英　李　宁
连　石　武玉华　赵　涛　赵文忠
钱　进　袁　林　唐耀武　郭建丽
潘京海
秘 书 长　唐耀武

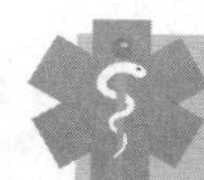

北京健康教育协会

地址：朝阳区南三里屯路35号（100020） 电话：65925932
网址：www.bjhealth.org

基本情况 会员498人，理事162人，常务理事58人。

学术活动 12月13～14日，与市疾控中心共同举办2016年全市健康教育总结交流研讨会。针对本市健康教育常规工作、重点工作以及区域特色健康教育工作等做了交流，针对工作中遇到的具体问题、处理方法、经验教训进行了研讨。

科普宣传 3月31日～4月16日，与市疾控中心共同开展世界卫生日主题健康传播活动。设计制作海报2种，各印刷2万张；设计制作《健康科学人-糖尿病知识手册》9000册。在《健康》开设4个专版，《健康少年画报》开设3个专版；在新浪微博开展“晒晒你的血糖值”有奖参与活动。活动期间，发布糖尿病相关知识34条，累计阅读量35.8万，参与讨论1491条，转发822次。

5月24日～6月20日，与市疾控中心共同开展灭蚊防病知识宣传月活动。举办主题健康大课堂1场，设计折页1种，海报2种，2个报纸专版。开发制作4个视频，以通俗易懂、时尚、幽默、诙谐及趣味的语言和画面，展示了蚊虫传播疾病、清洁蚊虫滋生地等信息和技能，利用北京健康教育微博与微信、优酷、腾讯等媒介刊播，总点击量超20万次。北京健康教育微博和微信发布灭蚊防病图文共60余条，累积阅读21万余次；制作发布H5《遇上它果断“啪”》，当日阅读和转发2万余次。

7月4日～10月28日，与市疾控中心共同开展市区联动开展“健康中国行”主题健康传播活动，北京市疾控中心健康大课堂在11个区举办11场健康素养大课堂，将健康素养知识与技能送进社区、机关、学校及流动人口聚集地，每场直接受众500余人。通过《法制晚报》、北京健康教育网站、北京健康教育微博和微信开展二次传播，扩大受众人群种类和数量。北京健康教育微博共发布健康素养相关图文信息45条，总转发量497次，累计阅读量17.6万次。北京健康教育微信发布图文微信20余条，累计阅读量2万余次。

8月16日，与市疾控中心在房山区韩村河村举行“两学一做”进社区，服务百姓健康零距离——中国公民健康素养促进行动主题健康教育活动。发放图书、期刊和音像制品共计6 种1280件。

11月1日～12月27日，肺癌关注月。与市疾控中心、16个区一起开展防霾健康传播活动。北京健康教育微博共发布有关雾霾微博65条，累积阅读量22.9万次，红色预警期间发布“健康防霾”话题头条文章及微博共16条，累积阅读量2.1万次。北京健康教育微信设立“健康防霾”专栏，发布图文信息13条，阅读量1.1万次。

培训工作 7月22～24日，联合悉尼大学、国际卫健策略基金会，举办全国控烟健康传播技能培训班。全国26个省市疾控中心/健康教育中心以及北京市16个区疾控中心的控烟工作骨干共计90余人参加。

科研工作 8月1日，与市疾控中心共同研制《健康促进学校评定规范》（DB11/T 1325—2016）地方标准项目终审通过。

交流与合作 7月22～24日，联合悉尼大学、国际卫健策略基金会，举办全国控烟健康传播技能交流研讨会。

9～12月，与北京市爱卫会合作参与北京市戒烟门诊分级管理，制定北京市戒烟门诊分级管理评估方案，于9月28日开展培训，11月 28日前在全市16个区69家医疗机构戒烟门诊完成自评及区级评估，并于12月底完成申报A级、B级和C级门诊的申报审核。全市戒烟门诊全年为6035人次戒烟者提供服务，医疗机构为781万人次患者提供简短戒烟服务，北京12320戒烟热线提供服务20145人次。

其他工作 承担《“健康中国2030”北京实施纲要》第二篇普及健康生活部分4个行动的撰写任务。

协助北京市社区卫生协会筹备社区医生岗位练兵（健康教育专业部分）。

参加2015年度北京市基本公共卫生服务考核。

（撰稿：宋明学　审核：刘秀荣）

领导名单

名誉会长　段　强

会　　长　邓　瑛（代）

常务副会长　支修益

副 会 长　马　辛　马长生　王星火　闫冰竹　刘泽军　刘秀荣　张雪梅　杜建军　洪昭光　黎　健　葛立宏　侯　昊

秘 书 长　刘秀荣

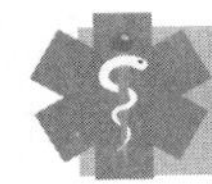

北京防痨协会

地址：西城区新街口东光胡同5号（100035）　电话：59830836

基本情况　有会员单位36个，会员 432人。年内召开理事会1次、常务理事会2次。

学术活动　牵头成立华北地区防痨学术协作组。为增强华北地区学术交流，提高结核病防治专业人员业务素质和工作水平，北京市、天津市、河北省、内蒙古自治区防痨协会和山西省疾控中心的代表于4月10日在石家庄市通过协商，就成立华北地区防痨学术协作组达成一致意见。4月27日，五地相关机构负责人举行了协议签字仪式，华北地区防痨学术协作组正式成立。协作组领导小组由北京防痨协会牵头，由各地负责人组成。领导小组每年召开1次会议，确定来年活动计划。协作组活动由领导小组统筹协调，各地自愿承办。举办活动坚持以面向基层、服务会员为基本原则，以开展学术讲座、经验交流和专业培训为主要内容。每次活动一地承办，以协作组名义召集其他四地参与。5年内，京津各组织1～2次活动，冀、蒙、晋各组织2～3次活动。

10月10～11日，2016年华北地区结核病防治论坛在北京举办，来自河北省、山西省、内蒙古自治区、天津市以及北京市的103名结防医务人员参加论坛。WHO驻华代表处、盖茨基金会、中国疾控中心结核病预防控制中心、北京胸科医院的专家分别就全球和全国结核病流行趋势及控制展望、结核菌检验及患者管理新技术、抗结核治疗新药物等进行专题学术讲座，五地专家做了特色工作介绍。

9月，全国结核病临床技能竞赛在北京举行。北京防痨协会、北京结控所牵头组织了北京市的参赛动员、培训、考核选拔以及集训。在9月7～9日的全国临床技能竞赛中，北京队共获9项团体及个人奖项，包括团体优胜三等奖、2人获得个人总成绩优胜二等奖（老年医院陈雪林、胸科医院黄麦玲）、3人获得个人总成绩优胜三等奖（北京结控所胡艳平、西城区结防所孟炜丽、石景山区结防所张亚敬）、3人获得基础知识笔试成绩前八名（孟炜丽、黄麦玲、陈雪林），其中孟炜丽获得基础知识笔试成绩全国第一名。

科普宣传　3月22日，由国家卫生计生委和北京市政府共同主办的世界防治结核病日主题宣传活动在京举行。WHO结核病/艾滋病防治亲善大使彭丽媛应邀参加了活动。各会员单位配合主场活动，利用各自特点，多领域、多部门开展了形式多样的宣传活动。3月24日前后，在北京市卫生、铁路、监狱和教育系统针对不同人群分别举办了形式多样的宣传活动。利用电视、广播、报纸、网络以及公交广告等媒体，广泛开展结防核心知识宣传。

9月17～23日，中国科协在北京中国科技馆举办“健康伴我行”科普日主题活动。北京防痨协会联合中国疾控中心结核病预防控制中心、广东省结核病控制中心、黑龙江省结核病预防控制中心、湖北省疾病预防控制中心共同承办了“防痨小卫士，健康你我他”展览。展览包括科普作品展示、结防互动体验、现场有奖知识问答、健康大讲堂等。每天都有来自各理事单位的门诊、实验室和防控专业人员在展区为前来咨询的公众提供科普服务。

培训工作　继续举办现代结核病控制系列讲座。发挥协会的学术优势和专家优势，年内共举办专题学术讲座8次，内容涉及结核病诊疗、结核感染控制、结核病实验室诊断、科研论著的撰写、结核病与伦理学以及结防相关知识等内容。培训内容和形式紧密结合全市结防中心业务，更加多样化；培训范围更广，培训对象覆盖全市结防系统和部分综合医疗机构；参训人数更多，共有1300余人次参加了培训。

搭建培训平台，促进结防骨干人才成长。7～9月，选派结防骨干3人（西城区结防所、丰台区结防所、北京结控所各1人）赴中国疾控中心结核病预防控制中心短期进修，进修内容包括结核病防治规划管理、统计监测、健康促进、耐药结核病防治、结核菌检验、结核感染控制等。

7月14日，组织部分理事单位代表到解放军第三〇九医院参观，并举办结核病诊疗专题学术讲座。协会副理事长兼秘书长贺晓新，309医院医务部主任董成，全军结核病研究所所长王仲元，全军结核病研究所副所长、北京防痨协会副理事长张广宇等领导参加了活动。吴雪琼教授、梁建琴主任和林明贵主任分别就“结核病实验室诊断进展”“容易误诊的肺结核影像及鉴别”以及“抗结核药物不良反应典型病例”做专题学术讲座。之后，参观了全军结核病研究所内镜中心和全军结核病重点实验室。陈红兵主任讲解并演示了气管镜在结核病诊断和介入治疗方面的应用；吴雪琼教授介绍了全军结核病重点实验室在结核病分子生物学诊断、免疫学诊断以及临床方面开展的研究，展示了结核菌药敏试验、X-pert等分子生物学检测的应用情况，并介绍了上述检测技术的优缺点和应用价值。来自协会各理事单位医务人员共43人参加了活动。

编辑出版 与北京结核病控制研究所共同主办《北京结控》(内部刊物)，全年印发12期3600份。

其他工作 完成中国防痨联合体主席团成员的推荐上报，并参加在北戴河、三亚举办的联合体主席团成员会议。

按照中国防痨协会关于中国防痨公益基金结核病贫困救助“双千行动”项目患者救助申报的通知精神，协会组织各会员单位对符合救助条件的肺结核患者进行救助申报，为怀柔、延庆、老年医院等7个会员单位的17名肺结核患者进行了申报并获得资助。

4月，组织并参加在珠海召开的中国防痨协会2016年全国学术大会，包括组织选送结防科普作品参选组织结防知识网络竞赛答题及抽奖活动。开展北京市结防科普作品征集活动，协会推荐的25件作品在全国评比中获奖，其中一等奖3项、二等奖6项、三等奖6项。

（撰稿：倪新兰　审核：贺晓新）

领导名单

理 事 长　洪　峰
副理事长　贺晓新　张广宇　李　琦　刘运湖
秘 书 长　贺晓新

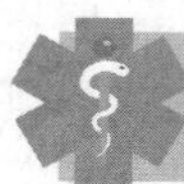

北京医学教育协会

地址：西城区北纬路59号（100050） 电话：63170028
网址：www.bame.org.cn

基本情况 会员929人，理事单位团体会员164个，理事199人，常务理事60人，个人会员10人，协会专职人员21人。年内召开常务理事会和理事扩大会2次，均安排了专题学术报告。

11月，通过了中国质量认证中心复审，获监督审核合格通知书。

学术活动 10月21～26日，与市卫生人才交流服务中心共同承办“毕业后医学教育-专科医师培训”的引智项目。邀请加拿大白求恩医学发展协会资深专家来京授课，介绍加拿大心脏外科专科医师、大外科住院医师、专科医师培训招生培养体系和住院医师规范化培训等。来自北京各培训基地、专业基地的负责人和骨干师资等100余人参加培训。

9月8日，举办第二期考官执考能力培训。邀请在OSCE实施方面有造诣的美国专家Mark Swartz教授做如何设计高品质OSCE考站和考核评价表以及标准化患者应用等专题讲座。还邀请本市外科主任委员康骅教授介绍外科专业考核模式和设计原则等，放射科主任单位薛华丹教授介绍医技科室专业在考核内容设计的经验和考站改进等，Mark教授进行了分析和点评。来自北京42个考核基地60余名考官骨干参加了培训。

组织学术报告会2次，特邀北京健康在线网络技术有限公司高詹董事长做移动网讲座，邀请人民日报社高级记者白剑锋做“做有品牌的医生”专题报告。来自各理事单位的常务理事、理事等近150人参加。

培训工作 承担住院医师规范化培训指导医师培训任务，在外科、妇产科、儿科、全科、耳鼻喉、精神、医院药师、临床检验、放射影像、超声和核医学等专业，以大课加工作坊的形式，举办15期培训班，对2151名一线指导医师进行了培训。

举办全国住院医师规范化培训基地管理、指导带教能力、结业考核设计与实施等培训班7期，来自全国30个省市的指导医师1530人参加了培训。授课专家多次应邀赴外省市讲课。为河北省专门定制培训计划，开办专题培训班2个，培训骨干师资132人。

协会培训中心通过独立办班、合作办学、面授与远程相结合等多种形式，举办各种培训班59个，培训学员21393人次，其中面授6891人次、网络注册学习14502人次。

公益活动 免费为理事单位举办5次公益培训活动，包括中国台湾住院医师师资培训研讨会、中德超声模拟教学培训、公卫基层高级职称晋升人员政策解读及论文写作培训、麻醉住院医师培训和邀请美国马克教授进行临床实践能力多站考核的师资培训，共计555人次参加。

科研工作 申报、承担市科委的“卫生科学技术第三方评估模式的探讨”科学研究项目，本课题将在2017年10月完成。

委托工作 均为市卫生计生委委托项目。

毕业后医学教育。组织10个示范培训基地的管理专家制定《北京市住院医师规范化培训基地管理规范》，协助起草《北京市住院医师规范化培训指导医师管理办法》。启动各培训专业细则，培训基地标准和培训登记、考核手册的修订。3月，组织专家制定基地动态评估标准；9～11月，进行实地动态评估；12月，总结评估结果。共聘请管理和专业专家118人，现场评估726人次，抽查北京地区住院医师规范化培训的140个专业基地，涉及28个培训专业。实现52个培训基地医院全覆盖。2家医院新申报16个培训专科，书面审核通过4个，经专家实地评审认定合格专业基地2个，限期改正2个。协助市卫生计生委认定全市住院医师临床实践能力考核基地42个。完成3345名三年住院医师结业临床实践能力考核和1254名五年住院医师综合技能考核，2876名住院医师获三年培训合格证书、972人获五年培训合格证书。组织住院医师规范化培训指导师资培训班15期，2151人参加。以工作坊形式分专业进行师资带教能力培训1047人。举办对外交流培训班2期，参加培训指导医师168人。截至年底，北京市住院医师规范化培训指导医师带教能力培训已覆盖100%的培训专业。累计编制北京市住院医师规范化培训指导医师带教基本功培训规范系列丛书26册。启动《教学查房》《接诊病人》等6个基本功培训规范的修订。与北京医学奖励基金会共同开展2016年北京市住院医师规范化培训评优表彰活动，评出优秀住院医师50名、优秀指导医师30名和优秀管理人员20名，10家培训基地医院被评为优秀组织单位。12月12日，召开表彰大会，国家卫生计生委和市卫生计生委领导、52家培训基地医院领导和相关300余人参加会议。

继续医学教育。完成北京市“十二五”期间继续医学教育评估收尾工作，提交了复评总结。组织专家研讨《继续医学教育实施细则》《继续医学教育项目管理办法》和《继续医学教育学分授予办法》第六稿的修订。修订《进一步加强医疗卫生人员传染病防治知识培训的实施意见》，草拟《北京市远程继续医学教育项目管理办法》，研讨《“十三五”继续医学教育规划（初稿）》。组织专家研讨论证病理、肿瘤内科、核医学3个专业市级继续医学教育项目申报指南，完成定稿。公布2016年获批的国家级和市级继续医学教育项目，Ⅰ类学分2354项（国家级1310项，市级1044项）。组织2017年申报继续医学教育项目2095项（国家级1007项、市级1088项），聘请118名专家进行评审、会评，将通过的国家级842项和备案项目、远程项目上报全国继教委。督查继续医学教育项目112项（国家级57项、市级55项），涉及67个单位，督查合格率97.32%。组织2016年学分审验134家医疗卫生机构（三级医疗机构50家、区直属医疗卫生机构59家、社会办医医疗机构25家），抽审8107人，合格7902人。利用ICME系统对区和三级医院的继续医学教育项目刷卡授予学分情况进行网上实时监控。完成2015年国家级、市级项目执行情况统计，执行率分别为92%和93%。进行北京地区卫技人员全员培训监管和数据统计，全市共有207164人参加“寨卡病毒防治知识”网络在线培训，206760人参加“医院感染预防与控制知识”网络在线培训，培训率99%。继续开展继续医学教育管理干部的培训工作。

基层卫生人员培训。继续按照“三改进，一推进，一提升，一加大”思路培训乡村医生4189人，制作远程教学视频课件29学时，培训128名乡村医生师资，要求所有在岗乡村医生均需在上级医院参加不少于5个工作日的临床进修。完成2015～2016年度区级医院骨干医师培训结业鉴定、制发证工作，123名学员参加培训，117名培训合格发证；2016～2017年度区级医院骨干医师培训，录取83名学员，为河北省石家庄市卫生计生委代培学员20名，全市26家三级医院承担培训任务。协助江西省县级公立医院骨干医师培养工作，江西省选派95名骨干医师来京参加骨干培训，经资格审核和协调，84名医师录取分配到13家三级医院接受培训。以需求为导向开发社区护士继续教育必修课程，为该项目提供25个模块75学时课程，全年参加培训4万余人次。牵头完成“十二五”乡村医生岗位培训总结表彰活动，制作《扬帆奋进，再谱新篇》和《优秀乡村医生风采》两个宣传片。经过自主申报、区卫生计生委推荐、专家评审、市卫生计生委审定，共评选出优秀乡村医生98名、优秀管理人员15名、优秀指导教师30名，先进区卫生计生委负责科室4个、先进区级承训单位4个、先进教学点30个。

学术和科研管理 完成2016年度首发专项申报评审立项240项，按照《首都卫生发展科研专项管理办法（执行）》进行年度执行进展监控。9～11月，对2014年度批准立项的230个项目进行年度检查。组织18组对118个重点攻关与自主创新项目进行现场检查，涉及54家单位，完成112个项目单位自查材料接受和汇总分析。对2012年延期的39个项目进行结题验收，完成2012年度首发专项181个项目结题审计问题梳理、意见反馈及单位整改建议。协助市医管局完成“扬帆计划”项目评审，完成51个创新项目的小同行专家函评及大同行专家会议答辩评审，共有150余名专家参与。完成“青苗计划”项目评审，邀请80名专家，形式审核通过144项。完成“培育项目”评审，邀请90余名专家，组织167个培育项目会议答辩评审工作。完成相关医疗卫生单位申报北京市科技成果资料审核、推荐，对申报科技成果奖的单位进行指导和申报材料审核，完成向北京市奖励办公室推荐。4家单位的13个项目成功申报。服务基层，承接区级卫生计生委科研发展专项评审，受昌平区和顺义区卫生计生委的委托，聘请专家建立需求方适宜的申报书及评价体系；组织专家完成项目的函评、会评工作。

（撰稿：闻胜芝 审核：贾明艳）

领导名单

会　　长 贾明艳
副 会 长 曾益新 柯　杨 李云波 谷晓红 汪爱勤 贾建国 李海潮 刘华平 黄惟清 郭恒怡

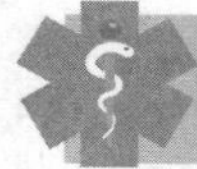

北京医院协会

地址：西城区长椿街45号（100054） 电话：83198514
网址：www.bjyyxh.cn

基本情况 4月和10月，分别成立医院远程医学管理专业委员会和社会工作专业委员会，与原有的城市医院管理专业委员会、农村医院管理专业委员会、民营医院管理专业委员会、医院医政管理专业委员会、门急诊管理专业委员会、医院药事管理专业委员会、医院行政管理专业委员会、医院法律和医院维权专业委员会、医院保险管理专业委员会、医疗管理科学专业委员会、实验室管理专业委员会、临床药师（培训）管理中心等各专业委员会并列。协会下属14个专业委员会、132个团体会员，其中中公网医疗信息技术有限公司等6家企业为新发展的会员单位。

学术活动 1月，组织地坛医院等8家北京市三级医院院报负责人赴天津参加由环渤海医院交流合作促进会主办的环渤海区域医院院报研讨会。来自北京、山东、山西、内蒙古、河北以及天津的代表就如何办好医院院报（刊、讯）进行了研讨，并成立了环渤海地区医院院报联盟，北京地坛医院党委书记陈航担任环渤海地区医院院报联盟主席。

4月，医疗保险专业委员和医院管理科学专业委员会共同举办了公立医院改革与医疗保险研讨会。5月，在北京大学国际医院举办了北京地区商业保险论坛，以医院服务创新在商业健康保险中的应用为主题，邀请卫生计生主管部门、人力资源社会保障主管部门、医疗机构、商业保险公司、媒体、医疗投资机构等多个部门领导及专家，共同交流探讨国内外商业健康保险现状和发展趋势，促进医院商业医疗保险服务的健康有序发展。

4月和6月，农村和城市两个医院管理专业委员会以及北京大学第三医院、北京医院、北京友谊医院等7家北京市大型综合医院的院领导和有关处室领导60余人4次赴温州，学习温州市人民医院服务于患者的理念和现代医院信息管理的方法。

5月，由北京医院协会与江苏省医院协会联合举办的“京·苏公立医院改革论坛”在江苏省南京市举行。北京市医改办原主任韩晓芳介绍了北京市医药卫生体制改革历史进程，江苏省卫生计生委副主任李少冬介绍了江苏省医药卫生体制改革所取得的成绩及面临的问题。北京朝阳医院副院长童朝晖、北京友谊医院理事长辛有清、南京鼓楼医院院长韩光曙就“朝阳医院医联体分级诊疗”“友谊医院绩效管理与薪酬体系设计”“新常态下公立医院的定位与发展”等专题进行了演讲。

5月，由北京、天津、河北三省市医院协会联合举办的京津冀医院协会医保管理研讨会在天津市召开，来自北京市、天津市、河北省三地的政府有关部门领导、医院主管医保工作的院长及相关部门负责人150余人参会。北京市医疗保险事务管理中心主任杜鑫报告了北京市医保管理发展，北京大学第三医院副院长王健全作“运用DRGs进行医院质量管理”的发言。与会代表就医保政策对接、基本医疗保险的现状、医疗保险面临的挑战、分级诊疗等问题进行了讨论和交流。

8月，环渤海区域医院交流合作创新论坛暨第五届环渤海医院交流合作创新论坛在山东济宁召开。本协会为论坛的主要发起者和组织者。来自北京、天津、河北、山西、内蒙古、山东等省市的100多名医院管理者出席了论坛。论坛以改革开放、交流合作、创新共赢为主题，围绕医院改革和发展实际，紧贴分级诊疗、核心价值观的塑造、JCI质量安全文化构建、医联体建设、DRGs在绩效考核中的应用等医疗改革实践进行了交流。北京医院协会医院管理科学专业委员会孟开教授做了“我国分级诊疗路径选择研究”的大会发言。

10月，第十五届京津沪渝医院管理高级论坛在上海举行，来自北京、天津、重庆和上海的400多名代表出席。论坛围绕着医院质量管理、学科人才建设、医院经营管理、医院文化建设等专题进行了大会交流，北京市医管局副局长刘建民做了“北京市市属医院经营管理”大会发言，解放军总医院感染科主任刘运喜做了“基于医疗过程数据的医院感染实时监控系统研发与应用”的报告，北京天坛医院书记宋茂民做了“学科引领驱动医院发展”的主旨演讲。

11月，2016北京国际远程医学高峰论坛在北京国家会议中心举办。来自北京、天津、山东、山西、内蒙古、河北等地的850余名代表参会。国家卫生计生委梁万年、张春生两位司长分别做了有关国家分级诊疗体系建设与远程医学发展、中国远程医学立法现状及未来发展的主旨演讲，德国远程医疗协会会长汉斯教授、世界银行专家张硕教授、美国西雅图儿童医院副院长马克·文以及其他20余位国内外专家围绕远程医疗助力健康中国建设，从不同维度解读和剖析了远程医疗和互联网医疗的发展现状、难点、对策及发展前景。协会远程医学管理专业委员会主任鲍玉荣做了题为“北京地区远程医学发展现况开展调查研究”的大会发言。论坛还设立了远程医学助推分级诊疗、远程医疗与慢病管理、互联网医疗、互联网时代的医学教育、互联网医疗金融等5个分论坛。

培训工作　3月，医院管理科学专业委员会和临床实验室管理专业委员会联合举办了为期 2 天的医院管理理论知识培训班。首都医科大学管仲军教授讲解“事业单位人事制度改革”，301医院管理研究所所长刘丽华介绍“医院科室绩效管理”，首都经济贸易大学吴冬梅教授讲解“有效沟通和领导力”，首都医科大学张玲教授讲解“临床科研设计与课题申报”。近100 名来自三级医院的医务工作者参加了培训班。

协会临床药师管理培训中心实现了网络平台统一招生，15个专业共招收学员211名。3月和6月，组织北京积水潭医院、协和医院及中日友好医院分两期对北京地区临床药学带教老师进行了师资继续教育培训，共100名带教老师参加了培训班。4月、7月，北京地区临床药师培训基地在陪学员基础理论统一课授课，北京地区18家临床药师培训基地在陪学员300余人次参加了培训。为建立理论考题标准题库，协会临床药师管理培训中心制定了《标准题库建立工作规则及流程》，完成了ICU、呼吸、抗感染、抗凝、抗肿瘤、内分泌、通科、消化、小儿、心血管、神内等11个专业的试题收集。

4月，医院医政管理专业委员会和医保管理专业委员会联合组织北京市10余名多年从事医院管理的医院领导赴贵州黔西南州首府兴义市州医院进行医院管理讲学并与当地医院进行了医院管理的学术交流。

5月，医院科学管理专业委员会和北京医院协会行政管理专业委员会举办了医院管理论文写作培训班，近200名学员参加培训。北京市人社局辛向阳介绍“医院管理岗位职称聘任政策解读”，宣武医院吴宇彤讲解了“医院管理论文写作技巧”，首都医科大学孟开介绍了“医院管理常用科研方法”。

11月，与中欧国际商学院合作举办的医院管理高级研修班第二期开班，学习课程包括医院绩效管理，项目管理在医院中的应用，制定医院战略与战略执行，医院财务、管理会计与控制系统，领导力与变革管理，建立以“客户”为导向的精益化医院等共6个模块。20名院长、副院长和有关人员参加了此次为期1年的医院管理高级研修班。

科研工作 8月，邀请有关专家及协会各专业委员会主任委员对北京朝阳医院的“基于风险评估的危急值客观评价指标体系建立及应用”、北京同仁医院“医院经济运行信息平台构建研究”等协会给予一定经济支持的10项医院管理科研课题进行了中期评审，促进了协会各科研项目的顺利进行。

远程医学管理专业委员会对北京地区具有代表性的26家医院开展问卷调查，根据9家医院的有效反馈，对调研数据进行整理和分析，撰写了调研报告并在11月召开的国际远程大会上进行了大会演讲。

委托工作 受市卫生计生委委托的北京市疾病应急救助基金管理工作进展顺利。北京市疾病应急救助基金2016年度第一轮申报及评阅工作自6月开始，对57家医疗机构申报的459例次患者1000余万元医疗费用进行了审核上报，第二轮申报自11月开始。

医院管理科学专业委员会受国家卫生计生委委托开展了涉外医疗机构安全审查机制研究，医学教育与临床应用相关性研究；受市卫生计生委委托开展了医疗纠纷分析及预防措施研究；受市医管局委托开展了市属医院多种聘用形式人员规范化管理研究，市医管局“十三五”规划编制研究，市医管局“十三五”规划动态实施评估体系研究，市属医院高风险领域监督路径研究；受顺义区卫生计生委委托开展顺义妇儿医院托管改革效果评估研究。

受中工网委托，组织解放军总医院、北京大学医学部、协和医院、清华长庚医院等有关专家开展“DRGs医疗质量评价和预付费应用研究”。课题组在对北京市、石家庄市、杭州市等有关医疗机构病案首页资料与课题所需数据匹配情况进行调查分析的基础上，研究并确定了《基于DRGs的公立医院绩效评价指标体系》的最终版本和各项评价指标的权重，完成了疾病编码的转换，根据美国AP-DRGs分组器对疾病进行了分组。

公益活动 “共铸中国心”大型公益活动。5月，协会副会长、朝阳医院执行院长陈勇带队，北京市部分医院院长和专家100余人组团，赴四川省甘孜州进行了为期1周的健康状况和医疗需求先期调研。调研团分成3组，对甘孜州所属的巴丹、泸定、雅江、理塘、道孚、炉霍6个县及下辖乡镇、村的基本医疗卫生状况进行考察，深入各县医院、乡镇卫生院，走访医疗机构24个，寺庙9座，入户调查9户，了解当地的常见病、多发病，医疗卫生事业发展情况以及困难和需求并举办了3场健康讲座。7月，参加“共铸中国心”大型公益活动的600余名首都医疗卫生工作者赴四川甘孜开展义诊、巡诊、讲课、儿童先心病筛查等送医送药的公益活动。

评选优秀院长活动 根据中国医院协会《关于评选2016年优秀医院院长和突出贡献奖的通知》要求，在会员单位中开展了2016年优秀医院院长和突出贡献奖评选推荐活动。15家会员单位报送了优秀医院院长的推荐材料，最终确定了9名优秀医院院长候选人（北京安贞医院院长魏永祥，北京安定医院院长马辛，北京大学第三医院院长乔杰，北京口腔医院院长白玉兴，北京博爱医院院长李建军，北京中医医院院长刘清泉，北京市丰台区铁营医院院长孙培云，北京红十字会急诊抢救中心院长李立兵，北京肿瘤医院院长季加孚）。

（撰稿：高宜秦　审核：朱士俊）

领导名单

名誉会长	封国生　赵　静
会　　长	张　建
常务副会长	朱士俊
副 会 长	王　晨　王建国　刘　建　刘玉村
	林嘉滨　田　伟　英立平　陈晓红
	周保利　高宜秦　乔　杰　武冀湘
	姜玉新　陈　勇　汪爱勤　彭明强

北京市计划生育协会

地址：西城区南滨河路27号贵都国际中心B座18层（100055） 电话：63285801
网址：www.bjfpa.org.cn

基本情况 编制21人，在职18人。有各级协会机构8113个，会员97.94万人。年内，被市社工委、社会办认定为“枢纽型”社会组织。

学术活动 3月30日，北京市社工委社会组织工作处处长王森林来协会就社会组织工作进行交流座谈。协会秘书长严进就协会积极参与社会管理服务创新，与计划生育、生殖健康、母婴保健、养老救助等方面的国际、国内组织建立了广泛联系并开展深入合作等工作进行了介绍；王森林建议协会继续发挥组织网络优势，在更广泛层面参与社会治理。

8月19日，安徽省合肥市高新区卫生计生委一行到北京学习交流创建幸福家庭相关工作。本协会介绍了北京市创建幸福家庭活动开展情况，重点介绍了面向0～3岁婴幼儿、青少年和计生困难家庭3类人群开展优生优育指导、青春期性健康教育、失独家庭帮扶救助三大重点工作开展情况。双方就新形势下如何推进计划生育服务管理改革进行了交流和讨论。安徽合肥高新区卫生计生委一行来到西城区广外街道实地考察了社区儿童中心和心灵家园基地。

9月18日，深圳市卫生计生委到宝贝计划工程北京市社区儿童中心市级示范点参观学习。本协会介绍了示范点建设情况、示范点的结构和功能，并就下一步社区儿童中心的发展规划与深圳市卫生计生委进行了交流。

主要工作 创新社会管理，转变职能，实施“文明倡导、宝贝计划、青春健康、健康生育、生育关怀、心灵家园”等六大惠民工程，建基地，创示范，开展公共服务。截至年底，建成宝贝计划基地130个、青春健康基地35个、心灵家园基地104个，面向婴幼儿、青少年和失独老人提供便捷、可及的公共服务。

科普宣传 将新闻出版、广播电视等传统媒介和协会自有的“两微一网”（微博、微信、官方网站）等新媒体手段相结合，开展人口健康、计划生育、优生优育、健康生活等宣传，提高社会知晓度。利用协会覆盖全社会的网格化组织优势，加强以各级计生协为主体、三大“基地”信息员为补充的信息报送网络建设，完善信息报送制度，畅通政策信息上传下达通道。结合失独家庭保险项目、社区儿童中心建设、宝贝计划主题活动、优生优育指导等重点工作，在《中国人口报》、《健康报》、人民网等国家级媒体宣传报道协会工作共计10次；北京电视台新闻频道、北京卫视、《北京日报》、《北京晚报》、《新京报》、《北京青年报》、《北京晨报》、《法制晚报》、《京郊晚报》、首都之窗等北京市级媒体共计报道12次。为失独老人服务的“暖心计划”项目的升级，得到了媒体的广泛关注和报道，北京电视台新闻频道、北京卫视“特别关注”栏目，以及北京市数十家媒体进行了跟踪报道。

5月29日，以“实施全面两孩政策，发挥协会组织作用”为主题，在全市范围内组织广大会员和群众，集中开展形式多样、内容丰富的宣传服务活动。

9月27日，承办国家卫生计生委和中国计生协会联合主办的主题为“知性，智行——爱要有一套”世界避孕日主题宣传活动，200余人参加了活动。

11月27日，首都高校“珍爱生命，科学防艾，青春健康，共享未来”世界艾滋病日主题宣传活动在北京交通大学举行。本次活动由中国计生协会、北京市红十字会和北京市计生协会主办，首都22所高校100多人参加了活动。

培训工作 4月19～20日，举办全面贯彻落实两孩政策专题培训班，北京市卫生计生委副主任耿玉田做了开班动员，南开大学原新教授和中国社会科学院唐钧研究员分别开展了专题讲座。

11月23日，举办北京高校计生政策培训会。来自北京地区40多所高校和首师大各院系单位共近80名计生干部参加了培训。

12月3～4日，举办高校青春健康同伴教育主持人培训，北京高校大学生40人参加培训。

12月5～7日，举办北京市青春健康主持人初级培训班。中国计生协副秘书长洪苹致辞并授课，各区协会工作人员和青春健康师资50人参加。

创建幸福家庭活动 1月8日，丰台区丰台街道心灵家园建成并投入使用，市卫生计生委副主任耿玉田为基地揭牌，辖区内100余名失独老人会聚家园，开展棋牌、书画等文体活动，并接受丰台区和街道赠送的新年大礼包和慰问金。丰台街道心灵家园与关爱长者中心一体，占地面积800多平方米，有图书娱乐、棋牌、乒乓球、沙盘心理干预等功能分区，针对辖区老人的需求开展丰富的文体、娱乐、郊游、健康义诊等活动。

3月，投入80万元，开展关爱失独老人服务项目。经过区县报名和协会筛选，西城、朝阳等11个区成为项目试点，实施16个关爱服务项目。项目周期为2016年3～12月，以购买服务的形式，为2000多位失独老人提供健康服务、走访慰问、家政服务、心灵家园综合服务。

6～9月，依托"宝贝计划工程"微信号开展"我的最爱"儿童绘画涂鸦作品征集比赛，在全国范围内征集1～6岁儿童涂鸦作品。共征集作品2072幅，评选出110幅优胜作品并在管庄美术馆举办了优秀作品画展。活动期间，协会通过官方微信和微博与儿童家庭进行了线上互动。

年内，房山区被确定为全国计划生育基层群众自治示范区（县）第三批项目点。9月28日，区计生协会召开了计划生育基层群众自治项目创建工作会。

12月7日，由中国计生协会发起的"生育关怀携手行-家庭健康素养优生优育促进行动"项目培训班在广州召开，北京市计生协会秘书长严进就"计生协如何做好优生优育指导"进行了经验交流。北京市计生协会宝贝计划社区儿童中心项目是其首批资助项目。

委托北京师范大学心理学院开展全市心灵家园基地建设和服务情况调查，共深入9个区的18个心灵家园，访谈工作人员44名，失独老人38名，形成了全市心灵家园建设和运行情况报告，并在此基础上制定了全市心灵家园建设和服务标准，指导全市心灵家园工作规范化、上台阶。

2016年，北京市计生特殊家庭帮扶项目点共4个，分别为西城区、海淀区、丰台区、大兴区，其中西城区为名誉试点。项目共获得中国计生协会支持项目资金81万元，海淀、丰台、大兴3个项目区共配套资金564万元，受益人群约1700余户2600余人。项目试点区在综合本区域计生特殊家庭需求的基础上，主要提供养老照料、健康服务、文娱活动、精神慰藉等4大类20余项服务。

委托工作 12月2日，启动了2016年"暖心计划"，为全市计划生育特殊家庭，即独生子女死亡家庭提供综合保险。这是暖心计划继2012～2014年项目周期后的升级再启动，此次暖心计划是在维持服务对象、服务内容、投入标准不变的基础上，实现了将意外伤害保险金的额度由3万元增加为5万元，领取周期由3年变为1年两个突破。

（撰稿：黄志华　审核：严　进）

领导名单

会　长　赵文芝
秘书长　严　进

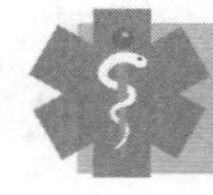

北京中医协会

地址：朝阳区小关北里218号（100029）　电话：64007339
网址：www.bjtcm.gov.cn/bjtcma

基本情况 团体会员92个，个人会员505人。全国中医医疗质量监测中心北京分中心、北京市中医管理局中医医疗质量监测中心和北京市中医类别医师资格考试中心设在本会。协会设有秘书处，秘书处驻会工作人员5人。本会为北京市民政局颁发《社会团体法人证书》的市级协会。

12月13日，召开第二届第五次常务理事扩大会。通过了2016年工作报告和法定代表人变更的相关事宜，研讨了第二届理事会换届和筹备召开第三届会员代表大会的相关工作。

学术活动 7月8～9日，举办医院感染控制国际论坛暨第二届北京地区中医医疗机构感染控制培训大会。大会以“创新中医药，控感新高度”为主题，邀请了海内外感染控制专家授课，来自全国20多个省、市的350人参加。大会还举办了优秀论文评选和青年沙龙。

科普宣传 8月4日，会长谢阳谷向北京藏医院赠送80套共400本《中医健康万问》图书，并在藏医院门诊大厅和朝阳门街道礼士社区、新鲜社区开展义诊和赠书活动，500余名患者和居民参加了活动。

培训工作 4月13日，举办绩效考核标准培训会。全市16个区卫生计生委医政科科长、25家公立中医医院主管院长110余人参加培训。协会秘书长朱桂荣和市中医管理局规财处处长孙振革对绩效考核工作提出了要求，北京中医院院长金玫对《北京市中医、中西医结合绩效考核实施细则》和绩效考核指标进行了解读。

6月30日，举办中医执业医师实践技能考试考官培训，220余人参加了培训。国家中医师资格认证中心领导和主考官魏军平对实践技能和临床答辩的评分标准进行了培训。

9月1～2日，在北京中医医院举办北京中医及中西医结合医院输血科（血库）上岗培训，各医院从事输血科（血库）工作的专业技术人员150余人参加了培训。医科院肿瘤医院输血科主任赵国华、北京中医医院外科主任路夷平、医科院阜外医院医学实验中心主任周洲、西苑医院输血科主任王葆昶、人民医院输血科主任田文沁、国家卫生计生委临检中心免疫室副主任王露楠分别就输血科质量管理、无输血医学在肝胆肿瘤外科的实践、出凝血系统的个性化检测、输血科日常工作注意事项、临床输血安全管理、血液筛查策略与血液安全等进行了讲解。

委托工作 市中医管理局委托项目，包括绩效考核、中医师管理和中医医疗质量监测。

绩效考核。4月21～29日，完成北京地区25家市、区属中医医院绩效考核实地检查评估。其中三级中医、中西医结合医院15家，二级中医、中西医结合医院10家，64名专家参加了现场考核，考核结果全部合格。本次考核强化中医医院突出中医特色的指标，并将日常中医药质量监测数据运用到对中医医院的绩效考核中，使日常监测情况与实际检查相结合，使绩效考核结果更加科学、规范。

中医师管理。为做好与新出台的《中医药法》的衔接，师承备案工作于9月取消。4月8～9日，组织师承和确有专长人员考试，其中师承出师人员232人，实际参考216人，确有专长人员2人；考试合格144人，考试通过率62.1%。7月7～10日，组织北京市中医类别医师资格实践技能考试，应参加考试考生2659人，实际参加考试2464人，考试合格1846人。

中医医疗质量监测。完成国家中医医疗质量监测中心中医医院和基层医疗机构的数据上报，并对全市30家二、三级公立中医医院2015年的监测数据进行汇总分析。编辑《2015年北京地区中医医院医疗质量监测报告》下发各医院，为中医医院管理和决策提供数据支持。对抽取的西城区、朝阳区、房山区、平谷区、延庆区5个区重新确定基层医疗机构名称，并进行资料收集和录入要求的培训。收集112个社区卫生服务中心、22个社区卫生服务站、717个村卫生室共851个单位的数据，包括基层中医药人员、基本医疗和公共卫生数据93610条，分析基层中医药服务能力。根据对监测中医院的资源配备、经济运营、工作效率、工作效益进行了分析，并对如何发展中医医院提出建议。对北京市医疗质量监测平台进行了升级，增加了科室服务能力的相关指标，北京市医疗质量监测平台对全市公立和民营中医医院43家进行监测，对北京地区月报和年报指标解释，统一统计口径，对上报数据进行核对。

国家中医药管理局委托项目。完成了三级中医医院评审标准，三级中医医院评审实施细则的修订形成送审稿，并由国家中医药管理局下发各省征求意见。

信息化建设 年内，开通了北京中医协会微信并和北京中医协会网站进行了关联。

（撰稿：程治馨　审核：朱桂荣）

领导名单

会　长　谢阳谷

副会长　马谊平　刘　迎　刘保延　李　宁　李俊德　杨明会　陈　誩　高思华

秘书长　朱桂荣

卫生统计

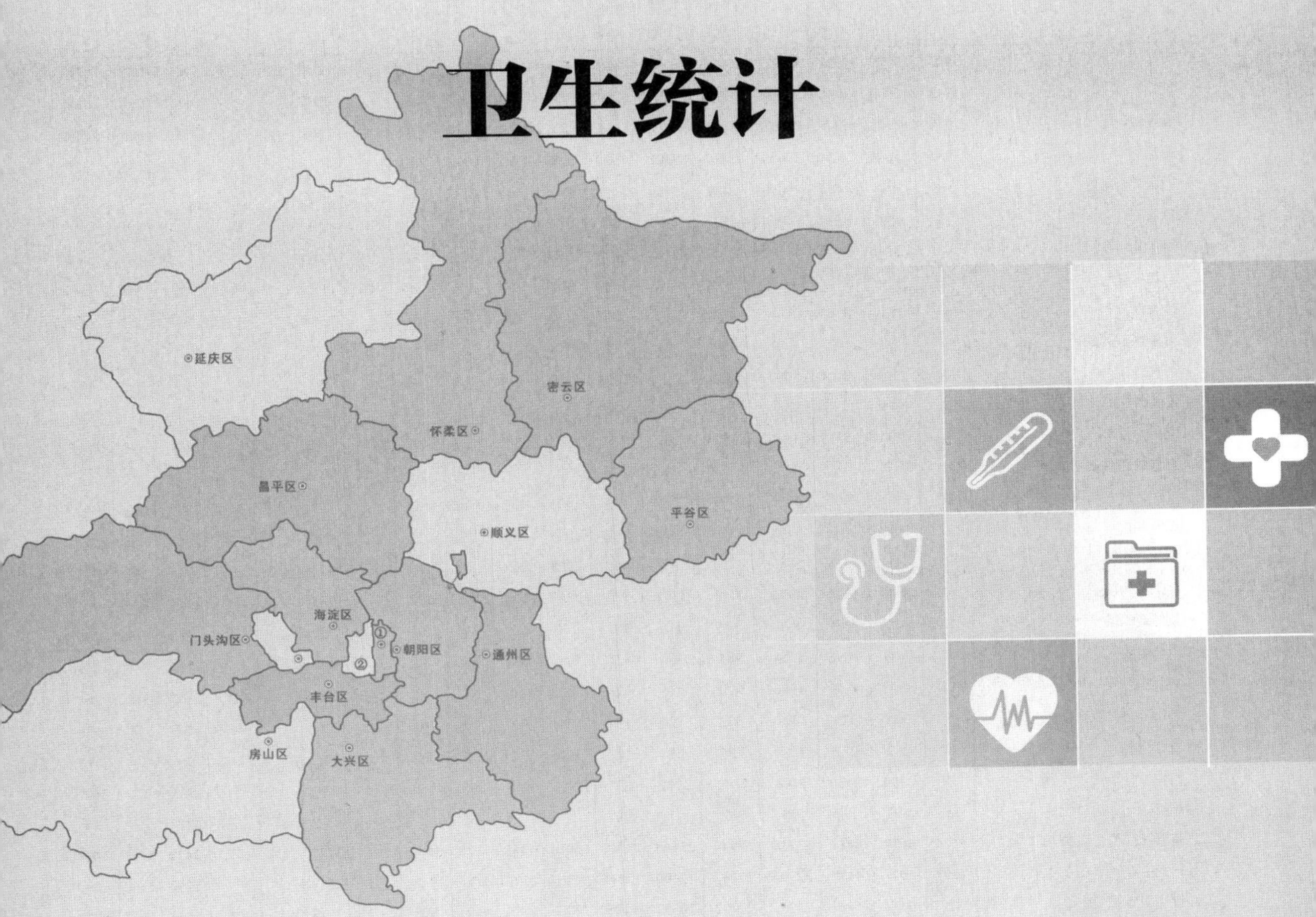

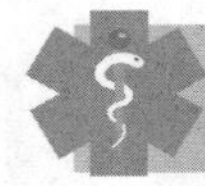

全市卫生机构、床位、人员数（总计）

总计

机构分类	机构数（个）	编制床位（张）	实有床位（张）	人员数（人）														
				合计	卫生技术人员									乡村医生	卫生员	其他技术人员	管理人员	工勤技能人员
					小计	执业（助理）医师	执业医师	注册护士	药师（士）	技师（士）	检验师（士）	卫生监督员	其他					
总　计	**10637**	**125041**	**116963**	**330777**	**264850**	**100878**	**84289**	**117760**	**13672**	**12129**	**8272**	**1154**	**19257**	**3332**	**77**	**16365**	**17710**	**28296**
一、医院	**713**	**114943**	**110021**	**244807**	**199719**	**71052**	**57897**	**98227**	**8963**	**8357**	**5241**		**13120**			**11274**	**13513**	**20154**
综合医院	318	63328	62139	156602	132676	47085	35385	67851	4958	5130	3199		7652			5595	7058	11126
中医医院	164	16641	14112	27820	22061	9301	8939	8289	2086	1092	707		1293			1388	1852	2519
中西医结合医院	38	8842	8482	11490	9297	3483	3336	4106	550	381	262		777			500	667	1026
民族医院	3	192	198	400	282	84	80	127	26	16	8		29			41	32	45
专科医院	182	25790	24940	48399	35357	11081	10140	17831	1341	1735	1063		3369			3733	3895	5414
口腔医院	21	500	477	4590	3638	1465	1428	1597	38	91	24		447			227	178	547
眼科医院	11	351	436	874	488	181	171	230	24	23	16		30			81	182	123
耳鼻喉科医院	2	198	177	259	197	80	80	92	11	11	7		3				55	7
肿瘤医院	8	3509	3432	5927	4355	1336	1326	2197	179	250	108		393			623	492	457
心血管病医院	2	958	1298	3244	2761	688	687	1532	61	76	48		404			239	112	132
胸科医院	1	900	533	838	650	167	167	380	30	53	24		20			64	63	61
血液病医院	1																	
妇产（科）医院	16	1565	1276	4061	2757	794	773	1495	101	184	123		183			389	324	591
儿童医院	12	1987	2081	5469	4260	1358	1339	1948	229	289	215		436			348	485	376
精神病医院	22	7411	7450	5885	4250	1016	952	2298	213	149	116		574			267	595	773
传染病医院	4	2008	1426	4932	4180	1374	826	2347	133	181	132		145			316	255	181
皮肤病医院	4	420	400	874	348	110	107	192	22	14	9		10			158	78	290
骨科医院	8	940	1098	1384	965	350	324	446	47	56	30		66			167	93	159
康复医院	15	1643	1756	1996	1458	436	426	631	60	52	32		279			106	181	251
整形外科医院	1	328	328	788	572	194	194	270	13	19	10		76			57	34	125
美容医院	17	282	272	1535	635	250	223	304	34	39	29		8			366	218	316
其他专科医院	37	2790	2500	5743	3843	1282	1117	1872	146	248	140		295			325	550	1025
护理院	8	150	150	96	46	18	17	23	2	3	2					17	9	24
二、基层医疗卫生机构	**9676**	**6677**	**4417**	**65215**	**50944**	**25168**	**21948**	**16016**	**4355**	**2128**	**1535**		**3277**	**3332**	**77**	**2436**	**2402**	**6024**
社区卫生服务中心（站）	1997	6677	4417	32795	27343	12109	10141	8241	3175	1286	975		2532			1752	1360	2340
社区卫生服务中心	329	6677	4417	29753	24932	10952	9185	7583	2879	1194	898		2324			1613	1136	2072
社区卫生服务站	1668			3042	2411	1157	956	658	296	92	77		208			139	224	268
村卫生室	2789			3735	326	282	158	44						3332	77			
门诊部	1141			15642	12075	6114	5571	4240	650	670	443		401			684	1042	1841
综合门诊部	351			6883	5305	2626	2458	1800	309	426	272		144			284	427	867
中医门诊部	211			2576	2018	1168	1083	373	271	107	87		99			87	178	293
中西医结合门诊部	3			34	30	13	12	11	4	2	2					1	3	
专科门诊部	576			6149	4722	2307	2018	2056	66	135	82		158			312	434	681
诊所、卫生所、医务室、护理站	3749			13043	11200	6663	6078	3491	530	172	117		344					1843
诊所	2362			9100	7638	4515	4075	2374	406	94	54		249					1462
卫生所、医务室	1387			3943	3562	2148	2003	1117	124	78	63		95					381

续表

机构分类	机构数（个）	编制床位（张）	实有床位（张）	人员数（人）														
				合计	卫生技术人员									乡村医生	卫生员	其他技术人员	管理人员	工勤技能人员
					小计	执业（助理）医师	执业医师	注册护士	药师（士）	技师（士）	检验师（士）	卫生监督员	其他					
三、专业公共卫生机构	**114**	**3421**	**2525**	**15287**	**11750**	**4223**	**4018**	**3378**	**319**	**1282**	**1142**	**1154**	**1394**			**1001**	**851**	**1685**
疾病预防控制中心	29			3833	2954	1379	1340	142	11	720	703	17	685			449	248	182
中央属	2			517	216								216			205	54	42
省（直辖市）属	1			424	350	144	144	6	1	125	125		74			43	19	12
区属	19			2276	1850	1054	1015	113	10	561	545		112			164	148	114
其他	7			616	538	181	181	23		34	33	17	283			37	27	14
专科疾病防治院（所、站）	25	794	554	932	632	213	186	260	40	68	43		51			133	96	71
专科疾病防治院	2	416	306	431	269	82	76	132	11	22	11		22			78	52	32
职业病防治院	1	66	66	280	126	57	53	40	7	20	10		2			76	48	30
其他	1	350	240	151	143	25	23	92	4	2	1		20			2	4	2
专科疾病防治所（站、中心）	23	378	248	501	363	131	110	128	29	46	32		29			55	44	39
口腔病防治所（站、中心）	1			44	35	19	16	12		1	1		3			2	5	2
精神病防治所（站、中心）	5	200	120	103	85	27	13	47	6	3	3		2			6	4	8
皮肤病与性病防治所（中心）	1																	
结核病防治所（站、中心）	14	178	128	313	220	73	70	69	23	36	24		19			33	32	28
职业病防治所（站、中心）	1			40	23	12	11			6	4		5			14	2	1
其他	1			1													1	
妇幼保健院（站、所）	20	2627	1971	6597	5482	2160	2109	2321	254	409	315		338			256	309	550
省（直辖市）属	1			160	153	90	90	53		9	9		1			5	2	
区属	18	2627	1971	6437	5329	2070	2019	2268	254	400	306		337			251	307	550
其他	1																	
妇幼保健院	19	2627	1971	6597	5482	2160	2109	2321	254	409	315		338			256	309	550
妇幼保健所	1																	
急救中心（站）	14			1748	908	431	348	322	13	6	2		136			46	129	665
采供血机构	4			854	577	34	29	328	1	78	78		136			82	23	172
卫生监督所（中心）	18			1262	1185							1137	48			22	13	42
省（直辖市）属	1			108	105							100	5					3
区属	17			1154	1080							1037	43			22	13	39
计划生育技术服务中心（站）	4			61	12	6	6	5		1	1					13	33	3
四、其他机构	**134**			**5468**	**2437**	**435**	**426**	**139**	**35**	**362**	**354**		**1466**			**1654**	**944**	**433**
疗养院	1																	
医学科学研究机构	28			3328	1474	214	214	12	10	4	2		1234			1232	435	187
医学在职培训机构	8			165	26	3	3	11					12			49	62	28
临床检验中心（所、站）	42			1118	581	52	44	7	3	322	322		197			197	175	165
其他	55			857	356	166	165	109	22	36	30		23			176	272	53

注：本表机构数、卫生人员、卫生技术人员、医师、护士数统计范围包括村卫生室,包含15家驻京部队医院和4家武警医院。

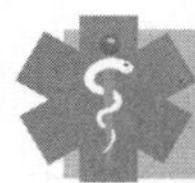

全市卫生机构、床位、人员数（国有）

国有

机构分类	机构数（个）	编制床位（张）	实有床位（张）	人员数（人）														
				合计	卫生技术人员									乡村医生	卫生员	其他技术人员	管理人员	工勤技能人员
					小计	执业（助理）医师	执业医师	注册护士	药师（士）	技师（士）	检验师（士）	卫生监督员	其他					
总　计	**3212**	**95541**	**87475**	**209568**	**169161**	**61603**	**59390**	**72767**	**9638**	**8843**	**6094**	**1154**	**15156**	**131**	**3**	**11730**	**11527**	**17016**
一、医院	**206**	**86713**	**81653**	**160346**	**130772**	**45525**	**44943**	**61636**	**6703**	**6300**	**3978**		**10608**			**7874**	**8898**	**12802**
综合医院	124	53692	51445	107412	88481	30939	30543	42525	4160	4273	2679		6584			4803	5615	8513
中医医院	27	10540	7847	17492	14262	5721	5667	5608	1352	715	482		866			745	1006	1479
中西医结合医院	10	5583	5002	6904	5769	2192	2132	2453	334	237	165		553			279	267	589
民族医院	1	100	106	251	189	63	61	78	20	14	6		14			14	17	31
专科医院	40	16798	17253	28287	22071	6610	6540	10972	837	1061	646		2591			2033	1993	2190
口腔医院	3	257	219	3623	2878	1122	1117	1247	27	73	18		409			123	124	498
肿瘤医院	2	1988	2968	4221	3125	951	951	1497	126	202	76		349			552	339	205
心血管病医院	1	898	1238	3209	2734	682	681	1514	61	76	48		401			234	109	132
胸科医院	1	900	533	838	650	167	167	380	30	53	24		20			64	63	61
妇产（科）医院	1	660	536	1465	1154	313	313	612	39	62	51		128			138	99	74
儿童医院	2	1370	1491	3561	3003	1002	1002	1370	153	201	145		277			189	249	120
精神病医院	18	7198	7192	5690	4135	973	912	2244	204	146	114		568			246	580	729
传染病医院	3	2008	1426	3354	2602	829	826	1314	133	181	132		145			316	255	181
康复医院	3	712	843	1097	933	265	265	392	35	31	19		210			37	80	47
整形外科医院	1	328	328	788	572	194	194	270	13	19	10		76			57	34	125
其他专科医院	5	479	479	441	285	112	112	132	16	17	9		8			77	61	18
护理院	4																	
二、基层医疗卫生机构	**2801**	**5407**	**3297**	**29443**	**24687**	**11472**	**10047**	**7621**	**2584**	**1170**	**891**		**1840**	**131**	**3**	**1372**	**992**	**2258**
社区卫生服务中心（站）	1524	5407	3297	23905	20116	8856	7587	6284	2301	967	736		1708			1279	890	1620
社区卫生服务中心	243	5407	3297	23020	19342	8463	7231	6031	2220	937	712		1691			1253	868	1557
社区卫生服务站	1281			885	774	393	356	253	81	30	24		17			26	22	63
村卫生室	95			150	16	14	5	2						131	3			
门诊部	116			2207	1689	823	792	493	184	131	97		58			93	102	323
综合门诊部	94			1943	1495	761	731	454	139	121	90		20			78	85	285
中医门诊部	7			211	145	47	47	17	45	9	6		27			13	15	38
专科门诊部	15			53	49	15	14	22		1	1		11			2	2	
诊所、卫生所、医务室、护理站	1066			3181	2866	1779	1663	842	99	72	58		74					315
诊所	16			49	43	26	25	16		1	1							6
卫生所、医务室	1050			3132	2823	1753	1638	826	99	71	57		74					309
三、专业公共卫生机构	**113**	**3421**	**2525**	**15287**	**11750**	**4223**	**4018**	**3378**	**319**	**1282**	**1142**	**1154**	**1394**			**1001**	**851**	**1685**
疾病预防控制中心	29			3833	2954	1379	1340	142	11	720	703	17	685			449	248	182
中央属	2			517	216								216			205	54	42
省（直辖市）属	1			424	350	144	144	6	1	125	125		74			43	19	12
区属	19			2276	1850	1054	1015	113	10	561	545		112			164	148	114
其他	7			616	538	181	181	23		34	33	17	283			37	27	14
专科疾病防治院（所、站）	24	794	554	932	632	213	186	260	40	68	43		51			133	96	71

续表

机构分类	机构数（个）	编制床位（张）	实有床位（张）	人员数（人）														
				合计	卫生技术人员									乡村医生	卫生员	其他技术人员	管理人员	工勤技能人员
					小计	执业（助理）医师	执业医师	注册护士	药师（士）	技师（士）	检验师（士）	卫生监督员	其他					
专科疾病防治院	2	416	306	431	269	82	76	132	11	22	11		22			78	52	32
职业病防治院	1	66	66	280	126	57	53	40	7	20	10		2			76	48	30
其他	1	350	240	151	143	25	23	92	4	2	1		20			2	4	2
专科疾病防治所（站、中心）	22	378	248	501	363	131	110	128	29	46	32		29			55	44	39
口腔病防治所（站、中心）	1			44	35	19	16	12		1	1		3			2	5	2
精神病防治所（站、中心）	5	200	120	103	85	27	13	47	6	3	3		2			6	4	8
结核病防治所（站、中心）	14	178	128	313	220	73	70	69	23	36	24		19			33	32	28
职业病防治所（站、中心）	1			40	23	12	11			6	4		5			14	2	1
其他	1			1													1	
妇幼保健院（站、所）	20	2627	1971	6597	5482	2160	2109	2321	254	409	315		338			256	309	550
省（直辖市）属	1			160	153	90	90	53		9	9		1			5	2	
区属	18	2627	1971	6437	5329	2070	2019	2268	254	400	306		337			251	307	550
其他	1																	
妇幼保健院	19	2627	1971	6597	5482	2160	2109	2321	254	409	315		338			256	309	550
妇幼保健所	1																	
急救中心（站）	14			1748	908	431	348	322	13	6	2		136			46	129	665
采供血机构	4			854	577	34	29	328	1	78	78		136			82	23	172
卫生监督所（中心）	18			1262	1185							1137	48			22	13	42
省（直辖市）属	1			108	105							100	5					3
区属	17			1154	1080							1037	43			22	13	39
计划生育技术服务中心（站）	4			61	12	6	6	5		1	1					13	33	3
四、其他机构	**92**			**4492**	**1952**	**383**	**382**	**132**	**32**	**91**	**83**		**1314**			**1483**	**786**	**271**
疗养院	1																	
医学科学研究机构	28			3328	1474	214	214	12	10	4	2		1234			1232	435	187
医学在职培训机构	8			165	26	3	3	11					12			49	62	28
临床检验中心（所、站）	2			142	96					51	51		45			26	17	3
其他	53			857	356	166	165	109	22	36	30		23			176	272	53

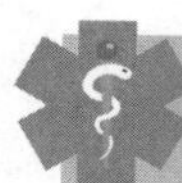

全市卫生机构、床位、人员数（集体）

集体

机构分类	机构数（个）	编制床位（张）	实有床位（张）	人员数（人）														
				合计	卫生技术人员									乡村医生	卫生员	其他技术人员	管理人员	工勤技能人员
					小计	执业（助理）医师	执业医师	注册护士	药师（士）	技师（士）	检验师（士）	卫生监督员	其他					
总　计	**2959**	**4979**	**4704**	**18714**	**12610**	**5277**	**4319**	**4136**	**1098**	**570**	**383**		**1529**	**2822**	**69**	**740**	**808**	**1665**
一、医院	**35**	**3964**	**3831**	**7761**	**5992**	**2175**	**1957**	**2391**	**379**	**302**	**184**		**745**			**278**	**457**	**1034**
综合医院	20	1875	1707	3193	2482	844	763	1009	147	122	78		360			97	179	435
中医医院	9	1233	1313	2516	2003	790	757	780	173	93	58		167			110	80	323
中西医结合医院	2	515	381	460	367	152	141	133	37	25	18		20			23	41	29
专科医院	4	341	430	1592	1140	389	296	469	22	62	30		198			48	157	247
口腔医院	1			111	95	46	43	36	1	2			10			5	5	6
其他专科医院	3	341	430	1481	1045	343	253	433	21	60	30		188			43	152	241
二、基层医疗卫生机构	**2923**	**1015**	**873**	**10953**	**6618**	**3102**	**2362**	**1745**	**719**	**268**	**199**		**784**	**2822**	**69**	**462**	**351**	**631**
社区卫生服务中心（站）	398	1015	873	7064	5720	2520	1915	1511	676	253	186		760			442	323	579
社区卫生服务中心	78	1015	873	5954	4943	2199	1695	1335	590	227	166		592			350	234	427
社区卫生服务站	320			1110	777	321	220	176	86	26	20		168			92	89	152
村卫生室	2361			3164	273	232	135	41						2822	69			
门诊部	34			430	351	190	169	100	34	15	13		12			20	28	31
综合门诊部	16			104	87	49	40	21	7	5	4		5			6	6	5
中医门诊部	9			240	185	108	99	36	26	9	8		6			13	18	24
专科门诊部	9			86	79	33	30	43	1	1	1		1			1	4	2
诊所、卫生所、医务室、护理站	130			295	274	160	143	93	9				12					21
诊所	17			59	45	34	28	6	5									14
卫生所、医务室	113			236	229	126	115	87	4				12					7
三、专业公共卫生机构	**1**																	
专科疾病防治院（所、站）	1																	
专科疾病防治所（站、中心）	1																	
皮肤病与性病防治所（中心）	1																	

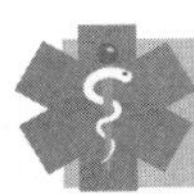

全市卫生机构、床位、人员数（联营）

联营

机构分类	机构数（个）	编制床位（张）	实有床位（张）	人员数（人）														
				合计	卫生技术人员									乡村医生	卫生员	其他技术人员	管理人员	工勤技能人员
					小计	执业（助理）医师	执业医师	注册护士	药师（士）	技师（士）	检验师（士）	卫生监督员	其他					
总　计	**18**	**457**	**396**	**852**	**720**	**216**	**197**	**392**	**23**	**34**	**25**		**55**			**11**	**37**	**84**
一、医院	2	457	396	821	690	203	189	385	23	34	25		45			11	37	83
综合医院	2	457	396	821	690	203	189	385	23	34	25		45			11	37	83
二、基层医疗卫生机构	**15**			**31**	**30**	**13**	**8**	**7**					**10**					**1**
门诊部	2																	
中医门诊部	1																	
专科门诊部	1																	
诊所、卫生所、医务室、护理站	13			31	30	13	8	7					10					1
诊所	8			28	27	13	8	6					8					1
卫生所、医务室	5			3	3			1					2					
四、其他机构	**1**																	
其他	1																	

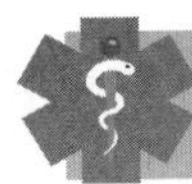

全市卫生机构、床位、人员数（私营）

私营

机构分类	机构数（个）	编制床位（张）	实有床位（张）	人员数（人）														
				合计	卫生技术人员									乡村医生	卫生员	其他技术人员	管理人员	工勤技能人员
					小计	执业（助理）医师	执业医师	注册护士	药师（士）	技师（士）	检验师（士）	卫生监督员	其他					
总　计	**2341**	**4856**	**5089**	**16536**	**12663**	**6498**	**5784**	**4332**	**780**	**608**	**418**		**445**	**367**	**5**	**799**	**1054**	**1648**
一、医院	**132**	**4836**	**5069**	**7972**	**5732**	**2516**	**2285**	**2235**	**404**	**317**	**191**		**260**			**609**	**754**	**877**
综合医院	48	1523	1672	2809	2070	911	819	755	151	142	81		111			167	259	313
中医医院	41	1105	1162	2016	1548	785	696	459	146	75	47		83			62	201	205
中西医结合医院	13	727	873	1123	839	405	379	334	47	41	27		12			67	105	112
民族医院	2	92	92	149	93	21	19	49	6	2	2		15			27	15	14
专科医院	26	1289	1170	1812	1143	378	357	620	52	54	32		39			286	168	215
口腔医院	4	45	60	120	90	42	33	45	2	1	1					16	9	5
眼科医院	2	15	15	29	20	9	9	5	4	1	1		1				5	4
肿瘤医院	2	320	232	390	283	88	84	172	10	13	7						45	62
心血管病医院	1	60	60	35	27	6	6	18					3			5	3	
妇产（科）医院	2	100	100	179	138	57	56	64	6	10	5		1			7	18	16
儿童医院	1	20	20	27	24	11	10	5	2	2	1		4				1	2
精神病医院	1	38	38	41	19	5	5	12	2							3	1	18
皮肤病医院	2	200	200	321	132	27	27	91	6	5	3		3			140	25	24
骨科医院	1	170	145	208	156	45	44	82	5	8	5		16			13	10	29
康复医院	1																	
美容医院	3	40	40	241	102	34	32	54	3	4	3		7			95	21	23

续表

机构分类	机构数（个）	编制床位（张）	实有床位（张）	人员数（人）														
				合计	卫生技术人员									乡村医生	卫生员	其他技术人员	管理人员	工勤技能人员
					小计	执业（助理）医师	执业医师	注册护士	药师（士）	技师（士）	检验师（士）	卫生监督员	其他					
其他专科医院	6	281	260	221	152	54	51	72	12	10	6		4			7	30	32
护理院	2	100	100	63	39	16	15	18	2	3	2						6	18
二、基层医疗卫生机构	**2196**	**20**	**20**	**8223**	**6799**	**3971**	**3488**	**2097**	**376**	**178**	**114**		**177**	**367**	**5**	**97**	**246**	**709**
社区卫生服务中心（站）	28	20	20	598	510	270	229	136	64	21	17		19			17	48	23
社区卫生服务中心	1	20	20	69	59	28	20	12	4	4	2		11			1	3	6
社区卫生服务站	27			529	451	242	209	124	60	17	15		8			16	45	17
村卫生室	321			406	34	33	18	1						367	5			
门诊部	290			2778	2241	1131	973	764	140	126	83		80			80	198	259
综合门诊部	81			1131	944	464	412	304	68	72	44		36			22	69	96
中医门诊部	63			589	457	237	211	104	57	28	23		31			12	42	78
中西医结合门诊部	1			13	11	5	4	5	1								2	
专科门诊部	145			1045	829	425	346	351	14	26	16		13			46	85	85
诊所、卫生所、医务室、护理站	1557			4441	4014	2537	2268	1196	172	31	14		78					427
诊所	1521			4346	3925	2485	2223	1162	169	31	14		78					421
卫生所、医务室	36			95	89	52	45	34	3									6
四、其他机构	**13**			**341**	**132**	**11**	**11**			**113**	**113**		**8**			**93**	**54**	**62**
临床检验中心（所、站）	13			341	132	11	11			113	113		8			93	54	62

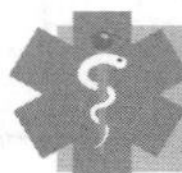

全市卫生机构、床位、人员数（其他）

其他

机构分类	机构数（个）	编制床位（张）	实有床位（张）	人员数（人）														
				合计	卫生技术人员									乡村医生	卫生员	其他技术人员	管理人员	工勤技能人员
					小计	执业（助理）医师	执业医师	注册护士	药师（士）	技师（士）	检验师（士）	卫生监督员	其他					
总　计	**2088**	**19208**	**19299**	**53792**	**38528**	**15830**	**14599**	**16419**	**2133**	**2074**	**1352**		**2072**	**12**		**3085**	**4284**	**7883**
一、医院	**319**	**18973**	**19072**	**36592**	**25365**	**9179**	**8523**	**11866**	**1454**	**1404**	**863**		**1462**			**2502**	**3367**	**5358**
综合医院	106	5781	6919	12630	9363	3279	3071	4496	477	559	336		552			517	968	1782
中医医院	87	3763	3790	5796	4248	2005	1819	1442	415	209	120		177			471	565	512
中西医结合医院	13	2017	2226	3003	2322	734	684	1186	132	78	52		192			131	254	296
专科医院	111	7362	6087	15130	9425	3159	2947	4737	430	558	355		541			1366	1577	2762
口腔医院	13	198	198	736	575	255	235	269	8	15	5		28			83	40	38
眼科医院	9	336	421	845	468	172	162	225	20	22	15		29			81	177	119
耳鼻喉科医院	2	198	177	259	197	80	80	92	11	11	7		3				55	7
肿瘤医院	4	1201	232	1316	947	297	291	528	43	35	25		44			71	108	190
血液病医院	1																	
妇产（科）医院	13	805	640	2417	1465	424	404	819	56	112	67		54			244	207	501
儿童医院	9	597	570	1881	1233	345	327	573	74	86	69		155			159	235	254
精神病医院	3	175	220	154	96	38	35	42	7	3	2		6			18	14	26
皮肤病医院	2	220	200	553	216	83	80	101	16	9	6		7			18	53	266
骨科医院	7	770	953	1176	809	305	280	364	42	48	25		50			154	83	130
康复医院	11	931	913	899	525	171	161	239	25	21	13		69			69	101	204
美容医院	14	242	232	1294	533	216	191	250	31	35	26		1			271	197	293

续表

机构分类	机构数（个）	编制床位（张）	实有床位（张）	人员数（人）														
				合计	卫生技术人员									乡村医生	卫生员	其他技术人员	管理人员	工勤技能人员
					小计	执业（助理）医师	执业医师	注册护士	药师（士）	技师（士）	检验师（士）	卫生监督员	其他					
其他专科医院	23	1689	1331	3600	2361	773	701	1235	97	161	95		95			198	307	734
护理院	2	50	50	33	7	2	2	5								17	3	6
二、基层医疗卫生机构	**1741**	**235**	**227**	**16565**	**12810**	**6610**	**6043**	**4546**	**676**	**512**	**331**		**466**	**12**		**505**	**813**	**2425**
社区卫生服务中心（站）	47	235	227	1228	997	463	410	310	134	45	36		45			14	99	118
社区卫生服务中心	7	235	227	710	588	262	239	205	65	26	18		30			9	31	82
社区卫生服务站	40			518	409	201	171	105	69	19	18		15			5	68	36
村卫生室	12			15	3	3								12				
门诊部	699			10227	7794	3970	3637	2883	292	398	250		251			491	714	1228
综合门诊部	160			3705	2779	1352	1275	1021	95	228	134		83			178	267	481
中医门诊部	131			1536	1231	776	726	216	143	61	50		35			49	103	153
中西医结合门诊部	2			21	19	8	8	6	3	2	2					1	1	
专科门诊部	406			4965	3765	1834	1628	1640	51	107	64		133			263	343	594
诊所、卫生所、医务室、护理站	983			5095	4016	2174	1996	1353	250	69	45		170					1079
诊所	800			4618	3598	1957	1791	1184	232	62	39		163					1020
卫生所、医务室	183			477	418	217	205	169	18	7	6		7					59
四、其他机构	**28**			**635**	**353**	**41**	**33**	**7**	**3**	**158**	**158**		**144**			**78**	**104**	**100**
临床检验中心（所、站）	27			635	353	41	33	7	3	158	158		144			78	104	100
其他	1																	

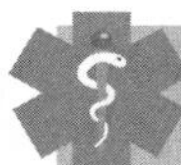

全市卫生机构、床位、人员数（政府办）

政府办

机构分类	机构数（个）	编制床位（张）	实有床位（张）	人员数（人）														
				合计	卫生技术人员									乡村医生	卫生员	其他技术人员	管理人员	工勤技能人员
					小计	执业（助理）医师	执业医师	注册护士	药师（士）	技师（士）	检验师（士）	卫生监督员	其他					
总　计	**2057**	**85101**	**78187**	**189461**	**153317**	**55397**	**52869**	**66036**	**8976**	**7980**	**5490**	**1137**	**13791**			**10864**	**9874**	**15406**
一、医院	**150**	**76606**	**72369**	**145594**	**118587**	**41198**	**40570**	**55889**	**6044**	**5692**	**3588**		**9764**			**7492**	**7682**	**11833**
综合医院	75	44632	42754	92574	76451	26637	26304	36906	3558	3679	2295		5671			4375	4443	7305
中医医院	26	10377	8201	18017	14640	5909	5831	5689	1367	707	478		968			826	916	1635
中西医结合医院	9	5527	4871	6364	5306	1966	1909	2296	306	219	161		519			275	258	525
专科医院	38	16070	16543	28639	22190	6686	6526	10998	813	1087	654		2606			2016	2065	2368
口腔医院	4	257	219	3734	2973	1168	1160	1283	28	75	18		419			128	129	504
肿瘤医院	2	1988	2968	4221	3125	951	951	1497	126	202	76		349			552	339	205
心血管病医院	1	898	1238	3209	2734	682	681	1514	61	76	48		401			234	109	132
胸科医院	1	900	533	838	650	167	167	380	30	53	24		20			64	63	61
妇产（科）医院	1	660	536	1465	1154	313	313	612	39	62	51		128			138	99	74
儿童医院	2	1370	1491	3561	3003	1002	1002	1370	153	201	145		277			189	249	120
精神病医院	17	6819	6742	5530	4005	943	884	2157	195	143	111		567			240	575	710
传染病医院	3	2008	1426	3354	2602	829	826	1314	133	181	132		145			316	255	181
康复医院	1	150	281	220	187	59	59	72	9	9	5		38			1	30	2
整形外科医院	1	328	328	788	572	194	194	270	13	19	10		76			57	34	125
其他专科医院	5	692	781	1719	1185	378	289	529	26	66	34		186			97	183	254
护理院	2																	

续表

机构分类	机构数（个）	编制床位（张）	实有床位（张）	人员数（人）														
				合计	卫生技术人员									乡村医生	卫生员	其他技术人员	管理人员	工勤技能人员
					小计	执业（助理）医师	执业医师	注册护士	药师（士）	技师（士）	检验师（士）	卫生监督员	其他					
二、基层医疗卫生机构	**1744**	**5140**	**3359**	**26962**	**22716**	**10056**	**8352**	**6854**	**2598**	**1068**	**815**		**2140**			**1470**	**965**	**1811**
社区卫生服务中心（站）	1654	5140	3359	26485	22307	9798	8108	6750	2578	1046	797		2135			1468	964	1746
社区卫生服务中心	277	5140	3359	26067	21914	9608	7942	6597	2546	1041	792		2122			1464	959	1730
社区卫生服务站	1377			418	393	190	166	153	32	5	5		13			4	5	16
门诊部	10			162	134	67	60	43	12	12	9					2	1	25
综合门诊部	8			150	125	66	59	36	12	11	8							25
专科门诊部	2			12	9	1	1	7		1	1					2	1	
诊所、卫生所、医务室、护理站	80			315	275	191	184	61	8	10	9		5					40
诊所	1																	
卫生所、医务室	79			315	275	191	184	61	8	10	9		5					40
三、专业公共卫生机构	**95**	**3355**	**2459**	**14010**	**10867**	**3943**	**3748**	**3180**	**312**	**1184**	**1057**	**1137**	**1111**			**847**	**736**	**1560**
疾病预防控制中心	23			3243	2439	1204	1165	121	11	694	678		409			413	222	169
中央属	2			517	216								216			205	54	42
省（直辖市）属	1			424	350	144	144	6	1	125	125		74			43	19	12
区属	19			2276	1850	1054	1015	113	10	561	545		112			164	148	114
其他	1			26	23	6	6	2		8	8		7			1	1	1
专科疾病防治院（所、站）	20	728	488	611	483	144	122	220	33	42	29		44			43	45	40
专科疾病防治院	1	350	240	151	143	25	23	92	4	2	1		20			2	4	2
其他	1	350	240	151	143	25	23	92	4	2	1		20			2	4	2
专科疾病防治所（站、中心）	19	378	248	460	340	119	99	128	29	40	28		24			41	41	38
口腔病防治所（站、中心）	1			44	35	19	16	12		1	1		3			2	5	2
精神病防治所（站、中心）	3	200	120	103	85	27	13	47	6	3	3		2			6	4	8
皮肤病与性病防治所（中心）	1																	
结核病防治所（站、中心）	14	178	128	313	220	73	70	69	23	36	24		19			33	32	28
妇幼保健院（站、所）	19	2627	1971	6597	5482	2160	2109	2321	254	409	315		338			256	309	550
省（直辖市）属	1			160	153	90	90	53		9	9		1			5	2	
区属	18	2627	1971	6437	5329	2070	2019	2268	254	400	306		337			251	307	550
妇幼保健院	18	2627	1971	6597	5482	2160	2109	2321	254	409	315		338			256	309	550
妇幼保健所	1																	
急救中心（站）	10			1654	856	411	328	290	13	6	2		136			39	123	636
采供血机构	3			624	410	18	18	223	1	32	32		136			72	20	122
卫生监督所（中心）	18			1262	1185							1137	48			22	13	42
省（直辖市）属	1			108	105							100	5					3
区属	17			1154	1080							1037	43			22	13	39
计划生育技术服务中心（站）	2			19	12	6	6	5		1	1					2	4	1
四、其他机构	**68**			**2895**	**1147**	**200**	**199**	**113**	**22**	**36**	**30**		**776**			**1055**	**491**	**202**
疗养院	1																	
医学科学研究机构	15			1946	799	42	42	2	1				754			843	176	128
医学在职培训机构	6			150	14	3	3	11								49	62	25
其他	46			799	334	155	154	100	21	36	30		22			163	253	49

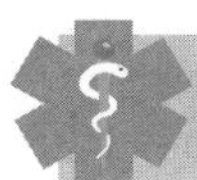

全市卫生机构、床位、人员数（社会办）

社会办

机构分类	机构数（个）	编制床位（张）	实有床位（张）	人员数（人）														
				合计	卫生技术人员									乡村医生	卫生员	其他技术人员	管理人员	工勤技能人员
					小计	执业（助理）医师	执业医师	注册护士	药师（士）	技师（士）	检验师（士）	卫生监督员	其他					
总　计	**1779**	**15354**	**14665**	**37713**	**29432**	**11827**	**11144**	**11678**	**1760**	**1497**	**1021**		**2670**			**1666**	**2730**	**3885**
一、医院	**155**	**14637**	**14504**	**25254**	**19859**	**7100**	**6788**	**9105**	**1154**	**1006**	**642**		**1494**			**890**	**1959**	**2546**
综合医院	72	8476	8722	15984	12688	4250	4107	6214	633	614	406		977			498	1214	1584
中医医院	39	2881	2535	3892	3114	1296	1207	1228	281	180	110		129			147	329	302
中西医结合医院	8	960	901	1680	1357	640	603	491	94	68	37		64			71	112	140
民族医院	1	100	106	251	189	63	61	78	20	14	6		14			14	17	31
专科医院	32	2170	2190	3414	2504	849	808	1089	126	130	83		310			143	284	483
口腔医院	2	1	1	9	8	8	6										1	
眼科医院	2	20	120	51	38	6	5	18		6	3		8			4	3	6
血液病医院	1																	
妇产（科）医院	5	200	200	652	442	158	153	229	21	26	17		8			16	48	146
儿童医院	2	150	140	584	392	119	114	131	25	23	21		94			21	51	120
精神病医院	2	469	540	192	150	38	36	97	11	3	3		1			6	8	28
骨科医院	2	50	70	104	82	30	28	41	5	4	2		2				19	3
康复医院	5	582	582	908	770	215	213	328	28	23	15		176			38	54	46
其他专科医院	11	698	537	914	622	275	253	245	36	45	22		21			58	100	134
护理院	3	50	50	33	7	2	2	5								17	3	6
二、基层医疗卫生机构	**1575**	**717**	**161**	**10065**	**8157**	**4347**	**3989**	**2414**	**594**	**376**	**266**		**426**			**322**	**426**	**1160**
社区卫生服务中心（站）	190	717	161	2696	2073	935	827	575	258	107	77		198			163	179	281
社区卫生服务中心	27	717	161	1581	1298	617	597	394	168	78	52		41			67	86	130
社区卫生服务站	163			1115	775	318	230	181	90	29	25		157			96	93	151
门诊部	220			3931	3034	1581	1472	895	244	201	135		113			159	247	491
综合门诊部	110			2448	1856	904	848	616	137	161	107		38			105	179	308
中医门诊部	39			842	677	431	412	76	95	22	18		53			27	35	103
中西医结合门诊部	1			13	11	5	5	3	2	1	1					1	1	
专科门诊部	70			628	490	241	207	200	10	17	9		22			26	32	80
诊所、卫生所、医务室、护理站	1165			3438	3050	1831	1690	944	92	68	54		115					388
诊所	226			956	796	486	444	227	32	18	14		33					160
卫生所、医务室	939			2482	2254	1345	1246	717	60	50	40		82					228
三、专业公共卫生机构	**15**			**811**	**617**	**177**	**172**	**137**		**46**	**46**		**257**			**51**	**53**	**90**
疾病预防控制中心	4			444	398	141	141						257			23	14	9
其他	4			444	398	141	141						257			23	14	9
专科疾病防治院（所、站）	3			1													1	
专科疾病防治所（站、中心）	3			1													1	
精神病防治所（站、中心）	2																	
其他	1			1													1	
妇幼保健院（站、所）	1																	
其他	1																	
妇幼保健院	1																	
急救中心（站）	4			94	52	20	20	32								7	6	29

续表

机构分类	机构数（个）	编制床位（张）	实有床位（张）	人员数（人）														
				合计	卫生技术人员									乡村医生	卫生员	其他技术人员	管理人员	工勤技能人员
					小计	执业（助理）医师	执业医师	注册护士	药师（士）	技师（士）	检验师（士）	卫生监督员	其他					
采供血机构	1			230	167	16	11	105		46	46					10	3	50
计划生育技术服务中心（站）	2			42												11	29	2
四、其他机构	**34**			**1583**	**799**	**203**	**195**	**22**	**12**	**69**	**67**		**493**			**403**	**292**	**89**
医学科学研究机构	13			1382	675	172	172	10	9	4	2		480			389	259	59
医学在职培训机构	2			15	12								12					3
临床检验中心（所、站）	11			128	90	20	12	3	2	65	65					1	14	23
其他	8			58	22	11	11	9	1				1			13	19	4

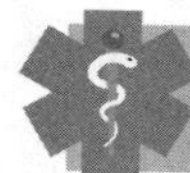

全市卫生机构、床位、人员数（私人办）

私人办

机构分类	机构数（个）	编制床位（张）	实有床位（张）	人员数（人）														
				合计	卫生技术人员									乡村医生	卫生员	其他技术人员	管理人员	工勤技能人员
					小计	执业（助理）医师	执业医师	注册护士	药师（士）	技师（士）	检验师（士）	卫生监督员	其他					
总　计	**2852**	**11518**	**11268**	**35856**	**26455**	**12114**	**10912**	**10288**	**1504**	**1283**	**851**		**1266**			**2162**	**2627**	**4612**
一、医院	**254**	**11498**	**11248**	**20330**	**14056**	**5502**	**5014**	**6181**	**869**	**752**	**460**		**752**			**1630**	**1882**	**2762**
综合医院	86	3373	3405	5765	4188	1707	1528	1699	258	268	163		256			352	483	742
中医医院	79	2814	2747	4224	3086	1497	1356	1035	285	151	86		118			295	425	418
中西医结合医院	16	1948	2303	3066	2345	750	704	1201	127	84	57		183			134	252	335
民族医院	2	92	92	149	93	21	19	49	6	2	2		15			27	15	14
专科医院	68	3171	2601	7063	4305	1511	1392	2179	191	244	150		180			822	701	1235
口腔医院	12	177	177	686	534	237	215	250	8	12	4		27			97	35	20
眼科医院	7	291	276	673	383	155	150	181	21	14	11		12			20	176	94
耳鼻喉科医院	1	148	148	164	121	56	56	52	6	7	4						37	6
肿瘤医院	3	620	210	721	485	153	148	287	19	20	15		6			71	63	102
心血管病医院	1	60	60	35	27	6	6	18					3			5	3	
妇产（科）医院	5	302	216	790	525	174	167	272	23	49	27		7			50	64	151
儿童医院	5	132	132	310	188	73	69	83	14	14	10		4			71	27	24
精神病医院	2	85	130	122	76	30	27	32	5	3	2		6			18	11	17
皮肤病医院	2	220	200	520	173	49	48	97	11	6	3		10			116	33	198
骨科医院	3	150	150	239	156	60	47	68	13	12	6		3			15	16	52
康复医院	3	180	162	335	172	61	56	60	8	4	3		39			27	35	101
美容医院	10	140	135	608	249	89	83	127	10	15	10		8			178	69	112
其他专科医院	14	666	605	1860	1216	368	320	652	53	88	55		55			154	132	358
护理院	3	100	100	63	39	16	15	18	2	3	2						6	18
二、基层医疗卫生机构	**2584**	**20**	**20**	**14952**	**12104**	**6592**	**5878**	**4103**	**634**	**402**	**262**		**373**			**443**	**646**	**1759**
社区卫生服务中心（站）	33	20	20	825	691	366	299	178	90	25	21		32			19	69	46
社区卫生服务中心	1	20	20	69	59	28	20	12	4	4	2		11			1	3	6
社区卫生服务站	32			756	632	338	279	166	86	21	19		21			18	66	40
门诊部	688			8059	6226	3097	2760	2289	295	321	212		224			424	577	832
综合门诊部	151			2537	2001	968	897	695	107	164	101		67			123	136	277
中医门诊部	143			1389	1068	583	531	236	144	68	57		37			45	121	155
中西医结合门诊部	2			21	19	8	7	8	2	1	1						2	

续表

机构分类	机构数（个）	编制床位（张）	实有床位（张）	人员数（人）														
				合计	卫生技术人员									乡村医生	卫生员	其他技术人员	管理人员	工勤技能人员
					小计	执业（助理）医师	执业医师	注册护士	药师（士）	技师（士）	检验师（士）	卫生监督员	其他					
专科门诊部	392			4112	3138	1538	1325	1350	42	88	53		120			256	318	400
诊所、卫生所、医务室、护理站	1863			6068	5187	3129	2819	1636	249	56	29		117					881
诊所	1817			5966	5095	3081	2775	1598	245	56	29		115					871
卫生所、医务室	46			102	92	48	44	38	4				2					10
四、其他机构	**14**			**574**	**295**	**20**	**20**	**4**	**1**	**129**	**129**		**141**			**89**	**99**	**91**
临床检验中心（所、站）	14			574	295	20	20	4	1	129	129		141			89	99	91

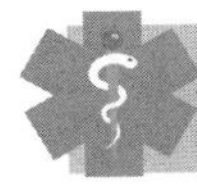

全市卫生机构、床位、人员数（企业办）

企业办

机构分类	机构数（个）	编制床位（张）	实有床位（张）	人员数（人）														
				合计	卫生技术人员									乡村医生	卫生员	其他技术人员	管理人员	工勤技能人员
					小计	执业（助理）医师	执业医师	注册护士	药师（士）	技师（士）	检验师（士）	卫生监督员	其他					
总　计	**1141**	**13068**	**12843**	**32697**	**24152**	**9804**	**9206**	**10000**	**1432**	**1369**	**910**	**17**	**1530**			**1673**	**2479**	**4393**
一、医院	**135**	**12202**	**11900**	**22314**	**16049**	**5798**	**5525**	**7338**	**896**	**907**	**551**		**1110**			**1262**	**1990**	**3013**
综合医院	67	6847	7258	12542	9759	3582	3446	4351	509	569	335		748			370	918	1495
中医医院	20	569	629	1687	1221	599	545	337	153	54	33		78			120	182	164
中西医结合医院	5	407	407	380	289	127	120	118	23	10	7		11			20	45	26
专科医院	43	4379	3606	7705	4780	1490	1414	2532	211	274	176		273			752	845	1328
口腔医院	3	65	80	161	123	52	47	64	2	4	2		1			2	13	23
眼科医院	2	40	40	150	67	20	16	31	3	3	2		10			57	3	23
耳鼻喉科医院	1	50	29	95	76	24	24	40	5	4	3		3				18	1
肿瘤医院	3	901	254	985	745	232	227	413	34	28	17		38				90	150
妇产（科）医院	5	403	324	1154	636	149	140	382	18	47	28		40			185	113	220
儿童医院	3	335	318	1014	677	164	154	364	37	51	39		61			67	158	112
精神病医院	1	38	38	41	19	5	5	12	2							3	1	18
皮肤病医院	2	200	200	354	175	61	59	95	11	8	6					42	45	92
骨科医院	3	740	878	1041	727	260	249	337	29	40	22		61			152	58	104
康复医院	6	731	731	533	329	101	98	171	15	16	9		26			40	62	102
美容医院	7	142	137	927	386	161	140	177	24	24	19					188	149	204
其他专科医院	7	734	577	1250	820	261	255	446	31	49	29		33			16	135	279
二、基层医疗卫生机构	**984**	**800**	**877**	**9501**	**7641**	**3891**	**3571**	**2601**	**529**	**282**	**192**		**338**			**201**	**365**	**1294**
社区卫生服务中心（站）	120	800	877	2789	2272	1010	907	738	249	108	80		167			102	148	267
社区卫生服务中心	24	800	877	2036	1661	699	626	580	161	71	52		150			81	88	206
社区卫生服务站	96			753	611	311	281	158	88	37	28		17			21	60	61
门诊部	223			3490	2681	1369	1279	1013	99	136	87		64			99	217	493
综合门诊部	82			1748	1323	688	654	453	53	90	56		39			56	112	257
中医门诊部	29			345	273	154	140	61	32	17	12		9			15	22	35
专科门诊部	112			1397	1085	527	485	499	14	29	19		16			28	83	201
诊所、卫生所、医务室、护理站	641			3222	2688	1512	1385	850	181	38	25		107					534
诊所	318			2178	1747	948	856	549	129	20	11		101					431

续表

机构分类	机构数（个）	编制床位（张）	实有床位（张）	人员数（人）														
				合计	卫生技术人员									乡村医生	卫生员	其他技术人员	管理人员	工勤技能人员
					小计	执业（助理）医师	执业医师	注册护士	药师（士）	技师（士）	检验师（士）	卫生监督员	其他					
卫生所、医务室	323			1044	941	564	529	301	52	18	14		6					103
三、专业公共卫生机构	**4**	**66**	**66**	**466**	**266**	**103**	**98**	**61**	**7**	**52**	**39**	**17**	**26**			**103**	**62**	**35**
疾病预防控制中心	2			146	117	34	34	21		26	25	17	19			13	12	4
其他	2			146	117	34	34	21		26	25	17	19			13	12	4
专科疾病防治院（所、站）	2	66	66	320	149	69	64	40	7	26	14		7			90	50	31
专科疾病防治院	1	66	66	280	126	57	53	40	7	20	10		2			76	48	30
职业病防治院	1	66	66	280	126	57	53	40	7	20	10		2			76	48	30
专科疾病防治所（站、中心）	1			40	23	12	11			6	4		5			14	2	1
职业病防治所（站、中心）	1			40	23	12	11			6	4		5			14	2	1
四、其他机构	**18**			**416**	**196**	**12**	**12**			**128**	**128**		**56**			**107**	**62**	**51**
临床检验中心（所、站）	17			416	196	12	12			128	128		56			107	62	51
其他	1																	

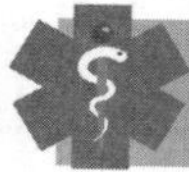

全市卫生机构、床位、人员数（卫生部门）

卫生部门

机构分类	机构数（个）	编制床位（张）	实有床位（张）	人员数（人）														
				合计	卫生技术人员									乡村医生	卫生员	其他技术人员	管理人员	工勤技能人员
					小计	执业（助理）医师	执业医师	注册护士	药师（士）	技师（士）	检验师（士）	卫生监督员	其他					
总　计	**1903**	**74983**	**69863**	**172698**	**140493**	**50628**	**48330**	**60485**	**8076**	**7313**	**5048**	**1137**	**12854**			**10055**	**8471**	**13679**
一、医院	**123**	**66488**	**64045**	**130000**	**106484**	**36800**	**36347**	**50521**	**5165**	**5053**	**3170**		**8945**			**6689**	**6328**	**10499**
综合医院	61	40949	39509	86027	71278	24797	24533	34394	3296	3402	2098		5389			4031	3896	6822
中医医院	20	6433	5224	11493	9427	3861	3789	3712	798	433	308		623			482	488	1096
中西医结合医院	9	5527	4871	6364	5306	1966	1909	2296	306	219	161		519			275	258	525
专科医院	31	13579	14441	26116	20473	6176	6116	10119	765	999	603		2414			1901	1686	2056
口腔医院	4	257	219	3734	2973	1168	1160	1283	28	75	18		419			128	129	504
肿瘤医院	2	1988	2968	4221	3125	951	951	1497	126	202	76		349			552	339	205
心血管病医院	1	898	1238	3209	2734	682	681	1514	61	76	48		401			234	109	132
胸科医院	1	900	533	838	650	167	167	380	30	53	24		20			64	63	61
妇产（科）医院	1	660	536	1465	1154	313	313	612	39	62	51		128			138	99	74
儿童医院	2	1370	1491	3561	3003	1002	1002	1370	153	201	145		277			189	249	120
精神病医院	13	5020	5421	4726	3473	811	763	1807	173	121	94		561			222	379	652
传染病医院	3	2008	1426	3354	2602	829	826	1314	133	181	132		145			316	255	181
康复医院	1	150	281	220	187	59	59	72	9	9	5		38			1	30	2
整形外科医院	1	328	328	788	572	194	194	270	13	19	10		76			57	34	125
其他专科医院	2																	
护理院	2																	
二、基层医疗卫生机构	**1621**	**5140**	**3359**	**26488**	**22308**	**9803**	**8110**	**6743**	**2579**	**1048**	**799**		**2135**			**1468**	**964**	**1748**
社区卫生服务中心（站）	1617	5140	3359	26449	22273	9782	8092	6735	2575	1046	797		2135			1468	964	1744
社区卫生服务中心	277	5140	3359	26067	21914	9608	7942	6597	2546	1041	792		2122			1464	959	1730
社区卫生服务站	1340			382	359	174	150	138	29	5	5		13			4	5	14
门诊部	3			39	35	21	18	8	4	2	2							4
综合门诊部	3			39	35	21	18	8	4	2	2							4
诊所、卫生所、医务室、护理站	1																	

续表

机构分类	机构数（个）	编制床位（张）	实有床位（张）	人员数（人）														
				合计	卫生技术人员									乡村医生	卫生员	其他技术人员	管理人员	工勤技能人员
					小计	执业（助理）医师	执业医师	注册护士	药师（士）	技师（士）	检验师（士）	卫生监督员	其他					
卫生所、医务室	1																	
三、专业公共卫生机构	**92**	**3355**	**2459**	**13315**	**10554**	**3825**	**3674**	**3108**	**310**	**1176**	**1049**	**1137**	**998**			**843**	**688**	**1230**
疾病预防控制中心	21			3217	2416	1198	1159	119	11	686	670		402			412	221	168
中央属	2			517	216								216			205	54	42
省（直辖市）属	1			424	350	144	144	6	1	125	125		74			43	19	12
区属	18			2276	1850	1054	1015	113	10	561	545		112			164	148	114
专科疾病防治院（所、站）	20	728	488	611	483	144	122	220	33	42	29		44			43	45	40
专科疾病防治院	1	350	240	151	143	25	23	92	4	2	1		20			2	4	2
其他	1	350	240	151	143	25	23	92	4	2	1		20			2	4	2
专科疾病防治所（站、中心）	19	378	248	460	340	119	99	128	29	40	28		24			41	41	38
口腔病防治所（站、中心）	1			44	35	19	16	12		1	1		3			2	5	2
精神病防治所（站、中心）	3	200	120	103	85	27	13	47	6	3	3		2			6	4	8
皮肤病与性病防治所（中心）	1																	
结核病防治所（站、中心）	14	178	128	313	220	73	70	69	23	36	24		19			33	32	28
妇幼保健院（站、所）	19	2627	1971	6597	5482	2160	2109	2321	254	409	315		338			256	309	550
省（直辖市）属	1			160	153	90	90	53		9	9		1			5	2	
区属	18	2627	1971	6437	5329	2070	2019	2268	254	400	306		337			251	307	550
妇幼保健院	18	2627	1971	6597	5482	2160	2109	2321	254	409	315		338			256	309	550
妇幼保健所	1																	
急救中心（站）	9			985	566	299	260	220	11	6	2		30			36	76	307
采供血机构	3			624	410	18	18	223	1	32	32		136			72	20	122
卫生监督所（中心）	18			1262	1185							1137	48			22	13	42
省（直辖市）属	1			108	105							100	5					3
区属	17			1154	1080							1037	43			22	13	39
计划生育技术服务中心（站）	2			19	12	6	6	5		1	1					2	4	1
四、其他机构	**67**			**2895**	**1147**	**200**	**199**	**113**	**22**	**36**	**30**		**776**			**1055**	**491**	**202**
疗养院	1																	
医学科学研究机构	14			1946	799	42	42	2	1				754			843	176	128
医学在职培训机构	6			150	14	3	3	11								49	62	25
其他	46			799	334	155	154	100	21	36	30		22			163	253	49

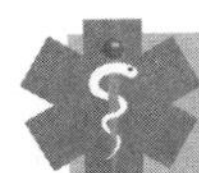

全市卫生机构、床位、人员数（直属单位）

直属单位

机构分类	机构数（个）	编制床位（张）	实有床位（张）	人员数（人）														
				合计	卫生技术人员									乡村医生	卫生员	其他技术人员	管理人员	工勤技能人员
					小计	执业（助理）医师	执业医师	注册护士	药师（士）	技师（士）	检验师（士）	卫生监督员	其他					
总　计	**43**	**21218**	**20343**	**47241**	**38331**	**12750**	**12710**	**18233**	**1765**	**2109**	**1335**	**100**	**3374**			**3211**	**2618**	**3081**
一、医院	**22**	**21218**	**20343**	**44611**	**36527**	**12150**	**12138**	**17745**	**1744**	**1917**	**1152**		**2971**			**2979**	**2406**	**2699**
综合医院	11	12706	12851	28480	23880	8093	8085	11628	1105	1170	671		1884			1714	1265	1621
中医医院	1	565	606	1661	1333	577	575	493	149	64	46		50			97	110	121
专科医院	10	7947	6886	14470	11314	3480	3478	5624	490	683	435		1037			1168	1031	957
口腔医院	1	100	62	1171	953	402	402	382	8	26	7		135			61	18	139
肿瘤医院	1	790	773	1999	1432	419	419	713	67	108	35		125			297	129	141
胸科医院	1	900	533	838	650	167	167	380	30	53	24		20			64	63	61

续表

机构分类	机构数（个）	编制床位（张）	实有床位（张）	人员数（人）														
				合计	卫生技术人员									乡村医生	卫生员	其他技术人员	管理人员	工勤技能人员
					小计	执业（助理）医师	执业医师	注册护士	药师（士）	技师（士）	检验师（士）	卫生监督员	其他					
妇产（科）医院	1	660	536	1465	1154	313	313	612	39	62	51		128			138	99	74
儿童医院	2	1370	1491	3561	3003	1002	1002	1370	153	201	145		277			189	249	120
精神病医院	2	2169	2095	2115	1549	355	354	866	65	54	43		209			105	219	242
传染病医院	2	1958	1396	3321	2573	822	821	1301	128	179	130		143			314	254	180
三、专业公共卫生机构	**6**			**2059**	**1421**	**483**	**455**	**416**	**15**	**163**	**158**	**100**	**244**			**166**	**108**	**364**
疾病预防控制中心	1			424	350	144	144	6	1	125	125		74			43	19	12
省（直辖市）属	1			424	350	144	144	6	1	125	125		74			43	19	12
专科疾病防治院（所、站）	1			88	51	22	22	16	5	6	5		2			16	16	5
专科疾病防治所（站、中心）	1			88	51	22	22	16	5	6	5		2			16	16	5
结核病防治所（站、中心）	1			88	51	22	22	16	5	6	5		2			16	16	5
妇幼保健院（站、所）	1			160	153	90	90	53		9	9		1			5	2	
省（直辖市）属	1			160	153	90	90	53		9	9		1			5	2	
妇幼保健院	1			160	153	90	90	53		9	9		1			5	2	
急救中心（站）	1			697	386	215	187	131	8	6	2		26			32	53	226
采供血机构	1			582	376	12	12	210	1	17	17		136			70	18	118
卫生监督所（中心）	1			108	105							100	5					3
省（直辖市）属	1			108	105							100	5					3
四、其他机构	**15**			**571**	**383**	**117**	**117**	**72**	**6**	**29**	**25**		**159**			**66**	**104**	**18**
医学科学研究机构	8			228	187	39	39		1				147			15	26	
其他	7			343	196	78	78	72	5	29	25		12			51	78	18

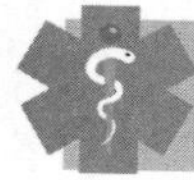

全市三级医疗机构运营情况（1）

单位名称	机构数（个）	诊疗人次数（人次）					观察室（人次）		健康检查人数（人次）	门急诊诊次占总诊次的（%）	急诊死亡率（%）	观察室死亡率（%）
		总计	其中：门急诊人次数				收容人数	其中：死亡（人）				
			合计	门诊人次	急诊人次							
					小计	内：死亡（人）						
总计	**96**	**108573520**	**108515622**	**100897819**	**7617803**	**8650**	**630664**	**2602**	**1904935**	**99.95**	**0.11**	**0.41**
综合医院	38	66187096	66133467	60493443	5640024	7198	475679	2208	1316287	99.92	0.13	0.46
中医医院	17	21995013	21992973	21251790	741183	407	58807	337	205285	99.99	0.05	0.57
中西结合医院	11	5331171	5329210	4917714	411496	457	6604	11	295257	99.96	0.11	0.17
专科医院	28	15060240	15059972	14234872	825100	588	89574	46	88106	100	0.07	0.05
急救中心	1											
妇幼保健院	1											

注：本表不包括15家驻京部队医院和4家武警医院，明细数据不显示相关医疗服务为零的医疗机构。

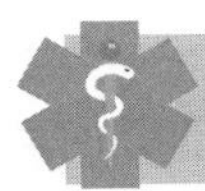

全市三级医疗机构运营情况（2）

单位名称	入院人数（人次）	出院人数（人次）		住院患者手术人次数（人次）	每百门急诊的入院人数（人次）
		总计	死亡（人）		
总计	**2294629**	**2288412**	**21930**	**1032378**	**2.1**
综合医院	1512945	1511826	14670	750951	2.3
中医医院	211870	211740	3074	67836	1.0
中西结合医院	93469	92486	2563	34551	1.8
专科医院	476345	472360	1623	179040	3.2
急救中心					
妇幼保健院					

注：本表不包括15家驻京部队医院和4家武警医院，明细数据不显示相关医疗服务为零的医疗机构。

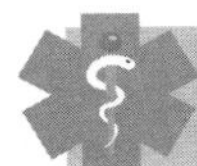

全市三级医疗机构运营情况（3）

单位名称	编制床位（张）	实有床位（张）	实际开放总床日数（床日）	平均开放病床数（张）	实际占用总床日数（床日）	出院者占用总床日数（床日）	病床周转次数（次）	病床工作日（日）	床位使用率（%）	出院者平均住院日（日）	每床与每日门急诊诊次之比（%）
总计*	**70455**	**66301**	**23688253**	**64722.0**	**21859130**	**21767018**	**35.4**	**337.7**	**92.28**	**9.1**	**6.53**
综合医院	39251	38528	13887045	37942.7	12871307	12867339	39.8	339.2	92.69	8.5	6.76
中医医院	10788	8094	2910205	7951.4	2646969	2609151	26.6	332.9	90.95	12.3	10.90
中西结合医院	6497	6019	2193598	5993.4	1720397	1696130	15.4	287.0	78.43	18.3	3.46
专科医院*	13919	13660	4697405	12834.4	4620457	4594398	36.8	360.0	98.36	7.9	4.59
急救中心											
妇幼保健院											

注：本表不包括15家驻京部队医院和4家武警医院，明细数据不显示相关医疗服务为零的医疗机构。

由于医保政策调整，近年来精神病专科医院出院者平均住院日波动较大，本表出院者平均住院日各合计项（*）中均不包含精神病专科医院。

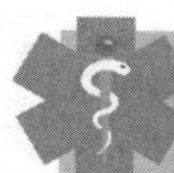

全市二级医疗机构运营情况（1）

单位名称	机构数（个）	诊疗人次数（人次）					观察室（人次）		健康检查人数（人次）	门急诊诊次占总诊次的（%）	急诊死亡率（%）	观察室死亡率（%）
		总计	其中：门急诊人次数				收容人数	其中：死亡（人）				
			合计	门诊人次	急诊人次							
					小计	内：死亡（人）						
总计	**153**	**39057119**	**38976825**	**35747460**	**3229365**	**1653**	**213293**	**493**	**2017948**	**99.79**	**0.05**	**0.23**
综合医院	49	23324594	23255464	21061398	2194066	1610	123380	476	984569	99.70	0.07	0.39
中医医院	19	6336647	6330393	6088170	242223	33	52536	17	125088	99.90	0.01	0.03
中西结合医院	8	1321521	1321521	1288704	32817	5	17885		70102	100	0.02	
民族医院	1	106086	106086	106086					3982	100		
专科医院	56	1622092	1621222	1584611	36611	2	1363		17575	99.95	0.01	
护理院	1											
妇幼保健院	17	6290302	6286262	5562666	723596	3	18129		810549	99.94		
专科疾病防治院（站、中心）	2	55877	55877	55825	52				6083	100		

注：本表不包括15家驻京部队医院和4家武警医院，明细数据不显示相关医疗服务为零的医疗机构。

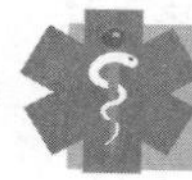

全市二级医疗机构运营情况（2）

单位名称	入院人数（人次）	出院人数（人次）		住院患者手术人次数（人次）	每百门急诊的入院人数（人次）
		总计	死亡（人）		
总计	**630412**	**627130**	**8641**	**217752**	**1.6**
综合医院	411794	409159	7514	129028	1.8
中医医院	39109	39126	578	8710	0.6
中西结合医院	17944	17709	211	4962	1.4
民族医院	979	1038	23		0.9
专科医院	43921	43748	301	18721	2.7
护理院					
妇幼保健院	116021	115702	14	56331	1.8
专科疾病防治院（站、中心）	644	648			1.2

注：本表不包括15家驻京部队医院和4家武警医院，明细数据不显示相关医疗服务为零的医疗机构。

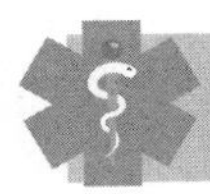

全市二级医疗机构运营情况（3）

单位名称	编制床位（张）	实有床位（张）	实际开放总床日数（床日）	平均开放病床数（张）	实际占用总床日数（床日）	出院者占用总床日数（床日）	病床周转次数（次）	病床工作日（日）	病床使用率（%）	出院者平均住院日（日）	每床与每日门急诊诊次之比（%）
总计*	**30567**	**28000**	**9903804**	**27059.6**	**7632060**	**7493968**	**23.2**	**282.0**	**77.06**	**10.2**	**5.59**
综合医院	16353	15822	5730216	15656.3	4539615	4454400	26.1	290.0	79.22	10.9	5.74
中医医院	2361	2310	825350	2255.1	566594	547596	17.4	251.3	68.65	14.0	11.05
中西结合医院	1280	1242	369184	1008.7	269999	272362	17.6	267.7	73.13	15.4	5.18
民族医院	100	106	34442	94.1	24156	25019	11.0	256.7	70.14	24.1	4.49
专科医院*	7430	6243	2142452	5853.7	1584934	1580457	7.5	270.8	73.98	10.4	1.10
护理院											
妇幼保健院	2627	1971	690164	1885.7	543415	521819	61.4	288.2	78.74	4.5	12.80
专科疾病防治院（站、中心）	416	306	111996	306.0	103347	92315	2.1	337.7	92.28	142.5	0.73

注：本表不包括15家驻京部队医院和4家武警医院，明细数据不显示相关医疗服务为零的医疗机构。

由于医保政策调整，近年来精神病专科医院出院者平均住院日波动较大，本表出院者平均住院日各合计项（*）中均不包含精神病专科医院。

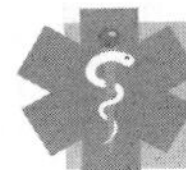

全市一级医疗机构运营情况（1）

单位名称	机构数（个）	诊疗人次数（人次）					观察室（人次）		健康检查人数（人次）	门急诊诊次占总诊次的（%）	急诊死亡率（%）	观察室死亡率（%）
		总计	其中：门急诊人次数				收容人数	其中：死亡（人）				
			合计	门诊人次	急诊人次							
					小计	内：死亡（人）						
总计	**649**	**36011938**	**35626260**	**34359187**	**1267073**	**128**	**1000750**	**20**	**1677040**	**98.93**	**0.01**	**0.00**
综合医院	202	6105628	6102861	5860095	242766	70	103315	20	181086	99.95	0.03	0.02
中医医院	122	4080306	4079387	4051491	27896	0	2858	0	46947	99.98	0.00	0.00
中西结合医院	19	863903	863903	825470	38433	2	72	0	7410	100	0.01	0.00
民族医院	2	31522	31522	31522	0	0	0	0	0	100	0.00	0.00
专科医院	84	1601154	1601154	1548745	52409	3	841	0	46762	100	0.01	0.00
疗养院	1	0	0	0	0	0	0	0	0	0.00	0.00	0.00
护理院	4	1420	1420	1420	0	0	0	0	420	100	0.00	0.00
社区卫生服务中心	207	2.3E+07	2.3E+07	21975520	896733	53	893664	0	1394415	98.36	0.01	0.00
专科疾病防治院（站、中心）	8	73760	73760	64924	8836	0	0	0	0	100	0.00	0.00

注：本表不包括15家驻京部队医院和4家武警医院，明细数据不显示相关医疗服务为零的医疗机构。

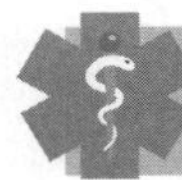

全市一级医疗机构运营情况（2）

单位名称	入院人数（人次）	出院人数（人次）		住院患者手术人次数（人次）	每百门急诊的入院人数（人次）
		总计	死亡（人）		
总计	**163869**	**163324**	**1729**	**35388**	**0.5**
综合医院	50747	50121	722	10892	0.8
中医医院	28196	29415	113	6673	0.7
中西结合医院	18162	18079	148	1148	2.1
民族医院	1763	1643	0	0	5.6
专科医院	46158	45378	628	16675	2.9
疗养院	0	0	0	0	0.0
护理院	0	0	0	0	0.0
社区卫生服务中心	18612	18468	118	0	0.1
专科疾病防治院（站、中心）	231	220	0	0	0.3

注：本表不包括15家驻京部队医院和4家武警医院。

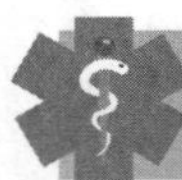

全市一级医疗机构运营情况（3）

单位名称	编制床位（张）	实有床位（张）	实际开放总床日数（床日）	平均开放病床数（张）	实际占用总床日数（床日）	出院者占用总床日数（床日）	病床周转次数（次）	病床工作日（日）	病床使用率（%）	出院者平均住院日（日）	每床与每日门急诊诊次之比（%）
总计*	**21201**	**20346**	**6894549**	**18837.6**	**3009156**	**2436218**	**8.7**	**159.7**	**43.7**	**13.0**	**7.45**
综合医院	7434	7514	2540082	6940.1	1072256	813277	7.2	154.5	42.2	16.2	3.46
中医医院	3422	3638	1137022	3106.6	410030	347148	9.5	132.0	36.1	11.8	5.22
中西结合医院	1065	1221	427402	1167.8	250292	206391	15.5	214.3	58.6	11.4	2.91
民族医院	92	92	29419	80.4	20776	20725	20.4	258.5	70.6	12.6	1.56
专科医院*	3462	4018	1381756	3775.3	919064	757798	12.0	243.4	66.5	9.6	1.67
疗养院	0	0	0	0.0	0	0	0.0	0.0	0.0	0.0	0.00
护理院	100	100	36500	99.7	0	0	0.0	0.0	0.0	0.0	0.06
社区卫生服务中心	5286	3553	1266828	3461.3	301570	281800	5.3	87.1	23.8	15.3	26.00
专科疾病防治院（站、中心）	340	210	75540	206.4	35168	9079	1.1	170.4	46.6	41.3	1.37

注：1．本表不包括15家驻京部队医院和4家武警医院。

2．由于医保政策调整，近年来精神病专科医院出院者平均住院日波动较大，本表出院者平均住院日各合计项（*）中均不包含精神病专科医院。

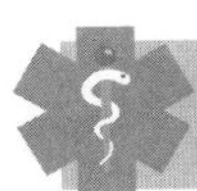

全市医疗机构资源状况（1）

分区	医疗机构数（个）	三级医疗机构数（个）	二级医疗机构数（个）	一级医疗机构数（个）	公立医疗机构数（个）	民营医疗机构数（个）	营利性医疗机构数（个）	非营利性医疗机构数（个）
全市	**10472**	**96**	**153**	**649**	**6027**	**4445**	**3727**	**6745**
东城区	556	9	12	48	279	277	261	295
西城区	632	15	15	21	358	274	256	376
朝阳区	1420	19	29	109	465	955	865	555
海淀区	1075	11	20	75	488	587	547	528
丰台区	543	9	12	54	317	226	154	389
石景山区	218	5	6	14	108	110	81	137
门头沟区	244	1	5	17	211	33	32	212
房山区	960	3	4	49	719	241	179	781
通州区	603	3	8	31	491	112	68	535
顺义区	735	4	3	31	426	309	295	440
大兴区	795	4	8	52	481	314	279	516
昌平区	955	11	13	68	491	464	406	549
平谷区	424	2	4	18	329	95	21	403
怀柔区	481		7	14	377	104	127	354
密云区	579		3	32	293	286	104	475
延庆区	252		4	16	194	58	52	200

注：本表统计范围不含驻京部队医院和武警医院。

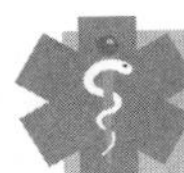

全市医疗机构资源状况（2）

分区	卫生技术人员数（人）	执业（助理）医师数（人）	注册护士数（人）	编制床位数（张）	实有床位数（张）	家庭病床数（张）
全市	**227098**	**87622**	**97439**	**125041**	**116963**	**379**
东城区	24600	9677	10542	12099	11175	0
西城区	33278	11984	15267	15182	15608	321
朝阳区	46741	18439	20404	23501	22222	6
海淀区	29112	11302	12607	14275	12351	12
丰台区	18230	6820	7909	11157	10045	6
石景山区	7688	2967	3302	5140	4595	0

续表

分区	卫生技术人员数（人）	执业（助理）医师数（人）	注册护士数（人）	编制床位数（张）	实有床位数（张）	家庭病床数（张）
门头沟区	3439	1184	1472	2900	2863	0
房山区	9488	3576	3848	5782	6641	3
通州区	8992	3510	3498	5713	3651	0
顺义区	7594	3225	2880	4107	3516	0
大兴区	11258	4209	4614	6244	7012	0
昌平区	13989	5198	6406	12092	10882	27
平谷区	3661	1523	1497	2170	2007	0
怀柔区	3246	1391	1124	1733	1681	0
密云区	3447	1615	1172	1927	1700	4
延庆区	2335	1002	897	1019	1014	0

注：本表统计范围不含驻京部队医院和武警医院。

全市医疗机构资源状况（3）

分区	每千常住人口卫生技术人员数（人）	每千常住人口执业（助理）医师数（人）	每千常住人口注册护士数（人）	每千常住人口实有床位（张）
全市	**10.5**	**4.0**	**4.5**	**5.4**
东城区	28.0	11.0	12.0	12.7
西城区	26.4	9.5	12.1	12.4
朝阳区	12.1	4.8	5.3	5.8
海淀区	8.1	3.1	3.5	3.4
丰台区	8.1	3.0	3.5	4.5
石景山区	12.1	4.7	5.2	7.2
门头沟区	11.1	3.8	4.7	9.2
房山区	8.7	3.3	3.5	6.1
通州区	6.3	2.5	2.4	2.6
顺义区	7.1	3.0	2.7	3.3
大兴区	6.6	2.5	2.7	4.1
昌平区	7.0	2.6	3.2	5.4
平谷区	8.4	3.5	3.4	4.6
怀柔区	8.3	3.5	2.9	4.3
密云区	7.1	3.3	2.4	3.5
延庆区	7.1	3.1	2.7	3.1

注：本表统计范围不含驻京部队医院和武警医院。

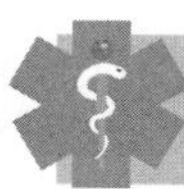

全市医疗机构服务情况

分区	门诊人次	急诊人次	家庭卫生服务人次	出院人次	住院手术人次	平均住院日（日）	病床使用率	床位周转次数
全市	**217183302**	**12557350**	**1604447**	**3108024**	**1292669**	**9.6**	**79.9%**	**27.6**
东城区	24625000	1124200	233971	403283	243756	8.4	86.0%	36.7
西城区	33509130	1634350	103250	593968	276419	8.2	93.0%	38.7
朝阳区	39010187	2194501	50766	632025	294713	9.3	80.0%	30.1
海淀区	30369239	1474862	457170	389529	138546	8.2	78.4%	33.2
丰台区	17218803	1028710	68327	198320	54080	13.8	78.2%	20.4
石景山区	6114753	280247	73709	93606	37714	12.4	81.8%	21.4
门头沟区	3051145	176743	56677	37311	8956	17.3	82.3%	13.3
房山区	9973639	529672	93830	137011	28020	11.8	76.8%	21.0
通州区	9406999	765639	86300	102941	38704	8.6	74.3%	30.1
顺义区	8379617	770504	48867	77471	23041	8.0	70.0%	23.0
大兴区	9785831	712695	42667	163814	54953	9.1	73.5%	24.2
昌平区	10867637	690542	115830	121102	47263	15.6	70.2%	11.7
平谷区	4004568	266990	29280	55217	17087	9.5	77.3%	27.6
怀柔区	3436081	246265	20799	38812	10057	11.3	81.0%	23.4
密云区	4828036	541220	81010	40383	12777	9.3	67.0%	24.6
延庆区	2602637	120210	41994	23231	6583	9.3	70.2%	23.6

注：本表数据均不含驻京部队、武警医院。

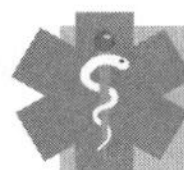

全市产科工作情况

地区	分娩总数（人）	出生性比（男：女）	剖宫产率（%）	新筛率（%）	产妇并发症（%）						围产儿死亡率（‰）	新生儿出生窒息发生率（%）
					妊娠高血压疾病患病率（%）	先兆子痫患病率（%）	院内子痫患病率（%）	院外子痫患病率（%）	产后出血发生率（%）	中重度贫血患病率（%）		
合计	**239692**	**108.4**	**38.75**	**98.40**	**4.93**	**2.74**	**0.01**	**0.01**	**10.78**	**2.80**	**3.76**	**1.00**
东城区	12289	109.3	44.23	98.08	1.66	1.13	0.01	0.02	8.84	1.03	3.73	0.99
西城区	20276	105.7	37.54	98.60	5.81	2.83		0.02	11.70	5.32	5.40	1.53
朝阳区	54420	109.0	36.94	98.52	6.86	3.63	0.01	0.01	6.92	2.64	3.83	0.92
海淀区	43521	109.1	35.18	98.62	5.52	2.97	0.02	0.01	12.08	2.93	3.92	0.86
丰台区	16158	111.5	41.84	98.73	2.91	2.18	0.01		9.73	1.81	3.27	0.84

续表

地区	分娩总数（人）	出生性比（男：女）	剖宫产率（%）	新筛率（%）	产妇并发症（%）						围产儿死亡率（‰）	新生儿出生窒息发生率（%）
					妊娠高血压疾病患病率（%）	先兆子痫患病率（%）	院内子痫患病率（%）	院外子痫患病率（%）	产后出血发生率（%）	中重度贫血患病率（%）		
石景山区	5391	112.9	34.08	98.53	2.05	1.55			7.28	3.66	2.41	0.78
门头沟区	2749	103.2	42.78	97.24	4.54	2.16			7.70	9.78	2.54	0.87
房山区	9815	111.9	45.70	98.23	3.40	2.42	0.02	0.01	10.03	3.90	4.06	1.30
通州区	15506	107.6	40.27	98.37	7.15	3.75	0.01	0.01	3.62	3.11	3.47	0.73
顺义区	11112	104.0	37.70	98.15	4.65	2.76	0.02		16.18	2.89	3.41	0.61
大兴区	18807	110.2	40.16	98.24	3.18	2.05	0.01	0.01	16.92	0.71	2.81	1.28
昌平区	14187	106.7	37.58	97.81	2.37	1.32		0.01	15.94	2.20	3.93	1.85
平谷区	4688	107.1	41.47	98.29	4.17	2.13	0.02		22.49	4.90	4.46	0.47
怀柔区	3589	101.5	44.41	98.86	6.51	4.49			6.48	0.25	2.23	0.67
密云区	4502	104.3	48.20	97.69	5.01	2.33			8.67	2.97	3.10	0.38
延庆区	2682	101.4	42.21	97.95	2.06	1.39		0.04	26.08	0.86	4.08	0.19

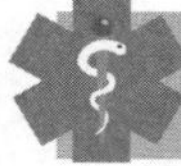

全市妇女病查治情况

地区	实查人数（人）	查出妇科病例数	阴道炎	宫颈炎	尖锐湿疣	宫颈癌	乳腺癌	卵巢癌
			例数	例数	例数	例数	例数	例数
合计	**1480685**	**484380**	**128114**	**127269**	**78**	**45**	**254**	**8**
东城区	101318	42866	3378	13377		1	20	2
西城区	184411	42371	10633	6464	5	7	10	1
朝阳区	258885	105758	36696	18152	15	2	28	1
海淀区	232254	61158	8492	4409	20	6	43	3
丰台区	149509	50480	10453	19416	13	4	7	
石景山区	21915	7925	821	2624		1	10	
门头沟区	15288	3411	669	922	1	1	3	
房山区	67119	28077	2469	7103	2		8	
通州区	76860	30576	10937	15213	5	1	11	
顺义区	88828	23763	9074	8418	4	5	24	1
大兴区	55936	23058	7298	6468	2	2	12	
昌平区	83073	17574	5610	9121		6	18	
平谷区	31877	8643	4656	4782		5	12	
怀柔区	43086	16296	5797	3801	6	1	20	
密云区	44780	10042	6988	1979	2	2	8	
延庆区	25546	12382	4143	5020	3	1	20	

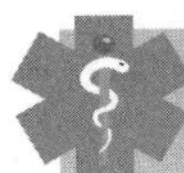

全市婚前医学检查情况（1）

地区	对影响婚育疾病的医学指导意见（人）												婚检率（%）	疾病检出率（%）
	合计			暂缓结婚			建议采取医学措施			不宜生育				
	男	女	合计	男	女	合计	男	女	合计	男	女	合计		
合计	**241**	**158**	**399**	**48**	**25**	**73**	**187**	**123**	**310**	**6**	**10**	**16**	**10.43**	**9.91**
东城区	41	22	63	2	1	3	38	21	59	1		1	4.43	11.47
西城区	47	10	57		2	2	47	8	55				5.05	19.17
朝阳区	28	19	47	2	2	4	26	17	43				5.51	7.01
海淀区	22	22	44	14	6	20	8	16	24				8.32	12.85
丰台区		2	2					2	2				14.54	9.36
石景山区	14	6	20	3	2	5	11	4	15				9.75	17.88
门头沟区	2	3	5	1	1	2		1	1	1	1	2	2.65	18.44
房山区	74	66	140	21	8	29	49	49	98	4	9	13	43.42	7.59
通州区	6	1	7	3	1	4	3		3				9.02	5.82
顺义区		1	1					1	1				3.36	16.63
大兴区	1		1				1		1				5.32	13.74
昌平区	5	5	10	1	2	3	4	3	7				11.64	25.19
平谷区													40.43	2.12
怀柔区	1		1	1		1							38.83	6.70
密云区													2.39	2.33
延庆区		1	1					1	1				6.98	5.31

全市婚前医学检查情况（2）

单位：人

地区	婚登人数			实检人数			疾病检出人数			指定传染病			性病人数			严重遗传病			有关精神病			生殖系统疾病			内科系统病		
	男	女	合计	男	女	合计	男	女	合计	男	女	合计	男	女	合计	男	女	合计	男	女	合计	男	女	合计	男	女	合计
合计	**166836**	**166836**	**333672**	**17939**	**16855**	**34794**	**1783**	**1664**	**3447**	**129**	**85**	**214**	**11**	**7**	**18**	**181**	**203**	**384**	**3**	**10**	**13**	**1116**	**877**	**1993**	**368**	**449**	**817**
东城区	15633	15633	31266	716	670	1386	112	47	159	20	8	28				1	2	3		1	1	85	26	111	3	8	11
西城区	21803	21803	43606	1156	1045	2201	221	201	422		2	2		1	1	86	106	192				82	39	121	53	54	107
朝阳区	25886	25886	51772	1444	1409	2853	65	135	200	29	19	48	1	1	2	17	7	24	1	2	3	12	68	80	3	36	39
丰台区	8272	8272	16544	1200	1205	2405	40	185	225							1		1		2	2	8	83	91	9	64	73
石景山区	4992	4992	9984	515	458	973	129	45	174	9	5	14	3		3	2	1	3		1	1	119	20	139	3	6	9
海淀区	30043	30043	60086	2620	2377	4997	305	337	642	20	19	39				22	28	50		1	1	251	208	459	7	90	97
门头沟区	2659	2659	5318	76	65	141	21	5	26	1	1	2	1	1	2	1	1	2				19	2	21	1	1	2
房山区	9343	9343	18686	4096	4018	8114	237	379	616	22	8	30	4	4	8	10	16	26		2	2	98	220	318	95	123	218
通州区	9722	9722	19444	884	870	1754	53	49	102	21	15	36	1		1							33	34	67		1	1
顺义区	6974	6974	13948	251	218	469	32	46	78							7	11	18				2	28	30	23	8	31
昌平区	6840	6840	13680	914	678	1592	308	93	401	1	2	3				10	3	13				252	70	322	89	23	112
大兴区	9167	9167	18334	517	458	975	83	51	134		3	3				16	19	35	1		1	59	22	81	14	11	25
怀柔区	2999	2999	5998	1203	1126	2329	119	37	156	5	1	6	1		1	5	6	11	1	1	2	54	21	75	58	11	69
平谷区	4894	4894	9788	1982	1975	3957	43	41	84							3	1	4				33	33	66	7	7	14
密云区	4506	4506	9012	107	108	215		5	5								1	1					2	2		1	1
延庆区	3103	3103	6206	258	175	433	15	8	23	1	2	3					1	1				9	1	10	3	5	8

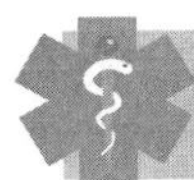

全市0～6岁儿童系统管理情况

地区	0～6岁儿童				0～2岁		3～6岁
	总计（人）	系统管理人数（人）	体检人数（人）	系统管理率（%）	佝偻病患病率（%）	贫血患病率（%）	贫血患病率（%）
合计	**1008982**	**965583**	**995125**	**95.70**	**0**	**4.45**	**0.43**
东城区	35112	34164	35004	97.30	0	2.70	0.14
西城区	51587	49772	50894	96.48	0	3.60	0.33
朝阳区	195515	189962	192953	97.16	0	2.07	0.23
海淀区	141530	133481	139630	94.31	0	7.17	0.24
丰台区	100765	97962	99961	97.22	0	4.13	0.18
石景山区	29789	27171	29160	91.21	0.03	3.78	0.29
门头沟区	13855	13330	13813	96.21	0	6.84	0.29
房山区	58578	57258	58058	97.75	0	3.97	0.34
通州区	64185	61814	63207	96.31	0.01	4.10	0.69
顺义区	47997	44553	47071	92.82	0	4.39	0.33
大兴区	75792	73184	74786	96.56	0	1.81	0.54
昌平区	117781	109112	115197	92.64	0	7.93	1.12
平谷区	22327	21328	22008	95.53	0	5.76	1.38
怀柔区	15080	14548	14838	96.47	0	3.76	0.50
密云区	23975	23354	23671	97.41	0	6.88	0.67
延庆区	15114	14590	14874	96.53	0	4.86	0.18

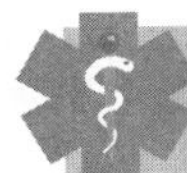

全市各区户籍肺结核患者新登记率

地区	活动性肺结核		涂阳肺结核		新涂阳肺结核	
	患者数（人）	新登记率（1/10万）	患者数（人）	新登记率（1/10万）	患者数（人）	新登记率（1/10万）
合计	**3433**	**25.19**	**1186**	**8.70**	**1108**	**8.13**
东城区	170	17.45	62	6.36	57	5.85
西城区	220	15.02	78	5.33	73	4.98
朝阳区	489	23.18	196	9.29	190	9.01
海淀区	343	14.28	60	2.50	53	2.21
丰台区	315	27.31	124	10.75	116	10.06
石景山区	65	16.80	29	7.50	28	7.24
门头沟区	124	49.36	48	19.11	38	15.13
房山区	231	28.42	92	11.32	86	10.58
通州区	283	37.89	99	13.26	93	12.45

续表

地区	活动性肺结核		涂阳肺结核		新涂阳肺结核	
	患者数（人）	新登记率（1/10万）	患者数（人）	新登记率（1/10万）	患者数（人）	新登记率（1/10万）
顺义区	191	30.44	84	13.39	82	13.07
大兴区	259	37.87	72	10.53	70	10.24
昌平区	336	54.96	61	9.98	57	9.32
平谷区	117	29.10	64	15.92	59	14.67
怀柔区	95	33.59	40	14.14	38	13.43
密云区	132	30.28	55	12.62	49	11.24
延庆区	63	22.16	22	7.74	19	6.68

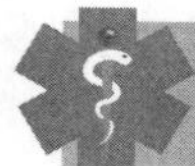

全市甲乙类传染病发病与死亡情况

疾病病种	本年				上年				与上年同期比较	
	发病数（人）	死亡数（人）	发病率（1/10万）	死亡率（1/10万）	发病数（人）	死亡数（人）	发病率（1/10万）	死亡率（1/10万）	发病率增减（%）	死亡率增减（%）
合计	**29951**	**174**	**137.99**	**0.80**	**32460**	**177**	**150.86**	**0.82**	**-8.53**	**-2.54**
霍乱	2		0.01		4		0.02		-50.54	
艾滋病	786	32	3.62	0.15	777	48	3.61	0.22	0.28	-33.93
HIV*	2450	29	11.29	0.13	2556	23	11.88	0.11	4.98	24.98
肝炎	2885	104	13.29	0.48	2974	91	13.82	0.42	-3.84	13.31
甲肝	141		0.65		108		0.50		29.40	
乙肝	1696	85	7.81	0.39	1683	75	7.82	0.35	-0.10	12.34
丙肝	779	19	3.59	0.09	876	15	4.07	0.07	-11.85	25.54
戊肝	244		1.12		275	1	1.28	0.00	-12.04	-100
肝炎（未分型）	25		0.12		32		0.15		-22.53	
人禽流感										
甲型H1N1流感										
麻疹	1247		5.75		1322		6.14		-6.50	
出血热	9		0.04		12	1	0.06	0.00	-25.63	-100
狂犬病	3	2	0.01	0.01	10	11	0.05	0.05	-70.32	-82.00
登革热	9		0.04		18		0.08		-50.42	
痢疾	8914		41.07		9724	3	45.19	0.01	-9.13	-100
细菌性痢疾	8905		41.03		9721	3	45.18	0.01	-9.19	-100
阿米巴性痢疾	9		0.04		3		0.01		198.56	
肺结核	6731	28	31.01	0.13	6879	18	31.97	0.08	-3.00	54.12
伤寒+副伤寒	12		0.06		31		0.14		-61.62	
流脑					4		0.02		-100	
百日咳	91	3	0.42	0.01	93	1	0.43	0.00	-2.98	200
猩红热	2621		12.08		3861		17.94		-32.71	
布病	192		0.88		281		1.31		-32.27	
淋病	1429		6.58		1105		5.14		28.19	
梅毒	4975	2	22.92	0.01	5310	3	24.68	0.01	-7.12	-33.81
钩体病										
血吸虫病	1		0.00		6		0.03		-83.51	
疟疾	32	2	0.15	0.01	46		0.21		-31.06	

注：本年是指2016年，上年是指2015年。

HIV* 不计入合计

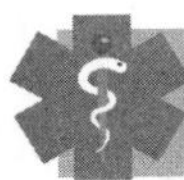

全市丙类传染病发病与死亡情况

疾病病种	本年				上年				与上年同期比较	
	发病数（人）	死亡数（人）	发病率（1/10万）	死亡率（1/10万）	发病数（人）	死亡数（人）	发病率（1/10万）	死亡率（1/10万）	发病率增减（%）	死亡率增减（%）
合计	**91998**	**8**	**423.86**	**0.04**	**74895**	**2**	**348.09**	**0.01**	**21.77**	**296.77**
流行性感冒	20279	6	93.43	0.03	3439	1	15.98	0	484.54	500
流行性腮腺炎	2172		10.01		2157		10.03		–0.18	
风疹	115		0.53		245		1.14		–53.47	
急性出血性结膜炎	36		0.17		65		0.30		–45.08	
麻风病	1		0							
斑疹伤寒	1		0							
黑热病					1		0		–100	
包虫病					3		0.01		–100	
丝虫病										
其他感染性腹泻病	39154	2	180.39	0.01	40308		187.34		–3.71	
手足口病	30240		139.32		28677	1	133.28	0	4.53	-100

注：本年是指2016年，上年是指2015年。

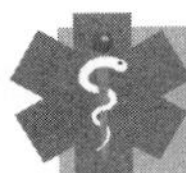

全市鼠密度监测情况

地区	调查内容	一季度	二季度	三季度	四季度	全年
东城区、西城区	城区-捕鼠夹数（把）	360	360	360	360	1440
	城区-捕鼠数（只）	2	0	2	0	4
	城区-捕获率（%）	0.56	0	0.56	0	0.28
朝阳区、海淀区、丰台区、石景山区	近郊区-捕鼠夹数（把）	990	992	997	996	3975
	近郊区-捕鼠数（只）	5	5	1	3	14
	近郊区-捕获率（%）	0.51	0.50	0.10	0.30	0.35
门头沟区、房山区、通州区、顺义区、大兴区、昌平区、平谷区、怀柔区、密云区、延庆区	远郊区-布鼠夹数（把）	2369	2408	2407	2400	9584
	远郊区-捕鼠数（只）	1	1	6	3	11
	远郊区-捕获率（%）	0.04	0.04	0.25	0.13	0.11
全市	全市-捕鼠夹数（把）	3719	3760	3764	3756	14999
	全市-捕鼠数（只）	8	6	9	6	29
	全市-捕获率（%）	0.22	0.16	0.24	0.16	0.19

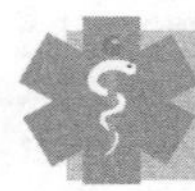

全市蚊蝇指数季节消长情况

月份	蚊			蝇		
	上旬	中旬	下旬	上旬	中旬	下旬
4月				0.98	2.50	2.58
5月	0.04	0.21	0.38	3.68	3.09	2.65
6月	0.72	1.57	2.08	3.03	3.73	4.13
7月	2.29	1.87	1.92	7.72	9.06	7.24
8月	2.63	2.49	1.99	7.81	7.28	6.07
9月	1.88	1.20	0.91	5.64	4.43	3.16
10月	0.37	0.18	0.03	2.40	1.19	1.05
年平均指数		**1.27**			**4.27**	

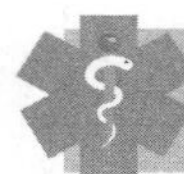

全市院前急救患者疾病分类及构成

序号	疾病名称	构成（%）	顺位
1	**循环系统疾病**	**32.99**	**1**
	其中：缺血性心脏病	2.99	
	内：急性心肌梗死	1.46	
	脑血管病	8.83	
	高血压病	5.68	
2	**呼吸系统疾病**	**7.16**	**4**
3	**消化系统疾病**	**5.48**	**5**
4	**神经系统疾病**	**2.19**	**8**
5	**泌尿生殖系统疾病**	**1.54**	**9**
6	**妊娠、分娩及产褥期疾病**	**2.83**	**6**
7	**内分泌、营养和代谢**	**1.53**	**10**
8	**肿瘤**	**2.21**	**7**
	其中：恶性肿瘤	2.09	
	良性肿瘤	0.12	

续表

序号	疾病名称	构成（%）	顺位
9	**损伤和中毒**	**27.21**	**2**
	其中：骨折	3.88	
	各种外伤	18.40	
	中毒	3.92	
10	**其他**	**16.86**	**3**
	合计	100	

注：本表统计范围包括北京市120网络、北京市红十字会急诊抢救中心。

全市院前急救患者情况

月份	就诊人次（人次）	普通患者		危重患者	
		计（人次）	救治人次（人次）	计（人次）	其中：死亡（人）
合计	**628199**	**535423**	**383541**	**92776**	**939**
1	50170	42143	29559	8027	81
2	48949	41690	28911	7259	76
3	53336	45141	32086	8195	68
4	50919	43618	31049	7301	62
5	50482	43276	31482	7206	83
6	49681	42524	30553	7157	61
7	52549	44563	32291	7986	71
8	53448	45776	33144	7672	54
9	52208	44823	32169	7385	75
10	53971	45906	33332	8065	103
11	55779	47595	33966	8184	95
12	56707	48368	34999	8339	110

注：本表统计范围包括北京市120网络、北京市红十字会急诊抢救中心。

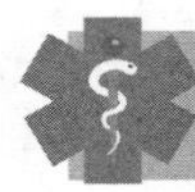

全市院前急救分月工作量

项目	合计	1月	2月	3月	4月	5月	6月	7月	8月	9月	10月	11月	12月
接听电话（次）	**4058790**	365594	277752	366306	356291	352954	320110	344909	340847	312877	314073	339412	367665
受理电话（次）	**807173**	63156	58943	66692	63743	65375	63141	69507	69506	65772	67028	75812	78498
出车次数（次）	**672302**	54138	51606	56988	54033	55561	53035	56595	57181	55741	57145	59447	60832
其中：抢救车（次）	**460668**	38547	35963	39419	37322	37821	36134	38548	38688	37635	38847	40433	41311
就诊人次（人次）	**628199**	50170	48949	53336	50919	50482	49681	52549	53448	52208	53971	55779	56707
其中：危重患者（人次）	**92776**	8027	7259	8195	7301	7206	7157	7986	7672	7385	8065	8184	8339
行驶公里（公里）	**10704389**	923128	934615	966495	936301	853991	825397	833055	918203	848836	876125	888691	899552

注：本表统计范围包括北京市120网络、北京市红十字会急诊抢救中心。

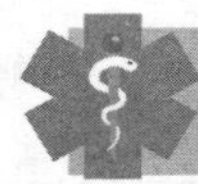

全市各区急救站接诊患者情况

地区	出车次数（人次）	接诊患者数（人次）		行驶公里（万公里）
		计	其中：危重患者	
合计	**672302**	**628199**	**92776**	**1070.44**
东城区	23703	24064	2879	19.56
西城区	32741	33232	4021	25.54
朝阳区	119276	113703	13484	111.21
海淀区	73992	72617	9111	83.09
丰台区	48249	45002	8590	39.29
石景山区	17974	17967	2160	23.36
门头沟区	10276	10001	1534	19.42
房山区	33591	29890	6874	76.97
通州区	39909	37497	4063	81.50
顺义区	32325	31196	4960	62.26
大兴区	41223	37350	8345	79.86
昌平区	41686	36848	5606	48.68
平谷区	17819	17139	2828	31.02
怀柔区	9191	8527	4400	44.88
密云区	12575	10379	2061	42.26
延庆区	8628	7790	1558	38.50
北京急救中心	109144	94997	10302	243.04

注：本表统计范围包括北京市120网络、北京市红十字会急诊抢救中心。

农村改水情况

地区	农村总人口（万人）	农村改水类型（受益人口单位：万人）																		当年用于农村改水投资（万元）				
		合计			自来水				手压机井				雨水收集				其他			金额合计	资金来源			
		累计受益	%	当年受益	厂站（个）	累计受益	%	当年受益	台（万）	累计受益	%	当年受益	水窖（个）	累计受益	%	当年受益	累计受益	%	当年受益		国家	集体	个人	其他
朝阳区	9.9	9.9	100	—	154	9.9	100	—	—	—	—	—	—	—	—	—	—	—	—	—	—	—	—	—
海淀区	4.7	4.7	100	—	84	4.7	100	—	—	—	—	—	—	—	—	—	—	—	—	—	—	—	—	—
丰台区	8.7	8.7	100	—	37	8.7	100	—	—	—	—	—	—	—	—	—	—	—	—	—	—	—	—	—
门头沟区	4.8	4.8	100	—	145	4.8	100	—	—	—	—	—	—	—	—	—	—	—	—	1851.29	1851.29	—	—	—
房山区	32.5	32.5	100	—	375	32.5	100	—	—	—	—	—	—	—	—	—	—	—	—	2091.38	2091.38	—	—	—
通州区	27.8	27.8	100	—	441	27.8	100	—	—	—	—	—	—	—	—	—	—	—	—	300.00	300.00	—	—	—
顺义区	25.4	25.4	100	—	337	25.4	100	—	—	—	—	—	—	—	—	—	—	—	—	1700.00	1700.00	—	—	—
大兴区	28.8	28.8	100	—	212	28.8	100	—	—	—	—	—	—	—	—	—	—	—	—	1733.30	1733.30	—	—	—
昌平区	17.9	17.9	100	—	240	17.9	100	—	—	—	—	—	—	—	—	—	—	—	—	726.54	726.54	—	—	—
平谷区	18.5	18.5	100	—	273	18.5	100	—	—	—	—	—	—	—	—	—	—	—	—	300.00	300.00	—	—	—
怀柔区	14.7	14.7	100	—	351	14.7	100	—	—	—	—	—	—	—	—	—	—	—	—	600.00	600.00	—	—	—
密云区	24.7	24.7	100	—	277	24.7	99.80	—	—	—	—	—	—	—	—	—	—	—	—	1172.50	1172.50	—	—	—
延庆区	15.4	15.4	100	—	366	15.4	100	—	—	—	—	—	—	—	—	—	—	—	—	372.88	372.88	—	—	—
合计	233.8	233.8	100	—	3292	233.8	99.90	—	—	—	—	—	—	—	—	—	—	—	—	10847.89	10847.89	—	—	—

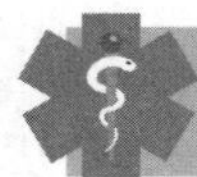

全市各区无偿献血情况

地区	献血人次（人次）	献血量（袋）
合计	**393704**	**685808**
东城区	61239	115928
西城区	84013	151915
朝阳区	40196	62766
海淀区	70264	116748
丰台区	31908	56862
石景山区	13991	25031
门头沟区	1130	1611
房山区	5964	10531
通州区	24866	43345
顺义区	10657	18325
大兴区	12314	20257
昌平区	26113	44666
平谷区	1389	2157
怀柔区	1520	1792
密云区	6808	11985
延庆区	1332	1889

注：每袋=200毫升

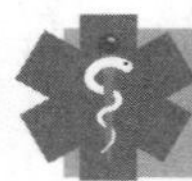

全市187家医疗机构出院患者前十位疾病顺位及构成

顺位	城区		顺位	远郊		顺位	外埠	
	疾病名称	构成		疾病名称	构成		疾病名称	构成
1	循环系统疾病	17.76%	1	妊娠、分娩和产褥期	19.63%	1	循环系统疾病	13.79%
2	妊娠、分娩和产褥期	15.23%	2	循环系统疾病	17.91%	2	恶性肿瘤	8.32%
3	呼吸系统疾病	8.78%	3	呼吸系统疾病	11.00%	3	泌尿生殖系统病	5.49%
4	消化系统疾病	7.12%	4	消化系统疾病	7.33%	4	肌肉骨骼系统和结缔组织疾病	5.30%
5	泌尿生殖系统病	5.98%	5	损伤、中毒和外因的某些其他后果	6.16%	5	消化系统疾病	4.85%

续表

顺位	城区		顺位	远郊		顺位	外埠	
	疾病名称	构成		疾病名称	构成		疾病名称	构成
6	损伤、中毒和外因的某些其他后果	4.68%	6	泌尿生殖系统病	5.82%	6	眼和附器疾病	4.65%
7	肌肉骨骼系统和结缔组织疾病	4.48%	7	肌肉骨骼系统和结缔组织疾病	3.50%	7	妊娠、分娩和产褥期	4.56%
8	眼和附器疾病	3.93%	8	神经系统疾病	3.29%	8	神经系统疾病	4.09%
9	内分泌、营养和代谢疾病	3.68%	9	内分泌、营养和代谢疾病	3.03%	9	先天性畸形、变形和染色体异常	3.95%
10	恶性肿瘤	3.42%	10	眼和附器疾病	2.68%	10	损伤、中毒和外因的某些其他后果	3.51%
	十种疾病合计	**75.06%**		**十种疾病合计**	**80.35%**		**十种疾病合计**	**58.51%**

注：按照现住址区划代码分城区为东城区、西城区、朝阳区、丰台区、石景山区、海淀区。远郊为门头沟区，房山区、通州区、顺义区、昌平区、大兴区、怀柔区、平谷区、密云区、延庆区。

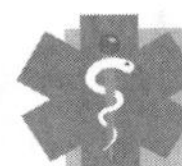

全市居民出生、死亡及自然增长情况

地区	出生数（人）	出生率（‰）	死亡数（人）	死亡率（‰）	自然增长数（人）	自然增长率（‰）
全市	**147789**	**10.91**	**89599**	**6.62**	**58190**	**4.29**

注：本表统计口径为全市户籍人口。

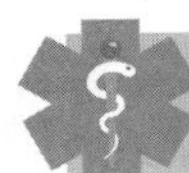

全市婴儿、新生儿、孕产妇死亡情况

地区	婴儿死亡率（‰）	新生儿死亡率（‰）	孕产妇死亡率（1/10万）	
			计	其中：产后出血
全市	**2.21**	**1.48**	**10.83**	**2.03**
城郊	2.09	1.34	10.85	1.97
远郊	2.48	1.77	10.78	2.16

注：1．此表统计口径为户籍人口。

2．此表中城郊包括本市东城区、西城区、朝阳区、海淀区、丰台区、石景山区、门头沟区、房山区。远郊包括通州区、顺义区、大兴区、昌平区、平谷区、怀柔区、密云区、延庆区。

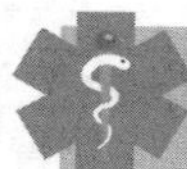

全市户籍居民前十位死因顺位、死亡率及百分比构成

顺位	全市			男性			女性		
	死因名称	死亡率（1/10万）	构成（%）	死因名称	死亡率（1/10万）	构成（%）	死因名称	死亡率（1/10万）	构成（%）
1	恶性肿瘤	177.32	26.80	恶性肿瘤	211.74	28.41	心脏病	161.45	27.94
2	心脏病	170.44	25.76	心脏病	179.37	24.07	恶性肿瘤	142.82	24.71
3	脑血管病	130.60	19.74	脑血管病	147.40	19.78	脑血管病	113.70	19.67
4	呼吸系统疾病	65.07	9.83	呼吸系统疾病	75.32	10.11	呼吸系统疾病	54.82	9.49
5	损伤和中毒	25.06	3.79	损伤和中毒	30.08	4.04	内分泌、营养和代谢及免疫疾病	21.05	3.64
6	内分泌、营养和代谢及免疫疾病	21.18	3.20	内分泌、营养和代谢及免疫疾病	21.32	2.86	损伤和中毒	20.00	3.46
7	消化系统疾病	16.56	2.50	消化系统疾病	18.87	2.53	消化系统疾病	14.25	2.47
8	神经系统疾病	8.47	1.28	神经系统疾病	9.46	1.27	神经系统疾病	7.48	1.29
9	泌尿、生殖系统疾病	5.30	0.80	传染病	5.80	0.78	泌尿、生殖系统疾病	5.20	0.90
10	传染病	4.42	0.67	泌尿、生殖系统疾病	5.39	0.72	肌肉骨骼和结缔组织疾病	3.62	0.63
	十种死因合计	**624.42**	**94.37**	**十种死因合计**	**704.75**	**94.57**	**十种死因合计**	**544.39**	**94.20**

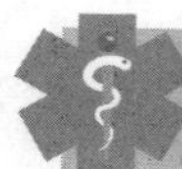

全市婴儿主要死因顺位、死亡率及百分比构成

顺位	全市			城郊			远郊		
	死因名称	死亡率（1/10万）	构成（%）	死因名称	死亡率（1/10万）	构成（%）	死因名称	死亡率（1/10万）	构成（%）
1	早产低出生体重	48.72	33.03	早产低出生体重	40.36	29.41	早产低出生体重	60.77	39.02
2	出生窒息	31.13	21.10	出生窒息	31.28	22.79	出生窒息	28.49	18.29
3	其他先天异常	20.98	14.22	其他先天异常	20.18	14.71	其他先天异常	20.89	13.41
4	先天性心脏病	11.50	7.80	败血症	12.11	8.82	先天性心脏病	9.50	6.10
5	败血症	8.80	5.96	先天性心脏病	12.11	8.82	肺炎/先天愚型/颅内出血	3.80	2.44
	主要死因合计	**121.13**	**82.11**	**主要死因合计**	**116.04**	**84.55**	**主要死因合计**	**123.45**	**79.26**

注：此表中城郊包括本市东城区、西城区、朝阳区、海淀区、丰台区、石景山区、门头沟区、房山区。远郊包括通州区、顺义区、大兴区、昌平区、平谷区、怀柔区、密云区、延庆区。

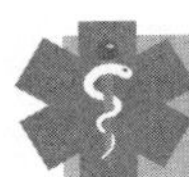

全市新生儿主要死因顺位、死亡率及百分比构成

顺位	全市			城郊			远郊		
	死因名称	死亡率（1/10万）	构成（%）	死因名称	死亡率（1/10万）	构成（%）	死因名称	死亡率（1/10万）	构成（%）
1	早产低出生体重	62.25	28.13	早产低出生体重	54.49	25.47	早产低出生体重	72.17	33.04
2	出生窒息	32.48	14.68	出生窒息	33.30	15.57	出生窒息	28.49	13.04
3	其他先天异常	29.10	13.15	其他先天异常	28.26	13.21	其他先天异常	28.49	13.04
4	先天性心脏病	22.33	10.09	先天性心脏病	22.20	10.38	先天性心脏病	20.89	9.57
5	败血症	12.18	5.50	败血症	17.16	8.02	肺炎	15.19	6.96
	主要死因合计	**158.34**	**71.55**	**主要死因合计**	**155.41**	**72.65**	**主要死因合计**	**165.23**	**75.65**

注：此表中城郊包括本市东城区、西城区、朝阳区、海淀区、丰台区、石景山区、门头沟区、房山区。远郊包括通州区、顺义区、大兴区、昌平区、平谷区、怀柔区、密云区、延庆区。

附　录

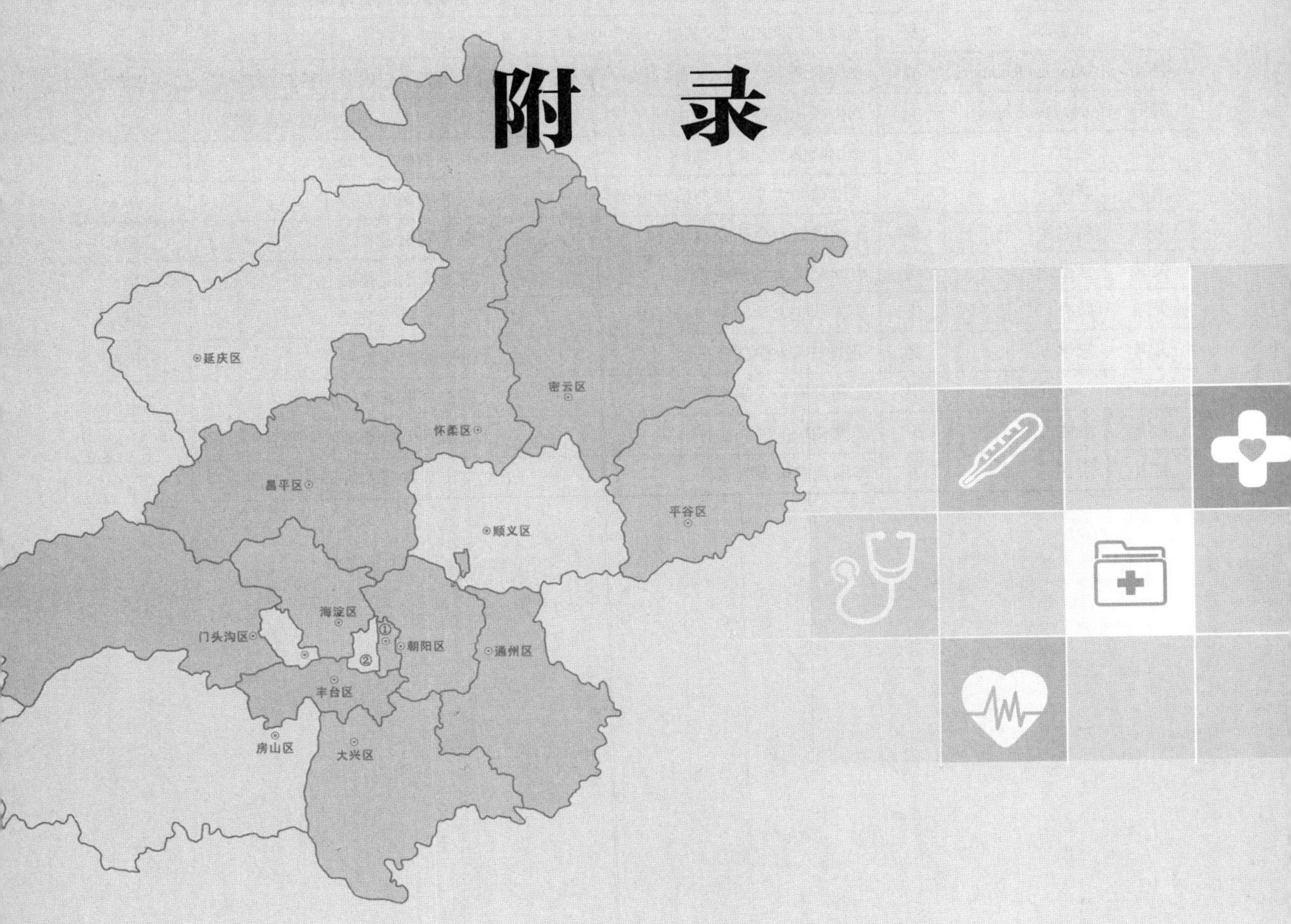

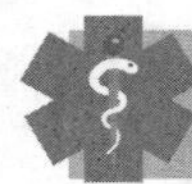

北京卫生系统聘任外籍人士情况

国籍	姓名	性别	国外工作单位与职务	聘任单位及职务	授予时间
美国	David Friedman	男	美国约翰霍普金斯大学威尔默眼科中心教授兼Dana预防眼科中心主任	北京市眼科研究所特聘教授	2016.9
美国	丛笑梅	女	美国康奈狄阁州大学教授	北京妇产医院护理部客座教授	2016
美国	周春晓	男	美国北卡罗来纳大学教堂山分校助理研究员	北京妇产医院中心试验室客座教授	2016
德国	Thomas Roemer	男	德国科隆大学Weyertal医院妇产科主任	北京妇产医院内分泌科客座教授	2016
韩国	Joo-Hyun Nam	男	韩国峨山医院妇产科主任	北京妇产医院妇科肿瘤客座教授	2016
美国	蔡红	女	美国哈佛大学医学院研究员	北京肿瘤医院研究员	2016
美国	李春	男	美国德州大学实验与诊断分子影像系教授	北京肿瘤医院教授	2016
美国	蔡利生	男	美国国立卫生研究院研究员	北京肿瘤医院教授	2016
美国	信洪武	男	美国军医大学研究员	北京肿瘤医院教授	2016
美国	阎海	男	美国杜克大学医学中心教授	北京肿瘤医院教授	2016
美国	宋学军	男	美国帕克大学教授	北京肿瘤医院教授	2016
比利时	Claus Bachert	男	比利时根特大学教授	北京市耳鼻咽喉科研究所客座教授	2016
美国	萧镭	男	美国NIH心肺中心主任	北京市耳鼻咽喉科研究所客座教授	2016
美国	徐立	男	美国俄亥俄大学教授	北京市耳鼻咽喉科研究所客座教授	2016

2016年北京市二级及以上医疗机构名录（不含驻京部队和武警医疗机构）

序号	机构名称	等级	等次	类型	性质	经济类型	设置/主办单位	地址	邮编	职工总数	卫技人员	编制床位	实有床位	门诊人次	急诊人次
1	北京医院	三级	甲等	综合医院	非营利性	国有全资	卫生行政部门	东城区东单大华路1号	100730	3022	2361	1125	1125	1970851	104900
2	中国医学科学院北京协和医院	三级	甲等	综合医院	非营利性	国有全资	卫生行政部门	东城区帅府园1号	100730	5214	3838	2400	2005	3419411	211271
3	北京中医药大学东直门医院	三级	甲等	中医（综合）医院	非营利性	国有全资	其他行政部门	东城区海运仓5号	100700	1293	1043	574	585	1799272	47058
4	首都医科大学附属北京中医医院	三级	甲等	中医（综合）医院	非营利性	国有全资	卫生行政部门	东城区美术馆后街23号	100010	1661	1333	565	606	2278559	36713
5	首都医科大学附属北京妇产医院	三级	甲等	妇产（科）医院	非营利性	国有全资	卫生行政部门	东城区骑河楼17号、朝阳区姚家园路251号	100026	1465	1154	660	536	1370667	36590
6	首都医科大学附属北京天坛医院	三级	甲等	综合医院	非营利性	国有全资	卫生行政部门	东城区天坛西里6号	100050	2061	1771	950	1167	1395370	110268
7	首都医科大学附属北京口腔医院	三级	甲等	口腔医院	非营利性	国有全资	卫生行政部门	东城区天坛西里4号	100050	1171	953	100	62	757890	4042
8	首都医科大学附属北京同仁医院	三级	甲等	综合医院	非营利性	国有全资	卫生行政部门	东城区东交民巷1号	100730	3561	2980	1759	1573	2354799	341984
9	北京市和平里医院	三级	甲等	中西医结合医院	非营利性	国有全资	卫生行政部门	东城区和平里北街18号，东城区小黄庄路9号院15号楼一层，东城区和平里西街19号楼一层	100013	885	702	407	404	570880	41735
10	中国医学科学院阜外医院	三级	甲等	心血管病医院	非营利性	国有全资	卫生行政部门	西城区北礼士路167号	100037	3209	2734	898	1238	698434	28730
11	中国中医科学院广安门医院	三级	甲等	中医（综合）医院	非营利性	国有全资	其他行政部门	西城区北线阁5号	100053	1547	1293	614	614	2827009	47167
12	北京大学第一医院	三级	甲等	综合医院	非营利性	国有全资	卫生行政部门	西城区西什库大街8号	100034	3481	3031	1500	1574	2966559	167320
13	北京大学人民医院	三级	甲等	综合医院	非营利性	国有全资	卫生行政部门	西城区西直门南大街11号	100044	4068	3523	1448	1677	2676837	190611

续表

序号	机构名称	等级	等次	类型	性质	经济类型	设置/主办单位	地址	邮编	职工总数	卫技人员	编制床位	实有床位	门诊人次	急诊人次
14	北京中医药大学附属护国寺中医医院	三级	甲等	针灸医院	非营利性	国有全资	卫生行政部门	西城区棉花胡同83号	100035	611	502	390	365	914603	6238
15	首都医科大学附属北京儿童医院	三级	甲等	儿童医院	非营利性	国有全资	卫生行政部门	西城区南礼士路56号	100045	2662	2290	970	1062	3221780	254731
16	首都医科大学附属北京友谊医院	三级	甲等	综合医院	非营利性	国有全资	卫生行政部门	西城区永安路95号	100050	3133	2640	956	1259	2387284	192964
17	首都医科大学宣武医院	三级	甲等	综合医院	非营利性	国有全资	卫生行政部门	西城区长椿街45号	100053	2954	2549	981	1159	2713782	219320
18	首都医科大学附属北京安定医院	三级	甲等	精神病医院	非营利性	国有全资	卫生行政部门	西城区德胜门外安康胡同5号	100088	923	702	800	800	452875	13674
19	北京急救中心	三级	甲等	急救中心	非营利性	国有全资	卫生行政部门	西城区前门西大街103号	100031	697	386	0	0	0	0
20	北京积水潭医院	三级	甲等	综合医院	非营利性	国有全资	卫生行政部门	西城区新街口东街31号	100035	2498	2100	1503	1421	1803083	230875
21	北京市回民医院	三级	甲等	中西医结合医院	非营利性	国有全资	卫生行政部门	西城区右安门内大街11号	100054	502	405	400	266	323093	33218
22	北京市肛肠医院	三级	甲等	中西医结合医院	非营利性	集体全资	卫生行政部门	西城区德外大街16号，西城区下岗胡同1号	100120	348	278	485	341	258516	18175
23	中日友好医院	三级	甲等	综合医院	非营利性	国有全资	卫生行政部门	朝阳区和平里樱花园东街2号	100029	3389	2685	1610	1756	2642177	262521
24	中国医学科学院肿瘤医院	三级	甲等	肿瘤医院	非营利性	国有全资	卫生行政部门	朝阳区潘家园南里17号	100021	2222	1693	1198	2195	817887	24386
25	中国中医科学院望京医院	三级	甲等	中医（综合）医院	非营利性	国有全资	其他行政部门	朝阳区望京中环南路6号	100102	1260	1015	1100	743	1380789	64398
26	北京中医药大学第三附属医院	三级	甲等	中西医结合医院	非营利性	国有全资	事业单位	朝阳区安定门外小关街51号	100029	787	655	520	451	874503	12758
27	首都医科大学附属北京地坛医院	三级	甲等	传染病医院	非营利性	国有全资	卫生行政部门	朝阳区京顺路东街8号	100015	1614	1295	1158	686	674415	64287
28	首都医科大学附属北京朝阳医院	三级	甲等	综合医院	非营利性	国有全资	卫生行政部门	朝阳区工体南路8号	100020	4312	3799	1880	1880	3589420	331657

续表

序号	机构名称	等级	等次	类型	性质	经济类型	设置/主办单位	地址	邮编	职工总数	卫技人员	编制床位	实有床位	门诊人次	急诊人次
29	首都医科大学附属北京安贞医院	三级	甲等	综合医院	非营利性	国有全资	卫生行政部门	朝阳区安贞路2号	100029	4224	3584	1500	1580	2603441	159251
30	首都儿科研究所附属儿童医院	三级	甲等	儿童医院	非营利性	国有全资	卫生行政部门	朝阳区雅宝路2号	100020	899	713	400	429	2132734	208566
31	北京妇幼保健院	三级	甲等	妇幼保健院	非营利性	国有全资	卫生行政部门	朝阳区姚家园路251号	100026	160	153				
32	北京市第一中西医结合医院	三级	甲等	中西医结合医院	非营利性	国有全资	卫生行政部门	朝阳区金台路13号内2号，朝阳区东坝乡东风大队二条	100026	945	852	405	306	799407	80030
33	中国中医科学院西苑医院	三级	甲等	中医（综合）医院	非营利性	国有全资	其他行政部门	海淀区西苑操场1号	100091	1548	1180	800	656	2592720	76194
34	北京大学口腔医院	三级	甲等	口腔医院	非营利性	国有全资	卫生行政部门	海淀区中关村南大街22号	100081	2442	1917	157	157	1461113	94446
35	北京大学第三医院	三级	甲等	综合医院	非营利性	国有全资	卫生行政部门	海淀区花园北路49号	100191	2786	2494	1420	1752	3941432	327226
36	北京大学第六医院	三级	甲等	精神病医院	非营利性	国有全资	卫生行政部门	海淀区花园北路51号	100191	396	293	200	221	292810	
37	北京肿瘤医院	三级	甲等	肿瘤医院	非营利性	国有全资	卫生行政部门	海淀区阜成路52号	100142	1999	1432	790	773	590919	
38	首都医科大学附属北京世纪坛医院	三级	甲等	综合医院	非营利性	国有全资	卫生行政部门	海淀区羊坊店铁医路10号	100038	2360	1968	1100	1053	1682388	56068
39	北京马应龙长青肛肠医院	三级	甲等	肛肠医院	营利性	股份合作	个人	海淀区闵庄路9号金渤瀚商务会馆主楼	100195	203	150	300	155	31661	5
40	北京中医药大学东方医院	三级	甲等	中医（综合）医院	非营利性	国有全资	事业单位	丰台区方庄小区芳星园一区6号	100078	1517	1252	1175	730	2029446	63354
41	首都医科大学附属北京佑安医院	三级	甲等	传染病医院	非营利性	国有全资	卫生行政部门	丰台区右外西头条8号	100069	1707	1278	800	710	626488	22965
42	北京市丰台中西医结合医院	三级	甲等	中西医结合医院	非营利性	国有全资	卫生行政部门	丰台区长辛店东山坡三里甲60号	100072	559	484	500	400	367901	47879
43	北京博爱医院	三级	甲等	综合医院	非营利性	国有全资	社会团体	丰台区角门北路10号	100068	1774	1281	1100	881	452783	42388

续表

序号	机构名称	等级	等次	类型	性质	经济类型	设置/主办单位	地址	邮编	职工总数	卫技人员	编制床位	实有床位	门诊人次	急诊人次
44	中国医学科学院整形外科医院	三级	甲等	整形外科医院	非营利性	国有全资	卫生行政部门	石景山区八大处路33号	100144	788	572	328	328	149786	6089
45	中国中医科学院眼科医院	三级	甲等	其他中医专科医院	非营利性	国有全资	其他行政部门	石景山区鲁谷路33号	100040	550	431	800	335	381525	5151
46	北京市房山区中医医院	三级	甲等	中医（综合）医院	非营利性	集体全资	卫生行政部门	房山区城关南大街151号	102400	1384	1103	800	875	988161	52850
47	首都医科大学附属北京胸科医院	三级	甲等	胸科医院	非营利性	国有全资	卫生行政部门	通州区马厂97号	101149	838	650	900	533	273434	6029
48	北京市通州区中医医院	三级	甲等	中医（综合）医院	非营利性	国有全资	卫生行政部门	通州区翠屏西路116号	101100	830	762	1200	369	1113933	96932
49	北京市顺义区中医医院	三级	甲等	中医（综合）医院	非营利性	国有全资	卫生行政部门	顺义区站前东街5号	101300	985	828	450	405	1420732	106870
50	中国中医科学院广安门医院南区	三级	甲等	中医（综合）医院	非营利性	国有全资	卫生行政部门	大兴区黄村镇兴丰北大街（二段）138号	102618	722	588	400	407	1079610	30667
51	北京回龙观医院	三级	甲等	精神病医院	非营利性	国有全资	卫生行政部门	昌平区回龙观镇	100096	1192	847	1369	1295	135124	7
52	北京市昌平区中医医院	三级	甲等	中医（综合）医院	非营利性	国有全资	卫生行政部门	昌平区城区东环路南段，昌平区星火街9号	102200	1043	768	500	358	994227	61492
53	北京市昌平区中西医结合医院	三级	甲等	中西医结合医院	非营利性	国有全资	卫生行政部门	昌平区东小口镇霍营村黄平路219号	102208	1465	1148	2130	2137	848688	62389
54	北京王府中西医结合医院	三级	甲等	中西医结合医院	非营利性	其他	个人	昌平区北七家镇王府街1号	102209	723	594	600	426	494389	41074
55	北京市平谷区中医医院	三级	甲等	中医（综合）医院	非营利性	国有全资	卫生行政部门	平谷区平翔东路6号	101200	848	671	420	403	879455	37542
56	北京市宣武中医医院	三级	乙等	中医（综合）医院	非营利性	国有全资	卫生行政部门	西城区万明路13号	100050	369	309	400	188	510834	8552
57	首都医科大学附属复兴医院	三级	合格	综合医院	非营利性	国有全资	卫生行政部门	西城区复兴门外大街甲20号	100038	1919	1688	816	811	1382761	73074
58	北京华信医院（清华大学第一附属医院）	三级	合格	综合医院	非营利性	国有全资	其他行政部门	朝阳区酒仙桥一街坊6号	100016	1418	1255	760	770	1043130	82212

续表

序号	机构名称	等级	等次	类型	性质	经济类型	设置/主办单位	地址	邮编	职工总数	卫技人员	编制床位	实有床位	门诊人次	急诊人次
59	煤炭总医院	三级	合格	综合医院	非营利性	国有全资	其他行政部门	朝阳区西坝河南里29号	100028	1001	791	515	503	736261	50250
60	民航总医院	三级	合格	综合医院	非营利性	国有全资	其他行政部门	朝外高井甲1号	100123	1274	1105	800	466	1328505	201460
61	北京老年医院	三级	合格	综合医院	非营利性	国有全资	卫生行政部门	海淀区温泉路118号	100095	1067	902	600	585	337235	44853
62	航天中心医院	三级	合格	综合医院	非营利性	国有全资	事业单位	海淀区玉泉路15号	100049	2087	1735	1050	1050	1331705	101987
63	国家电网公司北京电力医院	三级	合格	综合医院	非营利性	国有全资	企业	丰台区太平桥西里甲1号	100073	1325	1047	518	550	793314	89364
64	北京中诺口腔医院	三级	合格	口腔医院	营利性	其他内资	企业	丰台区方庄芳星园三区18号楼	100078	61	30	50	50	4027	0
65	北京首大耳鼻喉医院	三级	合格	耳鼻喉科医院	营利性	其他内资	个人	丰台区成寿寺路33号	100078	164	121	148	148	38094	0
66	北京大学首钢医院	三级	合格	综合医院	非营利性	国有全资	企业	石景山区晋元庄路9号	100144	1707	1382	1006	907	1032732	94799
67	北京京煤集团总医院	三级	合格	综合医院	非营利性	国有全资	企业	门头沟区黑山大街18号	102300	1258	997	956	742	821797	73950
68	北京燕化医院	三级	合格	综合医院	非营利性	其他	其他社会组织	房山区迎风街15号	102500	1213	956	501	663	914085	71927
69	北京小汤山医院	三级	合格	综合医院	非营利性	国有全资	卫生行政部门	昌平区小汤山镇	102211	779	391	577	577	69999	0
70	北京市昌平区医院	三级	合格	综合医院	非营利性	国有全资	卫生行政部门	昌平区鼓楼北街9号	102200	1460	1116	800	667	1088383	233873
71	北京市垂杨柳医院	三级	未评	综合医院	非营利性	国有全资	卫生行政部门	朝阳区垂杨柳南街2号，朝阳区三间房西村甲479号，朝阳区东三环南路54号	100022	1090	862	521	501	970034	117993
72	北京市公安医院	三级	未评	综合医院	非营利性	国有全资	其他行政部门	朝阳区豆各庄村甲505号	100121	333	200	207	190	1071	0
73	北京市红十字会急诊抢救中心	三级	未评	其他专科医院	非营利性	集体全资	其他行政部门	朝阳区清河东路1号	100192	1437	1012	311	400	1	17590
74	航空总医院	三级	未评	综合医院	非营利性	国有全资	企业	朝阳区安外北苑3号院	100012	1177	1038	1000	806	1021144	127323
75	北京朝阳中西医结合急诊抢救中心	三级	未评	中西医结合医院	非营利性	其他内资	个人	朝阳区十八里店乡周家庄村123号	100025	1080	845	600	863	67391	23493
76	北京京城皮肤病医院	三级	未评	皮肤病医院	营利性	股份合作	个人	朝阳区得胜门外双泉堡甲4号	100192	318	112	120	100	154223	

续表

序号	机构名称	等级	等次	类型	性质	经济类型	设置/主办单位	地址	邮编	职工总数	卫技人员	编制床位	实有床位	门诊人次	急诊人次
77	北京市海淀医院	三级	未评	综合医院	非营利性	国有全资	卫生行政部门	海淀区中关村大街29号	100080	1599	1325	900	749	1402198	155431
78	北京裕和中西医结合康复医院	三级	未评	中西医结合医院	营利性	股份有限（公司）	企业	海淀区永定路15号		0	0	0	0	0	0
79	北京祥云京城皮肤医院	三级	未评	皮肤病医院	营利性	股份有限（公司）	企业	丰台区马家堡路69号院1号楼、2号楼	100068	235	104	100	100	41733	0
80	北京国丹白癜风医院	三级	未评	皮肤病医院	营利性	私有	企业	丰台区太平桥路17号	100070	119	71	100	100	24389	0
81	首都医科大学附属北京康复医院	三级	未评	康复医院	非营利性	国有全资	社会团体	石景山区八大处西下庄	100144	877	746	562	562	125565	5170
82	北京联科中医肾病医院	三级	未评	其他中医专科医院	营利性	股份合作	社会团体	石景山区模式口西102号	100041	257	236	300	300	29254	0
83	北京市房山区良乡医院	三级	未评	综合医院	非营利性	国有全资	卫生行政部门	房山区拱辰北大街45号	102401	1886	1567	800	860	1697756	177717
84	首都医科大学附属北京潞河医院	三级	未评	综合医院	非营利性	国有全资	卫生行政部门	通州区新华南路82号，通州区翠屏西路43-45号	101149	2698	2132	1200	1109	2025722	266391
85	北京市顺义区医院	三级	未评	综合医院	非营利性	国有全资	卫生行政部门	顺义区光明南街3号	101300	2114	1842	1000	1030	1907614	230364
86	北京市安康医院	三级	未评	精神病医院	非营利性	国有全资	其他行政部门	顺义区南彩镇左堤辅路10号	101300	410	261	1000	500	102	
87	北京方舟皮肤病医院	三级	未评	皮肤病医院	营利性	私有	个人	顺义区裕东路3号院	101318	202	61	100	100	9307	0
88	北京市大兴区中西医结合医院	三级	未评	中西医结合医院	非营利性	国有全资	卫生行政部门	大兴区瀛海镇忠兴南路3号	100076	601	535	450	425	312946	50745
89	北京市大兴区人民医院	三级	未评	综合医院	非营利性	国有全资	卫生行政部门	大兴区黄村西大街26号	102600	2178	1830	1100	1012	1917062	243515
90	北京爱育华妇儿医院	三级	未评	其他专科医院	营利性	其他	其他社会组织	北京经济技术开发区去景园南街2号	100176	350	220	200	75	38738	4099
91	北京大学国际医院	三级	未评	综合医院	非营利性	其他内资	事业单位	昌平区中关村生命科学园生命园路1号	102206	1550	1211	532	622	441619	21452
92	北京清华长庚医院	三级	未评	综合医院	非营利性	国有全资	卫生行政部门	昌平区立汤路168号	102218	1531	1196	900	597	400238	57348

续表

序号	机构名称	等级	等次	类型	性质	经济类型	设置/主办单位	地址	邮编	职工总数	卫技人员	编制床位	实有床位	门诊人次	急诊人次
93	北京北大医疗康复医院	三级	未评	康复医院	营利性	其他内资	企业	昌平区回龙观中关村生命科学园生命园路8号院7号楼	102206	165	115	300	300	1081	
94	北京京都儿童医院	三级	未评	儿童医院	营利性	股份有限（公司）	企业	昌平区回龙观东大街308号	102208	514	369	200	200	141256	33699
95	北京美尔目第二眼科医院	三级	未评	眼科医院	营利性	其他	其他社会组织	昌平区城北街道政府街西路23号	102299	0	0	0	0	0	0
96	北京市平谷区医院	三级	未评	综合医院	非营利性	国有全资	卫生行政部门	平谷区新平北路59号	101200	1531	1297	960	899	1229461	176117
97	北京市隆福医院（北京市东城区老年病医院）	二级	甲等	综合医院	非营利性	国有全资	卫生行政部门	东城区美术馆东街18号，东城区沙滩后街14号，东城区三眼井胡同乙68号	100010	684	572	480	415	439432	14811
98	北京市第六医院	二级	甲等	综合医院	非营利性	国有全资	卫生行政部门	东城区交道口北二条36号，东城区东直门内大街184号	100007	879	718	632	560	570606	36927
99	北京市普仁医院	二级	甲等	综合医院	非营利性	国有全资	卫生行政部门	东城区崇文门外大街100号	100062	930	753	400	397	657890	41124
100	北京市鼓楼中医医院	二级	甲等	中医（综合）医院	非营利性	国有全资	卫生行政部门	东城区豆腐池胡同13号，东城区和平里中街14-2号	100009	357	291	201	122	565868	8274
101	北京市东城区第一妇幼保健院	二级	甲等	妇幼保健院	非营利性	国有全资	卫生行政部门	东城区交道口南大街136号	100007	214	164	96	96	72482	0
102	北京市东城区第二妇幼保健院	二级	甲等	妇幼保健院	非营利性	国有全资	卫生行政部门	东城区法华南里25号	100061	132	105	60	30	99798	32595
103	北京市第二医院	二级	甲等	综合医院	非营利性	国有全资	卫生行政部门	西城区宣内大街油坊胡同36号	100031	452	392	286	234	210243	14380
104	北京市西城区平安医院	二级	甲等	精神病医院	非营利性	国有全资	卫生行政部门	西城区赵登禹路169号	100035	303	240	213	350	209883	9
105	北京市丰盛中医骨伤专科医院	二级	甲等	骨伤医院	非营利性	集体全资	卫生行政部门	西城区阜内大街306号	100034	262	204	100	100	574231	42640
106	北京市监狱管理局中心医院	二级	甲等	综合医院	非营利性	国有全资	其他行政部门	西城区右安门东街9号	100054	584	427	360	360	161004	3632
107	北京按摩医院	二级	甲等	按摩医院	非营利性	国有全资	其他行政部门	西城区宝产胡同7号	100035	326	251	56	44	851969	

续表

序号	机构名称	等级	等次	类型	性质	经济类型	设置/主办单位	地址	邮编	职工总数	卫技人员	编制床位	实有床位	门诊人次	急诊人次
108	北京市健宫医院	二级	甲等	综合医院	营利性	联营	其他社会组织	西城区儒福里6号	100054	821	690	457	396	772298	54693
109	北京市朝阳区中医医院	二级	甲等	中医（综合）医院	非营利性	国有全资	卫生行政部门	朝阳区工体南路6号	100020	347	293	220	213	284774	17545
110	北京市朝阳区妇幼保健院	二级	甲等	妇幼保健院	非营利性	国有全资	卫生行政部门	朝阳区潘家园华威里25号	100026	453	361	110	110	331128	4008
111	北京市老年病医院	二级	甲等	其他专科医院	非营利性	国有全资	其他行政部门	朝阳区华严北里小关西街甲2号	100029	209	143	349	349	57240	0
112	北京首都国际机场医院	二级	甲等	综合医院	非营利性	国有全资	企业	朝阳区首都机场南路东里17号	100621	576	472	182	120	377245	45535
113	北京市中关村医院（中国科学院中关村医院）	二级	甲等	综合医院	非营利性	国有全资	卫生行政部门	海淀区中关村南路12号	100190	771	641	228	262	448596	14356
114	北京市中西医结合医院	二级	甲等	中西医结合医院	非营利性	国有全资	卫生行政部门	海淀区永定路东街3号，海淀区杏石口路5号	100039	658	553	600	402	479397	10987
115	北京市海淀区妇幼保健院（北京市海淀区海淀社区卫生服务中心）	二级	甲等	妇幼保健院	非营利性	国有全资	卫生行政部门	海淀区海淀南路33号，海淀区苏州街53号	100080	800	652	460	324	645678	19550
116	北京水利医院	二级	甲等	综合医院	非营利性	国有全资	其他行政部门	海淀区玉渊潭南路19号	100036	564	461	300	280	177407	17403
117	北京市社会福利医院	二级	甲等	综合医院	非营利性	国有全资	其他行政部门	海淀区清河三街52号	100085	173	136	150	100	143218	4655
118	北京市化工职业病防治院（北京市职业病防治研究院）	二级	甲等	职业病防治院	非营利性	国有全资	企业	海淀区香山一棵松50号	100093	280	126	66	66	27707	52
119	北京华医中西医结合皮肤病医院	二级	甲等	中西医结合医院	营利性	其他内资	企业	海淀区西四环北路29号	100195	139	118	150	150	40914	0
120	北京丰台医院	二级	甲等	综合医院	非营利性	国有全资	卫生行政部门	丰台区丰台镇西安街1号，丰台区丰台南路99号	100071	1793	1482	1100	790	1249490	161970
121	中国航天科工集团七三一医院	二级	甲等	综合医院	非营利性	国有全资	事业单位	丰台区云岗镇岗南里3号院	100074	948	758	400	420	627961	113678
122	北京航天总医院	二级	甲等	综合医院	非营利性	国有全资	事业单位	丰台区万源北路7号	100076	1480	1224	500	889	1059274	99512
123	北京市石景山医院	二级	甲等	综合医院	非营利性	国有全资	卫生行政部门	石景山区石景山路24号	100043	1586	1275	600	740	1311681	119471

续表

序号	机构名称	等级	等次	类型	性质	经济类型	设置/主办单位	地址	邮编	职工总数	卫技人员	编制床位	实有床位	门诊人次	急诊人次
124	清华大学玉泉医院	二级	甲等	综合医院	非营利性	国有全资	事业单位	石景山区石景山路5号	100049	781	641	500	384	260733	25581
125	北京市门头沟区医院	二级	甲等	综合医院	非营利性	国有全资	卫生行政部门	门头沟区河滩桥东街10号	102300	939	753	502	466	639727	66224
126	北京市门头沟区中医医院	二级	甲等	中医（综合）医院	非营利性	集体全资	卫生行政部门	门头沟区新桥南大街3号	102300	337	266	123	120	554626	12308
127	北京市门头沟区妇幼保健院	二级	甲等	妇幼保健院	非营利性	国有全资	卫生行政部门	门头沟区石龙北路10号	102300	254	193	95	48	149945	464
128	北京市房山区第一医院	二级	甲等	综合医院	非营利性	国有全资	卫生行政部门	房山区房窑路6号	102400	1819	1357	800	971	1201512	74201
129	北京市房山区妇幼保健院	二级	甲等	妇幼保健院	非营利性	国有全资	卫生行政部门	房山区良乡镇苏庄东街5号	102488	568	424	200	163	437763	56763
130	北京同济东方中西医结合医院	二级	甲等	中西医结合医院	非营利性	其他	社会团体	房山区阎村镇大紫草坞村	102412	195	156	100	100	64390	1722
131	北京市通州区中西医结合医院	二级	甲等	中西医结合医院	非营利性	国有全资	卫生行政部门	通州区车站路89号	101100	401	349	150	190	585628	12952
132	北京市通州区妇幼保健院	二级	甲等	妇幼保健院	非营利性	国有全资	卫生行政部门	通州区玉桥中路124号	101100	857	726	346	288	840553	151744
133	北京市顺义区妇幼保健院	二级	甲等	妇幼保健院	非营利性	国有全资	卫生行政部门	顺义区顺康路1号	101300	612	562	300	274	835535	285990
134	北京市大兴区妇幼保健院	二级	甲等	妇幼保健院	非营利性	国有全资	卫生行政部门	大兴区黄村镇兴丰大街三段56号	102600	404	339	90	79	268623	39325
135	北京市大兴区精神病医院	二级	甲等	精神病医院	非营利性	国有全资	卫生行政部门	大兴区黄村镇黄良路东口北侧	102600	583	369	760	760	31465	
136	北京市仁和医院	二级	甲等	综合医院	非营利性	其他内资	企业	大兴区兴丰大街1号	102600	1708	1495	406	1336	1304672	192556
137	北京民康医院	二级	甲等	精神病医院	非营利性	国有全资	其他行政部门	昌平区沙河镇	102206	197	153	500	500	2889	0
138	北京市昌平区天通苑中医医院	二级	甲等	其他中医专科医院	非营利性	集体全资	其他社会组织	昌平区天通苑东一区9号	102218	192	147	100	100	196948	29449
139	北京侯丽萍风湿病中医医院	二级	甲等	其他中医专科医院	营利性	股份合作	其他社会组织	昌平科技园区振兴路8号	102200	174	137	99	120	27040	1

续表

序号	机构名称	等级	等次	类型	性质	经济类型	设置/主办单位	地址	邮编	职工总数	卫技人员	编制床位	实有床位	门诊人次	急诊人次
140	北京怀柔医院	二级	甲等	综合医院	非营利性	国有全资	卫生行政部门	怀柔区永泰北街9号	101400	1111	993	651	651	1023121	135965
141	北京市怀柔区中医医院	二级	甲等	中医（综合）医院	非营利性	国有全资	卫生行政部门	怀柔区后横街1号	101400	655	544	220	220	693745	59713
142	北京市怀柔区妇幼保健院	二级	甲等	妇幼保健院	非营利性	国有全资	卫生行政部门	怀柔区迎宾北路38号	101400	264	231	80	80	259490	16884
143	北京康益德中西医结合肺科医院	二级	甲等	中西医结合医院	非营利性	股份合作	个人	怀柔区开放路50号	101400	247	179	160	280	117371	7156
144	北京市密云区医院	二级	甲等	综合医院	非营利性	国有全资	卫生行政部门	密云区阳光街383号院	101500	1090	1000	940	780	1159233	166531
145	北京市密云区中医医院	二级	甲等	中医（综合）医院	非营利性	国有全资	卫生行政部门	密云区新中街39号	101500	516	451	194	223	829895	58745
146	北京市密云区妇幼保健院	二级	甲等	妇幼保健院	非营利性	国有全资	卫生行政部门	密云区新南路56号	101500	336	291	100	100	267934	40706
147	北京市延庆区医院（北京大学第三医院延庆医院）	二级	甲等	综合医院	非营利性	国有全资	卫生行政部门	延庆区东顺城街28号	102100	1126	970	540	572	863400	71471
148	北京市延庆区妇幼保健院	二级	甲等	妇幼保健院	非营利性	国有全资	卫生行政部门	延庆区延庆镇庆园街8号	102100	158	130	40	40	97142	678
149	首钢矿山医院	二级	甲等	综合医院	非营利性	国有全资	其他行政部门	河北省迁安市杨店子镇滨河村		0	0	0	0	0	0
150	北京东苑中医医院	二级	乙等	中医（综合）医院	营利性	其他内资	个人	朝阳区北苑东路广华居18号楼	100102	100	80	80	80	37127	0
151	北京市石景山区中医医院	二级	乙等	中医（综合）医院	非营利性	国有全资	卫生行政部门	石景山区八角北路	100043	131	112	120	100	194348	1172
152	北京市石景山区妇幼保健院	二级	乙等	妇幼保健院	非营利性	国有全资	卫生行政部门	石景山区依翠园5号	100040	95	76	85	0	50225	0
153	北京大卫中医医院	二级	乙等	中医（综合）医院	非营利性	其他	其他社会组织	昌平区沙河镇满井村	102206	76	66	110	110	15422	
154	北京市怀柔区第二医院（北京市怀柔区汤河口镇社区卫生服务中心）	二级	乙等	综合医院	非营利性	国有全资	卫生行政部门	怀柔区汤河口镇汤河口村5号	101411	66	55	100	20	44551	795

续表

序号	机构名称	等级	等次	类型	性质	经济类型	设置/主办单位	地址	邮编	职工总数	卫技人员	编制床位	实有床位	门诊人次	急诊人次
155	北京市东城区第一人民医院	二级	合格	综合医院	非营利性	国有全资	卫生行政部门	东城区永外大街130号	100075	335	294	150	105	403142	51430
156	北京市东城区精神卫生保健院	二级	合格	精神病医院	非营利性	国有全资	卫生行政部门	东城区东直门外察慈小区7号楼	100027	132	112	129	129	16108	0
157	北京同仁堂中医医院	二级	合格	中医（综合）医院	营利性	其他	企业	东城区西打磨厂街46号	100051	300	200	100	100	737229	0
158	北京市西城区广外医院	二级	合格	综合医院	非营利性	国有全资	卫生行政部门	西城区广外三义里甲2号	100055	325	270	240	183	332506	8991
159	北京市西城区展览路医院	二级	合格	综合医院	非营利性	集体全资	卫生行政部门	西城区西直门外桃柳园西巷16号	100044	306	243	185	145	295550	4571
160	北京市西城区妇幼保健院	二级	合格	妇幼保健院	非营利性	国有全资	卫生行政部门	西城区平原里小区19号	100054	125	112	40	28	116820	0
161	北京市上地医院	二级	合格	综合医院	非营利性	国有全资	其他行政部门	海淀区农大南路树村西街甲6号	100084	371	300	158	173	238267	24928
162	北京大学医院	二级	合格	综合医院	非营利性	国有全资	事业单位	海淀区颐和园路5号	100871	383	337	101	101	443512	28774
163	北京市丰台区南苑医院	二级	合格	综合医院	非营利性	国有全资	卫生行政部门	丰台区南苑镇公所胡同3号	100076	573	476	394	394	465396	53438
164	北京市丰台区铁营医院	二级	合格	综合医院	非营利性	国有全资	卫生行政部门	丰台区永外横七条1号	100079	401	354	211	201	357280	38333
165	北京市丰台区妇幼保健院	二级	合格	妇幼保健院	非营利性	国有全资	卫生行政部门	丰台区开阳里三区1号，丰台区丰台镇东幸福街2号	100069	383	330	243	66	301086	27000
166	北京丰台右安门医院	二级	合格	综合医院	非营利性	集体全资	社会团体	丰台区右安门外大街199号	100069	980	783	600	600	100792	26593
167	北京长峰医院	二级	合格	综合医院	营利性	私有	社会团体	丰台区靛厂新村291号	100039	245	199	150	150	25942	
168	北京国济中医医院	二级	合格	中医（综合）医院	非营利性	其他内资	社会团体	丰台区莲花池东路132号	100055	192	126	158	158	34015	

续表

序号	机构名称	等级	等次	类型	性质	经济类型	设置/主办单位	地址	邮编	职工总数	卫技人员	编制床位	实有床位	门诊人次	急诊人次
169	北京汇安中西医结合医院	二级	合格	中西医结合医院	非营利性	其他内资	企业	丰台区马家堡西路26号院1号楼	100068	64	46	120	120	1004	0
170	北京市门头沟区斋堂医院（北京市门头沟区斋堂镇社区卫生服务中心）	二级	合格	综合医院	非营利性	国有全资	卫生行政部门	门头沟区斋堂镇东斋堂村33号	102309	93	74	60	60	34490	936
171	北京市门头沟区龙泉医院	二级	合格	精神病医院	非营利性	国有全资	卫生行政部门	门头沟区门头沟路42号	102300	136	102	180	210	19186	102
172	中国核工业北京四0一医院	二级	合格	综合医院	非营利性	国有全资	事业单位	房山区新镇	102413	406	330	164	160	228105	38483
173	北京安琪妇产医院	二级	合格	妇产（科）医院	营利性	其他	其他社会组织	通州区云景南大街104号	101101	108	80	50	50	14420	0
174	北京市昌平区南口医院	二级	合格	综合医院	非营利性	国有全资	卫生行政部门	昌平区南口镇南辛路2号	102202	159	132	120	120	139983	13853
175	北京市昌平区南口铁路医院	二级	合格	综合医院	非营利性	国有全资	卫生行政部门	昌平区南口镇新兴路8号	102202	262	202	120	100	94690	2214
176	北京市昌平区沙河医院	二级	合格	综合医院	非营利性	国有全资	卫生行政部门	昌平区巩华镇扶京街22号	102206	265	211	150	150	126136	24547
177	北京市昌平区妇幼保健院	二级	合格	妇幼保健院	非营利性	国有全资	卫生行政部门	昌平区北环路1号	102200	431	324	172	135	500477	34925
178	北京市昌平区精神卫生保健院	二级	合格	精神病医院	非营利性	国有全资	卫生行政部门	昌平区南口镇东大街22号	102206	161	132	299	380	4378	
179	北京皇城股骨头坏死专科医院	二级	合格	其他中医专科医院	非营利性	股份合作	其他社会组织	昌平区西关路27号	102200	110	90	100	100	4436	0
180	北京欢乐银河口腔医院	二级	合格	口腔医院	营利性	其他	其他社会组织	昌平区回南路9号院41号楼	102208	9	8	1	1	2945	
181	北京市平谷区妇幼保健院	二级	合格	妇幼保健院	非营利性	国有全资	卫生行政部门	平谷区南岔子街49号	101200	351	309	110	110	287987	12964
182	北京市平谷区精神病医院	二级	合格	精神病医院	非营利性	国有全资	卫生行政部门	平谷区韩庄镇滑子村南	101201	52	46	200	100	15176	0

续表

序号	机构名称	等级	等次	类型	性质	经济类型	设置/主办单位	地址	邮编	职工总数	卫技人员	编制床位	实有床位	门诊人次	急诊人次
183	北京市平谷区京东口腔医院	二级	合格	口腔医院	非营利性	私有	企业	平谷区林荫南街9号	101200	20	18	0	15	6690	
184	北京市怀柔安佳医院	二级	合格	精神病医院	非营利性	国有全资	卫生行政部门	怀柔区怀柔北火车站一区23号	101408	161	131	231	150	8045	1976
185	北京京北健永口腔医院	二级	合格	口腔医院	营利性	其他	个人	怀柔区迎宾北路18号	101400	41	34	15	15	10000	1236
186	北京中医医院延庆医院（北京市延庆区中医医院）	二级	合格	中医（综合）医院	非营利性	国有全资	卫生行政部门	延庆区新城街11号	102100	330	311	100	120	450341	11050
187	北京市延庆区精神卫生保健院	二级	合格	精神病医院	非营利性	国有全资	卫生行政部门	延庆区张山营镇	102115	29	28	99	96	8271	
188	北京市监狱管理局清河分局医院	二级	合格	综合医院	非营利性	国有全资	其他行政部门	京山线茶淀站清河农场五科西街	300481	258	167	105	105	73666	4314
189	北京市崇文区中医医院	二级	未评	中医（综合）医院	非营利性	国有全资	卫生行政部门	东城区西兴隆街1号，东城区西园子三巷24号	100061	0	0	0	0	0	0
190	北京拜博拜尔口腔医院	二级	未评	口腔医院	营利性	其他	企业	东城区祈年大街18号院4号楼	100062	80	75	15	15	2520	2120
191	北京恒和中西医结合医院	二级	未评	中西医结合医院	营利性	私有	个人	东城区西总布胡同46号	100005	0	0	0	0	0	0
192	北京瑞安康复医院	二级	未评	康复医院	营利性	私有	其他社会组织	西城区鸭子桥路35号4号楼		0	0	0	0	0	0
193	北京新世纪儿童医院	二级	未评	儿童医院	营利性	其他内资	企业	西城区南礼士路56号	100045	391	240	105	88	82870	7294
194	北京家圆医院	二级	未评	综合医院	营利性	股份合作	个人	西城区富国街2号	100034	183	134	105	105	57167	2
195	北京长安中西医结合医院	二级	未评	中西医结合医院	营利性	私有	个人	西城区枣林前街19号		0	0	0	0	0	0
196	北京瑞城口腔医院	二级	未评	口腔医院	营利性	私有	个人	西城区西单北大街109号6层	100032	47	28	15	15	5300	961

续表

序号	机构名称	等级	等次	类型	性质	经济类型	设置/主办单位	地址	邮编	职工总数	卫技人员	编制床位	实有床位	门诊人次	急诊人次
197	北京市朝阳区双桥医院	二级	未评	综合医院	非营利性	国有全资	卫生行政部门	朝阳区双桥东路	100121	382	331	236	204	466722	50577
198	北京市朝阳区第三医院	二级	未评	精神病医院	非营利性	国有全资	卫生行政部门	朝阳区双桥南路甲8号，朝阳区延静西里12号楼，朝阳区金盏乡金盏大街2号	100024	272	213	360	410	37296	0
199	中国藏学研究中心北京藏医院	二级	未评	藏医院	非营利性	国有全资	事业单位	朝阳区小关北里218号	100029	251	189	100	106	106086	0
200	北京嫣然天使儿童医院	二级	未评	儿童医院	非营利性	其他内资	社会团体	朝阳区望京东园519号楼	100102	135	91	50	40	50556	0
201	北京五洲妇儿医院	二级	未评	妇产（科）医院	营利性	其他内资	其他社会组织	朝阳区西大望路24号	100022	385	241	80	80	90049	450
202	北京和睦家医院	二级	未评	综合医院	营利性	中外合作	企业	朝阳区将台路2号	100016	1072	513	120	86	176831	14380
203	北京市朝阳区三环肿瘤医院	二级	未评	肿瘤医院	非营利性	股份合作	企业	朝阳区十里河352号	100122	455	379	500	0	23871	0
204	北京俪婴妇产医院	二级	未评	妇产（科）医院	营利性	其他内资	企业	朝阳区雅成一里16号楼	100025	140	70	50	50	15291	0
205	北京亚运村美中宜和妇儿医院	二级	未评	妇产（科）医院	营利性	其他内资	企业	朝阳区安慧北里逸园5号楼	100101	336	221	50	42	81282	2005
206	北京光熙康复医院	二级	未评	康复医院	营利性	其他内资	企业	朝阳区光熙门北里22号北楼	100028	15	4	100	100	3823	
207	北京和睦家康复医院	二级	未评	康复医院	营利性	中外合作	企业	朝阳区东风乡将台洼村甲168号	100016	137	72	101	101	1696	
208	北京麦瑞骨科医院	二级	未评	骨科医院	营利性	其他内资	企业	朝阳区北苑路1号	100012	250	120	150	133	20337	398
209	北京优联耳鼻喉医院	二级	未评	耳鼻喉科医院	营利性	其他内资	企业	朝阳区东四环南路53号院7号楼	100122	95	76	50	29	2400	0
210	北京朝阳急诊抢救中心	二级	未评	综合医院	非营利性	其他内资	个人	朝阳区周庄嘉园东里27号，朝阳区大羊坊路519号	100122	824	725	612	612	34177	32186

续表

序号	机构名称	等级	等次	类型	性质	经济类型	设置/主办单位	地址	邮编	职工总数	卫技人员	编制床位	实有床位	门诊人次	急诊人次
211	北京市朝阳区桓兴肿瘤医院	二级	未评	肿瘤医院	非营利性	其他内资	个人	朝阳区十八里店吕家营南里甲1号	100122	646	436	500	100	12099	0
212	北京玛丽妇婴医院	二级	未评	妇产（科）医院	营利性	其他内资	个人	朝阳区和平里北街5号	100013	240	133	80	30	38906	0
213	北京新世纪妇儿医院	二级	未评	妇产（科）医院	营利性	其他内资	个人	朝阳区望京北路51号院	100102	289	203	102	66	73079	4730
214	北京和美妇儿医院	二级	未评	其他专科医院	营利性	其他内资	个人	朝阳区安外小关北里甲2号	100029	462	254	72	72	79310	7288
215	北京华府妇儿医院	二级	未评	其他专科医院	营利性	其他内资	个人	朝阳区百子湾南二路18号	100022	250	165	60	35	20042	282
216	北京精诚博爱康复医院	二级	未评	康复医院	营利性	其他内资	个人	朝阳区崔各庄乡南皋路188号	100015	210	80	120	93	4304	
217	北京凤凰妇科医院	二级	未评	其他专科医院	营利性	其他内资	个人	朝阳区将台西路18号	100016	119	79	50	50	11116	0
218	北京美中宜和妇儿医院	二级	未评	其他专科医院	营利性	其他内资	个人	朝阳区芳园西路9号，朝阳区四得公园将台西路9-9号	100016	421	281	99	50	121448	2737
219	北京瑞程医院管理有限公司瑞泰口腔医院	二级	未评	口腔医院	营利性	其他内资	个人	朝阳区天居园1号楼	100107	153	91	15	15	81074	
220	北京四惠中医医院	二级	未评	其他中医专科医院	营利性	私有	个人	朝阳区高碑店乡半壁店村惠河南街1092号	100022	118	95	100	100	6736	1326
221	北京市羊坊店医院	二级	未评	综合医院	非营利性	国有全资	卫生行政部门	海淀区羊坊店双贝子坟路1号	100038	190	158	103	0	79418	0
222	北京四季青医院（北京市海淀区四季青镇社区卫生服务中心）	二级	未评	综合医院	非营利性	集体全资	卫生行政部门	海淀区远大路32号	100097	744	536	250	205	906447	100169
223	北京市海淀区精神卫生防治院	二级	未评	其他专科疾病防治院	非营利性	国有全资	卫生行政部门	海淀区苏家坨镇	100194	151	143	350	240	28118	
224	清华大学医院	二级	未评	综合医院	非营利性	国有全资	事业单位	海淀区双清路30号清华大学校内	100084	217	193	130	102	455283	39045

续表

序号	机构名称	等级	等次	类型	性质	经济类型	设置/主办单位	地址	邮编	职工总数	卫技人员	编制床位	实有床位	门诊人次	急诊人次
225	北京市道培医院	二级	未评	血液病医院	非营利性	股份合作	其他社会组织	海淀区玉泉路15号	100049	0	0	0	0	0	0
226	北京万柳美中宜和妇儿医院	二级	未评	其他专科医院	营利性	其他内资	企业	海淀区万柳中路7号	100089	258	159	60	26	42430	1173
227	北京太和妇产医院	二级	未评	妇产（科）医院	营利性	股份合作	企业	海淀区闵庄路3号玉泉慧谷9-1号楼	100195	220	105	104	104	8461	347
228	北京宝岛妇产医院	二级	未评	妇产（科）医院	营利性	其他	企业	海淀区新街口外大街1号	100000	382	192	100	29	64183	721
229	北京德尔康尼骨科医院	二级	未评	骨科医院	营利性	私有	企业	海淀区阜石路甲19号	100143	208	156	170	145	35448	1741
230	北京优颐口腔医院	二级	未评	口腔医院	营利性	股份合作	个人	海淀区翠微北里11号楼1栋	100036	38	28	15	15	8506	
231	北京海婴妇产医院	二级	未评	妇产（科）医院	营利性	私有	个人	海淀区海淀南路36号	100080	108	78	50	50	12162	373
232	北京新里程肿瘤医院	二级	未评	肿瘤医院	营利性	中外合资	企业	丰台区万丰路69号	100161	166	106	101	42	6062	0
233	北京博仁医院	二级	未评	综合医院	营利性	其他内资	个人	丰台区郑王坟南6号	100071	146	103	170	170	11699	1914
234	北京英智京西康复医院	二级	未评	康复医院	营利性	其他	企业	石景山区杨庄北区29号	100043	81	47	100	100	776	1
235	北京市通州区新华医院（北京市通州区新华社区卫生服务中心）	二级	未评	综合医院	非营利性	国有全资	卫生行政部门	通州区新华大街47号	101100	1047	916	800	80	367871	121514
236	北京市通州区老年病医院	二级	未评	护理院	非营利性	国有全资	卫生行政部门	通州区永顺东街152号	101100	0	0	0	0	0	0
237	北京安娜贝儿妇产医院	二级	未评	妇产（科）医院	营利性	其他	其他社会组织	通州区工业开发区光华路15号	101113	88	65	50	50	8670	63
238	北京先和妇产医院	二级	未评	妇产（科）医院	营利性	私有	个人	通州区九棵树中路998号	101100	71	60	50	50	1751	0

续表

序号	机构名称	等级	等次	类型	性质	经济类型	设置/主办单位	地址	邮编	职工总数	卫技人员	编制床位	实有床位	门诊人次	急诊人次
239	北京德泽口腔医院	二级	未评	口腔医院	营利性	私有	个人	通州区通胡大街15号院7号楼	101100	19	15	15	15	3210	
240	北京市顺义区空港医院（北京市顺义区医院二部、北京市顺义区后沙峪镇卫生院）	二级	未评	综合医院	非营利性	集体全资	卫生行政部门	顺义区后沙峪地区双裕街49号	101318	451	368	205	168	367062	32670
241	北京市顺义区精神病医院	二级	未评	精神病医院	非营利性	国有全资	其他行政部门	顺义区杨镇小学东	101309	90	75	200	200	16112	
242	国家康复辅具研究中心附属康复医院	二级	未评	康复医院	非营利性	国有全资	卫生行政部门	北京经济技术开发区荣华中路1号	100076	220	187	150	281	29689	0
243	北京市大兴区老年病院	二级	未评	其他专科医院	非营利性	国有全资	卫生行政部门	大兴区礼贤镇大辛庄	102600	0	0	0	0	0	0
244	北京南郊肿瘤医院	二级	未评	肿瘤医院	营利性	私有	企业	大兴区西红门镇育才路2号	100076	364	260	300	212	9749	0
245	北京大兴兴业口腔医院	二级	未评	口腔医院	非营利性	其他内资	个人	大兴区枣园北里10号	102600	139	112	15	15	69135	588
246	北京普祥中医肿瘤医院	二级	未评	其他中医专科医院	营利性	其他	个人	大兴区亦庄镇成寿寺路2号	100176	123	104	180	180	29420	0
247	北京泰康燕园康复医院	二级	未评	康复医院	营利性	其他	企业	昌平区南邵镇景荣街2号	102200	88	61	100	100	2668	16
248	北京保法肿瘤医院	二级	未评	肿瘤医院	非营利性	其他	个人	昌平区沙河王庄工业园东50米	102206	49	26	100	90	234	
249	北京市平谷岳协医院	二级	未评	综合医院	非营利性	集体全资	社会团体	平谷区府前西街13号	101200	250	182	200	200	75970	4733

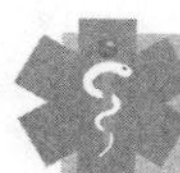

2016年度北京获国家科学技术奖项目一览表（医药卫生）

奖种	等级	项目名称	完成单位	完成人
国家自然科学奖	二等	乳腺癌发生发展的表观遗传机制	北京大学	尚永丰 王艳 石磊 孙露洋 杨笑菡
国家科技进步奖	一等	IgA肾病中西医结合证治规律与诊疗关键技术的创研及应用	解放军总医院、江苏苏中药业集团股份有限公司、杭州市中医院、上海中医药大学附属龙华医院、香港中文大学、中南大学湘雅二医院、大连医科大学附属第二医院	陈香美 蔡广研 王永钧 邓跃毅 司徒卓俊 唐海涛 彭佑铭 郑丰 冯哲 孙雪峰 陈洪宇 张雪光 谢院生 朱斌 陈万佳
	二等	高危非致残性脑血管病及其防控关键技术与应用	北京天坛医院	王拥军 赵性泉 王伊龙 刘丽萍 缪中荣 王春雪 高培毅 王春娟 贾茜 荆京
		胰岛素瘤诊治体系的建立及临床应用	北京协和医院	赵玉沛 张太平 廖泉 戴梦华 邢小平 金征宇 李方 杨爱明 刘子文 蔡力行
		阿维菌素的微生物高效合成及其生物制造	中国科学院微生物研究所、内蒙古新威远生物化工有限公司、石家庄市兴柏生物工程有限公司、齐鲁制药（内蒙古）有限公司	张立新 张庆 暴连群 姜玉国 刘梅 杨军强 王琳慧 王得明 高鹤永 苗靳
		中国脑卒中精准预防策略的转化应用	北京大学第一医院、深圳奥萨制药有限公司、安徽省生物医学研究所、安徽医科大学、连云港市第一人民医院	霍勇 李建平 徐希平 张岩 秦献辉 唐根富 何明利 陈光亮 刘平 王滨燕
		中草药DNA条形码物种鉴定体系	北京协和医学院-清华大学医学部、中国中医科学院中药研究所、湖北中医药大学、盛实百草药业有限公司、广州王老吉药业股份有限公司、澳门大学、四川新荷花中药饮片股份有限公司	陈士林 宋经元 姚辉 王一涛 韩建萍 庞晓慧 石林春 李西文 朱英杰 胡志刚
		益气活血法治疗糖尿病肾病显性蛋白尿的临床与基础研究	中日友好医院、清华大学、中国中医科学院西苑医院、神威药业集团有限公司、北京中医药大学东直门医院	李平 王义明 梁琼麟 刘建勋 罗国安 张特利 张浩军 赵婷婷 李靖 严美花
		中医治疗非小细胞肺癌体系的创建与应用	中国中医科学院广安门医院、辽宁省肿瘤医院、山西省肿瘤医院、中日友好医院、中国中医科学院西苑医院、北京肿瘤医院	林洪生 花宝金 侯炜 李杰 张培彤 王沈玉 解英 贾立群 杨宇飞 李萍萍
		中国严重创伤救治规范的建立与推广	北京大学、第三军医大学第三附属医院、浙江大学医学院附属第二医院、浙江省第二医院、北京天坛医院、解放军总医院、重庆市急救医疗中心、北京急救中心	姜保国 周继红 张茂 刘佰运 王正国 王天兵 黎檀实 张殿英 都定元 张进军

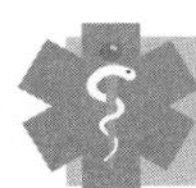

2016年度北京市科学技术奖获奖项目一览表（医药卫生）

获奖等级	获奖编号	项目名称	完成单位	完成人
一等奖	2016医-1-001	冷冻消融肝癌的技术创新、安全性、疗效和预后因素研究	解放军第三〇二医院、中国科学院理化技术研究所	杨永平 王春平 周一欣 刘 静 安林静 曾 珍 陆荫英 白文林 曲建慧 高旭东 董 政 陈 艳 张 昕 李因茵
	2016医-1-002	中国HIV感染者免疫特征研究	北京佑安医院、北京地坛医院	张永宏 董 涛 王凌航 李 宁 孙坚萍 赵 艳 覃 岭 刘桂海 孙焕芹 乔桂芳 刘 宁 李 昂 张 弛 王 健 江 娜
	2016医-1-003	过敏性鼻炎治疗技术的创新与应用	北京同仁医院、北京市耳鼻咽喉科研究所	张 罗 韩德民 王成硕 王向东 张 媛 欧阳昱晖 锡 琳 周 兵 张 伟 赵 岩 贺 飞 刘仲燕 娄鸿飞 郑 铭 王奎吉
	2016医-1-004	冠心病外科手术疗效评价体系的建立及应用	中国医学科学院阜外医院	郑 哲 胡盛寿 潘湘斌 王 巍 侯剑峰 赵 韡 宋江平 张 恒 饶辰飞 王 杨
	2016中-1-001	六味地黄汤作用原理与物质基础研究	军事医学科学院毒物药物研究所、沈阳药科大学	张永祥 乔善义 周文霞 赵毅民 程肖蕊 齐春会 杨 胜 马 渊 任凤霞 蒋 宁 黄 晏 刘 港 程军平 姚新生 周金黄
	2016药-1-001	哺乳动物细胞大规模灌流培养技术开发及抗体产业化应用	百泰生物药业有限公司	白先宏 林 峰 何丽华 何 伟 杨晓冉 王 燕 徐淑萍 甄晓辉 孟德华 梁爽孙 宇 石 白 帜 裴宏伟 周燕玲 杨振华
二等奖	2016医-2-001	原发性头痛机制研究、现况调查及干预对策	解放军总医院、重庆医科大学附属第一医院	于生元 董 钊 刘若卓 王晓琳 周冀英 谢敬聃 王湘庆 王蓉飞 邱恩超
	2016医-2-002	人感染H7N9禽流感流行病学关键参数和防控措施评价研究	中国疾病预防控制中心	余宏杰 冯录召 廖巧红 赖圣杰 秦 颖 姜 慧 郑建东 李 昱 李中杰 王丽萍
	2016医-2-003	急性传染病预警技术体系的建立与应用	中国疾病预防控制中心、中国科学院地理科学与资源研究所、四川大学、上海市浦东新区疾病预防控制中心、广西壮族自治区疾病预防控制中心	杨维中 李中杰 王劲峰 赖圣杰 廖一兰 胡茂桂 兰亚佳 马家奇 金连梅 周鼎伦
	2016医-2-004	小儿消化道与泌尿道畸形的外科治疗技术创新及推广应用	首都儿科研究所、陆军总医院附属八一儿童医院、华中科技大学同济医学院附属协和医院、北京儿童医院	李 龙 周辉霞 刁 美 汤绍涛 张金哲 黄柳明 张金山 刘树立 李 颀 明安晓
	2016医-2-005	遗传性皮肤病新致病基因确定及发病机理研究	北京大学第一医院、中国医学科学院基础医学研究所、北京大学	杨 勇 林志淼 李若瑜 张 学 王晓雯 韩文玲 汪慧君 曹 旭 赵嘉惠 陈 荃
	2016医-2-006	组蛋白修饰酶类参与肿瘤细胞氧化应激的机制研究	北京大学	朱卫国 赵 颖 王丽娜 刘向宇 王冬来 张 萍 周静怡 王海英 杨洋 杨 静
	2016医-2-007	脑干胶质瘤诊疗关键技术的集成创新和应用	北京天坛医院、清华大学、北京市神经外科研究所	张力伟 张俊廷 季 楠 沈 沁 吴 震 李桂林 李德岭 田永吉 王 宇 武文浩
	2016中-2-001	针刺机理的磁共振成像脑功能网络基础及临床研究	中国中医科学院广安门医院、中国中医科学院针灸研究所	方继良 荣培晶 王小玲 赵 青 刘 军 景向红 洪 洋 孔 健 朱 兵 王 寅

续表

获奖等级	获奖编号	项目名称	完成单位	完成人
二等奖	2016中-2-002	中医药治疗手足口病临床研究及应用	北京佑安医院、安徽中医药大学第一附属医院、深圳市第三人民医院、开封市儿童医院、湖南省儿童医院、武汉市医疗救治中心、邯郸市妇幼保健院、广州市妇女儿童医疗中心、福州市传染病医院、沧州市传染病医院	李秀惠 张国梁 聂 广 温 韬 张 曦 李双杰 侯 勇 许文君 朱清静 石庆生
	2016药-2-001	新型手足口病疫苗质量控制和评价关键技术的建立与应用	中国食品药品检定研究院、中国医学科学院医学生物学研究所、北京科兴生物制品有限公司、国药中生生物技术研究院有限公司、广西壮族自治区疾病预防控制中心	王军志 梁争论 毛群颖 李琦涵 高 强 沈心亮 徐 苗 李凤祥 莫兆军 高 帆
	2016药-2-002	高次非球面人工晶体关键技术、系统与临床应用	爱博诺德（北京）医疗科技有限公司	解江冰 王 曌 隋信策 甄彦杰 赵力军 丁伟江 王韶华 薛 红 曹雪花 刘 韦
三等奖	2016医-3-001	子宫肌瘤及子宫腺肌病微创诊治新技术建立及临床应用	解放军总医院	张 晶 韩治宇 张冰松 关 铮 杨 宇 马 霞
	2016医-3-002	脾切除贲门周围血管离断术治疗门脉高压的临床及其对免疫影响研究	解放军第三〇二医院	李志伟 王立峰 张 政 赵 新 齐瑞兆 余灵祥
	2016医-3-003	病理性成瘾记忆加工的神经环路调控及分子机制	中国科学院心理研究所	隋 南 郑希耕 李勇辉 沈 芳 张建军 梁 璟
	2016医-3-004	肺炎支原体流行特征监测及耐药和血清学检测方法研究	首都儿科研究所	孙红妹 薛冠华 李少丽 闫 超 赵汉青 冯燕玲
	2016医-3-005	复杂肘关节损伤的系统临床研究——规范化诊疗策略的建立及应用	北京积水潭医院	蒋协远 李 庭 公茂琪 查晔军 刘兴华 张力丹
	2016医-3-006	乳腺癌腋窝淋巴结手术方式及评估策略的规范应用和优化	北京大学人民医院	王 殊 佟富中 曹迎明 刘 淼 郭嘉嘉 杨后圃
	2016医-3-007	遗传性眼病的分子发病机制研究	北京大学第三医院、四川省医学科学院（四川省人民医院）	王乐今 杨正林 布 娟 董佳梅 石 毅 杜 伟
	2016医-3-008	胰高糖素样肽1在胰腺细胞定向分化和功能调控中的作用及机制研究	北京大学第三医院、北京大学	洪天配 魏 蕊 杨 进 文锦华 刘 烨 吴永华
	2016医-3-009	我国儿童肺炎链球菌疾病和分离菌株特性的研究	北京儿童医院、深圳市儿童医院	杨永弘 姚开虎 俞桑洁 王亚娟 郑跃杰 胡惠丽
	2016医-3-010	基于提高心脏骤停救治成功率对心肺复苏术的应用机制研究	北京朝阳医院、大连医科大学附属第一医院、山东省立医院、北京麦邦光电仪器有限公司	李春盛 王 烁 龚 平 武军元 季宪飞 郭志军
	2016医-3-011	早期胃癌及癌前病变内镜下诊治关键技术体系建立与分子生物学研究	北京协和医院、中国医学科学院肿瘤医院、复旦大学附属中山医院、福建省立医院、天津医科大学总医院、青海省人民医院	陆星华 杨爱明 冯 林 姚 方 周平红 郭 涛

续表

获奖等级	获奖编号	项目名称	完成单位	完成人
三等奖	2016医-3-012	TLRs介导的免疫-自噬调节纤维化和肿瘤发生发展的机制及药靶发现	中国医学科学院药物研究所	胡卓伟 花 芳 林 珩 张晓伟 吕晓希 王子艳
	2016中-3-001	防治阿尔茨海默病中药复方的物质基础与药理机制研究	中国中医科学院西苑医院、北京化工大学	李 浩 魏 芸 刘剑刚 刘美霞 韦 云 刘龙涛
	2016中-3-002	朱红膏治疗慢性皮肤溃疡疗效机制、安全性评价及应用	北京中医医院、中国中医科学院中药研究所、北京市宣武中医医院	吕培文 徐旭英 董建勋 林 含 王乐平 杨焕杰
	2016中-3-003	解毒凉血健脾法提高慢加急性肝衰竭疗效的创新技术建立及推广应用	北京地坛医院	王宪波 王融冰 曾 辉 江宇泳 杨志云 刘慧敏
	2016药-3-001	具有双重作用机制治疗缺血性心脏病、改善冠脉微循环的注射剂研究	北京四环科宝制药有限公司	焦 艳 陈 婧 陈红燕 高万峰 张建立 盛爱武
	2016药-3-002	注射用缓释微球的国产化研究及生产	北京博恩特药业有限公司	庞桂才 黄似焕 岑振宁 郭光明
	2016药-3-003	治疗慢性肾脏病的国产新药的研发与应用	北京万生药业有限责任公司	黄 河 耿玉先 辛正洪 王彩平 产运霞

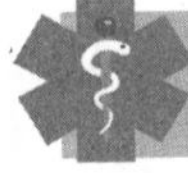

2016年度北京获中华医学科技奖项目一览表

获奖等级	获奖编号	项目名称	完成单位	完成人
一等奖	201601009	胃癌综合防治体系关键技术的创建及其应用	北京肿瘤医院、解放军总医院、天津医科大学肿瘤医院、北京大学人民医院	季加孚 游伟程 陈 凛 沈 琳 梁 寒 吕有勇 潘凯枫 李吉友 邓大君 柯 杨 寿成超 叶颖江
	201601012	单倍体造血干细胞移植的关键技术建立及推广应用	北京大学人民医院、南方医科大学南方医院	黄晓军 王 昱 常英军 刘启发 赵翔宇 张晓辉 许兰平 刘开彦 闫晨华 莫晓冬 陈 瑶 陈育红 宣 丽 孙于谦 赵晓甦
	201601061	强直性脊柱炎的综合外科治疗及严重脊柱畸形的截骨矫形技术创新	解放军总医院	王 岩 黄 烽 张雪松 王 征 郑国权 张永刚 毛克亚 陆 宁 肖嵩华 崔 庚 张国强 柴 伟 倪 明 张胜利
二等奖	201602004	子宫腔粘连性疾病规范化诊疗与生育功能重建系列研究	北京妇产医院	段 华 夏恩兰 彭燕蓁 汪 沙 王 欣 郭银树 成九梅 杨晓葵 张 颖 孔 亮
	201602013	类风湿关节炎发病机制、早期诊断及免疫治疗的系列研究	北京大学人民医院	栗占国 何 菁 郭建萍 苏 茵 李 茹 穆 荣 孙晓麟 胡凡磊 李 春 刘 栩
	201602018	狼疮性肾炎特异性生物学标记物与临床-病理表型相关性的研究	北京大学第一医院	赵明辉 于 峰 谭 颖 陈 旻 刘 刚 宋 迪 曲 贞 张 颖 王素霞 邹万忠

续表

获奖等级	获奖编号	项目名称	完成单位	完成人
二等奖	201602026	重症肺动脉高压救治的关键技术体系建立与应用	中国医学科学院阜外医院、无锡市人民医院、北京安贞医院	何建国 陈静瑜 柳志红 甘辉立 熊长明 毛文君 张健群 方 纬 戴汝平 阮英茆
	201602027	基于宏基因组学的新型病原体组合筛查鉴定实用技术体系及应用	中国医学科学院病原生物学研究所	金 奇 杨 帆 杨 剑 胡永峰 吴志强 彭俊平 董 杰 孙立连 张 婷 刘立国
	201602028	EV71灭活疫苗（人二倍体细胞）研究关键技术的建立及其产品开发应用	中国医学科学院医学生物学研究所、中国食品药品检定研究院、广西壮族自治区疾病预防控制中心	李琦涵 刘龙丁 王军志 谢忠平 董承红 梁争论 张 莹 王丽春 王晶晶 车艳春
	201602037	人感染H7N9禽流感流行病学关键参数和防控措施评价研究	中国疾病预防控制中心	余宏杰 冯录召 廖巧红 赖圣杰 秦 颖 姜 慧 郑建东 李 昱 李中杰 王丽萍
	20160239	肥胖及相关慢性病防治关键技术研究与应用	中国疾病预防控制中心、中国医学科学院阜外医院、北京大学、上海市第六人民医院、国家体育总局体育科学研究所	陈春明 赵文华 翟 屹 杨正雄 施小明 武阳丰 李可基 贾伟平 王 梅 魏 民
	201602054	胸腔积液病因学诊断的关键技术及其临床应用	北京朝阳医院、华中科技大学同济医学院附属协和医院、广西医科大学第一附属医院	施焕中 童朝晖 周 琼 覃寿明 叶志坚 王 臻 张建初 马万里 梁秋丽 徐莉莉
	201602253	细胞胞内死亡及其生理病理意义	解放军总医院、华南理工大学、中国科学技术大学、上海市免疫学研究所、南方医科大学	王小宁 姚雪彪 王 颖 王菊芳 王 珊 何美芳 马 骊 郭 振 夏 鹏 胡亚卓
三等奖	201603006	小儿消化道畸形的外科治疗技术创新及推广应用	首都儿科研究所、北京儿童医院	李 龙 张金哲 刁 美 张金山 刘树立 陈 震 明安晓 王 琛
	201603007	基于宿主免疫调节的颅颌骨修复再生研究	北京口腔医院	刘 怡 王松灵 苏盈盈 郭力嘉 杜 鹃
	201603008	超声定位两步法标准通道经皮肾镜技术规范和标准的研究	北京清华长庚医院、北京大学人民医院	李建兴 胡卫国 肖 博 张 鑫 杨 波 陈 亮 陈 松 刘宇保
	201603023	TLRs介导的免疫-自噬调节纤维化和肿瘤发生发展的机制及药靶发现	中国医学科学院药物研究所	胡卓伟 花 芳 张晓伟 吕晓希 林 珩、王子艳 吕 琪 杨红振
	201603030	垂体腺瘤的规范化诊治和垂体功能重建	北京协和医院	王任直 姚 勇 朱惠娟 郁 琦 冯 逢 朱朝晖 马 瑾 幸 兵
	201603035	人胰腺癌中调控Kras相关通路重要分子的分子病理研究	北京协和医院、解放军第二军医大学第一附属医院、中国医学科学院基础医学研究所	陈 杰 朱明华 卢朝辉 刘彤华 于双妮 孟云霄 马怡辉 赵武干
	201603038	我国艾滋病重点地区综合防治适宜技术创新性研究与应用	中国疾病预防控制中心性病艾滋病预防控制中心、四川省疾病预防控制中心、四川大学、凉山彝族自治州疾病预防控制中心、中国疾病预防控制中心妇幼保健中心	刘中夫 吴尊友 张灵麟 张福杰 栾荣生 马 烨 龚煜汉 蒋 岩
	201603046	临床检验方法确认与验证、质量控制与评价关键技术的研究与应用	北京医院	王治国 王 薇 陈文祥 赵海建 费 阳 章晓燕 张传宝 何法霖
	201603052	贺氏火针疗法及临床应用研究	北京中医医院	贺普仁 王麟鹏 王桂玲 李 彬 刘慧林 程海英 谢新才 郭 静
	201603056	脑干胶质瘤诊疗关键技术的集成创新和应用	北京天坛医院、北京市神经外科研究所、北京协和医院	张力伟 张俊廷 李桂林 吴 震 万 虹 李德岭 朱朝晖 肖新如

续表

获奖等级	获奖编号	项目名称	完成单位	完成人
三等奖	201603058	组织微环境调控干细胞增殖分化的作用机制及其应用基础研究	军事医学科学院野战输血研究所	岳 文 裴雪涛 李艳华 贾雅丽 周军年 张 静 南 雪 何丽娟
	201603062	多学科协作（MDT）模式下肺癌精准诊疗研究及临床应用	解放军总医院、军事医学科学院放射与辐射医学研究所	胡 毅 焦顺昌 曲宝林 张国庆 段海峰 王 歆 汪进良 俞 伟
	201603261	急性传染病预警技术体系的建立与应用	中国疾病预防控制中心、四川大学、中国科学院地理科学与资源研究所、上海市浦东新区疾病预防控制中心、广西壮族自治区疾病预防控制中心	杨维中 兰亚佳 王劲峰 马家奇 孙 乔 李中杰 赖圣杰 廖一兰
	201603269	心力衰竭与相关疾病的遗传免疫学机制及临床治疗研究	北京朝阳医院	张 麟 杨新春 陈牧雷 徐 琳 缪国斌 侯东燕 马桂玲 刘佳梅
	201603281	临床血液和体液检验项目技术支撑体系的建立与应用	北京医院	彭明婷 李臣宾 周文宾 谷小林 陆 红 陈文祥

专有名词对照表

简称	全称
120	北京急救中心、北京紧急医疗救援中心
12320	北京市公共卫生热线
999	北京市红十字会紧急救援中心
125计划	北京市中医药人才培养计划
686项目	中央补助地方卫生经费重性精神疾病管理治疗项目
863计划	国家高技术研究发展计划
973计划	科技部国家重点基础研究发展计划
AEFI	疑似预防接种异常反应
AFP	急性弛缓性麻痹
AHA	美国心脏协会
AIDS	获得性免疫缺陷综合征（艾滋病）
APEC	亚太经济合作组织
BMI	体重指数
CCU	冠心病重症监护病房
CH	先天性甲状腺功能减退
CPR	心肺复苏
CT	X线电子计算机断层扫描
DRGs	疾病诊断相关组
DOTS	直接督导短程化疗
DSA	数字减影血管造影
EICU	急诊重症监护
EMR	电子病历
FDC	抗结核药品固定剂量复合制剂
FPG	空腹血糖
GCP	药物临床试验管理规范
HCV	丙型肝炎病毒
HERP	医院综合运营管理信息系统
HIB	B型流感嗜血杆菌
HIS	医院信息系统
HIV	人类免疫缺陷病毒（艾滋病病毒）
HPV	人乳头瘤病毒
HRP	医院资源规划
ICME	继续医学教育管理系统

ICU	重症监护病房
JCI	国际医疗卫生机构认证联合委员会
KPI	关键绩效
LIS	实验室（检验科）信息系统
MDR	耐多药
MICU	内科重症监护病房
MRI	磁共振成像
MSM	男男性接触人群
NICU	新生儿重症监护病房
OA	办公自动化
PACS	医学影像信息系统
PADIS	国家人口宏观管理与决策信息系统
PBL	以问题为导向的教学方法
Pad	平板电脑
PDA	掌上电脑
PDCA	Plan（计划）、Do（执行）、Check（检查）、Act（修正）闭环管理
PET	正电子发射型断层仪
PICC	经外周静脉穿刺中心静脉置管
PKU	苯丙酮尿症
PPD	结核菌素纯蛋白衍生物
PPP	政府和社会资本合作
RIS	放射信息管理系统
RPR	快速血浆反应素环状卡片试验（非特异性梅毒血清学试验）
SCI	科学引文索引
SCIE	科学引文索引扩展版（即网络版）
SLE	系统性红斑狼疮
ST	言语治疗师
TB	结核病
TIA	短暂性脑缺血发作
WHO	世界卫生组织
WHO西太区	世界卫生组织西太平洋地区
爱卫办	爱国卫生运动委员会办公室
安监局	安全生产监督管理局
布病	布氏杆菌病
发改委	发展和改革委员会
改水办	农村改水办公室
公卫	公共卫生
规培	住院医师规范化培训

惠民基金会	北京市惠民医药卫生事业发展基金会
疾控	疾病预防控制
脊灰	脊髓灰质炎
健促办	健康促进工作委员会办公室
结防	结核病防治
京交会	中国（北京）国际服务贸易交易会
经信委	经济和信息化委员会
精防	精神病防治
科博会	中国北京国际科技产业博览会
科协	科学技术协会
两非	非医学需要的胎儿性别鉴定及非医学需要的人工终止妊娠
慢病	慢性非传染性疾病
人社局	人力资源和社会保障局
三基	基础知识、基本理论、基本技能
食药局	食品药品监督管理局
首发基金	首都医学发展科研基金
首发专项	首都卫生发展科研专项
首医委	首都医药卫生协调委员会
四苗	卡介苗、脊髓灰质炎、百白破、麻疹疫苗
卫技	卫生技术
卫生计生委	卫生和计划生育委员会
五苗	卡介苗、乙肝、脊髓灰质炎、百白破、麻疹疫苗
新农合	新型农村合作医疗
药监局	药品监督管理局
医调委	医疗纠纷人民调解委员会
医改办	深化医药卫生体制改革工作领导小组办公室
医管局	医院管理局
医科院	中国医学科学院
医联体	区域医疗联合体
院感	医院感染
质监局	质量技术监督局
质控中心	质量控制和改进中心
中治率	中医药治疗率
综治委	社会治安综合治理委员会

索　引

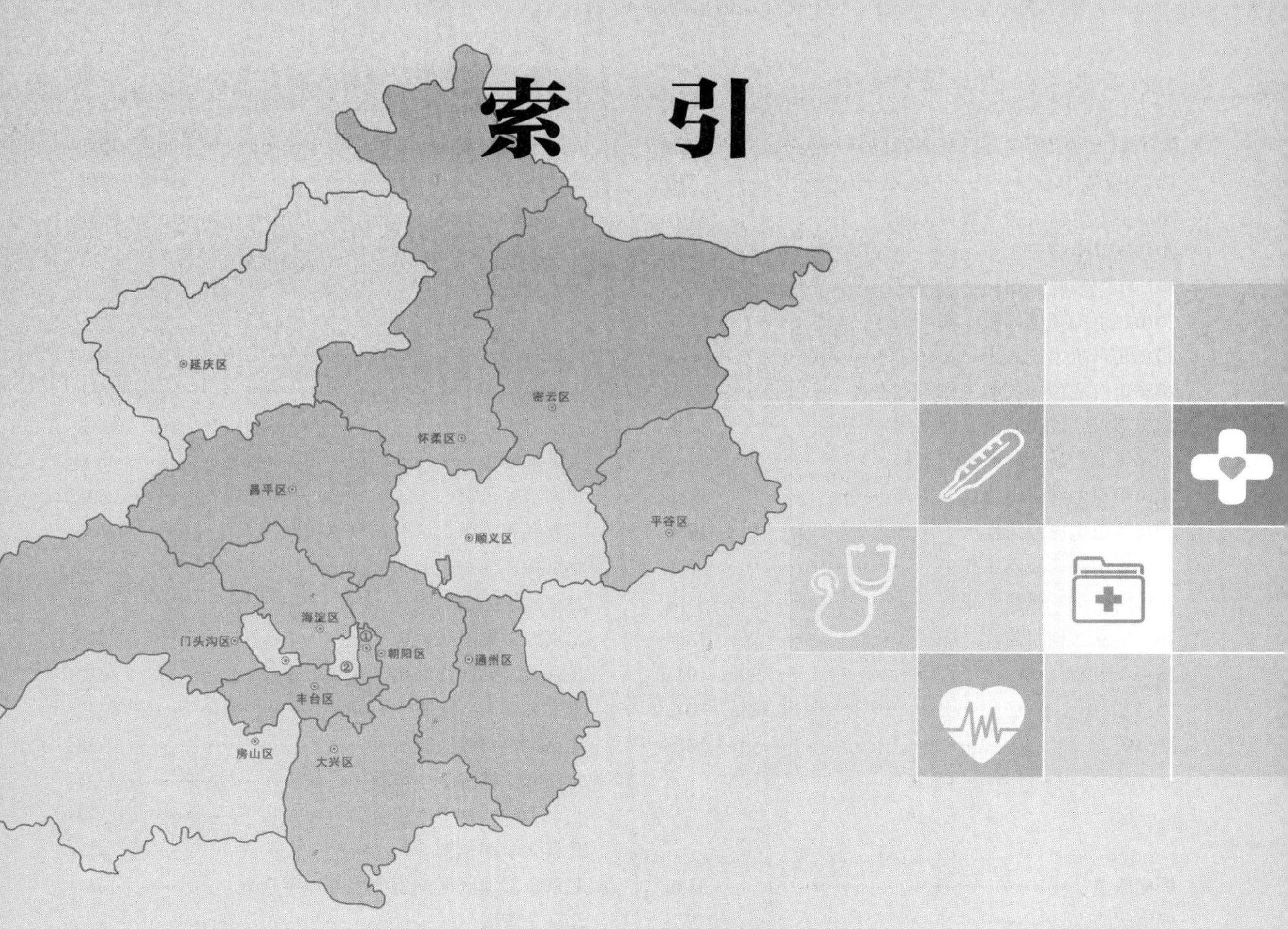

使用说明

一、本索引采用内容分析索引法编制。

二、索引基本上按汉语拼音音序排列，具体排列方法如下：以数字开头的，排在最前面；汉字标目则按首字的音序、音调依次排列；同音字按笔画排列，笔画少的在前、多的在后；首字相同时，则以第二个字排序，并依此类推。

三、索引标目后的数字，表示检索内容所在的年鉴正文页码；数字后面的英文字母a、b，表示年鉴正文中的栏别，合在一起即指该页码及左右两个版面区域；页码后无字母，则为两栏均有相关内容。

四、本索引不包含大事记、卫生统计、附录内容。

0～9

A

B

D

E

F

G

H

J

K

L

M

N

P

Q

R

S

T

W

X

Y